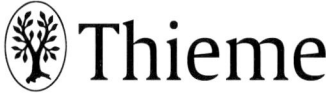

Praxiswissen Halte- und Bewegungsorgane

Herausgegeben von
Joachim Grifka

Rehabilitation

Herausgegeben von
Christoph Schönle

Mit Beiträgen von

V. Güth
W. G. Kramme
F. Naeve
S. Rödig
C. Schönle

267 Abbildungen
74 Tabellen

Georg Thieme Verlag
Stuttgart · New York

Bibliographische Information Der Deutschen Bibliothek

Die Deutsche Bibliothek verzeichnet diese Publikation in der Deutschen Nationalbibliographie; detaillierte bibliographische Daten sind im Internet über http://dnb.ddb.de abrufbar.

Wichtiger Hinweis: Wie jede Wissenschaft ist die Medizin ständigen Entwicklungen unterworfen. Forschung und klinische Erfahrung erweitern unsere Erkenntnisse, insbesondere was Behandlung und medikamentöse Therapie anbelangt. Soweit in diesem Werk eine Dosierung oder eine Applikation erwähnt wird, darf der Leser zwar darauf vertrauen, dass Autoren, Herausgeber und Verlag große Sorgfalt darauf verwandt haben, dass diese Angabe **dem Wissensstand bei Fertigstellung des Werkes** entspricht.

Für Angaben über Dosierungsanweisungen und Applikationsformen kann vom Verlag jedoch keine Gewähr übernommen werden. **Jeder Benutzer ist angehalten**, durch sorgfältige Prüfung der Beipackzettel der verwendeten Präparate und gegebenenfalls nach Konsultation eines Spezialisten festzustellen, ob die dort gegebene Empfehlung für Dosierungen oder die Beachtung von Kontraindikationen gegenüber der Angabe in diesem Buch abweicht. Eine solche Prüfung ist besonders wichtig bei selten verwendeten Präparaten oder solchen, die neu auf den Markt gebracht worden sind. **Jede Dosierung oder Applikation erfolgt auf eigene Gefahr des Benutzers.** Autoren und Verlag appellieren an jeden Benutzer, ihm etwa auffallende Ungenauigkeiten dem Verlag mitzuteilen.

© 2004 Georg Thieme Verlag
Rüdigerstraße 14
D-70469 Stuttgart
Telefon: +49/(0)711/8931-0
Unsere Homepage: http://www.thieme.de

Printed in Germany

Zeichnungen: MED Grafik Haase & Bode, Aachen;
Umschlaggestaltung: Thieme Verlagsgruppe
Satz: Hagedorn Kommunikation,
D-68519 Viernheim; gesetzt auf 3B2
Druck: Druckhaus Götz,
D-71636 Ludwigsburg

Geschützte Warennamen (Warenzeichen) werden **nicht** besonders kenntlich gemacht. Aus dem Fehlen eines solchen Hinweises kann also nicht geschlossen werden, dass es sich um einen freien Warennamen handele.

Das Werk, einschließlich aller seiner Teile, ist urheberrechtlich geschützt. Jede Verwertung außerhalb der engen Grenzen des Urheberrechtsgesetzes ist ohne Zustimmung des Verlages unzulässig und strafbar. Das gilt insbesondere für Vervielfältigungen, Übersetzungen, Mikroverfilmungen und die Einspeicherung und Verarbeitung in elektronischen Systemen.

ISBN 3-13-130711-0   1 2 3 4 5 6

Meiner Familie gewidmet

„Die einzige Kunst, von der ein Arzt etwas versteht, ist es,
den Patienten bei Laune zu halten,
bis die Natur die Heilung vollbringt." (Molière)

Vorwort

Die einwandfreie Funktion beider Beine war elementar für die Verbreitung des Homo sapiens über die Kontinente. Gleichwohl gab es schon zu Urzeiten Fehlstellungen oder Verletzungen des Beinskelettes, die aber nicht unweigerlich zur Immobilität führten, wie knöcherne Schleifspuren an den verletzten Knie- oder Hüftgelenken von Neandertalern und Steinzeitmenschen beweisen. Das prähistorische Wissen um das Einrenken von Gelenken und die Schienung von Knochen war schon damals bereichert durch „übungstherapeutische" Kenntnisse, die zur Wiedergewinnung der Gelenkfunktion dienten. Auch in der antiken chinesischen und indischen Medizin gehörten aktive körperliche Übungen zur Therapie. Die Erfahrung, dass Bewegung und körperliche Aktivität die Heilung nicht nur unterstützten, sondern auch vor Krankheiten schützen konnte, führte im antiken Griechenland zur Entwicklung der Gymnasien. Die Aufgaben der körperlichen Ertüchtigung in diesen Einrichtungen waren nach Platon die gesunde Entwicklung der Kinder und die Aufrechterhaltung der Gesundheit der Erwachsenen. Hippokrates empfahl als medizinische Behandlung „reichlich Sport wie Laufen, Ringkämpfe, schnelle Spaziergänge oder Märsche während der Nacht". Für ihn bildete die sportliche Betätigung eine wesentliche Grundlage der Therapie, wenn sie wohl dosiert angewendet wurde. Herodikos von Selymbra integrierte den Leistungssport in die Therapie; er ließ seine Kranken ausgedehnte, ermüdende Läufe machen, beispielsweise von Athen nach Megara und zurück ohne Pause. Als er auch die Fieberkranken einer allzu ungezügelten körperlichen Belastung unterzog, regte sich bald Widerspruch im antiken Griechenland. Später wurde selbst der präventive Sinn einer regelmäßigen Übungstherapie angezweifelt: Aristoteles bestätigte zwar, dass mit körperlicher Aktivität der Mensch gesund erhalten werden könne, dass aber die zwanghafte Regelmäßigkeit einer solchen Therapie selbst eine Krankheit sei, die ein „bitteres Leben" bis ins hohe Alter schenken würde.

Griechische Ärzte wussten, dass nicht nur die Intensität, sondern auch die Qualität einer aktiven Übungstherapie den Behandlungserfolg beeinflussen konnte. Eine erschöpfende körperliche Belastung im täglichen Leben war nicht ausreichend. – dies gilt auch heute für Menschen mit einem kargen, anstrengenden Alltag –, um schwere Gelenkkontrakturen, Muskelatrophien oder Fehlstellungen zu heilen. Die unspezifische Belastung war für die Genesung eher nutzlos oder schädlich.

Mit dem Zerfall des Römischen Reiches gingen in Europa das antike medizinische Wissen und damit die Kenntnisse über die heilsame Wirkung einer aktiven Übungsbehandlung verloren. Verkrümmungen, Fehlbildungen oder luxierte Gelenke wurden im Mittelalter als gottgewollte und unabänderliche Leiden angesehen.

Auch in Deutschland waren Fehlstellungen und Kontrakturen noch vor hundert Jahren zahlreich anzutreffen. Damals säumten in unserem Land Behinderte und „Krüppel" das Straßenbild. Selbst der sozial eingestellte Karl Friedrich Marx (1796–1877) konnte sich von der Hilflosigkeit und dem Zeitgeist des 19. Jahrhunderts, der gegenüber Behinderten herrschte, nicht befreien. Er schrieb: „Mitleid mit Krüppeln und Personen, die an ekelhaften Übeln laborieren, hat sich darauf zu beschränken, für deren angemessenen Aufenthalt in Siechenhäusern mit Gärten, die sie jedoch nie verlassen dürfen, zu sorgen. Der widrige Anblick solcher Unglücklichen muss dem öffentlichen Verkehr entzogen werden, denn der Eindruck auf Empfindsame oder gar Schwangere ist höchst bedenklich ..."

Glücklicherweise haben nach der enormen Entwicklung der Chirurgie, Orthopädie und Neurologie auch die Physiotherapie und die Physikalische Medizin Fortschritte gemacht. Zudem hat die Sport- und Trainingsphysiologie wichtige Impulse zur Dynamisierung starrer Behandlungsmethoden gegeben. Umgekehrt finden inzwischen wiederum neue Trends aus der Physiotherapie, Orthopädie und Neurologie Eingang in den Leistungssport.

Das Buch beschränkt sich auf die **aktive Übungsbehandlung**, wobei besonders das Kraft-, Dehnungs- und Ausdauertraining als Grundlage jeder weiteren Bewegungstherapie im Vordergrund steht. Alle weiterführenden therapeutischen Ziele, wie das Erlernen oder Wiedererlangen von Bewegungsmustern, das Optimieren des Gangbildes, Korrekturen der Haltung u. a., sind auf diese Grundvoraussetzungen angewiesen.

Das weite und wichtige Feld der Koordination, der Psychologie, des motorischen Lernens, der Gangschulung und anderer neurophysiologischer Abläufe muss hier aus Platzgründen leider unberücksichtigt bleiben. Spezifische Ziele des motorisches Lernens sollten aber in jede Übungsbehandlung integriert werden.

Als einziger physikalischer Therapiemethode wurde der Elektrostimulation des Muskels ein eigenes Kapitel gewidmet, weil sie die aktive Muskelkontraktion beim Muskelaufbautraining unterstützt.

Die Vielfalt der diagnostischen Möglichkeiten und der operativen Verfahren konnte nur kurz und unvollständig ausgeführt werden. Zudem werden ständig neue Methoden entwickelt. Die Grundprinzipien der Nachbehandlung sind jedoch auf neue Operationsverfahren übertragbar: Die aktuelle biomechanische Belastbarkeit des Skelettabschnitts resultiert aus der Festlegung der Primärbelastung und der Kontrolle des Heilungsverlaufes.

Die Rehabilitation, bei der ein Patient möglichst aktiv mitarbeiten soll, setzt einen gewissen Grad an körperlicher Leistungsfähigkeit voraus. Um das Optimum an Effektivität zu erreichen, sind eine gezielte Festlegung der **individuellen Belastbarkeit** und eine kontinuierliche **Trainingssteuerung** unerlässlich. Darüber hinaus soll die Rehabilitation den Patienten auch vor möglichen Komplikationen im Heilungsverlauf bewahren.

Bad Sassendorf, im Herbst 2003   *Christoph Schönle*

Anschriften

Prof. Dr. med. Joachim Grifka
Orthop. Klinik der Universität Regensburg
Bayer. Rheuma- und Orthopädie-Zentrum
Kaiser-Karl-V.-Allee 3
93077 Bad Abbach

Prof. Dr. med. Volker Güth
Großer Hellkamp 11
48161 Münster

Dr. med. Wolf Gerhard Kramme
Neuenkamp 5
58730 Fröndenberg

Frank Naeve
Habichtsweg 3
24119 Kiel

Silke Rödig
Schleddebreite 2
59505 Bad Sassendorf

Dr. med. Christoph Schönle
Klinik Lindenplatz
Orthopädische Rehaklinik
Weslarner Str. 29
59505 Bad Sassendorf

Inhaltsverzeichnis

Allgemeine Hinweise zur Rehabilitation . 1

1 Einleitung 3
Effektivität der Rehabilitation 3
   Definition der rehabilitativen
   Trainingstherapie 3
   Rehabilitationsziele 4
   Training der Koordination und
   Sensomotorik in der Rehabilitation 5
Schmerzen in der Rehabilitation 5
   Endogene Opioide und
   körperliche Aktivität 6
   Schmerz und Propriozeption
   nach Gelenkoperationen 7
Belastbarkeit im Alter 7
   Hinweise zu Rehabilitation
   älterer Menschen 8
Literatur 8

**2 Überlastungssyndrome,
Komplikationen und Gefahren
in der aktiven Rehabilitation** 11
Überlastungs- und Übertrainingssyndrome 11
   Übertrainingssyndrome im Leistungssport ... 11
   Überlastungs- und Übertrainingssyndrome
   in der Rehabilitation 11
   Symptome des Übertrainingssyndroms 12
   Vermeidung von Übertrainingssyndromen
   in der Rehabilitation 13
   Überlastungssyndrome
   bei Nebenerkrankungen 13
   Überlastungssyndrome
   nach einer Operation 13
Kardiovaskuläre Komplikationen
in der Rehabilitation 14
   Periphere arterielle
   Durchblutungsstörungen 15
   Koronare Herzkrankheit 16
   Diagnostik der Herzkrankheiten
   in der Rehabilitation 17
   Richtlinien zur Festlegung der kardialen
   Belastbarkeit in der Rehabilitation 19
   Blutdruck bei körperlicher Belastung 21
Thrombose 23
   Thromboseprophylaxe 24
Wundheilungsstörungen 26
   Oberflächliche Wundheilungsstörungen 26

   Tiefe Infektionen 27
   Wunden bei offenen Frakturen 27
Pseudarthrosen, Refrakturen und
Materialbrüche 27
Komplexes regionales Schmerzsyndrom
(CRPS oder Algodystrophie oder Morbus Sudeck) 28
   Symptome beim CRPS 28
   Therapie des komplexen regionalen
   Schmerzsyndroms 29
Muskuläre Überlastungsreaktionen 30
   Muskelüberlastung und Muskelkater 31
   Muskelansatzbeschwerden (Tendinosen) ... 32
   Muskelkrämpfe 34
   Kompartmentsyndrome 34
   Periartikuläre Verkalkungen 36
   Muskelzerrungen 36
   Muskelrisse 36
Überlastungsschäden der Sehnen 36
   Reaktion des Sehnengewebes
   auf vermehrte Belastung 36
   Degenerative Sehnenveränderungen 36
   Sehnenrisse nach Operationen 37
   Sehnenscheidenentzündung
   (Tendovaginitis) und Ganglien 37
Andere typische Überlastungsreaktionen
in der Rehabilitation 37
   Bursitiden 37
   Impingementsyndrom der Schulter 37
   Plikasyndrom des Kniegelenkes 37
   Periphere Nervenkompressionssyndrome ... 38
   Komplikationen des Magen-Darm-Bereiches
   in der aktiven Rehabilitation 41
   Stürze und Frakturen in der Rehabilitation ... 41
Literatur 42

**3 Trainingssteuerung
in der Rehabilitation** 45
Subjektives Belastungsempfinden 45
Steuerung des Ausdauertrainings durch
Atemfrequenz 47
Steuerung des Ausdauertrainings durch die
Herzfrequenz 48
   Die anaerobe Schwelle als optimaler
   Trainingsbereich in der Rehabilitation 48
   Behelfsmäßige Berechnung der optimalen
   Trainingsherzfrequenz 50
   Optimale Belastungsintensität beim
   Ausdauertraining 50

Herzfrequenzmessung
während des Trainings 51
Blutdruck 51
Laktatbestimmung 51
Laborparameter 52
Steuerung des Muskelaufbautrainings 52
    Messmethoden zur
    Muskelfunktionsdiagnostik 52
    Hinweise zur Reproduzierbarkeit
    von Kraftmessungen 54
    Vorschläge für die klinische Anwendung
    der Kraftteste 55
    Steuerung muskulärer
    Überlastungsreaktionen 57
Steuerung der Belastbarkeit der Gelenke und
des Skelettes 57
    Einwirkung von Kräften
    auf das Skelettsystem 57
    Orthopädisch-traumatologische
    Belastbarkeit 58
    Dokumentation der orthopädisch-
    traumatologischen Belastbarkeit 59
    Steuerung der Belastbarkeit
    in der Physiotherapie 60
    Belastungssteuerung in der Praxis 64
Literatur 68

4 Frakturlehre, Knochenheilung und Osteosyntheseverfahren 71

Knochenheilung 71
    Biologische (spontane, indirekte oder flexible)
    Knochenheilung 72
    Kontaktheilung (direkte Knochenheilung) 73
Heilung des Weichteilgewebes 74
    Inflammatorische (exsudative) Phase
    der Weichteilheilung 74
    Proliferative und reparative Phase
    der Weichteilheilung 74
    Diagnose und Behandlung
    von Weichteilverletzungen 75
Reparaturvorgänge bei Knorpelverletzungen 75
Einteilung der Frakturen 76
    Klassifikation der Frakturen und
    Weichteilschäden 76
    Prinzipien der Osteosynthesen 78
    Osteosynthese der Diaphysen 82
    Osteosynthese von Gelenkfrakturen 82
Belastbarkeit von heilenden Knochenbrüchen
und Gelenkverletzungen 83
    Kräfte auf heilende Frakturen 83
    Stabilität der Frakturen in der Rehabilitation ... 86
    Prüfung der Belastbarkeit 87
Störungen der Knochenheilung und
Behandlung von Pseudarthrosen 88
    Klassifikation von Pseudarthrosen 88
    Ursachen für die verzögerte Heilung 88
    Diagnostik der Knochenheilungsstörungen ... 90
    Therapie von Knochenheilungsstörungen
    und Pseudarthrosen 90
Literatur 91

5 Folgen der Minderbeanspruchung oder Immobilisation 93

Muskelatrophie 93
    Muskelschwund in einer Trainingspause
    nach intensivem Krafttraining 93
    Muskelschwund bei Minderbeanspruchung .. 94
    Muskelschwund durch
    komplette Immobilisation 94
    Andere Ursachen des Muskelschwundes 97
    Therapie des Muskelschwundes 97
Inaktivitätsosteoporose 98
    Rückbildung der Inaktivitätsosteoporose
    nach Ende der Immobilisierung 99
    Prophylaxe und Therapie
    der Inaktivitätsosteoporose 99
Knorpelveränderungen durch Immobilisation ... 99
Immobilisationsschäden des Sehnengewebes ... 100
Veränderungen von Band- und Kapselgewebe
während der Immobilisation 100
    Veränderungen der Gelenkkapsel
    während einer Immobilisierung 101
Herzkreislaufsystem während einer
Immobilisation 101
Literatur 101

Einzelne Therapieformen 103

6 Muskelaufbautraining 105

Isometrische und
dynamische Muskelkontraktion 105
Muskelaufbau als Therapie 105
    Muskelaufbau zur Wiederherstellung
    eines reversiblen Funktionsdefizits 105
    Krafttraining zur Kompensation
    von bleibenden Behinderungen 107
Wirkungen des Krafttrainings
auf den Muskel 108
    Inter- und intramuskuläre Koordination 108
    Weitere Trainingseffekte des Krafttrainings
    in der Rehabilitation 108
Vor- und Nachteile des konzentrischen
und exzentrischen Krafttrainings 111
Trainingsintensität 111
    Krafttraining der unverletzten Seite 112
    Krafttraining der verletzten Seite 112
Trainingsumfang beim Muskelaufbautraining ... 112
Cross-over-Effekt 113
Muskelabbau bei längeren Trainingspausen 114
Dehnung und Muskelhypertrophie 114

Muskeltraining bei Atrophie 115
Muskelkraft im Alter 115
    Auswirkungen eines Krafttrainings im Alter . . 115
    Muskuläre Trainingsschäden im Alter 117
    Muskelaufbautraining als
    Osteoporosetherapie 117
Elektrostimulation als Muskelaufbautraining . . . 118
Krafttraining bei Behinderung 119
Ausgangshaltung und Bewegungsausführung . . . 119
    Auswirkungen von Körperposition und
    Gelenkwinkel beim Krafttraining 119
    Wirkungsoptimum und Schädigung
    der Muskulatur 121
    Natürliche Ausgangshaltung 121
Gefahren und Gelenkschäden beim
Muskelaufbautraining 122
    Krafttraining in Endstellung der Gelenke 123
    Gegenanzeigen des Krafttrainings 123
Praktische Hinweise zum Krafttraining
in der Rehabilitation 124
    Beschleunigung bei dynamischen
    Bewegungen 124
Krafttraining mit und ohne Apparate 125
    Krafttraining ohne Hilfsmittel 125
    Krafttraining mit Hanteln und Gewichten . . . 125
    Elastische Kraftgeräte 125
    Kraftapparate 126
Übungsbeispiele für das Krafttraining 128
    Kräftigung des M. quadriceps 129
    Kräftigung der Abduktoren
    (Mm. gluteus medius u. minimus.,
    M. tensor fasciae latae) 130
    Kräftigung der Adduktoren 131
    Kräftigung der ischiokruralen Muskulatur . . . 131
    Kräftigung der Unterschenkelmuskulatur 132
    Kräftigung der Arm- und
    Rumpfmuskulatur 133
    Übungsbeispiele nach Operation
    des vorderen Kreuzbandes 133
    Übungsprogramme bei weiteren
    Erkrankungen 134
    Übungsbeispiele bei Arthrosen 135
Literatur 135

7 Grundlagen und klinische Anwendung der Elektrostimulation des Muskels 139

Einleitung 139
Elektrophysiologische Grundlagen
der Elektrotherapie 139
Physiologisch-technische Grundlagen
der Elektrotherapie 140
Übersicht über die Indikationen
der Reizstrombehandlung des Muskels 141
    Auslösung von Muskelkontraktionen 141
    Beeinflussung der Muskelkoordination 141

    Schmerzstillung 141
    Durchblutungssteigerung 141
Reizstromformen 141
    Niederfrequenz (0–1000 Hz) 141
    Mittelfrequenzstrom (1.000-10.000 Hz) 144
Klinische Zielsetzungen der Elektrostimulation . . 145
    Kraftzunahme durch Elektrostimulation 145
    Behandlung denervierter Muskeln 146
Ausdauertraining durch Elektrostimulation 146
    Längenanpassung durch Elektrostimulation . . 146
    Gelenkmobilisation durch
    Elektrostimulation 146
    Koordinationsschulung durch
    Elektrostimulation 147
    Schmerzlindernde Wirkung von
    Elektrostimulation 147
Literatur 148

8 Ausdauertraining in der orthopädisch-traumatologischen Rehabilitation 149

Definition und Auswirkungen des
Ausdauertrainings 149
Trainingssteuerung und Herzfunktion
beim Ausdauertraining 149
Trainingsmöglichkeiten der Ausdauer
in der orthopädisch-traumatologischen
Rehabilitation 150
    Aquatraining 150
    Laufband 150
    Ergometer fahren 151
    Walking 156
    Ruderergometer 157
    Andere Geräte für das Ausdauertraining 158
Literatur 158

9 Ursachen und Therapie von Kontrakturen 161

Individuelle Variationen der
Gelenkbeweglichkeit 161
Ursachen einer krankhaft verminderten
Gelenkbeweglichkeit 161
    Zeitdauer der Entstehung von
    Kontrakturen 162
    Pathogenese der Gelenkkontrakturen 162
Dehnungs- und Kontraktureigenschaften
einzelner Gewebe 164
    Muskeln 164
    Beweglichkeit der Nerven 165
    Kontrakturen des Bindegewebes
    (Gelenkkapsel und Bänder) 166
    Kontrakturen der Sehnen 168
    Kontrakturen durch mechanische
    Bewegungseinschränkungen im Gelenk 169
    Kontrakturen der Haut 169

Andere Ursachen für eine
Bewegungseinschränkung 170
Diagnostik von Bewegungseinschränkungen 170
Therapiemöglichkeiten von
Bewegungseinschränkungen 171
    Fremddehnung
    (Physiotherapie, manuelle Therapie) 173
    Effekt der Kälte auf die Dehnungsfähigkeit ... 173
    Wirkung von Wärme auf die
    Dehnungsfähigkeit 174
    Hilfsmittel zur Lagerung 174
    Quengel- und Korrekturschienen 175
    Motorschienen 176
    Kontrakturprophylaxe bei Lähmungen
    oder Immobilisation 176
    Gelenkmobilisation bei Entzündungen
    und proliferativen Kontrakturen 177
    Gelenkmobilisation in Narkose 177
    Operation einer Kontraktur 177
Eigendehnung (Stretching) 178
    Effekte der aktiven Dehnungsübungen 178
    Dehntechniken 179
    Dehnungskraft und Richtung der Dehnung ... 180
    Ausgangsposition bei der Dehnung 182
    Beispiele für Dehnübungen zum
    Eigentraining (Auto-Stretching nach Evjenth)
    der unteren Extremität 183
    Dehnübungen bei verschiedenen Diagnosen .. 187
Literatur 190

10 Aktive Wassertherapien in der Rehabilitation 193

Physiologische und physikalische Wirkungen
der aktiven Wassertherapien 193
    Thermische Effekte 193
    Kräfte im Wasser 195
Auswirkungen der aktiven Wassertherapie
auf den Kreislauf 199
Trainingsmethoden im Wasser 200
    Ausdauertraining im Wasser 201
    Krafttraining im Wasser 205
    Spezielle Übungen für die untere Extremität . 208
Tabellarische Auflistung der
gymnastischen Übungen im Wasser 209
Aquatherapie bei speziellen Krankheitsbildern .. 212
    Übungsbeispiele nach Operation
    des vorderen Kreuzbandes 213
    Aquatherapien bei Arthrosen 213
    Aquatherapien bei weiteren Diagnosen 214
Organisations- und Spielformen im Wasser 215
    Aquatherapie als Circle-Training 215
    Organisationsformen für das
    Schwimmen/Aquajogging 215
    Organisationsformen für Wassergymnastik .. 216
    Spiele im Wasser 217
Literatur 221

Ausgewählte Krankheitsbilder 223

11 Frakturen von Becken und Hüfte ... 225

Beckenringfrakturen 225
    Die Funktion des Beckenringes 225
    Symphysenrupturen 225
    Scham- und Sitzbeinfrakturen 226
    Instabilität des hinteren Beckenringes
    (sakroiliakale Instabilität) 226
Azetabulumfrakturen 226
Proximale Femurfrakturen 227
    Typ A (pertrochantäre Frakturen) 227
    Typ B (Schenkelhalsfrakturen) 228
    Typ C (Hüftkopffrakturen oder
    Pipkin-Frakturen) 229
Literatur 229

12 Hüfttotalendoprothesen (Hüft-TEP) 231

Prothesenformen 231
Verankerungstechnik 232
    Zementfreie Hüftprothesen 232
    Teilzementierte Hüft-TEP (Hybrid-TEP) 233
    Zementierte Hüft-TEP 233
Implantation einer Hüft-TEP bei
vorangegangener Hüftoperation 233
Lockerung der Prothesen 234
Rehabilitation nach Implantation
von Hüftendoprothesen 235
    Richtlinien zur Belastung nach
    implantierter Hüft-TEP 235
    Antiluxationsschulung 236
    Rehabilitation von Problemfällen 237
Hüftendoprothese und Sport 239
    Sportliche Belastbarkeit und
    Endoprothesenlockerung 239
    Spezielle Sportarten für Patienten
    mit einer Hüfttotalendoprothese 239
    Allgemeine Richtlinien für das Ausüben
    des Sportes mit einer Hüftendoprothese 241
Allgemeine Hinweise zur Rehabilitation
nach Operationen im Hüftbereich 242
    Biomechanische Aspekte zu den
    Hüftgelenkkräften 243
    Biomechanische Aspekte des Ganges 243
    Heben und Tragen 245
    Hüftbelastung bei der Übungsbehandlung ... 245
Komplikationen nach Operationen
im Becken-Hüft-Bereich 246
    Thrombose 247
    Periartikuläre Verkalkung 247
    Hüftluxation 249
Hilfsmittelversorgung in der Ergotherapie 252
Ausdauertraining bei Patienten nach
Hüftoperationen 253

Ergometertraining bei Patienten nach
Hüftoperationen 253
Kräftigung der Beinmuskulatur nach
Hüftoperationen 254
 Aquatherapie nach Hüftoperationen 254
 Kraftübungen bei geringer Teilbelastung 254
 Kraftübungen bei Teilbelastung von
 50% des Körpergewichtes (150% messbare
 Kompressionskraft) 255
 Kraftübungen bei Patienten
 mit Vollbelastung 255
 Kraftübungen an Kraftmaschinen 256
Verbesserung der Flexibilität
nach Hüftoperationen 256
Übungsbeispiele für das Koordinationstraining
bei Patienten nach Hüftoperationen 257
 Koordinationsübungen bei Teilbelastung ... 257
 Koordinationsübungen auf dem Trampolin
 (nur bei Vollbelastung) 257
 Übungen auf dem Schaukelbrett 258
 Übungen zur Gangschule 258
Übungsanregungen für die Gruppe 260
 Übungen im Stand
 (mit oder ohne Gehstützen) 260
 Übungen im Stand ohne Gehstützen 260
 Stepp-Aerobic für Hüftpatienten 260
 Gehen ohne Gehstützen 261
Korrektur von Achsabweichungen und
Fehlstellungen der Beine 261
 Rotationsfehlstellungen 261
 Varus- und Valgusfehlstellungen 262
 Funktionelle Beinverkürzungen 262
Literatur 263

13 Subtrochantäre Femurfrakturen und Femurschaftfrakturen 265

Nachbehandlung 265
Literatur 266

14 Kniegelenk 267

Biomechanik des Kniegelenkes 267
 Vorderer Abschnitt der Oberschenkelrolle
 (Patellagleitlager) 267
Krankheitsbilder des Patellagleitlagers 270
 Knorpelschäden des Patellagleitlagers 270
 Patellafrakturen 271
 Patellaluxation und laterale
 Patellaarthrose 273
 Retropatellare Knopelschäden 274
Das Femorotibialgelenk 274
 Biomechanik des Femorotibialgelenkes 274
 Seitenbänder 276
 Behandlung von Seitenbandrissen 276
Verletzungen und Schäden der Kreuzbänder ... 276
 Biomechanik des vorderen Kreuzbandes 277

Ruptur des vorderen Kreuzbandes 278
Funktionelle Nachbehandlung von
operativ versorgten Rupturen des vorderen
Kreuzbandes 282
Übungsbeispiele nach Operation des
vorderen Kreuzbandes 288
Komplikationen nach
Kreuzbandoperationen 290
Maximalkrafteste unter Schonung des
vorderen Kreuzbandes 291
Meniskusverletzungen 292
 Rehabilitation von Patienten mit
 Meniskusnaht 293
Knorpeltransplantationen 293
Kniegelenknahe Frakturen 294
 Femurfrakturen mit Kniegelenkbeteiligung .. 294
 Tibiakopffrakturen 295
 Nachbehandlung nach kniegelenknahen
 Frakturen 295
 Flexibilitäts- und Muskelaufbautraining
 bei kniegelenknahen Frakturen 296
Aktive Therapie bei Kniegelenkarthrose 296
Aktive Therapie nach Knieendoprothesen 297
 Unikondyläre Knie-TEP 298
 Bikondyläre Knie-TEP ohne Achse
 (ungekoppelte Prothesen) 298
 Bikondyläre Knie-TEP mit Achsen
 (gekoppelte Prothesen) 300
 Prothetischer Patellaersatz bei Implantation
 einer Knie-TEP 300
 Komplikationen und Schmerzen nach
 Implantation einer Knie-TEP 301
 Rehabilitation nach Implantation
 einer Knie-TEP 304
 Rehabilitationsziele nach Implantation
 einer Knie-TEP 304
 Sport nach Implantation einer Knie-TEP 305
Allgemeine Hinweise zur Rehabilitation
nach Knieoperationen 305
 Wundheilung und Reizerscheinungen
 nach Knieoperationen 305
 Therapie bei Kniekontrakturen
 nach Knieoperationen 305
 Übungen zur Kräftigung der
 Beinmuskulatur nach Knieoperationen 306
Literatur 307

15 Frakturen und Bandverletzungen von Unterschenkel und Fuß 311

Tibiaschaftfrakturen 311
 Konservative Therapie 311
 Operative Therapie 311
Frakturen der distalen Tibia 313
 Nachbehandlung 313
 Komplikationen 313

Allgemeine Hinweise zur aktiven
Rehabilitation von Tibiafrakturen 313
Frakturen des oberen Sprunggelenkes 314
    Diagnostik von Sprunggelenkfrakturen 314
    Operative Therapie von
    Sprunggelenkfrakturen 314
Kalkaneusfrakturen 316
    Nachbehandlung 316
    Schuhzurichtung 316
    Komplikationen 316
Talusfrakturen 317
Bandverletzungen des oberen
Sprunggelenkes 317
    Therapie 317
    Aktive Übungen bei der Außenbandruptur
    des oberen Sprunggelenkes 319
    Bandagen, stabilisierende Verbände und
    Sprunggelenkorthesen 319
Achillessehne 320
    Achillessehnenruptur 320
    Chronische Achillessehnenbeschwerden 320
Erkrankungen und Verletzungen des
Mittel- und Vorfußes 321
    Einlagenversorgung bei Erkrankungen
    des Unterschenkels und Fußes 322
Literatur 322

16 Organisation und Durchführung der Rehabilitation 323

Das Rehateam 324
Vor- und Nachteile der ambulanten,
teilstationären oder stationären Rehabilitation .. 324
Ambulante Rehabilitation 325
Teilstationäre Rehabilitation 325
Stationäre Rehabilitation 326
Literatur 327

Sachverzeichnis 329

Allgemeine Hinweise zur Rehabilitation

1 **Einleitung** ··· 3
   C. Schönle

2 **Überlastungssyndrome, Komplikationen und Gefahren in der Rehabilitation** ··· 11
   C. Schönle

3 **Trainingssteuerung in der Rehabilitation** ··· 45
   C. Schönle

4 **Frakturlehre und Osteosyntheseverfahren** ··· 71
   C. Schönle, W. G. Kramme

5 **Folgen der Minderbeanspruchung und Immobilisation** ··· 93
   C. Schönle

1 Einleitung

Effektivität der Rehabilitation

Die Rehabilitation bietet die Möglichkeit, körperliche Schäden nach Krankheiten oder Verletzungen zu vermindern, die Heilung zu unterstützen und bleibende Behinderungen zu kompensieren. Beachtliche Rehabilitationserfolge wurden bei verletzten Leistungssportlern durch die Anwendung trainingsphysiologischer Grundlagen erreicht (24, 25). Inzwischen werden derartige Behandlungskonzepte auch bei Nichtsportlern mit gleichem Erfolg angewendet.

Gerade nach **Operationen** des Bewegungsapparates ist eine intensive Rehabilitationsbehandlung sinnvoll (5). Dadurch werden:
- Gelenk- oder Muskelkontrakturen gebessert (21),
- Instabilitäten kompensiert,
- ein Muskelschwund vermieden,
- Koordinationsstörungen und neurologische Defizite gebessert,
- immobilisationsbedingte Leistungsminderungen des Herz-Kreislauf-Systems vermieden,
- motorische Fehlfunktionen, Imbalancen oder Fehlstatiken gebessert (2),
- spezifische Verhaltensmaßregeln erlernt und eingeübt (19),
- eine Pflegebedürftigkeit älterer Menschen verhindert.

Da das physiologische Fließgleichgewicht noch weit über das Operationsende hinaus labil bleibt (10), müssen vor allem ältere Menschen nach operativen Eingriffen eine lang anhaltende oder bleibende Beeinträchtigungen ihrer Körperfunktion erleben.

Zur intensiven Rehabilitation sind ein fachkompetentes Rehabilitationsteam, eine gute medizinische Diagnostik und eine spezielle apparative Ausrüstung eines spezialisierten Rehazentrums notwendig (5, 15).

> Das Ziel einer effektiven Rehabilitation ist die schnellstmögliche Wiederherstellung der Funktions- und Leistungsfähigkeit eines Patienten, verbunden mit einem großen Maß an Sicherheit.

Bleibt nach einer Krankheit die Leistungsfähigkeit eingeschränkt, kann dem Patienten im Alltags- bzw. Berufsleben eine **Behinderung (Handicap)** entstehen. Diese Patienten können durch Beratung, Schulung und Verwendung von Hilfen lernen, ihr Handicap zu kompensieren und/oder ihre Fähigkeiten auf andere Bereiche des Alltags- und Berufslebens umzustellen. Dafür ist eine frühzeitige Zusammenarbeit mit der Ergotherapie, der technischen Orthopädie und dem Sozialdienst anzustreben.

Allerdings hat auch eine intensive Rehabilitation Grenzen: Physiologische Prozesse wie die Knochenheilung, Knorpel- oder Nervenregeneration und die Wundheilung sind therapeutisch nicht oder nur gering zu beeinflussen.

Eine konservative Therapie oder Rehabilitation ist sogar schädlich, wenn sie zu lange oder zu unkritisch angewendet wird und dadurch die Heilungsaussichten verzögert werden. Gerade bei Verletzungen, bei Tumoren oder Infektionen ist die frühzeitige Operation oft sinnvoller als alle konservativen Therapieversuche. „Nicht ziemt es dem weisen Arzt, Zaubergesänge anzustimmen, wenn das Übel den Schnitt erfordert", hat schon Sophokles geäußert (13).

Definition der rehabilitativen Trainingstherapie

In der **konservativen Orthopädie** steht ein großes Spektrum an balneologischen, physikalischen und physiotherapeutischen Therapiemöglichkeiten zur Verfügung. Viele dieser Therapien werden zum Teil seit Jahrhunderten empirisch – und häufig mit Erfolg – angewendet. Die **rehabilitative Orthopädie** bedient sich dieser traditionellen Therapieformen zur Linderung von Krankheiten, postoperativen Beschwerden und Defiziten. Zusätzlich werden Behandlungsformen integriert oder kombiniert, die sich aus anderen Fachbereichen entwickelt haben.

Die **rehabilitative Trainingstherapie** in der Orthopädie und Traumatologie umfasst spezielle Therapieformen in der Prävention und Rehabilitation und basiert auf den wissenschaftlichen Erkenntnissen:
- von Orthopädie und Traumatologie,
- der Sportmedizin, der Leistungsphysiologie und der Trainingswissenschaft,
- von anderen Fachbereichen der Medizin.

Naturgemäß entsteht daraus die Notwendigkeit, Fachärzte, Therapeuten und Trainingswissenschaftler in einem Rehabilitationsteam zu vereinen. Vor allem die kontinuierliche Zusammenarbeit mit dem Operator ist notwendig. Treten Befundverschlechterungen oder Komplikationen auf, muss unverzüglich ein neues Therapiekonzept eingeleitet werden, welches neben den physiotherapeutischen auch medikamentöse oder operative Therapien berücksichtigt.

In jedem dieser Fachbereiche steht eine Reihe von objektiven und validen Messverfahren zur Verfügung. Damit lässt sich das Therapieprogramm gezielt steuern, wodurch eine **zu geringe Behandlungsintensität** ausgeschlossen wird oder auch **Überlastungssymptome** vermieden werden können.

Rehabilitationsziele

Patienten wünschen sich als **Therapieziele** einer Rehabilitation eine bessere Belastungsfähigkeit, mehr Ausdauer, mehr Lebenskraft, Sicherheit bei Bewegungen, größere Beweglichkeit, Vermeidung von Unfällen und bessere Leistungsfähigkeit. Definiert man diese Wünsche nach medizinischen, trainingswissenschaftlichen und physiologischen Kriterien, hat sich die Hollmann-Definition der motorischen Grundbeanspruchungsformen als sinnvoll herausgestellt (● 1.1).

Die Wirkungen der medizinischen Trainingstherapie und vieler Bereiche der modernen Physiotherapie lassen sich auf diese motorischen Beanspruchungsformen reduzieren. In der Rehabilitation beeinträchtigen vor allem die endogenen Faktoren – im Sinne einer Behinderung und krankheitsbedingten Einschränkung – die Leistungsfähigkeit. Die exogenen Faktoren – also die Umgebungsbedingungen für die trainierenden Patienten – sollten in der Rehabilitation durch bauliche, apparative und personelle Gegebenheiten optimiert sein.

Während in der operativen Orthopädie hauptsächlich die Narkosefähigkeit des Patienten im Vordergrund steht, ist in der rehabilitativen Orthopädie die **kardiopulmonale** und die **orthopädisch-traumatologische Belastbarkeit** des Patienten limitierend (s. Kap. 2, 3 u. 4).

Ein Ziel der rehabilitativen Trainings- und Sporttherapie ist es, alle leistungsbegrenzenden Erkrankungen und Funktionsstörungen genau zu erfassen und für jeden Patienten ein medizinisch und trainingswissenschaftlich fundiertes Konzept zu erarbeiten, um:

- die ungestörte Heilung zu sichern,
- Komplikationen frühzeitig entgegen zu wirken,
- durch einen adäquaten Trainingsreiz bestimmte Gewebestrukturen zur Adaptation anzuregen,
- durch individuelle Trainingssteuerung Überlastungen des Körpers zu vermeiden,
- den Patienten für die primäre, sekundäre oder tertiäre Prävention zu motivieren (Ernährung, regelmäßige körperliche Aktivität usw.).

Die Rehabilitation erschöpft sich also nicht nur in der Therapie von Krankheiten. Vielmehr möchte sie einen **„Langzeiteffekt"** anregen. Deshalb beinhaltet sie neben der Schulung über ein gesundheitsgerechtes Verhalten auch eine umfassende allgemein- und sportmedizinische Beratung, welche den Patienten zur regelmäßigen körperlichen Aktivität (und zwar sportartspezifisch auf sein Leiden abgestimmt) führen soll. Die Gefahr dabei ist, dass Menschen im Alter über 50 Jahren ihre Sportaktivitäten vorwiegend selbst organisieren, also ohne Anleitung durch einen Verein oder Trainer (12). So lobenswert das Engagement dieser Sportler ist, so fatale Folgen kann die fehlende Anleitung haben. Der Klinik-, Haus- oder Facharzt sollte daher als Ansprechpartner dienen und die Belastungsgrenzen des Herz-Kreislauf-Systems oder des Stütz-

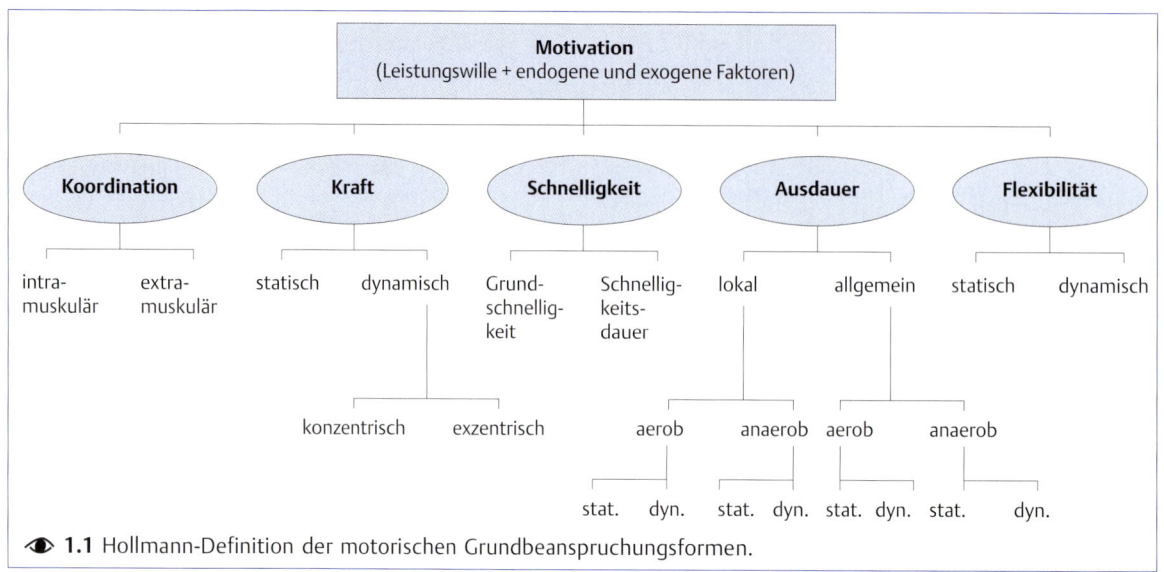

● 1.1 Hollmann-Definition der motorischen Grundbeanspruchungsformen.

und Bewegungsapparates regelmäßig kontrollieren. Damit können Überlastungen, Krankheiten oder Folgeschäden bei einer nachfolgenden Sportausübung verhindert werden.

Training der Koordination und Sensomotorik in der Rehabilitation

Viele Patienten haben sensomotorische oder koordinative Defizite, die verursacht oder verschlimmert werden durch:
- eine veränderte Statik nach Operationen am Bewegungsapparat,
- Muskelatrophien,
- einen allgemeinen Leistungsabfall nach Operationen und Immobilisation,
- psychische Faktoren wie Angst und Schmerz,
- Störungen des Gleichgewichtsorgans oder des Auges,
- altersbedingte Veränderungen oder Durchblutungsstörungen des Gehirns,
- eventuell präoperativ oder operativ aufgetretene Nervenschäden,
- Behinderungen durch Schienen, Gips, Orthesen, orthopädische Schuhe,
- Gelenkkontrakturen,
- begleitende Stoffwechselstörungen (z. B. Diabetes mellitus) oder neurologische Erkrankungen.

Die daraus resultierenden Koordinationsstörungen führen bei gehfähigen Patienten zur Gangunsicherheit mit erhöhter Sturzneigung. Aber auch das Gehen mit Gehstützen und damit das Einhalten einer Teilbelastung stellt für einen großen Teil der älteren Patienten eine schwierige koordinative Aufgabe dar, der sie nur schlecht oder meist nur kurze Zeit gewachsen sind (s. Kap. 3).

Die dynamische Stabilisierung eines instabilen Gelenkes kann durch bestimmte neuromuskuläre und koordinative Trainingsformen gebessert werden (9).

Leider gestattet der Umfang dieses Buches nicht, die Grundlagen der Sensomotorik, Propriozeption und der Koordinationsstörungen darzustellen. Auch bei den Therapievorschlägen kann nur ansatzweise auf die Möglichkeiten der Koordinations- und Propriozeptionsschulung eingegangen werden. Dies soll nicht die Wertigkeit dieser Therapieformen herabsetzen, sondern vielmehr darauf hinweisen, dass derartigen Therapiekonzepten eine vorrangige Stellung zukommt, die ausführlich und umfassend in anderen Büchern und Publikationen zu Wort kommt (9, 14).

Bei vielen Übungen können die Formen des Ausdauer- und Krafttrainings mit Koordinationsübungen kombiniert werden. Einige der hier dargestellten Übungen auf dem Therapiekreisel, Schaukelbrett, Pezziball etc. berücksichtigen die koordinativen Therapiekonzepte. So ist das Zwischenschalten eines Pezziballes zwischen Fuß und Kraftplatte beim Krafttraining auf der „Beinpresse" (s. 14.8) eine gute Möglichkeit, die intermuskuläre Koordination zu erhöhen. Gerade bei alten Menschen ist ein intensives koordinatives Training als Sturzprophylaxe notwendig.

Schmerzen in der Rehabilitation

Die nach einer Verletzung oder Operation entstehenden Ödeme, Blutergüsse und Entzündungsreaktionen machen es verständlich, dass gerade am Bewegungsapparat Schmerzen lange bestehen können. Je geringer die Verletzung oder je kleiner die operative Wunde, umso geringer sind auch die postoperativen Reaktionen. Deshalb sind bei minimalen Eingriffen wie der Arthroskopie die Schmerzen häufig geringer. Schmerzen können aber auch von allen anderen Geweben ausgehen.

In den **ersten postoperativen Tagen** und Wochen sind Schmerzzustände – vor allem bei Aktivierung des betroffenen Körperteils – normale Begleiterscheinungen. Vor allem die Muskeln sind gegenüber Verletzungen, Zerrungen, Schwellungen und Druck durch Blutergüsse empfindlich. Eine operative Durchtrennung von Muskelfasern (oder eine Muskelverletzung) führt zum plötzlichen, akuten Schmerz, der schnell wieder abklingt, wenn der verletzte Bereich ruhig gestellt wird. In den weiteren Stunden und Tagen nach der Verletzung kommt es zur Einwanderung von Entzündungssubstanzen und zu einem mehr oder weniger ausgeprägten Muskelödem.

Die **Schmerzrezeptoren im Muskel** sind freie Nervenendigungen, die sowohl auf schädliche mechanische Reize (Prellung, Kneifen etc.) wie auch auf chemische Substanzen reagieren. In der Zellmembran dieser Nervenendigungen findet sich eine Vielzahl von unterschiedlichen Rezeptormolekülen für die verschiedenen Reizsubstanzen. Vor allem Entzündungssubstanzen wie Bradykinin, Serotonin und Kaliumionen in hoher Konzentration aktivieren die Schmerzfasern. Dabei potenzieren die Substanzen gegenseitig ihre Wirkung. Zusätzlich verstärken diese Substanzen auch die Empfindlichkeit der Schmerzfasern gegenüber mechanischen Reizen, so dass auch primär nicht schmerzhafte Reize als Schmerz empfunden werden. Schon ein leichter Druck oder eine normale Bewegung können dann Schmerzen auslösen.

Bei **Gelenkverletzungen** kann ein benachbarter Muskel reflektorisch inaktiviert sein (z. B. reflektorische Schwäche des M. quadriceps infolge einer Knieoperation [26]), weil der Körper unbewusst eine Bewegung vermeiden möchte. Dies wäre als Vermeidungsstrategie des Körpers vor Überlastungen zu verstehen. Andererseits erhöhen gerade in der frühen postoperativen Phase die Schmerzreize reflektorisch die Aktivität der umgebenden Muskeln. Diese Muskelverspannungen dürfen als Versuch des Körpers verstanden werden, ein verletztes Körperteil ruhig zu stellen. Die ständige Anspannung des Muskels führt aber zur Muskelverhärtung und zu weiteren Schmerzen, wahrscheinlich als Folge einer Anhäufung von schmerzauslösenden Substanzen im Muskel selbst, die bei einer ständigen Dauerkontraktion von mehr als 30 % der Maximalkraft auftreten. Muskeln können außerdem durch Änderungen der Statik und der Gelenkachsen, etwa durch in Fehlstellung verheilte Frakturen oder operative Eingriffe (Endoprothesenimplantation etc.) chronisch überlastet werden.

Ist die **erste Phase des akuten Wundschmerzes vorüber**, kann, je nach Belastbarkeit, dosiert mit einem Muskelaufbauprogramm begonnen werden. Hier sind die Schmerzen nun ein wichtiger Parameter für eine Fehl- oder Überbelastung. Während Schmerzen von kurzer Dauer bei einer Dehnungstherapie oder bei einem Muskelaufbautraining in der Rehabilitation normale Begleiterscheinungen sind, können länger anhaltende Schmerzen einen pathologischen Zustand anzeigen. Lapidar kann man zwischen dem „guten" und dem „schlechten" Schmerz in der aktiven Rehabilitation unterscheiden (4).

Chronische Schmerzen oder Schmerzen aufgrund anderer Ursachen (s. Kap. 2) bedürfen einer speziellen Therapie. Der dauernde Zustrom von Schmerzreizen führt zu ausgeprägten Änderungen der neuronalen Verschaltung im Rückenmark, beispielsweise zu einer Vergrößerung der entsprechenden Neuronenpopulation. Damit breitet sich das Einflussgebiet der afferenten Schmerzfasern im Rückenmark aus. Die Folge davon sind Schmerzverstärkungen und zunehmend schmerzhafte Verspannungen der umgebenden Muskeln. Im chronischen Stadium können sich diese Schmerzkreisläufe verselbständigen, obwohl die Schmerzursache operativ entfernt oder geheilt wurde. Eine medikamentöse Schmerztherapie mit psychologischer Unterstützung ist hier sinnvoll.

Kann eine Schmerzfreiheit bei chronischen Schmerzen trotz intensiver Therapie nicht erreicht werden, so soll der Patient lernen, mit gleichbleibenden Schmerzen zu einem höheren körperlichen Leistungsniveau zu gelangen. Vermieden oder unterbrochen werden müssen eine Passivität in der Leidenshaltung, eine Resignation und die daraus folgende „seelische Inaktivitätsatrophie" (3).

Schmerzlinderung soll zwar nicht ignoriert werden, aber als zweitrangig hinter dem Ziel stehen, den Patienten zu seiner maximalen Leistungskapazität zurückzuführen (17). Ein derartiges Schmerzverständnis wird dem Patienten erlauben, seine funktionellen Kapazitäten zu erhöhen und die paralysierende Angst vor den Anforderungen des täglichen Lebens vermindern.

Endogene Opioide und körperliche Aktivität

Endogene Opioide sind körpereigene Substanzen, die Schmerzen in psychischen und physischen Stresssituationen verringern. Am besten untersucht ist das β-Endorphin, das in höheren Konzentrationen die Schmerzempfindlichkeit vermindert. Bei hochintensiven kurz dauernden Belastungen bis zu 2 Minuten, bei denen Laktatwerte von 12–15 mmol/l erreicht werden, steigt das β-Endorphin auf das 2–4fache der Ausgangskonzentration. Ausdauerbelastungen mit einer Intensität von 70 % der maximalen Sauerstoffaufnahme (VO_2max) hatten nach etwa einer halben Stunde einen Anstieg dieses Endorphins auf das Doppelte – und mit 80 % der VO_2max sogar auf das 5fache – zur Folge. Bei einem gemischten Training mit aeroben und anaeroben Belastungsformen konnten sogar Endorphinkonzentrationen gemessen werden, die 7fach erhöht waren.

Die Endorphinausschüttung ist aber nicht nur eine Folge der hohen Belastungsintensität. Auch bei Marathonläufern waren erhöhte Endorphinspiegel nachweisbar, die nach 1–2 Stunden mit der weiteren Belastungsdauer exponentiell anstiegen.

Nicht vergessen werden darf der Hinweis, dass auch bei Akupunktur und bei Plazebogabe ein Anstieg von ß-Endorphinen zu messen ist (11).

In der Rehabilitation kann ein **dosiertes körperliches Training** bei Patienten mit chronischen Schmerzen das **Schmerzempfinden reduzieren** (6, 21), was möglicherweise auch auf den Endorphineffekt zurückzuführen ist. Erfahrungsgemäß reagieren auch operierte Patienten nach komplikationsloser Wundheilung sehr positiv auf körperliche Aktivität: Bei fast allen Patienten lassen sich die Schmerzmedikamente nach Beginn der Trainingstherapie absetzen.

Die klinische Erfahrung zeigt, dass Schmerzmittel bei einem aktiven Training nicht angebracht sind, weil der Schmerz zur Feststellung von Überlastungsreaktionen oder falschen Belastungen notwendig ist. Sobald ein Schmerz während der Übungsbehandlung auftritt oder sich verschlimmert, muss nach den Ursachen geforscht und das Übungsprogramm umgestellt werden.

Schmerz und Propriozeption nach Gelenkoperationen

Bisher wurde angenommen, dass durch einen operativen Eingriff am Bewegungsapparat die Mechanorezeptoren in Bändern, Gelenkkapseln, Sehnen etc. geschädigt und damit die willkürliche Muskelkontraktion und die reflektorische Steuerung der Muskelspindeln gestört werden. Man hoffte, dass es durch ein spezifisches Training dieser Propriozeption möglich wäre, das gestörte Steuerungsverhalten zu kompensieren und damit beispielsweise Muskelatrophien zu verhindern.

Allerdings werden bei einer arthroskopischen Operation nur wenige Prozent der gelenknahen Rezeptoren geschädigt. Die Propriozeption bleibt also nach einer derartigen Operation oder Verletzung fast vollständig intakt, wenn nicht etwa schwere Kapselverletzungen oder Weichteilwunden eingetreten sind. Das dennoch gestörte motorische Verhalten eines Patienten ist vielmehr eine Funktion des zusätzlichen Einflusses des Großhirns, welches die Meldung eines Schadens (Schmerz, Fehlfunktion etc.) in der betroffenen Region über die intakten Rezeptoren erhält. Das Großhirn – und damit der Mensch – lernt durch mehr oder weniger leidvolle Erfahrungen wie Wegknicken, schmerzhafte Einklemmungen u.Ä., dass bestimmte Bewegungsmuster plötzlich ungünstig geworden sind (7). Schnell sucht und findet das motorische System „Großhirn – Kleinhirn – spinale Ebene" neue Bewegungsmuster, die einen Schmerz des betreffenden Gelenkes vermeiden helfen. So kann man bei Sprungübungen feststellen, dass Patienten mit einem operierten oder verletzten Kniegelenk immer einige Millisekunden länger benötigen, bis sie mit der Bewegungsaufgabe beginnen. Das Großhirn wägt also bei diesen Patienten ab, welche Schädigung zu erwarten ist und welche Strategien zur Vermeidung von Überlastungen möglich sind (verstärkter Einsatz des gesunden Beines, Vermeiden von maximalen Bewegungsausschlägen etc.).

Belastbarkeit im Alter

Gerade bei älteren Menschen führt eine Immobilisation zu Einschränkungen der schon vorher geminderten Koordination, Kraft, Ausdauer, Lungenfunktion, Kreislaufregulation und Gehirnfunktion. Zusätzlich drohen bei längerem Liegen Gefahren wie Thrombosen, Harnentleerungsstörungen, Dekubitus oder Pneumonie. Tritt dieser Kaskadeneffekt bei Krankenhauspatienten auf, folgt eine lange Hospitalisierung mit langen Phasen der Unselbstständigkeit, was oft gleichbedeutend mit einer Pflegebedürftigkeit ist.

Ängste des Patienten – aber auch des medizinischen Personals – vor Rückfällen, erhöhen die Passivität. Diese Ängste sind begründet.

Im Alter **lässt das Schmerzempfinden nach**. So klagen ältere Menschen bei einer schweren stenosierenden Koronarsklerose viel weniger über Beschwerden als jüngere (8). Stumme Myokardinfarkte nehmen im Alter zu. Auch das Schmerzempfinden bei schweren Veränderungen der Wirbelsäule, ja selbst bei multiplen osteoporotischen Wirbelfrakturen, ist im Alter gering (1). Es ist daher notwendig, ältere Patienten bei den aktiven Therapien ständig zu beobachten und sie immer wieder nach ihrem Befinden zu fragen.

Auch die uncharakteristischen Angaben über eine **subjektive „Schwäche"** sollen nicht unüberlegt als Trainingsunlust oder Altersdepression klassifiziert werden, denen es mit vermehrter Aktivität zu begegnen gilt. Häufig genug findet sich eine die Schwäche erklärende Ursache oder gar ein Ursachenbündel. Dabei können eine Anämie, ein Vitamin-B-Mangel, eine chronische Herzinsuffizienz, eine Pneumonie, Störungen der endokrinen Organe oder des Nervensystems, beginnende Infektionen, Dehydratation bei mangelnder Wasseraufnahme, Schwitzen oder Diarrhö u. a. gefunden werden (18).

> Auch unspezifische oder nur mittelmäßige Beschwerden müssen bei alten Menschen ernst genommen werden, weil diese Symptome manchmal das einzige Hinweiszeichen auf eine schwere lebensbedrohliche Erkrankung sein können (8).

Durch den altersbedingten **Elastizitätsverlust der Lungen** tritt eine Verringerung der Lungenkapazität auf. Trotz eines größeren Brustkorbvolumens, welches Ausdruck der Lungenblähung (Emphysem) ist, kann der ältere Mensch nicht mehr so tief einatmen wie früher. Als Folge kann die Sauerstoffsättigung in den Arterien abfallen. Sinkt der arterielle Sauerstoffdruck unter 60 mmHg, steigt der Widerstand im Lungenkreislauf an, wodurch es zu einer Rechtsherzbelastung kommt (8).

Die **Verminderung der Seh- und Hörkraft** schränkt die Trainierbarkeit, vor allem bei Gruppentherapien, ein. Häufig hören die Patienten Anweisungen nicht richtig, besonders wenn die Gruppe mit Musik begleitet wird.

Ältere Patienten können oft die Übung koordinativ nicht umsetzen. Außerdem ist die **Flexibilität** der Gelenke im Alter mehr oder weniger **deutlich reduziert**, so dass manche einfachen Übungen, wie Hinlegen auf den Boden und Aufstehen, nicht durchgeführt werden können. Patienten mit einer verstärkten Rückenkrümmung, die bei Osteoporosepatienten häufig ist, können auf einer flachen Liege ohne Kopfstütze nicht liegen.

Auch die **Koordinationsfähigkeit** ist im Alter vermindert, so dass sich Ältere durch komplizierte Übungen überfordert und hilflos fühlen. Die Verletzungsgefahr besonders bei Sportarten, welche ein hohes Maß an Koordination, Balancegefühl und Reaktionszeit erfordern (Turnen, Ballspiele) ist bei Älteren hoch (15). Besonders beim Jogging im Alter liegt das Verletzungsrisiko bei über 50%, wenn erst dann mit dem Training begonnen wird (18). Beim Wandern ist das Verletzungsrisiko bei 70 bis 80-jährigen Menschen auf nur 5% reduziert (19). Dies ist eine wichtige Feststellung, da ein Wandertraining mit Herzfrequenzkontrolle einen ebenso guten Trainingseffekt bezüglich der Ausdauerleistungsfähigkeit (VO_2max) erzielen kann wie Jogging (19).

In der Regel zeigen die Intelligenzleistungen bis ins hohe Alter nur eine geringe Abnahme, es sei denn, dass sie krankheitsbedingt reduziert sind (8). Dann entsteht eine weitere Gefahr bei aktiven Therapien: Der plötzlich erkrankte alte Mensch will nicht einsehen, dass seine Belastbarkeit herabgesetzt ist.

Hinweise zu Rehabilitation älterer Menschen

Die Rehabilitation älterer Menschen bedarf eines großen Einfühlungsvermögens. Viele Alte wünschen sich nichts mehr, als möglichst schnell aktiv und leistungsfähig zu werden. Unterschwellig haben sie Angst, pflegeabhängig zu werden. Schon aus diesem Grunde unterlassen es manche Patienten, dem Rehabilitationsteam von ihren Beschwerden, von einer Gangunsicherheit oder einem nächtlichen Sturz zu erzählen.

Gleichzeitig müssen viele ältere Patienten mehrere Medikamente einnehmen, die ihre Belastbarkeit und ihr Körperempfinden stören. Auch eine Vergesslichkeit oder übertriebene Beharrlichkeit können die Steuerung oder gezielte Umstellung von Therapien erschweren.

Andererseits sind alte Patienten sehr bestrebt, den Anordnungen des Rehateams Folge zu leisten. So ist es immer wieder erfreulich zu sehen, wie 80- oder 90-Jährige durch gezieltes Kraft- und Ausdauertraining ihre Leistungsfähigkeit und ihren Lebensmut zurückgewinnen. Allerdings kommen sie dadurch häufig in Stress, weil sie pünktlich sein und „alles richtig machen" wollen.

Folgende Punkte haben sich bei der Rehabilitation älterer Menschen als hilfreich herausgestellt:
- eine Schulung der Patienten über die Ursachen der Erkrankung, die Art und den Zweck der Therapie und das Verhalten bei eventuellen Komplikationen,
- Zeit und Geduld bei der Untersuchung, bei den Visiten und Therapien,
- unterschwellige Therapiereize, weil die Regenerationsfähigkeit verlangsamt ist und die Summation mehrerer Therapien an einem Tag oft zu Überlastungssyndromen führt,
- sorgfältiges Aufwärmen und Cooling down,
- Training der Balance, Koordination, Reaktionszeit und Muskelkraft zur Vermeidung von Stürzen und Sportverletzungen (15),
- häufiges Befragen über das subjektive Befinden,
- Einplanung von langen Erholungspausen,
- schon bei leichter Gangunsicherheit (leihweise) Versorgung mit verschiedenen Gehstützen- oder Wagen zur Vermeidung der Sturzgefahr, die selbst im Krankenhaus hoch ist (22),
- Gespräche mit den Angehörigen über die Äußerungen des Patienten sowie über die häuslichen Umstände.

Literatur

1. Baumgartner, H. (1996): Lumbar pain in old age. Schweiz Rundsch Med Prax 85: 1347–1353
2. Berman, A.T., S.J. Bosacco, C. Israelite (1991): Evaluation of total knee arthroplasty using isokinetic testing. Clin Orthop 271: 106–113
3. Bochnik, H.J., C. Gartner-Huth (1984): Die Person des Kranken als diagnostisch-therapeutische Aufgabe. Z Orthop 122: 384–392
4. Davies, G.J. (1992): The application of isokinetic exercises in rehabilitation. In: Davies, G.J.: A compendium of isokinetics in clinical usage. 4th ed. Winona Printing Company, Winona
5. Erickson, B., M. Perkins (1994): Interdisciplinary team approach in the rehabilitation of hip and knee arthroplasties. Am J Occup Ther 48: 439–445
6. Fisher, N.M., D.R. Pendergast, G.E. Gresham, E. Calkins (1991): Muscle rehabilitation: its effect on muscular and functional performance of patients with knee osteoarthritis. Arch Phys Med Rehabil 72: 367–374
7. Freiwald, J., M. Engelhardt, I. Reuter (1999): Neuromuskuläre Dysbalancen in Medizin und Sport – Ursachen, Einordnung und Behandlung. In: Zichner, L., M. Engelhardt, J. Freiwald: Neuromuskuläre Dysbalancen. Novartis Pharma, Nürnberg
8. Füsgen, I. (1995): Der ältere Patient. Urban Schwarzenberg, München
9. Gollhofer, A., C. Scheuffelen, H. Lohrer (1999): Neuromuskuläre Trainingsformen und ihre funktionelle Auswirkung auf die Stabilisierung im Sprunggelenk. In: Zichner, L., M. Engelhardt, J. Freiwald: Neuromuskuläre Dysbalancen. Novartis Pharma, Nürnberg
10. Groh, J., M. Welte (1993): Minimal invasive operative Eingriffe. Anästhesiologie u. Intensivmedizin 6: 199–203
11. Heitkamp, H.-C. (1998): Endogene Opioide und körperliche Aktivität. Dtsch Z Sportmed 49 Sonderheft: 118–124
12. Heuwinkel, D. (1990): Sports for the elderly in a sports active aging society. Z Gerontol 23: 23–33

13. Hirschberg, J. (1922): Geschichte der Medizin. Deutsche Medizinische Wochenschrift 23: 701
14. Irrgang, J.J., G.K. Fitzgerald, (2000): Rehabilitation of the multiple-ligament-injured knee. Clinics in Sports Medicine 19: 545–571
15. Kallinen, M., A. Markku (1995): Aging, physical activity and sports injuries. An overview of common sports injuries in the elderly. Sports Med 20: 41–52
16. Knak, J., C. Pavlovits, H.-R. Casser (1999): Aufbau einer integrativen orthopädisch-geriatrischen Frührehabilitation. Orthop Praxis 35: 46–54
17. Mayer, T.G. (1985): Using physical measurements to assess low back pain. J Musculoskeletal Med June: 44–59
18. Naurath, J. (1995): Schwäche. In: Füsgen, I.: Der ältere Patient. Urban Schwarzenberg, München
19. Pollock, M.L., J.F. Carroll, J.E. Graves, S.H. Leggett, R.W. Braith, M. Limacher, J.M. Hagberg (1991): Injuries and adherence to walk/jog and resistance training programs in the elderly. Med Sci Sports Exerc 23: 1194–200
20. Santavirta, N., G. Lillqvist, A. Sarvimaki, V. Honkanen, Y.T. Konttinen, S. Santavirta (1994): Teaching of patients undergoing total hip replacement surgery. Int J Nurs Stud 31: 135–142
21. Saur, P., F.B.-M. Ensink, U. Steinmetz, A. Straub, J. Hildebrandt, A. Niklas, D. Kettler (1998): Ergebnisse eines multidisziplinären Therapieprogrammes für Patienten mit chronischen limbalen Rückenschmerzen. Dtsch Z Sportmed 49 Sonderheft 1: 261–264
22. Shoji, H., S. Yoshino, M. Komagamine (1987): Improved range of motion with the Y/S total knee arthroplasty system. Clin Orthop: 150–163
23. Tragl, K.H. (1995): Stürze. In: Füsgen, I.: Der ältere Patient. Urban Schwarzenberg, München
24. Weber, J., H. Kresse, A. Stohr, H. Brenke, L. Dietrich (1991): Arbeitsmethoden und Ergebnisse einer stationären sporttraumatologischen Rehabilitation von 9000 Leistungssportlern. In: Bernett, P., D. Jeschke: Sport und Medizin – Pro und Contra. Zuckschwerdt, München
25. Wessinghage, T., G. Bauers (1993): Ambulante Rehabilitation und "besonders indizierte Therapie" – ein neues Therapiekonzept. Dtsch Z Sportmed 3: 112–115
26. Wißmeyer, T., T. Kutter, P.J. Hülser (1999): Der H-Reflex – eine neue Möglichkeit der Kontrolle von Funktionsparametern in der Behandlung von Bandverletzungen. Beispiel: Vorderes Kreuzband. In: Zichner, L., M. Engelhardt, J. Freiwald: Neuromuskuläre Dysbalancen. Novartis Pharma, Nürnberg.

2 Überlastungssyndrome, Komplikationen und Gefahren in der aktiven Rehabilitation

Etwa bei jedem dritten der Patienten über 60 Jahre werden während der stationären orthopädischen Rehabilitation Symptome festgestellt, die einer weiteren diagnostischen Abklärung (EKG, Belastungs-EKG, Langzeit-EKG, Langzeitblutdruckmessung, Laborparameter, Sonographie, Dopplersonographie, Röntgendiagnostik, neurologische Funktionsdiagnostik, Gastroskopie usw.) bedürfen. Ein Großteil dieser Beschwerden ist durch Medikamente (Blutdruck-, Herz-, Magenmedikamente, Schmerzmittel, Antibiotika etc.) therapierbar (98).

Aber bei jedem 30. Patienten (!) treten während der Rehabilitation schwere, oft lebensbedrohliche Komplikationen auf, die eine Verlegung in ein Akutkrankenhaus nötig machen. Dabei handelt es sich vorwiegend um kardiologische Notfallsituationen, Luxationen von Hüft-Totalendoprothesen, um tiefe Beinvenenthrombosen, um Weichteil- oder Knocheninfektionen und um gastroenterologische Komplikationen (98).

Seltener kommen schwere Komplikationen wie Schlaganfälle, epileptische Anfälle, plötzliche Lähmungen, Bandscheibenvorfälle mit neurologischen Symptomen, Hirnmetastasen, aber auch progrediente Anämien, pulmonale Komplikationen, akute Psychosen, Nieren- oder Herzinsuffizienzen, akute Augenerkrankungen, Zentralvenenthrombosen, schwere Leberfunktionsstörungen oder eingeklemmte Leistenhernien vor (98).

Eine kontinuierliche ärztliche Überwachung des Rehabilitationsverlaufes ist daher zur Vermeidung von Überlastungen und zum frühzeitigen Erkennen von Komplikationen unerlässlich. Gerade auch **nachts** sollte eine medizinische Betreuung möglich sein, da schwere Komplikationen nicht selten nachts oder frühmorgens auftreten.

Im Folgenden werden einige häufige Komplikationen und Überlastungsreaktionen während der Rehabilitation aufgeführt. Weitere, spezifische Komplikationen werden bei den einzelnen Operationsmethoden besprochen.

Überlastungs- und Übertrainingssyndrome

Übertrainingssyndrome im Leistungssport

Die körperliche Belastung entspricht dem typischen Modell einer Stressreaktion. Bei adäquater Belastung und ausreichender Erholung antwortet der Organismus auf einen Trainingsreiz mit einer Verstärkung des Gewebes. Werden jedoch der Trainingsumfang oder die Trainingsintensität plötzlich erhöht, können die Erholungspausen zu kurz werden. Der Körper kann sich nicht ausreichend regenerieren, denn vor der völligen Wiederherstellung erfolgt eine neue Belastung. Trotz intensivem Training bleibt bei Sportlern dann eine Leistungssteigerung aus, manchmal tritt sogar eine Leistungsminderung („Übertraining") ein (60, 103, 114). Die schlechtere Leistungsfähigkeit zeigt sich beispielsweise in dem Abfall der maximalen Sauerstoffaufnahme (114).

Bei übertrainierten Leistungssportlern wurden unter anderem folgende Veränderungen gefunden: Eine Verminderung der neuromuskulären Erregbarkeit, erhöhte Cortisolspiegel (zum Teil so hoch wie bei einem Cushing-Syndrom), mitunter aber auch verminderte Cortisolspiegel, vermehrte Stressproteine, reduzierte Vorräte energiereicher Substrate, erhöhte Plasma-Noradrenalin-Spiegel (61).

Die Übertrainingssyndrome werden in ein sympathisches („hektisch erregt") und parasympathisches („träges") Syndrom eingeteilt. Beim parasympathischen Übertrainingssyndrom überwiegt der Vagotonus und die basale Catecholaminausscheidung ist um 50–70 % verringert. Möglicherweise ist diese Form das Spätzeichen einer chronischen Überlastung (61). Je nach Typ des Menschen, seinen Vorerkrankungen und der Art der Überlastung kann eines dieser Symptomkomplexe in Verbindung mit einer Leistungsminderung auftreten. Zusätzlicher psychischer Stress verstärkt die Anfälligkeit (103). Die Reparatur- und Aufbauprozesse der Muskulatur sind verzögert.

Überlastungs- und Übertrainingssyndrome in der Rehabilitation

In der Rehabilitation sind Übertrainingssyndrome und Überlastungsreaktionen genauso wie im Hochleistungssport festzustellen, allerdings liegt der auslösende Trainingsreiz um ein Vielfaches niedriger als beim Sport. Etwa 10 % aller stationären Patienten klagen während einer orthopädischen Rehabilitation über Beschwerden, die den Überlastungssyndromen im Leistungssport gleichen.

Symptome des Übertrainingssyndroms

Leider gibt es noch keinen einzelnen Test, der ein Übertrainingssyndrom definieren würde. Einige klinische Zeichen und vegetative Veränderungen sind in der T 2.1 aufgelistet. Auch immunologische, neuroendokrine – und bei Frauen hormonelle – Veränderungen sind möglich. Das subjektive Befinden ist verschlechtert (30) (◉ 2.1).

Nach einer Operation ist eine kardiopulmonale Leistungsminderung mit einem Maximum am 3. postoperativen Tag festzustellen, die von den Patienten subjektiv als frühe Ermüdung empfunden wird (122). Aber auch später, bei einer anschließenden Rehabilitation, klagen die Patienten häufig über Müdigkeit, Erschöpfung, Muskelsteifigkeit oder Muskelkrämpfe. Ältere Patienten geben vegetative Symptome an, z.B. dass sie nach einem anstrengenden Training abends „länger gezittert" haben oder nachts vor Aufregung nicht schlafen konnten. Dabei tragen sowohl körperliche Belastung wie auch Stress (neue Umgebung, Terminanhäufung, Wartezeiten etc.) gleichermaßen zur Entwicklung eines Überlastungssyndromes bei. Die

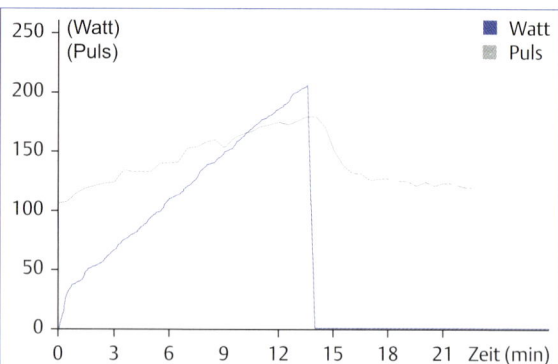

◉ 2.1 Herzfrequenz (schwarze Linie) eines 59-jährigen Patienten bei ansteigender Belastung (blaue Linie) auf einem Fahrradergometer, 4 Wochen nach einer Bandscheibenoperation. Vor der Operation bestand eine sehr gute Leistungsfähigkeit (Plätze 1–10 im Halbmarathon seiner Altersklasse). Normalerweise lag sein Ruhepuls immer zwischen 50 und 60 Schlägen/Minute. Zwei Wochen nach der Operation nahm der Patient täglich an einer intensiven stationären Therapie (Einzel- und Gruppenphysiotherapie, Bewegungsbad, isokinetisches Krafttraining, Fahrradergometertraining) teil. Zusätzlich führte er in Eigenregie ein strammes Walking durch. Bei der Untersuchung war in Ruhe ein Puls von über 100 S/min zu messen, der während der Belastung auf 180 anstieg. Die Untersuchung wurde wegen eines typischen Übertrainingssyndroms abgebrochen. Das EKG war normal. Nach einer Ruhephase von einigen Tagen normalisierte sich der Puls, er lag in Ruhe und unter Belastung im Schnitt 40 S/min tiefer.

T 2.1 Typische Symptome eines Übertrainingssyndroms. Erfahrungsgemäß leiden gerade die älteren Rehabilitationspatienten an einem Bündel dieser Symptome, die zum Teil auch durch Begleiterkrankungen bedingt sein können

Subjektive Beschwerden	Objektive Symptome
Verminderte Leistungsfähigkeit, Erschöpfung	Erhöhte Herzfrequenz am Morgen
Muskelsteifigkeit, Muskelzittern, Muskelkrämpfe, Muskel- und Gelenkschmerzen, „schwere Beine"	Verzögerte Normalisierung der Herzfrequenz oder des Blutdruckes nach Belastung
Schlafstörungen	Orthostatische Hypotonie
Fehlender Appetit	Erhöhter Ruheblutdruck
Antriebslosigkeit, Motivationsmangel, Müdigkeit	Abfall des Hämatokritwertes
Vermehrtes Trinkbedürfnis nachts	Erhöhte Creatinkinase im Serum
Verminderte Libido	Ausbleiben der Regelblutung
	Abnahme der maximalen Sauerstoffaufnahme
	Reduktion der aeroben, ventilatorischen und kardialen Leistungsfähigkeit
	Gewichtsverlust
	Erhöhte Infektneigung
	Erhöhte oder verminderte Hormone wie Cortisol, ACTH, Noradrenalin etc.
	Erhöhte Kerntemperatur
	Schlechte Wundheilung

postoperative Anämie verstärkt die Symptome oder löst sie aus. Jüngere Patienten reagieren auf anstrengende Krafttrainingsserien mit einem tiefen Blutdruck, Schwindelgefühlen, Pulsveränderungen oder Schlafstörungen.

Vermeidung von Übertrainingssyndromen in der Rehabilitation

In der Rehabilitation von operierten „gesunden" Patienten (die keine Begleiterkrankungen aufweisen) kann unter folgenden Voraussetzungen ein Übertrainingssyndrom auftreten:
- geringe Leistungsfähigkeit des Patienten,
- starke (z. B. operativ bedingte) Anämie,
- Elektrolyt- oder Stoffwechselveränderungen,
- anstrengende Therapien mit hohen Anforderungen an das Koordinationsvermögen,
- zusätzlicher psychischer Stress,
- Herderkrankungen (Infekte),
- **zu häufige, zu intensive** oder **zu lange Trainingseinheiten**,
- **zu kurz bemessene Erholungsphasen** zwischen den Therapien.

Die herabgesetzte Leistungsfähigkeit nach einer Operation erfordert eine Prüfung der individuellen Belastbarkeit. Die Patienten benötigen daher in der Rehabilitation eine ständige, **individuelle Trainingssteuerung**. Der Trainingsaufbau soll stufenförmig, mit Steigerungen von Woche zu Woche erfolgen, auch wenn manche Patienten schon am ersten Tag intensivste Anwendungen wünschen. Ausführliche Hinweise über die Trainingssteuerung finden sich im Kapitel 3.

Überlastungssyndrome bei Nebenerkrankungen

Eine Immobilisation führt zur Leistungsminderung von Körperstrukturen. Zusätzliche Begleiterkrankungen sind gerade im Bereich der Unfallchirurgie oder Orthopädie ein ernst zu nehmender Faktor. Zwar weisen nur 10 % der jüngeren Patienten (unterhalb von 45 Jahren), die in Unfallkliniken operiert werden müssen, Nebenerkrankungen auf; aber 41,3 % der traumatisierten Patienten über 75 Jahre leiden an einer kompensierten oder dekompensierten Herzinsuffizienz, an Herzrhythmusstörungen, Diabetes oder Erkrankungen der Atmungsorgane (90). Vor allem Begleiterkrankungen von Nieren und Herz sowie bösartige Tumore haben einen signifikanten Anstieg der operativen oder postoperativen Sterblichkeit zur Folge.

Zu Beginn einer Rehabilitation müssen daher alle Nebenerkrankungen unter Einbeziehung der entsprechenden medizinischen Fachrichtung möglichst exakt diagnostiziert und die Belastbarkeit festgelegt werden.

Überlastungssyndrome nach einer Operation

Durch eine Operation erfolgt ein Eingriff in noch intakte Strukturen des Körpers, welcher einen intensiven Prozess der Blutgerinnung, Infektabwehr, Wundheilung und Vernarbung nach sich zieht.

Operative Nebenwirkungen

Komplikationen sind bei Operationen nicht selten. **Intraoperativ** soll es zwischen 13 und 84 % zu Herzrhythmusstörungen kommen, davon sind 3 bis sogar 60 % ventrikuläre Arrhythmien (62). Übelkeit und Erbrechen treten bei etwa einem Drittel der Patienten **postoperativ** auf (113), was aber durch moderne Anästhesieverfahren gemindert werden kann. In der frühen postoperativen Phase bedrohen zahlreiche operations- und anästhesiebedingte Komplikationen den Patienten, die Rate der Zwischenfälle liegt bei 33 % (68). Dabei stehen vor allem Herz-Kreislauf-Symptome, im geringeren Maße Magen-, Darm- oder Atemstörungen im Vordergrund (13).

Auch bei minimalinvasiven operativen Eingriffen bleiben die Risiken einer Narkose bestehen: „Es gibt kleine Operationen, aber keine kleinen Narkosen" (34).

Postoperative Nebenwirkungen

Stärkere intraoperative **Blutverluste** treten besonders bei Knochenoperationen oder Frakturen auf. Auch **postoperativ** ist noch ein ständiges Nachsickern aus den Blutgefäßen des Knochenmarkes möglich. Wenn alte Menschen Blut verlieren, kann der zentrale Venendruck absinken und ein adäquates peripheres Sauerstoffangebot nicht mehr aufrechterhalten werden. Bei der Hälfte der unfallverletzten Patienten über 65 Jahre liegen schwere kardiozirkulatorische Beeinträchtigungen (Herzminutenvolumen < 3,5 l/min oder/und gemischtvenöse Sauerstoffsättigung < 50 %) vor (90). Schon geringe Belastungen in der Rehabilitation führen dann zur Erschöpfung oder zu Komplikationen. Es ist deshalb notwendig, eine starke Anämie sowohl postoperativ, wie auch in der Rehabilitation zu behandeln und ein aktives Trainingsprogramm entsprechend zu reduzieren.

Die Stoffwechselentgleisungen während der Narkose oder in der postoperativen Phase (T 2.2) bleiben vor allem bei älteren Menschen auch noch viele Wochen nach der Operation nachweisbar. Elektrolytstörungen erhöhen die Gefahr von Herzrhythmusstörungen unter Belastung (49).

T 2.2 Postoperative Nebenwirkungen. Die fett markierten Befunde sind in der Rehabilitation bei vielen Patienten regelmäßig nachzuweisen

Während oder direkt nach OP	Stoffwechselentgleisungen (Blutzucker, Nierenfunktion etc.), Thrombose, Blutungen
	Bei koronarer Herzkrankheit erhöhte Gefahr einer kardialen Komplikation (bis zu 25 %)
In den ersten Tagen nach OP	Bei koronarer Herzkrankheit steigt die Gefahr einer kardialen Komplikation (bis zu 41 %).
	Eine instabile Angina pectoris, ein Herzinfarkt, ventrikuläre Rhythmusstörungen oder ein Herzversagen treten häufig erst am 2.–4. Tag nach der Operation auf (34, 87).
	Harnentleerungsstörungen, **Schwindelgefühle**, **hypotone Blutdruckregulationen**
	Immobilisation und Bewegungseinschränkung durch Schmerzen im Operationsgebiet
	Deutliche **Minderung der kardiopulmonalen Leistungsfähigkeit**, Schwächezustände
	Bei Diabetikern erhöhte postoperative Blutzuckerwerte, Auswirkungen sind: ■ verzögerte Wundheilung ■ verminderte Abwehrfunktion der Leukozyten ■ unerwünschter Abbau der Körpersubstanz (7)
1–2 Wochen nach OP	Postoperative Beeinträchtigung des Gehirns: ■ bei jungen Menschen nicht festzustellen (58) ■ bei 30 % der älteren Patienten nach Hüftoperationen Verwirrtheitszustände, die bis zu einer Woche anhalten können (90)
4–6 Wochen nach OP	Erhöhte Leberenzyme, Erhöhung der **Blutsenkungsgeschwindigkeit** und anderer Entzündungsparameter, **Anämie**
	Lymphstauungen und **ödematöse Schwellungen** der operierten Extremität, weil die Patienten mehr Stehen, Sitzen und Gehen (Achtung: **Thrombose nicht übersehen**)
	Abgeschlagenheit, Appetitlosigkeit, **Schlafstörungen**, bei älteren Menschen auch Verdauungsbeschwerden, die nicht selten bis über 4 Wochen anhalten (40)
	Gestörte **Blutgerinnung** (im Rahmen der Thromboseprophylaxe zusätzlich medikamentöse Blutverdünnung)
	Nebenwirkungen durch Schmerzmedikamente (gastrointestinale Symptome u. a.)
	Gelegentlich lokale Wundheilungsstörungen, tiefe Serome, Hämatome (s. auch „Komplikationen" im Kap. 12)

Selbst wenn diese Nebenerscheinungen unterbleiben, wird postoperativ durch den Schmerz zumindest für einige Tage eine Immobilisation eingehalten. Die negativen Folgen der Immobilisation sind im Kapitel 5 beschrieben. Der Leistungsverfall alter Menschen durch eine Operation mit anschließender Immobilisierung führt dazu, dass bei einem Drittel der Patienten über 70 Jahre mit einem medialen Schenkelhalsbruch die Pflegebedürftigkeit eintritt. Bei pflegebedürftigen Patienten, welche sich eine Schenkelhalsfraktur zuziehen, ist die Mortalität nach der Operation erhöht (43).

Kardiovaskuläre Komplikationen in der Rehabilitation

Kardiologische Komplikationen wie Herzrhythmusstörungen, Blutdruckkrisen, Angina-pectoris-Anfälle, dekompensierte Herzinsuffizienzen u. a. sind in der Rehabilitationsphase sehr häufig. Mindestens jeder 10. ältere Patient klagt in der Rehabilitation über entsprechende Beschwerden. Mehr als ein Drittel der kardialen Beschwerden treten nachts auf (98).

Schwere kardiologische Notfälle während der stationären Rehabilitation sind vor allem Lungenembolien, schwere Herzrhythmusstörungen (meist Tachyarrhythmien), Herzinfarkte, Synkopen, schwere Stenokardien, globale Herzinsuffizienzen, in selteneren Fällen auch Schockzustände, arterielle Embolien, unklare Atemnotanfälle oder reversible Herzstillstände. Leider versterben auch Patienten während der Rehabilitation (98).

Bei der Durchführung eines aktiven Therapiekonzeptes muss daher besonders auf die Belastbarkeit des Herz-Kreislauf-Systems geachtet werden. Im Folgenden werden **einzelne Hinweise** zu kardiologischen Problemen gegeben, die bei der orthopädischen Rehabilitation auftreten können. Sie sind unvollständig und sollen dennoch erwähnt werden, um die Pflicht für **den Arzt und den Therapeuten** darzustellen, sich mit der kardiologischen Problematik auch in der orthopädischen Rehabilitation zu befassen. Weitergehende Informationen finden sich in der Fachliteratur und bei den Leitlinien der Deutschen Gesellschaft für Kardiologie – Herz- und Kreislaufforschung (www.uni-duesseldorf.de/WWW/AWMF/).

Periphere arterielle Durchblutungsstörungen

Arterielle Durchblutungsstörungen sind bei älteren Menschen häufig, insbesondere, wenn weitere Erkrankungen wie Diabetes mellitus, arterieller Hypertonus, Nikotinabusus, Hyperhomozysteinämie, positive Familienanamnese, Fettstoffwechselstörungen etc. vorliegen.

Die gründliche **Anamnese** sollte folgende Fragen berücksichtigen (47): Belastungsabhängige oder Ruheschmerzen, trophische Störungen, Lokalisation der Beschwerden, Symptomentwicklung (langsam, progredient, schlagartig)? Sind schon andere Manifestationen (koronare Herzkrankheit, Herzinfarkt, Insult) bekannt? Ein stabiler oder labiler Bluthochdruck, Pulsdifferenzen der Beine oder Unterschiede in der Blutdruckmessung beider Arme sind weitere Hinweise auf eine Arterienverkalkung.

Die Palpation und Auskultation der Gefäße sind wichtige diagnostische Schritte. Manchmal lässt sich ein Strömungsgeräusch der Arterien erst nach Belastung feststellen. Hautfarbe, -beschaffenheit und -temperatur geben weitere Hinweise.

Eine hohe diagnostische Genauigkeit weist der **Knöchel-Arm-Index** auf (T 2.3): Liegt der Quotient aus den Blutdruckwerten, die oberhalb des Fußknöchels und am Oberarm gemessen werden unter 0,9, liegt sehr wahrscheinlich eine periphere arterielle Verschlusskrankheit (pAVK) vor (117).

Ratschow-Lagerungsprobe. Der Patient liegt in Rückenlage und hält die Beine senkrecht, wobei die Oberschenkel von den Armen gestützt werden. Nun werden 2 min kreisende Bewegungen mit den Füßen im Sprunggelenk durchgeführt (der Gesunde kann in dieser Stellung die Füße ohne Probleme 10 min kreisen lassen). Nach 2 min soll sich der Patient schnell aufsetzen und die Beine herabhängen lassen. Nach 5 bis maximal 15 s soll eine reaktive Hyperämie zu sehen sein, nach 10 bis maximal 20 s sollen die Venen wieder aufgefüllt sein. Beim gefäßkranken Menschen kann dies mitunter mehrere Minuten dauern.

Außerdem sollte unter standardisierten Bedingungen geprüft werden:
- die schmerzfreie und die maximale **Gehstrecke** auf ebenem Boden bei einem Schritttempo von 120/min (Metronom!),
- oder die **Gehzeit** auf dem Laufband bei einer Laufgeschwindigkeit von 3,5 km/h und 12 % Steigung (47).

Mit Hilfe dieser Maßnahmen ist oft schon eine Einteilung der Durchblutungsstörung in die Stadien I–IV nach Fontaine möglich (T 2.4). Weitere apparative Möglichkeiten zur Diagnostik sind die Dopplerokklusionsdruckmessung, die Strompluskurvenanalyse, die Dopplerfrequenz-Zeit-Spektrumanalyse, Pulsoszillographie, die arterielle Venenverschlussplethysmographie, die transkutane Sauerstoffmessung u.a. Die Farbduplexsonographie, Computertomographie, Kernspintomographie, ggf. auch Kontrastmitteldarstellungen der Gefäße ergänzen die Diagnostik. Aber auch schon auf Röntgenaufnahmen können verkalkte Areale der Aorta und anderer Arterien zu sehen sein.

Innerhalb eines Fünf-Jahres-Zeitraumes liegt die Wahrscheinlichkeit einer Amputation der Extremität im Stadium II nach Fontaine nur bei 2 %, das Risiko eines tödlichen Herzinfarktes allerdings bei 30 %. Das heißt, die Patienten sterben an der kardialen Komplikation bevor es zur Amputation kommt. Im Stadium III und IV ist die Extremität allerdings akut amputati-

T 2.3 Knöchel-Arm-Index des Blutdruckes

Knöchel-Arm-Index	Ausmaß der pAVK
> 1,30	Nicht komprimierbar*
0,91–1,30	Normal
0,41–0,90	Leichte bis mäßige pAVK (Claudicatio intermittens)
0,00–0,40	Schwere pAVK (Ruheschmerz, Nekrosen)

* Ein Verhältnis von mehr als 1,30 weist auf verkalkte Gefäße hin, so dass der wahre Druck nicht erhoben werden kann. Bei falsch negativem Test ist eine weitere Diagnostik (Puls-Volumen-Messung) indiziert (117).

T 2.4 Stadium der arteriellen Durchblutungsstörungen nach Fontaine

Stadium	Klinische Symptome	Gefäßveränderung
I	Beschwerdefreiheit	Leichte Gefäßeinengung
II	Belastungsschmerz, Claudicatio intermittens. IIa: Gehstrecke mehr als 100 m. IIb: weniger als 100 m	Mäßige Gefäßeinengung
III	Ruheschmerz bei horizontaler Lage, Nachlassen bei Tieflagerung	80–90 %ige Gefäßeinengung
IV	Nekrosen (trockene oder feuchte Gangrän)	Kompletter Gefäßverschluss

onsbedroht (bis zu 40 % pro Jahr) (2, 117). Die therapeutischen Maßnahmen bei Patienten mit Durchblutungsstörungen richten sich nach dem Stadium, wobei vor allem auch die kardiovaskuläre Belastbarkeit berücksichtigt werden soll. Unerlässlich ist es, das Voranschreiten der Arteriosklerose zu reduzieren: Der Fettstoffwechsel, der Blutdruck, der Diabetes mellitus und andere Faktoren müssen durch eine medikamentöse Einstellung und durch eine intensive Schulung und Führung des Patienten optimal reguliert werden. Auch die Schulung der Patienten und Angehörigen in einer Lehrküche ist hier sinnvoll. Beispielsweise sollte das LDL-Cholesterin bei Patienten mit pAVK unter 100 mg/dl, das HDL-Cholesterin über 40 und Triglyzeride unter 140 mg/dl liegen (99).

Bei einer peripheren arteriellen Durchblutungsstörung darf die Extremität nicht zu hoch **gelagert** und nicht durch Kompression (**Kompressionsstrümpfe** etc.) behandelt werden. Verletzungen der Haut sind zu vermeiden. Beim **Krafttraining** kann es zur relativen Minderdurchblutung der Muskeln und zu Schmerzen kommen.

Koronare Herzkrankheit

Kalk in den Herzkranzgefäßen ist bereits bei einem Drittel der 30- bis 40-Jährigen nachweisbar (21). Die Verkalkung der Herzkranzgefäße verläuft schleichend, selbst eine mittelmäßige Gefäßeinengung wird von den Betroffenen nicht bemerkt. Etwa 5 Millionen Menschen dürften in Deutschland an einer koronaren Herzerkrankung leiden und potenzielle Kandidaten für den plötzlichen Herztod beim Sport oder bei starker Anstrengung sein.

Das typische Symptom eines Koronarpatienten ist die **Angina pectoris**, die einer vorübergehenden, meist kurzzeitigen Minderdurchblutung des Herzens entspricht. Der Patient bekommt während oder nach einer Anstrengung – aber auch nach einer Stressbelastung – das Gefühl der Brustenge. Ein Druckgefühl hinter dem Brustbein, zum Teil ausstrahlend in den linken Arm, manchmal auch in den rechten Arm, in den Hals oder die Zähne oder auch ein „Reifen um die Brust", Bauch- oder Rückenschmerzen werden angegeben. Atemnot kann ebenfalls das Zeichen einer koronaren Minderdurchblutung sein.

Allerdings machen auch höhergradige Verengungen der Herzkranzgefäße mitunter keine Beschwerden. Manche Personen bemerken nicht einmal eine **stumme Myokardischämie**. Bei einigen Patienten ist das erste Zeichen der Krankheit der **plötzliche Herztod**, der nicht selten unter körperlicher Belastung eintritt. Manchmal liegen auch bei sehr leistungsfähigen Sportlern schon Verkalkungen vor, die nach vielen Jahren der guten Ausdauerleistung zum plötzlichen Herztod führen. Allerdings treten bei 81 % der Marathonläufer einige Wochen oder Monate vor dem plötzlichen Herztod Brust- oder Bauchschmerzen während des Laufens als **Warnsymptome** auf, die jedoch von den Sportlern meist ignoriert werden (79). Deshalb müssen Sportler, die über Herzbeschwerden klagen, auch dann gründlich untersucht werden, wenn ihre Leistungsfähigkeit nicht beeinträchtigt ist (79). Immerhin zeigten sich etwa bei einem Drittel von 5000 aktiven Sportlern aller Alters- und Leistungsgruppen kardiologische Auffälligkeiten (41).

Bei jüngeren Menschen liegt an den Herzkranzgefäßen meist nur eine Verengung (sog. Eingefäßverengung) vor, welche meist die ersten 2 cm der linken oder den mittleren Anteil der rechten Herzkranzarterie betreffen (21). Bei älteren Menschen (über 50 Jahre) sind Verkalkungen an verschiedenen Stellen der Koronargefäße zu erwarten; die Herzkranzgefäße sind z. T. perlschnurartig über weite Strecken verengt.

Der Querschnitt der Koronararterien muss immerhin um 75 % reduziert sein, bis die Herzdurchblutung eingeschränkt wird. Diese Patienten sind häufig noch bis zu 100 Watt belastbar, bis sie Erschöpfung oder Symptome der Herzbeklemmung äußern. Erst bei 80 %iger Einengung ist mit Symptomen bei geringerer Belastung zu rechnen.

Die Ruhedurchblutung ist selbst bei einer 90 %igen Gefäßeinengung gewährleistet. Viele dieser Betroffenen haben aber keine Beschwerden bei alltäglichen Belastungen, weil der Kollateralkreislauf die Ruhedurchblutung gewährleistet. Bei ungewohnter körperlicher Belastung (z. B. Sporttherapie), bei Frequenzsteigerung, erhöhter Nachlast oder bei erhöhtem Sauerstoffbedarf reicht die Durchblutung nicht mehr und die Patienten klagen über Schmerzen.

Allerdings können auch **plötzliche Komplikationen** unabhängig vom Ausmaß der arteriosklerotischen Gefäßwandveränderungen auftreten, beispielsweise wenn weniger als 70 % des Gefäßquerschnittes eingeengt sind:
- Durch einen Riss der Gefäßwand können akute Koronarsyndrome entstehen (21).
- Die Anlagerung von Thrombozyten kann einen plötzlichen thrombotischen Verschluss des Gefäßquerschnittes zur Folge haben. Hier ist von besonderer Bedeutung, dass bei extremer körperlicher Belastung zunehmend Blutgerinnsel gebildet werden können (93).
- Wenn der Gefäßquerschnitt nicht ringförmig, sondern nur halbmondförmig verkalkt ist, kann sich die noch elastische Arterienwand bei Stress oder Überlastung krampfartig komprimieren (119), so dass es zu einer Ruheangina oder einem Herzinfarkt kommt.

Sterben infolge einer chronischen Mangeldurchblutung die Herzmuskelzellen **langsam** ab, so kann sich relativ unbemerkt eine Herzinsuffizienz entwickeln.

Diagnostik der Herzkrankheiten in der Rehabilitation

In der orthopädischen und traumatologischen Rehabilitation erleidet einer von 200 Patienten einen schweren Herzkreislaufnotfall, der eine Verlegung ins Akutkrankenhaus erforderlich macht. Meist handelt es sich dabei um Herzrhythmusstörungen (häufig Tachyarrhythmien), Herzinfarkte, Synkopen, schwere Stenokardien, Lungenembolien, globale Herzinsuffizienzen sowie um Schockzustände, arterielle Embolien, unklare Atemnotanfälle oder um reversible Herzstillstände (98).

Bei Patienten in der aktiven Rehabilitation (wie auch bei Sportlern über 35 Jahren) sollte daher die gründliche internistische und eventuell auch kardiologische Untersuchung vor Beginn einer Trainings- und Sporttherapie erstes Gebot sein (19, 64, 94). Bei Verdacht auf eine Herzerkrankung muss vor Beginn der aktiven Therapie die genaue Ursache analysiert werden.

Symptome bei Herz-Kreislauf-Erkrankungen

Der Stellenwert einer gründlichen Anamnese ist bei der Diagnostik von Herzerkrankungen außerordentlich hoch. Allein aus der typischen Beschwerdeschilderung einer **Angina pectoris** ergibt sich die Wahrscheinlichkeit einer Herzkranzgefäßerkrankung bei Männern von 93 %, bei Frauen von 72 % (12).

Das typische Bild des **Herzinfarktes** sind schwere Brustschmerzen, starkes Unwohlsein, Erbrechen, Todesangst, Vernichtungsgefühl und den Zeichen des Schocks (Blässe, Schweiß auf der Stirn, Atemnot). Die Größe und die Lokalisation des Infarktbereiches hängt davon ab, an welcher Stelle das entsprechende Herzkranzgefäß verstopft ist. Daher variieren die Symptome des Herzinfarktes sehr.

Luftnot ist das führende Symptom bei der Verengung der Mitralklappe, aber auch bei Hinterwandinfarkt oder Abriss eines Mitralklappensegels. Bei Diabetikern, die sensible Störungen am Herzen haben, ist die Luftnot oft das einzige Symptom einer beginnenden Herzmuskelschädigung oder eines Herzinfarktes.

Bei Patienten mit chronischen Eiterungen (z. B. bei Fixateur externe) kann eine **Endokarditis** auftreten. Sie ist gekennzeichnet durch ein **unklares Fieber** und eine Erhöhung der **Entzündungsparameter**. Eine **Myokarditis** ist ebenfalls schwierig zu diagnostizieren (● 2.2). Wichtige Hinweise sind **Herzrhythmusstörungen**, vor allem aber ein **plötzlicher Leistungsknick** bei Sportlern (93).

Vor Beginn der Trainingstherapie, besonders bei Übungen im Bewegungsbad muss auch auf eine kompensierte oder dekompensierte **Herzinsuffizienz** besonders geachtet werden. Erste klinische Zeichen dafür sind **beidseitige Beinödeme** und vermehrtes **nächtliches Wasserlassen**.

Die Belastbarkeit des Herz- und Kreislaufsystems muss **bei älteren Patienten** besonders genau überprüft werden. Eine gründliche medizinische Untersuchung, ein EKG sowie die Prüfung der wichtigsten Laborwerte (Blutbild, Leber-, Nierenenzyme, Blutzucker, Elektrolyte, Entzündungszeichen, Muskelenzyme) sind eine Grundbedingung vor Beginn einer aktiven Therapie.

Herzrhythmusstörungen werden im Alter subjektiv auffallend wenig empfunden. Eine absolute Arrhythmie ist bei Älteren – besonders wenn sie plötzlich einsetzt – in vielen Fällen als „direktes" Symptom einer Herzinsuffizienz anzusehen (32).

Patienten mit einem hohen Blutdruck sollten durch ein Belastungs-EKG überprüft und regelmäßig, auch während einer Trainingsbelastung, kontrolliert werden. Geeignet dafür sind Langzeitblutdruckmessgeräte

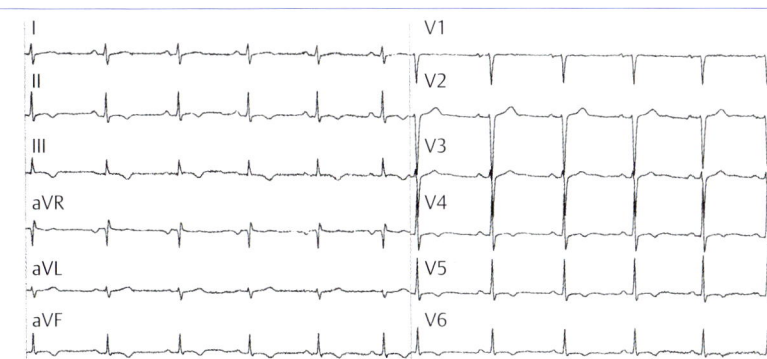

● **2.2** EKG eines 30-jährigen Patienten, der bei einen Skiunfall eine geschlossene Tibiaschaftfraktur erlitt. Wegen eines Kompartmentsyndroms des Unterschenkels wurde ein Fixateur externe angelegt und eine Fasziotomie aller 4 Muskelfaszien durchgeführt. 6 Wochen später traten in der Rehabilitation allgemeine Mattigkeit und Körpertemperaturen um 38 °C auf. Blutsenkungsgeschwindigkeit 59 mm (Normwert 12), CRP 20,0 mg/dl (Normwert 0,8). Die Wunde am Unterschenkel bei liegendem Fixateur externe war reizlos. Nach kardiologischer Diagnostik wurde eine **Perimyokarditis** festgestellt.

oder elektrische Blutdruckmessgeräte, die ständig nach wenigen Minuten automatisch messen. Ein Bluthochdruck ist bei alten Menschen nicht selten und kann bei körperlicher Anstrengung zum Schlaganfall führen. Bei der Therapie mit älteren Menschen ist daher immer an die Gefahr eines Schlaganfalles zu denken. Beiläufige Bemerkungen wie: „Beim Frühstück ist mir heute das Messer aus der Hand gefallen.", sowie plötzliche Gangunsicherheiten, Sprachschwierigkeiten etc. müssen eine sofortige diagnostische Abklärung nach sich ziehen.

Klagen Patienten über Atemnot, sind – ebenfalls unverzüglich – eine Lungenembolie, ein Herzinfarkt, Lungenödem oder andere Krankheiten auszuschließen.

Bei Verdacht auf eine Koronarstenose oder andere Herzkrankheiten sind weitere diagnostische Schritte, die im Folgenden angedeutet werden, notwendig.

Warnzeichen einer Herzschädigung

Warnzeichen eines beginnenden Herzschadens während jeder körperlichen Belastung können sein (93):
- Thoraxschmerzen, Unwohlsein, Atemnot, Zyanose etc.,
- Druckgefühl hinter dem Brustbein, z.T. ausstrahlend in den linken Arm manchmal auch in den rechten Arm, in den Hals oder die Zähne oder auch ein „Reifen um die Brust" oder Rückenschmerzen,
- unter steigender Belastung steigt der Puls nicht mehr an, der Blutdruck fällt (!),
- zunehmende ST-Streckenabsenkung im EKG,
- zunehmende Herzrhythmusstörungen,
- Luftnot,
- andere Warnzeichen wie Schwindel, Erbrechen, Todesangst, Vernichtungsgefühl und Zeichen des Schocks.

Jedermann aus dem Rehateam, ob Arzt, Schwester oder Therapeut, muss diese Warnzeichen kennen und beachten (2.3).

EKG, Belastungs-EKG in der Rehabilitation

Das Ruhe-EKG und das Belastungs-EKG sind die ersten beiden Stufen zur Festlegung der kardiologischen Belastbarkeit eines Patienten. Zur Klärung bestimmter Fragestellungen können weitere Untersuchungen wie Langzeit-EKG, Farbechokardiographie, Röntgenaufnahme des Thorax, Herzkatheteruntersuchungen, Herzszintigraphien u.a. Diagnostik notwendig werden (64, 93).

Das **Ruhe-EKG** gibt Aufschlüsse über Rhythmusstörungen und andere mögliche Veränderungen des Herzens. Es sollte **routinemäßig bei allen Patienten**, die an einer Sporttherapie teilnehmen wollen, durchgeführt werden. Allerdings kann bei Patienten mit Koronarverengung das Ruhe-EKG außerhalb des Beschwerdezustandes unauffällig sein. Erst während eines Angina-pectoris-Anfalls treten ST-Veränderungen im EKG auf.

Beim **Belastungs-EKG** wird die Belastung im Liegen oder Sitzen auf einem Fahrradergometer – bei Patienten mit Verletzungen der unteren Extremität auch mittels eines Handkurbelergometers – stufenweise erhöht. Dabei muss auch berücksichtigt werden, dass die maximale Belastungs-Herzfrequenz mit dem Alter sinkt und die Wattzahlen im Liegen einer größeren körperlichen Leistung entsprechen als im Sitzen. Der diastolische Blutdruckwert fällt bei der Fahrradergometrie normalerweise leicht ab (Senkung des peripheren Widerstandes). Beim Anstieg besteht der Verdacht auf einen Bluthochdruck.

Das Belastungs-EKG gibt Hinweise auf mögliche krankhafte Veränderungen, die sich bei einem Teil der Patienten erst in einer körperlichen Belastungssituation nachweisen lassen. Gerade Rhythmusstörungen werden in der Erholungsphase demaskiert und provoziert. Die Patienten müssen vor Beginn der Untersuchung über die Risiken eines Belastungs-EKG aufgeklärt werden.

Die Wertigkeit von Rhythmusstörungen kann nur im Rahmen der klinischen Gesamtsituation beurteilt werden. Manchmal treten Herzrhythmusstörungen auch bei Infekten, vor allem bei intensiven Trainings-

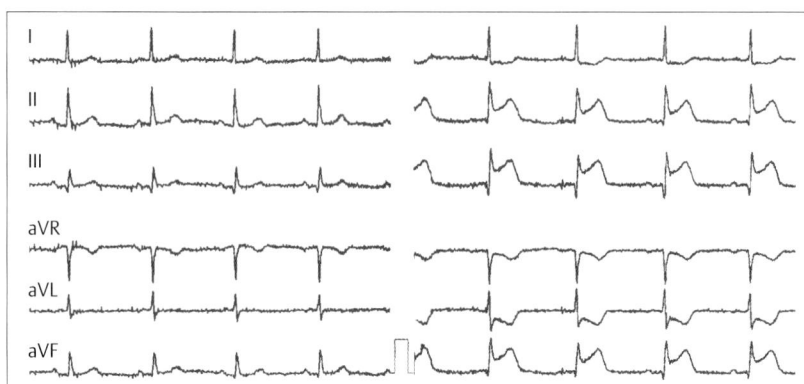

 2.3 EKG einer 76-jährigen Patientin, die am Aufnahmetag zur stationären Rehabilitation symptomlos war (linkes EKG). Bedingt durch einen Feiertag hatte die Patientin Möglichkeit, sich auszuruhen. Aus gutem Wohlbefinden entwickelte sich 6 Tage später plötzlich ein starkes Gefühl des körperlichen Verfalls und der Schwäche. Die Patientin wurde mit einem Herzinfarkt ins Akutkrankenhaus verlegt (rechtes EKG).

belastungen auf. Liegt ein kranker Sinusknoten vor, könnte eine fortgesetzte intensive Ausdauerbelastung dessen Funktion verschlechtern. Ein Belastungs-EKG ist außerdem notwendig zur Beurteilung der Belastbarkeit (und damit zur Trainingssteuerung), des Blutdrucks und des Frequenzverhaltens, aber auch zur Beurteilung einer medikamentösen Therapie (Medikamente gegen hohen Blutdruck oder Herzrhythmusstörungen, β-Blocker) oder zur Abklärung von Brustschmerzen.

Bei einer Belastungsuntersuchung sollte erhöhte Vorsicht gelten – eventuell muss die Belastung abgebrochen werden – bei (109):
- leichtem Unwohlsein, leichter Angina pectoris, leichtem Giemen oder Brummen beim Atmen,
- systolischem Blutdruck über 230–260 mm Hg, diastolischem über 115 mm Hg, fehlendem Blutdruckanstieg oder sogar Blutdruckabfall bei Belastung, supraventrikulären Tachykardien, Bradyarrhythmien, polymorphen Extrasystolen und Salven, Leitungsstörungen (höhergradiger AV-Block, Schenkelblock).

Absolute Abbruchkriterien bei einer Belastungsuntersuchung sind (109):

- subjektive Symptome wie Erschöpfung, mäßig bis starke typische Angina pectoris oder sonstige starke Symptome (Dyspnoe, Schwindel, Unsicherheit),
- objektive Befunde wie ein Absinken der Leistung, gehäufte Arrhythmien, Tachykardien über mehr als 30 s, starke typische ST-Strecken-Senkungen, signifikante ST-Hebungen, stärkerer Blutdruckabfall, Zeichen der Myokardischämie oder der peripheren Minderperfusion (Zyanose).

Herzspezifische Serumwerte

Eine Schädigung der Herzmuskelzellen lässt sich durch den Anstieg einiger Enzyme im Blut nachweisen oder ausschließen (● 2.4). Ein derartiges Testverfahren ist zur Frühdiagnostik eines akuten Herzinfarktes (67) in der aktiven Rehabilitation äußerst wertvoll. Gerade nachts ist damit bei kardialen Symptomen schnell ein Ausschluss einer ernsthaften Herzschädigung möglich.

Richtlinien zur Festlegung der kardialen Belastbarkeit in der Rehabilitation

Der Arzt muss – möglichst unter Angabe von Wattzahlen – die **Belastungsfähigkeit eines jeden Patienten** für die aktive Therapie festlegen. Dabei reichen bei unauffälligen Patienten die Angaben über die mögliche Alltagsbelastung (T 2.5). Bei internistisch auffälligen Patienten wird die anhand des Belastungs-EKG gefahrlos erreichte Wattleistung verwendet. Eine gezielte Belastungsdiagnostik kann weiterhin mit der Spiroergometrie erfolgen (s. Kap. 3).

Kardiale Belastung im Bewegungsbad

Besteht eine Herzinsuffizienz, kann bei Übungen im **Bewegungsbad** der Druck in der linken Herzkammer zunehmen oder es können **Herzrhythmusstörungen** auftreten. Durch die hydrostatischen Kräfte des Wassers wird das Blut aus den Beinen zum Herzen transportiert. Nach einer Füllungszunahme der rechten Herzkammer folgt über den vermehrten Blutfluss im Lungenkreislauf eine vermehrte Füllung der linken Kammer. Wenn der Druck in der linken Kammer (vermehrte Füllung) zunimmt, steigt auch der Druck im linken Vorhof an. Dadurch erhöht sich rückwirkend nun der Druck im Lungenkreislauf (pulmonale Hypertension). Die Folge ist die **subjektive Luftnot**, bei längerem Bestehen auch Wasserablagerungen in der Lunge (Lungenödem). Der Anstieg des Füllungsdruckes in der linken Kammer führt weiterhin zu einer Kompression der Kapillaren an der Herzinnenwand. Die Folge ist die Minderversorgung des Herzmuskels, was sich subjektiv in einer **Angina pectoris** äußert.

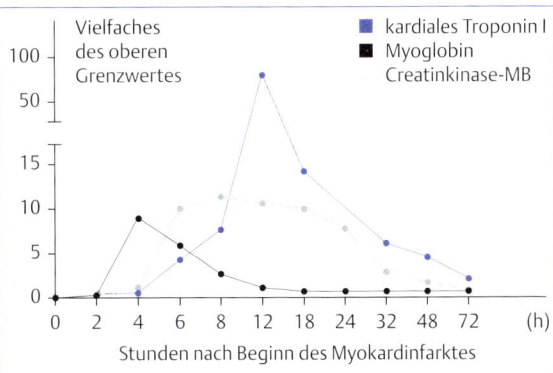

● **2.4** Zeitlicher Anstieg dreier herzspezifischer Enzyme über den oberen Grenzwert im Blut nach einem akuten Myokardinfarkt (Zeitpunkt 0). Der Myoglobinwert verändert sich am schnellsten, er ist schon nach 1–4 Stunden erhöht (25, 56). Die Creatinkinase-MB ist ein zuverlässiger Marker für die Schwere des Infarktes. Das Troponin ist besonders spezifisch für eine Herzschädigung (51, 121).

T 2.5 Ungefähre Belastung in Watt bei alltäglicher Belastung

- 25 Watt = langsames Gehen auf der Ebene
- 50 Watt = normales Gehen auf der Ebene
- 75 Watt = normales Gehen mit leichter Steigung
- 100 Watt = normales Gehen mit deutlicher Steigung
- 125 Watt = schnelles Gehen mit deutlicher Steigung

Folgerungen:
- Herzgesunde Ältere dürfen ins Bewegungsbad, wenn nach intensiver Befragung keine Beschwerden beim Gehen, Treppensteigen und beim Vollbad bestehen.
- Für das **Schwimmen und für Übungen im Bewegungsbad** ist eine höhere Belastbarkeit erforderlich als für das Laufen, im Regelfall mindestens **eine Belastbarkeit von 1,25 Watt/kg Körpergewicht**. Das bedeutet für einen 75 kg schweren Patienten eine Belastung von 94 Watt. Patienten an der Grenze zur Herzinsuffizienz oder mit gefährlichen Rhythmusstörungen sollten nicht schwimmen. Ein Herz, das an der Grenze seiner Belastbarkeit arbeitet, kann durch den hydrostatischen Wasserdruck versagen.

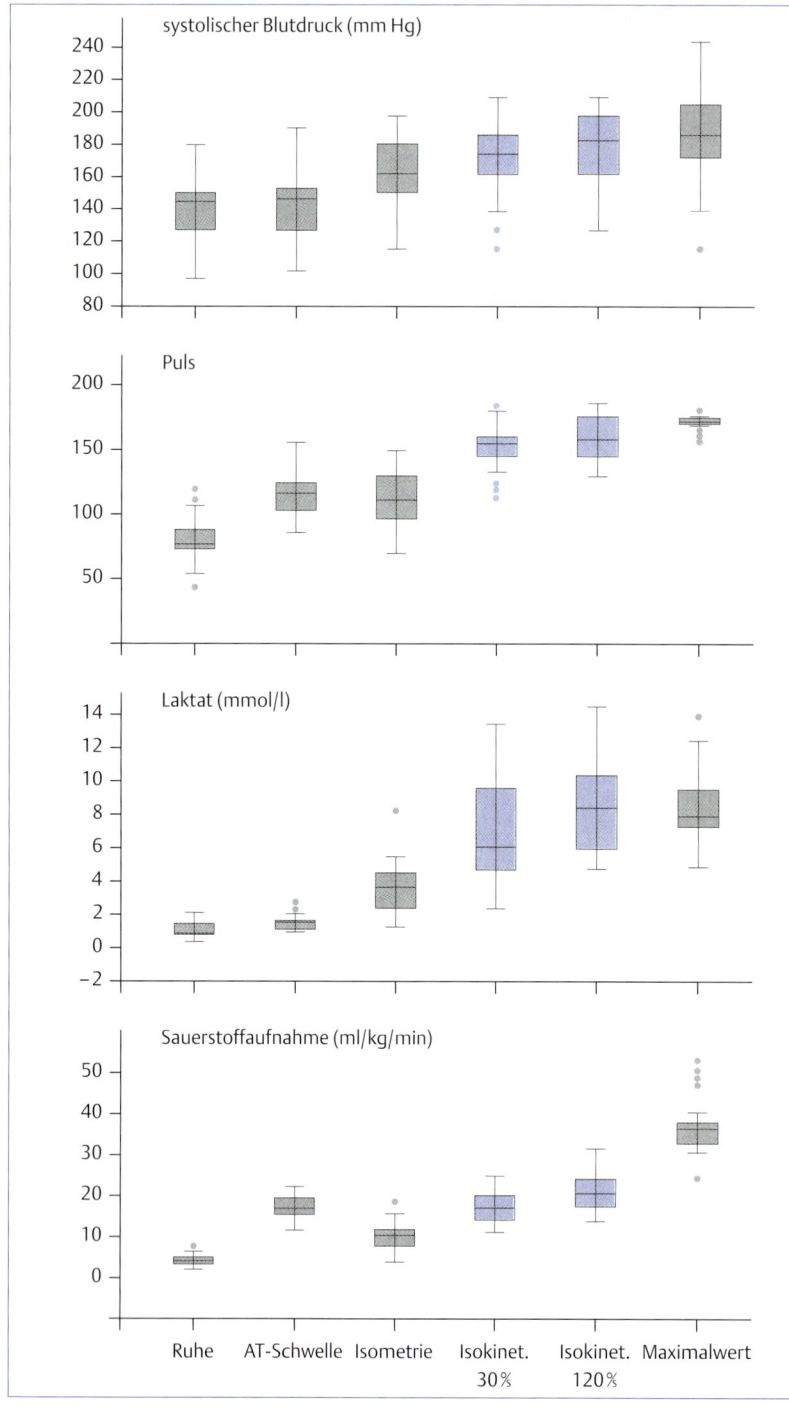

◉ 2.5 Mittelwerte (schwarze Querbalken) sowie 25 und 75 Perzentilen, Grenzwerte und Ausreißer von systolischem Blutdruck, Herzfrequenz, Laktat und Sauerstoffaufnahme von 22 gesunden Probanden in Ruhe, an der anaeroben Schwelle auf dem Fahrradergometer (AT-Schwelle), bei isometrischen Spannungsübungen der Rumpfmuskeln, bei isokinetischer Rumpfrotation auf einem isokinetischen Krafttrainingsapparat (Fa. Cybex TR) – jeweils bei langsamer (30/s) und bei schneller Geschwindigkeit (120/s) – und bei der maximalen Belastung auf dem Fahrradergometer. Das isokinetische Krafttraining der Rumpfmuskulatur (blaue Balken) wurde bei 70% der Maximalkraft durchgeführt. Es führte zu einer hohen bis maximalen kardialen Belastung (38).

Krafttraining bei Herz-Kreislauf-Erkrankungen

Die traditionelle aktive Therapie bei Herz-Kreislauf-Erkrankungen ist das Training großer Muskelgruppen unter Verwendung von dynamischen, aeroben Bewegungsformen wie Radfahren oder Laufen. Diese Aktivitäten mit relativ niedriger Intensität verbessern die maximale Leistungs- und Ausdauerfähigkeit auch bei herzkranken Personen.

Krafttraining wurde dagegen bisher bei Patienten mit einem Bluthochdruck und/oder einer Arteriosklerose wegen der Gefahr eines Herzinfarktes oder von Herzrhythmusstörungen (durch die Pressatmung) bzw. eines Schlaganfalles abgelehnt. Besonders das Produkt „Puls x Blutdruck", welches ein verlässlicher Indikator für den myokardialen Sauerstoffverbrauch ist, steigt beispielsweise beim isokinetischen Krafttraining auf 90 % der maximalen Werte an, die bei völliger Ausbelastung erreicht werden können (78). Diesen hohen Belastungsgrad konnten wir auch für isokinetisches Training bei **70 % der Maximalkraft** bestätigen (👁 **2.5**) (38). Außerdem liegen bei chronischer Herzinsuffizienz neben der kardial bedingten Minderdurchblutung auch biochemische und histologische Veränderungen der Skelettmuskulatur vor. Unter anderem neigen die Muskeln dieser Patienten schneller zur Übersäuerung und zur Substratverarmung (1).

Zwar zeigen Untersuchungen an Infarktpatienten, dass während eines Ausdauertrainings bei 70 % der Patienten kardiovaskuläre Komplikationen auftraten, beim **zusätzlichen Krafttraining** aber nur bei insgesamt 73 % der Patienten. Dies ist erstaunlich, da bei dieser Untersuchung das Krafttraining mit einer Intensität bis zu **60 % der Maximalkraft** (MVC) durchgeführt wurde (18). Andere Untersuchungen mit gleicher Trainingsintensität haben die positiven Wirkungen eines Krafttrainings bestätigt. So erhöhte sich bei chronisch herzinsuffizienten Patienten nach einem 8-wöchigen Training die dynamische und isometrische Muskelkraft um 40 %, wobei der Muskelquerschnitt des M. quadriceps um 9 % anstieg und die Kapillardichte um 58 % zunahm. Die oxidativen Enzyme im Muskel stiegen um 50 % an (65). Auch kann schon ein „sanftes Krafttraining" mit mittlerer Belastung zu einem deutlichen Zuwachs an Kraft und Kraftausdauer führen (11).

Patienten mit einer Herz-Kreislauf-Erkrankung dürfen also ein **dosiertes Krafttraining** durchführen, wenn dies durch eine gründliche internistische Untersuchung befürwortet wird (73, 116). Weitere Voraussetzungen sind:

- Die Patienten müssen frei von Beschwerden sein.
- Das Training muss medizinisch überwacht werden, die Herzfrequenz, der Blutdruck und das subjektive Empfinden (Borg-Skala) müssen registriert werden (s. Kap. 3).
- Dem Krafttraining sollte ein aerobes Ausdauertraining vorangehen.
- Exzentrische Trainingsformen scheinen vorteilhafter zu sein als konzentrische, da Herzfrequenz, systolischer Blutdruck und Laktatkonzentration bei exzentrischer Belastung geringer ansteigen (71).

Die Prüfung der richtigen Belastung beim Krafttraining von Patienten mit Herz-Kreislauf-Erkrankungen kann durch graduierte Eingewöhnung oder – wenn keine Gefährdung vorliegt – auch durch einen Maximalkrafttest (aber nur mit 1 Wiederholung) festgelegt werden.

Eine erhöhte Grundkraft ist auch für herzkranke Menschen hilfreich, um viele Aktivitäten des täglichen Lebens bewältigen zu können.

Blutdruck bei körperlicher Belastung

Obwohl bei **dynamischer Ausdauerbelastung** das Herzminutenvolumen stark erhöht und damit die Blutumlaufgeschwindigkeit bis auf das Vierfache beschleunigt ist, ändert sich der Blutdruckmittelwert beim Gesunden während einer dynamischen Ausdauerbelastung praktisch nicht, weil der Gefäßwiderstand durch eine Vasodilatation im arbeitenden Bereich gesenkt wird (44). Daher ist beispielsweise das Laufen ein ideales Mittel, um den Kreislauf zu regulieren. Mit ansteigender Laufgeschwindigkeit bleibt der diastolische Druck unverändert, während der systolische mäßig erhöht wird. Diese systolische Druckerhöhung entspricht jedoch nur einer größeren Steilheit der Blutdruckwelle, insgesamt ändert sich der arterielle Mitteldruck dabei nicht (93).

Bei maximaler **statischer Arbeit** steigt der Blutdruck jedoch um 100 mm Hg oder mehr an. Beim Gewichtheben wurde ein exzessiver Blutdruckanstieg von 345/245 mm Hg gemessen (44). Dies ist bedingt durch eine Noradrenalinausschüttung, durch ein erhöhtes Herzminutenvolumen und durch die Widerstandserhöhung im Muskel, weil hier die kleinen Blutgefäße komprimiert werden.

Sehr hohe Blutdruckwerte treten bei der Kombination von statischer und dynamischer Belastung auf, insbesondere bei gleichzeitiger Pressatmung. Auch psychische Stresssituationen im Sport, vor allem in Kombination mit Schnellkraftbelastungen führen zu unerwünschten Blutdruckanstiegen (44).

> Für das Herz ist eine Leistungssteigerung über die Zunahme der Druckarbeit deutlich ungünstiger als über eine Steigerung der Volumenarbeit. Kraftbelastungen, die mit einem hohen Blutdruck einhergehen, bedeuten für das Herz eine größere Steigerung des Sauerstoffbedarfs und führen bei Koronarpatienten häufiger zu Herzbeschwerden als das Laufen.

Das Ausmaß des Blutdruckanstiegs bei statischer Belastung ist von der relativen Beanspruchung des arbeitenden Muskels abhängig, gleich, ob ein schwächerer Armmuskel oder ein stärkerer Beinmuskel angespannt wird. Bei jeweils 50 % Anspannung sind die gleichen Blutdruckreaktionen zu erwarten.

Bluthochdruck und Pressatmung

Bei maximaler Kraftanstrengung und Pressatmung erhöht sich der Druck im Thorax um 100–200 mm Hg. Dies führt zu erheblichen Veränderungen im Kreislaufgeschehen, die für den Gesunden ungefährlich sind, für den Kreislaufkranken aber ein Risiko darstellen. Die Pressatmung verhindert für einen Moment den Rückfluss des Blutes in das Herz, wodurch das Schlagvolumen sinkt. Auch die Koronardurchblutung fällt mit dem Herzminutenvolumen ab. Dadurch könnte bei einer koronaren Herzkrankheit ein Herzinfarkt ausgelöst werden.

Wenn ein Patient mit einem Bluthochdruck von 200/100 mm Hg eine Pressatmung durchführt, entstehen Druckspitzen von 300/200 mm Hg. Eine solche Druckspitze, die über die Gefäße in den Hirnkreislauf weitergeleitet wird, könnte ein vorgeschädigtes Hirngefäß zum Reißen bringen. Durch eine maximale Kraftbelastung – etwa beim Anschieben eines Autos – kann also ein Schlaganfall eintreten (93).

Kurz nach dem Pressen fällt der Blutdruck ab, um anschließend durch den nun eintretenden Volumenstrom zum Herzen erneut anzusteigen. In dieser Phase werden durch den Vagusreiz bei vorgeschädigten Herzen häufig Herzrhythmusstörungen ausgelöst.

Während beim Heben von sehr schweren Gewichten der intraabdominelle Druck nur mäßig ansteigt, ist er beim Rudern deutlich höher (**T 2.6**). Dies zeigt den Einfluss der Körperposition – bzw. der Anspannung der Zwerchfell-, Bauch-/Rückenmuskulatur – auf den abdominellen Druck. Der Druck im Bauchraum steigt auch deswegen schneller an, weil das Abdomen mit Flüssigkeit, der Thorakalraum dagegen mit Luft gefüllt ist. Die Differenz zwischen abdominellem und intrathorakalem Druck ist ein Maß für die Spannung des Zwerchfells (37).

Krafttraining bei Bluthochdruck

Ein labiler oder stabiler Bluthochdruck mit Ruhewerten über 140/85 mm Hg stellt eine Gefahr für den Patienten dar. Einerseits können die Werte bei körperlicher Aktivität stark ansteigen und einen Schlaganfall oder eine Herzkranzgefäßruptur bewirken, andererseits beschleunigt der unter Belastung erhöhte Blutdruck die Gefäßverkalkung. Der Blutdruck ist daher ein wichtiger Parameter bei der Festlegung der Trainingsbelastung. Besonders bei älteren Menschen kann bei isometrischer Anspannung der Blutdruck höher ansteigen als bei jungen Menschen, selbst wenn nur ein isometrischer Faustschluss mit 40 % der Maximalkraft durchgeführt wurde (84).

Bei allen Therapien sollten die Kraftanteile der Übungen analysiert werden. Beispielsweise ist der Kraftanteil – und damit auch die Erhöhung des Blutdruckes – beim Rudern deutlich höher als beim Fahrrad fahren oder Laufen. Die Blutdruckwerte scheinen bei Armkurbeltraining geringer zu sein als bei Pedal-Ergometertraining (77).

Ungünstig für Patienten mit erhöhtem Blutdruck sind Sportarten mit vorwiegend isometrischer Belastung, hohem Krafteinsatz, Schnellkraft und stressbetontem Bewegungsablauf (wie Hantel-, Gewichts- und Expandertraining, Liegestütze, Klimmzüge, Seilklettern, Kugelstoßen, Ringen, Boxen, Turnen, Tauchen, Fechten, Bogenschießen, Sportkegeln, Tennis, Badminton, Squash etc.) (44).

> Patienten mit einem Bluthochdruck sollten mehr im Bereich von Ausdauersportarten und Mannschaftssport mit vergleichsweise geringer körperlicher Belastung als in Kraft-, Kampfsportarten oder Leichtathletik etc. trainieren (92).

T 2.6 Anstieg des intrathorakalen Druckes in [kPa] und des intraabdominellen Druckes in [kPa] von 11 gesunden Männer bei verschiedenen Übungen. Bei der Tätigkeit wurde jeweils die individuelle Maximalkraft bei 4 Wiederholungen gefordert. Der durchschnittliche Krafteinsatz der 11 Probanden in [N] ist in der unteren Spalte angegeben (37). Das Bankdrücken ist die einzige Übung, wo der intrathorakale Druck höher ist als der abdominelle. Sehr hohe Druckwerte wurden auf der Leg Press erreicht, was für eine starke Beteiligung der Rumpfmuskulatur bei dieser Übung spricht.

	Rudern	Bankdrücken	Heben	Hochheben	Leg Press	Hochsprung	Vasalva
Thorax (kPa)	11,8	12,8	13,5	14,1	17,4	12,8	22,2
Abdomen (kPa)	21,9	10,7	21,5	21,3	21,5	17,4	26,6
Krafteinsatz (N)	870	760	1.171	439	1.520		

T 2.7 Trainingshinweise zum Krafttraining bei Hypertonikern (44, 71)	
Zweckmäßige Trainingsmaßnahmen	• häufige Blutdruckkontrollen während des Trainings • niedrige Gewichte • viele Wiederholungen • Sportarten mit Ausdauercharakter • dynamisches Krafttraining • Sind isometrische Übungen notwendig, dann nur unter Einsatz von größeren Muskelgruppen • lange Regenerationsphasen zwischen den Serien • exzentrisches Krafttraining
Zu vermeiden sind	• psychische Stresssituation, Wettkämpfe • Kraftbelastung von mehr als 30–50 % MVC • Pressatmung • Sportarten mit hohen Kraftanteilen • statische Anspannungen • Kombination von statischer und dynamischer Belastung • Schnellkrafttraining • konzentrisches Krafttraining

Die Konsequenz für die Therapie besteht nun darin, dass die Bewegungen gleichmäßig und ohne Belastungsspitzen durchgeführt werden sollen. Ein statisches muskuläres Training kann ungefährlicher erreicht werden, wenn die Belastung auf größere Muskelgruppen verteilt und eine Pressatmung vermieden wird (T 2.7). Das Krafttraining sollte im Bereich von 30–50 % der Maximalkraft ausgeführt werden. Entspannte Atmosphäre, kein Leistungs- oder Konkurrenzdruck und genau geplante Regenerationszeiten sind dabei unentbehrlich. **Pausen** von 2 min zwischen mehreren isokinetischen Krafttrainingsserien sind zu kurz, dadurch steigen die Laktatwerte im Laufe des Trainings an, teilweise sogar bis 10,2 mmol/l. Erst eine Pause von 5 min führt zu einem leichten Abfall der Laktatkonzentration (29).

Kontrolle des Blutdruckes

Patienten mit erhöhtem Blutdruck – oder auch nur mit Verdacht auf diese Erkrankung – sollten während der Therapie mehrfach kontrolliert werden. Dabei ist die übliche Methode (Manschette am Oberarm) wegen der genaueren Werte den Handmessgeräten vorzuziehen. In der Rehabilitation sind vollautomatische Blutdruckmessgeräte hilfreich, die während einer Trainingsbelastung (etwa alle 2 min) den Blutdruck automatisch messen. Eine Langzeitblutdruckmessung sollte bei stark schwankenden oder medikamentös schlecht eingestellten Werten erfolgen.

Thrombose

Thrombosen treten nach Operationen der unteren Extremität häufig auf. Das intraoperative Thromboserisiko ist abhängig von der Dauer der Operation (Risiko unter 70 min 10 %, über 70 min 35,5 %), von der Narkose (Spinalanästhesie reduziert das Risiko um 50 %), von der operativen Technik (Vermeidung von Venenschäden) und von der Verwendung von pneumatischen Beinschienen (80). Wird keine Thromboseprophylaxe durchgeführt, steigt die Thromboserate auf 39–74 % (80).

Die Thrombose wird durch die **Virchow-Trias** verursacht:
- Schaden an der Gefäßwand,
- venöse Stase,
- Hyperkoagulabilität.

Die Hälfte der Thrombosen treten intraoperativ oder zumindest innerhalb der ersten 6 Tage auf (24, 45). Bei mindestens 10–20 % aller Patienten kommt es noch **21 Tage nach der Operation** zu einer frischen Thrombose (86). Die Gefahr ist bis zu 3 Monaten postoperativ gegeben (24). Immerhin gelingt es, durch die Gabe von Heparin die Thromboserate auf 7–15 % zu senken (3, 86, 105).

Die Rate der tiefen Beinvenenthrombosen in der stationären Rehabilitation liegt bei 1:200, selbst wenn eine konsequente medikamentöse und regelmäßige Thromboseprophylaxe betrieben wird. Sowohl ältere, wie auch jüngere Patienten sind davon betroffen. Besonders erwähnenswert ist, dass bei 0,6 % aller operierten Patienten in der Rehabilitation eine bisher unerkannte tiefe Beinvenenthrombose durch eine Dopplersonographie festgestellt wurde (98). Thrombosen treten zum Teil noch **4–6 Wochen nach einer Operation** auf, oft nachdem bei den Patienten die Anti-Thrombose-Spritzen abgesetzt wurden (86).

Risikofaktoren für eine Thrombose (48, 82):
- **Alter**: Es ist der wichtigste Faktor beim Thromboserisiko (exponentieller Anstieg ab dem 50. Lebensjahr).
- **Vorangegangene Thrombose**: Ebenfalls wichtiger Risikofaktor (4–6fach erhöhtes Rethromboserisiko). Genetische und hämatologische Faktoren spielen dabei eine Rolle.
- **Genetische Prädisposition**: Bei einigen Familien ist das Thromboserisiko enorm hoch. Vor allem beim Antithrombin-III-, Protein-C- oder -S-Mangel ist

die Thrombosegefahr nach Operationen, Immobilisation oder Trauma akut.
- **Schwangerschaft**: Hier steigt das Risiko einer Thrombose.
- **Orale Antikonzeptiva**: 4fach erhöhtes Risiko, in Kombination mit Nikotin bis zu 7fach erhöht.
- **Frakturen** und **Operationen** haben einen Effekt auf alle 3 Elemente der Virchow-Trias. Der operative Eingriff verdoppelt das Thromboserisiko nach einem Knochenbruch.
- **Immobilisierung**: Jede Frakturbehandlung, gleich wie progressiv, beinhaltet ein Element der Immobilisierung und fördert damit eine venöse Stase.
- **Regional erhöhtes** Thromboserisiko: Eine Thrombose in den Armen ist sehr selten, selbst nach Operationen. Dagegen ist das Risiko bei Operationen am Bein hoch, es steigt von distal nach proximal. Das größte Risiko weisen vor allem Becken- und Azetabulumfrakturen auf. Frakturen im Knie bergen die Gefahr einer Thrombose der V. poplitea in sich.
- **Tumor**
- Internistische **Begleiterkrankungen**.

Der Verdacht einer Beinvenenthrombose kann durch eine Phlebographie oder Farbdoppler-Sonographie gesichert werden. Allerdings schließt ein unauffälliges Untersuchungsergebnis nicht aus, dass der Patient am darauf folgenden Tag nicht doch eine Thrombose erleidet: Die Thrombose und die Fibrinolyse stehen in einem sich ständig ausbalancierenden Gleichgewicht.

Die **Lungenembolie** als Folge eines abgewanderten Thrombus tritt zwar seltener auf, aber dennoch erleiden 1,5–6,8 % aller Patienten mit einer Hüft-TEP-Implantation und 9–12 % mit einer Knie-TEP-Implantation eine Lungenembolie. In der Rehabilitation von operierten Patienten ist mit einer Lungenembolie auf 1000 Patienten zu rechnen (98). Die Lungenembolie ist äußerst gefährlich, sie ist die häufigste Todesursache beispielsweise bei der Implantation einer Hüft-Endoprothese, wobei die Patienten meist 1–3 Wochen nach der Operation sterben (52). Der Krankheitsverlauf kann dramatisch sein: 50 % der Patienten, die an einer Lungenembolie sterben, sind innerhalb von einer Stunde nach Beginn der Symptome tot. Tückisch ist dabei, dass die meisten der verstorbenen Patienten keinerlei Anzeichen einer Thrombose vor der Lungenembolie haben.

Thromboseprophylaxe

Medikamentöse Thromboseprophylaxe

Ein primäres Ziel der Rehabilitation ist die Vermeidung einer Thrombose. Die sicherste Thromboseprophylaxe ist die regelmäßige Verabreichung von Medikamenten. Heparine verringern die Thrombosegefahr, wobei niedermolekulare Heparine in der orthopädischen und traumatologischen Chirurgie am effektivsten sind. Andererseits verursachen sie auch am meisten Blutungen (48). Aspirin senkt das Risiko einer tiefen Venenthrombose von 42 auf nur 36 % und ist somit nicht sehr effektiv. Damit wird jedoch die Rate der Lungenembolien von 6,9 auf 2,8 % verringert. Niedermolekulares Heparin oder andere Blutverdünnungsmittel (Phenprocoumon, Warfarin etc.) sind deutlich effektiver in der Prophylaxe einer Venenthrombose.

Bei allen Patienten sollte die **medikamentöse Thromboseprophylaxe** mindestens bis 35 Tage nach einem totalendoprothetischen Hüftgelenkersatz erfolgen (86), bei Teilbelastung auch länger.

Bei früher Entlassung aus dem Krankenhaus ist allerdings die regelmäßige Fortführung der Spritzen- bzw. Medikamenteneinnahme nicht immer sicher gestellt. Auch evtl. auftretende Blutungen stehen nicht unter Kontrolle, weshalb eine fortdauernde medikamentöse Therapie manchmal bei der Entlassung abgesetzt wird (80). Dies ist jedoch fatal, weil ein Teil der Thrombosen gerade nach Absetzen der Medikamente entsteht.

Aktuelle Hinweise über die optimale Thromboseprophylaxe finden sich bei den Leitlinien der Deutschen Gesellschaft für Phlebologie oder Chirurgie (www.uni-duesseldorf.de/WWW/AWMF/). Dort werden auch die **Risiken** der medikamentösen Thromboseprophylaxe – wie beispielsweise das HIT-Syndrom – beschrieben.

Thromboseprophylaxe bei Frakturen

Beim **Polytrauma** liegen meist schwere Gerinnungsstörungen vor. Dennoch kann sich gerade beim Polytrauma eine Hypotension, Stase und Thrombose entwickeln. Hier ist niedermolekulares Heparin mitunter ineffektiv. Der Einsatz eines Vena-cava-Filters ist manchmal sinnvoll.

Bei **Wirbelsäulenverletzungen** besteht ein großes Risiko bezüglich einer Venenthrombose. Allerdings können bei der Gabe von Heparinen Blutungskomplikationen auftreten (48).

Fast 50 % der **Becken- und Azetabulumfrakturen** führen zu einer proximalen Venenthrombose, 2–10 % zu einer Lungenembolie, wovon 0,5–2 % tödlich enden (48).

Frakturen des **proximalen Femurs** sind mit einer hohen Sterblichkeit verbunden (18 % der Patienten sterben innerhalb von 90 Tagen). Die Thromboseprophylaxe konnte die Mortalität verringern, wenn auch die Meta-Analyse einiger Studien keinen Effekt auf die Sterblichkeitsrate zeigte. Ein verzögerter Operationstermin und eine verzögerte Mobilisierung sind weitere Gründe für eine erhöhte Sterblichkeit (48).

Mechanische Thromboseprophylaxe

Zur Vermeidung einer postoperativen Thrombose ist eine **frühe Mobilisierung** des Patienten notwendig. Die zunehmende körperliche Aktivität während der Rehabilitationsphase reduziert das Thromboserisiko, weil die regelmäßige Kontraktion der Wadenmuskulatur beim normalen Gehen den Rücktransport des Blutes aus den Beinvenen fördert. Ist die Effektivität der Wadenpumpe noch gemindert – beispielsweise durch Teilbelastung – sollten die Patienten bis zur Vollbelastung mit Heparininjektionen versorgt werden (24, 80).

Weitere mechanische Maßnahmen reduzieren das Thromboserisiko: Das Grundprinzip der mechanischen Prophylaxe ist die **Reduktion des venösen Pooling im Unterschenkelbereich** sowie die Beschleunigung der venösen Strömungsgeschwindigkeit (82). Dazu stehen Antithrombosestrümpfe, manuelle Lymphdrainage, intermittierende pneumatische Kompression, Sprunggelenk-Bewegungsschienen, alle aktiven Übungen mit Aktivität der Unterschenkelmuskulatur und die hydrostatische Kompression im Bewegungsbad zur Verfügung.

Von Bedeutung ist die Tatsache, dass durch diese zusätzlichen physikalischen Maßnahmen das Risiko im Vergleich zur medikamentösen Thromboseprophylaxe noch weiter gesenkt werden kann (82).

■ *Antithrombosestrümpfe*

In der Bauchchirurgie tragen die Kompressionsstrümpfe effektiv zur Thromboseprophylaxe bei, auch in der Orthopädie und Traumatologie ist ihr Wert hoch, wenn auch nicht ganz unumstritten. Bei Operationen der Wirbelsäule haben sie zweifelsohne eine positive Wirkung (48).

Auf jeden Fall müssen die elastischen Antithrombosestrümpfe gut angepasst und hochgezogen werden, damit sich bei Bewegung keine einschneidenden Falten bilden (ansonsten steigt das Thromboserisiko eher an). Ist der Strumpf passgerecht, wird das Thromboserisiko um mindestens die Hälfte bis zwei Drittel reduziert (82). Allerdings soll das Tragen der Antithrombosestrümpfe allein das Thromboserisiko nicht senken, nur in Verbindung mit medikamentöser Prophylaxe sind sie zweckmäßig (80).

Antithrombosestrümpfe bewirken (82) eine:
- Reduktion des Blutvolumens im Wadenbereich,
- anhaltende Beschleunigung des Blutstromes aus den Beinvenen,
- Erhöhung des venösen Tonus,
- beschleunigte Ausspülung von Blut aus den Taschenklappen,
- Zunahme der fibrinolytischen Aktivität.

Bewährt haben sich elastische Strumpfhosen, die auch bei konischer Beinform oder ausgeprägtem Weichteilmantel einen guten Sitz gewährleisten.

■ *Intermittierende pneumatische Kompression*

Automatische Luftkammerschienen üben eine rhythmische Kompression auf die Beingefäße aus. Ihre prophylaktische Wirkung auf eine Thrombose ist ähnlich der von Antithrombosestrümpfen (82). Intra- und postoperativ angewendet verringern sie die Thromboserate deutlich (80). Diese Geräte können auch die Schwellung gut reduzieren (48).

Die Kombination von pneumatischen Schienen – welche 2 Tage ununterbrochen getragen wurden – mit niedermolekularem Heparin reduziert die Thromboserate bei Knie-TEP-Patienten auf weniger als die Hälfte (8). Allerdings dürfen bei einer Kompressionstherapie keine arteriellen Durchblutungsstörungen, Kompartmentsyndrome oder Nervenschäden (Peroneusparesen) vorliegen.

Die regelmäßige Behandlung in der Rehabilitation mit Luftkammerschienen wäre anzuraten, ist aber zumindest im ambulanten Bereich nicht durchführbar (80). In der stationären Rehabilitation können Patienten die Luftkammerschienen auch während des Gehens und der Physiotherapie tragen, weil die Manschetten abgestöpselt werden können.

■ *Vena-cava-Filter*

Diese Filter werden in die V. cava eingebracht und fangen Blutgerinnsel aus den Beinen ab, bevor sie Herz und Lunge erreichen können. Allerdings sind diese Filter nicht zur Prophylaxe geeignet (48).

■ *Aktive Übungen und Aquatherapien*

Das frühe Aufstehen aus dem Bett ist eine wirksame Thromboseprophylaxe. Patienten, die an den oberen Extremitäten operiert wurden, können schon am Operationstag aufstehen.

Auch in der Rehabilitation ist die beste Thromboseprophylaxe – gerade bei Patienten mit Teilbelastung – die physiotherapeutische Übungsbehandlung (63), vor allem im Bewegungsbad. Durch den hydrostatischen Druck des Wassers wird gerade im Stehen eine optimale Kompression der körperfernen Venen erreicht. Auch bei sehr alten Menschen sind Übungen im Bewegungsbad – sofern die Wundheilung abgeschlossen ist – segensreich und werden erfahrungsgemäß selbst bei einer milden Herzinsuffizienz gut vertragen. Man sollte die Patienten darauf hinweisen, dass sie zur Vermeidung von plötzlichen Herzvolumenbelastungen nur sehr langsam ins Wasser gehen sollen.

Wundheilungsstörungen

Wundverbände sollten postoperativ höchstens 48 Stunden belassen werden, bei starker Blutung können sie schon nach 24 Stunden gewechselt werden. Operationswunden müssen nach den Regeln der Antisepsis behandelt werden. Die Wunde muss regelmäßig kontrolliert werden, um frühe Infektionen, Hautspannungen durch Schwellungen oder andere Veränderungen zu erkennen.

Verbände, die durchgeblutet sind, müssen frühzeitig gewechselt werden. Die Sekretion von Blut aus den Wunden ist nach 4–6 Tagen im Allgemeinen beendet. Verbände sollten jeden Tag gewechselt werden, um feuchte Kammern zu vermeiden (96).

Die Frage des Zeitpunktes von Wasseranwendungen nach Operationen ist umstritten. Während die meisten Operateure erst nach Entfernung der Wundfäden eine Wassertherapie zulassen, zeigen Untersuchungen, dass das Duschen unter Verwendung von Seife schon ab dem ersten postoperativen Tag keine erhöhte Infektionsrate zur Folge hatte (55, 89).

Es wäre daher durchaus zu überlegen, ob Patienten mit unauffälliger Wundheilung schon bald nach der Operation ins Bewegungsbad dürfen. Dies wäre besonders für diejenigen Patienten, welche sonst nur wenig mobilisiert werden können, sehr hilfreich. Auch zur Thromboseprophylaxe ist der hydrostatische Druck des Wassers vorteilhaft. Bestehen Zweifel über den Einfluss des Wassers auf die Wunde, kann die Wunde für die Zeit der Wasserexposition mit einem wasserdichten Pflaster abgeklebt werden. Dabei ist zu bedenken, dass unter einem derartigen Pflaster durch Schwitzen immer eine feuchte Kammer entsteht, die das Keimwachstum eher fördert. Das keimarme Wasser eines chlorierten Bewegungsbades dürfte dagegen keinen negativen Effekt haben.

Entleeren sich noch eine Woche postoperativ größere Mengen an Wundflüssigkeit, muss an ein großes Hämatom, Serom oder gar an eine Entzündung gedacht werden.

> Punktionen von Hämatomen oder Seromen sind nur unter sterilen Bedingungen durchzuführen.

Jede **auffällige Wunde** wird durch weitere diagnostische Maßnahmen abgeklärt:
- Inspektion der Wunde (Rötung, Schwellung, Überwärmung, Schorfbildung, Einziehung der Narbe),
- Inspektion der Wundflüssigkeit und des Verbandes (Farbe, Geruch, Menge des Sekretes),
- Sonographie zum Ausschluss einer Flüssigkeitsansammlung (subkutan oder in den tiefen Gewebeschichten),
- Überprüfung der Laborparameter (Entzündungszeichen),
- Bei Verdacht auf Entzündung: Wundabstrich (Achtung: Besonders im Winter können thermolabile Keime auf dem Transport zum Labor absterben, dann scheint der Abstrich keimfrei zu sein.).

Auch die Frage nach vermehrtem nächtlichen Schwitzen, Abgeschlagenheit und Fieber gehören zur regelmäßigen Routine des Rehateams.

Bei jedem operierten Patienten müssen die Blutsenkungsgeschwindigkeit (BSG) und das C-reaktive Protein (CRP) überprüft werden. Bei der BSG ist zu beachten, dass die Werte im Alter und bei Rauchern etwas höher sind. Bei schleichenden Infektionen sind BSG und CRP selten gar nicht und oft nur mäßig erhöht. Daher können nur mäßige Erhöhungen der Entzündungsparameter in Zusammenhang mit ständigen Schmerzen auf eine schleichende tiefe Infektion hinweisen (97). Allerdings reagiert die CRP sensitiver und schneller als die BSG auf die Aktivität einer Infektion, die CRP kann daher zur Überwachung des Verlaufes einer Infektion dienen (104). Die CRP ist auch nach Operationen schneller wieder im Normbereich, wenn keine Infektionen vorliegen (59). Besteht der Verdacht auf eine tiefe Infektion, dann sind zusätzlich weitere Maßnahmen wie Kernspintomographie, Leukozytenszintigraphie, Arthrographie usw. zu empfehlen. Ausführliche diagnostische und therapeutische Maßnahmen bei Wund-, Knochen- oder Pin-Infektionen (Fixateur externe) sind in der Fachliteratur beschrieben (81).

Oberflächliche Wundheilungsstörungen

Oberflächliche Wundheilungsstörungen frischer Wunden sollten mit großer Umsicht behandelt werden. Ist die Wunde noch nicht ganz geschlossen, bzw. nach der Fadenentfernung wieder etwas dehiszent, oder läuft Flüssigkeit aus den ehemaligen Öffnungen der Wunddrainagen, dann dürfen keine Wasseranwendungen durchgeführt werden. Die Wunden müssen steril verbunden werden.

Bei **chronischen Ulzera** oder verschorften Wunden dient der – ebenfalls sterile Verband – zum Schutz vor Verschmutzung der Wunde und auch zum Schutz der Umgebung. Hier können feuchte Verbände, antiseptische Bäder, Spülungen und antibiotische Salben Verwendung finden, soweit sie wirksam die Keimbesiedlung reduzieren und die Heilung nicht beeinträchtigen. Dabei sollte bedacht werden, dass steriles Wasser, Salzlösungen und manche Desinfektionsmittel die heilenden Zellen schädigen können, während beispielsweise Ringerlösung keinen schädigenden Effekt auf die Bindegewebezellen ausübt (10). Die

Feuchttherapie ist ein Meilenstein in der Behandlung von chronischen Ulzera (101). Eine Bädertherapie führt auch in Verbindung mit Ultraschall zur beschleunigten Wundheilung großer Hautwunden. Das chirurgische Säubern von Ulzera und die Entfernung von Schorfresten können die Wundheilung fördern und die Bakterienbesiedlung reduzieren.

Tiefe Infektionen

Trotz der hochsterilen Operationsbedingungen können auch **tiefe** akute oder schleichende **Infektionen** nach einer Osteosynthese oder Prothesenimplantation auftreten. Patienten mit Diabetes mellitus, verminderter Infektionsabwehr (Cortisoneinnahme etc.) oder anderen Begleiterkrankungen sind besonders gefährdet. Mitunter streuen auch Infektionsherde aus anderen Organen (Blase).

Wunden und Narben mit chronischer Knochenentzündung sind fast immer eingezogen. Nicht selten heilen sie zunächst zu; Wochen später erscheint jedoch eine lokale Rötung, die plötzlich aufbricht und Eiter oder seröse Flüssigkeit (ebenfalls keimbesiedelt!) entleert. Diese Wunden sind fast immer infiziert.

Falls eine Osteomyelitis eingetreten ist, kann nur durch eine Metallentfernung, chirurgische Säuberung sowie eine anschließende Einlagerung von Antibiotikaketten eine Heilung erreicht werden.

Wunden bei offenen Frakturen

Bei einer offenen Fraktur können Bakterien über die Wunde in die geschädigten Knochen- oder Gelenkabschnitte eindringen. Dies ist besonders bei sehr verschmutzten oder ausgedehnten Weichteilschäden der Fall. Ein Teil der offenen Frakturen wird allerdings erst im Krankenhaus mit pathogenen Keimen (Staphylococcus aureus) infiziert (16). Offene Wunden – auch eine Operationswunde oder eine Fistel – sind „Fenster", mit denen die Knochen oder Gelenke mit der Außenwelt in Verbindung bleiben.

Jede Operation beeinträchtigt zusätzlich die Weichteile, schädigt die Durchblutung und verstreut die Bakterienherde. Durch das Einbringen von Fremdkörpern (Implantante, Nahtmaterial etc.) wird die lokale Immunabwehr weiter geschwächt. Häufig ist es aber erforderlich, komplizierte offene Brüche operativ zu stabilisieren. Glücklicherweise wird das Bakterienwachstum durch die Frakturstabilität negativ beeinflusst. Zudem wird durch eine operative Stabilisierung die frühe Mobilisierung der verletzten Extremität ermöglicht, was zu den Grundvoraussetzungen einer optimalen Therapie gehört. Nicht selten wird bei offenen Frakturen die endgültige operative Stabilisation verzögert, um den Weichteilen Zeit zur Erholung zu gönnen. Oft wird dann der Fixateur externe als primäre Maßnahme eingesetzt.

Die Rehabilitation von offenen Frakturen ist kompliziert, weil sich viele der Brüche infizieren und die Heilung deutlich verzögert ist. Nicht selten kann die Knochenheilung ganz ausbleiben. Mitunter ist sogar eine Amputation der betroffenen Extremität nicht zu umgehen, vor allem, wenn auch die Durchblutung in Mitleidenschaft gezogen wurde.

Die Rehabilitation von großen Weichteildefekten richtet sich nach dem Zerstörungsgrad der anatomischen Strukturen und der Heilungstendenz (16, 69).

Pseudarthrosen, Refrakturen und Materialbrüche

Ein Knochenbruch heilt normalerweise innerhalb von 3–4 Monaten aus. An eine Pseudarthrose sollte gedacht werden, wenn die Frakturheilung verlangsamt bzw. wenn kein weiterer Heilungsprozess zu erkennen ist (ausführliche Darstellung s. Kap. 4).

Gerade bei komplizierten Brüchen, Gelenkfrakturen oder Weichteilschäden ist die Knochenheilung verzögert. Eine zu frühe Belastung führt dann zur erneuten Fraktur oder zum Materialbruch der Osteosynthese. Dies hat nicht selten fatale Folgen, weil eine erneute Operation die Knochendurchblutung weiterhin vermindert und die Heilungsaussichten damit noch viel schlechter werden (**2.6a-c**). Die betroffenen Patienten sind nach erneuter Osteosynthese oft monatelang im Bett oder im Rollstuhl immobilisiert.

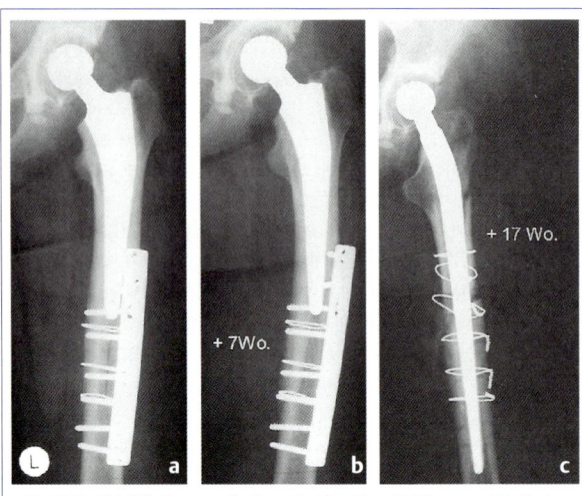

◉ 2.6 77-jährige, adipöse Patientin (160 cm, 83 kg) nach Implantation einer Hüft-TEP. Bei einer postoperativen Röntgenkontrolle wurde eine Fissur im Femur festgestellt, die 2 Wochen nach der Implantation operativ verplattet wurde (**a**). In der Rehabilitation war die Patientin nicht fähig, die verordnete Teilbelastung einzuhalten. Sie ging mit einem Rollator. 7 Wochen später traten Schmerzen auf. Das Röntgenbild zeigt eine Lockerung der beiden oberen Schrauben und eine zunehmende Varusfehlstellung des Femurs (**b**). Es musste eine Langschaftprothese implantiert werden, die postoperativ mehrfach luxierte (**c**). Zudem trat 2 Wochen nach dem Prothesenwechsel ein Ileus auf, der operiert werden musste. Die Patientin saß anschließend mehrere Wochen im Rollstuhl, um die Heilung nicht zu gefährden.

Komplexes regionales Schmerzsyndrom (CRPS oder Algodystrophie oder Morbus Sudeck)

Der Einfluss des Sympathikus bei **akuten** Schmerzen ist bekannt: Starke Schmerzen werden oft von vegetativen Symptomen, beispielsweise von vermehrtem Schwitzen oder Übelkeit, begleitet.

Aber auch bei **chronischen** Schmerzen ist eine vegetative Beeinflussung möglich. Hält ein chronischer Schmerz zusammen mit vegetativer Fehlfunktion an einer distalen Extremität außergewöhnlich lange an, besteht der Verdacht auf ein komplexes regionales Schmerzsyndrom (Complex Regional Pain Syndrome = CRPS). Ein derartiges Schmerzsyndrom kann einerseits durch eine Verletzung einer Extremität (CRPS I) oder durch eine Schädigung des Nervenstammes (z. B.: Herpes Zoster, CRPS II) auftreten. Schon durch Bagatellverletzungen, wie durch die geringgradige Quetschung eines Fingers – oder durch eine Arthroskopie – kann es ausgelöst werden (20, 36). Bei beiden Formen des **komplexen regionalen Schmerzsyndroms** treten Symptome auf, die weder durch das Trauma noch durch eine andere Erkrankung erklärbar sind. Ausführliche und aktuelle Informationen finden sich bei der International Association for the Study of Pain (36) (www.iasp-pain.org).

Das CRPS kann alle Strukturen einer Extremität befallen und hat in der Akutphase die Zeichen einer Entzündung: unklare Schmerzen, gesteigerte Hautempfindlichkeit, Unterschiede in der Hautfarbe (blau oder rot) und in der Hauttemperatur (warm oder kalt) im Vergleich zur anderen Extremität, diffuses Ödem mit distaler Schwellung, eingeschränkte Beweglichkeit und Zunahme der Schweißsekretion.

Symptome beim CRPS

77 % der Patienten leiden unter **Ruheschmerzen** von ziehendem, brennendem oder stechendem Charakter, die oft beim Herabhängenlassen des Armes verschlimmert werden. Die Symptome treten auf oder verschlimmern sich nach Gebrauch der Extremität und sie sind weiter verbreitet als die ursprüngliche Operation oder Verletzung (115). Aber auch Koordinationsstörungen, Tremor, Spasmen, Paresen oder Hyperästhesie können in der Akutphase auftreten. Damit verbunden ist eine ausgeprägte **Schweißneigung**.

Bei 90 % der Patienten bestehen **Sensibilitätsstörungen**: Taubheitsgefühle oder verminderte Schmerzsensibilität, eine verstärkte Empfindung bei mechanischen Reizen oder Berührung, sowie Dysästhesien (Ameisenlaufen, Kribbeln) können auftreten.

Die Schmerzen werden diffus und tief in der distalen Extremität angegeben. Sie sind brennend oder bohrend und werden bei körperlicher Belastung verstärkt (118).

Die gesteigerte Hautempfindlichkeit kann für Wärmereize gelten, die nun als heiß empfunden werden, aber auch leichte Berührungen eines unverletzten Hautareals mit einem Watteträger können schmerzhaft sein. Leichte Bewegungen der Finger oder Druck auf die Gelenke sind äußerst schmerzhaft, auch wenn die Gelenke nicht vom auslösenden Trauma betroffen waren (118). Aber auch eine Überempfindlichkeit gegen Kälte kommt vor. Im chronischen Zustand wird mitunter schon die Berührung als Schmerz empfunden. Schon allein eine derartig erhöhte Empfindlichkeit kann den Patienten zu einer Schonhaltung veranlassen mit den entsprechenden funktionellen Konsequenzen (Muskelschwund etc.).

Häufig sind **schmerzbedingte Paresen** vorhanden. Die Beweglichkeit der betroffenen Extremität wird durch Ödeme und später auch durch Kontrakturen und Fibrosen weiter eingeschränkt.

Die **Hautfarbe** ist, entsprechend der geänderten Durchblutung, rötlich-livide oder blass-zyanotisch. Zu Beginn des CRPS ist die Hauttemperatur auf der erkrankten Seite ausnahmslos erhöht. Im weiteren Verlauf der Erkrankung ist die Hauttemperatur bei fast allen Patienten dagegen erniedrigt (120).

Im **fortgeschrittenen Stadium** treten auch trophische Störungen wie gestörtes Haar- und Nagelwachstum, Hautfibrosierung und Hyperkeratose oder Hautatrophie auf. Die Knochenumbaurate im betroffenen Skelettabschnitt ist erhöht. Während die Schweißsekretion und ödematöse Schwellung im akuten Stadium an der betroffenen Extremität im Vergleich zur gesunden Seite erhöht sind, sind sie im chronischen Stadium eher vermindert.

Schließlich entstehen Gelenkversteifungen, Sehnenverkürzungen, Muskelatrophien und fleckige Entkalkungen der Knochen. Diese Veränderungen wurden 1902 von Paul Sudeck beschrieben und in die Stadien 1–3 eingeteilt (118).

Das CRPS ist zu ¾ an Händen, zu etwa ¼ an den Füßen und selten im Bereich des Kniegelenkes, und zwar immer nur auf der verletzten oder operierten Seite lokalisiert. Meist werden Frakturen (42%), etwas weniger häufig Karpaltunneloperationen (32%) als auslösendes Ereignis angegeben. Aber auch Bagatelltraumen (11%), Läsionen der Nerven oder Nervenwurzeln (9%) und andere Faktoren können ein CRPS auslösen (120). Zu den anderen Ursachen des CRPS zählen Thrombosen, Infektionen, Nervenkompressionssyndrome, rheumatische Erkrankungen, Kompartmentsyndrome und andere Krankheiten.

Diagnose des CRPS (120):
1. Dem Schmerzsyndrom ist ein Trauma ohne (CRPS I) oder mit Nervenläsion (CRPS II) vorausgegangen.
2. Die Patienten leiden unter spontanen Schmerzen oder Hyperalgesie. Beides ist nicht auf das Versorgungsgebiet eines Nervs oder einer Nervenwurzel begrenzt und ist überproportional heftig.
3. Es findet sich oder fanden sich ein distales Ödem, deutliche Differenzen in der Hauttemperatur und der Schweißproduktion im Vergleich zur gesunden Seite.
4. Andere Ursachen der oben genannten Symptome konnten ausgeschlossen werden.

Über die **Ursache** des CRPS gibt es bis heute viele Theorien. Sicher ist, dass es sich um ein komplexes Krankheitsbild mit lokalen Störungen der venösen Durchblutung, aber auch mit Störung der sympathischen Steuerung der Vasokonstriktion der Arterien, mit Übererregbarkeit peripherer Nervenrezeptoren, mit Beschleunigung des Wachstums von Haaren und Nägeln und mit Änderungen der Schmerzverarbeitung im Rückenmark handelt. Daher wird auch von einer Trias aus sensorischen, motorischen und autonomen Störungen gesprochen.

Wahrscheinlich findet eine zentrale Umschaltung bzw. Koppelung der Nervenrezeptoren auf Rückenmark- oder Gehirnebene statt, so dass nun jeder Nervenimpuls als schmerzhaft empfunden wird. Diese zentrale Sensibilisierung findet eigentlich bei jeder Verletzung statt; das Besondere am komplexen regionalen Schmerzsyndrom ist das ungewöhnlich hartnäckige Schmerzgefühl, das noch anhält, lange nachdem das auslösende Ereignis abgeklungen ist (112).

Das **Röntgenbild** kann beim CRPS nach 4–8 Wochen fleckförmige osteoporotische Veränderungen aufzeigen. Im 3-Phasen-Knochenszintigramm kann eine vermehrte Anreicherung festgestellt werden. Eine probatorische Sympathikusblockade durch Ganglion-Stellatum-Blockade oder intravenöse regionale Guanethidin-Blockade ermöglicht es, den Anteil des Sympathikus am Schmerzgeschehen zu prüfen.

Therapie des komplexen regionalen Schmerzsyndroms

Das Management des CRPS bedarf einer multidisziplinären Sichtweise, die alle notwendigen Spezialisten (Traumatologe, Neurologe, plastischer Chirurg, Psychologe, Schmerztherapeut, Ergo- und Physiotherapeut u. a.) am Konzept beteiligt. Nur ein komplexes und ständig neu auf die aktuellen Befunde und Beschwerden abgestimmtes Therapiekonzept ist einigermaßen Erfolg versprechend. Mit der Therapie muss so früh wie möglich begonnen werden. Die Kombination aus physikalischer Therapie und Physiotherapie ist hier besonders wichtig. Es versteht sich von selbst, dass diese Patienten nicht in einer physio- oder sporttherapeutischen Gruppe behandelt werden können (**T 2.8**).

Therapieziele sind die Schmerzfreiheit und der Erhalt bzw. das Wiedererlangen der Funktion des betroffenen Körperteils. Dabei ist zunächst eine adäquate

T 2.8 Multimodale Therapie beim komplexen regionalen Schmerzsyndrom, entsprechend den Verlaufsstadien (modifiziert nach 66)

Stadium	Leitsymptome	Physikalische Therapie	Physiotherapie	Psychotherapie	Schmerztherapie	Invasive Verfahren
1	Ruheschmerz, Ödem	Hochlagerung, Immobilisation, Lagerungsschiene, Lymphdrainage	Überwiegend kontralateral, ipsilateral nur rumpfnahe Gelenke	Entspannungstherapie, Körperwahrnehmungstraining	Analgetika (Stufe I–II), evtl. Calcitonin, selten Psychopharmaka	Injektion in Grenzstrang, evtl. Sympathektomie
2	Nur noch Belastungs- und Bewegungsschmerz	Individuelle Funktionsschienen, aufsteigende Bäder, Lymphdrainage	Übergang zur aktiven ipsilateralen KG, Dekonditionierungstraining, Ergotherapie	Evtl. psychotherapeutische Verfahren	Kortikoide, Analgetika ausschleichen, TENS	In der Regel keine
3	Funktionseinschränkung	Keine spezielle Therapie	Ergotherapie, Schienen, Dehnung, Physiotherapie	Nach Einzelfall	TENS	Keine

und ausreichende Schmerzmedikation von großer Bedeutung.

Bei der Physiotherapie fördern dosierte Bewegungen der Extremität die Durchblutung und den Abtransport von Stoffwechselprodukten (120). Intensive Muskelarbeit jedoch induziert oder verstärkt die Symptome – vor allem den Schmerz – in der betroffenen Extremität (115, 118). **Daher sollte die Extremität nur unterhalb der Schmerzschwelle aktiviert** werden und eine intensivere Physiotherapie erst nach Abklingen der Entzündungsphase beginnen. Alle Übungen sollen auf die individuelle Schmerzgrenze des Patienten abgestimmt sein. Eine aggressive Übungsbehandlung verschlimmert die Symptome und den Krankheitsverlauf. Die Applikation von Kälte (akutes Stadium) oder Wärme (chronisches Stadium) unterstützt die therapeutische Wirkung.

Ergotherapeutische Maßnahmen mit Einsatz von Motor- und Lagerungsschienen – im chronischen Stadium vorsichtige Dehnungsversuche mit Quengelschienen – und eine psychologische Schmerzbewältigung, evtl. sogar die rückenmarknahe Elektrostimulation werden in das Therapieprogramm integriert.

Medikamentös können neben den Analgetika je nach Symptomen auch Cortison, wiederholte Sympathikusblockaden, Radikalfänger, Antidepressiva, Antiepileptika, Calcitonin (100 IU i.m. oder 400 IU nasal) oder Biphosphonate intravenös eingesetzt werden (120). Neben der medikamentösen Therapie ist es auch hilfreich, die Triggerpunkte des Schmerzes aufzusuchen. Derartige Triggerpunkte (z.B. Karpaltunnel, Sehnenansätze etc.) sind bei 50% der Patienten zu finden. Die Behandlung kann mit Injektionen mit Lokalanästhetika, bei Sehnenansätzen mit Cortison oder durch Ruhigstellung eines schmerzhaften Gelenkes durch eine Schiene erfolgen (115).

Unter medikamentöser Blockade des N. sympathicus kann sowohl der Spontanschmerz wie auch die Überempfindlichkeit innerhalb von wenigen Minuten reversibel verschwinden, wenn ein Sympathikuseinfluss vorliegt. Allerdings sind bei der Mehrzahl der Patienten die Beschwerden durch eine Sympathikusblockade nicht zu beeinflussen (112).

Aktuelle Therapierichtlinien für das CRPS sind unter anderem auch unter den Leitlinien der Deutschen Gesellschaft für Physikalische Medizin und Rehabilitation (www.uni-duesseldorf.de/WWW/AWMF/) zu finden.

Muskuläre Überlastungsreaktionen

Muskuläre Überlastungsreaktionen sind primär im Leistungssport zu beobachten. In der Rehabilitation können Überlastungsreaktionen auftreten, wenn schwache Muskeln durch forcierte Übungen oder ein Gehtraining überreizt werden. Isolierte Muskelatrophien sind bei älteren Menschen, aber auch bei Patienten, die eine Muskelgruppe wegen Kontrakturen, Schmerzen oder Fehlstellung lange Zeit nicht mehr aktiv eingesetzt haben, festzustellen.

Muskelüberlastung und Muskelkater

Überschwellige Trainingsreize bergen die Gefahr der Überlastung des Muskelgewebes in sich. Nach einem intensiven Krafttraining treten in den ersten Tagen Muskelbeschwerden, Kraftverlust und Bewegungseinschränkungen des betroffenen Gelenkes auf. Die muskelspezifischen Enzyme (Creatinkinase) steigen an und sind zum Teil auch nach 8–10 Tagen noch nicht völlig ausgeglichen (14). Die Veränderungen des Muskelgewebes konnten auch in der Kernspintomographie bestätigt werden, wobei in Einzelfällen sogar noch 80 Tage nach einer exzentrischen Belastung trainingsbedingte Veränderungen (Ödem?) nachweisbar waren (72, 102).

Als Muskelkater bezeichnet man Schmerzen und Verhärtungen der Muskulatur, die frühestens mehrere Stunden nach ungewohnten, intensiven Muskelkontraktionen beginnen und über einige Tage anhalten (> 2.7). Der Muskelkater ist wahrscheinlich die leichteste Form des Muskelschadens: In der Muskelzelle entsteht durch die starke Anspannung eine Teilzerreißung bzw. Auffaserung der Myofibrillenstruktur an den Z-Scheiben, wobei die Muskelzelle selbst intakt bleibt. Daraufhin steigt die Zahl der neutrophilen Granulozyten und der Monozyten an. Die Monozyten synthetisieren eine große Menge an Prostaglandinen. Die aufgespaltenen Myofibrillen werden in den folgenden Tagen durch die Satellitenzellen abgeräumt. Diese „Entzündungsreaktion" löst die Muskelschmerzen aus, die ihr Maximum 1–3 Tage nach der Belastung erreichen. Dabei ist auch die Muskelkraft reduziert und die Beweglichkeit eines Gelenkes etwas eingeschränkt (14, 15). Die strukturellen und funktionellen Schäden der Muskulatur durch eine Überlastung gehen offenbar so weit, dass ihre Adaptationsfähigkeit auf neue trainingswirksame Reize zumindest für 3–4 Tage aufgehoben ist (35). Einige Tage später wird die Zelle vollständig repariert, dabei tritt auch eine Verstärkung der Struktur ein. Dies kann der Grund sein, dass bei erneuter, gleichartiger Belastung einige Tage – oder auch Monate – später kein Muskelkater mehr auftritt.

Typische **Auslösemechanismen des Muskelkaters** im Sport sind:
- körperliche Aktivität nach langer Pause,
- ungewohnte Bewegungsmuster,
- ungewohnt hohe Belastungsintensität (23),
- starke Muskelanspannungen (z. B. auch im epileptischen Anfall),
- **exzentrisches Krafttraining** (14, 17), vor allem bei maximaler Muskelanspannung (15, 28).

Das exzentrische Krafttraining, vor allem im Maximalkraftbereich, beeinträchtigt den Muskel am stärksten. Nach exzentrischen Belastungen der Schultermuskulatur fanden sich extreme Anstiege der Creatinkinase auf 10 000 U/l (71). Dabei korrelierte die Höhe der CK-Werte über mehrere Tage mit den subjektiven Beschwerden.

Bergablaufen als typisches exzentrisches Training führte zu höheren CK-Werten und zu stärkeren kernspintomographischen Veränderungen im M. quadriceps als das Bergauflaufen (54). Allerdings schützt eine derartige Belastung vor einem erneuten Muskelkater und den genannten messbaren Einschränkungen: Wenn 6–10 Wochen – oder auch viele Monate später – die gleiche Belastung durchgeführt wird, treten keine oder nur geringe Veränderungen auf.

Regeneration nach Muskelkater

Die Regenerationsfähigkeit des Muskels ist bei Sportlern nach extremer Ausdauerbelastung (100-km-Lauf) oder stärkster Kraftanstrengung so gut, dass die Muskelfunktion bald wieder hergestellt wird. Selbst eine Laufbelastung von 70 km pro Tag für 7 Wochen (insgesamt 3529 km) scheint keine schweren Muskelschäden zu provozieren (106). Somit gewährleisten die Reparaturvorgänge nicht nur eine völlige Wiederherstellung des Muskels, sondern auch eine Adaptation an eine starke Belastung. Es ist jedoch nicht ganz ausgeschlossen, dass nach einem starken exzentrischen Krafttraining nicht doch einige Muskelzellen so geschädigt werden, dass sie absterben (54). Über schwere, bleibende Muskelschädigungen durch intensives Training wird bei Kraftsportlern berichtet, die Dopingsubstanzen oder Medikamente eingenommen haben.

Muskelüberlastungen in der Rehabilitation

Intensive Kraftanstrengungen oder Ausdauerbelastungen wie im Hochleistungssport treten in der Rehabilitation nicht auf. Dennoch klagen Patienten in der Rehabilitation **häufig** über Schmerzen in einzelnen Mus-

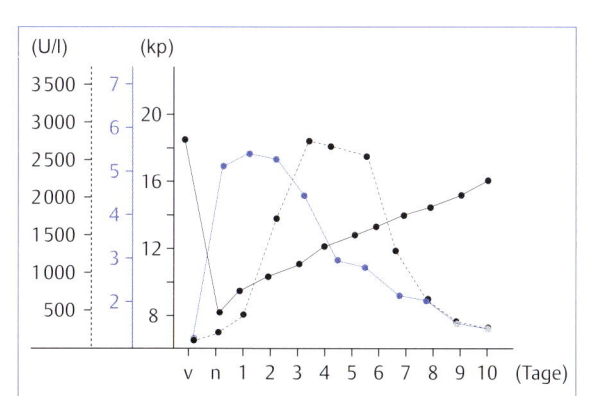

> **2.7** Die Entwicklung des Gefühls eines Muskelkaters (blaue Linie, subjektive Skala 0–7), die Erhöhung der Creatinkinase im Serum (gestrichelte Linie) und der Kraftverlust (schwarze Linie) vor (v) und nach (n) einem starken Krafttraining im Verlauf einiger Tage nach der Belastung (nach Clarkson [14]).

keln oder Muskelgruppen. Meist sind die Muskeln druckdolent bzw. verhärtet. Auch die CK-Werte im Blut sind gelegentlich erhöht.

Bei vielen Patienten treten Überlastungsreaktionen der Mm. sartorius, tensor fasciae latae, der Hüftab- und -adduktoren, Hüftrotatoren und des M. tibialis anterior auf, weil diese Muskeln nach Implantation einer Endoprothese plötzlich wieder aktiviert werden (👁 2.8). Diese Muskelbeschwerden können hartnäckig anhalten, weil schon in der Alltagsbelastung (Gehen) manche Muskeln kontinuierlich überlastet werden. Gerade diejenigen Patienten, die mit nur einem Handstock oder ohne Gehhilfen schnell mobil werden wollen, leiden lange unter Schmerzen kleiner Muskeln. Es ist daher sinnvoll, manchen Patienten das Gehen mit **zwei Handstöcken oder Unterarmgehstützen** anzuraten, auch wenn die Knochensituation eine volle Belastung erlauben würde.

Ursachen muskulärer Überlastungen in der Rehabilitation:
- intraoperative Schädigung durch Hakendruck, völlige oder teilweise Durchtrennung eines Muskels,
- Hämatom in den Muskellogen (s. Kompartmentsyndrom),
- plötzlich erhöhte Alltagsbelastung (Gehen, Treppensteigen) nach längerer Bettruhe,
- plötzliche Beweglichkeitsverbesserung eines Gelenkes und damit Dehnung eines kontrakten Muskels,
- plötzliche Beweglichkeitsverbesserung eines Gelenkes und damit Belastung eines atrophierten Muskels,
- erhöhte Spannung eines Muskels durch Veränderung von Ansatz und Ursprung (operativ),
- ungewohntes Krafttraining.

> Während im Sport eine Muskelüberlastung durch Trainings- oder Wettkampfsituationen entsteht, können in der Rehabilitation ein oder mehrere Muskeln schon allein durch eine erhöhte Alltagsbelastung überfordert werden.

Muskelansatzbeschwerden (Tendinosen)

Symptome und diagnostische Zeichen der Tendinosen sind der Druckschmerz im Verlauf oder am Ansatz des Muskels und die Schmerzen bei der Muskelfunktionsprüfung.

Chronische Überlastungen, aber auch akute Muskelüberlastungen schädigen den Übergangsbereich der Sehne in das Knochengewebe. So ist der typische Tennisarm oft eine Folge von plötzlich erhöhter Krafteinwirkung auf die Handgelenkstrecker (neue Schlägerbespannung beim Tennis, harte Tennisbälle etc.). Der Sehnenansatz quillt auf, Blutgefäße sprossen ein und ein chronischer Reizzustand beginnt. Nicht selten sind bei chronischen Beschwerden unregelmäßige Verkalkungen der Sehnenansätze im Röntgenbild zu erkennen. Auch Achsfehlstellungen, verbunden mit plötzlicher starker Belastung lösen Tendinosen aus. So wurden bei Sportlern mit Patellaspitzenbeschwerden signifikant häufiger ungleiche Beinlängen gefunden (57).

Warum beim Training im Sport und in der Rehabilitation einmal Muskelüberlastungen wie Muskelkater, ein anderes Mal Tendinosen auftreten, ist bisher unklar.

Muskuläre Überlastungsreaktionen und Tendinosen sind in der aktiven Rehabilitation sehr häufig. Fast ein Drittel der Patienten mit Endoprothesen der Knie- und Hüftgelenke klagen über Schmerzen an den Muskel-

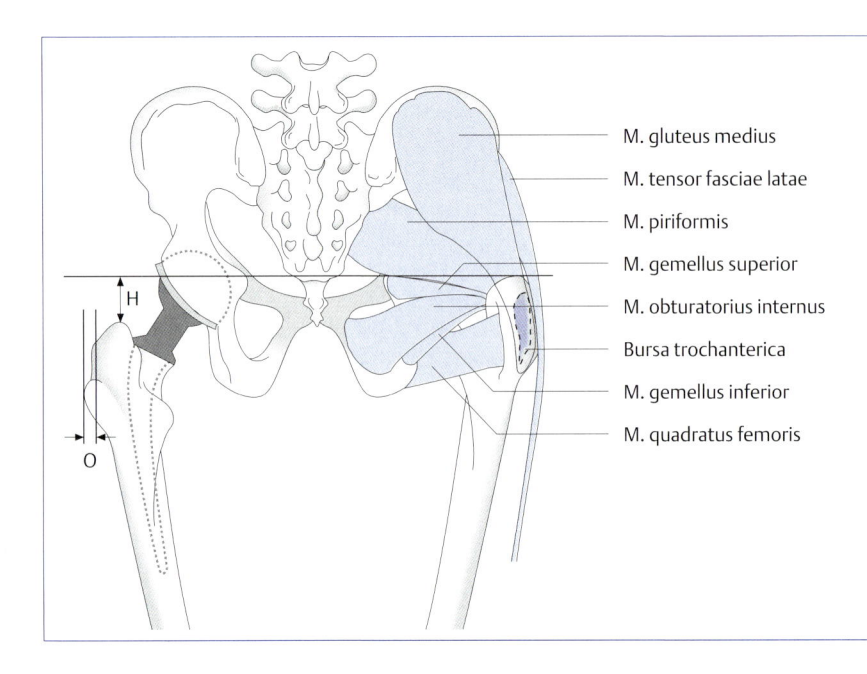

👁 **2.8** Hüftmuskeln, die in der Rehabilitation häufig Überlastungsreaktionen zeigen. Nach Implantation einer Hüftendoprothese mit operativer Veränderungen der Schenkelhalslänge stehen die Hüftabduktorenmuskeln vermehrt unter Spannung (linke Hüfte). Aber auch bei plötzlicher Intensivierung der Gehstrecke oder bei Beseitigung einer Hüftversteifung reagieren diese Muskeln mit einer Überlastung. Das „Scheuersyndrom" des M. tensor fasciae latae mit Reizung der Bursa trochanterica ist nach Hüftoperationen ebenfalls häufig.
H = Höhendifferenz,
O = Offset (seitliche Verschiebung)

Beschriftungen: M. gluteus medius, M. tensor fasciae latae, M. piriformis, M. gemellus superior, M. obturatorius internus, Bursa trochanterica, M. gemellus inferior, M. quadratus femoris

ansätzen oder im Muskelverlauf, wenn nach der postoperativen Phase mit einer intensiveren Gangschulung und Trainingstherapie begonnen wird. In der orthopädischen Rehabilitation gehören Überlastungsreaktion der Muskeln und Tendinosen zum „täglichen Brot" des Arztes und Therapeuten. (T 2.9).

T 2.9 Typische Überlastungsreaktionen von Muskeln und Sehnen im Leistungssport (22, 26, 88)

Muskel/Muskelansatz	Ursachen im Leistungssport	Ursachen im Rehasport
Epicondylitis humeri radialis oder ulnaris	Tennis, Krafttraining, Rudern, Speerwerfen, Skilanglauf, Kajak, Klettern, Handball etc.	Komplexübungen an Seilzugapparaten, Hanteln, Tischtennisspielen
M. biceps brachii	Turnen Windsurfen Krafttraining (Bizeps-Curls)	Klimmzüge Übungen an Seilzugapparaten, Hanteln Latissimus-Zugapparate
M. triceps brachii	Kugelstoßen Krafttraining (Bankdrücken)	Liegestütz. Übungen an Seilzugapparaten, Hanteln, „Dips"
M. teres minor	Nicht beschrieben	Tischtennis
M. supraspinatus	Volleyball, Tennis, Squash	Seilzug-, Hantelübungen
Hüftabspreizmuskulatur (M. gluteus medius und minimus)	Umstellung beim Skilanglauf von Diagonal- auf Schlittschuhschritt Turnen (Grätsche) Langlauf bei statischen Problemen (Beckenschiefstand etc.)	Änderung des Schenkelhalswinkels oder -länge nach Hüftoperationen. **Gehen und Mobilisierung nach einer Hüftkontraktur. Änderung der Beinlänge (operativ, schuhtechnisch).** Ungewohntes Wandern, Walking, Jogging
Hüftaußenrotationsmuskulatur (M. piriformis und Mm. gemelli) (85)	Skilanglauf (Skaten) Schlittschuhlaufen Langlauf bei verändertem Schuhwerk	Änderung der Beinrotation (operativ) Änderung des Schenkelhalswinkels oder -länge nach Hüftoperationen. **Gangschulung mit Betonung der Innenrotation nach einer Hüftkontraktur.**
M. sartorius (an der Spina iliaca anterior superior)	Laufen bei Beckentiefstand	Gehen, Laufen nach Implantation einer Hüft-TEP mit bestehender Hüftbeugekontraktur
M. tensor fasciae latae (Tractus iliotibialis)	Turnen, Triathlon (sog. „amerikanische Sitzposition" auf dem Fahrrad; starres Sicherheitspedal) Langlauf bei statischen Problemen (Beckenschiefstand etc.), Sprint, Hürdenlauf	Statische Änderung der Beinachse nach Hüft- oder Knieoperationen. Bei Fußproblemen mit schmerzbedingter Veränderung des Laufstils. **Bei Änderung der Beinlänge (operativ, schuhtechnisch).** Bei lateraler Knieinstabilität oder O-Bein. Nach ungewohntem Wandern, Walking, Joggen
Pes-anserinus-Syndrom	Langlauf bei statischen Problemen (Beckenschiefstand, nach Knieoperationen etc.), Fußball	Statische **Änderung der Kniegelenkachse** nach Hüft- oder Knieoperationen. Änderung der Beinlänge (operativ, schuhtechnisch). **Bei medialer Knieinstabilität oder X-Bein.** Nach ungewohntem Wandern, Walking, Joggen
Patellaspitzensyndrom oder Oberer Patellapol	Sprungübungen, Sprint, Langlauf (intensives Bergablaufen). Sportschuhe mit ungewohnt hohen Absätzen. Krafttraining (Kniebeugen mit Gewicht). Segeln mit Gewichtsweste	**Kniestreckübungen mit zu hohem Gewicht.** Nach operativer Teilentnahme des Lig. patellae (Kreuzbandplastik) (100). **Längeres Gehen bei bestehendem Kniestreckdefizit** Ungewohntes Wandern, Walking, Jogging in den Bergen, Spiele mit Sprungübungen
Tibialis-anterior-Syndrom	Langlauf (intensives Bergablaufen) Sportschuhe mit ungewohnt hohen Absätzen, Fußball	Zu schweres Schuhwerk/Einlagen im Vorfußbereich. Zu starke Absatzerhöhung bei Achillodynie oder Beinlängenausgleich. Ungewohntes Bergablaufen Schmerz- oder lähmungsbedingt veränderter Laufstil bei Fußproblemen im Vorfußbereich
Achillodynie	Langlauf (z. B. Lauftraining im Sand; Asphalt) Sprungübungen. Spurttraining auf ungewohntem Boden Krafttraining (Kniebeugen mit Gewicht)	Ungewohntes Wandern, Walking, Jogging Schmerz- oder lähmungsbedingt veränderter Laufstil bei Fußproblemen im Rückfußbereich (z. B. Fersensporn) Ungewohnte Spiele (Volleyball, Tennis) Änderung der Rückfußachse durch keilförmige Einlagen (z. B. bei Gonarthrose)

Wird als Trainingstherapie **Jogging oder Laufen** durchgeführt, dann sind folgende Muskelüberlastungen und Tendinosen möglich:

- Ansatztendinosen des **M. popliteus** treten insbesondere nach längerem Bergabrennen auf.
- Am **lateralen Femurkondylus** können Beschwerden durch ein „Scheuern" des Tractus iliotibialis hervorgerufen werden, vor allem, wenn ein Genu varum oder Knick-Senk-Füße vorliegen, oder wenn der Läufer konstant auf einer seitlich abfallenden Straße trainiert.
- Schmerzen im **M. biceps femoris** sind bei pathologisch verstärkter Innenrotationsneigung des Beines festzustellen.
- Schmerzhafte Veränderungen am **Pes anserinus** sowie in der darunter liegenden Bursa sind oft verbunden mit einem Genu valgum oder einem ausgeprägten Hohlfuß.
- Die **Semimembranosussehne** wird bei Rotationsinstabilitäten des Kniegelenkes verstärkt belastet und kann ebenfalls Schmerzen bereiten.
- Das **Patellaspitzensyndrom** wird einerseits durch eine Überbelastung – wie etwa bei ständiger, starker Anstrengung des Quadrizeps beim bergauf oder bergab rennen – oder durch eine Überbeanspruchung bei einer Fehlvariante der Patella hervorgerufen.

Die **Therapie** von Tendinosen ist viel schwieriger als bei muskulären Überlastungen, weil die Beschwerden oft sehr hartnäckig anhalten (👁 **2.9**). Neben dosierten Dehnungsübungen, Reduktion der Belastung und Schmerzbehandlung muss die ganze Palette der physikalischen Therapie Anwendung finden. Gelegentlich sind Spritzen, die temporäre Ruhigstellung und manchmal auch Operationen notwendig.

Muskelkrämpfe

Die Ursachen der Muskelkrämpfe sind verschiedenartig. Sie können beispielsweise ein Zeichen muskulärer Überlastung sein. Krämpfe resultieren aber auch aus einem Elektrolytverlust nach Ausdauerbelastung in Hitze. Sie können weiterhin ausgelöst werden durch Ausdauerbelastungen im Zusammenhang mit mechanischem Stress, Einnahme von Diuretika, Stoffwechselstörungen nach Operationen und durch viele andere krankhafte Veränderungen. Besonders bei älteren Menschen spielen venöse oder arterielle Durchblutungsstörungen, Nervenkompressionssyndrome einschließlich einer Nervenkompression im Spinalkanal, Polyneuropathien, Vitamin-B- oder Magnesiummangel eine Rolle.

Kompartmentsyndrome

Eine Schwellung und damit eine Volumenzunahme des Muskelgewebes (Muskelödem) kann nicht nur durch Weichteilverletzungen bei Frakturen (s. Kap. 4 u. 14), sondern auch durch Druck von innen (Häma-

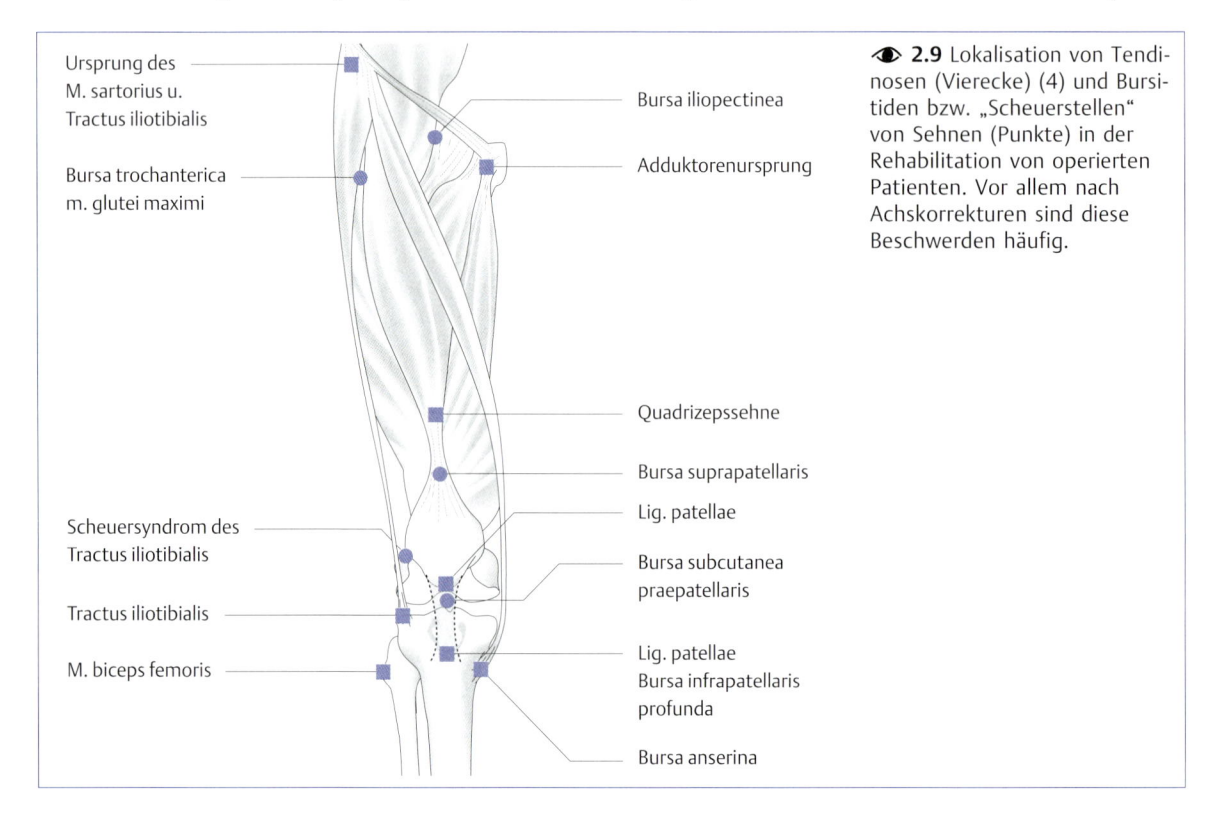

👁 **2.9** Lokalisation von Tendinosen (Vierecke) (4) und Bursitiden bzw. „Scheuerstellen" von Sehnen (Punkte) in der Rehabilitation von operierten Patienten. Vor allem nach Achskorrekturen sind diese Beschwerden häufig.

Ursprung des M. sartorius u. Tractus iliotibialis
Bursa trochanterica m. glutei maximi
Scheuersyndrom des Tractus iliotibialis
Tractus iliotibialis
M. biceps femoris

Bursa iliopectinea
Adduktorenursprung
Quadrizepssehne
Bursa suprapatellaris
Lig. patellae
Bursa subcutanea praepatellaris
Lig. patellae
Bursa infrapatellaris profunda
Bursa anserina

tom) oder von außen (enger Verband) oder durch hohe Belastungsstufen beim Training entstehen. Da einige Muskeln von sehr festen Faszien umgeben sind, steigt der muskuläre Innendruck, was sich in **einem Druckgefühl, Krämpfen oder Schmerzen** – vor allem bei Belastung oder Dehnung des Muskel – äußert (s. Kap. 12, T 12.2). Die betroffenen Muskelstränge werden hart und druckschmerzhaft. Je nachdem, welcher Nerv in der betroffenen Muskelloge verläuft, können – anfangs nur diskrete – sensible oder motorische Störungen im Ausbreitungsgebiet auftreten.

Das Krankheitsbild entspricht dem beim Weichteilschaden auftretenden Kompartmentsyndrom (s. Kap. 4). Bleibt der erhöhte Muskelinnendruck länger bestehen, kann das Muskelgewebe absterben. Um dies zu vermeiden, ist eine operative Spaltung der Muskelfaszie erforderlich (91).

Das Kompartmentsyndrom tritt bei **Ausdauerbelastungen**, die mit mechanischem Stress verbunden sind – wie beispielsweise Marathonlauf auf Asphalt, langen Märschen von Rekruten (50) – aber auch beim 100-m-Lauf (53) auf. Auch über wiederkehrende, chronische Kompartmentsyndrome bei Sportlern wurde berichtet (9, 91). Beim Sport ist das vordere Kompartiment (Tibialis-anterior-Syndrom an der vorderen Schienbeinkante) am häufigsten von einer Überlastung betroffen (T 2.10). In der Rehabilitation verstärken Lymphödem, abgesackte Blutergüsse, Durchblutungsstörungen, Gelenkschwellungen etc. das klinische Bild.

In der **Rehabilitation** sind beginnende Kompartmentsyndrome **selten** und meist durch folgende Mechanismen bedingt:
- Nach einer Knie- oder Hüftoperationen entstehen häufig Blutergüsse oder Flüssigkeitsansammlungen (Serome). Die Blutergüsse dringen entsprechend der Schwerkraft nach unten in den Unterschenkel und bilden nach einigen Tagen harte und kompakte Fremdkörper. Dies führt zu vermehrtem Druck auf die Muskulatur und zu Schmerzen (s. Kap. 12). Durch das zusätzliche postoperative Ödem in den Weichteilen steigt der Druck in der Muskelloge an.
- Eine intensive Belastung kleiner Muskelgruppen oder die Überlastung bei ungewohntem langen Gehen nach Immobilisation führt zu Schwellungen im Bereich der einzelnen Muskellogen.
- Zusätzliche Lymphödeme und enge Kompressionsstrümpfe, ein zirkulärer Verband oder Gips fördern ein Kompartmentsyndrom.
- Nach paravenösen Infusionen, bei vorgeschädigten Muskeln (Hitze- oder Kälteschaden), bei arteriellen Durchblutungsstörungen, Hämophilie, venösen Erkrankungen, Poplitealzyste, Ergotaminvergiftung u. a. können Kompartmentsyndrome auftreten (53).

Hinweise zur **Diagnostik und Therapie** des Kompartmentsyndroms:
- Bei Verdacht auf ein Kompartmentsyndrom ist dringend die weitere Diagnostik (z. B. Messung des Muskelinnendruckes, evtl. kernspintomographische Diagnostik) dringend erforderlich.
- Die betroffene Extremität muss ruhig gestellt werden.
- Druck von außen (Verband, Gips) soll vermieden werden.
- **Bewegungsübungen, Massagen, Querfriktionen** etc. sind **nicht erlaubt**.
- Mitunter muss eine schnelle operative Spaltung der Muskelfaszie erfolgen.

Die operative Therapie eines Kompartmentsyndroms besteht vor allem in der Akutphase in der operativen Spaltung der Haut und der Muskelfaszie, damit der Druck nachlassen kann. Am Unterschenkel ist es fast immer unvermeidlich, alle 4 Muskellogen zu spalten, selbst wenn der Druck nur in 2 Logen erhöht ist. Jedoch wird damit eine primär geschlossene Fraktur geöffnet und die Stabilität reduziert.

T 2.10 Muskeln und Nerven in den Kompartimenten des Unterschenkels

Kompartiment	Überlastung in der Rehabilitation	Muskeln	Nerv
Vorderes Kompartiment	Erhöhung des Schuhabsatzes Schongang bei Schmerzen im Vorfußbereich Längeres Bergablaufen Schweres Schuhwerk, vor allem im Schuhspitzenbereich	M. tibialis anterior M. extensor hallucis longus M. extensor digitorum longus	N. peroneus profundus (Sensibilitätsstörung zwischen dem 1. und 2. Zeh!)
Laterales Kompartiment	Schongang bei Schmerzen an der Fußaußenkante Leichte Peroneuslähmung	M. peroneus longus M. peroneus brevis	N. peroneus superficialis
Tiefes hinteres Kompartiment	Schongang bei Schmerzen an der Fußinnenseite	M. tibialis posterior M. flexor hallucis longus M. flexor digitorum longus	N. tibialis
Oberflächliches hinteres Kompartiment	Längeres Bergauflaufen, Versteifung der Schuhsohle	M. triceps surae	

Periartikuläre Verkalkungen

Kleinere oder größere Areale in den Muskeln können nach operativen Eingriffen, nach Narkosemobilisation, nach Gelenkinfektionen oder Muskelverletzungen verkalken. **Relativ häufig** geschieht dies nach der Implantation einer zementfreien Hüftendoprothese (s. Kap. 12). Die Aktivität des Verkalkungsprozesses wird durch die **alkalische Phosphatase** im Blut bestimmt. Zur Differenzierung müssen dabei eine Gallenerkrankung ausgeschlossen und die knochenspezifischen Isoenzyme geprüft werden.

In der Behandlung ist besondere Vorsicht geboten, um den Prozess nicht zu verschlimmern: Trotz einer meist deutlich abnehmenden Gelenkbeweglichkeit darf die therapeutische Mobilisierung nur sehr vorsichtig erfolgen. Massagen oder Querfriktionen des betroffenen Muskels müssen unterbleiben. Die Übungen dürfen nicht über die Schmerzgrenze hinaus fortgeführt werden. Nichtsteroidale Antirheumatika, insbesondere Indometacin haben einen hemmenden Einfluss auf die weitere Verkalkungstendenz, zumindest in den ersten Wochen nach der Operation.

Muskelzerrungen

Ein akuter Muskelschaden ist die Zerrung, die der Zerreißung von einzelnen Muskelzellen entspricht. Muskelzerrungen sind im Leistungssport häufig und resultieren meist aus einer plötzlichen starken Kraftanstrengung (Explosiv- oder Schnellkrafttraining). Zur Vermeidung von Zerrungen in der Rehabilitation sollte ein Krafttraining vorwiegend im Kraftausdauerbereich (kleine Gewichte, hohe Wiederholungszahlen) ohne Maximalkraft- oder Schnellkraftbelastungen erfolgen. Ein solides Aufwärm- und Gymnastiktraining, das Arbeiten am kurzen Hebel und das Vermeiden von extremen Gelenkstellungen sind weitere Möglichkeiten, um Muskelzerrungen zu verhindern.

Muskelrisse

Reißt ein größerer Anteil an Muskelzellen in einer Region, resultiert daraus ein Muskeldefekt mit typischer Dellenbildung und Hämatom. Muskelzerrungen oder -risse treten fast immer bei plötzlicher Kraftbelastung des Muskels, beispielsweise beim Rehabilitationssport (Ballspiele) auf. Je nach Größe, Ausprägung und Lokalisation des Muskelrisses muss eine Belastungsreduktion über Tage oder Wochen erfolgen. Mitunter ist auch eine operative Naht des Muskelgewebes angebracht.

Überlastungsschäden der Sehnen

Reaktion des Sehnengewebes auf vermehrte Belastung

Eine intensive Trainingsbelastung bzw. eine ständige Überlastung kann zu Sehnenveränderungen und im weiteren Verlauf zu **Sehnenrissen** führen. So bewirkt ein plötzliches intensives Lauftraining relativ früh metabolische, etwas später biomechanische Veränderungen der Achillessehne. Durch eine Steigerung der Trainingsintensität (also Krafttraining mit höheren Gewichten oder höhere Laufgeschwindigkeiten) oder des Trainingsumfanges (längere Trainingszeiten oder häufigere Trainingssequenzen) wurden folgende **Veränderungen** im Tierexperiment festgestellt (107):
- Die Sehne wird dicker (die einzelnen Fasern quellen ödematös auf).
- Die Reißfestigkeit pro Fläche nimmt ab, durch die Verdickung bleibt die Reißfestigkeit der Sehne im Ganzen aber gleich.
- Die Verdickung der Sehne geht mit einem Anstieg der Stoffwechselaktivität (die beim Sehnengewebe in Normalfall sehr gering ist) einher. Dies spricht für eine vermehrte Produktion von Kollagenfasern und führt auf lange Sicht zu einem Umbau.

Als Adaptation der Sehne auf eine Belastung finden also eine Zellteilung und eine Zunahme der Produktion der Kollagenbündel statt. Die Sehne als Gewebe mit langsamem Stoffwechsel kann ihre Struktur jedoch nur langsam umarbeiten, so dass die neuen Fasern noch nicht ausreichend in der Belastungsrichtung angeordnet werden. Dieser biomechanisch wichtige Strukturumbau wird erst im Laufe von vielen Monaten vollendet. Nach dem Umbau hat die Sehne eine Verstärkung ihrer Struktur erreicht. Allerdings kann das Sehnengewebe in der dazwischen liegenden Umbauphase empfindlich auf Überlastungen reagieren.

Degenerative Sehnenveränderungen

Etwa ab dem 4. Lebensjahrzehnt sind degenerative Veränderungen der Bizepssehne erkennbar, die im weiteren Leben zunehmen. In der Rehabilitation können bei älteren Menschen Sehnen schon bei geringer Gewichtsbelastung abreißen. Biomechanische Engen, wie die Ausdünnung der Sehnen durch eine Schulterenge (Impingementsyndrom) verstärken die degenerativen Prozesse. Gerade bei der Bizepssehne treten die Verschleißerscheinungen häufig am Ursprung am Pfannenrand oder im Sulcus bicipitalis auf (108). Dieser Verschleiß wird durch die – mit einer Außenrotation verbundenen – Überkopfbewegung gefördert, wie sie bei Überkopfsportarten (Tennis, Handball, Zugübungen an Kraftmaschinen in der Rehabilitation) häufig sind. Gleiches gilt für die Sehnen der Rotatorenmanschette.

Nicht nur beim Muskelaufbautraining, sondern auch beim Gehen mit Gehstützen klagen viele Patienten über Sehnenbeschwerden im Schulter-Arm-Bereich. Dabei muss auf die **anatomischen Besonderheiten der Sehnen** hingewiesen werden:

Einige Sehnen, wie beispielsweise die des M. biceps brachii und des M. supraspinatus, sind nicht reine Zugsehnen, sondern Zug-Gleit-Sehnen: Ein Teil dieser Sehnen läuft über ein Widerlager, etwa über den Humeruskopf. Der histologische Aufbau des auf dem Widerlager liegenden Sehnenteils besteht aus Faserknorpel (Typ-III-Kollagen), der andere Sehnenteil hat die Struktur einer Zugsehne (Typ-I-Kollagen). Dazwischen liegt eine Übergangszone mit Faserknorpel (Kollagen Typ I und II) (111). Durch diese Anordnung ist eine gute Druckverteilung gewährleistet. Die Durchblutung dieser Sehnen zeigt, dass die Sehnen – bis auf die Areale mit Faserknorpel – gut durchblutet sind. Die Ernährung dieser Faserknorpelregion erfolgt über Diffusion aus der Gelenkflüssigkeit und ist damit im Vergleich zu dem Zugsehnengewebe eingeschränkt. In den entsprechenden Übergangsbereichen kann es bei Überbelastung zu Rupturen kommen (111). Häufig sind Menschen im mittleren oder fortgeschrittenen Alter von den **Rupturen der langen Bizepssehne** betroffen. Alltägliche Belastungen wie Kegeln, Hochheben eines Fahrrades, das plötzliche Abstützen von Lasten zwischen 50 und 100 kp oder ein Handballspiel führen zum Sehnenriss (5). Aber auch das Anheben einer Kaffeetasse oder das Aufstützen auf Gehstützen führten bei alten Menschen zum Abriss der langen Bizepssehne.

Sehnenrisse nach Operationen

Nach der operativen Naht einer Sehne ist die Belastbarkeit gemindert, so dass bei Über- oder Fehlbelastungen eine erneute Ruptur auftreten kann. Die Belastbarkeit sollte daher entsprechend der Heilungstendenz der Sehne festgelegt werden. Selten treten knöcherne Sehnenausrisse bei der Übungsbehandlung, beispielsweise wenn durch Verletzungen oder Operationen der knöcherne Ansatz ausgedünnt (s. Kap. 12, 12.9) oder refixiert worden ist, auf.

Sehnenscheidenentzündung (Tendovaginitis) und Ganglien

In der Rehabilitation werden Sehnenscheidenentzündungen meist durch Krafttraining oder durch den Gebrauch von Gehstützen hervorgerufen. Sie sind vorwiegend am Handgelenk lokalisiert.

Andere typische Überlastungsreaktionen in der Rehabilitation

Bursitiden

Eine Schleimbeutelentzündung am Trochanter major des Femurs tritt auf, wenn der Tractus iliotibialis durch Wandern, Jogging, Physiotherapie oder andere Anwendungen wie Querfriktion, Druckpunktmassagen etc. gereizt wird.

Bei Triathleten „scheuern" Muskelstrukturen oder Sehnen über den Schleimbeuteln an Knochenvorsprüngen (Trochanter major, laterales Knie), weil sich die Zugrichtung des schon auf der längeren Radstrecke gereizten – und damit geschwollenen – Muskels beim anschließenden Laufen verändert. Bursitiden (s. 2.9) treten häufig auch bei Läufern auf, welche die Laufunterlage wechseln (Asphalt, Waldboden etc.).

Auch in der **Rehabilitation** sind Bursitiden am Trochanter major nicht selten. Die Patienten klagen dann oft über Schmerzen beim Liegen auf der Seite. Aber auch im Schulterbereich (Unterarmgehstützen!) oder am Kniegelenk (Operationen; Übungen im Knien!) können die Schleimbeutel bei Rehapatienten gereizt sein.

Impingementsyndrom der Schulter

Durch Gehen mit Unterarmgehstützen wird der Humeruskopf unter das Akromion gepresst. Dadurch entsteht eine ständige Kompression der Rotatorenmanschette und der Bursa coracoacromialis. Sehr häufig klagen gehstützenpflichtige Patienten über Schulterschmerzen, besonders wenn in diesem Bereich Verschleißerscheinungen vorliegen.

Plikasyndrom des Kniegelenkes

Das Plika-Synovialis-Syndrom entsteht durch eine Verdickung und Fibrosierung der Plika, was ggf. sogar zu Knorpelschädigungen führen kann (sog. Medial-Shelf-Syndrom). Es ist mitunter auch nach Operationen festzustellen und bereitet lange Beschwerden, die in der Symptomatik einer Chondropathia patellae ähnlich sind. In der Regel ist die Plica mediopatellaris deutlich zu tasten und druckschmerzhaft.

Periphere Nervenkompressionssyndrome

Während einer Bewusstlosigkeit oder Narkose treten Nervenschäden gelegentlich durch eine **Überdehnung** bei der Lagerung auf (T 2.11). Aber auch durch **Druckeinwirkung** bei der Lagerung können eine ganze Reihe von Arm- oder Beinnerven geschädigt werden (110).

Nerven sind auch durch direkte operative Maßnahmen (Hakendruck) gefährdet. Bei der Operation von Azetabulumfrakturen (46) oder Hüftendoprothesen kann beispielsweise der N. femoralis geschädigt werden. In der postoperativen Phase und in der Rehabilitation können Schäden dieser Nerven ebenfalls durch **falsche Lagerung** bzw. durch **Druck von außen** (stramme Wicklung, Schiene, Brace, Gehstützen, Quengelung eines kontrakten Gelenkes etc.) auftreten oder verschlimmert werden (👁 2.10). Aber auch bei Patienten mit chronischen Vorschäden, fortschreitenden Gelenkdestruktionen, Schwellungen der Synovia bzw. des Sehnengleitgewebes oder Bandinstabilitäten können Kompressionssyndrome entstehen. Jeder 3. Patient mit chronischer Polyarthritis leidet unter einem Nervenkompressionssyndrom (6).

Belastungsbedingte Nervenkompressionsschäden entstehen durch körperliche Arbeit. Auslösende Momente können angeschwollene Muskeln (Hämatome, Schwellung durch Überlastung, Kompartmentsyndrom [110]) sein, wenn dadurch die Durchtrittsstellen der Nerven eingeengt werden. Im akuten Verlauf einer Kompression entsteht meistens eine Schwellung des Nervs, wodurch die räumlichen Verhältnisse noch enger werden. Hält das Kompressionssyndrom länger an, kommt es zu Narben, die den Nerv ebenfalls einengen (T 2.12).

Die Diagnostik bezieht sich auf die klinischen Symptome (Reflexe, Sensibilität, Motorik etc.). Bei Unklarheiten müssen die Nervenleitgeschwindigkeit und die Elektromyographie gemessen werden. Bei Operationen am Unterschenkel muss immer ein Kompartmentsyndrom ausgeschlossen werden (110).

Als Therapie ist die Entfernung der äußeren Kompressionsursache, die Vermeidung bestimmter Belastung oder die Ruhigstellung auf einer Schiene (z. B. beim Karpaltunnelsyndrom) anzuraten (👁 2.11). Mitunter muss der verengte Nervenkanal operativ freigelegt werden.

Bei Gehstützen können die Griffe mit Schaumstoff (z. B. Neopren) ummantelt oder Fahrradhandschuhe angezogen werden. Auch die Verwendung von anatomischen Handgriffen, von Achselstützen oder von rheumatisch adäquaten Unterarmstützen ist sinnvoll.

T 2.11 Lagerungsbedingte Nervenschäden (110)

Ursache	Nervenläsion
Dehnungsschäden während einer Bewusstlosigkeit oder Narkose	
Forcierte Kopfbewegung zur Gegenseite	N. accessorius
Aufwärtsverlagerung des Rumpfes gegen die fixierten Schultern (oder Arme) in Trendelenburg-Lage	Armplexus
Abduktion des supinierten Armes über 80–90°	Armplexus
Fixierung des Armes über den Kopf	Armplexus
Hyperflexion im Hüftgelenk bei Steinschnittlage	N. ischiadicus
Druckschäden durch Lagerung oder anderen äußeren Druck	
Rückenlage	N. ischiadicus, Nn. glutei, N. cutaneus femoris posterior
Seitenlagerung	N. thoracicus longus, Armplexus
Druckeinwirkung auf die Oberarmaußenseite	N. radialis
Druckeinwirkung auf die Oberarminnenseite	N. medianus, N. ulnaris
Kompression hinter dem Epicondylus medialis	N. ulnaris
Kompression des N. femoralis am Leistenband in Steinschnittlage bei starker Beugung und Außenrotation der Hüfte	N. femoralis
Druck auf die hintere Dammregion	N. pudendus
Druck auf die Dorsalseite des Ober- oder Unterschenkels	N. tibialis
Kompression am Fibulaköpfchen (Gips, Schiene etc.!)	N. peroneus
Kompression an der Medialseite des Knies oder Unterschenkels	N. saphenus

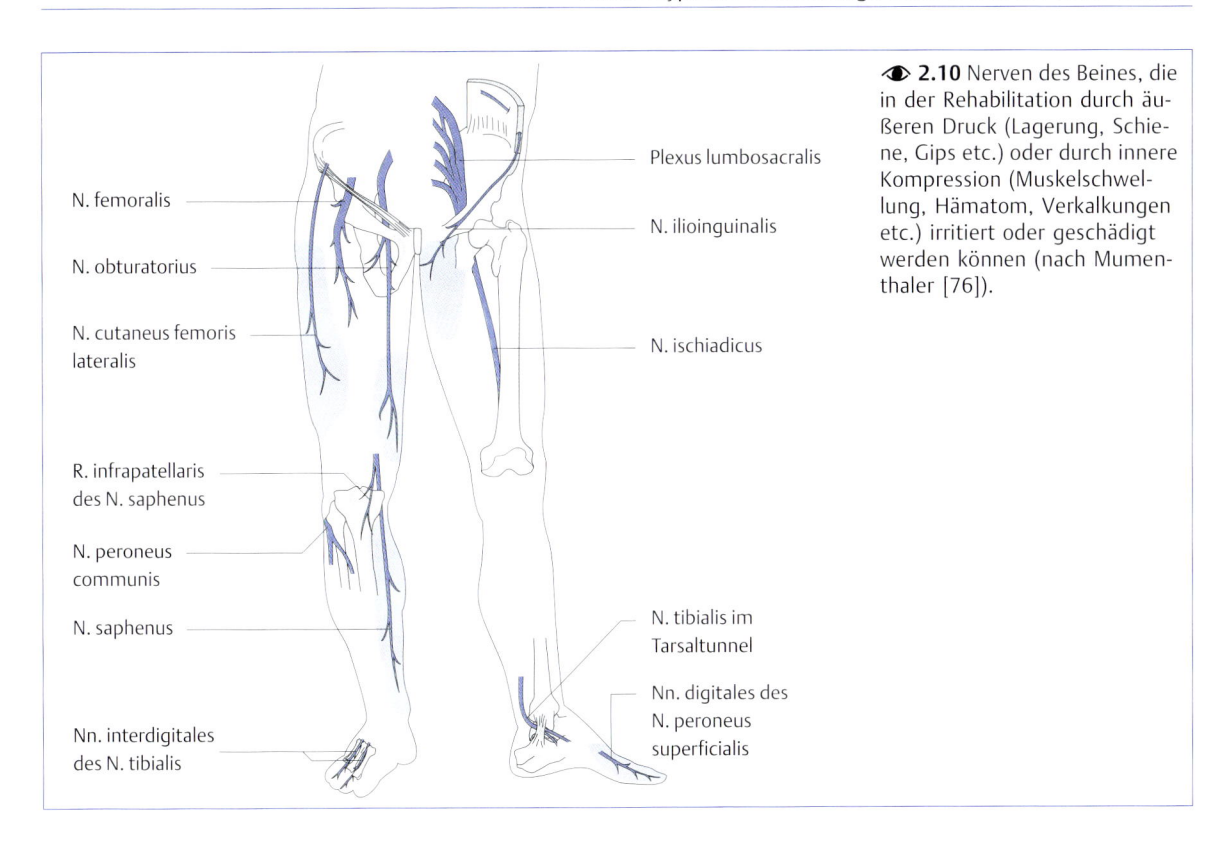

Andere typische Überlastungsreaktionen in der Rehabilitation

2.10 Nerven des Beines, die in der Rehabilitation durch äußeren Druck (Lagerung, Schiene, Gips etc.) oder durch innere Kompression (Muskelschwellung, Hämatom, Verkalkungen etc.) irritiert oder geschädigt werden können (nach Mumenthaler [76]).

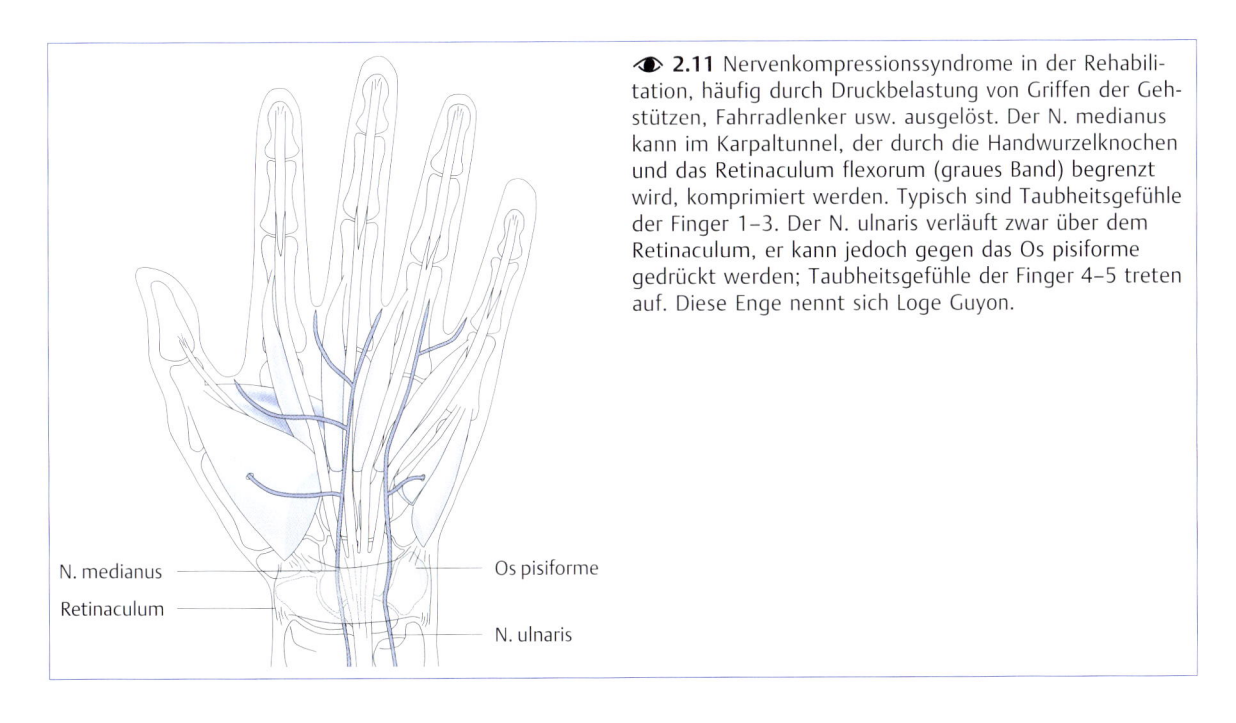

Beschriftungen:
- N. femoralis
- N. obturatorius
- N. cutaneus femoris lateralis
- R. infrapatellaris des N. saphenus
- N. peroneus communis
- N. saphenus
- Nn. interdigitales des N. tibialis
- Plexus lumbosacralis
- N. ilioinguinalis
- N. ischiadicus
- N. tibialis im Tarsaltunnel
- Nn. digitales des N. peroneus superficialis

2.11 Nervenkompressionssyndrome in der Rehabilitation, häufig durch Druckbelastung von Griffen der Gehstützen, Fahrradlenker usw. ausgelöst. Der N. medianus kann im Karpaltunnel, der durch die Handwurzelknochen und das Retinaculum flexorum (graues Band) begrenzt wird, komprimiert werden. Typisch sind Taubheitsgefühle der Finger 1–3. Der N. ulnaris verläuft zwar über dem Retinaculum, er kann jedoch gegen das Os pisiforme gedrückt werden; Taubheitsgefühle der Finger 4–5 treten auf. Diese Enge nennt sich Loge Guyon.

Beschriftungen:
- N. medianus
- Retinaculum
- Os pisiforme
- N. ulnaris

T 2.12 Belastungsbedingte Nervenkompressionssyndrome der oberen und unteren Extremität beim Training und Sport. Die in der Rehabilitation häufig vorkommenden Ursachen für Kompressionssyndrome sind hervorgehoben

Nerv	Kompressionsort	Kompressionsursache	Sport	Rehabilitation
N. medianus (proximal)	Durchtrittsstelle des N. medianus durch den M. pronator teres	Schwellung des M. pronator teres durch Überlastung	Langstreckenschwimmen, Fechten, Klettern (42)	Übungen an anatomisch ungünstigen Griffen von Kraftmaschinen oder Zugapparaten, Übungen mit Hanteln
N. medianus (distal)	Karpaltunnelsyndrom R.-Thenaris-Kompression	Ständiger äußerer Druck auf den Karpaltunnel, Ganglion, hypertrophierte Handbinnenmuskulatur (33)	Rennradfahren (ungepolsterter Rennlenker), Bodybuilding (70), Klettern (42), Segeln	**Ungepolsterte Griffe der Gehstützen. Überstreckung des Handgelenks beim Gehen mit Gehstützen**, Bastelarbeiten mit Schere. Gicht, **Rheuma**
N. ulnaris (proximal)	Sulcus-ulnaris-Syndrom	Kompression des N. ulnaris im Sulcus ulnaris am Ellenbogen	Speerwerfen (74), Triathlon (Radlenker) (83), Klettern	**Liegen in ungewohnter Haltung** mit langdauernder starker Beugung im Ellenbogengelenk. Aufstützen der Ellenbogen
N. ulnaris (distal)	Kompression in der Loge Guyon	Ständiger Druck auf die Loge Guyon (medial vom Os pisiforme), forcierte Dorsalextension (33)	Tennisspieler, Radfahrer (33, 75, 83), Klettern (42)	**Ungepolsterte Griffe der Gehstützen. Fahrradfahren**
N. radialis (proximal)	Kompression im Hiatus nervi radialis	Druck auf die Achselhöhle	Barrenturnen	Gehen mit Achselstützen
N. radialis (distal)	Kompression im M. supinator	Druck des Muskels auf den Nerv	Krafttraining	Übungen an Kraftmaschinen
N. cutaneus femoralis lateralis (Meralgia paraesthetica nocturna)	Einklemmung bzw. Kompression des N. cutaneus femoralis lateralis unter dem Leistenband	Druck durch Leistenband und/oder Schwellung des M. iliopsoas	Überdehnung	**Mobilisierung einer Hüftbeugekontraktur, ständiges, ungewohntes Liegen auf dem Rücken**
N. tibialis	Kompression möglich: Arcus M. solei in der Kniekehle Handbreit oberhalb des Innenknöchels (Faszie des M. flexor hallucis longus und M. flexor digitorum longus Hinter dem Innenknöchel Durchtritt durch die Plantarfaszie	Druck auf den N. tibialis durch verschiedene Gewebestrukturen	Tarsaltunnelsyndrom: Häufiger Zusammenhang mit einem Umknicktrauma, gelegentlich bei Plattfuß (39), langem Wandern und Druck durch enges Schuhwerk (31)	Nervenkompression durch Hämatom, Ödem, harte Muskelfaszie, postoperative Verklebungen oder Narben (27, 39)
N. peroneus profundus	Kompression in der Tibialis-anterior-Loge	Druck auf den Nerven durch Überlastung und Schwellung der Peroneusmuskulatur	Kegeln (9)	Bergab gehen oder laufen: bei Hämatom oder Kompartmentsyndrom im Unterschenkel wird Druck verstärkt

Komplikationen des Magen-Darm-Bereiches in der aktiven Rehabilitation

In der stationären Rehabilitation orthopädischer oder unfallchirurgischer Patienten traten bei 0,27 % schwere gastroenterologische Komplikationen wie eine akute Cholezystitis, Gastroenteritis, Appendizitis, Erosionen der Mageninnenwand, Ileus usw. auf (98).

Viele der Patienten hatten zuvor, teilweise über viele Monate, Analgetika und Schmerzmittel eingenommen, einige hatten schon vor der Operation Magen- oder Darmbeschwerden.

Therapie und Prophylaxe der gastroenterologischen Komplikationen in der aktiven Rehabilitation

Bei einigen Patienten ist es zweckmäßig auch in der Rehabilitation gastroskopische Untersuchungen durchzuführen. Bei Patienten, die Marcumar einnehmen ist damit der Ausschluss einer Blutungsquelle möglich. In vielen Fällen reicht eine medikamentöse Therapie aus, um die Beschwerden zu lindern.

Während der Rehabilitation sollte eine Basisdosierung mit **Schmerzmitteln**, wie sie eventuell im Akutkrankenhaus nötig war, infrage gestellt werden. Der postoperative starke Wundschmerz ist zu Beginn der Rehabilitation im Allgemeinen schon verschwunden, so dass viele Schmerzmittel ohne große Beschwerdezunahme abgesetzt werden können. Zudem ist der Schmerz ein Alarmzeichen für eine eventuelle Über- oder Fehlbelastung während einer aktiven physiotherapeutischen Übung. Eine starke medikamentöse Schmerzdämpfung würde diese Alarmzeichen überdecken.

Stärkere Schmerzen während der Rehabilitation zeigen erfahrungsgemäß Komplikationen an. Dann ist es zunächst erforderlich, vor der Gabe von Schmerzmitteln die Schmerzursache genau zu diagnostizieren.

Sind Schmerzmittel unvermeidlich, sollten sie gezielt auf den tageszeitlichen Schmerzhöhepunkt (z. B. nachts) dosiert werden. Mit der Bevorzugung von magenfreundlichen Schmerzmedikamenten und durch regelmäßige klinische Kontrollen bei Risikopatienten sind die wesentlichen Maßnahmen zur Prophylaxe durchgeführt.

Stürze und Frakturen in der Rehabilitation

In der postoperativen Phase und in der Rehabilitation ist die Gehfähigkeit vieler Patienten deutlich eingeschränkt, die Kreislaufregulation ist schlecht und Kraft- und Ausdauer sind vermindert. Die Folge davon sind relativ häufige Stürze. Es ist zu bedenken, dass bei vielen älteren Patienten eine mehr oder weniger starke Osteoporose vorliegt.

Etwa 0,15 % aller Patienten ziehen sich während des stationären Aufenthaltes in einer Rehabilitationsklinik eine Fraktur zu (98). Schenkelhalsfrakturen, Wirbelfrakturen, Radius-, Femur- und Humerusfrakturen sind Folgeerscheinungen dieser Stürze. Aber auch ein Bruch einer Osteosynthese oder des Femurs nach Implantation einer Totalendoprothese ist möglich. Meist stürzen die Patienten im Zimmer, z. B. wenn sie versuchen, vom Bett aufzustehen (98). Einige wenige Patienten stolpern über ein Hindernis.

Prophylaxe von Stürzen und Frakturen

Zur Vermeidung des Frakturrisikos ist es unerlässlich, eine sichere Prophylaxe zu betreiben. Die **baulichen Gegebenheiten** eines Rehazentrums müssen der mangelnden **Gehsicherheit** der Patienten angepasst sein mit:

- Teppichboden, rutschfesten Fliesen ohne Kanten oder Vorsprünge,
- Duschen ohne Duschwanne, zu ebener Erde erreichbar,
- Haltegriffen und Geländer an den Wänden, um die Sicherheit zu erhöhen.

Die Patienten sollten bei Gangunsicherheit mit einer sicheren Gehhilfe (Rollator, Gehbock, Gehwagen) versorgt werden. Durch das Tragen von Hüftprotektoren könnten die schweren Folgen einer Schenkelhalsfraktur deutlich verringert werden (s. Kap. 12). Weiterhin sind rutschfeste Sohlen und Gehstützen erforderlich (123).

Zur Prophylaxe weiterer Stürze – auch im späteren Alltagsleben – ist ein koordinatives Anti-Sturz-Training in der Rehabilitation notwendig.

Etwa 5–10 % der Stürze bei alten Menschen sind Folgen von Synkopen, weitere 10 % durch unabwendbare äußere Umstände (Kollisionen, Hindernisse, Glätte etc.) bedingt. Allerdings sind 80 % der Stürze weder auf äußere oder innere Beeinträchtigungen, sondern hauptsächlich auf die gestörte Mobilität und Lokomotion bei Alltagstätigkeiten zurückzuführen (95). Das Training der Koordination ist daher gerade bei älteren Menschen wichtig. Es kann durch Balanceübungen auf der Weichbodenmatte, Therapiekreisel, Schaukelbrett und anderen Geräten erfolgen – anfangs mit der Möglichkeit, sich festzuhalten.

Literatur

1. Adamopoulos, S., A. J. Coats (1991): Peripheral abnormalities in chronic heart failure. Postgrad Med J 67: 79–80
2. Armendt, K. (2002): Stadien- und morphologiegerechte Therapie der peripheren arteriellen Verschlusskrankheit. Klinikarzt 31: 177–183
3. Babisch, J., V. Dürer, D. Domke (1995): Probleme der Gelenkendoprothetik im hohen Lebensalter. Orthop Praxis 5: 312–317
4. Biedert, R. (1988): Knieverletzungen beim Joggen. Schweiz Z Sportmed 36: 11–20
5. Bindl, G., U. Holz (1988): Die subkutanen Sehnenrupturen des Oberarms. Akt Traumatol 18
6. Bingmann, M., F. Kerschbaumer (1990): Kompressionssyndrome peripherer Nerven an Ellenbogen und proximalem Unterarm bei chronischer Polyarthritis. Orthop Praxis 1: 5–7
7. Bottermann, P., M. Rust (1992): Perioperative Betreuung von Patienten mit Diabetes mellitus. Anästhesiologie und Intensivmedizin 6: 141–148
8. Brandenburg, A., K. D. Heller, A. Rübben, D. Honnef, K. Eschweiler, C. H. Siebert (2001): Effektivität der mechanischen Thromboseprophylaxe bei Knie-TEP-Implantation. Orthop Praxis 37: 82–84
9. Braune, H. J., G. Hoffmann (1990): Belastungsinduzierter Teilschaden des N. peronaeus profundus. Dtsch Med Wschr 115: 974–976
10. Buffa, E. A., A. M. Lubbe, F. J. M. Verstraete, S. F. Swaim (1997): The effects of wound lavage solutions on canine fibroblasts; an in vitro study. Veterinary Surgery 26: 460–466
11. Buskies, W. (1999): Sanftes Krafttraining nach dem subjektiven Belastungsempfinden versus Training bis zur muskulären Ausbelastung. Dtsch Z Sportmed 50: 316–320
12. Chaitman, B. R., M. G. Bourassa, K. Davis, W. J. Rogers, D. H. Tyras, R. Berger, J. W. Kennedy, L. Fisher, M. P. Judkins, M. B. Mock, T. Killip (1981): Angiographic prevalence of high-risk coronary artery disease in patient subsets (CASS). Circulation 64: 360–367
13. Charlson, M. E., C. R. MacKenzie, J. P. Gold, K. L. Ales, M. Topkins, G. P. Fairclough jr., G. T. Shires (1989): The preoperative and intraoperative hemodynamic predictors of postoperative myocardial infarction or ischemia in patients undergoing noncardiac surgery. Ann Surg 210: 637–648
14. Clarkson, P. M., K. Nosaka, B. Braun (1992): Muscle function after exercise-induced muscle damage and rapid adaptation. Med Sci Sports Exerc 24: 512–520
15. Cleak, M. J., R. G. Eston (1992): Muscle soreness, swelling, stiffness and strength loss after intense eccentric exercise. Br J Sports Med 26: 267–272
16. Clifford, R. (2000): Open fractures. In: Rüedi, T. P., W. M. Murphy: AO Principles of fracture management. Thieme, Stuttgart
17. Croisier, J. L., G. Camus, G. Deby-Dupont, F. Bertrand, C. Lhermerout, J. M. Crielaard, A. Juchmes-Ferir, C. Deby, A. Albert, M. Lamy (1996): Myocellular enzyme leakage, polymorphonuclear neutrophil activation and delayed onset muscle soreness induced by isokinetic eccentric exercise. Arch Physiol Biochem 104: 322–329
18. Daub, W. D., G. P. Knapik, W. R. Black (1996): Strength training early after myocardial infarction. J Cardpulm Rehabil 16: 100–108
19. Dickhuth, H. H., H. Löllgen (1996): Trainingsberatung für Sporttreibende. Dt Ärztebl 18-B: 939–943
20. Elam, M. (1998): Sympathisch unterhaltene Schmerzen, Störungen der Hautdurchblutung und Aktivität sympathischer Nervenfasern. Schmerz 12: 272–275
21. Erbel, R., A. Schmermund, D. Baumgart, S. Möhlenkamp, H. Pump, C. Sehnert, P. Kriener, A. Gevargez, R. Seibel, D. Grönemeyer (1998): Elektronenstrahltomographie. Dt Ärztebl 95-A: 1092–1098
22. Feldmeier, C. (1988): Grundlagen der Sporttraumatologie. Zenon, München
23. Fitzgerald, G. K., J. M. Rothstein, T. P. Mayhew, R. L. Lamb (1991): Exercise-induced muscle soreness after concentric and eccentric isokinetic contractions. Phys Therap 71: 505–513
24. Fitzgerald jr., R. H. (1996): Post-discharge prevention of deep vein thrombosis following total joint replacement. Orthopedics 19: 15–18
25. France, B. D. (2001): Fortschrittliche Drei-Marker-Technologie für die präzise Diagnostik des AMI. Viva Diagnostika
26. Franke, K. (1986): Traumatologie des Sports. Thieme, Stuttgart
27. Freising, S. (1986): Posttraumatische Schmerzen im Unterschenkel und Fuß infolge Irritation des Nervus tibialis. Unfallchirurg 89: 16–22
28. Friden, J., M. Sjostrom, B. Ekblom (1983): Myofibrillar damage following intense eccentric exercise in man. Int J Sports Med 4: 170–176
29. Fröböse, I., F. Duesberg, A. Verdonck, P. Kurowski (1990): Muskuläre Belastung eines rehabilitativ orientierten konzentrisch sowie eines konzentrisch-exzentrisch durchgeführten isokinetischen Trainings. Z Orthop 128: 218–222
30. Fry, R. W., A. R. Morton, D. Keast (1991): Overtraining in athletes. An update. Sports Med 12: 32–65
31. Funk, F. (1990): Das mediale Tarsaltunnelsyndrom. Dtsch Med Wschr 115: 787–788
32. Füsgen, I. (1995): Der ältere Patient. Urban Schwarzenberg, München
33. Gellrich, B. (1994): Periphere Nervenkompressionssyndrome in der Sportmedizin. In: Liesen, H., M. Weiß, M. Baum: Regulations- und Repairmechanismen. Deutscher Ärzte-Verlag, Köln
34. Groh, J., M. Welte (1993): Minimal invasive operative Eingriffe. Anästhesiologie u. Intensivmedizin 6: 199–203
35. Gutenbrunner, C., J. Wiseman, P. Engel, A. Gehrke (1998): Untersuchungen zur Weitertrainierbarkeit der Skelettmuskulatur nach Muskelüberlastung (DOMS). Dtsch Z Sportmed 49 Sonderheft 1: 72–75
36. Harden, R. N., R. Baron, W. Jänig (2001): Complex regional pain syndrome. Progress in Pain Research and Management 22
37. Harman, E. A., P. N. Frykman, E. R. Clagett, W. J. Kraemer (1988): Intra-abdominal and intra-thoracic pressures during lifting and jumping. Med Sci Sports Exerc 20: 195–201
38. Hentschel, M., C. Schönle, J. Becker, H. Rieckert (1997): Die kardiopulmonale Belastung bei isokinetischen Trainingseinheiten von 70% der Maximalkraft. In: Thorwesten, L., J. Jerosch, K. Nicol: Biokinetische Meßverfahren. LIT Verlag, Münster
39. Hermann, B., B. Ritter, D. Steiner, G. Eggers-Ströder (1991): Ätiologie, Diagnostik und Therapie des Tarsaltunnelsyndroms – Ergebnisse einer Retrospektivuntersuchung. Z Orthop 129: 332–335
40. Hill, A. G., P. Finn, D. Schroeder (1993): Postoperative fatigue after laparoscopic surgery. Aust N Z J Surg 63: 946–951
41. Hilmer, W., O. Schnabel (1991): Kardiovaskuläre Erkrankungen im Sport. In: Bernett, D. J. P.: Sport und Medizin – Pro und Contra.. Zuckschwerdt, München

42. Hochholzer, T., R. Krause, A. Heuk (1993): Nervenkompressionssyndrome bei Sportkletterern. Sportverl Sportschad 7: 84–87
43. Hoellen, I., E. Hartwig, L. Kinzl (1996): Behandlungsergebnis von medialen Schenkelhalsfrakturen bei über 70jährigen Patienten – Sozialmedizinische Aspekte. In: Langendorff, H. U., L. Wolf: Der Unfall im Alter. Merck Biomaterial, Darmstadt
44. Hoffmann, G. (1993): Hypertonie und Sport. Dtsch Z Sportmed 44: 153–166
45. Hoffmann, R. (1992): Prevention of venous thromboembolism in surgery. Ther Umsch 49: 815–824
46. Hoffmann, R., U. Stöckle, M. Nittinger, N. P. Südkamp, N. P. Haas (2000): Operative Behandlung komplexer Azetabulumfrakturen durch den modifizierten erweiterten iliofemoralen Zugang (-Maryland-). Unfallchirurg 103: 12–21
47. Hsu, E. (2002): pAvk-Diagnostik. Welche anamnestischen und klinischen Maßnahmen sind adäquat? Klinikarzt 31: 170–176
48. Hunter, J. B., A. E. Hunter (2000): Thromboembolic prophylaxis. In: Rüedi, T. P., W. M. Murphy: AO Principles of fracture management. Thieme, Stuttgart
49. Hust, M. H., M. Keim, R. Momper, H.-H. Dickhuth (1998): Synkopen bei Jugendlichen und Sportlern. Dtsch Z Sportmed 49 Sonderheft 1: 11–16
50. Jerosch, J., B. Geske (1989): Über den intrakompartmentalen Druck in der Tibialis-anterior-Loge bei Freizeitsportlern. Prakt Sport Traumatol Sportmed 4: 25–29
51. Katrukha, A. G., A. V. Bereznikova, T. V. Esakova, K. Pettersson, T. Lövgren, M. E. Severina, K. Pulkki, L. M. Vuopio-Pulkki, N. B. Gusev (1997): Troponin I is related in bloodstream o patients with acute myocardial infarction not in free form but as a complex. Clinical Chemistry 43: 1379–1385
52. Katthagen, B. D., B. Schwarz (1984): Todesfälle in der Orthopädie. Z Orthop 122: 628–634
53. Kmen, A., C. Schlerka, A. Pühringer (1990): Akutes, durch muskuläre Überbeanspruchung ausgelöstes, Kompartmentsyndrom an der Vorderseite beider Oberschenkel. Sportverletz Sportschad 4: 125–129
54. Koller, A., J. Mair, W. Judmaier, C. Haid, K. Wicke, E. Artner-Dowrzak, K. Klasen, B. Krinke, H. Hörtnagl, B. Puschendorf (1994): Der belastungsinduzierte Muskelschaden – neue Wege in der Diagnostik und der Lokalisation. Dtsch Z Sportmed 45: 346–352
55. Köninger, J., M. Russ, R. Schmidt, K. Feilhauer, M. Butters (2000): Postoperative Wundheilung unter Wund-Wasserkontakt. Zenralblatt für Chirurgie 125: 157–160
56. Kost, G. J., J. D. Krik, K. Omand (1998): A strategy for the use of cardiac injury markers (Troponin I and T, Creatine Kinase-MB mass and isoforms, and Myoglobin) in the diagnosis of acute myocardial infarction. Arch Pathol Lab Med 122: 245–251
57. Kujala, U. M., O. Friberg, T. Aalto, M. Kvist, K. Osterman (1987): Lower limb asymmetry and patellofemoral joint incongruence in the etiology of knee exertion injuries in athletes. Int J Sports Med 8: 214–220
58. Kupfer, P., E. Lang (1992): Erfassung der Gedächtnis- und Konzentrationsleistung nach allgemeinchirurgischen Operationen. Anästhesiologie u. Intensivmedizin 12: 354–359
59. Larsson, S., U. Thelander, S. Friberg (1992): C-reactive proteine (CRP) levels after elective orthopedic surgery. Clin Orthop Rel Res: 237–242
60. Lehmann, M. (1991): Trainingsadaptation/Übertraining aus Sicht der vegetativen und hormonalen Regulation. In: Bernett, D. J. P.: Sport und Medizin – Pro und Contra. Zuckschwerdt, München
61. Lehmann, M., J. M. Steinacker, W. Lormes, U. Dastmann (1998): Mechanismen peripherer und zentraler Ermüdung und Regeneration nach Kurzzeit- und Langzeit-Überlastung in Ausdauer-Sportarten. Dtsch Z Sportmed 49 Sonderheft 1: 126–130
62. Lemberger, P. (1993): Diagnose und medikamentöse Therapie tachykarder Herzrhythmusstörungen. Anästhesiologie u. Intensivmedizin 2: 43–53
63. Lobjoit, K. (1990): A retrospective evaluation of venous thrombosis prevention in regulated orthopedic surgery (1986–1989) at the Saint-Germain-en-Laye hospital center. Agressologie 31: 158–159
64. Löllgen, H. (1987): Kardiale Risiken im Breitensport. In: Rost, R., F. Webering: Kardiologie im Sport. Deutscher Ärzte-Verlag, Köln
65. Magnusson, G., A. Gordon, L. Kaijser, C. Sylven, B. Isberg, J. Karpakka, B. Saltin (1996): High intensity knee extensor training, in patients with chronic heart failure. Major skeletal muscle improvement. Eur Heart J 17: 1048–1055
66. Maier, C., M. Gleim (1998): Diagnostik und Therapie des sympathisch unterhaltenen Schmerzes. Schmerz 12: 282–303
67. Maisel, A. S. (1998): Cardiac markers in the assessment of patients with acute coronary syndromes. Top Emerg Med 20: 14–22
68. Martin, J., M. Meßelken, L. Cecconi, U. Hillenmaier, P. Milewski (1996): Der Aufwachraum. Anästhesiologie u. Intensivmedizin 1: 37–41
69. Masquelet, A. C. (2000): Principles of management of soft-tissue loss. In: Rüedi, T. P., W. M. Murphy: AO Principles of fracture management. Thieme, Stuttgart
70. Mauer, U. M., E. Lotspeich, H. J. Klein, S. A. Rath (1991): Bodybuilding – Einfluß auf die Nervenleitgeschwindigkeit das N. medianus im Carpaltunnel. Z Orthop 129: 319–321
71. Mayer, F., T. Horstmann, F. Martini, A. Niess, K. Röcker, H. C. Heitkamp, H. H. Dickhuth (1997): Reaktionen während und nach exzentrischer Kraftbelastug – Auswirkungen auf die konservative Therapie. Dtsch Z Sportmed 48: 342–348
72. McCully, K., F. G. Shellock, W. J. Bank, J. D. Posner (1992): The use of nuclear magnetic resonance to evaluate muscle injury. Med Sci Sports Exerc 24: 537–542
73. McKelvie, R. S., N. McCartney (1990): Weightlifting training in cardiac patients. Considerations. Sports Med 10: 355–364
74. Menger, H. (1992): Affektionen peripherer Nerven im Sport. Dtsch Z Sportmed 43: 44–58
75. Mitchell, J. A., B. D. Adams (1997): Hand- und Handgelenksverletzungen. In: Renström, P. A. F. H.: Sportverletzungen und Überlastungsschäden. Deutscher Ärzte-Verlag, Köln
76. Mumenthaler, M. (1979): Neurolgie. Thieme, Stuttgart
77. Nag, P. K. (1984): Circulo-respiratory responses to different muscular exercises. Eur J Appl Physiol 52: 393–399
78. Negus, R. A., J. M. Rippe, P. Freedson, J. Michaels (1987): Heart rate, blood pressure, and oxygen consumption during orthopaedic rehabilitation exercise. J Orthop Sports Physical Therapy 8: 346–350
79. Noakes, T. (1998): Sudden death an exercise. Sportscience, sportsci.org/jour/9804/tdn.html 2
80. Oakes, D. A., J. R. Liebermann (2001): Thromboembolism after total hip replacement. Curr Opin Orthop 12: 71–78
81. Ochsner, P. E., U. Müller (2000): Acute infection. In: Rüedi, T. P., W. M. Murphy: AO Principles of fracture management. Thieme, Stuttgart
82. Pauschen, R., C. Diehm, F. Stammler (1998): Leitlinien zur Thromboseprophylaxe in der Orthopädie. Z Orthop 136: 471–479
83. Petracic, B. (1989): Sportbedingte Kompressionssymptomatik des Nervus ulnaris. Sportverl Sportschad 3: 133–134
84. Petrofsky, J. S., A. R. Lind (1975): Aging, isometric strength and endurance and cardiovascular responses to static effort. J Applied Physiology 38: 91–95

85. Pfeifer, T., W. F. K. Fitz (1989): Das Piriformis Syndrom. Z Orthop 127: 691–494
86. Planes, A., N. Vochelle, J. Y. Darmon, M. Fagola, M. Bellaud, Y. Huet (1996): Risk of deep-venous thrombosis after hospital discharge in patients having undergone total hip replacement: double-blind randomised comparison of enoxaparin versus placebo. Lancet 348: 224–228
87. Prokop, A., J. Swol-Ben, K. E. Rehm (1996): Behandlungskonzepte in der geriatrischen Unfallchirurgie. In: Langendorff, H. U., L. Wolf: Der Unfall im Alter. Merck Biomaterial, Darmstadt
88. Renström, P. A. F. H. (1997): Sportverletzungen und Überlastungsschäden. Deutscher Ärzte-Verlag, Köln
89. Riederer, S. R., R. Inderbitzi (1997): Gefährdet das Duschen die postoperative Wundheilung? Chirurg 68: 715–717
90. Rieger, A., L. Hannemann, A. Wegner (1995): Anästhesiologische Versorgung älterer Traumapatienten. Anästhesiologie und Intensivmedizin 4: 81–91
91. Rorabeck, C. H., R. B. Bourne, P. J. Fowler (1983): The surgical treatment of exertional compartement syndrome in athletes. J Bone Joint Surg 65-A: 1245–1251
92. Rost, R. (1987): Hypertonie und Sport. Dtsch Med Wschr 112: 815–817
93. Rost, R. (1991): Sport- und Bewegungstherapie bei inneren Krankheiten. Deutscher Ärzte-Verlag, Köln
94. Rost, R. (1991): Sportmedizinische Vorsorge- und Tauglichkeitsuntersuchung aus internistischer Sicht. In: Bernett, D. J. P.: Sport und Medizin – Pro und Contra. Zuckschwerdt, München
95. Runge, M., E. Schacht (1999): Proximale Femurfrakturen im Alter: Pathogenese, Folgen, Interventionen. Rehabilitation 38
96. Ryf, C., A. Weymann, P. Matter (2000): Postoperative management: general considerations. In: Rüedi, T. P., W. M. Murphy: AO Principles of fracture management. Thieme, Stuttgart
97. Sanzen, L., M. Sundberg (1997): Periprosthetic low-grade hip infections. Erythrocyte sedimentation rate and C-reactive protein in 23 cases. Acta Orthop Scand 68: 461–465
98. Schönle, C., E. Weinz, B. Müller (2002): Komplikationen und Risikomanagement in der intensiven stationären Rehabilitation von AHB-Patienten. Orthop Praxis 38: 217–233
99. Schulte, K. L. (2002): Risikofaktoren bei der arteriellen Verschlusskrankheit. Klinikarzt 31: 194–198
100. Segesser, B., P. Michel, R. Ackermann, P. Jenoure (1993): Die Rehabilitation nach Kreuzbandplastik mit dem mittleren Drittel des Ligamentum patellae beim Sportler. Sportverl Sportschad 7: 18–21
101. Seiler, W. O. (2000): Die Feuchttherapie – ein Meilenstein in der Behandlung chronischer Ulcera. Hartmann Wund Forum: 14–16
102. Shellock, F. G., T. Fukunaga, J. H. Mink, V. R. Edgerton (1991): Exertional muscle injury: evaluation of concentric versus eccentric actions with serial MR imaging. Radiology 179: 659–664
103. Shephard, R. J. (1997): Exercise and relaxation in health promotion. Sports Med (New Zealand) 23: 211–217
104. Shih, L. Y., J. J. Wu, D. J. Yang (1987): Erythrocyte sedimentation rate and C-reaktive protein values in patients with total hip arthroplasty. Clin Orthop Rel Res: 238–246
105. Simon, P., A. Kindermans, J. F. Kempf, M. Postel (1990): Efficacy and tolerance of low molecular weight heparin in the prevention of deep venous thrombosis during non-emergent total hip arthroplasty. A prospective, multicenter trial. J Chir (Paris) 127: 252–257
106. Sjostrom, M., J. Friden, B. Ekblom (1987): Endurance, what is it? Muscle morphology after an extremely long distance run. Acta Physiol Scand 130: 513–520
107. Sommer, H. M. (1987): The biomechanical and metabolic effects of a running regime on the Achilles tendon in the rat. International Orthopaedics (SICOT) 11: 71–75
108. Sowa, D., H. J. Refior, S. Branner, A. Nerlich (1995): Prädilektionsstellen für Rupturen der langen Bicepssehne. Z Orthop 133: 568–572
109. Steinacker, J. M., Y. Liu, S. Reißnecker (2002): Abbruchkriterien bei der Ergometrie. Dtsch Z Sportmed 53: 228–229
110. Stöhr, M., B. Riffel (1988): Nerven- und Nervenwurzelläsionen. In: Neundörfer, B., K. Schimrigk, D. Soyka: Praktische Neurologie. VCH Verlagsgesellschaft, Weinheim
111. Tillmann, B., S. Koch (1995): Funktionelle Anpassungsvorgänge in Gleitsehnen. Sportverl Sportschad 9: 44–50
112. Treede, R.-D. (1998): Pathophysiologie und Diagnostik von sensiblen Störungen bei sympathikusabhängigen Schmerzen. Schmerz 12: 250–260
113. Unseld, H., B. Kähny (1996): Prophylaxe von postoperativem Erbrechen durch Histamin-Rezeptorantagonisten. Anästhesiologie u. Intensivmedizin 1: 29–34
114. Uusitalo, A. L. T., A. J. Uusitalo, H. K. Rusko (2000): Heart rate and blood pressure variability during heavy training and overtraining in the female athlete. Int J Sports Med 21: 45–53
115. Van der Laan, L., R. J. A. Goris (2000): Algodystrophy. In: Rüedi, T. P., W. M. Murphy: AO Principles of fracture management. Thieme, Stuttgart
116. Verrill, D., E. Shoup, G. McElveen, K. Witt, D. Bergey (1992): Resistive exercise training in cardiac patients. Recommendations. Sports Med 13: 171–193
117. Völler, H. (2002): Periphere arterielle Verschlusskrankheit: Sekundärprävention. Dtsch Med Wschr 127: 1870–1872
118. Wasner, G., R. Baron (1998): Das Problem von Sympathikus und Schmerz. Schmerz 12: 276–281
119. Waters, D. D., B. R. Chaitman, G. Dupras, P. Theroux, H. F. Mizgala (1979): Coronary artery spasm during exercise in patients with variant angina. Circulation 59: 580–585
120. Weber, M., B. Neundörfer, F. Birklein (2002): Morbus Sudeck – Pathophysiologie und Therapie eines komplexen Schmerzsyndroms. Dtsch Med Wschr 127: 384–389
121. Wu, A. H. B., Y. J. Feng, R. Moore, F. S. Apple, P. H. McPherson, K. F. Buechler, G. Bodor (1998): Characterization of cardiac troponin subunit release into serum after acute myocardial infarction and comparison of assays for troponin T and I. Clinical Chemistry 44: 1198–1208
122. Zeiderman, M. R., E. A. Welchew, R. G. Clark (1991): Influence of epidural analgesia upon postoperative fatigue. Br J Surg 78: 1457–1460
123. Zweifel, P. T. H. (1999): Ökonomische Analyse des Einsatzes von Hüftprotektoren zur Prävention von Schenkelhalsfrakturen 1999. Forschungsprojekt des Sozialökonomischen Institutes der Universität Bern.

3 Trainingssteuerung in der Rehabilitation

Das Ziel eines effektiven Trainings ist die schnelle Anpassung der trainierten Struktur an die Belastung. Die Trainingswirkung hängt vom Trainingsreiz (Reizintensität, Reizdichte), von der individuellen Trainierbarkeit (erblich) und von dem Trainingszustand ab.

Im Sport ist die Leistungsfähigkeit eines Menschen für den optimalen Trainingsreiz maßgebend. Die **Leistungsfähigkeit des gesunden Menschen** ist dadurch gekennzeichnet, dass Kreislauf und Stoffwechsel harmonisch ihre Leistungsgrenzen erreichen (49). Bei **Patienten** begrenzen aber die **verminderte Belastbarkeit** des Bewegungsapparates, Stoffwechselstörungen, Herzerkrankungen oder andere Krankheiten die Leistungsfähigkeit. Manchmal kann also die Leistungsfähigkeit noch hoch sein, aber eine Anstrengung mit der vollen Leistung würde zu einem Riss der operierten Sehne oder zum Schaden des Herzens führen. Hier muss der optimale Trainingsreiz so weit reduziert werden, **dass eine Gefährdung auszuschließen** ist.

> Die kardiopulmonale (KP-)Belastbarkeit ist diejenige Leistungsfähigkeit, die unter krankhaften Bedingungen ohne gesundheitliche Gefährdung realisiert werden kann (49).
> Die Belastung eines Skelettabschnittes, die ohne gesundheitliche Gefährdung realisiert werden kann, wird als orthopädisch-traumatologische (OT-)Belastbarkeit bezeichnet.

Zu Beginn einer Rehabilitation ist es unumgänglich, die Belastbarkeit des Bewegungsapparates und des Herz-Kreislauf-Systems zu messen oder wenigstens anhand der klinischen Erfahrungen zu beurteilen. Liegen weitere Begleiterkrankungen vor, muss die Belastbarkeit auch für diese Erkrankungen festgelegt werden. Dabei ist es mitunter notwendig, Spezialisten und Fachärzte zu konsultieren.

Entsprechend der individuellen Belastbarkeit müssen der **Trainingsumfang**, die **Trainingsintensität** und die **Art der Übungen** ausgewählt und am besten auch an die individuelle Tagesform angepasst werden (54).

Als Faustregel kann gelten, dass die kardiopulmonale Belastbarkeit von Patienten in der Rehabilitation *mindestens* zwischen 1,0–1,5 Watt/kg Körpergewicht liegen sollte. Patienten mit einer Belastung von 0,5 Watt/kg können nur leichte Übungsbehandlungen tolerieren. Dagegen können Personen, die lediglich am Bewegungsapparat eingeschränkt sind, kardiopulmonal intensiv im anaeroben Bereich belastet werden, wenn die geschädigte Extremität geschont wird. Das ist beispielsweise auf bestimmten Geräten oder im Wasser möglich (s. Kap. 6 u. 8).

Es hat sich als günstig herausgestellt, wenn die Trainingsintensität und der Trainingsumfang in der ersten Rehabilitationswoche unterschwellig, also als Eingewöhnungsphase dosiert werden.

Der Therapieplan soll weiterhin so gestaltet sein, dass sich regenerierende passive Anwendungen und Entspannungstherapien mit den aktiven Therapien abwechseln. Es ist beim Training ausgesprochen wichtig, Regenerationsphasen mit einzuplanen (22). **Das Geheimnis der effektiven Rehabilitation** liegt nicht in der Aneinanderreihung intensiver Behandlungen, sondern im **dosierten Wechsel von Anspannung und Entspannung**.

Beruflicher oder familiärer Stress muss möglichst ganz reduziert werden. Das muss bei der Organisation der Therapie (ambulant, teilstationär oder stationär, s. Kap. 16) bedacht werden. Das Abschalten vom täglichen Stress soll jedoch nicht nur Ergänzung, sondern ein Bestandteil einer effektiven Rehabilitation sein.

Eine zu geringe Trainingsintensität hat keinen gesundheits- und leistungsfördernden Effekt. Andererseits treten die positiven Wirkungen der regelmäßigen körperlichen Betätigung aber nicht ein oder gehen verloren, wenn der Körper überlastet wird (s. Kap. 2). Die Kontrolle und die Steuerung der individuellen Belastung während des Trainings sind daher unerlässlich und können auf verschiedene Arten erfolgen.

Subjektives Belastungsempfinden

Ein wichtiges Steuerungselement der Rehabilitation ist das subjektive Wohlbefinden des Patienten. Dies ist auch vom Tagesrhythmus abhängig: Endogene Opioide und ACTH bewirken eine positive Stimmung; vor allem morgens liegt bei diesen Substanzen ein „Hoch" vor, wobei durch morgendliche körperliche Aktivität dieser Effekt noch gesteigert werden könnte (28). Gerade wegen der Tagesschwankungen, aber auch wegen krankheitsbedingter Veränderungen (Infektionen) ist es wichtig, das subjektive Belastungsempfinden der Patienten in den Rehabilitationsprozess mit einzubeziehen. Dafür ist die Borg-Skala (**T 3.1**) geeignet, auf der ein Patient die jeweilige subjektive Belastungsintensität für den Arzt und Therapeuten dokumentieren kann. Auch analoge Schmerzskalen sind zweckmäßig, um den Schmerzverlauf zu dokumentieren.

Vor allem bei **älteren Patienten** soll das **subjektive Empfinden** in den Vordergrund rücken, weil bei ihnen:
- manche Belastungsuntersuchungen nicht möglich sind,
- die Leistungsfähigkeit instabil ist,
- plötzliche Verschlechterungen des Krankheitszustandes auftreten.

> Das subjektive Belastungsempfinden hat mindestens den gleichen Stellenwert in der Rehabilitation wie alle gemessenen Leistungsparameter.

Natürlich können Diskrepanzen zwischen dem ärztlich geprüften Leistungsvermögen und dem subjektiven Belastungsempfinden des Patienten auftreten. Dann müssen beginnende Erkrankungen und andere Ursachen eines Leistungsabfalls – aber auch die Motivation des Patienten – in Betracht gezogen werden.

Auch der **Schmerz** ist ein **wichtiges Kriterium**. Davies unterscheidet den „guten" und den „bösen" Schmerz während einer Therapie (14). Der gute Schmerz entspricht der – nur wenige Sekunden dauernden – schmerzhaften Verspannung der Muskulatur bei Kraftübungen (Laktatanhäufung) oder bei einer Dehnung, der schlechte ist eher im Gelenk lokalisiert und führt bei forcierter Übungsbehandlung zu Komplikationen. Unklare Schmerzen müssen abgeklärt werden. Daher sollten beim aktiven Training in der Rehabilitation auch möglichst alle schmerzstillenden und dämpfenden Medikamente reduziert oder weggelassen werden. Die **Trainingstherapie** muss, abgesehen von den trainingstypischen und nur kurz dauernden Schmerzen bei Muskelermüdung oder Dehnung weitgehend **schmerzfrei** erfolgen.

T 3.1 Die subjektive Beurteilung der relativen körperlichen Belastung (mittlere Spalte [7]) stimmt recht gut mit der objektiv gemessenen Leistungsfähigkeit bei einer Ausdauerbelastung überein (16)

Herzfrequenz in % des maximalen Wertes	VO$_2$ max	RPE (Borg-Skala) Skala 0–20	Beschreibung	Optimaler Trainingsbereich für die Ausdauer
< 35 %	< 30 %	6		Kein Trainingseffekt für die Ausdauer
		7	Sehr, sehr leicht	
		8		
		9	Sehr leicht	
35–59 %	30–49 %	10		Alte Patienten, Herzsportgruppen
		11	Recht leicht	
60–79 %	50–74 %	12		Herzgesunde Patienten, Hobby- und Gesundheitssportler, Leistungssportler nach Operationen
		13	Etwas anstrengend	
80–89 %	75–84 %	14		Leistungsorientierte Ausdauersportler
		15	Anstrengend	
		16		
> 90 %	> 85 %	17	Sehr anstrengend	Leistungssportler
		18		
		19d	Sehr, sehr anstrengend	
		20		

VO$_2$max: maximale Sauerstoffaufnahme
RPE (Rate of Percieved Exertion): subjektives Leistungsempfinden
Optimaler Trainingsbereich bedeutet: sicherer Trainingseffekt und keine Gefährdung

Steuerung des Ausdauertrainings durch Atemfrequenz

Die Atemfrequenz reagiert sensibel und schnell auf eine Belastungserhöhung und kann zur Steuerung einer Belastungsintensität eingesetzt werden. Es ist in der Rehabilitation älterer Menschen sinnvoll, die anaerobe Schwelle nicht zu überschreiten. Empfehlungen wie „Laufen ohne zu schnaufen" oder „So laufen, dass man sich mit dem Nachbarn unterhalten kann" sind wichtige Leitlinien in der Rehabilitation.

Die Atemfrequenz entspricht zumindest im mittleren Belastungsbereich recht genau der individuellen Belastung. Der Patient kann die Methode der Atemsteuerung leicht erlernen und die individuelle Belastung beim Jogging oder Skilanglauf kontinuierlich steuern (38).

Gerade bei Patienten, die wegen eines Bluthochdrucks Betablocker einnehmen müssen, ist die Atemsteuerung zu empfehlen (48). **Der Atemrhythmus des Patienten kann beim Laufen vom Therapeuten als Maß für die momentane Anstrengung unbemerkt geprüft werden.**

Die Atemsteuerung ist einfach: Auf einen Ein-/Ausatmungszyklus wird während des Laufes die Zahl der Schritte abgestimmt. Dies geschieht durch eine Beschleunigung oder Verlangsamung der Laufgeschwindigkeit. Automatisch reagiert die Atmung bei Erhöhung der Belastung mit einer höheren Atemfrequenz, bei einer Verlangsamung mit einem Absinken der Atemrate. Damit ist recht genau die jeweils individuelle Belastungsstufe zu erkennen. Bleibt die Belastung konstant, dann bleibt auch der Atemrhythmus annähernd konstant – falls die Belastung nicht deutlich über der anaeroben Schwelle liegt. Allerdings sind die Laktatwerte – und damit die Atemfrequenz – zu Beginn des Laufens um ca. 1 mmol/l höher als nach einer halben Stunde.

Ist die **Belastung deutlich höher** als bei der individuellen anaeroben Schwelle, tritt eine **zunehmende Übersäuerung** (Laktatbildung) des Körpers ein, die der Körper durch eine erhöhte Atmung – und damit der Ausatmung von CO_2 – auszugleichen sucht. Durch die Laktatbildung kommt der Körper in eine „Sauerstoffschuld" und die Atmung wird immer schneller, bis bei weiter steigender Belastung die völlige Übersäuerung und damit die Erschöpfung eintritt. Wird jedoch eine Pause eingelegt oder die Belastung verringert, so wird die Atmung nach einigen Minuten ebenfalls wieder langsamer, was ein Zeichen dafür ist, dass die Übersäuerung nachlässt und die Sauerstoffschuld abgeatmet wurde.

Im **Alter** ist die Atemregulierung etwas verlangsamt. Schon bei langsameren Geschwindigkeiten und geringeren Atemfrequenzen treten höhere Laktatwerte auf. Somit ist bei über 50-jährigen der 4-Schritt-Atemrhythmus, bei jüngeren Menschen der 3-Schritt-Atemrhythmus im Bereich der anaeroben Schwelle, entsprechend einer Intensität von etwa 70 %, anzunehmen. Die Atemfrequenz ist deshalb eine sehr feine und leicht überprüfbare Steuerungsmöglichkeit für den Sportler bzw. Patienten. Die Atemregulation gilt für eine ebene Strecke, aber auch bergauf kann sie eingesetzt werden, um die individuelle Belastung zu analysieren (T 3.2).

> Die Herzfrequenz oder die Atemfrequenz sind die Tachometer der individuellen Leistung beim Ausdauertraining

Bei **lungenkranken Patienten** kann die Atemfrequenz nicht als Steuerung der Leistungsfähigkeit angewendet werden. Hier rückt das Gefühl der Luftnot (Dyspnoeempfinden) als Belastbarkeitsgrenze in den Vordergrund (16).

T 3.2 Steuerung der Belastung durch die Atemfrequenz

Schritte pro Ein-/Ausatmungszyklus	Subjektive Belastung	Sportstudenten Alter: 20–30 Jahre (10) Laktatwerte: (mmol/l)	Puls	Jogger Alter: 50 Jahre (11) Laktatwerte: (mmol/l)	Puls
8 Schritte	Minimale Belastung („Tippelschritte")				
7 Schritte	Geringe Belastung				
6 Schritte	Mäßige Belastung				
5 Schritte	Jogging				
4 Schritte	Ambitioniertes Laufen	2,5–3,5	165–180	3–4	150–165
3 Schritte	„Aufholjagd"	3,3–4,0	160–170	4–5	160 u. mehr
2 Schritte	„Zwischenspurt"				
1 Schritt	Spurt				

Steuerung des Ausdauertrainings durch die Herzfrequenz

Mit der Herzfrequenz kann die individuelle Belastung beim Ausdauertraining exakt und reproduzierbar gesteuert werden. In der Rehabilitation ist es oft **gefährlich**, die volle Leistungsfähigkeit beim Patienten zu ermitteln, um danach einen dosierten Trainingsplan aufzustellen. Es ist **sicherer** die anaerobe Schwelle zu bestimmen. Sie liegt, je nach Trainingszustand, zwischen 60 und 70% der maximalen Leistungsfähigkeit (bei ausdauertrainierten Sportlern auch bei 90%).

Die anaerobe Schwelle als optimaler Trainingsbereich in der Rehabilitation

Die anaerobe Schwelle ist als diejenige Belastungsintensität definiert, ab der eine dynamische Belastung nicht mehr vorwiegend aerob, sondern mit zunehmendem Anteil auch ohne Sauerstoffverbrennung unter Bildung von Milchsäure im Muskel erfolgt. Die Puffer im Körper für die schon angefallene, geringe Laktatmenge im Körper sind erschöpft, so dass der Körper mit Änderungen in der Atmung reagiert. Ab diesem Zeitpunkt steigt die CO_2-Abatmung – im Vergleich zur Sauerstoffaufnahme – vermehrt an. Dieser Punkt wird anaerobe Schwelle bezeichnet. Eine Leistung oberhalb der anaeroben Schwelle ist durch die zunehmende Übersäuerung des Körpers gekennzeichnet. Die Übersäuerung des Körpers durch anfallende Milchsäure ist an sich nicht gefährlich; es handelt sich dabei um einen Vorgang, der sich selbst blockiert. Dies gilt jedoch nur für Gesunde (49). Unter krankhaften Bedingungen können sich z. B. Herzrhythmusstörungen verschlimmern.

> Bei Patienten mit inneren Erkrankungen sind Belastungen oberhalb der anaeroben Schwelle potenziell gefährlich und trainingsphysiologisch unerwünscht (49).

Das Ausdauertraining in der Rehabilitation ist im Bereich der **anaeroben Schwelle sicher** und **effektiv**. Ist die anaerobe Schwelle bei einem Patienten durch die Spiroergometrie diagnostisch festgelegt, dann kann seine entsprechende Herzfrequenz als recht genauer Anhaltspunkt verwendet werden. Andererseits wird als untere Grenze der Wirksamkeit eines Ausdauertrainings der Bereich von 50% der maximalen Leistungsfähigkeit angegeben. Belastungen, die unterhalb dieses Bereichs liegen, sollen keinen Trainingseffekt haben. Liegt die individuelle anaerobe Schwelle beispielsweise bei 60% der maximalen Leistungsfähigkeit, dann bleibt bei kranken oder geschwächten Personen nur eine schmale Zone für die effektive und gleichzeitig sichere Belastungsintensität.

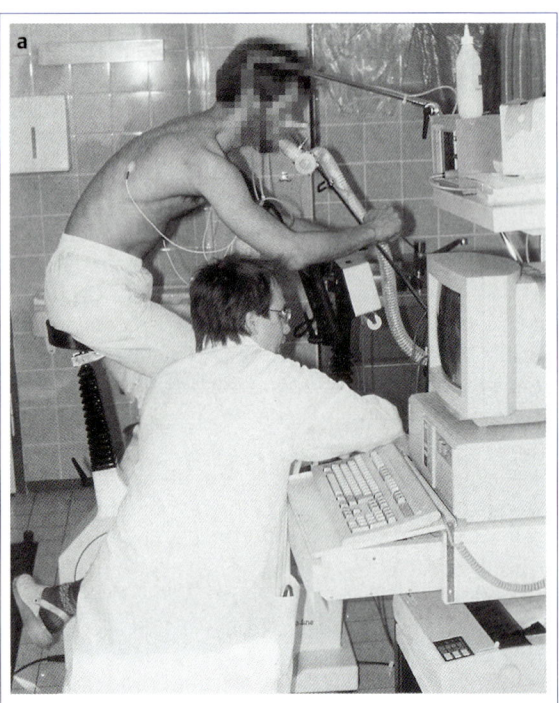

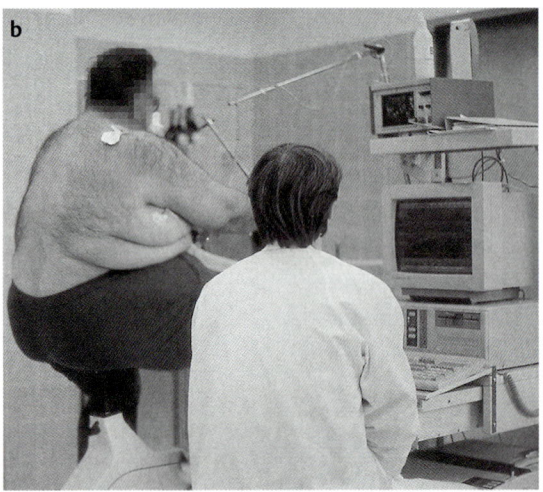

3.1a u.b Spiroergometrischen Untersuchung (Abdruck mit freundlicher Genehmigung der Fachklinik Aukrug).
a Bei der spiroergometrischen Untersuchung werden per Maske oder Mundstück kontinuierlich die Atemgase des Patienten auf den O_2- und CO_2-Gehalt überprüft. Die dabei gemessenen Herzfrequenzen können für die Trainingssteuerung und exakten Belastungskriterien herangezogen werden, vorausgesetzt, dass keine Herzrhythmusstörungen oder medikamentöse Veränderung der Herzfunktion (z. B. Betablocker) vorliegen.
b Diese Diagnostik ist gerade bei den Patienten mit einem unklaren Leistungsniveau zur Steuerung der Rehabilitation sinnvoll.

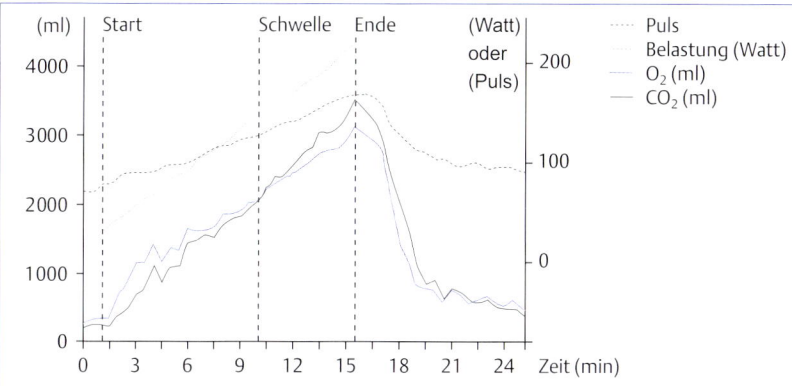

◉ 3.2 Spiroergometrie eines 49-jährigen ehemaligen Leistungssportlers, bei dem auf beiden Seiten eine Hüftendoprothese implantiert worden war. Die Belastung erfolgte auf einem Fahrradergometer sitzend, bei kontinuierlich steigender Belastung (graue Linie), beginnend bei 30 Watt. Der Puls (gestrichelte Linie) und der im Körper verbrauchte Sauerstoff (O_2, blaue Linie) steigen annähernd linear an. Kurz vor dem Kreuzungspunkt des Sauerstoffverbrauches und des abgeatmeten CO_2 (schwarze Linie) befindet sich die anaerobe Schwelle. An diesem Punkt kann der Puls wie auch die Belastungsstufe exakt gemessen und für die weitere Trainingsbelastung als Steuerungsparameter verwendet werden. Am Ende des Belastungstestes (Ende) wird die maximale Sauerstoffaufnahme (höchster Wert in der Kurve) erreicht. Sie ist das „Bruttokriterium der kardiorespiratorischen und metabolischen Leistungsfähigkeit" und gibt den Wert an, bei dem das Herz-Kreislauf-System und der Muskelstoffwechsel an ihrer Grenze angekommen sind. Bei Patienten wird im Allgemeinen wegen verminderter Belastbarkeit keine vollständige Ausbelastung getestet.

Eine exakte Möglichkeit zur Bestimmung der anaeroben Schwelle ist die **Spiroergometrie**. Die anaerobe Schwelle wird erreicht, wenn Sauerstoffaufnahme und CO_2-Abgabe fast gleich hoch sind. Der respiratorische Quotient (RQ) ist dabei zwischen 0,95 und 1. Dieser Wert liegt meist bei einer etwas niedrigeren Belastungsstufe als bei der willkürlich festgelegten 4-mmol/l-Definition der Blutlaktatwerte. Die Spiroergometrie ist auch in der Rehabilitation ein optimales Verfahren, mit dem die Funktion von Lunge, Herz, Kreislauf, Muskeldurchblutung und Zellstoffwechsel des Muskels in Ruhe und unter körperlicher Belastung umfassend analysiert werden kann. Die spiroergometrisch gemessene **anaerobe Schwelle ist individuell reproduzierbar**. Die Sauerstoffaufnahme an der anaeroben Schwelle unterliegt im Gegensatz zur maximalen Sauerstoffaufnahme nicht dem Einfluss mangelnder Motivation des Patienten und stellt damit einen zuverlässigen und objektiven Parameter des Schweregrades kardiopulmonaler Leistungseinschränkungen dar (◉ **3.1a u. b**, ◉ **3.2**).

Auch bei Patienten mit einer Herzinsuffizienz können die Werte bei der spiroergometrisch gefundenen anaeroben Schwelle ein recht genaues Maß über dessen Leistungsfähigkeit und Belastbarkeit abgeben (62): Weber u. Mitarb. (60) stellten bei Patienten mit chronischer Herzinsuffizienz eine Einteilung der kardiopulmonalen Leistungsfähigkeit in Klassen A–D anhand des unter Belastung erreichten maximalen VO_2-Wertes auf. Sie wiesen darauf hin, dass bei einer Herzinsuffizienz die Aufnahmefähigkeit der Muskulatur für Sauerstoff nicht verändert ist und somit die Sauerstoffaufnahme – sofern keine zusätzlichen Lungenkrankheiten vorliegen – ein direktes diagnostisches Zeichen für die Leistungsfähigkeit des Herzens darstellt. Ihrer Meinung nach ist diese Messung genauer als die NYHA-Klassifikation, welche mit diesen Werten nur schwach korreliert (**T 3.3**).

T 3.3 Einteilung der kardiopulmonalen Leistungsfähigkeit bei chronischer Herzinsuffizienz in Klassen A–D (60) und die korrespondierenden Werte der maximalen Sauerstoffaufnahme (Max.VO_2). Wassermann u. M(tarb. erweiterten diese Klassifikation um die entsprechenden VO_2-Werte an der anaeroben Schwelle (62)

Weber-Klasse	Max. VO_2 (ml/kg/min)	VO_2 anaerobe Schwelle (ml/kg/min)
A: keine oder nur geringe Störung der aeroben Kapazität	> 20	> 14
B: leichte Störung der aeroben Kapazität	16–20	11–14
C: mäßige bis schwere Störung der aeroben Kapazität	10–16	8–11
D: sehr schwere Störung der aeroben Kapazität	6–10	4–8

T 3.4 Möglichkeiten zur Bestimmung der anaeroben Schwelle

Messmethode	Vorteile	Nachteile
Pulsmessung Formel: Herzfrequenz = 180 minus Lebensalter	Einfache Berechnung	Ungenauigkeit durch individuelle Variationen, Medikamente etc. Bei der Pulsformel sind große Variationen von Mensch zu Mensch möglich.
Laktatschwelle: 4 mmol/l	Relativ einfache Messung	Viele Ungenauigkeiten
Belastungs-EKG	Gute Methode für Belastbarkeit und zum Ausschluss von Herz- und Kreislauf-Erkrankungen	Feststellung des Trainingsoptimums nicht exakt möglich
Spiroergometrie (inklusive EKG)	Exakte Bestimmung der Leistungsfähigkeit und anaeroben Schwelle	Aufwendige Methode

Behelfsmäßige Berechnung der optimalen Trainingsherzfrequenz

Kann vor Beginn des Trainingsprogramms kein Belastungs-EKG bzw. keine Spiroergometrie durchgeführt werden, sollte die **optimale Trainingsherzfrequenz** bei **gesunden** Probanden **behelfsmäßig** nach der einfachen Formel „**180 minus Lebensalter**" bestimmt werden. Eine etwas genauere Definition der Trainingsherzfrequenz ist mit einer Formel unter Einbeziehung des Fitnesszustandes möglich (2, 37).

Dabei ist allerdings zu bedenken, dass die Herzfrequenz **individuell sehr verschieden** ist und eine Abweichung von bis zu ±30 Schläge innerhalb der normalen, altersentsprechenden Streuung liegt. Deshalb sind beide Formeln nur mit Einschränkungen zu verwenden.

Beim Rehabilitationspatienten, beim älteren und beim kranken Menschen kann die Herzfrequenz als alleiniger Steuerungsparameter eines Ausdauertrainings nicht ausreichen. Das Wohlbefinden und weitere Parameter wie die Atemfrequenz müssen Berücksichtigung finden (**T 3.4**).

Beim **Krafttraining** ist die Herzfrequenz zweitrangig. Hier ist der **Blutdruckwert** als Hinweis auf eine mögliche Überlastung aussagekräftiger (s. Kap. 2 u. 6).

Optimale Belastungsintensität beim Ausdauertraining

Bei Untrainierten reichen schon 55 % der maximalen Leistungsfähigkeit aus, um einen positiven Effekt auf die Ausdauerfähigkeit und den Fettstoffwechsel zu erreichen. Für internistisch gesunde Sportler gilt bei Ausdauersportarten als Richtgröße eine Belastungsintensität von 60 % (für mäßig trainierte) bzw. von 75 % (Leistungssportler) der maximalen Leistungsfähigkeit, mit einer Dauer von mehr als 30 Minuten pro Trainingseinheit und einer Häufigkeit von 3 – oder mehr – pro Woche (16, 36).

In der Rehabilitation älterer Patienten ist allerdings eine gewisse **Vorsicht** bei der Verwendung der Herzfrequenz als alleiniger Steuerungsparameter des Ausdauertrainings angemessen. Vielmehr muss das körperliche Wohlbefinden des Patienten ständig vom Therapeuten beobachtet werden. Bei Patienten mit Herzrhythmusstörungen, Schilddrüsenerkrankungen u. a. Krankheiten, nach Tabletteneinnahme (Betablocker), beim Aquatraining oder beim Übertrainingssyndrom (s. Kap. 2) ist die Herzfrequenz verändert. Sie kann dann nicht als Steuerungsparameter verwendet werden.

Liegen neben den orthopädischen Einschränkungen andere Begleiterkrankungen vor, so muss das Ausdauertraining auch auf diese Krankheiten (z. B. Diabetes mellitus) abgestimmt werden. Bei **Hypertonikern** soll die Belastbarkeit zuerst an die Blutdruckwerte angepasst werden. Die Herzfrequenz ist hier zweitrangig. Während des Trainings ist die regelmäßige Blutdruckkontrolle notwendig.

> Zur Steuerung der Trainingsintensität sind neben dem Puls weitere Parameter wie Wohlbefinden, Blutdruck und Atemfrequenz zu beachten.

Operierte Patienten mit einer Anämie und ältere Patienten müssen sehr vorsichtig und dosiert an das Ausdauertraining herangeführt werden. Auch hier wird individuell mit einer niedrigeren Anfangsbelastung begonnen. Auch bei herzgesunden Patienten ist eine Ausdauerbelastung etwas unterhalb der anaeroben Schwelle in der ersten Rehabilitationswoche anzuraten, um den Patienten an die Bewegungsform zu gewöhnen und eventuelle orthopädische oder kardiopulmonale Beschwerden früh zu erfassen.

Herzfrequenzmessung während des Trainings

Die regelmäßige Kontrolle der Herzfrequenz ist ein wichtiger Aspekt in der Trainingssteuerung, weil der Grad der individuellen körperlichen Belastbarkeit exakt mit der jeweiligen Herzfrequenz übereinstimmt. Das Messen der Herzfrequenz durch Tasten des Radialis- oder Karotispulses direkt nach Belastung – sowie eine Minute bzw. zwei Minuten danach (Erholungspulssumme) – ist ein gutes Mittel, um die individuelle Belastung zu erfassen. Allerdings sind dazu immer Unterbrechungen der sportlichen Aktivität notwendig. Besser sind kontinuierliche Pulskontrollen, welche auf manchen Ergometern durch Finger- oder Ohrklips, beim Jogging auch mit einer Pulsuhr erfolgen können. Mit einer **Pulsuhr** können beim Laufen außerdem der Trainingspuls gespeichert und Ober- bzw. Untergrenzen der Herzfrequenz eingegeben werden.

Blutdruck

Patienten mit erhöhtem Blutdruck – oder auch nur Verdacht auf diese Erkrankung – sollten während der Therapie mehrfach kontrolliert werden. Dabei ist die übliche Methode (Manschette am Oberarm) wegen der genaueren Werte den Handmessgeräten vorzuziehen. Zweckmäßig sind vollautomatische Blutdruckmessgeräte, die während einer Trainingsbelastung (etwa alle 2 Minuten) den Blutdruck automatisch messen.

Laktatbestimmung

Eine weitere Möglichkeit der Belastungssteuerung ist die Bestimmung des Blutlaktatgehaltes aus dem hyperämisierten Ohrläppchen. Dabei wird der im übersäuerten Muskel anfallende Laktatgehalt gemessen, der anschließend allerdings im ganzen Körper durch den Blutkreislauf verdünnt wird.

Durch diese Verdünnung können sich **Ungenauigkeiten** ergeben: Beim einbeinigen Training reflektierte das Laktat im Blut nicht die tatsächlichen Muskelwerte. Nach 50 maximalen Wiederholungen im Krafttraining war der Muskellaktatspiegel 8-mal höher als der Blutlaktatspiegel. Es scheint sogar eine negative Korrelation vorzuliegen. Je niedriger der Muskellaktatspiegel, umso höher der Blutlaktatspiegel und umgekehrt. Die Personen mit einem hohen Blutlaktatspiegel ermüdeten deutlich geringer. Möglicherweise ist dies durch eine bessere Durchblutung des Muskels bedingt (56). Weiterhin ist der Laktatgehalt im Blut von der „Kinetik" des Laktatabbaus im Körper, aber auch von der Messmethodik abhängig.

Außerdem ist die Variabilität des Laktats sehr unterschiedlich, da bei manchen Personen schon in Ruhe Laktatwerte nahe der 4-mmol-Grenze gefunden werden (47).

Meist wird die scheinbar einfache „Messgröße Laktat" überschätzt und die zugrunde liegende Physiologie unzureichend beachtet (16). Daher ist diese Diagnostik bei Patienten eher weniger angebracht. Auch die Verwendung der etwas genaueren „individuellen anaeroben Schwelle" (13, 47, 53) ist in der Rehabilitation nicht geeignet, da sie mit einer Grenzbelastung des Patienten verbunden ist.

Eine Möglichkeit, die **anaerobe Schwelle mit Laktat** zu bestimmen, ist eine unterschwellig beginnende Belastung, die jeden Tag um eine höhere Stufe gesteigert wird. Bleibt der Laktatwert über 6–8 min auf dieser Stufe konstant, so ist die anaerobe Schwelle noch nicht erreicht. Steigt er bei einer weiter erhöhten Stufe trotz minutenlang gleichbleibender Belastung zunehmend an, so ist kurz davor die anaerobe Schwelle anzunehmen. Dieses Verfahren ist allerdings **sehr zeitaufwendig**, da die Stufen am besten erst nach einer längeren Ruhepause (24 h) erhöht werden sollten. Es ist daher in der Rehabilitation nicht zu verwerten. Allerdings sollte die **Laktatdiagnostik begleitend zur Spiroergometrie** erfolgen, da bei Patienten der Ausbelastungsgrad über das Laktat ebenfalls gut zu erfassen ist. Gerade bei Lungen- oder Kreislaufkrankheiten gibt der Laktatwert genauere Hinweise über die individuelle Übersäuerung des Körpers. Die Bestimmung der Laktatwerte während einer Therapie in der Rehabilitation kann eine mögliche Überlastung eines Patienten frühzeitig aufdecken (45).

Im **Leistungssport** gibt der Laktatwert beispielsweise bei Langzeitausdauerbelastungen Hinweise auf die Energiegewinnung aus dem Kohlehydrat- und Fettstoffwechsel (46).

Laborparameter

Bei operierten Patienten sind die Erythrozytenzahl, das Hämoglobin und die Eisenwerte in der Beurteilung einer postoperativen Anämie und der Belastbarkeit zu berücksichtigen.

Weiterhin ist die routinemäßige Bestimmung der **Entzündungsparameter** (Blutsenkungsgeschwindigkeit, Leukozytenzahl, C-reaktives Protein und Elektrophorese) bei Rehabilitationspatienten sinnvoll, um Wundheilungsstörungen, Entzündungsherde, Rachenmandelentzündungen, Infektionskrankheiten etc. im Körper aufzuspüren. Vor allem die CRP reagiert auf Infektionen schnell und ist bei einer septischen Lockerung früher und konstanter erhöht als die Blutsenkungsgeschwindigkeit (51). Die CRP kann auch als Erfolgskriterium für den Verlauf von Infektionen gut verwendet werden (51).

Manche Kliniken benutzen die Messung der Hauttemperatur als Zeichen der Aktivität einer Entzündung (59).

Sind Entzündungen nachzuweisen, sollte auch in der Rehabilitation bis 14 Tage nach Fieberfreiheit keine anstrengende körperliche Belastung erfolgen; ist der Ruhepuls weiterhin erhöht, darf nicht mit anstrengenden Übungen begonnen werden (s. Kap. 2).

Eine Erhöhung der **alkalischen Phosphatase** im Blut kann einerseits durch eine Leber- bzw. Gallenerkrankung bedingt sein, andererseits einen erhöhten Knochenstoffwechsel anzeigen. Dies ist häufig bei Patienten mit heilenden Frakturen der Fall. Nach Implantation einer Hüftendoprothese weist die erhöhte alkalische Phosphatase auf eine periartikuläre Verkalkung hin (s. Kap. 12).

Steuerung des Muskelaufbautrainings

Die großen Schwierigkeiten, gerade bei kranken Menschen verwertbare Messergebnisse über die Maximalkraft und Kraftausdauer zu erhalten, sind bekannt. Eine genaue Steuerung des Trainingsreizes ist wegen des Problems, die individuelle Maximalkraft zu messen, nur selten möglich. Auch hier ist die **subjektive Beurteilung** des Patienten über den Anstrengungsgrad bei der Muskelanspannung eine **praktikable** Alternative. Dennoch sollen hier einige Messmethoden zur Bestimmung der individuellen Kraft angegeben werden.

Messmethoden zur Muskelfunktionsdiagnostik

Um einen muskelstimulierenden Reiz für ein Individuum festzulegen, müssen bestimmte Parameter bekannt sein. Ein wichtiger Faktor bei der Bestimmung des optimalen Trainingsreizes ist die vorhandene **Maximalkraft** (MVC, s. Kap. 6) des Probanden. Damit kann auch die Effektivität einer Therapie geprüft und gesteuert werden.

Zur Messung der individuellen Kraft stehen verschiedene Testsysteme zur Verfügung. Geht man davon aus, dass zwischen Muskeldicke und Muskelkraft eine enge Korrelation besteht (26), dann sind die in der ⊤ 3.5 aufgeführten Verfahren zur Messung eines Muskel- bzw. Kraftzuwachses möglich.

Einschätzung der Muskelkräfte durch manuellen Widerstand

Die Muskelkraft kann entsprechend den Richtlinien von Janda oder BMRC (British Medical Research Council 1978) durch einfachen Widerstand des Therapeuten geschätzt werden. Allerdings ist die exakte Reproduzierbarkeit nicht gegeben, es müssten etwa 60–80 Therapeuten ihr Urteil abgeben, um einen einigermaßen statistisch gesicherten Kraftwert zu erreichen. Daher sind diese Methoden für die gezielte Trainingssteuerung nicht geeignet.

Messung des Muskelumfanges

Muskelumfangmessungen sind eine weitere Möglichkeit, um einen Muskelzuwachs oder eine Atrophie zu quantifizieren. Allerdings sind auch hier **große Ungenauigkeiten** – gerade bei frisch operierten Patienten – möglich. Durch Lymph- oder Gelenkschwellungen werden auf dem immobilisierten Bein oft größere Umfänge gemessen als auf dem gesunden (20).

Wie wenig den einzelnen Kraftmessmethoden Vertrauen geschenkt werden kann, zeigt beispielsweise die Messung der Muskelatrophie von 33 Kindern, die 1,5–4,5 Jahre nach einer Oberschenkelfraktur untersucht wurden (25): Alle Kinder – bis auf eines – wurden bei der manuellen Testung nach Kraftgrad „5" eingestuft. Nur bei einem 7-jährigen Kind wurde nach der Fraktur ein Kraftgrad „4" festgestellt, obwohl der Muskelumfang bei diesem Kind im Vergleich zum unverletzten Bein um einen halben Zentimeter vermehrt war (⊤ 3.6).

T 3.5 Vor- und Nachteile verschiedener Kraftmessmethoden

Verfahren	Besondere Vorteile	Besondere Nachteile
Muskelquerschnittsmessungen		
Messungen der Extremitätenumfänge	Einfache Methode Keine Gelenkbelastung durch Kraftmessung	Ungenauigkeit durch: ■ Unterhautfettschicht ■ Ödeme ■ Variation der Knochendicke ■ Anlagevariationen des Maßbandes ■ mäßige Reproduzierbarkeit des Messortes
Ultraschall-Dickenmessung	Gute Trennung von Fett, Knochen und Muskulatur Keine Gelenkbelastung durch Kraftmessung	Ungenauigkeit durch: ■ schlechte Reproduzierbarkeit des Messortes ■ Messfehler bei unterschiedlicher Lagerung des Weichteilmantels ■ nur eindimensionale Messung
Computertomographie (CT) oder Kernspintomographie	Exakte Bestimmung der Muskelquerschnittsfläche (zweidimensional), sehr gute Differenzierung von Weichteilmantel und Knochen Keine Gelenkbelastung durch Kraftmessung	**Achtung: im CT Strahlenbelastung!** Bei genauer Einstellung gute Reproduzierbarkeit des Messortes
Messung der neuromuskulären Funktion		
Neurologische Diagnostik (EMG)	Prüfung der neuromuskulären Funktion	Keine sicheren quantitativen Aussagen Schlechte Reproduzierbarkeit des Messortes Störanfälligkeit durch wechselnden Hautwiderstand
Messung der histologischen und biochemischen Eigenschaften		
Muskelbiopsie	Einteilung in ST- und FT-Fasern, biochemische Analyse, pathologische Differenzierung	Keine Aussage über die absolute Kraft Schlechte Reproduzierbarkeit des Messortes Operativer Eingriff
Kraftmessungen		
Statische Kraftmessungen	Messung der Funktionalität Keine Beschleunigungsartefakte	Ungenauigkeit durch: ■ mangelnde Mitarbeit ■ psychologische Einflüsse ■ nicht exakt berechenbare Hebelverhältnisse ■ unzureichende Messmethodik ■ Aussage über die Muskelfunktion nur bei statischer Kraft und nur in einem bestimmten Gelenkwinkel ■ Gefahren durch Gelenkbelastung
Dynamische Kraftmessungen	Messung der Funktionalität Größte Aussagekraft über Muskelfunktion für Sport und Alltag	Ungenauigkeit durch: ■ mangelnde Mitarbeit ■ psychologische Einflüsse ■ nicht exakt berechenbare Hebelverhältnisse ■ unzureichende Messmethodik ■ Gefahren durch Gelenkbelastung
Isokinetische Kraftmessung	Messung der Funktionalität bei dynamischer Bewegung mit konstanter Geschwindigkeit	Ungenauigkeit durch: ■ mangelnde Mitarbeit ■ psychologische Einflüsse ■ nicht exakt berechenbare Hebelverhältnisse ■ unzureichende Messmethodik ■ isokinetische Bewegungen entsprechen nicht den alltäglichen Bewegungen ■ Gefahren durch Gelenkbelastung

T 3.6 Diskrepanz einzelner Messwerte beim Versuch, den aktuellen Muskelzustand bei 7 Kindern nach einer Oberschenkelfraktur, mindestens 1,5 Jahre zurückliegend, zu prüfen. Es wurden die Differenz der Umfangsmaße zwischen verletztem und gesundem Bein, die manuell geschätzten und die isokinetisch geprüften Kraftwerte gemessen. Als Vergleich wurde das gesunde Bein gewählt (25). Die Untersuchung zeigt, dass die Ergebnisse verschiedener Kraftmessmethoden widersprüchlich sein können.

Alter (Jahre)	Dauer der Immobilisierung (Wochen)	Umfangsmaß verletztes/gesundes Bein (Oberschenkel) (cm)	Kraftgrad verletztes Bein (manuell)	Isokinetische Kraft (60/s) verletztes/gesundes Bein in %
3	12	–0,5	5	+88
5	9	+1,5	5	–31
7	11	+0,5	4	–100
7	11	–1,5	5	+49
7	9	–2,8	5	+25
13	7	+1,0	5	–19
16	16	+1,0	5	–8

Noch uneinheitlicher sind die Muskelumfangswerte und die Ergebnisse der isokinetischen Kraftmessung bei 15 der 33 Kinder: Obwohl die Kraft auf dem verletzten im Vergleich zum gesunden Bein beispielsweise um 88 % erhöht war, war der Umfang um einen halben Zentimeter vermindert. Ein Kind mit einer Umfangsverminderung von 2,8 cm hatte 25 % mehr Kraft auf dem verletzten Bein, im Vergleich zum gesunden. Bei einem anderen Kind war eine Umfangsvermehrung von 1,5 cm mit einem Kraftverlust von 31 % vergesellschaftet (s. **T 3.6**). Auch in dieser Untersuchung wurde nur ein einziger isokinetischer Test durchgeführt.

Nicht nur bei Kindern, auch bei Erwachsenen bleibt die Kraftmessung mit vielen Fehlern behaftet. Gerade zu Beginn einer Rehabilitationsphase muss mit großen Schwankungen bei den Umfangmaßen und Krafttests gerechnet werden. In der Frühphase der Rehabilitation müssen daher alle Parameter, die das Testergebnis beeinflussen könnten, berücksichtigt und quantifiziert werden.

Neurologische Kraftdiagnostik

Das EMG ist geeignet, um die elektrophysiologischen oder pathologischen Parameter der Muskelkontraktion als Diagnostikum für Nervenschäden zu differenzieren. Bei intakten neurophysiologischen Verhältnissen kann es aber nicht als quantitatives Maß für einen Kraftzuwachs verwendet werden. Allerdings kann die periphere (bzw. zentrale) Muskelermüdung damit dokumentiert werden. Auch kann ein Patient mit dem EMG lernen, seine Muskulatur gezielt zu innervieren, was beispielsweise nach Kreuzbandoperationen sinnvoll ist (s. Kap. 14).

Apparative Messungen der Muskelkraft

Gegenüber den rein deskriptiven Verfahren des Muskelumfangs und -querschnittes hat die Kraftmessung den großen Vorteil, die **gesamten Funktionsabläufe** des Muskels zu erfassen. Dabei werden auch Veränderungen der intramuskulären Koordination, die nicht gleich mit einer Hypertrophie einhergehen, erfasst. Mit bestimmten Dynamometern, mit Gewichten, Kraftmaschinen und Kraftmessplatten kann die Muskelkraft registriert werden.

Statische Messapparate besitzen den Nachteil, dass nur statische Kraft in einem bestimmten Gelenkwinkel gemessen wird. Weiterhin sind bei statischer Muskelarbeit nie alle Muskelfasern gleichzeitig aktiv. Vielmehr ändert sich die Innervation der Muskelfasern.

Bei **dynamischen** Messgeräten ist die funktionelle Kraftmessung möglich. Allerdings können bei diesen Geräten, besonders bei der Arbeit mit Gewichten, Verletzungen auftreten. Aber auch schon die Angst davor beeinträchtigt unwillkürlich die Muskelanspannung.

Einen Ausweg stellen Messapparate dar, die während einer Körperbewegung Kräfte messen und die Möglichkeit bieten, bei Schmerzen sofort die Belastung zu reduzieren. Diese Vorteile bieten beispielsweise die **isokinetischen** Kraftmessmaschinen.

Hinweise zur Reproduzierbarkeit von Kraftmessungen

Bei der Kraftmessung bestehen gewisse Probleme, die vom Menschen produzierte Muskelkraft in physikalische Messgrößen umzuwandeln. Während die Kraftentfaltung auf molekularer und biomechanischer Ebene zu reproduzierbaren Messergebnissen führen sollte, stellen die Ungenauigkeiten im neurophysiologischen Bereich das Hauptproblem der Kraftmessung dar. Inter- und intramuskuläre Innervationsschwankungen, Koordinationsstörungen, emotionale Einflüsse, zerebrale Ermüdung und Motivation beeinflussen die Kraftmessung in ausgeprägter Weise. Gerade zu Beginn einer Rehabilitation werden bei Kraftmessungen Schwankungen von 50 % innerhalb weniger Tage gemessen, die nicht mehr im physiologisch glaubhaften Bereich liegen können. Reibungsverluste im Gelenk können bei der Kraftmessung vernachlässigt werden, wenn der Knorpel intakt und das Gelenk nicht in Endstellung fixiert ist. Unter diesen Umständen repräsentiert ein auf das Gelenk einwirkendes Drehmoment die Muskelkraft.

Faktoren, die zu **Messungenauigkeiten** bei Maximalkrafttests führen sind:
- psychische Hemmschwellen der Patienten wie Angst, Schmerz (3), mangelnde Motivation (29), Rentenbegehren etc.,
- fehlende Erfahrung mit körperlicher Arbeit oder Krafttraining,
- mangelnde verbale Einweisung und Inkonstanz bei den Anweisungen,
- Steigerung der Maximalkraft durch Mobilisierung der autonomen Reserven auch bei sehr motivierten Probanden (26, 29) (Immerhin ließ sich die isometrische Maximalkraft bei gesunden Probanden durch Hypnose um 30 % steigern [26].),
- Koordinationsschwierigkeiten des Patienten, sich auf verschiedene Geschwindigkeiten einer Maschine einzustellen,
- neuromuskuläre Lernprozesse bei Testwiederholungen (30, 15, 44),
- ungenaue und wechselnde Fixierung der Patienten auf der Maschine,
- geringe Schwankungen der Testapparate im Laufe der Zeit, die jedoch durch monatliche Eichungen bzw. tägliche Kontrollen (39) auszugleichen sind,
- Überlagerung der vom Körper des Probanden erzeugten Kraft durch Eigenschwingungen eines Messsystems und durch negative Beschleunigungswerte (15, 34),
- wechselnder Muskeleinsatz beim Testen von größeren Muskelgruppen (42),
- systembedingte Fehler, die durch die Verwendung der Bedienungs- und Testsoftware bedingt sind (50, 61).

Leider sind die Kraftmessmethoden, wie auch die isokinetischen Kraftmessungen, mit vielen Störgrößen behaftet (30). Nicht ohne Grund bezeichnet Hettinger (26) alle mittels Dynamometer durchgeführten Messverfahren als „Semi-objektive-Methoden". Dazu gehören **auch die isokinetischen Testmaschinen** (50, 55, 57, 61). So zeigen die Versuche von Bennett u. Stauber (3), dass schon allein bei Schmerz ohne morphologisches Substrat die isokinetischen Kraftwerte bei der Knie-

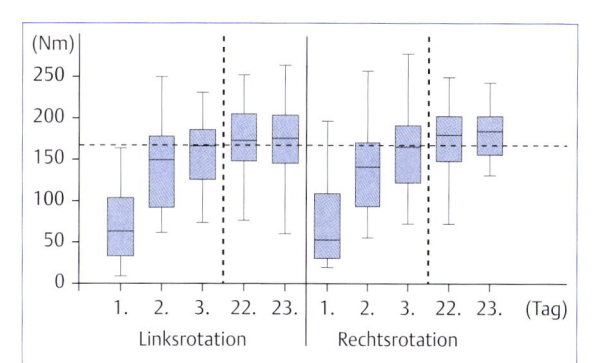

◉ 3.3 Mittelwerte der Kraft (Drehmoment in Nm) von 26 Patienten mit Rückenschmerzen, die an einem isokinetischen Krafttraining für die Rumpfmuskulatur über 23 Tage teilnahmen. Es wurde die Links- und die Rechtsrotation des Rumpfes gemessen, Testgeschwindigkeit 120/s. In den blauen Balken sind die Mittelwerte der Maximalkraft (mittlere Linie) und die 25 %- und 75 %-Perzentile dargestellt. Die ersten 3 Tests (1.–3. Tag) erfolgten an 3 aufeinander folgenden Tagen. Hier ist ein Lerneffekt der Patienten zu erkennen, die Kraftwerte verbesserten sich von einem Tag zum anderen deutlich. Zwischen dem 3. und 4. Test (3. und 22. Tag) liegen 3 Wochen intensives Training (schwarze Striche). Der 4. und 5. Test (22. und 23. Tag) wurde am Schluss des Trainings durchgeführt, wiederum an aufeinander folgenden Tagen.

streckung viel stärker reduziert waren, als beispielsweise nach einer Meniskusoperation. Selbst die Spezifität ist beispielsweise bei isokinetischen Messungen nicht gewährleistet, da die Interpretation der Messkurven und der Messwerte, besonders was die Parameter Leistung, Beschleunigungsarbeit und maximales Drehmoment betrifft, viel komplizierter ist, als in den Handbüchern angegeben wird. Auch der Einfluss der Artefakte auf das maximale Drehmoment (15, 34) ist bisher ungeklärt (◉ 3.3).

Vorschläge für die klinische Anwendung der Kraftteste

Statische, dynamische oder isokinetische Kraftmessungen

Trotz aller Fehlermöglichkeiten geben diese Messverfahren am genauesten Auskunft über die Muskelfunktion.

Hinweise zur Durchführung eines Maximalkrafttests:
- Beim Testen der Maximalkräfte muss ein Proband oder Patient erst durch mehrere Vortests motorisch und koordinativ lernen, mit der Maschine umzugehen. Es ist daher erforderlich mindestens 3 Vorteste an verschiedenen Tagen durchzuführen (40) bevor verwertbare Ergebnisse erwartet werden können.

- Die Maximalkraft darf nur mit wenigen Wiederholungen (maximal 3) geprüft werden, um einen „Spargang" beim Krafteinsatz der Patienten auszuschließen. Ein solcher Schongang ist bei einigen Patienten zu erkennen, bei denen trotz angeblich maximalem Krafteinsatz auch nach vielen Wiederholungen keine Ermüdungserscheinungen auftraten (38).
- Die Fixierung des übrigen Körpers muss möglichst exakt erfolgen, damit die Körperhebel konstant bleiben und keine Ausweichbewegungen möglich sind. Eine Kraft kann nur so groß sein wie die Gegenkraft. Bei Kraftmessungen im Stand sind daher die Bodenreaktionskräfte (Rutschfestigkeit) oder die feste Fixierung des Körpers in einer Kraftmaschine wichtig.
- Bei isometrischen Messungen müssen die Gelenke immer in der gleichen Funktionsstellung gemessen werden. Ändert sich die Gelenkstellung, sind auch Muskellänge und Hebelverhältnisse verändert.
- Gleichbleibende verbale Führung und Testanweisung des Patienten, am besten über ein Tonband.
- Bei verletzten Extremitäten kann die Kraft der gegenüberliegenden gesunden Seite als annähernder Richtwert genommen werden.

Kraftdiagnostik durch die Kraftausdauermethode

Bei älteren Rehabilitationspatienten ist es wegen Arthrose oder anderen Begleiterkrankungen oft nicht möglich, selbst auf der gesunden Seite Maximalkrafttests durchzuführen. Hier kann nach der Kraftausdauermethode unter Verwendung von kleineren Gewichten eine **ungefähre Schätzung** der Maximalkraft erfolgen (3.4). Allerdings zeigt eine gleichartige Kraftbestimmung nach Matwejew deutliche Abweichungen der Wiederholungszahlen von den Angaben von O. Holten. Bei Matwejew werden für eine Intensität von 60–70 % der MVC jeweils 15–11 maximal mögliche Wiederholungen, bei Holten für die gleiche Belastung 30–22 Wiederholungen angegeben. Außerdem scheinen die Trainingsart und der Trainingszustand die maximal mögliche Wiederholungszahl sehr variabel zu beeinflussen. Ausdauersportler können viel höhere Wiederholungen leisten als beispielsweise Schnellkraftsportler (43). Die Bestimmung der Maximalkraft nach der Anzahl der Wiederholungen pro Serie ist nach neueren Untersuchungen *nicht* mehr gerechtfertigt (21).

Bei einem optimalen Hypertrophietraining müsste die Belastungshöhe so gewählt werden, dass nach jeder Serie (mit 6–8 Wiederholungen) keine weitere Wiederholung mehr gelingt.

Subjektive Einschätzung der Kraftanstrengung

Letztlich ist die subjektive Krafteinschätzung des Patienten (s. auch Borg-Skala, T 3.1) in der Rehabilitation eine einfache – und manchmal die tauglichste – Messmethode. Mit dieser Methode können Überlastungen, die etwa bei einem Maximalkrafttest auftreten, vermieden werden.

Eine aus dieser Methode resultierende „sanfte" Krafttrainingsform, bei der ein Proband oder Patient mit dem Belastungsempfinden „mittel" trainiert, hat folgende Vorteile (9):
- deutlich geringere Laktatbildung, geringere Herzfrequenz- und Blutdruckerhöhung, insgesamt geringere Kreislaufbelastung als beim Training mit muskulärer Ausbelastung,
- nur geringfügig reduzierter Zuwachs an **Maximalkraft** im Vergleich zum Training mit muskulärer Ausbelastung,
- fast genauso großer Zuwachs an **Kraftausdauer** wie beim Training mit muskulärer Ausbelastung.

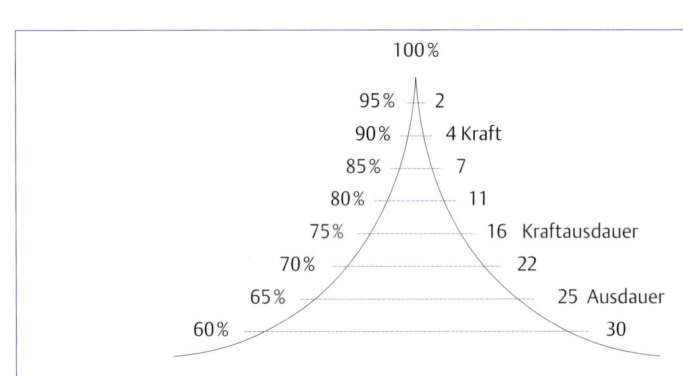

3.4 Die Kurve stellt die Beziehung zwischen statischer Kraft (in % der Maximalkraft = MVC) und höchstmöglicher Wiederholungszahl bei einer gegebenen Bewegungsgeschwindigkeit dar (nach Holten [23]). Bewegungsgeschwindigkeiten:

Maximalkraft in %: 100 %, 95 %, 90 %, 85 %, 80 %, 75 %, 70 %, 65 %, 60 %
Anzahl der Wiederholungen: 2, 4 Kraft, 7, 11, 16 Kraftausdauer, 22, 25 Ausdauer, 30

bei 80 % der MVC = explosiv,
65–80 % der MVC = im Atemrhythmus (12–16/min),
60–65 % der MVC = 25–30 Wiederholungen/min,
60 % der MVC = an die bewegten Strukturen (Gelenk, Bänder, Kapsel) angepasst.

Auch beim Muskelkrafttraining ist die Borg-Skala der subjektiven Anstrengung ein wichtiger Steuerungsparameter der Belastungsintensität.

Steuerung muskulärer Überlastungsreaktionen

Schmerz und die Reduktion der Maximalkraft sind erste Zeichen einer muskulären Überbeanspruchung. Es müssen dann der geschädigte Muskel und die Ursache der Schädigung nach folgender Fragestellung analysiert werden:
- zu hohe Alltagsbelastung?
- Fehlbelastungen einzelner Muskeln?
- zu intensives Krafttraining?

Ein Muskelkater macht zwar gegen eine gleichartige Belastung „immun"; allerdings kann eine fortgesetzte unveränderte Belastung zu langen Schmerzphasen führen. Im Allgemeinen ist die Trainierbarkeit der überlasteten Muskulatur unmittelbar nach der Überlastung mindestens 1–2 Tage vollständig aufgehoben (24). Bei stärkeren Muskelschmerzen ist es mitunter notwendig, den nächsten Trainingsreiz erst nach 2–4 Tagen folgen zu lassen, um die Erholung zu gewährleisten (s. Kap. 2).

Als Therapie des Muskelkaters sind Wärmeanwendungen, dosiertes Dehnen, vorsichtige Massagen und eine leichte Übungsbehandlung im Wasser hilfreich. Fast immer verschwindet der Muskelkater auch ohne Therapie. Um einen Muskelkater zu vermeiden, sollte der Einstieg ins Krafttraining zunächst mit unterschwelligen Trainingsreizen erfolgen und dann dosiert und stufenförmig gesteigert werden (s. Kap. 6).

Laborparameter bei muskulärer Belastung

Die **Phosphokreatinkinase (CK)** wirkt innerhalb der Muskelzelle und übersteigt normalerweise einen Wert im Blutserum von 80 U/l nicht. Lediglich bei ungewohnter starker körperlicher Belastung oder bei ungewohnt langer Dauer können eine erhöhte Durchlässigkeit und schließlich ein Defekt der Muskelzellmembran auftreten. Daraus resultiert ein Anstieg der CK im Blut, der bei Rehabilitationspatienten häufig nach einem intensivierten Krafttraining, bei älteren oder operierten Patienten manchmal auch nur nach Alltagsbelastungen (Kofferpacken, anstrengende Anreise etc.) nachzuweisen ist.

Im **Leistungssport** werden Laborwerte wie die CK, Harnstoff und andere Blutparameter zur Steuerung der Belastbarkeit angewendet. Während eines mehrtägigen Marathontrainings wird beispielsweise der CK-Wert getestet, um den Trainingsumfang zu steuern (18). Das Maximum des CK-Austritts aus dem Muskel in das Blut wird 5–8 Stunden nach Absolvierung der Belastung erreicht. Zwar bestehen gerade bei der CK nach stärkerer Belastung individuell sehr große Variabilitäten (35), wobei der Serum-CK-Wert sowohl den Anfall aus dem Muskel im Serum wie auch die Elimination aus dem Blut darstellt, aber es scheint doch einen engen Zusammenhang zwischen Muskelkater bzw. Kraftverlust nach Krafttraining und starker CK-Erhöhung zu geben (12). Die CK-Erhöhung ist nach einem Kraft- oder nach einem Ausdauertraining festzustellen, wobei vor allem der Ausbelastungsgrad für die maximalen Werte verantwortlich ist (35).

Jedoch lässt sich nicht aus der Höhe der CK-Werte im Serum die Schwere der Muskelschädigung vorhersagen. Ein annähernd gleichartiger Anstieg der CK-Werte im Blut ist einerseits bei einer starken Schädigung eines kleinen Muskels, vielleicht sogar mit Zelluntergang, andererseits bei einer geringen Schädigung einer großen Muskelgruppe zu erwarten.

In der **Rehabilitation** ist die routinemäßige Erfassung des CK-Wertes ein wichtiger Parameter zum Erkennen von muskulären Überlastungsreaktionen (s. Kap. 2). Daher sollte der CK-Wert zu Beginn der Rehabilitationsmaßnahme erfasst werden, auch zum Ausschluss einer eventuellen Herzschädigung. Ist dieser Wert erhöht, müssen die herzspezifischen Isoenzyme zusätzlich bestimmt werden (s. Kap. 2).

Steuerung der Belastbarkeit der Gelenke und des Skelettes

Im orthopädisch-traumatologischen Bereich ist die Festlegung der Belastung eine wichtige Information für die Behandlung. In Anlehnung an Pauwels ist die Belastung folgendermaßen definiert (17):

„Unter Belastung verstehen wir alle äußeren Kräfte verschiedener Größe, Art, Richtung, Zeit und Einwirkdauer, die auf einen Körper einwirken. Sie setzen sich zusammen aus dem Körpergewicht, der Gegenkraft der Muskulatur sowie aus dynamischen Kräften."

Einwirkung von Kräften auf das Skelettsystem

In der Belastung des Skelettsystems haben folgende Kräfte Bedeutung (3.5):
- **Druckkräfte** entstehen durch Kompression eines Knochens oder Gelenkes. In diese Definition sollen auch **Biegekräfte**, wie sie beispielsweise bei nicht zentrierter Kompression eines Extremitätenteiles auftreten, aufgenommen werden.

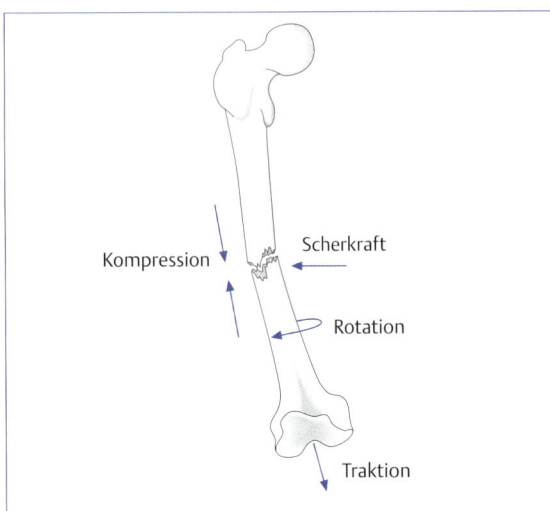

Abb. 3.5 Auf einen Skelettabschnitt können unterschiedliche äußere Kräfte einwirken, die bei Frakturen oder Osteosynthesen zu Verschiebungen oder Dislokationen führen können.

- **Scherkräfte** treten auf, wenn eine Kraft schräg oder quer zur Längsachse eines Knochens einwirkt.
- **Rotationskräfte** bewirken eine Rotation in der Längsachse des Knochens.
- **Muskelkräfte** üben eine Zugkraft auf den Knochen über den Ansatz der Sehnen aus.
- **Traktionskräfte** entstehen durch Zug an einem Knochen oder Gelenk. Bei der ungleichmäßigen Druckbelastung einer Knochenröhre treten an der einen Seite starke Druckbelastungen, an der anderen Seite Zugbelastungen auf. Dadurch ist eine Verbiegung des Knochens möglich.

Eine ausführliche Beschreibung der Einwirkungen dieser Kräfte auf Frakturen ist im Kapitel 4 gegeben.

Orthopädisch-traumatologische Belastbarkeit

Nach traumatologischen oder orthopädischen Operationen ist oft eine Entlastung oder Teilbelastung der operierten Extremität unumgänglich. Wird die Teilentlastung bei Frakturen nicht eingehalten, kann eine verzögerte oder fehlende Knochenbruchheilung (Pseudarthrose, s. Kap. 4) die Folge sein. Fehlstellungen von Frakturen und 10% der Pseudarthrosen entstehen durch unerlaubte frühzeitige Belastung einer nur übungsstabilen Osteosynthese (41, 52).

Um die **aktuelle Belastbarkeit** des Skelettsystems festzulegen, müssen mehrere Faktoren beachtet werden:
- Lokalisation, Stadium und Art der Erkrankung,
- Hinweise des Operateurs zum Operationsverfahren und zur Primärstabilität,
- Alter des Patienten,
- Begleiterkrankungen, die den Heilungsverlauf verzögern (Durchblutungsstörungen, Diabetes mellitus, Osteoporose etc.),
- aufgetretene Komplikationen,
- wissenschaftliche Erkenntnisse über den Heilungsverlauf (s. Kap. 4).

> Die Belastung eines Skelettabschnittes, die ohne gesundheitliche Gefährdung realisiert werden kann, wird als orthopädisch-traumatologische (OT-)Belastbarkeit bezeichnet.

Während der Rehabilitation sind auch die äußeren Krafteinwirkungen durch die Physiotherapie zu beachten. Die Höhe und Richtung der Krafteinwirkungen werden durch die entsprechende Krankheit, durch die biomechanischen Besonderheiten der Operation (Primärstabilität) und durch den Heilungsverlauf limitiert. Dabei muss ein ständiger Informationsaustausch im Rehateam gewährleistet sein.

Klinische Parameter zur Überprüfung der Belastbarkeit einer Fraktur sind:
- Instabilitätsgefühl,
- Schmerzen (Ruhe-, Belastungs-, Stauch-, Scher-, oder Klopfschmerz),
- Änderungen der Gelenkfunktion (Reizerguss, Hämatom, Kontrakturen, Einklemmungen, Instabilität usw.),
- Schwellungen (Thrombose, Kompartmentsyndrom, Entzündung, Kallusbildung u. a.),
- Hautfarbe (Rötung: Entzündung, bläulich: Thrombose oder Hämatom, weiß: arterielle Durchblutungsstörung, schwarz: Nekrose),
- Hauttemperatur (Überwärmung bei Entzündung, Reizung, Thrombose u. a.; Kälte bei arteriellen Durchblutungsstörungen),
- zunehmende Fehlstellungen (Verbiegung des Osteosynthesematerials, frische Frakturen usw.),
- Kraftverlust (Luxation, Nervenstörung, Muskelabriss, Schlaganfall, Pseudarthrose etc.),
- Geräusche im Skelettsystem (Krepitation, Endoprothesenlockerung, Gelenkmaus etc.),
- neurologische Veränderungen (Nervenkompression, Schlaganfall u. a.),
- weitere Untersuchungsergebnisse (Sonographie, Röntgenaufnahme, Szintigraphie o. a.).

Zur Klärung der Belastbarkeit können weitere Untersuchungen erforderlich sein, wie Röntgen, Tomographie, Szintigraphie, Leukozytenszintigraphie und anderen Verfahren (s. Kap. 4).

Dokumentation der orthopädisch-traumatologischen Belastbarkeit

Zur gezielten Bewegungstherapie reichen Hinweise wie „nicht übungsstabil", „übungsstabil" oder „belastungsstabil" nicht aus. Die Therapeuten bleiben unsicher, ob und in welcher Intensität Scher-, Kompressions-, Rotations-, Traktions- oder Muskelkräfte angewendet werden dürfen.

Für den Therapeuten ist daher eine **genauere Information vom Arzt über die Größe und Richtung der Kräfte**, die auf ein Gelenk oder einen Skelettabschnitt einwirken dürfen, hilfreich. Gerade der Operateur hat „vor Ort", also direkt am Knochen oder Gelenk, die Möglichkeit zur Überprüfung der Stabilität seiner Osteosynthese, der Knochen- oder Bandfestigkeit und kann die Chancen für eine schnelle Heilung angeben.

Zur Dokumentation ist dafür beispielsweise das Kräfte-Pentagon geeignet, welches für den betroffenen Knochen oder das Gelenk erstellt wird. Die Stufen sind in 10-kp-Schritte von 0–100 kp aufgeteilt, so dass für 5 verschiedene Kraftrichtungen genaue Informationen weitergegeben werden können. In der Praxis ist es zur Kommunikation günstig, die Richtung der Kräfte durch eine entsprechende Dokumentation (s. 3.6) darzustellen.

Dabei werden außerdem definiert:
- der gegen eine Krafteinwirkung zu schonende Skelettabschnitt (Gelenk bzw. Knochen),
- das Datum der Beurteilung sowie die Zeitdauer der Entlastung,
- bei verminderter Muskelzugkraft der/die entsprechende(n) Muskel(n).

Bei Angabe der erlaubten Muskelkräfte muss also der jeweilige Muskel eingegeben werden (z. B. Hüftabduktoren beim Abriss des Trochanter major).

> In einer regelmäßigen Dokumentation (z. B. Kräfte-Pentagon) sollen möglichst genaue Angaben der erlaubten Kraftrichtung und Kraftgröße vom Arzt an den Therapeuten übermittelt werden.

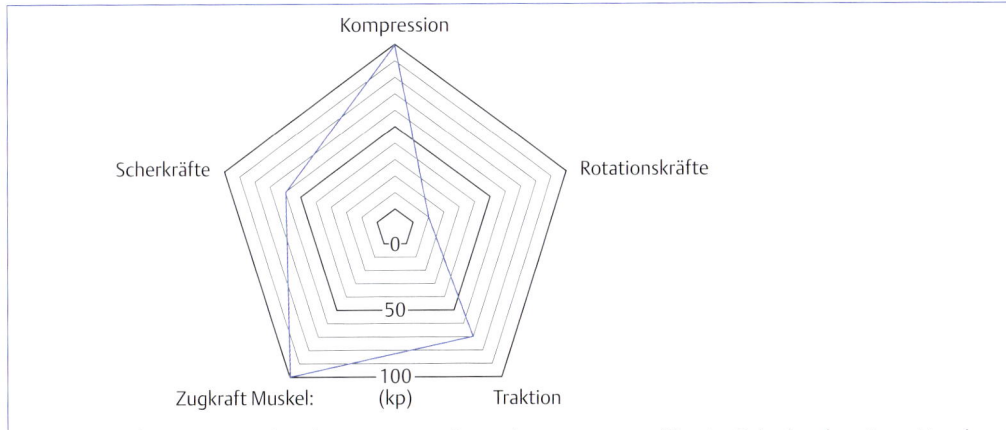

 3.6 Kräfte-Pentagon für den Femur nach Implantation einer zementierten Hüftendoprothese mit Vollbelastung. Auf dem Kräfte-Pentagon können 5 verschiedene äußere Krafteinwirkungen in einer Skala von 0–100 kp definiert werden. Beim Muskelzug muss der entsprechende Muskel eingetragen werden. Das Pentagon muss für ein Gelenk oder einen Knochen bestimmt und die Zeitdauer der Entlastung angegeben werden. Hier wären lediglich die äußeren Rotationskräfte deutlich einzuschränken. Zugkräfte (Schlingentisch, manuelle Therapie) und Scherkräfte sind zwar nicht gefährlich, sollten jedoch das Körpergewicht nicht überschreiten.

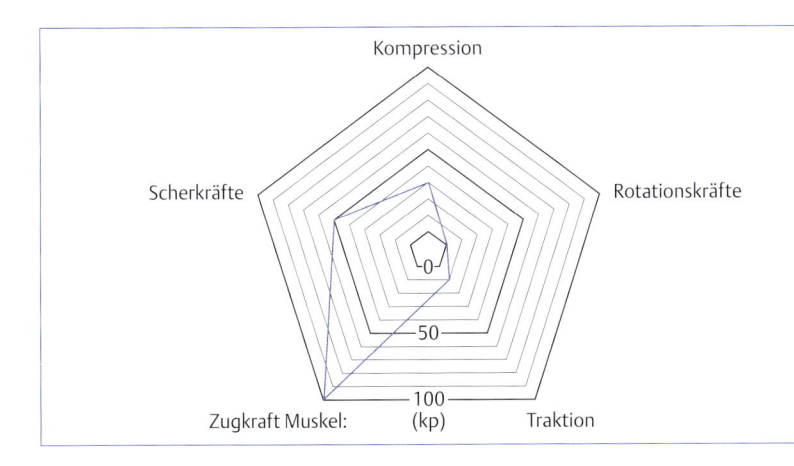

 3.7 Kräfte-Pentagon für den Femur nach Implantation einer zementfreien Hüftendoprothese mit Teilbelastung von 30 kp. Die Rotationskräfte sind nur in geringem Ausmaß erlaubt. Auch der axiale Zug ist nicht günstig, weil sich der Prothesenschaft in der Knochenröhre lockern könnte. Scherkräfte sind nicht so gefährlich, allerdings sollten auch sie ein bestimmtes Maß nicht überschreiten.

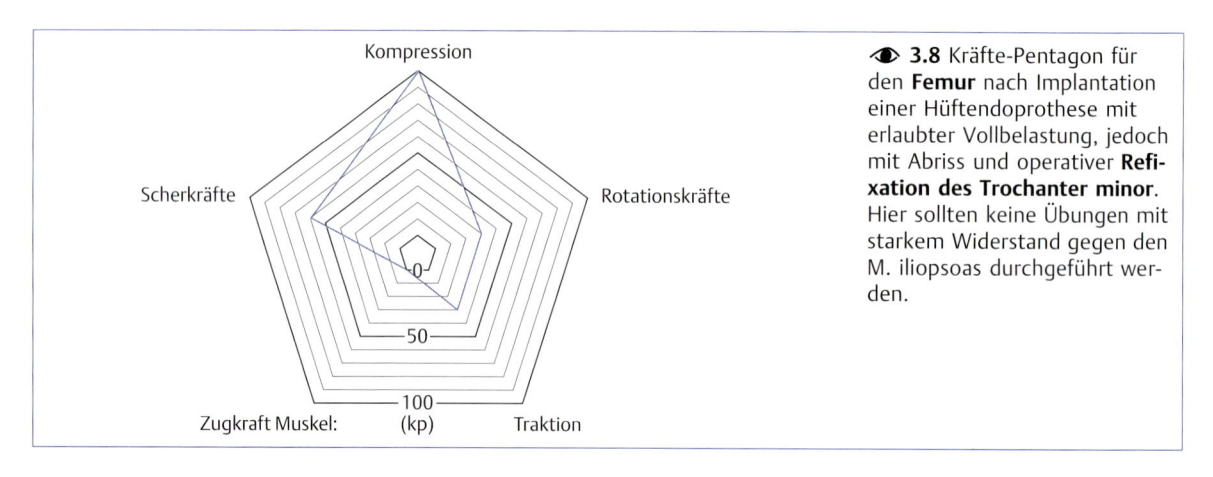

Abb. 3.8 Kräfte-Pentagon für den **Femur** nach Implantation einer Hüftendoprothese mit erlaubter Vollbelastung, jedoch mit Abriss und operativer **Refixation des Trochanter minor**. Hier sollten keine Übungen mit starkem Widerstand gegen den M. iliopsoas durchgeführt werden.

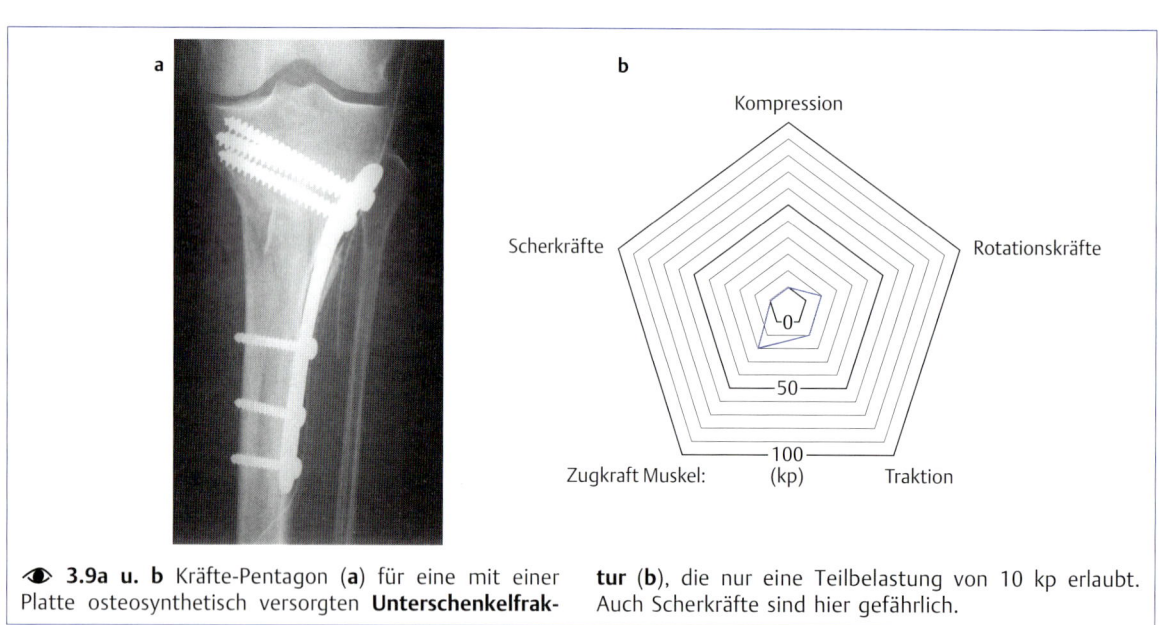

Abb. 3.9a u. b Kräfte-Pentagon (a) für eine mit einer Platte osteosynthetisch versorgten **Unterschenkelfraktur** (b), die nur eine Teilbelastung von 10 kp erlaubt. Auch Scherkräfte sind hier gefährlich.

Wird ein solches Kräfte-Pentagon als Stempel hergestellt, kann es überall – im Operationsbericht, in der Krankenakte, auf der Therapieanleitung dokumentiert und auch kopiert werden. Die im Folgenden dargestellten Kräfte-Pentagone (Abb. 3.6 bis Abb. 3.8 u. Abb. 3.9a u. b) dienen nur als Beispiele. In jedem Einzelfall können die Kraftdefinitionen anders verlaufen, je nachdem, wie vom Operateur oder bei späteren Kontrollen der weitere Belastungsverlauf bestimmt wurde.

Steuerung der Belastbarkeit in der Physiotherapie

Während es für den Operateur noch relativ einfach ist, die Belastbarkeit seiner Osteosynthese festzulegen, gibt es für den Therapeuten in der Rehabilitation leider keine Möglichkeit, die auf ein Gelenk oder auf einen bestimmten Knochenabschnitt wirkenden Kräfte exakt zu bestimmen und zu kontrollieren. Muskelkräfte (besser gesagt: Drehmomente) lassen sich zwar über Kraftapparate und isokinetische Systeme messen; damit wird jedoch noch keine Aussage über die Belastung der Gelenkflächen oder über die muskulären Kräfte im Körper getroffen. Um dies annähernd zu bestimmen, sind biomechanische Kenntnisse der Massen- und Hebelverhältnisse des Körpers wichtig (8).

Schwerkraftwirkung und Drehmomente im Körper

Wenn sich eine Last senkrecht unter oder über einer Gelenkachse befindet, wirkt nur die reine Schwerkraft (Druck oder Zug) auf das Gelenk. In diesem speziellen Fall tritt kein Drehmoment auf. Dies ist beispielsweise im geraden Stand annähernd verwirklicht.

Beim stehenden Menschen nimmt die Schwerkraftwirkung vom Kopf in Richtung Fuß zu, weil das zu tragende Körpergewicht nach unten hin größer wird. So wirkt auf die Sprunggelenke eine höhere **Schwerkraftkomponente** als auf die Kniegelenke, weil das Gewicht des Unterschenkels hinzukommt. Alle vom geraden Stand abweichenden Haltungen oder Bewegungen, wie das Anheben des Armes, das Vorbeugen des Rumpfes, das Hocken oder das Gehen, lassen zusätzlich **Drehmomente der Muskeln** wirksam werden. So wirkt im Stehen an der Wirbelsäule die Schwerkraft des Oberkörpers, bei zunehmender Abweichung vom Lot – also Vor- oder Rückbeugung – auch die Muskelkräfte der Rückenstrecker oder Bauchmuskeln. Die beiden Kräfte „Schwerkraft" und „Muskelkraft" sind beim Gehen, Stehen, Tragen usw. auf die Gelenke unterschiedlich verteilt. Gerade an der unteren Extremität kann die Belastung sehr hoch werden, weil die Beinmuskeln hohe Muskelkräfte aufbringen müssen, um das Gleichgewicht bei statischen oder dynamischen Belastungen zu erhalten. An der oberen Extremität wirken dagegen annähernd reine Muskelkräfte, vermindert durch die Zugwirkung der Schwerkraft des herabhängenden Armes, wenn die Lasten nicht über Kopf getragen werden.

Belastung der Gelenkflächen

Auf die Gelenkflächen selbst wirken die Kräfte über Muskeln, Bänder und knöcherne bzw. knorpelige Kontaktflächen. **Reibungskräfte** der knöchernen oder knorpeligen Kontaktfläche und der Krafteinfluss der Bandstrukturen **können vernachlässigt werden**, wenn:

- der Knorpel intakt ist (also keine Knorpelkrater, -rillen, freie Gelenkkörper aufweist) und damit die Gelenkreibung = 0 ist,
- das Gelenk nicht in Endstellung (Band- und Kapselspannung = 0) fixiert ist (1).

Unter diesen Umständen repräsentiert eine auf das Gelenk einwirkende Drehmomentkraft die Muskelkraft.

Wenn die Knorpeloberfläche bei degenerativ veränderten Gelenken aufgeweicht, rauh und unregelmäßig ist, werden zusätzliche Reibungs- und Scherkräfte wirksam. Auch bei Gelenkkontrakturen entstehen Scherkräfte durch die geschrumpfte Gelenkkapsel, die zur Gelenkkompression auf der gegenüberliegenden Seite führen. Dies kann zu erhöhten Kompressionskräften auf das Gelenk (meist bei Belastungen in Endstellung) führen, die bei der Therapie berücksichtigt werden müssen.

Berechnung der Muskelkräfte am Beispiel des Hüftgelenkes

Schon beim Anspannen von Muskeln ohne äußeren Widerstand können große Kräfte auf die Gelenke auftreten. Es ist daher sinnvoll, durch Gewichtsabschätzung der Körperteile die erforderliche Muskelkraft bei einer Bewegung abzuschätzen (**T 3.7**). Erfolgt eine zusätzliche Krafteinleitung von außen in den Körper (manueller Widerstand, Gewichte), so muss diese einwirkende Kraft addiert werden.

Berechnung der Kompressionskraft auf das Hüftgelenk beim aktiven Anheben des gestreckten Beines aus der Rückenlage (**3.10**):

Bei einem 70 kg schweren normal gebauten Menschen würde beim Anheben des gestreckten Beines aus der Rückenlage die in der **T 3.8** aufgezeigte Kraft des M. iliopsoas notwendig sein, wenn man den Massenschwerpunkt des jeweiligen Körperabschnittes etwa in dessen Mitte annimmt (nach OConnel u. Gardner 1972, zitiert in [17]).

T 3.7 Gewicht einzelner Körperabschnitte eines jungen schlanken Menschen in Prozent zum Gesamtkörpergewicht von 63 kg (nach A. O'Connel und E. Gardner [17])

Körperteil	Gewicht in % zum Gesamtgewicht
Kopf	7,9
Kranialer Rumpfabschnitt	16,9
Kaudaler Rumpfabschnitt	21,3
Oberschenkel	14,3
Unterschenkel	5,0
Fuß	1,4
Oberarm	3,7
Unterarm	1,8
Hand	0,6

T 3.8 Abschätzung des Drehmomentes des M. iliopsoas (Ansatz am Trochanter minor) zur Bestimmung der Kompressionskraft auf die Hüfte beim Anheben des Beines aus der Rückenlage. Der Lastarm (Beingewicht) kann durch Summation der 3 Segmente: Oberschenkel, Unterschenkel und Fuß bestimmt werden. Das Drehmoment jedes einzelnen Segmentes (Gewicht x Länge des Beinhebels bis zur Segmentmitte, s. **3.10**) wird summiert. Das Beingewicht in kg ist der Gewichtskraft in kp gleichgesetzt

Beinabschnitt	Gewicht x Hebellänge	Drehmoment (kpm)
Oberschenkel	10,0 kg x 0,25 m (Hebelarm L3)	2,50
Unterschenkel	3,5 kg x 0,62 m (Hebelarm L2)	2,17
Fuß	1,0 kg x 0,89 m (Hebelarm L1)	0,89
	Summe Bein gesamt	5,56

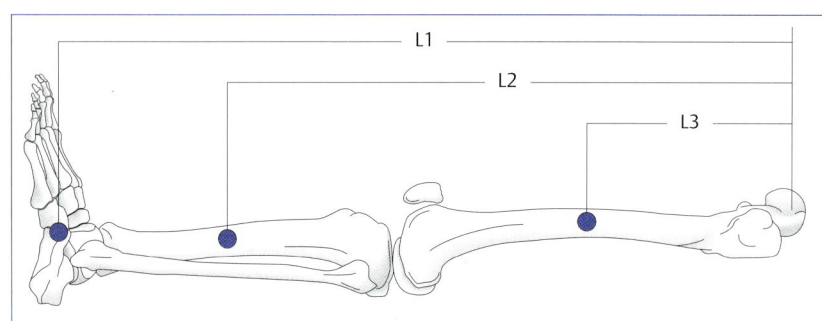

◉ **3.10** Berechnung des Hebelarmes der einzelnen Beinsegmente beim Anheben des Beines aus der Rückenlage. Jeder der 3 Beinabschnitte kann anhand der ⊤ **3.7** in seinem Gewicht geschätzt werden. Der Lasthebel jedes Beinabschnittes wird von dem Massenschwerpunkt (blauer Punkt) zum Drehpunkt (Hüftkopf) gemessen, wie auf der Abbildung dargestellt. Das Drehmoment aller 3 Abschnitte wird addiert, um das Gesamtdrehmoment auf die Hüfte zu erhalten (s. ⊤ **3.8**).

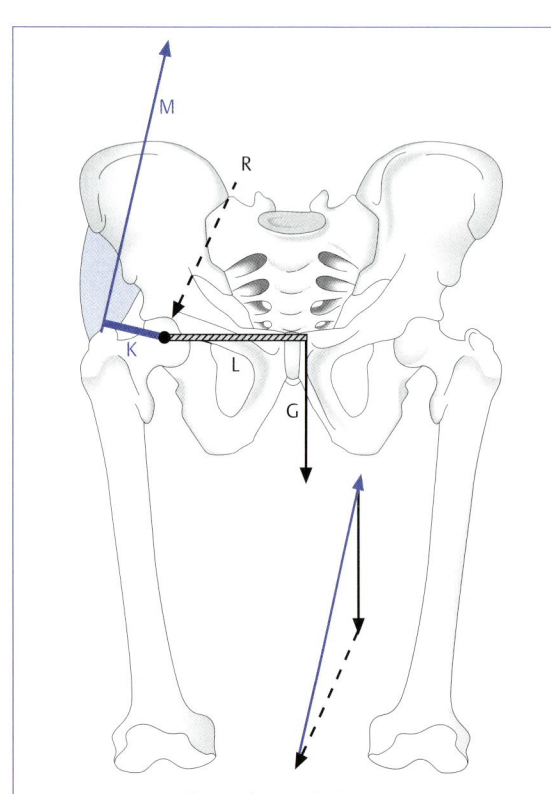

◉ **3.11** Biomechanische Verhältnisse am Hüftgelenk: Das Körpergewicht G muss im Einbeinstand durch die Glutealmuskulatur (M) über den kurzen Hebel (K) gehalten werden, sonst würde das Becken auf der Gegenseite herabsinken. Der Hebel vom Hüftkopf (L) zum momentanen Schwerpunkt ist aber annähernd doppelt so lang wie der Hebel (K) vom Hüftkopf zur Trochanterspitze. Daher ist mehr als doppelt so viel Muskelkraft (M) notwendig, um das Becken waagerecht zu halten. Daraus resultiert eine große Gesamtkraft R, die auf den Hüftkopf selbst wirkt. Der Hebelarm (L) zum Schwerpunkt variiert je nach Körperhaltung.

Um nun die Kraft des Muskels zu berechnen, der das Bein anheben muss, ist auch die Berechnung der (ungefähren) Hebelverhältnisse des Muskels notwendig:

Der Kraftarm des M. iliopsoas (Senkrechte vom Muskelverlauf zur Hüftkopfmitte) beim gestreckten Bein beträgt etwa 4 cm, wobei zu bedenken ist, dass der Muskel in seinem Verlauf über das Schambein eine Abknickung nach dorsal erfährt und der Hebel sich bei zunehmender Beugung ändert.

Die Formel lautet:
Kraft × Kraftarm (0,04 m) = 5,56 kpm
Kraft = 5,56 kpm ÷ 0,04 m = 139 kp

Folglich müsste der M. iliopsoas stolze **139 kp** aufbringen. Diese Kraft, die etwa 200 % des Körpergewichtes (70 kg) entspricht, wirkt als Kompressionskraft auf das Hüftgelenk.

Diese Berechnungen stimmen recht gut mit der Realität überein: Bergmann (6) hatte an der Hüfte beim Anheben eines Beines Kräfte von 200–300 % des Körpergewichts gemessen. Er führt die höheren gemessenen Kräfte darauf zurück, dass auch andere Muskeln (z. B. ischiokrurale Muskeln) angespannt werden. Zudem wird die Hüftbeugung durch die Mm. sartorius, tensor fasciae latae, quadriceps femoris unterstützt.

Ähnliche Abschätzungen sind auch bei den Hüftabduktoren (◉ **3.11** und s. Kap. 12) möglich. Bei einer schnelleren Bewegung müssen zusätzlich die Trägheitskräfte der Körperteile berücksichtigt werden.

Messung der Kräfte am Hüftgelenk

Die an einem Hüftgelenk wirkenden Kräfte sind also zum einen Teil durch die Schwerkraft, zum größeren Teil jedoch durch Muskelkräfte bedingt. So können auch schon im Liegen bei der Anspannung der Bein- und Beckenmuskulatur relativ hohe Kräfte auf die Hüfte einwirken (s. ⊤ **3.8**). Die Mitanspannung der antagonistischen Muskulatur kann diese Kräfte noch erhöhen, so dass die tatsächlich gemessenen Kräfte häufig höher sind als die rechnerisch ermittelten (27).

Die Messung der Kräfte in Hüftgelenk ist natürlich genauer als die Berechnung. Eine derartige Messung war bei Patienten mit Endoprothesen durch die Implantation von kleinen Sendern möglich. Dabei wurden die in der T 3.9 aufgeführten Werte festgestellt.

Jogging mit einer schnelleren Geschwindigkeit (7, 8, oder 9 km/h) erhöht die Hüftgelenkbelastung nur unwesentlich (s. 8.1). Zu bedenken ist, dass es sich bei den in der T 3.9 aufgeführten Werten um teilweise stark variierende Werte einzelner Patienten handelt. Beispielsweise steigen bei zunehmendem Abstand von der Operation die Hüftgelenkkräfte bei den verschiedenen Tätigkeiten deutlich an (4, 27). Dies ist

T 3.9 Telemetrische Kraftmessungen an implantierten Hüftendoprothesen. Die Werte sind auch von der Zeitdauer nach der Operation, von der Koordination und vom Gangbild abhängig (4, 5, 6, 31, 58). Entsprechend einer Umsetzung von 3:1 (freies Gehen bei 4 km/h = 300% Körpergewicht, entspricht der Angabe: 100% Vollbelastung des Operateurs) wurden die Werte der vom Operateur erlaubten Teilbelastung der tatsächlichen Belastung gegenübergestellt.

Tätigkeit	Am Hüftgelenk einwirkende Kräfte in % (Körpergewicht = 100%)	Definition des Operateurs (%)
Rückenlage		
Das Bein wird bei den Übungen unterstützt	30–50	10–15
Anheben des gestreckten Beines	160	50
Anheben des gestreckten, kontralateralen Beines	140–190	50–60
Hochheben des Beckens aus Rückenlage	200–300	Voll
Absenken des gestreckten Beines gegen Widerstand	250	Voll
Ab- oder Adduktion des gestreckten Beines gegen Widerstand	150	50
Außenrotation des Beines gegen Widerstand	100	30
Innenrotation des Beines gegen Widerstand	190	60
Sitzen	30	10
Aufstehen vom Stuhl mit Hilfe der Arme	110	30
Aufstehen vom Stuhl ohne Arme	220	70
Ergometerfahren 40 Watt, 60 U/min	50	15
Ergometerfahren 40 Watt, 100 U/min	100	30
Auf- und Absteigen vom Ergometer	Bis zu 280	Voll
Stehen		
Beidbeiniges Stehen	60–80	30
Beidbeiniges Stehen, Neigen des Oberkörpers nach vorn	230	80
Einbeinstand	315	Voll
Gehen		
Gehen mit zwei Gehstützen, 1 km/h	Bis zu 180	60
Gehen mit Geschwindigkeit von 1 km/h	Etwa 280	Voll
Gehen mit einer Gehstütze	Reduktion der Belastung um 25	50
Barfuß gehen, 3 km/h	Etwa 290	Voll
Gehen, 4 km/h	300–350	Voll
Gehen mit Geschwindigkeit von 5 km/h	370–480	Voll
Jogging oder schnelles Gehen	Etwa 550	Voll
Stolpern	720	Voll
Treppauf gehen	Wie beim Gehen bei 4 km/h plus 10	Voll
Treppab gehen	Wie beim Gehen bei 4 km/h plus 20	Voll

mit dem zunehmend intensiveren Muskeleinsatz zu erklären. So sind die Hüftgelenkkräfte beim Erheben von einem Stuhl ein Jahr nach der Operation um 60 % größer als 6 Monate nach der Operation. Gleiches gilt für das Gehen.

Umsetzung der Belastungsvorgaben des Operateurs in der Therapie

Von den Operateuren wird meist eine recht genaue Belastungsangabe als Bodenauftrittskraft (häufig in Prozent des Körpergewichts oder in Kilopond angegeben) mitgeteilt. Allerdings sind die auf die Hüfte einwirkenden Muskelkräfte oft um ein Vielfaches höher als die reine Gewichtskraft des Körpers. Schon allein das Anheben des gestreckten Beines in Rückenlage erhöht den Druck auf das Hüftgelenk um ein Mehrfaches des Körpergewichts.

Legt man die Untersuchungen von Bergmann für eine physiotherapeutische Behandlung als ungefähren Anhalt zu Grunde, dann würde dem freien Gehen bei einer mäßigen Geschwindigkeit von 4 km/h, das von den **Operateuren als Vollbelastung** angesehen wird, eine auf das Hüftgelenk einwirkende Kompressionskraft von 300 % des Körpergewichtes **(also 3-mal so viel)** entsprechen (6). Demgemäß sollten die Belastungsangaben der Operateure – jeweils mit dem Faktor 3 multipliziert – den von Bergmann gemessenen Belastungen gleichgestellt werden. Eine Belastungsvorgabe von 10 % des Körpergewichtes würde also der Kompressionskraft von 30 % nach Bergmann, und 50 % Körpergewicht einer Kompressionskraft von 150 % entsprechen.

> Die an einer Hüftendoprothese gemessenen Kräfte beim Gehen sind etwa 3-mal so hoch, wie die von den Operateuren erlaubte Belastung mit vollem Körpergewicht (Vollbelastung).

Der Therapeut kann versuchen, die in der **T 3.9** aufgelisteten Kompressionskraftwerte bei den einzelnen Übungen nach der von den Operateuren vorgegebenen Teilbelastung umzurechnen. Zusätzlich müssen auch noch Beschleunigungsvorgänge und Trägheitsmomente bei schnellen Bewegungen berücksichtigt werden.

Belastungssteuerung in der Praxis

Eine durch den Therapeuten auf den Körper einwirkende Kraft ist durch ihre Größe, die Richtung und den Angriffspunkt gekennzeichnet. Die Richtung der äußeren Kraft und die Fixierung des Gelenkes/Skelettabschnittes im Körper (Muskelzug, Kapselspannung, Bandstabilität) bestimmen die Kraftrichtung (Traktions-, Kompressions-, Scher- oder Biegekräfte).

Um die Belastbarkeit eines Skelettabschnittes festzulegen, müssen der Knochenabschnitt, das Gelenk oder sogar Teile des Gelenkes genau definiert werden. So können am Kniegelenk bei einer einzigen Bewegung Kompressions-, Zug- oder Scherkräfte auftreten, je nachdem, welche anatomische Struktur betroffen ist (**3.12**).

In der Trainings- und Physiotherapie entspricht die Belastung eines Gelenkes bzw. eines Skelettabschnittes **dem äußeren** (Größe der Kraft × Lasthebel) und **inneren Drehmoment** (Größe der Muskelkraft × Muskelhebel) und der **Kraftrichtung**.

Trotz der angegebenen Berechnungsgrundlage ist gerade bei komplexen Bewegungsabläufen eine genaue Bestimmung der auf den Körper einwirkenden Kräfte schwierig. Beschleunigungskräfte bei langsamer oder schneller Bewegungsausführung und Unterschiede im Einsatz der verschiedenen Muskelgruppen des Patienten erschweren die genaue Festlegung der Kräfte. Dennoch sollte versucht werden, die Krafteinwirkung auf den Körper bei verschiedenen Therapieformen einzuordnen.

Bei **manuellem Widerstand** kann die vom Patienten aufgebrachte Widerstandskraft vom Therapeuten nur annähernd geschätzt werden. Hier ist das Fingerspitzengefühl des Therapeuten maßgebend. Aber auch **Messinstrumente** wie einfache Federwaagen, Kraft-

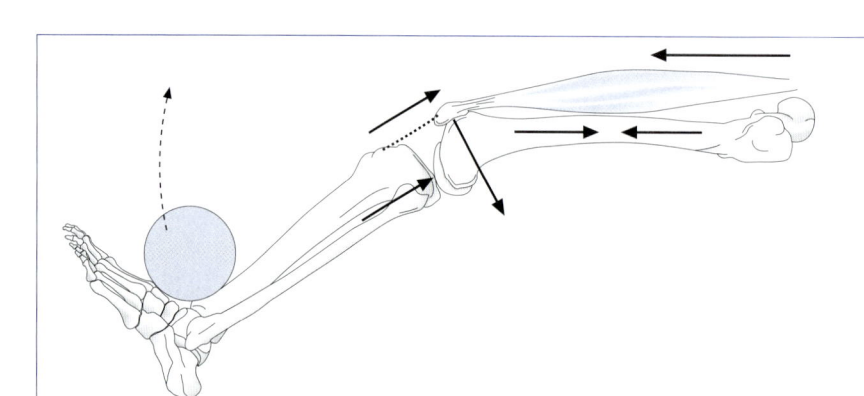

3.12 Bei der Streckung des Kniegelenkes gegen Widerstand treten Zugkräfte an der Patellasehne und am Ursprung der Quadrizepssehne, Kompressionskräfte am Patellagleitlager, im Kniegelenk, im Femur und im Hüftgelenk auf. Die Kraftwirkungen müssen daher genau entsprechend der anatomischen Struktur definiert werden.

Steuerung der Belastbarkeit der Gelenke und des Skelettes

T 3.10 Möglichkeiten der Abschätzung bzw. Messung der Krafteinwirkung auf einen bestimmten Skelettabschnitt

Art der Messung	Messgröße	Abschätzung der auf ein Gelenk/Skelettabschnitt einwirkenden Kraft
Manueller Widerstand	Tastgefühl	Manuelle Kraft × Hebelarm
Elastische Geräte (Theraband, Expander etc.)	Spannkraft	Spannkraft × Hebelarm
Kraftmaschinen	Kraft am Maschinenhebel	Maschinen-Kraft × Hebelarm
Isokinetisches Training	Drehmoment an der Maschinenachse	Drehmoment, sofern Maschinen- und Körperachse übereinstimmen

dynamometer und Dehnungsmessstreifen sind hilfreich. Dabei sind immer die Hebelverhältnisse zu beachten. Das gilt auch bei der Arbeit mit freien Gewichten (T 3.10). Bei den elastischen Kraftgeräten und Kraftmaschinen ist es sinnvoll, durch eine Messung eine „Identitätskurve" zu erstellen (s. 6.11 und 6.12).

Kurzer oder langer Hebel?

Wie schon erwähnt, sind bei der genauen Kraftwirkung auf ein/einen Gelenk/Skelettabschnitt die Größe und Richtung der Kraft und die Hebelverhältnisse zu berechnen. Nun sind jedoch bei gleicher Krafteinwirkung am Wirkort (z. B. Gelenk) zwei Möglichkeiten der äußeren Krafteinwirkung gegeben: Die Krafteinleitung in den Körper kann am „langen Hebel" (körperfern) mit kleinem Gewicht oder am „kurzen Hebel" (körpernah) mit großem Gewicht erfolgen.

Beispiel: Wirkt eine gleich große laterale Kraft einmal auf das Sprunggelenk und einmal auf das Kniegelenk, dann ist die erforderliche Abspreizkraft eines Hüftabspreizmuskels beim Ansatzpunkt am Kniegelenk deutlich geringer als in Höhe des Sprunggelenkes (3.13).

Entsprechend den Hebelverhältnissen müssen die Widerstandskräfte (manueller Widerstand durch den Physiotherapeuten, Anlage der Gewichte) bei der Übungsbehandlung unterschiedlich dosiert werden. Bei gelenkferner Krafteinleitung muss ein geringer, bzw. bei gelenknaher ein großer Widerstand aufgebracht werden.

■ *Gelenkferne Krafteinleitung (langer Hebel)*
Vorteile:
- Bei gelenkfernem Widerstand ist die Anzahl der aktiven Muskeln größer, weil mehr Gelenke stabilisiert werden müssen. Dies entspricht am ehesten den Anforderungen der Extremität im Alltag (funktionelle Kette). Außerdem kann mit kleineren Gewichten und geringerem manuellen Druck gearbeitet werden.

Nachteile:
- Beim Einsatz größerer Muskelgruppen rücken allgemeine Ermüdungserscheinungen (dynamische Ausdauer) in den Vordergrund.
- Außerdem begrenzt der schwächste Muskel der Bewegungskette die Belastungsfähigkeit. Daher können kleine Muskeln überlastet werden, bevor ein

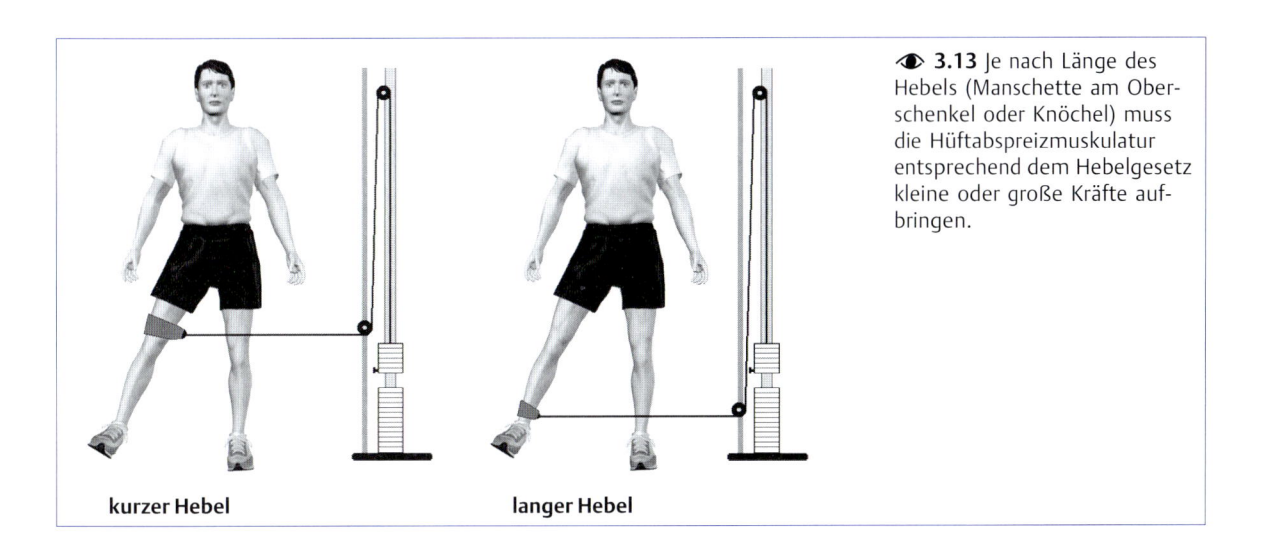

3.13 Je nach Länge des Hebels (Manschette am Oberschenkel oder Knöchel) muss die Hüftabspreizmuskulatur entsprechend dem Hebelgesetz kleine oder große Kräfte aufbringen.

kurzer Hebel   langer Hebel

Trainingseffekt des eigentlichen Muskelbereiches auftritt. Dieses Training ist für den betreffenden gelenknahen Muskel dann nicht effektiv.
- Liegen Gelenke zwischen Hebelende und Muskelansatz, dann können auf diese Gelenke Scherkräfte auftreten.
- Bei instabilen Gelenken werden Instabilitäten durch große Kräfte verstärkt.
- Ein kontrakter, zweigelenkiger Muskel kann in Spannung geraten und belastet werden, bevor die eigentliche Muskelgruppe beübt oder gedehnt wird. Beispiel: Anheben des gestreckten Beines mit Gewicht am Knöchel beim Krafttraining des M. iliopsoas. Begrenzung des Trainingseffektes: frühe Anspannung der verkürzten Ischiokruralmuskeln.

Übungen am langen Hebel aktivieren viele Muskeln und trainieren Ausdauer und Koordination. Wegen der o. a. negativen Wirkungen sollten sie aber auf das Training einer Muskelfunktionsschlinge bzw. eines Bewegungsmusters begrenzt werden.

Ausschlusskriterien für das Arbeiten am langen Hebel sind beispielsweise:
- entzündete oder gereizte Gelenke im Hebelverlauf,
- Bandinstabilitäten, die nicht muskulär stabilisiert werden können,
- Lähmungen einzelner Muskeln,
- geringe kardiopulmonale Belastbarkeit,
- schnelle Muskelermüdung,
- stärkere Atrophie eines Muskels oder einer Muskelgruppe.

Gelenknahe Krafteinleitung (kurzer Hebel)
Vorteile:
- Der gelenknahe Muskel wird spezifisch und ausschließlich beübt.
- Lokale Überlastungen einzelner schwacher Muskeln sind weniger wahrscheinlich, weil durch den kurzen Hebel keine stärkeren Kräfte auftreten.
- Bei Defekten der distalen Extremität kann gefahrlos ein intensives Krafttraining durchgeführt werden, wenn die Manschette proximal davon angebracht wird.

Nachteile:
- manuell kein großer Kraftwiderstand möglich,
- keine funktionelle Übung.

Die Anlage der Gewichtsmanschetten, der Polster oder auch das Festhalten durch den Therapeuten ist am kurzen Hebel etwas schwieriger, weil hier eine höhere Kraft angewendet wird und gleichzeitig – besonders im Ellenbogen- und Kniebereich – Muskelansätze oder Nerven irritiert werden können.

Offene oder geschlossene Bewegungskette

Der Unterschied zwischen einer offenen und einer geschlossenen Bewegungskette ist im Kapitel 6, ● 6.4 dargestellt.

Eine Bewegung in der **offenen Bewegungskette** liegt dann vor, wenn:
- das distale Segment eine freie Bewegung durchführen kann,
- keine Kompressionsbelastung des Gelenkes durch das Körpergewicht erfolgt,
- die Bewegung meist nur ein Gelenk betrifft,
- die Bewegungen meist nur in einer Ebene möglich sind,
- der Widerstand gewöhnlich am distalen Segment angreift (19).

Die offene Kette ist für Gelenke bzw. Skelettabschnitte günstig, die nicht oder nur gering belastet werden dürfen. Ein Beispiel der offenen Bewegungskette wäre die Kniebewegung auf einem Kniestreckapparat (s. ● 14.8 u. ● 14.16).

Ein Nachteil der offenen Bewegungskette ist u. a. die Tatsache, dass **Punctum fixum** und **Punctum mobile** der Arbeitsmuskulatur gegenüber der „Gebrauchsfunktion Gehen/Laufen" **vertauscht sind** (T 3.11). Durch die veränderte neuromuskuläre Ansteuerung ist damit ein Training funktioneller Bewegungsabläufe (Gehen, Laufen) nicht möglich.

Andererseits kann durch ein muskuläres Training in der offenen Kette mit intensiver Elektrostimulation des Muskels eine größere Kraft des M. quadriceps erreicht werden als durch ein Training in der geschlossenen Kette. Kniebeugen mit zusätzlicher Belastung von 25 % des Körpergewichtes führten nur zu 20–30 % derjenigen Muskelanspannung des M. quadriceps, die bei einer isometrischen Kontraktion erreicht würde, und nur zu 15–20 % der maximal möglichen Anspannung der ischiokruralen Muskeln (32).

Eine Bewegung in der **geschlossenen Bewegungskette** ist dann gegeben, wenn:
- das distale Segment üblicherweise fixiert ist,
- das Gelenk mit dem Körpergewicht belastet wird,
- mehrere Gelenke an der Bewegung teilnehmen,
- der Widerstand sowohl proximal wie distal erfolgt.

Eine geschlossene Bewegungskette wäre beispielsweise die Kniebewegung beim Fahrradfahren oder beim Hocken. Weitere Beispiele für die geschlossene Kette sind das vorsichtige Kniebeugen aus dem Stehen mit Halten an der Sprossenwand (bei Teilbelastung) oder das Gehen, das Stepptraining usw. (bei Vollbelastung). Der Vorteil der geschlossenen Kette liegt in der Erhöhung der Gelenkstabilität durch gleichzeitige Kokontraktion der Antagonisten und die Verbesserung der inter- und intramuskulären Koordination. Außerdem sind eine den typischen Alltagsbewegungen ähn-

T 3.11 Wirkungen bei den beiden Trainingsformen „offene" und „geschlossene" Kette

Krafteinwirkungen auf die Gelenke bzw. Skelettabschnitte	Offen	Geschlossen
Kompressionsbelastung des betroffenen Gelenkes durch Muskelzug	+	+
Kompressionsbelastung des betroffenen Gelenkes durch Körpergewicht	0	+
Belastung des distalen Gelenkes durch Muskelzug	0	+
Kompressionsbelastung des distalen Gelenkes durch Körpergewicht	0	+
Steuerung der Belastung am Patellagleitlager in Abhängigkeit vom Beugewinkel	+	+
Weitere Wirkungen		
Intensives Muskelaufbautraining	+	(+)
Isoliertes Training einzelner Muskeln	+	0
Kokontraktion der Antagonisten	0	+
Neuromuskuläre Steuerung der Bewegung durch intermuskuläre Koordination	0	+
Muskuläre Stabilisation des Gelenkes durch Mitanspannung der Haltemuskeln	0	+
Funktioneller Bewegungsablauf	0	+
Komplexe Bewegungsabläufe trainierbar	0	+

+ Wirkung
(+) geringe Wirkung
0 keine Wirkung

liche Muskelansteuerung und eine physiologische Propriozeption möglich.

Der große Nachteil der offenen Kette, nämlich die fehlende Aktivität der nicht beteiligten Muskeln, ist gleichzeitig der Vorteil bei Weichteilverletzungen, bei denen nur eine bestimmte Muskelgruppe gefahrlos beübt werden kann. Auch die fehlende Kompressionsbelastung durch das Körpergewicht eröffnet eine großartige Chance, bei distalen Frakturen das proximale Segment intensiv zu trainieren (s. 4.8). Damit übernimmt die **offene Kette eine Schlüsselstellung vor allem in der frühen Rehabilitation**. Durch geschickte Auswahl der Therapiemethode kann gezielt ein Muskelaufbautraining unter Schonung bestimmter Gelenkkompartimente erfolgen.

Bei der **geschlossenen Kette** steigt die Belastung des **Patellagleitlagers** mit zunehmender Beugung des Kniegelenkes. Bei der **offenen Kette** ist es umgekehrt, die Belastung des Patellagleitlagers ist in Streckung sehr hoch und fällt mit zunehmender Kniebeugung ab (s. 14.8).

Liegt ein Schaden im Femurtibialgelenk (z. B. Meniskusschaden) vor, dann ist die **geschlossene Kette** ungünstig, weil hier die Gewichtsbelastung des Körpers auf das Kniegelenk einwirkt. Hier wäre die offene Kette zu bevorzugen.

Teilentlastung

Die Teilentlastung mit zwei Unterarmgehstützen setzt sowohl die geistige Mitarbeit wie auch eine gute Koordination des Patienten voraus. Viele Patienten haben enorme Schwierigkeiten, konsequent eine Teilentlastung durchzuhalten. Vor allem älteren Menschen fehlt die Muskelkraft der Arme, wobei häufig das Körpergewicht reziprok erhöht ist. Es bedarf weiterhin eines intensiven Gespräches – oder einer Schulung – um dem Patienten die negativen Auswirkungen einer zu hohen oder zu frühen Belastung anschaulich darzustellen. Erst wenn den Patienten das Risiko einer Implantatlockerung, einer Knochenheilungsstörung oder Frühlockerung in allen Konsequenzen (erneute Operation, Wundheilungsstörungen, erhöhte Thrombosegefahr, verzögerte Knochenheilung etc.) geschildert wurde, sind sie bereit, die lästige Teilbelastung einzuhalten (3.14).

Um selbst bei motivierten und einsichtigen Patienten eine kontinuierliche und gleichmäßige Teilentlastung zu gewährleisten, ist eine **Gangschulung mit Gehstützen** anzuraten (3.15). Dabei ist es nicht nur wichtig, die richtige Höhe der Gehstützen einzustellen, sondern es müssen auch der Einsatz der Stützen im Schrittzyklus und der Druck der Hände auf den Stützen geübt werden.

Probleme bei längerer Teilentlastung:
- Atrophie der Beinmuskulatur,
- erhöhte Thrombosegefahr,
- Schulterschmerzen,
- Nervenkompressionssyndrome an der Hand.

Diesen Problemen gilt es vorzubeugen durch eine gezielte Therapie und Prophylaxe (s. Kap. 2 u. 6).

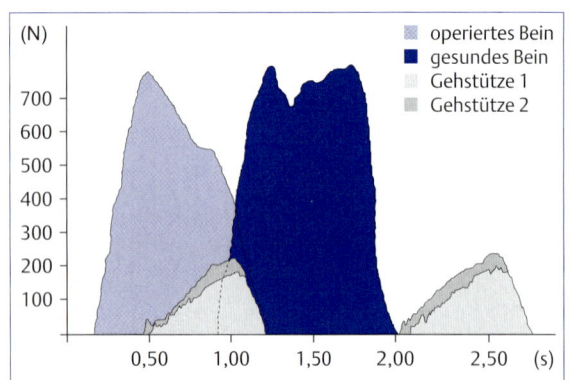

◉ **3.14** Bodenreaktionskräfte (N) des operierten (hellblaue Kurve) und gesunden (dunkelblaue Kurve) Beines sowie der beiden Gehstützen (hell- und dunkelgraue Kurve) eines Patienten nach Implantation einer Hüftendoprothese beim Gehen zu ebener Erde. Vom Operateur erlaubt ist eine Belastung von 20 kp (200 N) für das operierte Bein. Weil der Patient die Gehstützen viel zu spät einsetzt, wird das operierte Bein gleich zu Beginn des Schrittes voll belastet. Erst wenn das Gewicht auf den Gehstützen – etwa eine halbe Sekunde später – abgestützt wird, tritt eine Entlastung des Beines ein (33).

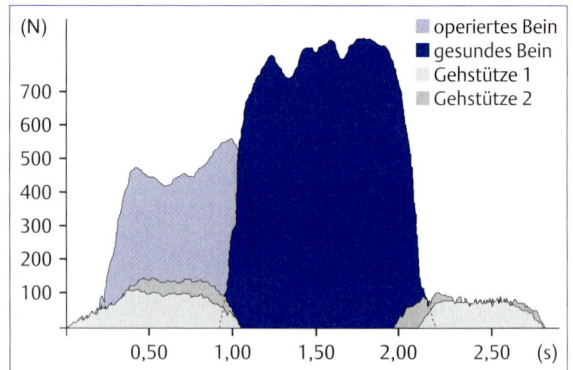

◉ **3.15** Nach einem Gehtraining hat der Patient (vgl. ◉ **3.14**) gelernt, die Gehstützen frühzeitig einzusetzen. Damit wird das operierte Bein (hellblaue Kurve) deutlich besser entlastet, die vorgeschriebenen 200 N übertrifft der Patient jedoch weiterhin um das Doppelte. Dass der Patient die Gehstützen vor dem Ende der Abrollphase vom Boden abhebt, ist nicht weiter schlimm, da zu diesem Zeitpunkt schon der gesunde Fuß auf den Boden aufgesetzt hat (überlappender Anteil der Kurve).

Literatur

1. Andrews, J. G. (1982): On the relationship between resultant joint torques and muscular activity. Med Sci Sports Exerc 14: 361–367
2. Behrens, C., D. Lagerstrom, S. Miro, H. Liesen (1994): Die Auswirkungen eines 3monatigen intensitätsgesteuerten Lauftrainings auf verschiedene Stoffwechselparameter. In: Liesen, H., M. Weiß, M. Baum: Regulations- und Repairmechanismen. Deutscher Ärzte-Verlag, Köln
3. Bennett, J. G., W. T. Stauber (1986): Evaluation and treatment of anterior knee pain using eccentric exercise. Med Sci Sports Exerc 18: 526–530
4. Bergmann, G., F. Graichen, A. Rohlmann (1993): Hip joint loading during walking and running, measured in two patients. J Biomech 26: 969–990
5. Bergmann, G., H. Kniggendorf, F. Graichen, A. Rohlmann (1995): Influence of shoes and heel strike on the loading of the hip joint. J Biomech 28: 817–827
6. Bergmann, G., A. Rohlmann, F. Graichen (1989): In vivo Messung der Hüftgelenksbelastung. 1. Teil: Krankengymnastik. Z Orthop 127: 672–679
7. Borg, G., M. Domserius, L. Kaijser (1990): Effect of alcohol on perceived exertion in relation to heart rate and blood lactate. Eur J Appl Physiol 60: 382–384
8. Brinckmann, P., W. Frobin, G. Leivseth (2000): Orthopädische Biomechanik. Thieme, Stuttgart
9. Buskies, W. (1999): Sanftes Krafttraining nach dem subjektiven Belastungsempfinden versus Training bis zur muskulären Ausbelastung. Dtsch Z Sportmed 50: 316–320
10. Buskies, W., G. Kläger, H. Riedel (1992): Möglichkeiten zur Steuerung der Belastungsintensität für ein breitensportlich orientiertes Laufausdauertraining. Dtsch Z Sportmed 43: 248–260
11. Buskies, W., K. Liesner, K. Zieschang (1993): Zur Steuerung der Trainingsintensität beim Dauerlauftraining bei älteren Menschen. In: Liesen, H., M. Weiß, M. Baum: Regulations- und Repairmechanismen. Deutscher Ärzte-Verlag, Köln
12. Clarkson, P. M., K. Nosaka, B. Braun (1992): Muscle function after exercise-induced muscle damage and rapid adaptation. Med Sci Sports Exerc 24: 512–520
13. Coen, B., A. Urhausen, W. Kindermann (2001): Individual anaerobic threshold: methological aspects of its assessment in running. Int J Sport Med 22: 8–16
14. Davies, G. J. (1992): The application of isokinetic exercises in rehabilitation. In: Davies, G. J.: A compendium of isokinetics in clinical usage. 4th ed. Winona Printing Company, Winona
15. Delitto, A., S. J. Rose, C. E. Crandell, M. J. Strube (1991): Reliability of isokinetic measurements of trunk muscle performance. Spine 16: 800–803
16. Dickhuth, H. H., H. Löllgen (1996): Trainingsberatung für Sporttreibende. Deutsches Ärzteblatt 18-B: 939–943
17. Endler, F. (1980): Einführung in die Biomechanik und Biotechnik des Bewegungsapparates. In: Witt, A. N., H. Rettig, K. F. Schlegel, M. Hackenbroch, W. Hupfauer: Orthopädie in Praxis und Klinik. Thieme, Stuttgart
18. Fabian, K., D. Schlegel, H. Zerbes (1992): Erfahrungen bei der Trainingssteuerung mit dem Parameter Serumcreatinkinase im Marathonlauf. Dtsch Z Sportmed 43: 350–358
19. Fitzgerald, G. K. (1997): Open versus closed kinetic chain exercise: issues in rehabilitation after anterior cruciate ligament reconstructive surgery. Physical Therapy 77: 1747–1754
20. Freiwald, J., A. Jäger, M. Starker (1993): EMG-gestützte Funktionsanalyse im Rahmen einer Nachuntersuchung nach arthroskopisch versorgten vorderen Kreuzbandverletzungen. Sportverl Sportschad 7: 122–128
21. Fröhlich, M., D. Schmidtbleicher, E. Emrich (2002): Belastungssteuerung im Muskelaufbautraining. Belastungsnormativ Intensität versus Wiederholungszahl. Dtsch Z Sportmed 53: 79–83
22. Fry, R. W., A. R. Morton, D. Keast (1992): Periodisation and the prevention of overtraining. Can J Sport Sci 17: 241–248

23. Gustavsen, R., R. Streeck (1991): Trainingstherapie im Rahmen der Manuellen Medizin. Thieme, Stuttgart
24. Gutenbrunner, C., J. Wiseman, P. Engel, A. Gehrke (1998): Untersuchungen zur Weitertrainierbarkeit der Skelettmuskulatur nach Muskelüberlastung (DOMS). Dtsch Z Sportmed 49 Sonderheft 1: 72–75
25. Hennrikus, W. L., J. R. Kasser, F. Rand, M. B. Millis, K. M. Richards (1993): The function of the quadriceps muscle after a fracture of the femur in patients who are less than seventeen years old. J Bone Joint Surg Am 75: 508–513
26. Hettinger, T. (1983): Isometrisches Muskeltraining. Thieme, Stuttgart
27. Hodge, W. A., R. S. Fijan, K. L. Carlson, R. G. Burgess, W. H. Harris, R. W. Mann (1986): Contact pressures in the human hip joint measured in vivo. Proc Natl Acad Sci USA 83: 2879–2883
28. Hollmann, W., K. De Meirleir, H. G. Fischer, M. Holzgraefe (1993): Über neuere Aspekte von Gehirn, Muskelarbeit, Sport und Psyche. Dtsch Z Sportmed 44: 478–490
29. Hollmann, W., T. Hettinger (1980): Sportmedizin: Arbeits- und Trainingsgrundlagen. Schatthauer, Stuttgart
30. Hook, O., G. Tornvall (1969): Apparatus and method for determination of isometric muscle strength in man. Scand J Rehabil Med 1: 139–142
31. Hörterer, H., K. Flock, H. Engl (1991): Hüftendoprothetik und Bergsteigen. In: Bernett, P., D. Jeschke: Sport und Medizin – Pro und Contra. Zuckschwerdt, München: 225–227
32. Irrgang, J. J., G. K. Fitzgerald, (2000): Rehabilitation of the multiple-ligament-injured knee. Clinics in Sports Medicine 19: 545–571
33. Jöllenbeck, T. (2002): Ganganalyse. Klinik Lindenplatz, Bad Sassendorf
34. Knutsson, E. (1983): Analysis of gait and isokinetic movements for evaluation of antispastic drugs or physical therapies. Adv Neurol 39: 1013–1034
35. Kyröläinen, H., T. E. S. Takala, P. V. Komi (1998): Muscle damage induced by stretch-shortening cycle exercise. Med Sci Sports Exerc: 415–420
36. Lagerstrom, D., C. Behrens, H. Liesen (1994): Empfehlungen zur Trainingssteuerung beim Laufen anhand individueller, über einen Fragebogen ermittelter Daten. In: Liesen, H., M. Weiß, M. Baum: Regulations- und Repairmechanismen. Deutscher Ärzte-Verlag, Köln
37. Lagerstrom, D., J. Graf (1986): Die richtige Trainingspulsfrequenz beim Ausdauersport. Herz, Sport und Gesundheit 3: 21–24
38. Lagerstrom, D., A. Schwirtz, K. Völker, H. Liesen, C. Behrens (1991): Intensitätssteuerung mittels Herzfrequenz, Lactat und Atemfrequenz beim Diagnonalschritt von Freizeit-Skilangläufern. In: Bernett, D. J. P.: Sport und Medizin – Pro und Contra. Zuckschwerdt, München
39. Langrana, N. A., C. K. Lee, H. Alexander, C. W. Mayott (1984): Quantitative assessment of back strength using isokinetic testing. Spine 9: 287–290
40. Lesmes, G. R., D. L. Costill, E. F. Coyle, W. J. Fink (1978): Muscle strength and power changes during maximal isokinetic training. Med Sci Sports 10: 266–269
41. Ludolph, E., G. Hierholzer, J. Heusgen (1983): Die gestörte Knochenbruchheilung. Unfallheilkunde 86: 423–428
42. Marras, W. S., A. I. King, R. L. Joynt (1984): Measurement of loads on the lumbar spine under isometric and isokinetic conditions. Spine 9: 176–187
43. Marschall, F., M. Fröhlich (1999): Überprüfung des Zusammenhangs von Maximalkraft und maximaler Wiederholungszahl bei deduzierten submaximalen Intensitäten. Dtsch Z Sportmed 50: 311–315
44. McCartney, N., D. Moroz, S. H. Garner, A. J. McComas (1988): The effects of strength training in patients with selected neuromuscular disorders. Med Sci Sports Exerc 20: 362–368
45. Neumann, G. (1999): Laktatanalysen und Trainingssteuerung auch in der Therapie? In: Zichner, L., M. Engelhardt, J. Freiwald: Die Muskulatur. Novartis Pharma, Nürnberg
46. Neumann, G. (2000): Physiologische Grundlagen des Radsportes. Dtsch Z Sportmed 51: 169–175
47. Röcker, K., O. Schotte, H. C. Heitkamp, H. H. Dickhuth (1997): Laufbandtestdaten und Wettkampfprognosen für den Langstreckenkauf. Dtsch Z Sportmed 48: 315–322
48. Rost, R. (1987): Hypertonie und Sport. Dtsch Med Wschr 112: 815–817
49. Rost, R. (1991): Sport- und Bewegungstherapie bei inneren Krankheiten. Deutscher Ärzte-Verlag, Köln
50. Schönle, C. (1995): Software- und systembedingte Fehler bei isokinetischen Kraftmessungen. Z Orthop 133: 84–91
51. Shih, L. Y., J. J. Wu, D. J. Yang (1987): Erythrocyte sedimentation rate and C-reaktive protein values in patients with total hip arthroplasty. Clin Orthop Rel Res: 238–246
52. Sperner, G., P. Wanitschek, K. P. Benedetto, W. Glotzer (1989): Technical errors and early complications of osteosynthesis of pertrochanteric femoral fractures using the dynamic hip screw. Unfallchirug 92: 571–576
53. Stegmann, H., W. Kindermann, A. Schnabel (1981): Lactate kinetics and individual anaerobic treshold. Int J Sports Med 2: 160–165
54. Stone, M. H. (1990): Muscle conditioning and muscle injuries. Med Sci Sports Exerc 22: 457–462
55. Taylor, R. L., J. J. Casey (1986): Quadriceps torque production on the Cybex II dynamometer as related to changes in lever arm length. JOSPT 8: 147–152
56. Tesch, P. (1980): Muscle fatigue in man. With special reference to lactate accumulation during short term intense exercise. Acta Physiol Scand 480: 1–40
57. Thistle, H. G., H. J. Hislop, M. Moffroid, E. W. Lowman (1967): Isokinetic contraction: a new concept of resistive exercise. Arch Phys Med Rehabil 48: 279–282
58. von Strempel, A., W. Menke, C. J. Wirth (1992): Sportliche Aktivitäten von Patienten mit zementfrei implantiertem Hüftgelenksersatz. Praktische Sport-Traumatologie und Sportmedizin 2: 58–64
59. Weber, J., H. Kresse, A. Stohr, H. Brenke, L. Dietrich (1991): Arbeitsmethoden und Ergebnisse einer stationären sporttraumatologischen Rehabilitation von 9000 Leistungssportlern. In: Bernett, P., D. Jeschke: Sport und Medizin – Pro und Contra. Zuckschwerdt, München
60. Weber, K. T., J. S. Janicki (1985): Cardiopulmonary exercise testing for evaluation of chronic cardiac failure. Am J Cardiology 55: 22A–31A
61. Winter, D. A., R. P. Wells, G. W. Orr (1981): Errors in the use of isokinetic dynamometers. Eur J Appl Physiol 46: 397–408
62. Winter, U. J., A. K. Gitt, J. Fritsch, G. Mager, H. H. Hilger (1994): Ergospirometrische Befunde bei Normalpersonen und bei Herzinsuffizienz-Patienten. Dtsch Z Sportmed 45 Sonderheft: 12–16.

4 Frakturlehre, Knochenheilung und Osteosyntheseverfahren

Knochenheilung

Beim Knochenbruch brechen Kortikalis und Spongiosa, das Periost zerreißt und auch die Kapillaren im Knochengewebe werden abgetrennt (● 4.1a). Dadurch werden die Knochenzellen (Osteozyten) von der Blutzufuhr abgeschnitten und sterben ab. Das Frakturhämatom setzt eine Kaskade von Reparaturvorgängen in Gang. Leukozyten und Makrophagen beginnen sofort mit der Beseitigung von abgestorbenem Gewebe. Diese avitalen Knochenareale können keinen Kallus bilden. Bald darauf wandern Bindegewebe-, Endothelial- und Knorpelzellen ein und bilden eine Gewebemasse, die nach 2–3 Wochen die Fraktur umhüllt (● 4.1b). Die Fraktur „zieht an", was beispielsweise an der Klavikula als elastische Schwellung gut zu tasten ist. Dieses bindegewebige, knorpelige und – anfangs nur gering ausgeprägte – knöcherne Kallusgewebe schützt den Knochenbruch gegen axiale Belastungen (also Kompressionskräfte), weniger aber gegen Scherkräfte oder Rotation. Die Wirksamkeit dieser Gewebemuffe hängt von der Menge des schienenden Materials und von der Stärke des Materials (Bindegewebe, Knorpel oder Knochen) ab. Der Kallus ordnet sich überwiegend peripher um den Außenrand der Knochenenden an, wobei die toten Knochenenden in der Mitte durch Osteoklasten (Knochenabraumzellen) abgebaut werden. Dabei ist für die mechanische Stabilität bedeutsam, dass die wirksame Kraft **4fach** linear mit dem Radius seiner Ausdehnung um die Fraktur ansteigt. Deshalb muss das Kallusgewebe peripher angelegt sein, um die Fragmente gegen Biegekräfte zu stabilisieren (21).

Die Knochenneubildung erfolgt durch **enchondrale Knochenbildung** – also über den Weg von Knorpelgewebe, das später durch Knochen ersetzt wird, – über die direkte Bildung von **Knocheninseln** durch Knochenzellen im Periost oder über die **Anlagerung** von Knochen an eine existierende Knochenoberfläche. Je nach Frakturtyp, je nach Lokalisation, nach Heilungsstadium und nach Behandlungsmethode überwiegen die Knochenheilungsvorgänge im Knochenmark, Weichteilgewebe, Periost oder in der Kortikalis (1).

Eine Mineralisation des Kallusgewebes ist beim Erwachsenen etwa 6 Wochen nach dem Knochenbruch röntgenologisch nachweisbar (● 4.2a u. b). Die Knochenheilung benötigt eine möglichst intakte Durchblutung und wenig zerstörte Weichteilverhältnisse, vor allem einen guten Kontakt der Bruchstücke zum Periost.

Der Knochen heilt unter Bildung von normalem Knochengewebe ohne Narbenbildung meist vollständig aus. Zur Knochenheilung sind 3 Faktoren notwendig (21):

Legende:
- lebender Knochen, Osteozyten
- toter Knochen, Lakunen
- Zelltrümmer, Koagel
- periostale Knochenzellen
- Knorpelzellen, Bindegewebe
- Abraumzellen (Osteoklasten)
- Geflechtknochen im Aufbau

● **4.1 a u. b** Heilungsvorgänge der Kortikalis nach einem Bruch (nach Mintowt-Cyz [21]).
a Durch den Bruch zerreißen die Blutgefäße im Knochen und die frakturnahen Knochenzellen gehen dadurch zugrunde. Nach einigen Tagen wandern Knorpel- und Bindegewebezellen in den Frakturspalt ein und zwar an den Stellen der noch vorhandenen Durchblutung (Periost).
b Nach etwa 6 Wochen ist die zunehmende knöcherne Kallusbildung röntgenologisch feststellbar. Der Kallus bildet sich an der Innen- und Außenseite der Knochenwand; in der Mitte der Knochenwand wird lediglich der tote Knochen durch Abraumzellen abgebaut.

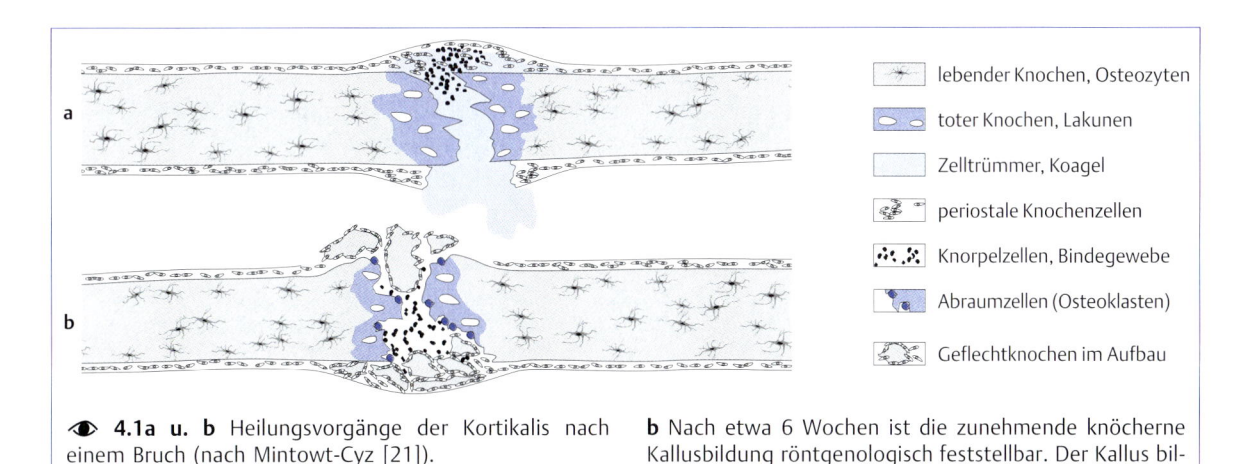

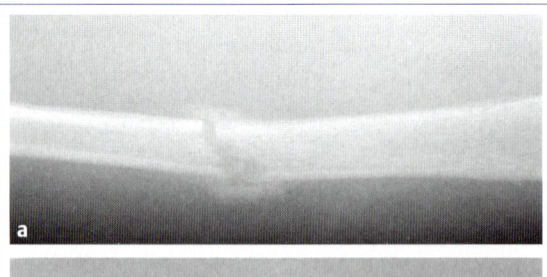

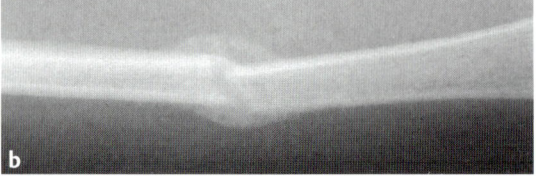

◉ **4.2a u. b** 47-jähriger Patient mit kompletter Unterschenkelfraktur.
a Kallusbildung der Fibula 6 Wochen nach dem Unfall.
b Kallusbildung der Fibula 12 Wochen nach dem Unfall.

- das Vorhandensein von benachbarten Knochenfragmenten (bei einer Amputation wird kein Kallus gebildet),
- ausreichende Nähe der Fragmente zueinander,
- Stabilität des Bruches, wobei *kleine* Wackelbewegungen erlaubt – und sogar günstig – sind.

Bei der Knochenheilung **ohne operative** Maßnahmen, etwa durch Ruhigstellung in einer externen Holz-, Plastik- oder Gipsschienung oder mittels einer Extension, bildet sich zunächst um die Frakturstelle herum der beschriebene Kallus. Dieser Weg der konservativen Knochenheilung ist günstig, weil die Knochenheilung mit deutlicher Kallsubildung insgesamt schneller verläuft, als etwa die Kontaktheilung bei operativen Maßnahmen (21). Allerdings muss der verletzte Knochen durch eine äußere Schienung einige Wochen ruhig gestellt werden, wodurch Muskelatrophie und Gelenkkontrakturen nicht zu umgehen sind. Auch kann die Fixation der Knochenfragmente trotz hoher Stabilität der äußeren Schiene schlecht sein, wenn durch dicke Weichteile der Knochenkontakt reduziert ist. Nicht selten treten Achs-, Verkürzungs- bzw. Rotationsfehler und eine verzögerte Knochenheilung auf. Gelenksteifen lassen sich vermeiden, wenn es möglich ist, den Gips mit Scharnieren im Gelenkbereich zu versehen. Die Fixierung eines gebrochenen Knochens durch eine äußere Schienung ist meist nur bei diaphysären Brüchen sinnvoll, bei Gelenkfrakturen kann die exakte Kongruenz nicht gewährleistet werden.

Bei der **operativen** Wiederherstellung des Knochens (Osteosynthese) werden die Knochenfragmente durch Implantate adaptiert und stabilisiert. Dabei sind viele biomechanische Besonderheiten zu beachten. Unter anderem sind die Form, Elastizität und Dicke des Osteosynthesematerials, die Richtung des eingebrachten Materials, aber auch die Knochenstruktur, Knochenfestigkeit und Knochenheilung entscheidend für das Gelingen. Das Implantat stabilisiert den Knochen – allerdings nur bis zu einem gewissen Grad. Erst die Knochenheilung führt zur völligen Festigung. Ist die Knochenheilung verzögert, kann das Implantatmaterial ermüden und brechen (s. Kap. 4).

Die Knochenheilung nach einer Osteosynthese verläuft über 2 Wege, über die biologische oder über die direkte Knochenheilung (36).

Biologische (spontane, indirekte oder flexible) Knochenheilung

Zwar kann die Heilung von Knochenbrüchen nur bei ausreichender Nähe der Fragmente und bei Stabilität des Bruches voranschreiten, allerdings ist eine gewisse Minimalbeweglichkeit im Sinne von Mikrobewegungen der Bruchstücke für die Heilung förderlich. Diese Form der Knochenheilung weist eine deutliche periostale und endostale Kallusbildung auf. Sie wird bei der konservativen Frakturbehandlung, beim Fixateur externe, bei der Nagelung und bei der Überbrückungsplatte beobachtet. Besonders bei der Marknagelung ist häufig eine deutliche Kallusbildung zu beobachten, die als Ausdruck einer intensiven Reparation zu verstehen ist. Die Kallusbildung umschließt die Frakturstelle wie eine stabilisierende Manschette. Durch die breitere Abstützmöglichkeit des Knochens ist eine baldige Stabilität zu erwarten.

Unter solchen leicht instabilen oder flexiblen Heilungsbedingungen lassen sich 4 oder 5 Stadien der Reparation einteilen (1, 27):

1. **Entzündung** (1. Tag bis etwa 1 Woche): Hämatom, Entzündungsvorgänge, Vasodilatation, Hyperämie, Knochennekrose an den Knochenfragmenten (Osteoklastentätigkeit), Einwachsen von Kapillaren und Zellproliferation sind die vorherrschenden Veränderungen. Das Hämatom wird zunehmend von Granulationsgewebe ersetzt.
2. **Angiogenese und Knorpelbildung** (etwa 7.–10. Tag): Bildung von Bindegewebe, von neuen Kapillaren und von Knorpelgewebe.
3. **Weicher Kallus** (etwa 2.–3. Woche): In den beginnenden Kallus wachsen weitere Kapillaren ein und die Zellteilungen nehmen zu. Das neu gebildete Knorpelgewebe beginnt zu verkalken. Neue, direkte Knochenformationen erscheinen unter dem Periost. Die Fragmente sind nicht mehr frei beweglich, die Fraktur ist resistent gegen Verkürzungen, wogegen noch Achsabweichungen möglich sind. Wenn die enchondrale Knochenbildung noch sehr aktiv ist, bleibt der weiche Kallus länger bestehen.
4. **Harter Kallus** (bis zum 3.–4. Monat): Die enchondrale Ossifikation und die periostale Knochenfor-

mationen haben den Kallus in festes, kalzifiziertes Knochengewebe umgewandelt.
5. **Remodeling**: Diese Phase beginnt sobald die Fraktur fest ist und dauert bis der Knochen seine ursprüngliche Form und Struktur erreicht hat. Dies kann mehrere Monate bis zu einigen Jahren betragen. Das Kallusgewebe wird in lamellären Knochen umgewandelt. Hier können sich Varus- und Valgusfehlstellungen, aber nicht Rotations- und Verkürzungsfehler korrigieren.

Kontaktheilung (direkte Knochenheilung)

Diese künstliche Form der Knochenheilung tritt **nur bei absoluter Ruhe** im Frakturspalt auf. Dies ist meist bei Plattenosteosynthesen, Zugschrauben oder Fixateur externe mit Zugschrauben der Fall. Der Vorteil liegt in der korrekten Adaptation der Knochenfragmente, in der sofortigen Stabilität durch das Metall und zum Teil auch durch die Reststabilität der verschraubten Knochenstücke selbst. **Wucherndes Kallusgewebe bleibt aus**. Daher ist eine derartige Osteosynthese bei Gelenkverletzungen, bei denen es auf eine möglichst genaue anatomische Rekonstruktion ankommt, notwendig.

Die Kompression der Fragmente steht bei vielen dieser Osteosynthesetechniken im Vordergrund. Dabei werden die Frakturenden unter Kompression gebracht, wodurch der Knochen direkt, im Sinne einer Kontaktheilung, zusammenwächst. Der Frakturspalt wird im Laufe der Zeit undeutlich und verschwindet nach 4–10 Wochen.

Allerdings ist die **Kontaktheilung**, also die direkte Vereinigung von Knochenfragmenten ohne Kallusbildung unter stabilen mechanischen Bedingungen (Implantaten) der **langsamere Weg der Knochenheilung** – zumindest für die Kortikalis. Nur die Spongiosa heilt bei vollständig geschlossenem Frakturspalt und unter Kompression schneller: Die Haver-Umbaueinheiten schieben sich wie Bohrköpfe durch den Frakturspalt, und die Osteoblasten kleiden schichtweise die Kanäle mit Knochensubstanz – ähnlich wie mit einer Tapete – aus. Allerdings trägt die heilende Spongiosa – vor allem im Diaphysenbereich – nicht zur Stabilität des Knochens bei. Der Knochen bleibt bei der Plattenosteosynthese bis zu einem Zeitraum von einem Jahr im Frakturbereich erheblich geschwächt (36). Insgesamt dauert es etwa 2 Jahre, bis die Tibia eines Menschen knöchern geheilt ist (21). In der Regel kann an der Tibia die Osteosynthese nach einem Jahr entfernt werden, um die weitere Knochenheilung zu fördern; am Femur darf die Metallentfernung erst nach 2 Jahren erfolgen.

Das implantierte Metall muss bis zur Knochenheilung die Stabilitätsfunktion des Knochens übernehmen. Allerdings ist bei richtiger Wahl der Implantatgröße und Beachtung der biomechanischen Prinzipien meist eine gute primäre Stabilität zu erreichen. Immerhin können beim Anziehen einer Kortikalisschraube bei guter Knochenqualität Kräfte von bis zu mehreren Tonnen erreicht werden.

Bei der Plattenosteosynthese kann die **Knochenheilung verzögert** sein, wenn die Osteosynthese nicht absolut fixiert ist. Das Auftreten von Kallus bei der interfragmentären Kompression deutet immer auf eine gewisse Instabilität hin. Wird der Frakturspalt nach einer Plattenosteosynthese breiter und zeigt sich der unscharf begrenzte Reizkallus, so ist eine Reduktion der Belastung notwendig; das Bein darf nur wenig belastet werden (s. Kap. 4). Unter dieser Behandlung entwickelt sich in der Regel der belastungsfähige, scharf begrenzte Fixationskallus (12), der dann die Fraktur zur Ausheilung bringt.

Wenn irgendwie möglich, wird heute den „**biologischen**" Osteosynthesen der Vorzug gegeben. Bei dieser operativen Versorgung wird Wert darauf gelegt, dass im Bereich der Verletzung wenig – oder gar nicht – manipuliert werden muss. Vielmehr wird der **operative Eingriff fern vom Frakturbereich** durchgeführt. Auf diese Weise wird die Durchblutung geschont und eine ungestörte Knochenheilung ermöglicht (39). Bei diesen „elastischen" Osteosynthesen (Nagelung, Fixateur externe, elastische Plattenosteosynthese bzw. Überbrückungsplatte) übernimmt das Metall die gesamte Kraftübertragung, weil häufig kein Kontakt zwischen den Fragmenten besteht (s. 4.6c). Die lange Überbrückungsstrecke zwischen den Verankerungspunkten des Osteosynthesematerials lässt eine gewisse Minimalbeweglichkeit zu. Günstig sind hier Titanimplantate, weil sie deutlich **elastischer** reagieren als Stahl und weniger Materialermüdung aufweisen. Schon nach 2–3 Wochen bilden Osteoblasten den ersten Faserknochen. Der Kallusdurchmesser steigt und zunehmend wird nun auch der festere lamelläre Knochen (entspricht dem Kortikalisknochen) eingebaut. **Kompression der Fragmente** ist bei dieser Osteosyntheseform nicht nur **überflüssig**, sondern könnte den Kallus stören.

Vor allem bei den Plattenosteosynthesen sollten hier starke äußere Biege- und Scherkräfte vermieden werden (41). Bei intraartikulären Brüchen darf eine biologische oder elastische Osteosynthese aber keinesfalls angewendet werden. Der hierbei auftretende Kallus könnte die Gelenkmechanik erheblich schädigen (36) (4.1).

T 4.1 Vor- und Nachteile der konservativen und operativen Frakturbehandlung (nach Stürmer [36] und Weise u. Mitarb. [39])

Verfahren der Frakturbehandlung	Vorteile	Nachteile
Ruhigstellung im Gips, Brace	Kein operativer Eingriff Gute Knochenheilung Keine schädigende Manipulation im Frakturgebiet Keine operative Infektionsgefahr	Atrophie von Muskel und Weichteilen Gelenkkontrakturen Gefahr der zunehmenden Fehlstellung Keine Übungsstabilität Keine Adaptation der Knochenfragmente
Plattenosteosynthese: Verplattung, Kompressionsosteosynthese	Frühe Übungsstabilität Schutz gegen Fehlstellung Geringere Muskel- und Weichteilatrophie Exakte Reposition der Fragmente Kontaktheilung durch Kompression der Knochenfragmente Keine Kallusbildung, bei Gelenkfrakturen günstig	Spätere Metallentfernung Infektion, Hämatom Durchblutung des Periostes und damit des Knochens durch Metallteile gestört Langsamerer Weg der Knochenheilung Das Anbohren der Knochenröhre zum Eindrehen der Schrauben vermindert die Stabilität Verzögerte Knochenheilung und Pseudarthrosenbildung möglich
Biologische Osteosyntheseverfahren: Fixateur externe, Nagelung	Keine operative Manipulation im Frakturgebiet, damit Schonung der Durchblutung und der Weichteile Schnelle und „biologische" Knochenheilung Übungsstabilität, bei Nagelung meist frühe Belastung möglich Schutz gegen Fehlstellung Geringere Muskel- und Weichteilatrophie	Keine exakte Reposition der Fragmente, damit im Gelenkbereich nicht einsetzbar Deutliche Kallusbildung, Kompression der Nerven und Muskulatur möglich Rotationsfehler möglich Infektion, Hämatom, Fettembolie bei Nagelung

Heilung des Weichteilgewebes

Auch die Verletzungsform des Weichteilgewebes (Stichverletzung, Quetschung, Zerreißung, Ablederung, Abriss, Verschmutzung und Infektion) hat einen entscheidenden Einfluss auf die Knochenheilung.

Der Heilungsprozess des Weichteilgewebes kann in die **exsudative** (oder inflammatorische), **proliferative** und **reparative Phase** unterteilt werden (37).

Inflammatorische (exsudative) Phase der Weichteilheilung

Die durch die Verletzung freigelegten Kollagenstrukturen induzieren eine Aggregation von Thrombozyten. Die darauf folgende Kaskade der Gerinnung stoppt die Blutung. Kurze Zeit später tritt eine massive Interaktion zwischen den Leukozyten und dem verletzten Gefäßendothel auf. Zytokine und andere Entzündungsmediatoren lösen eine Einwanderung von Makrophagen, neutrophilen Granulozyten, Lymphozyten und Fibroblasten aus. Vor allem die Makrophagen räumen zerstörtes Gewebe ab und phagozytieren Bakterien.

Das verletzte Gewebe ist minderdurchblutet, was einen lokalen Sauerstoffmangel und eine Azidose zur Folge hat. Bei größeren Gewebeschäden führt die erhöhte Aktivität der Makrophagen zu einem weiteren Sauerstoffverbrauch im verletzten Gewebe, so dass das Infektionsrisiko für anaerobe Bakterien steigt.

Im weiteren Verlauf tritt eine vermehre Durchlässigkeit der Blutgefäße auf, wodurch Flüssigkeit und körpereigene Entzündungssubstanzen in den Wundbereich abgesondert werden. Eine lokale Hyperämie unterstützt die metabolischen Prozesse der Wundheilung. Freie Sauerstoffradikale zerstören allerdings die angrenzenden intakten Zellmembranen, wodurch die Durchlässigkeit der Kapillaren eingeschränkt wird und der Sauerstoffmangel sowie die Übersäuerung des verletzten Gewebes wieder zunehmen.

Der Sinn einer **chirurgischen Säuberung** und operativen Entfernung von geschädigtem Gewebe liegt in der Unterstützung des Phagozytoseprozesses der Makrophagen.

Proliferative und reparative Phase der Weichteilheilung

Im Anschluss an die erfolgreiche Blutgerinnung beginnt bald die proliferative Phase. Fibroblasten, gefolgt von Endothelzellen, wandern in das Wundgebiet ein, vermehren sich dort und beginnen mit der Produktion von Kollagen Typ I. Gleichzeitig bilden die Endothelzellen neue Kapillaren. Somit geht die proliferative bald in die reparative Phase über. Am Ende der reparativen Phase ist der Wassergehalt reduziert und das primär gebildete Kollagen wird durch vernetztes Kollagen Typ III ersetzt. Damit setzt die Narbenbildung – und gleichzeitig auch die Gefahr der Stabilisierung von Kontrakturen – ein.

Diagnose und Behandlung von Weichteilverletzungen

Während bei **offenen** Brüchen bzw. Verletzungen die Verschmutzung und die Infektionsgefahr negative Einflüsse auf die Heilung ausüben können, steht bei **geschlossenen Verletzungen** die Schwierigkeit im Vordergrund, das Ausmaß des subkutanen Weichteilschadens festzustellen. Gerade das Muskelgewebe reagiert auf Quetschungen mit Entzündungsreaktionen und Schwellungsneigung. Ein interstitielles Ödem führt zu einem Druckanstieg in der betroffenen Muskelloge, vor allem, wenn der Muskel von allen Seiten durch Knochen und starke Muskelfaszien umgeben ist. Daraus kann innerhalb kurzer Zeit ein **Kompartmentsyndrom** entstehen. Durch den erhöhten Druck wird die Muskeldurchblutung gestört oder sogar unterbrochen, was letztlich ein Absterben der Muskelzellen zur Folge haben kann. Dabei spielt auch der Blutdruck des Patienten eine Rolle. Ist durch einen größeren Blutverlust die Durchblutung allgemein herabgesetzt, ist die Gefahr einer Muskelischämie und damit eines Kompartmentsyndroms größer. Auslösende Ursache eines Kompartmentsyndroms ist neben einer Quetschung also auch eine Ischämie – aber auch ein Hämatom oder eine von außen wirkende Kompression (enger Verband, Gips etc.) kommen infrage. Kompartmentsyndrome können jederzeit in den ersten Tagen nach einem Trauma auftreten. **Spätfolgen** eines Kompartmentsyndroms sind das Absterben des gesamten betroffenen Muskels und anschließende Kontrakturen (Volkmann-Kontraktur). Kompartmentsyndrome treten nach Traumen relativ häufig im Unterschenkel auf, aber auch der Oberschenkel, Unterarm, die Glutealregion und der Fuß können betroffen sein.

Starker Schmerz – besonders bei passiver Dehnung – ist meist das **erste Zeichen eines Kompartmentsyndroms**. Gewöhnlich lassen sich auch eine Taubheit oder Missempfindungen im Ausbreitungsgebiet von Nerven feststellen, die in der Nähe des betroffenen Muskelbereiches verlaufen. Der Muskel fühlt sich hart und geschwollen an und ist druckschmerzhaft. Die Pulse sind fast immer gut tastbar, was die Unterscheidung zu einer arteriellen Embolie oder einem anderen arteriellen Gefäßverschluss meist recht einfach macht. Druckmessungen mit feinen Kathetern in der Muskelloge können schnell Aufklärung über einen erhöhten Druck geben (s. Kap. 2).

Bei **offenen Frakturen** ist der **Grad der Wundverschmutzung** – erkennbar an der Kontamination mit Fremdkörpern und Schmutzpartikeln – entscheidend für den Verlauf der Heilung. Regelmäßig sind eine chirurgische Öffnung und gründliche Säuberung der Wunde im Operationssaal notwendig. Der Grad der Verschmutzung hat einen entscheidenden Einfluss auf die Wahl des Osteosynthesematerials.

Auch Weichteilverletzungen werden nach entsprechenden Risiken in verschiedene Stadien klassifiziert (37). Dies ist vor allem für die Planung des operativen Vorgehens empfehlenswert. Aber auch in der Rehabilitation wird die Auswahl der Übungssequenzen von den zusätzlichen Weichteilschäden, den gestörten Heilungsvorgängen des Knochens, von der Infektionsgefahr offener Wunden, von der Gefahr eines Kompartmentsyndroms und von den evtl. begleitenden Muskel-, Sehnen-, Nerven- und Blutgefäßverletzungen entscheidend beeinflusst. Das Auftreten einer posttraumatischen **Osteitis** ist bei offenen Frakturen 10-mal häufiger als bei geschlossenen Frakturen. Anhaltender oder zunehmender Schmerz, lokale Rötung, Schwellung und Überwärmung, evtl. Fieber und Anstieg der Entzündungsparameter im Labor sind typische Symptome. Beim chronischen Verlauf treten Fistelungen und ständige Sekretabsonderungen auf.

Reparaturvorgänge bei Knorpelverletzungen

Umschriebene **Knorpelverletzungen** können in Erscheinung treten als:
- mikrotraumatischer Defekt der Knorpeloberfläche (z. B. bei Einklemmungen von freien Gelenkkörpern),
- größerer Defekt (Abscherung) der Knorpeloberfläche, beispielsweise bei Luxationen eines Gelenks,
- Defekt der tiefen Knorpelschichten: Bei Impressionsfrakturen bleibt die elastische Knorpeloberfläche intakt und nur tiefe Knorpelschichten und der Knochen brechen (20),
- Gelenkfrakturen: Abscherung bzw. Abriss eines Knorpel-Knochen-Stückes.

Reparative Vorgänge nach einem Knorpelschaden sind die erhöhte Synthese von Proteoglykanen (allerdings von anderer Struktur und Größe als die ursprünglichen Moleküle), von Kollagen und anderen Molekülen. Enzyme, Entzündungsreaktionen und Botenstoffe (Zytokine, Hormone, Gene) spielen eine wichtige Rolle im Heilungsprozess (13). Im Tierversuch „fließt" nach einer Knorpelverletzung neuer Knorpel vom Rand des Defektes auf die knorpelfreie verletzte Zone. Dabei wird von den vermehrt aktiven Chondrozyten am Defektrand zunächst ein ungeordneter Teppich von Kollagenmaterial auf die freie Knochenfläche abgesondert (6, 10). Beim Kaninchen war ein 2 mm großer Knorpeldefekt innerhalb weniger Monate wieder mit hyalinem – aber unstrukturiertem – Knorpel überwachsen; allerdings waren in diesen Knorpelbezirken auch nach 2 Jahren noch Risse und „Fibrillationen" nachweisbar (11). Leider laufen die Reparaturvorgänge im Knorpel des Menschen sehr viel langsamer ab (20).

Wirkt eine **starke Kompressionskraft** auf ein Gelenk ein, können der Knorpel und der darunter liegende subchondrale Knochen eingedrückt werden (Impressionsfraktur) und die Frakturränder abscheren. Gelegentlich kommt es bei starker Gewalteinwirkung zu **Knochennekrosen**.

Die Spalte in der Knochen-Region bei Gelenkfrakturen ist im knöchernen Bereich nach 2–4 Monaten wieder überbrückt und ausgeheilt. Die Heilung der Knorpelspalte ist aber auch nach 4 Monaten noch nicht annähernd erfolgt, lediglich Bindegewebe hat sich in dem Spalt gebildet (15, 20). Wenn bei einer Gelenkfraktur der subchondrale Knochen eröffnet ist, fließen Blutkoagel in den Knorpelspalt; später wandert hier Bindegewebe ein, das bestenfalls fibrösen Knorpel bildet. Zwar kann dieses Gewebe einen Defekt ausfüllen, das Narbengewebe ist aber nur vermindert belastungsstabil.

Die **Heilungstendenz des hyalinen Gelenkknorpels** ist gering (15). Allerdings können kleinere, oberflächliche Defekte – im Sinne einer Knorpelnarbe – ausheilen oder zumindest lange Jahre unverändert bleiben (3). Eine komplette Wiederherstellung der ursprünglichen Knorpelstruktur gibt es nicht. Wichtigste Einflussfaktoren der Knorpelregeneration sind die Lage und Tiefe des Defektes und das Alter des Patienten.

Jede Knorpel- oder Knochenschädigung, die durch Überlastung eines defekten Knorpelareals, aber auch durch Verletzungen, Krankheiten usw. verursacht wird, führt zu vermehrten **Abriebpartikeln**, die in der Gelenkflüssigkeit schwimmen. Diese Teilchen werden von der Gelenkschleimhaut aufgenommen und lösen dort eine Entzündungsreaktion aus, zusätzlich vermindern sie deren Elastizität und setzen damit die Gelenkbeweglichkeit herab. Die gereizte Gelenkschleimhaut sondert Substanzen ab, welche die Knorpelschicht weiter schädigen. Es entsteht somit eine Spirale der Zerstörung, die im Laufe von vielen Jahren zum völligen Defekt des Gelenkes führt. Schon mäßige Knorpeldefekte können diesen negativen Ablauf unaufhaltsam in Bewegung setzen. Viele Befunde sprechen dafür, dass mit der Beschädigung des oberflächlichen Kollagennetzes häufig – aber nicht zwangsläufig – ein degenerativer Prozess eingeleitet wird (3, 13).

In der **Rehabilitation** sind Gelenkreizungen und -ergüsse ein ungünstiges Zeichen einer voranschreitenden Knorpeldestruktion. Sie müssen daher auf jeden Fall therapiert werden. Die Verwendung einer Motorschiene (kontinuierliche passive Bewegungstherapie) scheint für die Knorpelheilung günstig zu sein (20).

Einteilung der Frakturen

Klassifikation der Frakturen und Weichteilschäden

Eine Klassifikation der Frakturen sollte sowohl die biomechanischen wie auch die biologischen Besonderheiten berücksichtigen. Eine möglichst genaue Beschreibung der Bruchform und ihrer möglichen Heilungsaussichten ist dabei anzustreben.

Bei der AO-Klassifikation wird zunächst **jeder Knochen** mit einer Nummer von 1–9 versehen (24): Der Oberarm trägt beispielsweise die Nummer 1, der Unterarm die Nummer 2, der Oberschenkel wird mit 3 und der Unterschenkel mit 4 gekennzeichnet usw. Eine Zusatznummer kennzeichnet, in welcher Region des Knochens der Bruch lokalisiert ist: proximal = 1, diaphysal = 2, distal = 3. Die Nummer 32 würde also die Diaphyse des Femurs definieren.

Bedeutender ist allerdings die weitere Unterteilung in die betreffende **Bruchform**. Typ A ist eine einfache, unkomplizierte Fraktur mit den besten Heilungsaussichten, Typ B ist ein ungünstiger Bruch mit verzögerter Heilungstendenz und/oder höherer Komplikationsrate und Typ C eine komplizierte und oft schwer heilende Fraktur. Diese Unterteilung findet sowohl in der Diaphyse wie auch im gelenknahen Bereich Anwendung.

Bei dieser Einteilung spielen die jeweils typischen Verletzungsarten und Besonderheiten des verletzten Knochens, aber auch die Schwierigkeiten und die Erfolgsaussichten bei der (konservativen oder operativen) Behandlung eine Rolle. Einfache **Quer-, Schräg- oder Spiralbrüche** der **Diaphyse** gehören meist dem Typ A an, während Frakturen mit einem **Keil** zur Kategorie **B** gehören. **Mehrfragment- oder Trümmerbrüche** der Diaphyse sind in **C** klassifiziert (● 4.3). Die Frakturen sind hinsichtlich ihrer Struktur in weitere Untergruppen 1–3 eingeteilt. A1 ist somit die leichteste und unkomplizierteste, C3 die schwerste und ungünstigste Frakturform des betroffenen Knochenabschnittes.

Einteilung der Frakturen

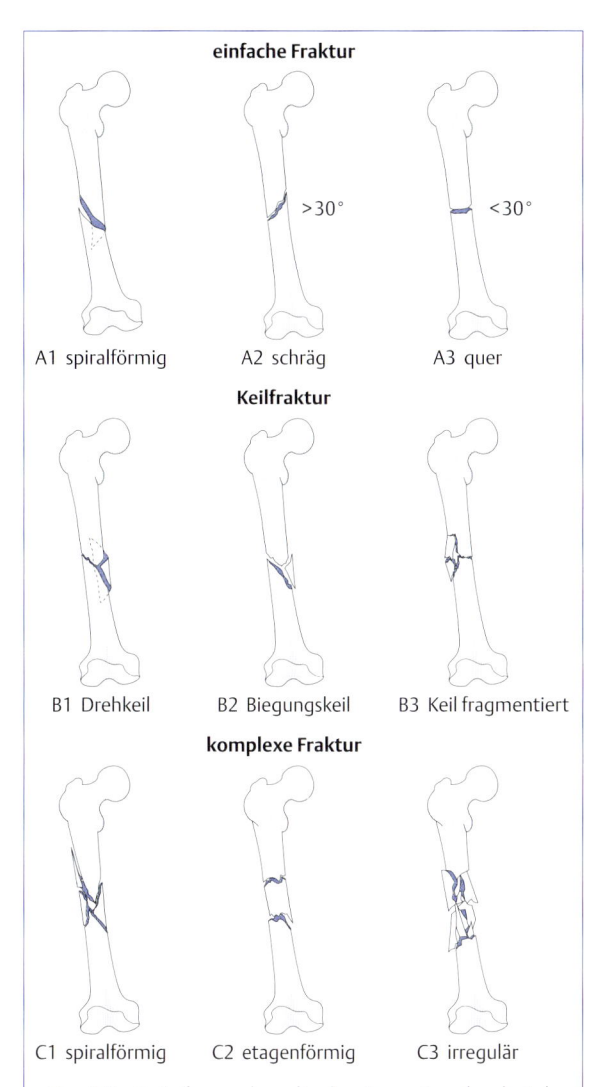

einfache Fraktur

A1 spiralförmig A2 schräg (>30°) A3 quer (<30°)

Keilfraktur

B1 Drehkeil B2 Biegungskeil B3 Keil fragmentiert

komplexe Fraktur

C1 spiralförmig C2 etagenförmig C3 irregulär

👁 **4.3** Einteilung der diaphysären Knochenbrüche (23). Diese Klassifizierung gilt gleichermaßen für den Schaftbereich des Humerus, des Femurs und der Tibia/Fibula. Mit zunehmendem Buchstaben und ansteigender Zahl wird die Fraktur immer schwerer. Schon bei der einfachen Fraktur spielt der Frakturwinkel (kleiner oder größer als 30°) eine Rolle: So ist A2 weniger kompliziert als A3, weil bei einer Querfraktur häufiger ein Rotationsfehler auftritt. B ist weniger kompliziert als C, weil bei B zumindest noch ein kleiner Bereich des Knochens seine ursprüngliche Länge aufweist und damit leichter zu reponieren ist. C2 ist komplizierter als C1, weil bei einer Zwei-Etagenfraktur das dazwischen liegende Knochenstück häufig von der Durchblutung abgeschnitten wird und damit ein Sequester entstehen kann. Die entsprechende Einteilung für Brüche von Humeruskopf, Ellenbogen, Unterarm, Hand-, Hüft-, Knie- und Sprunggelenk berücksichtigt die dort jeweils spezifischen Bruchformen und Komplikationen (vollständige Klassifikation erhältlich bei Synthes AG, Bochum).

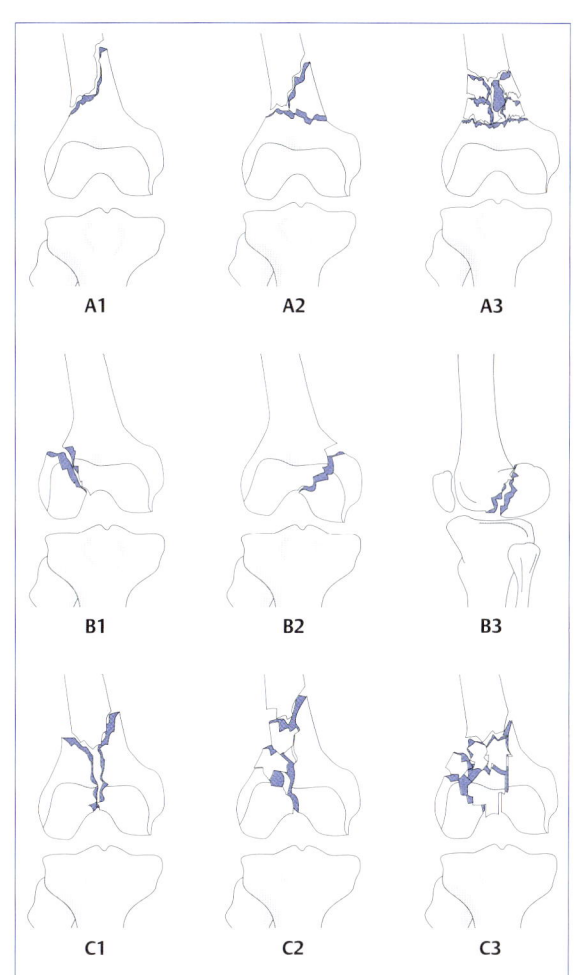

A1 A2 A3

B1 B2 B3

C1 C2 C3

👁 **4.4** Auch bei gelenknahen Frakturen erfolgt die AO-Klassifikation A1–C3 hinsichtlich des Schweregrades. Während die Frakturen der Klasse A außerhalb des Gelenkes liegen, liegt bei B eine Gelenkbeteiligung vor, die aber relativ einfach osteosynthetisch stabilisiert werden kann. Bei Frakturen der Klasse C ist sowohl die operative Rekonstruktion wie auch die Stabilisierung und die Heilung kompliziert (nach Rüedi u. Murphy [28] mit freundlicher Genehmigung von AO Publishing und Thieme).

Auch gelenknahe – oder in das Gelenk hinein reichende – Brüche werden entsprechend eingeteilt, wobei die Besonderheiten der verbleibenden mechanischen Stabilität, der Durchblutung des abgerissenen Fragmentes, der Zahl der Bruchlinien im Gelenk etc. in die Klassifizierung eingehen. Hier bedeuten **A** = extraartikuläre Fraktur, **B** = partielle Gelenkfraktur (mit Erhaltung einer gewissen Reststabilität des Gelenkes), **C** = vollständige Gelenkfraktur mit meist mehreren – auch ins Gelenk reichenden – Frakturlinien (👁 **4.4**). Nur bei den proximalen Humerus-, den proximalen Femur- und den Knöchelfrakturen findet sich eine etwas andere Einteilung.

Von Bedeutung für die Heilung, vor allem aber auch für die postoperative Stabilität und Belastbarkeit, ist vor allem auch die Anzahl der Fragmente. So ist bei einer komplexen Fraktur mit mehreren Zwischenfragmenten, bei denen auch nach der Reposition das proximale und das distale Fragment des Knochens nicht in direkten Kontakt kommen, immer eine längere Entlastung notwendig, bis die Trümmerzone eine gewisse Stabilität erreicht hat. Aus diesen Einteilungen lassen sich somit nicht nur die **Heilungstendenz der Frakturen**, sondern auch **Richtlinien für die Behandlung und Nachbehandlung** ableiten.

Prinzipien der Osteosynthesen

Das Ziel einer Osteosynthese war bis vor wenigen Jahren die möglichst anatomische Reposition einer Fraktur, die Vermeidung einer Immobilisierung durch Gips oder Schienen und die baldige Belastung der verletzten Extremität (28). Es zeigte sich aber, dass diese Forderungen nur für wenige, optimale Frakturformen ohne weitere Begleitverletzungen zutreffen. Allzu ehrgeizige Versuche, die Immobilisierung zu vermeiden oder die Belastung schnell zu steigern, mündeten in Katastrophen wie Verbiegung und Bruch des Osteosynthesematerials, Achsfehler, Gelenkinstabilität, Knorpelschäden usw. Daher ist heute eine sehr differenzierte Betrachtungsweise in der Nachbehandlung von Frakturen notwendig, die einerseits die **Vermeidung von Immobilisationsschäden**, andererseits die **größte Sicherheit für die Heilung** gewährleistet.

Auch heute sind die fundamentalen Prinzipien einer optimalen Osteosynthese die Wiederherstellung der Anatomie, der Stabilität, der biologischen Funktion und die frühe Mobilisierung (32). Heute wird die absolute Stabilität vorwiegend für Gelenkfrakturen und einige bestimmte Frakturformen gefordert, aber auch nur dann, wenn damit kein Schaden für die Blutzufuhr oder Weichteile verursacht wird. Aus diesem Grund wird häufig einer Nagelung der Vorzug vor einer Verplattung gegeben oder zumindest eine Minimalosteosynthese durchgeführt, um den Blutzufluss der Fragmente und Weichteile nicht zu stören.

AO-Prinzipien (32):
1. Reposition der Fraktur, um anatomische Verhältnisse wieder herzustellen,
2. Stabilität durch Fixation oder Nagelung, wie es die Besonderheiten der Fraktur oder Verletzung erfordern,
3. Schonung der Blutzufuhr von Knochen- und Weichteilgewebe durch vorsichtige Behandlung,
4. frühe und sichere Mobilisierung des Körperteils und des Patienten.

Osteosynthesen stellen die Festigkeit des Knochens temporär wieder her, bis die Frakturheilung die ständige Festigkeit gewährleistet. Die Festigkeit des Implantats hängt von der Festigkeit des Materials, noch mehr aber auch von der Form und der Größe des Implantats ab (T 4.2). Alle Osteosynthesen – mit Ausnahme der Kompressionsmethoden – können als mehr oder weniger flexible Fixierungen betrachtet werden (27).

Schraubenosteosynthese

Eine Schraube sollte bei der Fixierung von Knochenfragmenten etwa bis $2/3$ der maximalen Haltekraft angezogen werden, damit zusätzliche funktionelle Belastungen möglich sind. Bei einer Schrägfraktur eines Knochens sollte die Schraube 90° zur Frakturlinie verlaufen, wenn keine axiale Last auf den Knochen einwirken wird (z. B. Humerus). Wird jedoch eine axiale Last erwartet (Femur, Tibia etc.), dann muss die Schraube in Richtung der Winkelhalbierenden von Frakturlinie und 90°-Winkel eingebracht werden. In dieser Winkelstellung kann die Schraube eine gewisse axiale Last tolerieren. Werden Schrauben bei pertrochanteren Frakturen verwendet (z. B. bei der dynamischen Hüftschraube, beim Gamma-Nagel, beim proximalen Femurnagel etc.) ist ein Auswandern oder „Cut out" des Schraubengewindes aus dem Hüftkopf möglich, besonders bei osteoporotischem Knochen. Dieses Risiko kann durch eine zentrale Platzierung der Schraube, durch Verwendung von Schrauben mit größerem Gewinde, den Einsatz von mehreren Schrauben oder durch die Winkelstellung des Schenkelhalses verringert werden (38).

Plattenosteosynthese

Die Osteosynthese mit einer Platte ist eine wichtige Operationsmethode, die vor allem bei Gelenkfrakturen, aber auch bei Schräg- und Querbrüchen, kurzen Fragmentenden u. a. m. ihre Vorzüge hat. Anatomische Rekonstruktionen sind u. a. auch durch Vorbiegen der Platten entsprechend den Konturen des Knochens möglich.

Auch eine dynamische Kompression von Frakturenden kann mit einer speziellen Platte erreicht werden. Die Kompression muss über den ganzen Knochen-Querschnitt genügend hoch sein, um eine absolute Stabilität der Fraktur zu gewährleisten und um Biege-, Distraktions-, Scher- und Rotationskräfte zu kompensieren. Dies ist beispielsweise mit Zugschrauben und einer Platte möglich. Aber auch mit einem Plattenspanner, meist unter leichter Vorbiegung der Platte, kann eine starke und gleichmäßige Kompression auf die Frakturenden gebracht werden. Diese Kompressionswirkung wird nach einer Plattenosteosynthese mehrere Wochen aufrechterhalten und erhöht nicht die Knochenresorption oder Nekrosegefahr.

T 4.2 Stabilität einzelner gängiger Osteosyntheseverfahren gegen äußere Kräfte bei einer bestimmungsgemäßen operativen Verwendung. Je nach Knochenbeschaffenheit, Heilungsstadium, Osteosynthesematerial, -dimension und -form kann die Stabilität von diesem Schema abweichen. Auch bei Kombinationen (z. B. Platte mit Fixateur externe [7]) sind andere Widerstandskräfte des Osteosynthesematerials gegen äußere Einflüsse zu erwarten (28)

	R	B	T	K	M	Vorteile	Nachteile
Dünne Nägel, meist gebündelt: z. B. Ender-Nägel, Rush-Pin etc.	(+)	(+)	–	–	(+)	Geringe Infektionsrate. Durch Aufspreizung des Nagelbündels im Knochenendbereich kann eine – allerdings nur geringe – Rotationsstabilität erreicht werden. Vorteil bei **allen Nägeln**: Beim operativen Eingriff wird die Weichteildurchblutung am Ort der Fraktur nicht gestört.	Nur geringe Stabilität gegen Längsverkürzung und Rotation. Lockere Passform im Knochen, dadurch Instabilität der Fragmente. Materialermüdung und Bruch. Nur bei Frakturen in der Diaphyse und Übergang Metaphyse anwendbar. Nagelwanderung.
Marknagel (ungebohrt, immer verriegelt, z. B. ungebohrter Femur- oder Tibianagel)	–	+	–	*	+	Gleicher Widerstand in frontaler und lateraler Ebene. Bei soliden Nägeln ist die Infektionsgefahr geringer.	Keine Stabilität bei Rotation und meist auch bei Kompression. Nur bei Frakturen in der Diaphyse anwendbar. Hinweis: Bei Femurfrakturen muss immer verriegelt werden!
Gebohrter Marknagel (unverriegelt)	–	++	–	*	+	Siehe oben. Besserer Knochenkontakt als beim ungebohrten Nagel, dadurch höhere Stabilität der Fragmente vor allem gegen Biegekräfte, sowie geringere Materialermüdung. Schnelle Heilung. Bei Verriegelung zusätzlich gute Stabilität gegen Rotation, Traktion und axiale Kräfte.	Schädigung der Knochendurchblutung, die aber nach 8–12 Wochen wieder reversibel ist. Knochennekrose durch Hitze. Größeres Infektionsrisiko. Risiko der Lungenembolie. Nur bei Frakturen in der Diaphyse (mittleres Schaftdrittel) anwendbar.
Gebohrter Marknagel (verriegelt)	(+)	++	+	+	+	Siehe oben. Zusätzlich einsetzbar bei komplizierteren und gelenknahen Frakturen. Die Rotation oder axiale Verkürzung kann vermieden werden.	Für die Verriegelungsschrauben ist eine weitere Operationswunde nötig. Bei starker Kompressionsbelastung des Knochens: Materialbruch der Verriegelungsschrauben.
Fixateur externe	+	+	+	(+)	+	Die Längs-, Rotations- oder Seitenabweichung der Achse sowie die Belastung der Fragmente können ständig kontrolliert oder verbessert werden. Eine dosierte Kompression auf die Fraktur ist möglich. **Goldener Standard** bei Frakturen mit schweren Weichteilverletzungen.	Frakturheilung ist verzögert, Infektion oder Lockerung der Schrauben oder Steinmann-Nägel.
Schraube (einzeln)	–	–	(+)	(+)	(+)	Gute interfragmentäre Kompression durch axialen Zug.	Lockerung oder Materialbruch möglich.
Schraube (mehrere)	+	(+)	(+)	(+)	+	Siehe oben. Gute Fixierung von Platten oder Nägeln. Minimalosteosynthese möglich.	Schrauben können, wenn sie falsch implantiert werden, den Frakturspalt „sperren".
Kortikalisschraube	–	(+)	(+)	(+)	(+)	Hauptsächlich in der Diaphyse verwendbar.	Siehe oben.
Spongiosaschraube	–	–	–	–	–	Hauptsächlich im spongiösen Gelenkbereich verwendbar.	Schwierigkeiten beim Entfernen.

T 4.2 Fortsetzung

	R	B	T	K	M	Vorteile	Nachteile
Neutralisationsplatte	(+)	–	(+)	(+)	(+)	Eine starre Fixation ist möglich, vorteilhaft für Gelenkfrakturen, Querfrakturen, kurze Schrägbrüche, kurze Fragmente etc. Keine Kallusbildung.	Frakturheilung dauert länger als bei den anderen Osteosyntheseverfahren. Störung der Blutzufuhr des Knochens.
Platte, dynamische Kompression	(+)	–	(+)	+	+	Dynamische Kompression möglich.	Siehe oben.
Überbrückungsplatte	(+)	**	–	–	–	Bei Trümmerbrüchen wird die Länge, Achse und Rotation gesichert. Gute Kallusbildung. Bei langstreckigen Trümmerzonen wird eine gewisse Stabilität erreicht, weil die elastische Platte geringe Biegemomente kompensieren kann. Die Frakturzone wird nur gering beeinträchtigt.	Insgesamt nur geringe Belastbarkeit. Bei kurzen Frakturzonen „Scharniereffekt": Gefahr der Abknickung und Materialbruch.
Zuggurtungsplatte	(+)	–	(+)	+	+	Die Platte ist unter Spannung widerstandsfähiger.	
Zuggurtung (Cerclage)	–	(+)	(+)	+	++	Distraktionskräfte werden durch die Zuggurtung in Kompressionskräfte umgewandelt. Je nach Lokalisation und Art der Zuggurtung unterschiedlicher Widerstand gegen Torsion und Traktion.	Sehr gute Stabilisierung bei knöchernen Sehnenausrissen, Patellafrakturen, Innenknöchel- und Olecranonfrakturen.

R Rotation/Torsion
B Biege- oder Scherkräfte
T Traktion
K Kompression
M Muskelzug
(+) mäßige Stabilität
+ hohe Stabilität
++ sehr hohe Stabilität
– geringe Stabilität
* bei glatten Brüchen hohe Stabilität, bei Mehrfragmentbrüchen geringe Stabilität
** bei kurzen Frakturzonen geringe Stabilität, bei langstreckigen Frakturzonen mäßige Stabilität

Platten können auch als Stütze, als Überbrückung oder Zuggurtung (Zugspannung) eingesetzt werden. Dabei ist zu beachten, dass eine Platte gegen die Zugkräfte deutlich widerstandsfähiger ist als gegen eine Verbiegung.

Überbrückungsplatte

Diese Methode verbindet eine adäquate mechanische Stabilität mit der natürlichen Knochenheilung (Kallusbildung) und wird vor allem bei komplizierten Mehrfragmentbrüchen angewendet, bei denen evtl. auch noch ein großer Weichteilschaden vorliegt. Die Überbrückungsplatte dient als Schienung des Knochens. Sie beeinträchtigt die biologische Knochenheilung nur gering.

Zuggurtung

Zugkräfte können beispielsweise bei Zug eines Muskels an den Fragmentenden auftreten. Eine **Zuggurtung**, welche an einem Knochenbruch mit einer Platte oder mit Drähten durchgeführt wird, wandelt Zugkräfte in Kompressionskräfte um. Aber auch andere stabilisierende Materialien, wie Nähte oder auch ein Fixateur externe können die Funktion einer Zuggurtung übernehmen. **Statische** Zuggurtungen werden bei der Operation fixiert, während bei **dynamischen** Zuggurtungen auch anschließend durch den Muskelzug vermehrt Kompression auf die Fragmentenden gebracht werden kann.

Bei einer queren, unkomplizierten Patellafraktur wird beispielsweise eine Zuggurtung mit einem

8-förmigen Draht sowie Schrauben oder Pins als Schienung durchgeführt (s. ⊙ 14.6). Zieht nun der M. quadriceps an dieser Zuggurtung, entsteht an der Patellaunterfläche kein Auseinanderweichen der Fragmente. Vielmehr kommt es dabei zu einer Kompression auf die Patellafragmente, was die knöcherne Heilung beschleunigt. Wird jedoch eine distale Patellafraktur verschraubt und durch einen Draht geschützt (entsprechend einem Abriss des Lig. patellae, s. ⊙ 14.7), so darf lange Zeit kein Muskelzug erfolgen, damit die Osteosynthese nicht wieder reißt.

Bei einer Fraktur im Bereich der Diaphyse kann zur Kompensation einer Biegebeanspruchung eine Platte als Zuggurtung auf der konvexen Seite der Winkelabweichung angebracht werden. Dies setzt voraus, dass bei Kompression des Knochens die konkave Seite dem Druck standhalten kann.

Marknägel

Die Nagelung von Diaphysenfrakturen ist heute Standard. Ein **dünner Nagel** hat mitunter zu viel „Spiel" in der Knochenhöhle, was zu stärkeren Wackelbewegungen führt. Dann bleibt die Fraktur relativ instabil (Pseudarthrosegefahr), dafür ist die Durchblutung des Knochens sicher gewährleistet. Werden Schrauben quer zum Nagel in den Knochen eingeschraubt (Verriegelungsschrauben), können bei einer breiten Knochenhöhle die Wackelbewegungen des Nagels reduziert werden. Ungebohrte, dünnere Nägel sollten fast immer mit Schrauben verriegelt werden.

Bei „**gebohrten**" **Nägeln** wird der Knochen vorgebohrt, wodurch der Durchmesser der Knochenröhre entsprechend der Nageldicke angepasst und folglich ein dickerer Nagel verwendet werden kann. Die Stabilität einer Fraktur wird dadurch deutlich verbessert. Allerdings wird dabei die Knochenröhre durch Hitze geschädigt und die Knochendurchblutung weiter gestört. Das Risiko einer Infektion, einer Fettembolie und Lungenembolie ist höher.

Die **Verriegelungsschrauben** erweitern die Indikation der Nägel, so dass auch kompliziertere und gelenknahe Brüche stabilisiert werden können. An den Knochen der unteren Extremität, vor allem an der Tibia können etwa 2–3 Monate nach einer Nagelung die Verriegelungsschrauben entfernt werden, um die Fraktur zu „dynamisieren". Bei distalen Frakturen werden die proximalen Schrauben entfernt. Durch die axiale Belastung der Extremität gerät die Fraktur unter Druck und eine eventuelle Pseudarthrose wird verhindert.

Intramedulläre Nägel neigen viel weniger zu Ermüdungsbrüchen als Osteosyntheseplatten. Außerdem verteilen sie die Kräfte im Knochen besser als eine Platte. **Komplikationen** der intramedullären Nagelung sind das Bersten des proximalen Knochenabschnittes beim Einbringen des Nagels oder – bei zu dünnen Nägeln – die ungenügende Fixation der Fragmente. Die Folgen sind eine proximale Wanderung des Nagels, eine Fehlrotation, eine verzögerte bzw. fehlende Knochenheilung oder eine Verkürzung (17).

Die **Belastbarkei**t von intramedullären Nagelungen hängt von verschiedenen Faktoren ab. Selbst wenn intramedulläre Nägel den gleichen Durchmesser haben, so bewirken die Unterschiede in der Form und im Material, dass die Steifigkeit gegen Verbiegung um das doppelte und gegen Torsion sogar um das 3fache variiert (17). Runde Nägel sind in allen Richtungen gegen Scher- und Biegekräfte annähernd gleich belastungsstabil. Die Biegesteifigkeit eines Marknagels ist proportional zum Nageldurchmesser (5), eine Verdoppelung des Durchmessers erhöht die Biegesteifigkeit um den Faktor 8. Die Widerstandskräfte von verriegelten Marknägeln des Femur gegen Verbiegung betragen immerhin 55–70 % des Wertes eines intakten Femurs (16). Die axiale Belastbarkeit dieser Nägel liegt bei etwa dem 3fachen des Körpergewichtes (um 2000 N). Allerdings besteht dabei die Gefahr, dass sich beispielsweise die proximale Verriegelungsschraube im Trochanter herausschneidet.

Die Festigkeit von Marknägeln gegen Torsion wächst in der 4. Potenz des Nageldurchmessers: Bei doppeltem Durchmesser vergrößert sich die Torsionssteifigkeit um das 16fache, durch einen Schlitz im Nagel (zur besseren „Verklemmung" des Nagels im Knochen) wird diese Festigkeit wieder um das 5–6fache reduziert (5). Der Widerstand gegen Torsion beträgt bei verriegelten Nägeln aber oft weniger als 3 % der Festigkeit eines intakten Knochens. Allerdings ist diese Bewegung bis zu einer Winkelabweichung von 45° elastisch, so dass nach Rückgang der äußeren Krafteinwirkung der Nagel wieder in die ursprüngliche Form zurückspringt (5, 16). Nicht verriegelte Nägel rutschen bei Torsionskräften im Knochen.

Die Kräfte zum Einbringen eines Nagels für die Behandlung einer pertrochanteren Oberschenkelfraktur sind im proximalen Fragment höher als im distalen. Dadurch kann gelegentlich eine Berstungsfraktur des proximalen Fragmentes eintreten, besonders wenn der Nagel zu weit anterior in das Trochantermassiv eingebracht wird. Auch sollte der Operateur zur Vermeidung dieser Komplikationen die Flexibilität und Kurvenform des Nagels mit in Betracht ziehen (17).

Eine hohe Kraft beim Einbringen eines Nagels bedingt allerdings nicht, dass der Nagel anschließend auch sehr fest in der Knochenröhre sitzt. Auch hier gibt es je nach Art des Nagels große Unterschiede, die nicht von der Einschlagkraft, sondern eher von dem Durchmesser, der Form, dem Material und vor allem von der Länge abhängen. Eine evtl. auftretende Instabilität ist nämlich hauptsächlich im distalen Fragment lokalisiert, weil die Femurröhre sanduhrförmig ist. Ein routinemäßiges Vorbohren zur Vermeidung von Berstungsbrüchen im proximalen Fragment hat nicht selten eine vermehrte Instabilität des distalen Fragmentes zur Folge (17). Die Bewegungen im Bereich der Fragmente sind beim unaufgebohrten Tibianagel beispielsweise größer als beim Fixateur externe, so dass sich die Kallusbildung eher verzögert (34).

Verkürzungen oder Verlängerungen des Beines treten nach Marknagelosteosynthesen nicht selten auf, und fast ein Drittel aller Oberschenkelnagelungen – und immerhin noch 10 % aller Unterschenkelnagelungen – weisen eine Torsionsabweichung von mehr als 15° auf (25).

Fixateur externe

Der Fixateur externe stabilisiert außerhalb der Haut eine Fraktur durch Verstrebungen von Schanz-Schrauben, Drähten oder Steinmann-Nägeln, die durch den Knochen gebohrt wurden. Dabei wird die Durchblutung im verletzten Bereich gar nicht – oder nur ganz geringfügig – gestört. Das Weichteilgewebe wird geschont, eine Operation vermieden und – im Falle einer Infektion – das Einbringen von Fremdkörpern (Metall) unterlassen. Außerdem können Achsfehler im Laufe der Behandlung korrigiert und eine Kompression oder Traktion auf die Fragmente ausgeübt werden. Selbst Pseudarthrosen können mit einem Fixateur gut zur Ausheilung angeregt werden (18). Nachteile sind die zunehmenden Komplikationen (Infektionsgefahr, Lockerung) bei Nägeln/Schrauben im Laufe der Zeit, die geringere Stabilität im Vergleich zu anderen Osteosynthesemethoden und die Bewegungseinschränkung der benachbarten Gelenke.

Moderne Osteosyntheseverfahren

Die Verwendung von wenig invasiven Stabilisierungssystemen, die beispielsweise durch einen kleinen Hautschnitt submuskulär an die Fragmente eingeführt und anschließend perkutan mit selbstschneidenden, winkelstabilen Schrauben fixiert werden, hat keine Nachteile hinsichtlich der Stabilität. Eine Überlast führt bei diesen Platten nicht zum Ausriss der Schrauben, sondern zu einer plastischen Verformung (42).

Osteosynthese der Diaphysen

Im Bereich der Diaphysen ist eine exakte Rekonstruktion der verletzten Knochen nicht unbedingt notwendig. Verkürzungen im Bereich der Beine von bis zu 1 cm und Winkelabweichungen nach anterior oder posterior können bis zu 10° akzeptiert werden (7). Varus- und Valgusdeformitäten allerdings führen schon bei 5° zu späteren Fehlbelastungen von Gelenken und damit zur Arthrose.

Am Humerus ist eine Verkürzung oder sogar eine Rotationsfehlstellung kaum von Bedeutung, da die Schulterbeweglichkeit derartige Fehlstellungen problemlos ausgleichen kann. Anders liegen die Verhältnisse am Unterarm: Hier benötigt das feine Zusammenspiel von Radius und Ulna eine exakte Rekonstruktion.

Spiral- oder Schmetterlingsbrüche resultieren meist aus einem indirekten Rotationstrauma. Hier bestehen nur geringe Weichteilverletzungen. Die Heilung verläuft schnell und unkompliziert.

Keilfrakturen werden durch Biegekräfte hervorgerufen. Dabei müssen schon größere Kräfte auf das Bein einwirken und der Weichteil- und Periostschaden ist oft beträchtlich. Die Heilung kann lange Zeit dauern. Eine direkte operative Maßnahme an der Bruchstelle devitalisiert den Knochen zusätzlich.

Querfrakturen (A3) oder **Trümmerbrüche** (C) werden normalerweise durch direkte Krafteinwirkung mit hoher Energie verursacht. Wenn ein zuvor gesunder Knochen dabei stark verschoben wird, ist oft der Weichteilschaden ausgedehnt. Hier hätte ein direktes operatives Vorgehen an der Frakturstelle zusätzliche Schäden des schon stark zerstörten Weichteilgewebes zur Folge. Daher werden meist nur minimalinvasive Techniken angewendet, wobei die Platten die Trümmerzonen nur überbrücken und die eigentliche Frakturzone unberührt lassen.

Auch die Qualität des Knochens ist für die Wahl des Osteosyntheseverfahrens entscheidend; eine fortgeschrittene Osteoporose vermindert die Haltekraft von Schrauben oder Nägeln.

Osteosynthese von Gelenkfrakturen

Zwei **Verletzungsmechanismen** sind bei Gelenkfrakturen häufig (35):
- Beim ersten Verletzungsmechanismus wirkt eine indirekte Kraft ein, die zu einem Biegemoment auf das Gelenk führt. Dabei werden auf der einen Seite die Gelenkflächen zusammengepresst oder abgeschert, während auf der gegenüberliegenden Seite die Bänder den Knochen abreißen können, was jeweils zu einer Fraktur mit teilweiser Gelenkbeteiligung führt.
- Der zweite Verletzungsmechanismus entsteht durch direktes Zermalmen oder durch axiale Kräfte auf das Gelenk, wodurch der Knochen wie mit einem Meißel gesprengt wird. Mehrfragmentbrüche, meist mit schweren Weichteilverletzungen sind die Folge.

Die perfekte anatomische Rekonstruktion von Gelenkfrakturen kann nur durch eine operative Fixation erreicht werden. Die operative Stabilisierung einer Gelenkfraktur verlangt aber hohe Anforderungen. Axiale Abweichungen oder bleibende Instabilitäten sind zu vermeiden, weil daraus eine frühe Arthrose entstehen kann. Auch Frakturteile im Gelenk müssen entfernt werden.

Wird die Fraktur früh und anatomisch exakt operiert, dann kann auch der Knorpel heilen. Die anatomische Reposition und interfragmentäre Kompression einer intraartikulären Fraktur führt sogar zu einer echten hyalinen Knorpelheilung, wenn anschließend eine ständige Bewegung des Gelenkes durchgeführt wird (22). Die **frühe Mobilisierung** bringt einen enormen Nutzen für den Patienten, besonders wenn er älter ist. Bei Gelenkfrakturen ist daher eine frühe Mobilisierung, evtl. auch auf der Motorschiene, zur Unterstützung der Knorpelheilung anzustreben. Mit der Bewegung einer operierten Gelenkfraktur muss unverzüglich begonnen werden, um Kontrakturen oder eine Gelenksteife zu verhindern.

Der wichtigste Faktor in der Entscheidung für die anschließende Mobilisierung und die funktionelle Belastung ist die Einschätzung des Operateurs über die Stabilität seiner Fixation. Dabei müssen sowohl die Fixationsmethode wie auch die Anatomie der Fraktur berücksichtigt werden.

Wenn eine stabile Osteosynthese nicht möglich ist oder wenn Bandverletzungen vorliegen, muss das Gelenk immobilisiert werden. Allerdings kann auch bei instabilen Osteosynthesen ein Therapeut mehrmals täglich geführte, passive Bewegungen aus dem Gips durchführen.

Belastbarkeit von heilenden Knochenbrüchen und Gelenkverletzungen

Ein Skelettschaden bzw. ein osteosynthetisch versorgter Knochendefekt muss den Belastungen durch Schwerkraft, Muskelzug und eventuell auch durch Rehabilitationsmaßnahmen so lange standhalten, bis der Knochen eine ausreichende Festigkeit erreicht hat. Die **Stabilität nach einer operativen Fixation** ist eine Mischung aus der ursprünglichen Frakturstabilität und der operativ erreichten Stabilität.

Bei der Festlegung der postoperativen Belastbarkeit steht eine Fülle von verschiedenen Operationstechniken einer noch größeren Variabilität von Verletzungsarten gegenüber. So ergab die Prüfung der mechanischen Belastbarkeit von pertrochanteren Frakturen des Femurs (A2/3-Frakturen) beim proximalen Femurnagel eine signifikant höhere Belastbarkeit im Vergleich zur dynamischen Hüftschraube, zur Kondylenplatte und zum Gamma-Nagel. Dagegen war bei den instabilen subtrochanteren Femurfrakturen (A3/3) die Osteosynthese mit dem Gamma-Nagel stabiler als die anderen Operationsverfahren (14) (● **4.5**). Der proximale Femurnagel ist ein modifizierter Gamma-Nagel mit Antirotations-Schraube.

Kräfte auf heilende Frakturen

Die in der Rehabilitation oder im Alltag einwirkenden Kräfte stören die Knochenheilung im Sinne elastischer und plastischer Verformung – manchmal bis hin zum erneuten Bruch. Sie treten als Drehmomente oder Scherkräfte in Gelenken und als Spannungen im heilenden Knochen auf. Dabei üben sowohl die **Größe** wie auch die **Richtung** der Kraft einen mehr oder weniger schädlichen Einfluss auf einzelne Osteosynthesen aus. Schon Pauwels („Der Schenkelhalsbruch, ein mechanisches Problem", zitiert in [2]) erkannte 1935, dass sich Druckkräfte günstig und Scher- oder Rotationskräfte ungünstig auf die Heilungsaussichten eines Bruchspaltes auswirken, und dass bei falschen Krafteinwirkungen Verschiebungen der Knochenstücke möglich sind. So ist beispielsweise bei einer Knochenmarknagelung eine starke Traktion oder Rotation am operierten Bein schädlich, während eine Kompression vorteilhaft ist (● **4.6a–d**). Umgekehrt würde eine Traktion am Unterschenkel bei einer operierten Impressionsfraktur des Schienbeinkopfes wenig ausmachen, eine zu frühe Kompressions- oder Scherkraft jedoch zum Einbruch des Tibiakopfes führen.

Die beste Osteosynthese ist nutzlos ohne geeignete postoperative Nachsorge und Rehabilitation. Zur Vermeidung einer Fehlstellung oder eines Materialbruches muss bei der Nachbehandlung von Osteosynthesen ein Plan aufgestellt werden, in dem **die Größe und die Richtung der erlaubten äußeren Krafteinwirkungen** definiert werden. Wie die erlaubten Krafteinwirkungen für das Rehateam dokumentiert werden können, ist im Kapitel 3 aufgeführt.

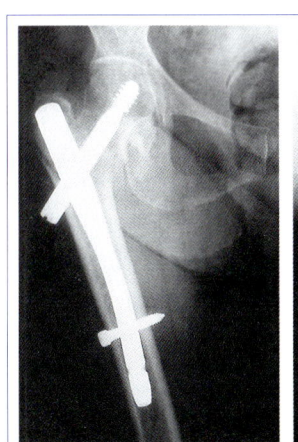

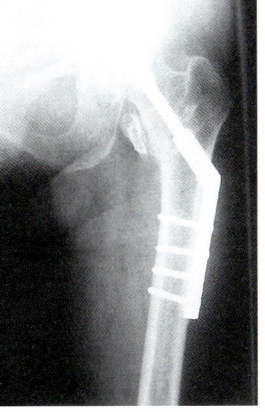

● **4.5** Beispiele der operativen Versorgung einer Schenkelhalsfraktur. Links ist ein Gamma-Nagel, rechts eine dynamische Hüftschraube (DHS) implantiert.

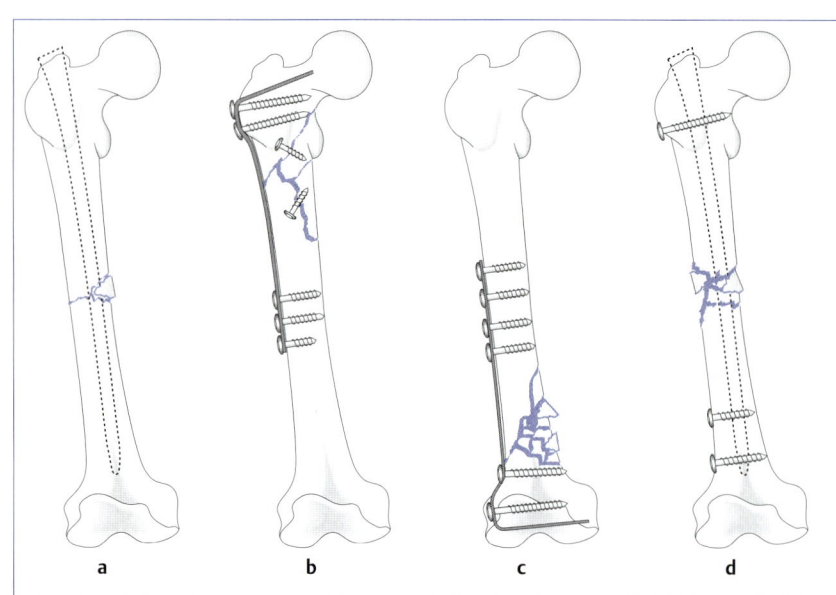

4.6a-d Auswirkungen von Kräften auf heilende Oberschenkelfrakturen.
a Eine unkomplizierte Oberschenkelfraktur ohne größere Trümmerzone kann mit einem Marknagel versorgt und das Auftreten mit vollem oder zumindest teilweisem Körpergewicht erlaubt werden, weil durch Druck die Fragmente zusammengepresst werden. Gegen Scherkräfte ist diese Osteosynthese relativ stabil. Zugkräfte (Auseinanderweichen der Fragmente) sollten vermieden werden. Rotationskräfte sind besonders schädlich, weil dadurch bleibende Fehlstellungen auftreten.
b Bei einer Mehrfragmentfraktur ist eine Kondylenplatte notwendig; hier dürfen keine starke Kompression, Traktion und vor allem keine Scherkraft (Plattenverbiegung!) einwirken.
c Bei Trümmerbrüchen überbrückt die Kondylenplatte ein größeres Areal des Knochens, der lange Zeit keine Stabilität aufweisen kann. Hier dürfen sehr lange keine Kompressions-, Zug- oder Scherkräfte einwirken.
d Besteht eine Trümmerzone in der Mitte des Knochens, kann ein verriegelter Marknagel (Schrauben am oberen und unteren Ende des Nagels) verwendet werden, um die Knochenstücke in der richtigen Distanz zu halten. Diese operative Fixierung ist stabiler gegen Rotation als der einfache Marknagel, allerdings dürfen hier nur mäßige Kompressions- oder Zugkräfte einwirken (Schraubenbruch!).

Kompressionskräfte (Druck)

Kompressionskräfte sind in vielen Fällen bei stabilisierten Frakturen oder nach der Implantation von Endoprothesen erwünscht, weil durch eine milde Kompression die Knochenheilung beschleunigt wird (**4.7a u. b**). Allerdings können Kompressionskräfte auch ungünstige Folgen haben. In der Rehabilitation sind sie bei Trümmerbrüchen, Impressionsfrakturen oder Operationen mit knochenaufbauenden Maßnahmen (Spongiosaplastik etc.) schädlich.

Scher- und Biegekräfte

Scherkräfte wirken schräg oder quer zur Längsachse eines Knochens. Sie sind bei Anprallverletzungen (Fußgänger gegen Auto etc.) für Knochenbrüche verantwortlich. Bei Osteosynthesen können schon geringere Scher- und Biegekräfte zu Verschiebungen der Frakturenden führen. Auch in Gelenken treten durch Scherkräfte hohe Druckspitzen in Knorpelarealen auf. Scherkräfte sind daher in der Rehabilitation bei vielen Osteosynthesen zu vermeiden (**4.8a u. b**).

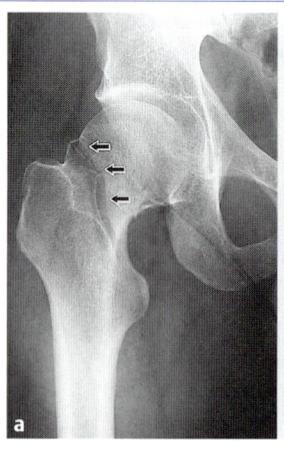

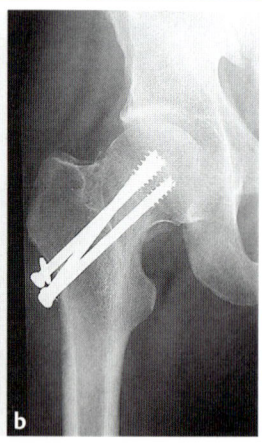

4.7a u. b Schenkelhalsfraktur (Pfeile) eines 41-jährigen Mannes, der bei eisglatter Straße mit seinem Fahrrad ausrutschte. Röntgenbild vor (**a**) und 7 Wochen nach der Operation (**b**). Nach 6 Wochen völliger Entlastung wurde eine Teilbelastung erlaubt. Die Fraktur geriet durch die erlaubte Teilbelastung unter Kompression, was daran zu erkennen ist, dass die 3 Schraubenköpfe sich etwas von der Kortikalis entfernt haben. Durch die Kompression ist eine baldige knöcherne Heilung zu erwarten.

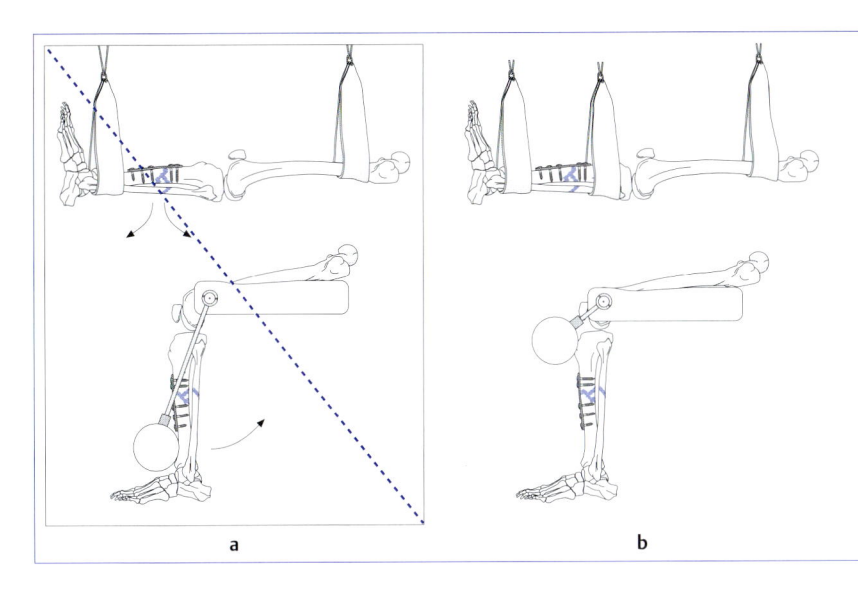

4.8a u. b Scherkräfte entstehen in der Therapie schon allein durch die Schwerkraft, beispielsweise bei unsachgemäßer Aufhängung im Schlingentisch. Scherkräfte, die eine Osteosynthese verbiegen oder verschieben können, sind aber auch bei großem Widerstand durch den Therapeuten oder durch falsche Anwendung von Kraftmaschinen zu erwarten.
a Darstellung von Beispielen, die es zu vermeiden gilt.
b Darstellung einer günstigen Krafteinleitung, wo die Krafteinwirkung auf ungefährliche Skelettareale verteilt wird.

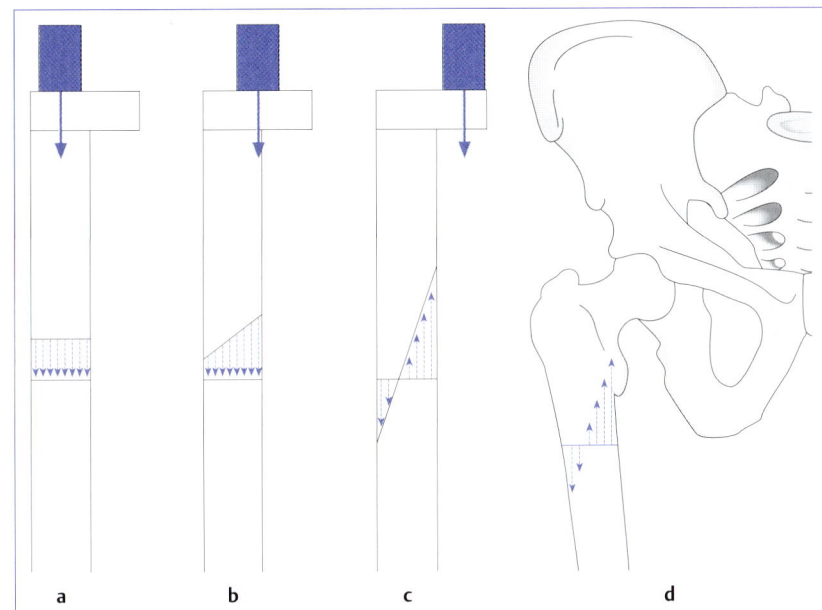

4.9a-c Ein Gewicht, welches mittig auf eine Knochenröhre einwirkt, verteilt die Druckbelastung gleichmäßig (**a**). Liegt das Gewicht jedoch mehr auf einer Seite der Knochenröhre, entstehen hier höhere Druckbelastungen (**b**). Wirkt das Gewicht deutlich außerhalb der Längsachse des Knochens, treten starke **Druck**belastungen an der belasteten und etwas weniger starke **Zug**belastungen an der nicht belasteten Seite auf (**c**). Dies führt zu einer **Biegespannung** des Knochens (nach Pauwels [9]). Die knöcherne Struktur des Oberschenkelknochens hat sich an diese Biegespannung angepasst (**d**).

Wirken Druck- und Zugkräfte auf denselben Knochen nicht über die Längsachse ein, sondern etwas versetzt davon, können Biegespannungen im Knochen auftreten, die mitunter zum Knochenbruch führen (**4.9a-d**). Während ein Besenstiel schon bei einer Biegekraft von 45 Nm (Drehmoment) durchbrechen kann, sind bei einem Oberschenkelknochen eines durchschnittlichen Erwachsenen dafür 250 Nm notwendig (5).

Rotationskräfte

Während der Physiotherapie sind – gerade bei komplexen Übungen gegen Widerstand – Rotationskräfte nicht selten. Bedeutende Torsionskräfte treten am proximalen Femur aber auch bei Belastung des Beines in Hüftbeugestellung von 45° auf – also beim Aufstehen vom Stuhl, Treppensteigen usw. (30).

Komplikationen bei der Nachbehandlung von Frakturen sind nicht selten auf eine fehlerhafte Einschätzung der Stabilität zurückzuführen (30). Bei 39 % der konservativ behandelten und bei 48 % der genagelten Oberschenkelfrakturen fanden sich Rotationsfehlstellungen, die erst nach der Operation, also postoperativ aufgetreten waren (Koostra, zitiert in [5]). Zwar ist das Hüftgelenk bis zu einem gewissen Grad zur Kompensation einer Rotationsfehlstellung in der Lage, eine Außenrotation von mehr als 20 kann aber zur Arthrose des lateralen Kniegelenkkompartiments führen (5). Daher müssen in der Rehabilitation von Patienten mit genagelten Frakturen Rotationskräfte beachtet bzw. vermieden werden.

Muskelkräfte

Muskelkräfte wirken als Traktions-, Scher- oder Kompressionskräfte auf einen Knochen, ein Gelenk oder eine Fraktur, je nachdem, welche Zugrichtung und welcher Wirkungsort in Betracht kommen. Sie werden gesondert abgehandelt, weil sie bei den Therapien eine wichtige innere Kraftkomponente bilden.

Muskelkräfte wirken erheblich auf den Knochen ein, so dass nach einem Knochenbruch die Fragmente durch den Muskelzug auseinander gezogen werden können. Typische Beispiele sind die Patella- oder Ellenbogenhakenfraktur, der Abriss des Trochanter major oder minor usw. Auch Achsfehlstellungen können durch den Muskelzug auftreten (● **4.10a-c**).

Bei einer Osteosynthese muss vorausschauend berücksichtigt werden, ob ein starker Muskelzug auftreten könnte, der das Operationsergebnis beeinflusst. Auch bei den operativen Zuggurtungen sind spezielle Richtlinien zu beachten, damit die Fragmente durch den Muskelzug nicht abscheren (33). Die Richtung des Muskelzuges wird durch dessen anatomische Lage bestimmt. Darf ein Muskel nur einen verminderten Zug auf den Muskelansatz ausüben, so sollte dieser Muskel vom Operateur angegeben und die Größe des erlaubten Muskelzuges definiert werden. Der Therapeut soll danach die Übungsbehandlung ausrichten, wobei die Hebelverhältnisse des Muskelansatzes auch bei verschiedenen Gelenkpositionen bedacht werden müssen. Allerdings ist es schwierig, die auf einen Knochenabschnitt oder auf ein Gelenk einwirkenden Muskelkräfte zu berechnen, da sich Ungenauigkeiten durch fehlende Informationen (Muskelfunktionszustand, Kraftoptimum des Muskels, exakte Länge des Kraftarmes in jedem Gelenkwinkel etc.) nicht vermeiden lassen.

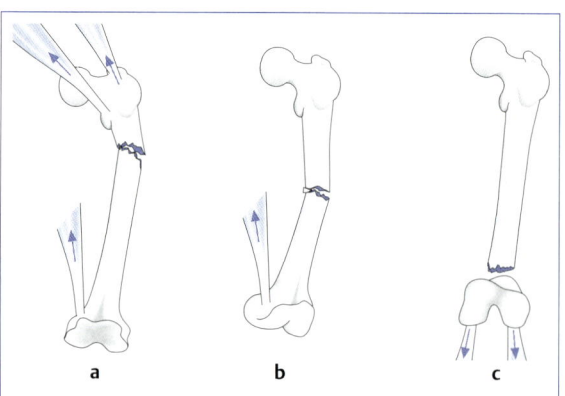

● **4.10a-c** Fehlstellungen bei Femurfrakturen, die durch den Muskelzug bestimmt sind. Bei Frakturen im proximalen Drittel bewirken die Hüftabduktoren und der M. iliopsoas eine Verkippung des proximalen Fragmentes (**a**). Bei Frakturen im mittleren Drittel bewirken die Adduktoren eine Varusstellung (**b**). Im distalen Fragment (**c**) bewirken die Köpfe des M. gastrocnemius eine Überstreckung bzw. Retrokurvation (5).

Zugkräfte

Durch manuellen Zug an einer Extremität, durch starken Muskelzug oder durch das Eigengewicht eines Körperabschnittes (z. B. Hängen an der Sprossenwand) können erhebliche Zugkräfte auf einen Skelettabschnitt ausgeübt werden. Dies kann – ebenso wie durch die anderen Kräfte – zu einer Überlastung der verletzten Knochen, Sehnen- bzw. Gelenke führen.

Stabilität der Frakturen in der Rehabilitation

Eine gute Nachbehandlung vermag kleine Mängel der Operation auszugleichen. Eine schlechte Nachbehandlung dagegen kann das Ergebnis einer idealen Osteosynthese nicht nur schmälern, sondern vernichten (12). Die postoperative Rehabilitationsphase ist das letzte Glied in der Therapiekette, wobei der Gesamterfolg der Behandlung nur so gut ist wie ihr schwächstes Glied (4).

Daher ist ein regelmäßiger Dialog mit dem Operateur notwendig. Der Operateur soll daher bereits im Operationsbericht Hinweise auf das individuelle Vorgehen bei der Nachbehandlung geben (8). Eine gute **Kooperation des Operateurs mit der Rehabilitationseinrichtung** beinhaltet den beidseitigen Informationsfluss. Kontinuierlich muss der Verlauf der Knochenheilung kontrolliert werden, wobei Faktoren wie die Größe der Trümmerzone, die Lokalisation des Bruches, eventuelle Infektionen bei offenen Frakturen, das Alter und die Knochenfestigkeit der Patienten, Durchblutungsstörungen und damit verzögerte Knochenheilung, dystrophe Veränderungen (z. B. CRPS, s. Kap. 2), Entkalkung durch langdauernde Entlastung u. a. bedacht werden müssen (● **4.11a u. b**).

> Die Festlegung der orthopädisch-traumatologischen (OT-)Belastbarkeit erfolgt durch den Operateur und ist in der Rehabilitation durch klinische und röntgenologische Kontrollen im weiteren Verlauf zu bestätigen oder – nach Rücksprache – auch zu verändern.

Die **primäre Stabilität** einer Osteosynthese hängt ab von:
- dem Frakturtypus: einfache Fraktur oder Trümmerzone?
- den anatomischen Besonderheiten des Knochens,

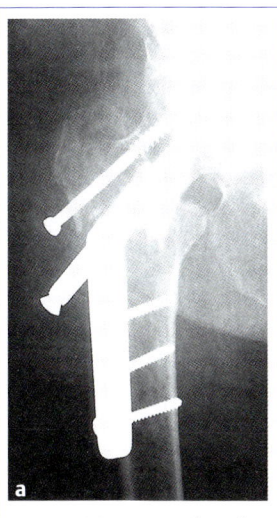

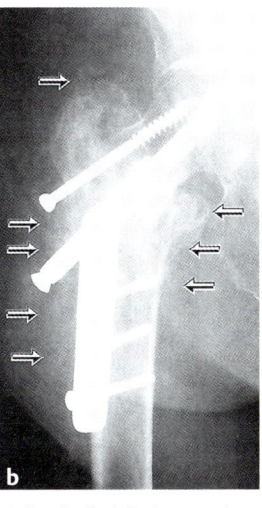

Stabilität der Frakturen in der Rehabilitation **87**

4.11 Pertrochantäre Schenkelhalsfraktur einer 77-jährigen Patientin mit Osteoporose, mit einer dynamischen Hüftschraube und einer Derotationsschraube versorgt (**a**). Die gleiche Fraktur 5 Wochen später (**b**). Die Pfeile zeigen die deutliche Kallusbildung. Die Vollbelastung ist erlaubt und schmerzfrei möglich.

T 4.3 Faktoren, die die Heilungstendenz einer operierten Fraktur beeinflussen

Keine Heilungstendenz	Knocheninfektion, mechanische Instabilität, großer Substanzdefekt etc.
Schlechte Heilungstendenz	Hohes Alter, große Trümmerzone, großer Weichteilschaden, Durchblutungsstörung, umfangreiche Osteosynthese mit mehreren Implantaten usw.
Mäßige Heilungstendenz	Alter über 50 Jahre, größere operative Manipulation etc.
Gute Heilungstendenz	Junge Erwachsene, unkomplizierte Fraktur
Sehr gute Heilungstendenz	Kinder (Grünholzbruch), Minimalosteosynthese etc.

- der Wahl des Implantats: Nagel, Platte oder Fixateur?
- dem Implantatmaterial: Dicke, Form, Legierung, Elastizität? Evtl. Materialfehler, Korrosion usw.?
- der Implantatanlage: Biomechanisch richtige Seite der Fraktur? Mit/ohne Kompression, Anzahl der Schrauben usw.?
- der Knochenfestigkeit (Osteoporose, andere Krankheiten).

Knochen als lebendes Gewebe benötigt eine ausreichende Durchblutung zum Heilen. Größere Trümmerzonen mit Zerreißung der Blutgefäße heilen daher meist deutlich langsamer und schlechter. Auch das operative Vorgehen hat, wie schon beschrieben, einen Einfluss auf die Heilungstendenz: Wird beim Marknagel die Knochenröhre vorgebohrt, können durch den entstehenden Druck die kleinen Knochenkapillaren verstopft werden und damit größere Bereich der inneren Knochenwand absterben (26). Andererseits wird gerade beim Anschrauben von Osteosyntheseplatten das Periost geschädigt und die äußere Durchblutung des Knochens unterbrochen. Das Anbringen der Platten führt zusätzlich zu einer operativen Manipulation des umgebenden Weichteilgewebes und damit zur Durchblutungsverschlechterung.

Die **Knochenheilungstendenz** hängt ab von:
- der Wahl des Implantates: Die biologische Heilung mit Kallus führt nach 4–8 Wochen zu einer deutlichen Stabilität, während bei der direkten Heilung bei einer Plattenosteosynthese der Frakturspalt noch nach Monaten nicht fest durchbaut ist.
- der Durchblutungssituation: Die Frakturform (Abriss eines zuführenden Blutgefäßes, große Trümmerzone mit Zerreißung der Blutgefäße), großer Weichteilschaden, operatives Vorgehen (Entfernung des Periostes u. a.), Diabetes mellitus u. a. vermindern die Durchblutung.
- Alter des Patienten,
- Infektionen des Knochens,
- Stoffwechselstörungen des Knochens (Osteoporose etc.).

Die Festigkeit in der postoperativen Phase wird von der primären Stabilität, von der Tendenz der Knochenheilung und der Zeit bestimmt. Läuft die Knochenheilung ungestört und schnell ab (gute Heilungstendenz), so ist die Fraktur bald durchbaut und stabil (**T 4.3**).

Prüfung der Belastbarkeit

Trotz der Berücksichtigung aller Faktoren der Knochenheilung muss die tatsächliche aktuelle Belastbarkeit regelmäßig durch weitere Parameter geprüft werden (s. Kap. 3). Dazu gehören:
- Anamnese: Schmerzen bei Belastung (36),
- Tastbefund (Kallusbildung, Krepitation, Instabilität) (26),
- Röntgenaufnahme,
- Stauch-, Scher-, oder Klopfschmerz (Achtung bei frischen oder instabilen Osteosynthesen!),
- Rötung, Schwellung, Überwärmung.

In der Knochenbruchbehandlung können erfahrene Ärzte beispielsweise anhand der Röntgenaufnahmen sehr genau die Heilungstendenz des Knochens ablesen (40). Die Röntgenkontrollen sollten im Abstand von mindestens 4, besser noch 6 Wochen erfolgen, da bei kürzerem Abstand keine wesentliche Änderung zu erwarten ist. Die Aufnahmen sollten auch auf das Gebiet

T 4.4 Beispiele für Symptome in der Rehabilitation von Osteosynthesen

Fraktur	Symptom	Mögliche Ursachen
Gelenkfrakturen	Schmerzen schon bei geringgradiger Gelenkbewegung	Massiver Reizerguss Gelenkinfektion Instabile Fragmente Eingeklemmter Meniskus Posttraumatische Knochennekrose
	Schmerzen in einem bestimmten Bewegungssektor	Stufenbildung im Gelenk Osteosynthesematerial (z. B. Schrauben) ragt in den Gelenkspalt Tiefes Knorpelulkus Meniskuseinklemmung, freier Gelenkkörper
	Schmerzen bei endgradiger Gelenkbewegung	Verkürzung bzw. Schrumpfung von Muskeln, Kapselgewebe etc. Arthrose Wie oben
Gelenk- und Schaftfrakturen	Zunehmende Achsabknickung	Verbiegung des Osteosynthesematerials Einbruch von gelenknahen Trümmerzonen Auseinanderweichen von Gelenkfragmenten Bandruptur oder -ablösung
Schaftfrakturen	Rotationsfehlstellung	Bewegung nicht genügend fixierter Fragmente (z. B. Rotation bei Nagelung) Bandruptur oder -ablösung

der Kallusbildung abgeblendet und in 2, oder besser 4 Ebenen erfolgen. Auf alle Besonderheiten und Komplikationen muss besonders geachtet werden (s. Kap. 2) (T 4.4).

Weitere Hinweise zur Belastbarkeit des Bewegungsapparates sind in Kapitel 3 aufgeführt.

Störungen der Knochenheilung und Behandlung von Pseudarthrosen

Bei einer Pseudarthrose ist die Frakturheilung verlangsamt bzw. ein weiterer Heilungsprozess nicht zu erkennen. Dies wird meist 6–8 Monate nach der Fraktur festgestellt (19). Oft sind mehrere Ursachen für die verzögerte Heilung verantwortlich. Wenn *ein* Fragment schlecht oder nicht durchblutet ist, kann die Heilung verlangsamt oder unterbrochen sein. Wenn *beide* Fragmentenden ohne Durchblutung sind, wird der Knochen wahrscheinlich nicht heilen. Auch bei der direkten Knochenheilung führen vaskuläre Schäden oder Infektionen zu Pseudarthrosen, wobei hier eine Resorption des Frakturspaltes – mitunter auch eine geringe Kallusbildung stattfindet.

Um eine länger bestehende Pseudarthrose bildet sich eine Kapsel, wodurch ein Falschgelenk entsteht.

Klassifikation von Pseudarthrosen

Pseudarthrosen werden unterteilt in aseptische und infizierte sowie in **reaktive (vitale)** und **inaktive (avitale)**. Reaktive Pseudarthrosen werden weiter unterteilt in kallusreiche, hypertrophe („Elefantenfuß"), kallusarme („Pferdefuß") und kalluslose Pseudarthrosen.

Inaktive Pseudarthrosen sind die Drehkeilpseudarthrose (avitales, nekrotisches Keilfragment), die Defektpseudarthrose (große Defektdistanz zwischen den vitalen Knochenenden) und die atrophe Pseudarthrose (Reparationsvorgänge sind zum Stillstand gekommen) (4.12).

Ursachen für die verzögerte Heilung

Mangelnde Durchblutung (avaskuläre Pseudarthrosen)

Alle Frakturen unterbrechen die Durchblutung des Knochen- und Weichteilgewebes zu einem gewissen Grad und führen zumindest zu einer mikroskopischen Knochennekrose: Je größer die einwirkende Energie, um so stärker die Störung der Durchblutung. Auch die Lokalisation der Fraktur, besonders wenn das Fragment durch eine Endarterie versorgt wird, ist entscheidend. Neben ausgedehnten Zerstörungen des Periostes, neben Trümmer- oder Stückfrakturen beeinträchtigen auch Kompartmentsyndrome die Durchblutung (29). Durch die operativen Maßnahmen wird die

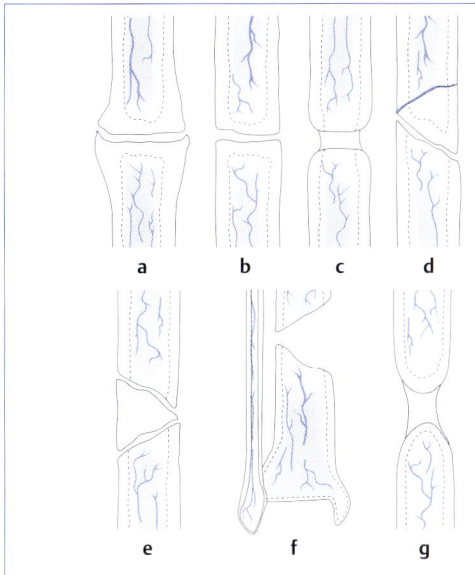

4.12 Klassifikation der Pseudarthrosen (19, 29). A: Hypertrophe, kallusreiche Pseudarthrose (Elefantenfuß); es besteht eine mäßige Stabilität, meist verbunden mit einer gewissen mechanischen Irritation. B: Kallusarme Pseudarthrose (Pferdefuß); geringere Knochenneubildung; meist bei weniger stabiler Situation. C: Oligotrophe, kalluslose Pseudarthrose; die Kortikalis wird resorbiert, die Ecken runden sich ab. D u. E: Avitale Drehkeilpseudarthrosen; zwar kann ein Teil der Fragmente wieder anwachsen, aber es besteht keine Heilungstendenz im Zentrum der Fraktur. F: Defektpseudarthrose; eine knöcherne Überbrückung ist wegen zu großem Abstand nicht möglich. G: Atrophe Pseudarthrosen; meist bei schlechter Durchblutung und/oder mangelnder axialer Last.

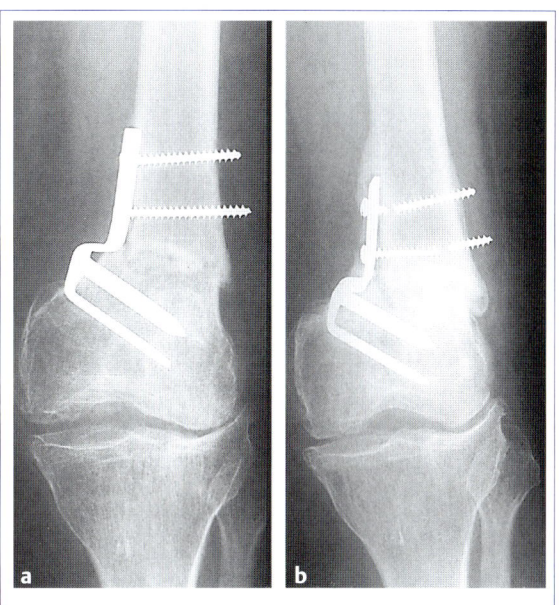

4.13a u. b Hypertrophe Pseudarthrose bei einem jungen Mann, die durch eine Instabilität der Osteosynthese bedingt ist (**a**). Bei teilweise guter Kallusbildung (etwa am oberen Rand der Platte) besteht keine ausreichende Stabilisierung, was im Laufe der Zeit zu einem Ermüdungsbruch der Schrauben und später auch der Platte führt (**b**).

Vaskularisierung zusätzlich verschlechtert. Nach **zerstörter Blutzufuhr** von Knochenfragmenten entstehen **avaskuläre** Knochenheilungsstörungen. Avaskuläre Fragmente können sich zwar mit vitalem Knochen verbinden, aber eine knöcherne Überbrückung mit anderen, ebenfalls nicht durchbluteten Fragmenten ist fast ausgeschlossen.

Instabilität (hypertrophe Pseudarthrosen)

Bei intakter Durchblutung führt eine *leichte* Bewegung zwischen den Fragmenten zur Entstehung eines kräftigen Kallus. Bei *zu starker* Bewegung im Frakturspalt gelingt es den Blutgefäßen und dem Faserknochen nicht, den Spalt zu überbrücken. Dann entwickelt sich eine **hypertrophe Knochenheilungsstörung**: Der Knochen versucht, durch eine Verbreiterung des Kallus eine gewisse Stabilität zu erreichen. Dauert die Überlastung oder Beweglichkeit an, tritt eine Resorption im Bewegungsspalt auf (29). Die vorhandene Instabilität kann zu ständigen Schmerzen oder sogar zu einer Deformität führen. Mitunter kann der Patient aber auch das Bein voll belasten und verspürt erst dann Schmerzen, wenn er das Bein eine Zeit lang beansprucht. Röntgenologisch sind verschiedene Formen zu unterscheiden, die einem Elefantenfuß oder einem Pferdehuf ähneln.

Mitunter ist die Wahl des Operationsverfahrens für die Entstehung einer Pseudarthrose verantwortlich. Werden einfache oder Keilfrakturen *ohne* interfragmentäre Kompression osteosynthetisch verplattet, tritt eine Instabilität mit Knochenresorption an den Frakturenden auf. In diesem Fall verhindert die Platte die Bildung von Kallus (19). Die Folge ist ein Ermüdungsbruch der Platte (**4.13a u. b**). Bei **Mehrfragmentbrüchen**, die mit einer Platte oder einem Nagel versorgt wurden, heilen fast immer alle Fragmente. Es ist allerdings ein Phänomen, dass bei einer Pseudarthrose dann nur eine einzige der Frakturlinien nicht heilt, was auf eine mechanische Instabilität in dieser Ebene hinweist.

Mangelnder Fragmentkontakt (atrophe Knochenheilungsstörungen)

Zu geringe Kompression der Fragmente, große Defektsituationen oder die Interposition von Weichteilen im Frakturspalt stören die Knochenneubildung und Überbrückung des Frakturspaltes (29). An den **oberen Extremitäten** können Knochenenden – obwohl sie gut durchblutet sind – ebenfalls nicht anheilen: Sie atrophieren wegen der fehlenden Krafteinflüsse auf den Knochen. Hier muss neben der Stabilisierung auch die Anfrischung des Knochens und Knochenspananlagerung durchgeführt werden.

Infektion (Infektpseudarthrosen)

Bei der Infektion einer Fraktur wird die Umwandlung des Granulationsgewebes in Faserknochen gestört, weil die ausgeprägten Resorptionsvorgänge neben dem infizierten Gewebe auch den neugebildeten Knochen resorbieren. Zwar gibt es auch hier unstrukturierte Neubildungen von Knochen (Sequester), die aber schlecht durchblutet sind und nicht zur Stabilität beitragen. Bei Infektpseudarthrosen ist auf septische Allgemeinzeichen oder eine Fistelung zu achten (29).

Knochenheilungsstörungen in Gelenknähe

Frakturen im Bereich der Metaphyse können gerade bei einer Osteoporose schlecht heilen. Meist ist das benachbarte Gelenk eingesteift, so dass bei der Kontrakturbehandlung hauptsächlich die Pseudarthrose mobilisiert wird. Daher ist meist eine Arthrolyse des Gelenkes notwendig.

Andere Ursachen einer Pseudarthrose

Ernährungszustand, Alter, arterielle Verschlusskrankheit, Diabetes mellitus, Medikamente (Steroide, Zytostatika), Rauchen, Alkoholismus, Röntgenbestrahlung, Neuropathien, Paraplegia, Spina bifida, Syringomyelie, Lepra u. a. Faktoren beeinträchtigen die Knochenheilung oder können die Fähigkeit zur Einhaltung einer Teilbelastung herabsetzen (19). Auch die fehlende Mitarbeit des Patienten wirkt sich negativ auf die Knochenheilung aus. Der Operateur muss bei der Wahl seines Operationsverfahrens auch die Persönlichkeit und den Lebensstil (Rauchen, Unfähigkeit zur Einhaltung einer Teilbelastung, Gewichtsprobleme, berufliche und sportliche Ziele etc.) des Patienten berücksichtigen.

Diagnostik der Knochenheilungsstörungen

Die klinischen Zeichen einer fehlenden Knochenheilung sind lokale Schwellung, Rötung, Überwärmung und Schmerzen bei der Mobilisierung oder Teilbelastung. Neben der klinischen Untersuchung geben die Laborwerte (BSG, Blutbild, CRP) und die Röntgenuntersuchung (auch mit Vergleich der vorherigen Bilder) Hinweise auf die Ursache einer Pseudarthrose. Tomographien sind hilfreich zur Beurteilung der Frakturüberbrückung. Durch eine Skelettszintigraphie kann bei unklaren Befunden geprüft werden, ob es sich um eine reaktive, inaktive oder gar infizierte Pseudarthrose handelt. Bei komplizierter Fraktur ist eine Computertomographie, bei Infektionen auch eine Kernspintomographie (hier lässt sich das Ausmaß der Infektion gut beurteilen) sinnvoll (29).

Therapie von Knochenheilungsstörungen und Pseudarthrosen

Die Wahl des Implantates und der zusätzlichen Maßnahmen hängt von der Art und Lokalisation der Knochenheilungsstörung ab. Im Allgemeinen reicht ein operativer Schritt aus, um eine Pseudarthrose zu behandeln, damit sie in 4–5 Monaten ausheilt und die Vollbelastung ermöglicht. Wegen der langsamen Heilungsvorgänge darf keine forcierte Übungsbehandlung durchgeführt werden.

Therapie avaskulärer Pseudarthrosen

Damit die Knochenfragmente heilen, ist es notwendig, durch eine operative Maßnahme vitale Knochenenden herzustellen und zu stabilisieren. Dies kann durch Entfernen der nekrotischen Knochenbereiche erfolgen, wodurch es – ohne Defektüberbrückung – zu einer Verkürzung kommt.

Therapie hypertropher Pseudarthrosen

Bis zur frühen **Phase der harten Kallusbildung** darf auf **keinen Fall eine Überlastung** bzw. eine zu **starke Bewegung** auf den Knochen einwirken, da sonst die neugebildeten Knochenbälkchen brechen. Sowohl eine unzureichende Immobilisation wie eine übermäßige Belastung sind also zu vermeiden. Normalerweise wird zunächst versucht, durch eine verminderte Belastung und evtl. durch eine äußere Schienung (Immobilisation im Gips) für etwa 6 Wochen die Knochenheilung zu erreichen. Eine Kombination mit Ultraschall- oder Magnetfeldtherapie, mit hochenergetischer Stoßwellentherapie (31), je nach Osteosyntheseverfahren auch mit verstärkter axialer Belastung oder mit Fibulaosteotomie kann sinnvoll sein.

Röntgenkontrollen im Abstand von 4–6 Wochen dokumentieren einen Fortschritt. Bei ausreichender Stabilität tritt die vollständige Verknöcherung meist schnell ein.

Wenn in dieser Phase Zeichen einer Implantatlockerung oder eine fehlende Heilungstendenz zu erkennen sind, sollte die Behandlung operativ erfolgen. Auf keinen Fall dürfen die Knochenenden reseziert werden.

Bei reaktiven, vitalen Osteosynthesen kann eine höhere Stabilität eventuell auch durch den Wechsel des Osteosyntheseverfahrens (z. B. Wechsel vom instabileren, ungebohrten auf einen vorgebohrten Nagel) erreicht werden.

Therapie von Infektpseudarthrosen

Bei Infektpseudarthrosen ist die radikale und gründliche Entfernung alles infizierten Gewebes (Knochen, Knochenmark, Bindegewebe usw.) erforderlich, wobei auch in der Knochenröhre mit Kaltlicht und Endoskop das entzündete, graue Granulationsgewebe entfernt werden sollte. Das Metall muss ebenfalls entfernt werden. Anschließend müssen Antibiotikaketten oder -schwämme für einige Wochen implantiert werden, bis die klinischen und laborchemischen Zeichen einer Entzündung mindestens 4 Wochen unauffällig sind. Erst dann sollte der Versuch mit einem neuen Osteosyntheseverfahren gewagt werden. Die zwischenzeitliche Ruhigstellung zur Schmerzlinderung kann im Fixateur externe (Achtung: Infektion der Pin-Stellen), in einer Schiene oder Orthese, im Brace oder auch einmal in einer Extension erfolgen (29). Sobald sich neue Zeichen einer Infektion zeigen, muss die ganze Prozedur erneut beginnen.

Literatur

1. Bostrom, M.P.G., X. Yang, I. Koutras (2000): Biologics in bone healing. Curr Opin Orthop 11: 403–412
2. Brade, A., R. Hepp (1982): Ungewöhnliche Osteosyntheseverfahren in der Behandlung von Schenkelhalsfrakturen. Orthop Praxis 18: 309–312
3. Bruns, J., J. Steinhagen (2000): Der Knorpelschaden als präarthrotische Deformität – biologische Grundlagen. Dtsch Z Sportmed 51: 42–47
4. Buck, H. (1995): Der Rehabilitationstrainer: Versorgt und dann? Unfallchirurg 249: 376–382
5. Bunker, T.D. (1992): Verriegelungsnagelung. In: Bunker, T.D., C.L. Colton, J.K. Webb: Trends in der Frakturbehandlung. Deutscher Ärzte-Verlag, Köln
6. Coudane, H., D. Mole, J. Sommelet, G. Grignon, B. Foliguet (1987): A study of the patellar articular cartilage by scanning electron-microscopy. French J Orthop Surg 1: 200–209
7. De Boer, P. (2000): Diaphyseal fractures: principles. In: Rüedi, T.P., W.M. Murphy: AO Principles of fracture management. Thieme, Stuttgart
8. Domres, B., D. Veihelmann (1981): Richtlinien für die postoperative Nachbehandlung von Frakturen. Med Welt 32: 603–605
9. Endler, F. (1980): Einführung in die Biomechanik und Biotechnik des Bewegungsapparates. In: Witt, A.N., H. Rettig, K.F. Schlegel, M. Hackenbroch, W. Hupfauer: Orthopädie in Praxis und Klinik. Thieme, Stuttgart
10. Ghadially, J.A., F.N. Ghadially (1975): Incidence of cartilage flow in deep articular cartilage. Virchows Arch Cell Pathol 18: 193–204
11. Ghadially, J.A., R. Ghadially, F.N. Ghadially (1977): Long term results of deep defects in articular cartilage. A scanning electron microscope study. Virchows Arch Cell Pathol 25: 125–136
12. Giebel, G., A. Illgner (1986): Die Nachbehandlung operierter Frakturen. Dtsch Ärztebl 83, 1611–1611
13. Glückert, K. (1995): Arthrose. In: Eulert, J., J. Eichler: Praktische Orthopädie, Bd. 25. Thieme, Stuttgart
14. Götze, B., F. Bonnaire, K. Weise, H.P. Friedl (1998): Belastbarkeit von Osteosynthesen bei instabilen per- und subtrochantären Femurfrakturen: Experimentelle Untersuchungen mit PFN, Gamma-Nagel, DHS/Trochanterstabilisierungsplatte, 95-Grad-Condylenplatte und UFN/Spiralklinge. Akt Traumatol 28: 197–204
15. Grana, W.A. (2000): Healing of articular cartilage. Am J Knee Surg 13: 29–32
16. Johnson, K.D., A.F. Tencer, S. Blumenthal, A. August, D.W.C. Johnston (1986): Biomechanical perfomance of locked intramedullary nail systems in comminuted femoral shaft fractures. Clin Orthop Rel Res 206: 151–161
17. Johnson, K.D., A.F. Tencer, M.C. Sherman (1987): Biomechanical factors affecting fractur stability and femoral bursting in closed intramedullary nailing of femoral shaft fractures, with illustrative case prevention. J Orthop Trauma 1: 1–11
18. Lazo-Zbikowski, J., F. Aguilar, F. Mozo, R. Gonzalez-Buendia, J.M. Lazo (1986): Biocompression external fixation. Clin Orthop Rel Res 206: 169–184
19. McKee, M.D. (2000): Aseptic non-union. In: Rüedi, T.P., W.M. Murphy: AO Principles of fracture management. Thieme, Stuttgart
20. Milgram, J.W. (1986): Inury to articular cartilage joint surfaces: II. Displaced fractures of underlying bones. Clin Orthop Rel Res 206: 236–247
21. Mintowt-Cyz, W.J. (1992): Knochenheilung. In: Bunker, T.D., C.L. Colton, J.K. Webb: Trends in der Frakturbehandlung. Deutscher Ärzte-Verlag, Köln
22. Mitchell, N., N. Shephard (1980): Healing of articular cartilage in intra-articular fractures in rabbits. J Bone Joint Surg (Am) 62: 628–634
23. Müller, M.E., S. Nazarian, P. Koch (1987): Classifikation AO des fractures. Springer, Berlin
24. Murphy, W.M., D. Leu (2000): Fracture classification: biological significance. In: Rüedi, T.P., W.M. Murphy: AO Principles of fracture management. Thieme, Stuttgart
25. Oehler, S., M. Nettelmann, H. Parbus, W. Strecker (2002): Torsionsdeformitäten nach Marknagelosteosynthesen von Ober- und Unterschenkel. In: 66. Jahrestagung Deutsche Gesellschaft für Unfallchirurgie, Berlin
26. Perren, S.M. (1999): Wissenschaftliche Grundlagen der Marknagelung mit spezieller Berücksichtigung der Stabilität. OP-Journal 15: 31–38
27. Perren, S.M., L. Claes (2000): Biology and biomechanics in fracture management. In: Colton, C.L., A.F. DellOca, U. Holz, J. Kellam, P. Ochsner: AO principles of fracture management. Thieme, Stuttgart
28. Rüedi, T.P., W.M. Murphy (2000): AO principles of fracture management. Thieme, Stuttgart
29. Runkel, M., P.M. Rommens (2000): Pseudarthrosen. Unfallchirurg 103: 51–63
30. Savvidis, E., F. Löer, B. Barden (1990): Untersuchungen zum Festigkeitsverhalten pertrochanterer Frakturen nach Anwendung verschiedener Osteosynthesetechniken unter besonderer Berücksichtigung der Torsionsbelastung am proximalen Femur. Z Orthop 128: 661–667
31. Schaden, W., A. Sailer, A. Fischer, V. Hagmüller, W. Schätzner, A. Valentin (2002): Hochenergetische Stoßwellentherapie bei Pseudarthrosen und verzögert heilenden Knochenbrüchen. In: 66. Jahrestagung Deutsche Gesellschaft für Unfallchirurgie, Berlin
32. Schatzker, J. (2000): AO philosophy and principles. In: Rüedi, T.P., W.M. Murphy: AO Principles of fracture management. Thieme, Stuttgart
33. Schauwecker, F. (1992): Osteosynthesepraxis. Thieme, Stuttgart
34. Schell, H., P. Klein, M. Opitz, F. Kandziora, H. Bragulla, H. Bail, G.N. Duda (2002): Die mechanischen Bedingungen

während der Frakturheilung bei unaufgebohrter Marknagelung im Schafsmodell. In: 66. Jahrestagung Deutsche Gesellschaft für Unfallchirurgie, Berlin
35. Stover, M. D., J. F. Kellam (2000): Articular fractures: principles. In: Rüedi, T. P., W. M. Murphy: AO Principles of fracture management. Thieme, Stuttgart
36. Stürmer, K. M. (1999): Spontane oder Direkte Frakturheilung nach elastischer versus rigider Osteosynthese. OP-Journal 15: 9–14
37. Südkamp, N. P. (2000): Soft-tissue injury: pathophysiology and its influence on fracture management. In: Rüedi, T. P., W. M. Murphy: AO Principles of fracture management. Thieme, Stuttgart
38. Tschöke, S. K., U. Horas, R. Schnettler (2002): Das Cut-Out Phänomen; eine experimentelle biomechanische Analyse des Migrationsverhaltens von Schenkelhalsschrauben bei pertrochanteren Frakturen. In: 66. Jahrestagung Deutsche Gesellschaft für Unfallchirurgie, Berlin
39. Weise, K., H. Belzl, A. Kopp, T. Krackhardt, C. Lemke, C. Maass, C. Ziegler (1998): Moderne Trends der frühfunktionellen Begleit- und Nachbehandlung bei konservativ und operativ behandelten Frakturen. Dtsch Z Sportmed 49 Sonderheft 1: 252–255
40. Whelan, D. B., M. Bhandari, M. D. McKee, G. H. Guyatt, H. J. Kreder, D. Stephen, E. H. Schemitsch (2002): Interobserver and intraobserver variation in the assessment of the healing of tibial frucutres after intramedullary function. J Bone Joint Surg 84-B: 15–18
41. Wittner, B., U. Holz (1999): Stabilität einer Osteosynthese mit der Platte. OP-Journal 15: 23–30
42. Ziowodzki, M., S. Williamson, L. Zardiackas, P. J. Kregor (2002): Biomechanische Evaluation des L.I.S. Systems (Less Invasive Stabilisation System), der 95-Grad Winkelplatte und des retrograden intramedullären Nagels für die Stabilisierung von distalen Frakturen des Femurs (AO 33-A3) am osteoporösem Kadavermodell. In: 66. Jahrestagung Deutsche Gesellschaft für Unfallchirurgie, Berlin.

5 Folgen der Minderbeanspruchung oder Immobilisation

Nach einer Operation muss ein Bein nicht selten für viele Tage oder Wochen ent- oder teilbelastet werden, um die Heilung zu sichern. Die **postoperative Teilentlastung** tritt gerade in der modernen Traumatologie mehr in den Vordergrund, weil als Behandlungsziel die optimale Wund- und Knochenheilung vor oder zumindest gleichrangig mit der mechanischen Stabilität gesehen wird. Eine Immobilisation von wenigen Tagen bewirkt einen Substanzverlust des Körpers (s. ● 5.4), der noch nach Monaten nachzuweisen ist (38).

Viele Patienten mit chronischen Bewegungseinschränkungen müssen außerdem lange auf eine Operation warten (10, 14). Bei Patienten mit vorderer Kreuzbandruptur war schon präoperativ eine Muskelatrophie von 11 % im Vergleich zum gesunden Bein festzustellen (35).

Wenn ein normalerweise mobiler Körperteil immobilisiert wird, treten histologische Veränderungen schon nach einer Woche sowohl im Muskel wie auch im Bindegewebe auf. Beispielsweise werden im Gelenkbereich innerhalb von 3 Tagen neue Kollagenfibrillen gebildet, die sich ungeordnet auf die ruhig gestellten Strukturen lagern. Diese Veränderungen werden bei Ödemen, Traumen oder Durchblutungsstörungen intensiviert (7).

Muskelatrophie

Muskelschwund in einer Trainingspause nach intensivem Krafttraining

Nach einem **intensiven Krafttraining** wird ein neues, erhöhtes Kraftniveau erreicht. Diese Kraft kann etwa für einen Zeitraum von 4–8 Wochen konserviert werden (24), wenn das Training gestoppt wird und eine normale Belastung im Alltag erfolgt. Bei längerer Trainingspause sind u. a. die verbliebenen Muskelreize im Alltag für den aktuellen Kraftverlust verantwortlich. Der Kraftverlust dürfte umso größer sein, je größer die Differenz der Muskelreize im Alltag zum vorangegangenen Training ist. Dieser Kraftverlust ist vorwiegend neuronal bedingt, d. h. er wird zunächst *nicht* durch einen Abbau der Muskelfaser bewirkt. Dagegen scheint es möglich, durch ein monate- bis **jahrelanges Krafttraining** ein höheres Kraftniveau zu erreichen, das auch nach Ende einer Trainingsperiode über Jahre erhalten bleibt. Dieses Kraftniveau, das im Alltag ohne Training über Jahre zur Verfügung steht, wurde von Hettinger (22) als **Normalkraft** bezeichnet. Möglicherweise setzen die im Training gekräftigten Versuchspersonen im Alltag vermehrt Muskelkraft ein, was als Erhaltungsreiz wirksam sein könnte (22). Diese Normalkraft ist deutlich stabiler gegenüber Immobilisation als ein in kurzer Zeit erworbener Kraftzuwachs durch Training.

Die Schnelligkeit der trainingsbedingten Umbauprozesse im Muskel hat eine Auswirkung auf den **Kraftverlust**. Erfolgt der Muskelaufbau relativ langsam (wöchentlich 1 × Training), dann scheint der Kraftabbau nach Trainingsende ebenfalls viel langsamer zu erfolgen. So fand Hettinger auch noch 4 Jahre nach Trainingsende eine noch um 35 % erhöhte Kraft, wenn die Probanden einmal wöchentlich über 46 Wochen trainiert hatten (● 5.1, punktierte Linien). Wahrscheinlich wird die Normalkraft durch ein weniger häufiges, aber kontinuierliches Training eher gefestigt: Der Muskel hat bei mehrtägigen Pausen zwischen dem Trainingsreiz genug Zeit, die belastungsbedingte Schädigung zu reparieren, mit einer Strukturveränderung

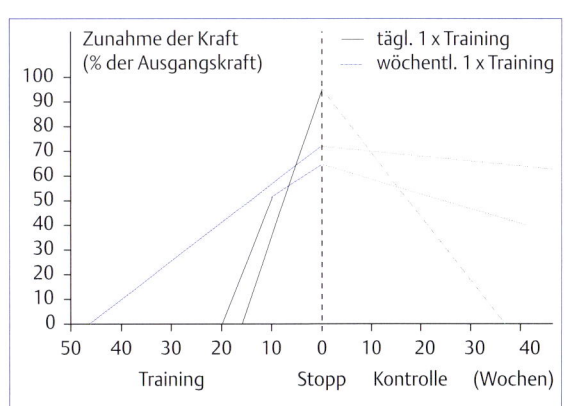

● 5.1 Verhalten der Muskelkraft nach Trainingsende in Abhängigkeit von der Trainingshäufigkeit (nach Hettinger [22]). Blaue Linien: 1 × Training pro Woche, schwarze Linien: 1 × Training pro Tag. Nach dem Stopp des Trainings erfolgt ein unterschiedlicher Rückgang der Kraft, der umso langsamer erfolgt, je langsamer der Aufbau durchgeführt wurde.

zu reagieren und so in die Phase der Superkompensation zu gelangen.

Trainingsreize in einem Abstand von mehr als 14 Tagen haben allerdings keinen muskelaufbauenden Effekt mehr. Diese Trainingsfrequenz reicht jedoch aus, um die vorher antrainierte Muskelkraft über Monate oder sogar Jahre zu konservieren. Ein Trainingsreiz innerhalb von 3 Wochen kann einen Kraftverlust zwar nicht aufhalten, jedoch die Kraftreduktion deutlich verringern. Selbst ein einmaliges Training in 6 Wochen genügt, um den Kraftabbau zu verlangsamen, so dass 60 Wochen nach Trainingsende immer noch 20 % der durch Training gewonnenen Kraft vorhanden sind (22).

Muskelschwund bei Minderbeanspruchung

Eine Minderbeanspruchung oder eine postoperative Teilbelastung eines Beines ruft eine Muskelatrophie hervor. Wie schnell und wie stark der Kraftverlust bei einer plötzlichen Minderbeanspruchung ist, hängt von dem verbliebenen Einsatz der Muskulatur ab (◉ 5.2a u. b). Der Muskelschwund kann, selbst wenn anschließend ein intensives Krafttraining erfolgt, zum Teil noch *über Jahre* nachweisbar bleiben: Noch 1–2 Jahre nach Kreuzbandoperationen oder nach Implantation einer Knieendoprothese wurden Kraftdefizite des M. quadriceps festgestellt, während sich die Kraft der ischiokruralen Muskulatur regenerierte (5, 11). Bei Patienten mit ausgeheilten Beinverletzungen konnte sogar noch nach 1–5 Jahren eine Kraftminderung im verletzten Bein nachgewiesen werden (43). Auch die Qualität der Muskelkontraktion ändert sich: 8 Jahre nach einer Innenbandteilzerreißung am Kniegelenk waren bei 48 Patienten keine Defizite mehr bei der Kniebeuger- und Kniestreckerkraft festzustellen. Dies galt jedoch nur für langsame Bewegungsgeschwindigkeiten; bei schnelleren Bewegungen waren allerdings noch Defizite der ischiokruralen Muskeln von 9–11 % und des M. quadriceps von 6–8 % nachzuweisen (29). Somit tritt die Frage auf, welche Zeit für eine vollständige Wiederherstellung – falls eine solche überhaupt möglich ist – notwendig ist.

Muskelschwund durch komplette Immobilisation

Die völlige Ruhigstellung eines Gelenkes (Gips, Schiene oder auch nur Lagerung im Bett etc.) hat eine Reduktion der Eiweißsynthese des Muskels und einen beschleunigten Abbau des Muskeleiweißes zur Folge. Die erhöhte Aktivität der Autophagen spielt möglicherweise eine wichtige Rolle in der Frühphase der Muskelatrophie (3). Das **Muskelvolumen** und die **Kraft** nehmen ab. Aber auch neuromuskuläre Effekte sind für den Kraftverlust während der Immobilisation verantwortlich (44). Nach 6-wöchiger Immobilisation ist die **elektrische Aktivität** des M. quadriceps um 79 % vermindert (44). Vor allem in der ersten Woche einer Immobilisation tritt ein dramatischer Verlust der Muskelkraft auf (3, 12). Schon am ersten Tag der Immobilisation ist ein Verlust der **mitochondrialen Kapazität** zu verzeichnen (4). Die Hälfte des zu erwartenden Verlustes der Muskelmasse erfolgt zwischen dem 2. und 9. Tag: Hier wird ein messbarer **Kraftverlust** von **1–6 % pro Tag** angenommen. Spätestens nach 2–3 Wochen verlangsamt sich der Prozess (8, 61). Für trainierte Sportler ist eine Immobilisation von noch größerem Nachteil. Sie verlieren bei Ruhig-

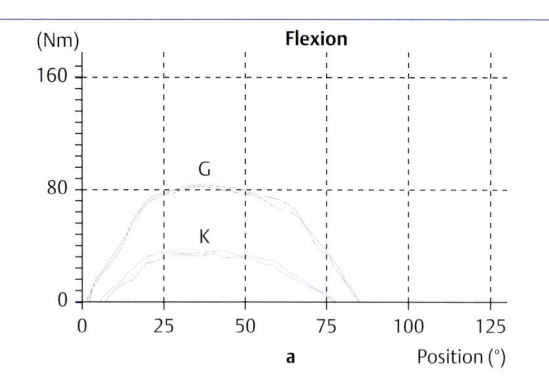

◉ **5.2** Isokinetische Maximalkraftkurven der Kniebeugung (**a**) und Kniestreckung (**b**) des gesunden (G) und des operierten (K) Beines eines 43-jährigen Sportlers. Anamnese: Femurtrümmerfraktur beim Motorradfahren, Femurnagelung mit distaler Verriegelung, 4 Monate Teilbelastung von 20 kg, dann Nagelwechsel und weitere 4 Wochen Teilbelastung von 30 kp. Zum Zeitpunkt der isokinetischen Kraftmessung: knöcherne Heilung und Vollbelastung, Beinverkürzung um 2 cm. Am gesunden Bein war 3 Jahre zuvor eine Kreuzbandruptur konservativ behandelt worden. Die Kraftkurven (jeweils 3 Wiederholungen) zeigen ein deutliches Kraftdefizit auf dem frakturierten Bein von 55–83 % im Vergleich zum gesunden Bein. Die Umfangsdifferenz des Oberschenkels betrug 4 cm.

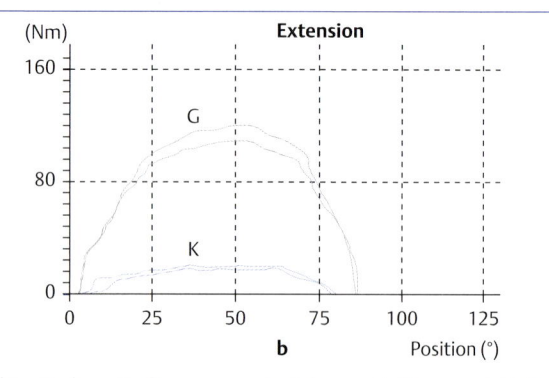

stellung rascher ihre Kraft als der untrainierte Normalmuskel (22).

Eine Mehrzahl der Autoren geht davon aus, dass von der Atrophie vor allem die **oxidativen TYP-1-Fasern** betroffen sind (3, 4, 8, 12, 17). Gleichzeitig nehmen die **Kapillaren-** und die Volumendichte der **Mitochondrien** im immobilisierten Muskel ab (26, 34). Die Typ-1-Fasern haben einen höheren Eiweißumsatz und einen höheren Anteil an oxidativen Enzymen, sie sind vermutlich abhängiger von einer adäquaten Sauerstoffversorgung. Andere Autoren berichten neben der Reduktion der Typ-1-Faserfläche auch über eine Abnahme der **Glykogenspeicher**, des **Kreatins** und **Kreatinphospates** und der **maximalen Sauerstoffaufnahme** (VO_2max).

Durch die Dominanz der schnellen Muskelfasern reduziert sich die Kontraktionszeit des Muskels; langsame Typ 1 dominierte Muskeln werden unter Immobilisation schneller. Dieser Effekt wirkt sich im Sport leider nicht positiv aus, weil der Muskel an Gesamtkraft verliert. So ändert sich nach einer 10-tägigen Immobilisation die Schnelligkeit der Kraftentwicklung nicht, bis 300 ms nach Kontraktionsbeginn ist kein Unterschied zu vorher festzustellen. Danach ist die Kraftentwicklung allerdings um 20 % eingeschränkt, die vorherige Kraftamplitude wird also nicht erreicht (12) (T 5.1).

Andere Autoren berichten über eine Atrophie von sowohl Typ-2- wie auch der Typ-1-Fasern (36, 61). Bei hemiplegischen Patienten sollen dagegen vorwiegend die Typ-2-Fasern atrophieren (15).

Zwar atrophieren bei der Immobilisierung die langsamen Muskelfasern, aber gerade bei Sprintern scheinen die Immobilisierungsschäden noch größer als bei Ausdauerathleten zu sein. Sprinter erschöpfen die energieproduzierenden Wege in stärkerer Weise als Ausdauerathleten (👁 5.3). Besonders betroffen sind hiervon 400-m-Läufer. Aber auch schon bei kürzeren Sprintstrecken tritt ein Trainingsverlust auf, weil auch die neuronale Seite der Muskelfunktion gemindert wird. Außerdem reduziert die Verminderung an Kreatin, Kreatinphosphat und anderer Substrate das Durchhaltevermögen bei einem 100-m-Lauf. Daher müssen Sprinter ihre Muskeln so früh wie möglich aktivieren: Ist es vom Operateur erlaubt, kann der Muskel im Gips mit maximaler Kraft kurz angespannt werden.

Immobilisation in verkürzter Position des Muskels

Der Spannungs- und Dehnungszustand eines Muskels hat Einfluss auf das Ausmaß der Muskelatrophie. Immobilisierte Muskeln in einer verkürzten Position verlieren mehr an Muskellänge und Muskelgewicht als in gedehnter Position (20). Bei Katzen gehen bei in verkürzter Position immobilisierten Muskelfasern etwa 40 % ihrer Sakromere verloren, wobei auch eine Verkürzung des Muskels auftritt (49). Der Anteil des Bindegewebes steigt im atrophischen Muskel und im periartikulären Gewebe (3, 28, 59). Das verkürzte Bindegewebe führt zur Kontraktur (50). Im Tierexperiment wurde durch eine Immobilisation eine Muskelfibrose erzeugt (27). Auch die muskulären Anteile der Sehne tragen zur Verkürzung bei (s. Kap. 9).

In Verkürzung ruhig gestellte Muskeln atrophieren also stärker, da in Serie geschaltete Sakromere abgebaut werden, bei gleichzeitig vermehrtem bindegewebigen Durchbau. Umgekehrt gewinnt ein in gedehnter Position immobilisierter Muskel an Sakromeren und insgesamt an Muskellänge. Dies hat Auswirkungen auf die Spannungskraftentwicklung (Trendelenburg-Zeichen bei Hüftoperationen) sowie auf die Kraft-Geschwindigkeits-Relation eines Muskels.

Die **Ausprägung einer Muskelatrophie** ist also abhängig (4, 60) von:
- der Dauer der Immobilisation,
- dem Grad der Minderbeanspruchung im Vergleich zum normalen Gebrauch,
- dem Grad und der Art der Erkrankung bzw. Verletzung,
- dem Trainingszustand und der Muskelfaserverteilung,
- der Länge des immobilisierten Muskels bzw. der Gelenkposition,
- der Art der begleitenden Therapie,
- dem Alter,
- dem Geschlecht.

Aber auch die Blutsperre bei einer Operation, die zu einer Ischämie des Muskelgewebes führt, und die postoperative, schmerzbedingte Parese machen den Muskel für eine Atrophie empfänglich (4).

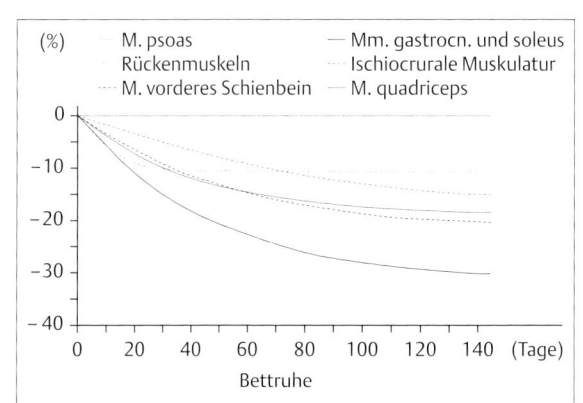

👁 **5.3** Verlust der Muskelmasse in Prozentangaben, berechnet aus NMR-Aufnahmen von 11 jungen Männern und 5 jungen Frauen im Verlauf einer mehrtägigen Bettruhe (33).

T 5.1 Muskelfasertypen des Menschen. Die langsamen roten und die schnellen weißen Fasern werden je nach Farbe, anatomischem Faserbild, Kontraktionseigenschaften, biochemischen oder histochemischen Unterschieden mit verschiedenen Buchstaben oder Abkürzungen bezeichnet (48, 52). Der Einfluss des Trainings und der Immobilisation ist rechts dargestellt (35, 60). Bei der Immobilisation nimmt das Muskelvolumen vor allem in den ersten Tagen durch eine Atrophie – vorwiegend der TYP-1-Fasern – signifikant ab, das Fettvolumen bleibt konstant. Auch die neuronale Muskelfunktion wird vermindert. ↑ = vermehrt, ↑↑ = stark vermehrt, ↓ = vermindert, ←→ = unverändert, ? = fragliche Wirkung

Nomenklatur der Muskelfasern	Faser rot	Faser rosa	Faser weiß	Wirkung eines Ausdauertrainings	Wirkung eines Sprinttrainings	Wirkung einer Immobilisation
	Typ 1	Typ 2				
	Typ 1	Typ 2a	Typ 2b			
	Slow twitch	Fast twitch				
	ST	FTa	FTb			
	FT I	FT II a/x	FT II b			
	F I	F II A	F II D (2 X)			
	A	B	C			
	S	FR	FF			
Muskelfaserquerschnitt	2000–4000 µm²	2000–6000 µm²	2000–10 000 µm²			
Kraft/motorische Einheit	2–13 g	5–50 g	30–130 g	Typ 1 ↑ (Umwandlung von schnellen in langsame Muskelfasern)	Typ 2 ↑ (Umwandlung von langsamen in schnelle Muskelfasern)	Typ 1 ↓ (Verlust an Kraft, Volumen, aerober Kapazität, EMG-Aktivität) Typ 2 ↑ ?
Innervationsverhältnis (Axon/Muskelfaser)	1/10 bis 1/500	1/100 bis 1/700	bis 1/1000			
Kontraktionszeit (ballistische Kontraktion)	ca. 150 ms (langsam)	80–140 ms (mittel)	ca. 60 ms (schnell)			
Ermüdbarkeit	Niedrig	Niedrig	Hoch			
Mitochondriendichte/Muskelvolumen	5,2	4,19	1,94	↑↑ (+ 40 %)	↓ oder ←→	↓
Aerobe Enzymaktivität (Fettsäureoxidation)	Hoch oxidativ	Oxidativ	Niedrig oxidativ	↑↑	↑	↓ oder ←→
Anaerobe Enzymaktivität (Laktatbildung)	Gering glykolytisch	Glykolytisch	Hoch glykolytisch	↑	↑ oder ↑↑	←→
Triglyzeridgehalt	Hoch (200 % mehr als bei Typ 2)	Niedrig	Niedrig	↑	←→	↓ ?
Glykogengehalt (Faser)	Gleich	Gleich	Gleich	↑↑	↑	↓ oder ←→
Kapillarisierung	Hoch (50 % mehr als bei Typ 2)	Mittel	Gering	↑↑ (+ 40 %)	←→	↓

Andere Ursachen des Muskelschwundes

Einige Erkrankungen oder Verletzungen von Gehirn, Rückenmark, Nerven oder Muskeln führen ebenfalls zur Muskelatrophie.

Folgende Symptome geben weitere Hinweise:
- Ein symmetrischer Befall von Muskelatrophie und Schwäche weist auf eine systemische Erkrankung hin.
- Überwiegt die Atrophie gegenüber der Lähmungserscheinung (Kraft bleibt meist lange erhalten), dann liegen meist eine Vorderhornerkrankung (spinale Muskelatrophie, Syringomyelie) oder internistische Krankheiten (Kachexie) vor.
- Eine Muskelschwäche **ohne Atrophie** ist eher selten, allerdings bei einer akuten Nervenentzündung (Polyneuritis) oder akuten Muskelentzündung (Polymyositis) im Anfangsstadium möglich. Hier werden Atrophien erst im Krankheitsverlauf sichtbar.

Ob und wie weit ein Muskelaufbautraining bei diesen Erkrankungen sinnvoll ist, muss je nach Krankheit entschieden werden. Bei der meist reversiblen Schädigung eines peripheren Nervs mit Teilparesen ist die intensive Elektrostimulation notwendig, um die eintretende Atrophie aufzuhalten, bis sich der Nerv wieder regeneriert hat. Gerade bei noch bestehender Restfunktion kann eine EMG-getriggerte Elektrostimulation gute Erfolge bringen, weil die Nervenbahnung durch die vom Gehirn ausgehenden Impulse intensiviert wird. Eine Muskelatrophie in Folge einer Poliomyelitis oder einer Querschnittslähmung ist dagegen, selbst unter Anwendung der Elektrostimulation, nur schwerlich zu bessern. Bei Verletzungen oder Krankheiten des Muskels kann eine intensive Trainingstherapie schädlich sein.

Therapie des Muskelschwundes

Ein Immobilisationsschaden des Muskels ist im Vergleich zum Knochenverlust bei Immobilisation relativ schnell reversibel, wenn die Krankheit nur kurz andauert und keine weitere Minderbelastung der Extremität eingehalten werden muss. Dennoch dauert die Erholungsdauer der Muskulatur um ein Vielfaches länger als die Immobilisationsphase. Bei Patienten nach einer Kreuzbandoperation, bei denen das operierte Bein für 7 Wochen im Gips immobilisiert war, trat eine Abnahme der Volumendichte der Mitochondrien um 30% und ein Rückgang der Querschnittsfläche des M. quadriceps um 32% ein. Nach einem intensiven Rehabilitationstraining waren in der 26. Woche diese Werte zwar angestiegen, die Querschnittsfläche des M. quadriceps aber immer noch um 28% vermindert (35). Auch bei operierten Athleten mit einer postoperativen Trainingspause von 4 Monaten wurde 14 Monate nach voller Wiederaufnahme des Sportes ein Kraftdefizit von 10–20% gesehen (4). Daher kann auch hier von einem Langzeiteffekt durch eine Immobilisierung ausgegangen werden. Selbst nach einer kurzen Immobilisierung trotz eines anschließenden 6-monatigen Krafttrainings ist häufig noch eine Muskelatrophie nachzuweisen.

Es ist daher notwendig, so früh wie möglich mit einem intensiven Krafttraining der betroffenen Extremität und der kontralateralen Extremität (**Cross-over-Effekt**, s. Kap. 6) zu beginnen. Optimal ist ein Krafttraining, das trotz einer Minder- oder Teilbelastung der Muskelarbeit im Alltagsleben nahekommt. Dazu sind, je nach erlaubter Krafteinwirkung und Belastungsart, alle Formen des Kraft- und Kraftausdauertrainings geeignet. Besonders hervorzuheben ist das Aquatraining, mit dem auch bei völliger Entlastung eines Beines ein intensives Muskelaufbautraining erfolgen kann. Dürfen die Muskeln gar nicht angespannt werden (z.B. bei einer Abrissfraktur), dann müssen zumindest eine häufige passive Bewegungstherapie (auch auf der Motorschiene) und eine **Elektrostimulation** erfolgen (s. Kap. 7). Gerade die Elektrostimulation bietet dem Muskel die Möglichkeit, über die Nervenfasern trophische Reize zu erhalten (4). Die Elektrostimulation des Muskels kann in der Frühphase nach einer Operation auch die Eigenkontraktion unterstützen und später als mobile Muskelstimulation den Patienten täglich erinnern, seine Anspannungsübungen regelmäßig durchzuführen.

Muss eine Extremität in einer Schiene oder einem Gips ruhig gestellt werden, dann sollte die Gipsruhigstellung in einer Neutralposition erfolgen, um eine Längenänderung weder der Agonisten noch der Antagonisten hervorzurufen. Besser als eine völlig unbewegliche Ruhigstellung ist eine bewegliche Schiene, weil dabei im Vergleich zum Gips keine Muskelatrophie auftritt (16).

Bei der Muskelfunktion scheinen neben der Kraft auch bestimmte Bewegungsgeschwindigkeiten eines Muskels stärker beeinträchtigt zu sein. Daher sollte ein Athlet nach einer Immobilisierung so schnell wie möglich seine spezifische Aktivität trainieren, wobei Seilzugapparate und andere Krafttrainingsmaschinen hilfreich sind. Zur Verhinderung einer Muskelatrophie muss schon möglichst am Tag nach einer Operation mit einem intensiven Muskelaufbauprogramm begonnen werden, das – je nach erlaubter Krafteinwirkung – mit den verschiedenen Methoden erfolgen kann. Experimentell konnte auch nachgewiesen werden, dass ein Muskelaufbautraining vor einer Operation zu einer geringeren Muskelatrophie postoperativ führt (4).

Inaktivitätsosteoporose

Eine Ruhigstellung oder Teilbelastung hat unausweichlich eine Knochenentkalkung der verletzten Extremität zur Folge. Dieser Substanzverlust stellt sich, wenn er mehr als 30 % beträgt, als fleckige Entkalkung auf Röntgenbildern dar. Er ist im Bereich des verletzten Knochens oder immobilisierten Gelenkes am stärksten, betrifft aber auch in geringerem Maße das Skelett der ganzen Extremität (25, 41). Kinder verlieren bei einer Immobilisation vermehrt Calcium über den Urin.

Ein Zusammenhang zwischen der Höhe des Knochenverlustes ist sehr wahrscheinlich mit:
- dem Alter der Patienten,
- der Dauer der Immobilisation,
- dem Grad und der Häufigkeit der muskulären Anspannung,
- der Schwerkraftbelastung der unteren Extremität.

Die Osteoblasten scheinen für ihre volle Funktionsfähigkeit immer einen adäquaten mechanischen Reiz zu benötigen (33). Im Tierversuch trat nach einer Verletzung des vorderen Kreuzbandes ein früher Verlust der Knochendichte des Kniegelenkes auf (6). Ob die Knochenentkalkung nur während der Phase der Immobilisierung wirkt, oder noch eine Zeit danach weiter fortschreitet, ist nicht geklärt.

Sowohl junge wie auch ältere Erwachsene verlieren Knochensubstanz bei Immobilisation. Bei **jüngeren** Menschen, bei denen ein Bein 5 Wochen in einem Gips ruhig gestellt wurde, traten Knochenverluste von 18 % auf, die auch noch nach einem Jahr nicht ausgeglichen waren (👁 **5.4**). Allerdings wurden bei einem gleichartigen Patientengut, bei denen nur für 3 Wochen eine Bandage angelegt wurde, immerhin noch 10 % Knochenverlust gemessen (2). Erstaunlich niedrige Knochenverlustraten von nur 19 % wurden für schlecht heilende Tibiafrakturen, die mindestens 3-mal so lange, also im Mittel 19 Wochen immobilisiert werden mussten, beschrieben (41).

Besonders tragisch ist der Knochenverlust bei **älteren** Patienten mit Osteoporose, die wegen einer Fraktur nur für kurze Zeit immobilisiert werden mussten (38). Nicht nur die verletzte Extremität, sondern **der ganze Körper** kann Knochensubstanz bei einer Immobilisation verlieren. Bei Patienten mit einer Osteoporose wurde ein Jahr nach einer Schenkelhalsfraktur ein Knochenverlust von 5,4 % im gegenüberliegenden, gesunden Knochen gemessen. Dies wirkt sich katastrophal auf die schon verminderte Knochenstabilität aus (9).

Auch Querschnittgelähmte verlieren vor allem in den ersten Wochen nach dem Unfall Knochensubstanz. Der Abbau ist nach einem Jahr zwar deutlich verlangsamt, aber noch nicht abgeschlossen. Nach 2 Jahren ist ein neues Niveau mit geringerer Knochendichte erreicht, das stabil bleibt (18).

Die **Inaktivitätsosteoporose** vollzieht sich wahrscheinlich in **3 Phasen** (25) mit Knochenverlustraten, die 5- bis 20fach über denen anderer kalzipenischer Erkrankungen liegen (8). Sehr wahrscheinlich führt die fehlende Stimulation durch die Bodenkräfte beim Gehen und Stehen – oder auch nur ein fehlender muskulärer Reiz (54) – zu einer Entkoppelung der ansonsten produktiv zusammenwirkenden Osteoklasten und Osteoblasten.

In der **1. Phase** sind zwar beide Zellarten vermehrt, aber es besteht nur bei den Osteoklasten eine unkontrollierte Aktivität mit Resorption der Knochenbälkchen. Die Osteoblasten sind dagegen inaktiviert, möglicherweise durch den fehlenden mechanischen Reiz einer Belastung. Folglich nimmt die Knochenneubildungsrate gegenüber dem normal belasteten Kno-

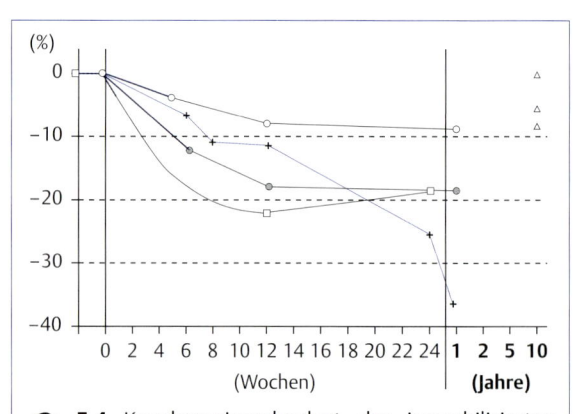

👁 **5.4** Knochenmineralverlust der immobilisierten Extremität in Prozent vom Ausgangswert. Die blauen Linien geben den Zeitraum der Immobilisierung an.
Vierecke (38): ältere Patienten (66–91 Jahre), die wegen einer Schenkelhalsfraktur innerhalb von **2 Tagen** operiert wurden und anschließend sofort aufstehen und voll belasten durften. Der Verlust an Knochenmasse war **3 Monate** nach der Operation am stärksten (6–22 % Verlust). Wahrscheinlich haben sie das Bein (schmerzbedingt?) länger geschont. Nach **6 Monaten** war der Knochenverlust nur geringfügig gebessert. Eine Zunahme der Muskelmasse an dem nicht operierten Bein nach 6 Monaten machte deutlich, dass die operierten Patienten vorwiegend das gesunde Bein belasteten.
Dreiecke (30): Patienten mit Kniebandverletzungen (Alter 46 ± 10 Jahre), Immobilisation 6–7 Wochen im Gips, 2 Wochen Teilbelastung. Selbst nach 10 Jahren ist der Knochenmineralverlust nicht ganz ausgeglichen.
Kreuze (25): Hunde, Immobilisation einer Vorderpfote im Gips für 24–40 Wochen, Messung des 3. Metakarpale.
Kreise weiß (1): jüngere Patienten (3.–5. Lebensjahrzehnt) nach Kniebandverletzungen und Behandlung mit einer Kniebandage für 3 Wochen, Vollbelastung.
Kreise dunkel (1): jüngere Patienten (3.–5. Lebensjahrzehnt) nach Kniebandverletzungen, Operation und Immobilisation im Gips für 5 Wochen, volle Belastung.

chen eindeutig ab. Die Osteoblasten benötigen für ihre volle Funktionsfähigkeit also immer einen adäquaten mechanischen Reiz, ohne den sie nicht in der Lage sind, genügend Knochenmasse zu bilden (54).

Im Tierexperiment sind die Knochenverluste in den ersten 6 Wochen deutlich und können bis zu 16 % betragen (46, 55) (s. 5.4). Dabei sind alle Anteile des Knochens betroffen. Entsprechend dem gesteigerten Abbau steigen die Hydroxiprolin- sowie die Kalziumausscheidung im Urin (39), in extremen Konstellationen liegt auch eine Hyperkalzämie vor.

In der **2. Phase**, die etwa von der 24.–32. Woche einer Immobilisation festgelegt werden kann (25, 55), verlangsamt sich der Prozess, wobei immer noch die Osteoklastenaktivität unkontrolliert verläuft und die Osteoblastenaktivität vermindert ist.

Die **3. Phase** ist durch ein Steady State mit niedrigen Umbauraten gekennzeichnet. Etwa 30–50 % des Knochens sind verloren gegangen (55). Das Stadium 3 ist wahrscheinlich irreversibel.

Rückbildung der Inaktivitätsosteoporose nach Ende der Immobilisierung

Im Tierexperiment war eine – durch eine 4-wöchige Immobilisation entstandene – Osteoporose nach 16 Wochen wieder ausgeglichen (51). Derartig schnelle Rückbildungsraten sind beim erwachsenen Menschen nicht zu erwarten. Mitunter schreitet der Knochenverlust sogar noch eine Weile weiter voran, obwohl die Immobilisierung beendet wurde (1).

Für die Wiederherstellung der Knochendichte ist auch von Bedeutung, wie intensiv das operierte Bein später eingesetzt wird. Langfristig, also über 10 Jahre, scheinen auch Immobilisationsphasen von 6–7 Wochen keine Minderung der Knochendichte zu bewirken, wenn das Bein wieder voll funktionsfähig ist. Nur bei dauerhaften Funktionseinschränkungen bleibt die Osteoporose bestehen (30) (s. 5.4). Allerdings konnte bei einigen Patienten selbst 28–38 Jahre nach einer kniegelenknahen Verletzung noch ein bleibender Knochenmineralverlust im Bereich des verletzten Kniegelenkes gemessen werden (31).

Prophylaxe und Therapie der Inaktivitätsosteoporose

Einfache Mittel zur Vermeidung des Knochenabbaus sind die freie Beweglichkeit, die volle Belastung und muskuläre Anspannung. Sind eine Teilbelastung oder Immobilisierung jedoch nicht zu verhindern, dann müssen weitere Anstrengungen unternommen werden, um den Knochenabbau so gering wie möglich zu halten. Dazu gehören **häufige Anspannungen der Muskulatur der betroffenen Extremität und ein intensives aktives Training (Kraft, Ausdauer) des ganzen Körpers**. Immerhin gelang es den Astronauten der verschiedenen Skylab-Flüge (jeweils 1–3 Monate Aufenthalt im All), durch ein Trainingsprogramm ihren Knochenschwund so gering zu halten, dass er klinisch nicht signifikant und auch noch viel geringer war, als bei einem Ersatzmann, der wegen einer Knöchelfraktur ein Jahr sein Bein entlasten musste (53).

Neben dem dosierten Krafttraining und dem Einsatz der Elektrostimulation des Muskels sind die Aquatherapien als besonders effektive Muskelspannungsübungen zu nennen. Die Continuous-passive-Motion-Therapie auf der **Motorschiene** allein reicht **nicht** aus zur Prophylaxe der Inaktivitätsosteoporose. Zusätzlich ist die Therapie mit Calcitonin, vielleicht auch mit Bisphosphonat, eine Möglichkeit, die Knochenresorption zu hemmen. Das entscheidende Problem der Inaktivitätsosteoporose liegt aber im verminderten Knochenaufbau. Daher kommen einige Autoren zum Schluss, dass das Calcitonin diesen Knochenverlust nicht aufhalten kann (46). Andererseits sollte gerade bei älteren Menschen nichts unversucht bleiben und Calcitonin in der Hoffnung gegeben werden, dass bei medikamentöser Hemmung des Knochenabbaus der verminderte Knochenaufbau zumindest teilweise ausgeglichen werden kann. Zusätzlich sind eine kalziumreiche Kost und die Substitution mit Kalzium-Tabletten (nicht weniger als 800 mg/Tag) notwendig (9). Vorher müssen eventuelle Anlagen zu Nierensteinen bzw. Krankheiten des Stoffwechsels abgeklärt werden.

Knorpelveränderungen durch Immobilisation

Die Frage, ob eine Immobilisierung zu Knorpelschäden führt, wurde bisher sehr kontrovers diskutiert. Einige Autoren fanden keine pathologischen Gelenkveränderungen bei einer Ruhigstellung eines Gelenkes, selbst über einen Zeitraum von 3 Wochen. Diese Immobilisierung soll die Knorpelheilung sogar unterstützen (57). Andere Autoren fanden genau das Gegenteil heraus.

Im Tierexperiment führte die **Immobilisation** zur Arthrose (26, 40, 42):
- Schon wenige Tage nach der Immobilisation ist eine Demaskierung der fibrillären Strukturen in den Arealen nachweisbar, wo die Gelenkflächen miteinander Kontakt haben. Der Knorpel verliert weiterhin Glykosaminoglykane und Proteoglykane, auch die Zahl der Knorpelzellen – vor allem in der

oberflächlichen Knorpelschicht – nimmt ab. Die säulenförmige Anordnung der Knorpelzellen geht verloren.

- Nach 14 Tagen sind erstmals sog. Cluster als Ausdruck eines regeneratorischen Bemühens der Knorpelzellen darstellbar.
- Nach 3- bis 4-wöchiger Immobilisation ist die Grundsubstanz weitgehend abgebaut, die demaskierten Fibrillen sind rupturiert und fragmentiert. Makroskopisch korreliert diese Phase mit den für eine Arthrose typischen Knorpelveränderungen, wie z. B. Aufrauungen und Knorpelulzerationen.

Aber auch beim Menschen wurde schon vor Jahrzehnten ein Zusammenhang der Arthrose mit einer langdauernden Immobilisation (Gips) beschrieben (37, 47). Bei der Entstehung der Knorpelschäden durch Ruhigstellung stehen Ernährungsprobleme der Knorpelzellen im Vordergrund. Die Wechseldruckbelastungen, die bei physiologischen Bewegungen im Sinne des Pumpmechanismus den Stofftransport in die Knorpelschichten fördern, sind bei Immobilisation nicht wirksam. Infolge des Sauerstoffmangels bei Immobilisation stellt die Knorpelzelle auf anaeroben Stoffwechsel um. Die Knorpelzelle ist dann nicht mehr in der Lage, ausreichend Proteoglykane und extrazelluläre Knorpelbestandteile zu produzieren. Vor allem die Rate der Produktion der Glykosamioglykane geht stark zurück. Dies steht im Kontrast zu der Fähigkeit des Knorpels, bei intensivem Training etwas vermehrt Proteoglykane zu produzieren. Der verminderte Gehalt an Proteoglykanen bewirkt ein geringeres Wasserbindungsvermögen, verminderte Straffung des Kollagenfasernetzwerkes und eine Beeinträchtigung der elastischen Widerstandsfähigkeit. Die Knorpeldicke nimmt ab, die Fibrillenstruktur des Kollagennetzwerkes wird demaskiert. Die Immobilisation startet somit ein Arthrosegeschehen, das sich von anderen Arthroseformen nicht unterscheidet.

Auch die Frage, in welcher Gelenkposition die Immobilisierung erfolgen solle, wird kontrovers beantwortet. Immobilisation in **gebeugter Gelenkposition** soll größere Knorpeldefekte hervorrufen als in gestreckter Gelenkstellung (26), vermutlich weil die Knorpelernährung bei gebeugtem Gelenk schlechter ist. Dabei sind die ständige Druckbelastung eines Gelenkes und die Verklebungen der Synovia mit den Knorpelrändern möglicherweise für die Knorpelschäden verantwortlich.

Aber auch das Gegenteil könnte der Fall sein: Die **Gelenkimmobilisation in Streckstellung** soll zum Verschleiß führen (40). Nicht zuletzt sei darauf hingewiesen, dass im Tierversuch bei einer einseitigen Immobilisation eines Gelenkes auch das andere, freie Bein milde Verschleißerscheinungen entwickelt (40).

Natürlich müssen bei einer Ruhigstellung in einer bestimmten Winkelstellung neben der Muskulatur auch die operierten/verletzten Strukturen und die biomechanischen Gegebenheiten der Bänder berücksichtigt werden. Ein **entzündetes Gelenk** allerdings sollte eher ruhig gestellt werden, um die Heilung zu beschleunigen. Allerdings gibt es auch hier Widersprüche: Beim entzündlich veränderten Gelenk konnten im Tierversuch durch eine 7-tägige Immobilisation schwere Knorpelveränderungen mit Fibrinverklebung der Knorpeloberfläche erzeugt werden, die *nicht* auftraten, wenn eine Beweglichkeit des Gelenkes ermöglicht wurde (56). Wahrscheinlich können diese Immobilisationsschäden durch die Continuous-passive-Motion-Therapie vermieden oder verringert werden, obwohl häufiger eine Synovitis bei dieser passiven Mobilisierung auftritt (32) (s. Kap. 9).

Immobilisationsschäden des Sehnengewebes

Die **Belastungsfähigkeit** einer Sehne nimmt schon nach kurzer Immobilisationszeit ab (57). Allerdings reagiert die Patellasehne deutlich unempfindlicher auf eine Ruhigstellung, als beispielsweise die Kniebänder (18). Die immobilisierten Sehnen tragen zudem zur **Verkürzung** eines Muskels bei: Im Tierversuch konnte nach 2-wöchiger Immobilisation im Gips eine Verkürzung im Muskel-Sehnen-Übergang gemessen werden, an der zu 40 % die Sehne mit beteiligt war (21).

Veränderungen von Band- und Kapselgewebe während der Immobilisation

Der Stoffwechsel der Bindegewebezellen in den Bandstrukturen reduziert sich bei mehrwöchiger Immobilisation, gleichzeitig nehmen Degenerationszeichen im Bandgewebe zu. Die strukturelle Ausrichtung der Bindegewebefasern geht verloren. Die **Kollagenmasse** der Kniebänder fiel im Tierversuch signifikant ab, etwa halb so intensiv wie die Knochendemineralisation. Infolgedessen verringert sich die Zugbelastbarkeit der Bänder – teilweise um ⅓ des Ausgangswertes – bei gleichzeitiger Zunahme der Dehnbarkeit. Außerdem treten am periostalen Übergang Resorptionsvorgänge auf, wodurch die Reißfestigkeit weiter geschwächt wird (7). Das vordere Kreuzband reagiert auf Immobilisation am empfindlichsten (19).

Veränderungen der Gelenkkapsel während einer Immobilisierung

In der Gelenkkapsel folgt die Faserrichtung nicht einer parallelen Anordnung wie in den Bändern, sondern eher einem netzartigen Muster, entsprechend den gelenkspezifischen Bewegungen. Während der Immobilisation wird die Verschieblichkeit der Fasern gehemmt. Die Zahl der molekularen Verbindungen (Cross Links) zwischen den Kollagenfibrillen nimmt reversibel zu. Zusätzlich bilden sich sog. Briden, also Verklebungen oder Narbenstränge schon nach 2 Wochen Ruhigstellung aus. Später können diese Narbenstränge auch mit dem Knorpel verkleben. Gelenke, die über mehrere Monate ruhig gestellt waren, entwickeln ausgedehnte Verklebungen und Überwucherungen bis hin zur völligen fibrösen Gelenksteife. Ausführliche weitere Angaben dazu finden sich im Kapitel 9.

Herzkreislaufsystem während einer Immobilisation

Bei gesunden Probanden führte eine **9-tägige Bettruhe** zu einer Reduktion der maximalen Sauerstoffaufnahme um 21 % und einer Reduktion des Herzvolumens um 10 %. Gleichzeitig sinkt das Herzschlagvolumen. Nach **4–6 Wochen Bettruhe** sinkt die maximale Sauerstoffaufnahme auf 50–70 % ab (13, 23). Isometrische Spannungsübungen und Ergometertraining während der Bettruhe hatten zwar keine Wirkung auf den Knochenmineralverlust, verringerten aber den Abfall der Sauerstoffaufnahme (23).

Im Hinblick auf den Verlust der Ausdauerfähigkeit muss unter Berücksichtigung der Belastbarkeit schon früh mit einem intensiven, an der Belastbarkeit des Patienten orientierten Kraft-, Koordinations- und Ausdauertraining begonnen werden. So sollten gerade Ausdauerathleten in der Rehabilitation ein länger dauerndes submaximales Training mit ausreichender kardiovaskulärer Belastung zur Erhaltung oder sogar Erhöhung der Ausdauerfähigkeit (O_2-Aufnahme) durchführen. Dies kann ohne weiteres erfolgen, ohne dass die betroffene Extremität eingesetzt wird. Die Ausstattung eines Rehazentrums muss es ermöglichen, bei Funktionsminderung eines Körperteils den Trainingsschwerpunkt auf andere Körperbereiche zu verlagern (s. Kap. 16).

Literatur

1. Andersson, S. M., B. E. Nilsson (1979): Changes in bone mineral content following ligamentous knee injuries. Med Sci Sports 11: 351-353
2. Andersson, S. M., B. E. Nilsson (1979): Post-traumatic bone mineral loss in tibial shaft fractures treated with a weight-bearing brace. Acta Orthop Scand 50: 689–691
3. Appell, H. J. (1990): Muscular atrophy following immobilisation. A review. Sports Med 10: 42–58
4. Appell, H. J. (1999): Die Morphologie der immobilisierten Muskulatur und der Effekt von prä- und postoperativen Trainingsprogrammen. In: Zichner, L., M. Engelhardt, J. Freiwald: Die Muskulatur. Novartis Pharma, Nürnberg
5. Berman, A. T., S. J. Bosacco, C. Israelite (1991): Evaluation of total knee arthroplasty using isokinetic testing. Clin Orthop 271: 106–113
6. Boyd, S. K., J. R. Matyas, G. R. Wohl, A. Kantzas, R. F. Zernicke (2000): Early regional adaptation of periarticular bone mineral density after anterior cruciate ligament injury. J Appl Physiol 89: 2359–2364
7. Cyr, L. M., R. G. Ross (1998): How controlled stress affects healing tissues. J Hand Therapy 11: 125–130
8. Diekstall, P., W. Schulze, W. Noack (1995): Der Immobilisationsschaden. Sportverl Sportschad 9: 35–42
9. Dirschl, D. R., R. C. Henderson, W. C. Oakley (1997): Accelerated bone mineral loss following a hip fracture: a prospective longitudinal study. Bone 20: 79–82
10. Effenberger, H., R. Mechtler, J. Jerosch, U. Munzinger, T. Winter (1998): Qualitätssicherung in der Endoprothetik. Z Orthop 136: 97–109
11. Freiwald, J., A. Jäger, M. Starker (1993): EMG-gestützte Funktionsanalyse im Rahmen einer Nachuntersuchung nach arthroskopisch versorgten vorderenKreuzbandverletzungen. Sportverl Sportschad 7: 122–128
12. Gollhofer, A., C. Scheuffelen, H. Lohrer (1993): Neuromuskuläre Stabilisation im oberen Sprunggelenk nach Immobilisation. Sportverl Sportschad 7: 23–28
13. Greenleaf, J. E., E. M. Bernauer (1989): Work capacity during 30 days of bed rest with isotonic and isokinetic exercise training. J Appl Physiol 67: 1820–1826
14. Gregg, P., B. Reeves (2000): National total hip replacement outcome study. www.rcseng.ac.uk. The Royal College of Surgeons of England 2000, London
15. Hachisuka, K., Y. Umezu, H. Ogata (1997): Disuse muscle atrophy of lower limbs in hemiplegic patients. Arch Phys Med Rehabil 78: 13–18
16. Haggmark, T., E. Eriksson (1979): Cylinder or mobile cast brace after knee ligament surgery. A clinical analysis and morphologic and enzymatic studies of changes in the quadriceps muscle. Am J Sports Med 7: 48–56
17. Haggmark, T., E. Eriksson (1979): Hypotrophy of the soleus muscle in man after achilles tendon rupture. Discussion of findings obtained by computed tomography and morphologic studies. Am J Sports Med 7: 121–126
18. Hancock, D. A., G. W. Reed, P. J. Atkinson (1979): Bone and soft tissue changes in paraplegic patients. Paraplegia 17: 267–271

19. Harwood, F. L., D. Amiel (1992): Differential metabolic responses of periarticular ligaments and tendon to joint immobilization. J Appl Physiol 72: 1687–1691
20. Herbert, R. D., R. J. Balnave (1993): The effect of position of immobilisation on resting length, resting stiffness, and weight of the soleus muscle of the rabbit. J Orthop Res 11: 358–366
21. Herbert, R. D., J. Crosbie (1997): Rest length and compliance of non-immobilised and immobilised rabbit soleus muscle and tendon. Eur J Appl Physiol 76: 472–479
22. Hettinger, T. (1983): Isometrisches Muskeltraining. Thieme, Stuttgart
23. Hollmann, W., T. Hettinger (1980): Sportmedizin – Arbeits- und Trainingsgrundlagen. Schattauer, Stuttgart
24. Houston, M. E., E. A. Froese, S. P. Valeriote, H. J. Green, D. A. Ranney (1983): Muscle performance, morphology and metabolic capacity during strength training and detraining: a one leg model. Eur J Appl Physiol 51: 25–35
25. Jaworski, Z. F. G., M. Liskova-Klar, H. K. Uthoff (1980): Effect of long-term immobilisation on the pattern of bone loss in older dogs. J Bone Joint Surg 62-B: 104–110
26. Jozsa, L., M. Jarvinen, P. Kannus, A. Reffy (1987): Fine structural changes in the articular cartilage of the rats knee following short-term immobilisation in various positions: a scanning electron microscopical study. Int Orthop 11: 129–133
27. Jozsa, L., P. Kannus, J. Thoring, A. Reffy, M. Jarvinen, M. Kvist (1990): The effect of tenotomy and immobilisation on intramuscular connective tissue. A morphometric and microscopic study in rat calf muscles. J Bone Joint Surg (Br) 72: 293–297
28. Jozsa, L., J. Thoring, M. Jarvinen, P. Kannus, M. Lehto, M. Kvist (1988): Quantitative alterations in intramuscular connective tissue following immobilization: an experimental study in the rat calf muscles. Exp Mol Pathol 49: 267–278
29. Kannus, P., M. Järvinen (1991): Thigh muscle function after partial tear of the medial ligament compartment of the knee. Med Sci Sports Exerc 23: 4–9
30. Kannus, P., H. Sievänen, M. Järvinen, A. Heinonen, P. Oja, I. Vuori (1992): A cruciate ligament injury produces considerable permanent osteoporosis in the affected knee. J Bone Miner Res 7: 1429–1434
31. Karlsson, M. K., B. E. Nilsson, K. J. Obrant (1993): Bone mineral loss after lower extremitx trauma. Acta Orthop Scand 64: 362–364
32. Kim, H. K., R. G. Kerr, T. F. Cruz, R. B. Salter (1995): Effects of continuous passive motion and immobilization on synovitis and cartilage degradation in antigen induced arthritis. J Rheumatol 22: 1714–1721
33. Kühr, J. (1982): Der Einfluß der Immobilisation auf Zahl und Funktion der Osteoblasten. Chirurg 53: 160–164
34. LeBlanc, A., R. Rowe, H. Evans, S. West, L. Shakelford, V. Schneider (1997): Muscle atrophy during long duration bed rest. Int J Sports Med. 18: 283–334
35. Lüthi, J. M., C. Gerber, H. Claasen, H. Hoppeler (1989): Die verletzte und die immobilisierte Muskelzelle: Ultrastrukturelle Betrachtungen. Sportverl Sportschad 3: 38–61
36. MacDougall, J. D., G. C. Elder, D. G. Sale, J. R. Moroz, J. R. Sutton (1980): Effects of strength training and immobilization on human muscle fibres. Eur J Appl Physiol 43: 25–34
37. Moschinski, D., L. Ruland, U. Gawlick, W. Ott (1982): Der Einfluß der Gelenkimmobilisierung auf die Arthroseentwicklung. Unfallheilkunde 86: 173–177
38. Neander, G., P. Adolphson, M. Hedstrom, K. von Sivers, M. Dahlborn, N. Dalen (1997): Decrease in bone mineral density and muscle mass after femoral neck fracture. A quantitative computed tomography study in 25 patients. Acta Orthop Scand 68: 451–455
39. Ohry, A., Y. Shemesh, R. Zak, M. Herzberg (1980): Zinc and osteoporosis in patients with spinal cord injury. Paraplegia 18: 174–180
40. Paukkonen, K., J. Jurvelin, H. Helminen (1986): Effects of immobilization on the articular cartilage in young rabbits. Clin Orthop Rel Res 206: 270–280
41. Petersen, M. M., P. M. Gehrchen, P. K. Nielsen, B. Lund (1997): Loss of bone mineral of the hip assessed by DEXA following tibia shaft fractures. Bone 20: 491–495
42. Refior, H. J., G. Hübner (1978): Zur Morphologie des hyalinen Gelenkknorpels unter Immobilisation und Rembilisation. Arch Orthop Traumat Surg 91: 305–314
43. Rutherford, O. M., D. A. Jones, J. M. Round (1990): Longlasting unilateral muscle wasting and weakness following injury and immobilisation. Scand J Rehabil Med 22: 33–37
44. Sale, D. G., A. J. McComas, J. D. MacDougall, A. R. Upton (1982): Neuromuscular adaptation in human thenar muscles following strength training and immobilization. J Appl Physiol 53: 419–424
45. Scharf, H. P., M. Diesch, M. Degenhart, W. Puhl (1992): Das Atrophiemuster der Oberschenkelstreckmuskulatur nach Sportverletzungen und seine Konsequenzen für die Rehabilitation. Dtsch Z Sportmed 43: 61–68
46. Skerry, T. M., L. E. Lanyon (1993): Immobilisation induced bone loss in the sheep is not modulated by calcitonin treatment. Bone 14: 511–516
47. Spranger, M. (1974): Die therapeutische Ruhigstellung als Präarthrose. Z Orthop 112: 574–576
48. Steinacker, J. M., L. Wang, W. Lormes, S. Reißnecker, Y. Liu (2002): Strukturanpassung des Skelettmuskels auf Training. Dtsch Z Sportmed 53: 354–360
49. Tabary, J. C., C. Tabary, C. Tardieu, G. Tardieu, G. Goldspink (1972): Physiological and structural changes in the cats soleus muscle due to immobilization at different lengths by plaster casts. J Physiol (Lond) 224: 231–244
50. Tardieu, C., J. C. Tabary, C. Tabary, G. Tardieu (1982): Adaptation of connective tissue length to immobilization in the lengthened and shortened positions in cat soleus muscle. J Physiol (Paris) 78: 214–220
51. Thomaidis, V. T., T. S. Lindholm (1976): The effect of remobilisation on the extremity of the adult rat after short-term immobilisation in a plaster cast. Acta Chir Scand 467: 36–39
52. Tidow, G., K. Wiemann (1993): Zur Interpretation und Veränderbarkeit von Kraft-Zeit-Kurven bei explosiv-ballistischen Krafteinsätzen. Teil 1: Physiologische Grundlagen. Dtsch Z Sportmed 44:92–103
53. Tilton, F. E., J. J. C. Degioanni, V. S. Schneider (1980): Longterm follow-up of skylab bone demineralisation. Aviation, Space and Environmental Med 51: 1209–1213
54. Uebelhart, D., B. Demiaux-Domenech, M. Roth, A. Chantraine (1995): Bone metabolism in spinal cord injured individuals and in others who have prolonged immobilisation. A review. Paraplegia 33: 669–673
55. Uhthoff, H. K., Z. F. Jaworski (1978): Bone loss in response to long-term immobilisation. J Bone Joint Surg (Br) 60-B: 420–429
56. van Lent, P. L., F. H. Wilms, W. B. van den Berg (1989): Interaction of polymorphonuclear leucocytes with patellar cartilage of immobilized arthritic joints: a scanning electron microscopic study. Ann Rheum Dis 48: 832–837
57. Wilhelm, K., T. Kreusser (1990): Belastbarkeit von Kapsel- und Sehnengewebe. Sportverl Sportschad 4: 14–21
58. Williams, J. M., K. D. Brandt (1984): Temporary immobilisation facilitates repair of chemically induced articular cartilage injury. J Anat 138: 435–446
59. Williams, P. E., G. Goldspink (1984): Connective tissue changes in immobilised muscle. J Anat 138: 343–350
60. Wills, C. A., V. J. Caiozzo, D. I. Yasukawa, C. A. Prietto, W. C. McMaster (1982): Effects of immobilisation on human skeletal muscle. Orthop Review: 57–64
61. Witzmann, F. A., D. H. Kim, R. H. Fitts (1982): Hindlimb immobilization: length-tension and contractile properties of skeletal muscle. J Appl Physiol 53: 335–345.

Einzelne Therapieformen

6 Muskelaufbautraining ... 105
C. Schönle, S. Rödig

7 Grundlagen und klinische Anwendung der Elektrostimulation des Muskels ... 139
V. Güth

8 Ausdauertraining in der orthopädisch-traumatologischen Rehabilitation ... 149
C. Schönle

9 Ursachen und Therapie von Kontrakturen ... 161
C. Schönle, S. Rödig

10 Aktive Wassertherapien in der Rehabilitation ... 193
C. Schönle, S. Rödig

6 Muskelaufbautraining

Isometrische und dynamische Muskelkontraktion

Ein Krafttraining kann statisch (ohne Änderung des benachbarten Gelenkwinkels, also isometrisch) oder dynamisch (mit Änderung des benachbarten Gelenkwinkels) durchgeführt werden (T 6.1). Die Sarkomere des Muskels verkürzen sich bei einer isometrischen Kontraktion, jedoch nur gering und nur zu Beginn. *Dynamische* Kontraktionen werden mit variabler Verkürzungsgeschwindigkeit des Muskels durchgeführt.

Eine Sonderform des dynamischen Trainings ist beispielsweise das isokinetische Training (konstante Geschwindigkeit). Eine weitere Unterteilung der Trainingsformen ist in der Rehabilitation nicht unbedingt erforderlich, da hier nicht der absolute Leistungszuwachs, sondern die Sicherheit der Trainingsmethode im Vordergrund steht.

Die Wahl der entsprechenden Krafttrainingsform in der Rehabilitation sollte sich nach den therapeutischen Zielen, dem Leistungsstand, dem Aktivitätsniveau des Patienten und vor allem nach den bestehenden **orthopädisch/traumatologischen** bzw. **kardiopulmonalen Einschränkungen** richten (s. Kap. 3) (T 6.2).

Muskelaufbau als Therapie

Das therapeutische Training der Muskelkraft ist sinnvoll:
- zur **Restitution**, also zur Wiederherstellung eines Defizits, z. B. bei einer reversiblen Muskelschwäche aufgrund einer Atrophie oder bei einer reversiblen Haltungsschwäche,
- zur **Kompensation** einer bleibenden Beeinträchtigung (z. B. Instabilität, Amputation, Gelenkversteifung, Fehlform, Deformität oder Achsabweichung des Skeletts).

Muskelaufbau zur Wiederherstellung eines reversiblen Funktionsdefizits

Krafttraining bei Muskelatrophien

Nach Verletzungen, Operationen, Muskel- oder Nervenschäden treten Muskelatrophien ein (s. Kap. 5), die mit gezieltem Training ausgeglichen werden können. Eine *frühe* muskuläre Regeneration bewirkt neben der schnellen Wiederherstellung der körperlichen Leistungsfähigkeit auch eine erhebliche Verkürzung des Arbeitsausfalles (72).

T 6.1 Unterteilung der Krafttrainingsformen hinsichtlich der Verkürzungsgeschwindigkeit des Muskels und der Widerstandskraft. Die meisten Arten des Krafttrainings sind Kombinationen dieser Trainingsformen

Trainingsform	Bewegungsgeschwindigkeit	Widerstandskraft	Geräte
Statisch („Isometrisch")	Keine	Unüberwindbar	Keine Geräte, Körpergewicht. Feste Gegenstände (Wand, Türrahmen)
Dynamisch, konstanter Widerstand	Variabel	Konstant	Hanteln, Kraftmaschinen, Gewichtsmanschetten
Dynamisch, variabler Widerstand	Variabel	Variabel	Kraftmaschinen mit Exzentern, manueller Widerstand, elastische Bänder, Therapeut
Dynamisch, isokinetisch	Geschwindigkeit wird fest vorgegeben	Variabel	Isokinetische Apparate, Aquatraining

T 6.2 Einsatzgebiet, Vor- und Nachteile verschiedener Krafttrainingsformen. Weiterhin ist die Wirksamkeit (Trainingseffekt) der jeweiligen speziellen Trainingsform auf die kontraktilen Eigenschaften des Muskels, auch im Sinne eines Transfer-Effektes, angegeben (17, 26, 28, 43, 46)

Übungsform	Hauptindikation	Vorteile	Nachteile	Trainingseffekt IM	DY	IK
Isometrische Kontraktion	Eingeschränkte Gelenkbeweglichkeit. Bei Immobilisation. Frühe postoperative Phase. Häusliche Übungen.	Früher postoperativer Einsatz möglich. Leicht anzuwenden. Wahl spezifischer Gelenkwinkel möglich. Keine Geräte notwendig. Keine starke kardiopulmonale Belastung.	Kein Training im ganzen Bewegungssektor, nur Kraftentwicklung in einer bestimmten Muskellänge. Nur geringer Effekt auf die Kraftausdauer. Ischämischer Muskelschmerz.	++	(+)	(+)
Dynamisches Training, konstanter Widerstand	Alle Bereiche des Krafttrainings.	Einfache Trainingsbedingungen. Training im ganzen Bewegungssektor. Konzentrisches und exzentrisches Training. Training der Kraftausdauer.	Bei Schmerzen nicht steuerbar. Bei schnelleren Bewegungen treten hohe Kräfte durch Beschleunigung auf. Eine exzentrische Belastung kann nicht vermieden werden.	+	++	++
Dynamisches Training, variabler Widerstand	Neurogenes und Muskelvolumen-Training.	Wie bei „dynamischem Training, konstanter Widerstand". Gelenkschonende Belastung bei Verwendung von Exzentern. Training der intermuskulären Koordination möglich.	Wie bei „dynamischem Training, konstanter Widerstand". Bei elastischen Geräten ansteigender Widerstand in Gelenkendstellung.	+	++	++
Isokinetisches Training, konzentrisch	Spezifische Effekte bei langsamer und schneller Geschwindigkeit. Verletzungen mit Einschränkungen des Gelenkwinkels. Muskelvolumentraining.	Maximaler Krafteinsatz über den ganzen Bewegungsumfang. Anpassung an Schmerz und Ermüdung möglich. Reduzierte Gelenkkompression bei hoher Geschwindigkeit. Kraftentwicklung bei verschiedenen Geschwindigkeiten. Gute Dokumentation.	Keine Trainingswirkung in Gelenkendstellung. Teure Geräte.	++	++	++
Isokinetisches Training, exzentrisch	Muskelzuwachs auch bei guter Muskelkraft.	Wie beim konzentrischen isokinetischen Training. Hohe Kraftentwicklung. Gute Dokumentation.	Keine Trainingswirkung in Gelenkendstellung. Muskelkater. Bei Schmerzen nicht steuerbar. Teure Geräte.	++	++	++
Elektrostimulation	Muskelatrophie. Hypertrophietraining.	Auch bei Paresen oder Teilparesen anwendbar. Eigentraining überall möglich.	Missempfindungen.	++	(+)	(+)

IM isometrische Kontraktionsfähigkeit
DY dynamische Kontraktionsfähigkeit
IS isokinetische Kontraktionsfähigkeit
++ sehr gut wirksam
+ gut wirksam
(+) gering wirksam
0 kein Effekt

T 6.3 Wirkungen eines therapeutischen Krafttrainings zur Restitution einer reversiblen Veränderung (die Muskelatrophie wurde hier nicht dargestellt) oder zur Kompensation einer bleibenden Behinderung

Region	Kraftvektoränderung	Stabilisierung	Ausgleich eines Handicaps
Beliebige Extremität	Im Wachstumsalter kann durch ein Muskeltraining die Richtung des Knochenwachstums beeinflusst werden.	Siehe unten.	Erhöhung der Muskelkraft der gesunden Seite zur Kompensation einer funktionsgeminderten Extremität.
Wirbelsäule	Bei Haltungsschwäche, Hohlkreuz, Kyphose, Skoliose: Haltungskorrektur durch Rumpfmuskeltraining.	Bei Gefügelockerung, Wirbelgleiten, nach Bandscheibenoperation: Stabilisierung durch Rumpfmuskeltraining.	Bei geringer axialer Belastbarkeit: Kompensation durch starke Bauchmuskeln („Wagenhebereffekt").
Schulter	Bei Impingementsyndrom: Kräftigung der Schultermuskeln mit depressorischer Wirkung.	Nach Luxation, Akromioklavikulargelenksprengung: Stabilisierung durch Training der Mm. deltoideus, pectoralis, der Rotatorenmuskeln etc.	Riss der langen Bizepssehne: Kompensation durch kurzen Bizepskopf, M. brachialis, M. brachioradialis. Rotatorenmanschettenriss: Kräftigung des M. deltoideus etc. Plexuslähmung: Kräftigung diverser Muskeln.
Hüfte	Bei Trendelenburg-Hinken: Kräftigung der Glutealmuskeln. Bei Rotationsänderungen des Beines nach Frakturen oder Operationen: Kräftigung der korrigierenden Rotatorenmuskulatur.	Nach Implantation einer Hüftendoprothese: Zentrierung des Hüftkopfes in der Pfanne durch Muskulatur.	Bei Teilparesen, Poliomyelitis: Kompensation der Gehbehinderung durch Kräftigung der noch aktivierbaren Muskeln (z. B. Kräftigung der Hüftstreckmuskeln bei Lähmung des M. quadriceps).
Knie	Bei Hypermobilität und lateraler Luxation der Kniescheibe: Training des M. vastus medialis. Bei Varusfehlstellung: Kräftigung des M. vastus lateralis, M. tensor fasciae latae, M. biceps femoris.	Nach vorderem Kreuzbandriss: Kräftigung der ischiokruralen Muskeln. Nach Seitenbandriss, Meniskusoperation: Kräftigung diverser Muskeln.	Bei Varusgonarthrose: Kräftigung M. quadriceps (4). Nach Patellektomie: Kräftigung M. quadriceps.
Oberes Sprunggelenk, Fuß	Fehlstatiken (Knick-, Senk-, Spreizfuß): gezieltes Fußmuskeltraining.	Bandruptur am Sprunggelenk: Stabilisierung durch Kräftigung der Peroneusmuskulatur.	Fußheberparesen: Kräftigung der noch funktionierenden Zehenhebermuskeln.
Oberschenkelamputation	Je nach Amputationshöhe überwiegen die Hüftadduktoren-, abduktoren oder Beuger: Training der kompensatorischen Muskeln.	Stabilisation einer längsovalen Prothese in der Stand- und Gangphase durch Kräftigung der Oberschenkel- und Beckenmuskulatur.	Bei **amputierten** Patienten ist ein zusätzlicher Energieaufwand beim Gehen mit einer Prothese notwendig (18): Kräftigung des nichtoperierten Beines.

Kraftvektoränderung durch Muskeltraining

Beispiele für die „heilende" Wirkung eines Krafttrainings sind in der **T 6.3** angegeben.

Krafttraining zur Kompensation von bleibenden Behinderungen

Zwar lassen sich Instabilitäten, Haltungsfehler oder Fehlbelastungen durch orthopädische Hilfsmittel (z. B. Korsett-, Orthesen- bzw. Schienenanpassung, Schuherhöhung) vorübergehend kompensieren, sollen jedoch diese Behinderungen dauerhaft gebessert werden, müssen die Kraftvektoren im Körper geändert werden. Dies ist nur durch eine Operation, eine Dehnung von Gelenkstrukturen oder durch die Stärkung bestimmter Muskeln möglich. Im Folgenden wird aufgezeigt wie sich die Stärkung der Muskeln auf das Bewegungssystem auswirkt.

Stabilisierung durch Muskeltraining

Die Muskeln sind wirkungsvolle dynamische Stabilisatoren der meisten Gelenke. So kann allein durch den Muskelzug der Peroneusmuskulatur (75 bzw. 150 N Zugkraft) ein Defekt der Ligg. fibulotalare anterius und fibulocalcaneare stabilisiert werden (8). Ein Muskelaufbau wirkt stabilisierend, vor allem an der Schulter und am Kniegelenk (71).

Muskelhypertrophie zum Ausgleich eines Handicaps

Ein starkes Muskeldefizit der einen Extremität – etwa nach Einbau einer Tumorendoprothese im Kniegelenk (64) – wird durch die **Verstärkung der Muskeln auf der anderen Extremität** so kompensiert, dass sogar Sportarten wie Bergsteigen, Fußball und Skifahren möglich sind. Der Körper passt seine Muskulatur reaktiv auch an statisch veränderte Bedingungen an: Bei ausgeprägter **Varusgonarthrose** hypertrophiert der M. quadriceps femoris und verändert seine Typ-2-Fasern vorwiegend in tonische Typ-1-Fasern, um der tonischen statischen Stabilisierungsarbeit am Knie gerecht zu werden (4). Diese Kompensationsmechanismen können durch ein therapeutisches Training gezielt gefördert werden. Auch eine **eingeschränkte Lungenfunktion** kann durch ein Muskeltraining kompensiert werden: Traumatische Tetraplegiker nutzen den klavikularen Anteil des M. pectoralis, um aktiv auszuatmen. Durch ein intensives Training des M. pectoralis wurde die Muskelkraft um 54,6 % und das exspiratorische Reservevolumen um 46,4 % erhöht. Die verbesserte Ausatmungsfunktion bei tetraplegischen Patienten ist für das Abhusten und zur Vorbeugung von bronchopulmonalen Infektionen wichtig (19).

Wirkungen des Krafttrainings auf den Muskel

Inter- und intramuskuläre Koordination

Nach einem Krafttraining treten biomechanische Veränderungen schon nach wenigen Stunden, dauerhafte Veränderungen im Maximalkraft- und Schnellkraftbereich nach etwa 2 Wochen auf. Diese Steigerungen der Muskelkraft sind einerseits durch die verbesserte **intermuskuläre** Koordination, also die Koordination bestimmter Muskelgruppen, andererseits durch bessere **intramuskuläre** Rekrutierung der motorischen Einheiten in einem Muskel bedingt. Beim untrainierten, aber auch beim atrophierten Muskel, wird durch ein Krafttraining zunächst nur die inter- und intramuskuläre Koordination verbessert, ohne eine Hypertrophie hervorzurufen (32). Ein 6-wöchiges Programm beispielsweise verbessert bei normalen Personen die Synchronisation von Motoneuronen (intramuskuläre Koordination), wodurch ein Kraftzuwachs von 20 % und mehr erreicht werden kann. Bei weiterem Training tritt eine Vergrößerung des Muskelquerschnittes erst nach vielen Wochen ein, wobei bei gleichem Kraftzuwachs der Muskelzuwachs individuell sehr unterschiedlich ausfallen kann. Die Zunahme der Muskelmasse beruht auf einer Dickenzunahme (Hypertrophie) der einzelnen Muskelfasern, möglicherweise aber auch auf einer Vermehrung (Hyperplasie) der Muskelzellen.

Die intermuskuläre Koordination kann trainiert werden, um für eine bestimmte Bewegungsausführung (z. B. Kugelstoßen) die Maximalkraft zu erhöhen. Dieses verbesserte intermuskuläre Zusammenspiel ist bewegungsspezifisch und nicht auf andere Bewegungsformen übertragbar.

Weitere Trainingseffekte des Krafttrainings in der Rehabilitation

Beim Muskelkrafttraining bleibt der Trainingseffekt hauptsächlich nur auf das spezifische Bewegungsmuster und das trainierte Körperteil beschränkt. So wird durch ein isometrisches Muskeltraining nur die statische Muskelkraft in einem bestimmten Gelenkwinkel erhöht, bei anderen Gelenkpositionen ist die Muskelkraft nicht verbessert. Gleiches gilt auch für die dynamischen, exzentrischen oder konzentrischen Kontraktionsformen. Auch hier wird die Kraft vorwiegend nur für die spezifische Beanspruchung verbessert. Es ist daher im Leistungssport beispielsweise folgerichtig, einen **Radrennfahrer hauptsächlich in einer dynamischen, konzentrischen** Kontraktionsform, einen **Segler eher durch ein statisches, exzentrisches** Muskeltraining zu trainieren.

Allerdings treten gewisse **Transfer-Effekte** bei den unterschiedlichen Trainingsformen auf, die man sich in der Rehabilitation – da wegen der krankheitsbedingten Einschränkungen nicht alle Trainingsformen durchführbar sind – zu Nutze macht (s. T 6.2):

- Isometrische Anspannungsübungen verbessern auch die dynamische Kraft, vor allem bei langsamer Geschwindigkeit (26, 46, 74).
- Ein isokinetisches Krafttraining verbessert deutlich die isometrische Kraft (43).
- Ein dynamisches (isokinetisches) Kraftausdauertraining mit mittlerer Geschwindigkeit verbessert gleichzeitig die Kraft für langsamere oder schnellere Geschwindigkeiten (87).
- Die konzentrische Kraft verbessert sich auch durch ein exzentrisches Training.

- Die Maximalkraft eines Muskels steigt – zwar nur geringfügig – ebenfalls durch ein Kraftausdauertraining mit niedrigen Gewichten.
- Die Kraft eines verletzten inaktiven Beines wird erhöht durch ein intensives Training der gegenüberliegenden gesunden Extremität (Cross-over-Effekt).

Aus trainingswissenschaftlicher Sicht werden 3 Arten der Kraft unterschieden: Maximalkraft, Schnellkraft und Kraftausdauer. Weitere Klassifizierungen spielen in der Rehabilitation zurzeit eine geringe Rolle.

Schnellkraft

Schnellkraft ist die Fähigkeit eines Muskels, sich unter Aufbringen einer kleinen/mittleren Last schnellstmöglich zu verkürzen und somit die Last zu beschleunigen. Die Schnellkraft hängt von der Maximalkraft, vom Trainingszustand der Muskulatur und der Koordination ab. Im Sport sind weitere Differenzierungen der Schnellkraft (Explosivkraft, Startkraft, Kontraktion im Dehnungs-Verkürzungs-Zyklus) sinnvoll (72). Nicht nur beim Sportler, auch bei älteren Menschen kann ein Schnellkrafttraining wertvoll sein. Ohne die Schnellkraftfasern ist zur Entwicklung der Maximalkraft ein erheblicher Zeitaufwand erforderlich, in der Regel 0,5–0,8 s (72). Im **Alltag** folgen die normalen Bewegungsabläufe jedoch sehr rasch aufeinander. Gerade zum Abfangen des Körpergewichtes beim Stolpern wird die Schnellkraft benötigt und sollte daher auch bei alten Menschen verbessert werden. Die Schnellkraft ist aber in der Rehabilitation am schwierigsten zu trainieren. Hohe Beschleunigungen erhöhen die Krafteinwirkung auf ein operiertes Körperteil um ein Vielfaches. Außerdem ist die Effektivität zumindest für kürzere Trainingszeiträume fraglich. Ein isometrisches Explosivkrafttraining bei gesunden Probanden zeigte selbst nach 8 Wochen Training mit 90 % der Maximalkraft keinen Kraftzuwachs hinsichtlich der Explosiv- oder Maximalkraft (70). Es ist daher fraglich, ob ein Schnell- oder Explosivkrafttraining in der Rehabilitation nicht eher schädlich (starke Skelettbelastung durch hohe Beschleunigung, s. ◉ **6.10**) als nützlich ist. Auch beim Sportler ist durch ein Schnellkrafttraining kaum – oder nur geringfügig – eine Erhöhung der schnellen Typ-II-Fasern möglich, während es durch Ausdauertraining sehr gut gelingt, die Typ-I-Fasern zu vermehren (3).

Bei älteren Menschen darf ein Schnellkrafttraining nur vorsichtig erfolgen, weil es zu Schäden an degenerativ veränderten Gelenken, Sehnen oder Muskeln führen kann. Andererseits kann versucht werden, mit isokinetischen Apparaten bei hohen Winkelgeschwindigkeiten ein Schnell- und Explosivkrafttraining auch in der Rehabilitation umzusetzen. Damit wird jedenfalls bei Sportlern die Sprungkraft effektiv erhöht (77).

Maximalkraft (MVC = Maximal Voluntary Contraction)

Die **konzentrische** Maximalkraft wird gegen diejenige Last entfaltet, die gerade noch bewegt werden kann. Die **exzentrische** Maximalkraft tritt auf, wenn ein willkürlich maximal angespannter Muskel gegen seine Kontraktionsrichtung gedehnt wird. Je mehr sich die Belastung beim dynamischen Krafttraining an die Belastungsgrenze (Maximalkraft) annähert, umso langsamer und statischer wird die Bewegung. Im Maximalkraftbereich kann daher die konzentrische der isometrischen Übungsform gleichgesetzt werden (73). Folglich sind alle Krafttrainingsformen Kombinationen dieser Trainingsformen, gleichwohl mit unterschiedlichen Schwerpunkten.

Ein Muskeltraining ist nur dann erfolgreich, wenn die Trainingsintensität so gewählt wird, dass ein Reiz auf den Muskel zur Krafterhöhung eintritt. Eine Reihe von Faktoren beeinflusst den adäquaten bzw. optimalen Trainingsreiz. Beispielsweise lässt sich die Schnellkraft vorrangig durch wenige Schnell- oder Maximalkraftübungen trainieren. Dadurch ist eine Steigerung der Start- und Explosivkraft möglich. Schon eine geringe Steigerung der Wiederholungszahl verschiebt den Trainingseffekt in den Bereich Kraftausdauer.

Für die Rehabilitation von besonderer Bedeutung ist die Tatsache, dass die **Maximalkraft über 2 Trainingsformen erhöht** werden kann:

1. Kurzzeitige, möglichst rasch ausgeführte Kontraktionen gegen **hohe Widerstände (90–100 % der Maximalkraft)**. Die Trainingsserien sollen **nicht mehr als 5 Wiederholungen** beinhalten, wobei die **Pause zwischen den Serien 5 Minuten** beträgt! Diese relativ lange Pausendauer ist unerlässlich, um eine weitgehende Erholung des Nervensystems zu gewährleisten (71). Während einer Trainingseinheit sollten nicht mehr als 3–5 Serien durchgeführt werden, um eine Ermüdung zu vermeiden. Dieses Maximalkrafttraining darf nicht in ermüdetem Zustand durchgeführt werden, weil bei jeder einzelnen Kontraktion ein möglichst großer Krafteinsatz erfolgen soll. Der Effekt dieses Trainings ist die höhere Maximalkraft, verbunden mit einer Zunahme an Schnell- und Explosivkraft.
2. Die Maximalkraft lässt sich jedoch auch durch ein Kraftausdauertraining erhöhen. Die Belastungshöhe liegt zwischen **60–70 % des isometrischen Maximalkraftwertes**, wobei 5–6 Serien **mit 12–20 Wiederholungen** durchgeführt werden. Die **Pause ist mit 2 Minuten relativ kurz**. Die Muskulatur muss am Ende der Trainingsserie völlig ermüdet sein, wobei durch die Anhäufung von Laktat oft lokale Schmerzen auftreten (72). Es besteht auch die Möglichkeit, die letzten Kontraktionen einer Serie mit Unterstützung durch den Therapeuten zu erleichtern.

Vorsicht ist angebracht bei Patienten mit einer Herzkreislauferkrankung oder mit einem Bluthochdruck. Aber auch Kraftausdauereinheiten mit kleineren Gewichten (50–80 % der MVC, 5 Trainingsreize pro Tag) (32, 33) reichen mitunter bei untrainierten Personen aus, um die Maximalkraft zu erhöhen.

Kraftausdauer

Beim Kraftausdauertraining macht sich im Verlauf der Übung zunehmend die Muskelermüdung bemerkbar (👁 **6.1**).

■ Lokale Muskelermüdung

Die statische Haltezeit eines Gewichtes ist eine Funktion der prozentualen maximalen Haltekraft. Beträgt die Haltekraft nur 15 % der Maximalkraft, ist die Haltezeit unendlich. Mit zunehmendem Einsatz der Maximalkraft werden die Muskelkapillaren komprimiert: Damit wird die Durchblutung gedrosselt und die Muskelermüdung herbeigeführt. Ab etwa 50 % der MVC sind die Kapillaren völlig verschlossen.

Beim Training der lokalen – statischen oder dynamischen – Kraftausdauer ermüdet der Muskel durch:

- die Blockierung der Muskelenzyme durch fehlende Substrate und fehlenden Sauerstoff, durch die Entspeicherung von Energieträgern (ATP, Kreatinphosphat), durch die Anhäufung von Abbauprodukten und die pH-Verschiebung,
- die Ermüdung des neuromotorischen Systems, also durch Ermüdung im Bereich der motorischen Hirngebiete und der neuromuskulären Endplatte (72).

■ Lokale Kraftausdauer eines Muskels oder einer Muskelgruppe

Die Kraftausdauer ist das Produkt aus dem Prozentsatz der eingesetzten Kraftgröße – z. B. 50 % der MVC – und der Anzahl der maximal möglichen Wiederholungen. Während die Kraftausdauer bei 30 % MVC nur zu einem geringen Anteil durch ein Maximalkrafttraining verbessert werden kann, ist bei höheren Kraftanstrengungen die Kraftausdauer zunehmend an die Maximalkraft gekoppelt. Bei Krafteinsätzen über 80 % ist eine Verbesserung der Kraftausdauer nur noch über eine Erhöhung der Maximalkraft möglich.

Die Erhöhung der **dynamischen Ausdauerfähigkeit** eines einzelnen Muskels oder einer kleineren Muskelgruppe ist in der orthopädischen Rehabilitation von Bedeutung, wenn die Leistungsfähigkeit für eine körperliche Tätigkeit (Bauarbeiter, Kellner, Briefträger usw.) oder Sportart (Rennradfahren) verbessert werden soll.

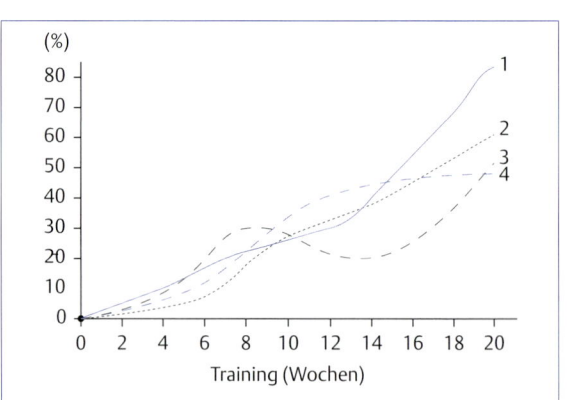

👁 **6.1** Auswirkungen eines 20-wöchigen Trainings mit 4 verschiedenen Trainingsformen (verschieden dargestellte Linien) auf die Verbesserung der Muskelkraft. Folgende Trainingsformen sind angegeben: 1 = 50 % MVC, 100 % Ermüdung. 2 = 100 % MVC, 20 % Ermüdung, 3 = 75 % MVC, 20 % Ermüdung, 4 = 75 % MVC, 100 % Ermüdung. Nicht nur ein Maximalkrafttraining mit hohen Gewichten, sondern auch ein Muskelausdauertraining mit nur 50 % der Maximalkraft bei völliger Ermüdung erhöht die Muskelkraft (nach Hettinger [32]).

■ Allgemeine Ermüdung

Sobald größere Muskelgruppen, also mehr als ⅙ aller Muskeln des Körpers kontrahiert werden, tritt die Belastbarkeit des Herz-Kreislauf-Systems in den Vordergrund. Bei vielen komplexen Übungen, aber auch bei bestimmten Formen des Sequenztrainings, des isokinetischen oder des Circuit-Trainings werden daher weniger die Muskeln, sondern vor allem das Herz-Kreislauf-System trainiert. Aus diesem Grund scheint es sinnvoll, bei bestimmten statischen oder dynamischen Übungsformen eine Grundspannung im Körper zu vermeiden. Gerade die statische, starke Anspannung vieler Muskeln kann den Trainingseffekt auf die eigentliche Muskelgruppe (beispielsweise Bauchmuskulatur) vermindern, weil eine frühe Ermüdung der peripheren Muskeln eintritt. Aber auch bei dieser Regel gibt es Ausnahmen: Bei Patienten mit Bluthochdruck dagegen ist es sicherer, größere Muskelgruppen anzuspannen (s. Kap. 2), um den peripheren Widerstand zu senken.

Der **ungünstige Effekt** des Krafttrainings auf das **Herz-Kreislauf-System** und auf den Blutdruck ist im Kapitel 2 ausführlich dargestellt.

Vor- und Nachteile des konzentrischen und exzentrischen Krafttrainings

Frühere Untersuchungen fanden zunächst keinen Unterschied zwischen kombiniertem konzentrisch-exzentrischen und konzentrischen Muskeltraining (35). Inzwischen sind jedoch einige Unterschiede festgestellt worden. Der schon im Kapitel 2 beschriebene Kraftverlust nach intensivem Training ist bei konzentrischer und isometrischer Belastung auf wenige Stunden begrenzt, während er nach exzentrischem Training mehrere Tage anhalten kann (12). Auch treten beim konzentrischen Training keine Zeichen einer Muskelschädigung ein, während bei exzentrischem Training Bruchstücke der Muskelzellen im Blut nachzuweisen sind, die auf eine Schädigung, vielleicht sogar auf ein Absterben einzelner Zellen hinweisen (45). Beim exzentrischen Training ist also ein verstärkter Muskelkater zu erwarten (12, 23, 56, 59), vor allem wenn maximale Kraftbelastungen gewählt werden. Außerdem werden beim exzentrischen Muskeltraining nur halb soviel Muskelfasern rekrutiert wie beim konzentrischen Training (51). Daher scheint diese Trainingsform zunächst nicht für die Rehabilitation geeignet. Andererseits zeigt sich, dass bei **submaximaler** Belastung kein Unterschied zu einem konzentrischen Training hinsichtlich des Muskelkaters besteht (21). Um einen Muskelkater zu vermeiden, sollte daher beim exzentrischen Training die Belastung mit 70% der MVC oder weniger erfolgen. Zudem gibt es bei exzentrischer Belastung folgende **positive** Trainingseffekte, die einen Einsatz dieser Trainingsform auch in der Rehabilitation sinnvoll erscheinen lassen:

- Der **Kraftzuwachs** bei einem kombiniert konzentrisch-exzentrischen Training ist **höher** als beim konzentrischen Training allein, wobei allerdings keine Veränderung der biochemischen Muskelstrukturen oder der Kapillarisierung festzustellen waren. Wahrscheinlich ist **die neuronale Adaptation** beim exzentrischen Training **besser** (14, 34, 86). Auch der Zuwachs an **Muskelumfang** scheint im exzentrischen Training **größer** zu sein (82).
- Das exzentrische Krafttraining weist bei größerem Kraftzuwachs eine **geringere kardiale** Belastung auf (55, 56).
- Die spezielle Trainingsart beeinflusst die Muskelfunktion: Das exzentrische Training verbessert mehr die exzentrische Kraftfähigkeit, das konzentrische vorwiegend die konzentrischen Muskeleigenschaften (34). Da im Alltag beide Funktionen gebraucht werden, ist das kombinierte Training zweckmäßig.

Bei den meisten Kraftgeräten, aber auch beim Arbeiten an freien Hanteln sind sowohl kon- wie auch exzentrische Komponenten enthalten.

Trainingsintensität

Bei gesundem **Muskelgewebe**, das keine Verkalkungen, Narben, Hämatome, Teillähmungen oder entzündliche Veränderungen aufweist, können folgende **Funktionszustände** definiert werden:
- die Atrophie bei Immobilisation – mit oder ohne Kontraktur bzw. Verkürzung nach langdauernder Ruhigstellung,
- der normale im Alltag gebrauchte Muskel,
- der im körperlich anstrengenden Beruf trainierte Muskel,
- der durch Krafttraining gestärkte Muskel.

Je nach Zustand der Muskulatur muss ein Trainingsreiz von unterschiedlicher Intensität und Dauer eingesetzt werden, um einen Kraftzuwachs zu erreichen. Während beim immobilisierten Muskel dafür schon Bewegungen gegen die Schwerkraft ausreichen können, sind beim austrainierten Bodybuilder überschwellige Trainingsreize von annähernd 100% der Maximalkraft nötig. Je höher der Leistungsstandard liegt, desto größer muss der relative Trainingsreiz sein.

Das Muskeldickenwachstum wird durch hohe muskuläre Spannungen, H^+-Ionenkonzentration und eine möglichst weitgehende Ausschöpfung der energiereichen Phosphate hervorgerufen (24).

Beim Vergleich zweier Arten des Krafttrainings stellt sich heraus, dass auch die Dauer des Trainings (also geleistete Arbeit) den Trainingseffekt beeinflusst. Zwar mussten bei einer 3fachen Serie mit **konstanter Wiederholungszahl** die Gewichte von Serie zu Serie verringert werden, aber dabei wird deutlich mehr Arbeit verrichtet als bei einer Serie mit **konstantem Gewicht**, wo die maximal mögliche Wiederholungszahl bei der 3. Serie deutlich abnahm (24). Da bei den Patienten meist ein Training mit maximalen Gewichten nicht infrage kommt und bei der Muskelatrophie (Abnahme der langsamen Muskelfasern) der Trainingseffekt eher auf die Verbesserung der Kraftausdauer zielt, würden beim Training mit konstanter Wiederholungszahl – und kleineren Gewichten – gleich mehrere günstige Effekte eintreten. Erstaunlicherweise führt ein Krafttraining mit nur mittlerer Belastung (sanftes Krafttraining) zu großen Steigerungen sowohl bezüglich der Maximalkraft wie auch der Kraftausdauer, und dabei wurden nur geringe Unterschiede zu einem Maximalkrafttraining festgestellt (9).

Der Kraftzuwachs beim Krafttraining ist eine Funktion des **adäquaten Trainingsreizes**. Dieser lässt sich in der Rehabilitation wegen verminderter Belastbarkeit der verletzten Extremitäten oder der Wirbelsäule, wegen Schmerzen oder Begleiterkrankungen oft **nur auf der gesunden Seite** verwirklichen.

Zu Einschränkungen des adäquaten Trainingsreizes können führen:
- verminderte Belastbarkeit des verletzten Körperteiles,
- verminderter Funktions- bzw. Trainingszustand der Muskulatur,
- Alter des Probanden,
- geringe kardiopulmonale Belastbarkeit,
- eventuelle Begleiterkrankungen.

Krafttraining der unverletzten Seite

Beim **Maximalkrafttraining** ist, wie in der ⊤ 6.4 angegeben, ein Trainingsreiz von 60–100 % der maximalen Kraft optimal. Sportler, die sich beispielsweise an einem Bein verletzt haben, dürfen die **unverletzten Extremitäten** nach diesen Vorgaben trainieren. Aber auch untrainierte Verletzte sollen ein Maximalkrafttraining der unverletzten Seite durchführen, um den Cross-over-Effekt auszunutzen. Allerdings können untrainierte oder ältere Patienten beim Krafttraining der gesunden Extremität schnell überfordert werden. Daher müssen Trainingsumfang, -intensität und -pausen in der Rehabilitation der individuellen Belastbarkeit angepasst werden. Glücklicherweise sind bei untrainierten Personen Anpassungen an einen – auch geringeren – Trainingsreiz schon nach einem relativ kurzen Zeitraum messbar. Immerhin genügen schon 6 Wochen intensives Krafttraining bei untrainierten Personen, um einen Kraftzuwachs von nahezu 20 % zu erreichen (52). So darf gerade bei untrainierten oder geschwächten Personen die Trainingsintensität in den ersten 2 Wochen bei weniger als 50 % der MVC liegen (84). Dies bestätigt sich in der Praxis: Ein stufenförmig gesteuertes Krafttraining mit dosiertem Annähern an das Trainingsoptimum zeigt gute Erfolge. Bei älteren Menschen scheinen auch dauerhaft niedrigere Krafteinsätze als Trainingsreiz auszureichen.

Krafttraining der verletzten Seite

Bei **Körperteilen mit reduzierter Belastung** lassen sich eine Vielzahl von speziellen Krafttrainingsformen (isometrische Spannung, Krafteinleitung am kurzen Hebel, Cross-over-Effekt, Kraftausdauer mit kleinen Gewichten, Aquatraining, Krafttraining unter Dekompression im Schlingentisch, Elektrostimulation der Muskulatur) anwenden.

Eine verletzte Extremität darf nur entsprechend der orthopädisch/traumatologischen Belastbarkeit eingeschränkt im Krafttraining belastet werden. **Die gesunden Körperteile** sollen, je nach individueller kardiopulmonaler Belastbarkeit und je nach Trainingszustand, so intensiv wie möglich im Muskelaufbautraining eingesetzt werden.

In der Rehabilitation sollte ein Krafttraining mindestens 30 Minuten, besser eine Stunde dauern. Eine längere Therapiezeit ist auch sinnvoll, damit die notwendigen Pausenzeiten zwischen den Serien besser eingehalten werden und der Kreislauf sich erholen kann. Außerdem wird die Bruttomuskelarbeitszeit durch langsamere Bewegungen erhöht. Während bei einer statischen Muskelanspannung die tatsächliche Kontraktionszeit 10–20 s beträgt, werden beim dynamischen Muskeltraining die Muskeln oft nur wenige Sekunden eingesetzt. Häufig beträgt die effektive Muskelbeanspruchung bei einem einstündigen dynamischen Krafttraining nur 2–6 min (33).

Trainingsumfang beim Muskelaufbautraining

Der Trainingsumfang muss individuell gesteuert werden, um keine Überlastungsbeschwerden (s. Kap 2) hervorzurufen. Das Geheimnis des effektiven Trainings ist die Dosierung des Trainingsreizes. Bei Nichtsportlern ist ein Krafttraining von 3 × pro Woche in der Rehabilitation (mit 50 % der MVC) ausreichend, um eine spezifische Muskelgruppe zu kräftigen. Auch die Dauer eines Trainings muss gut dosiert sein: Werden erschöpfende Muskelanstrengungen mit 8–12 Wiederholungen eingesetzt, ergeben 3 × 1 Trainingsserie/Woche **genauso viel Muskelmasse** wie 3 × 3 Trainingsserien (82). Ein Mehr an Training bringt also nicht unbedingt eine erhöhte Effektivität.

Sollen verschiedene Muskelgruppen trainiert werden, kann bei Rehabilitationspatienten auch ein tägliches Muskeltraining richtig sein, wenn die Muskelgruppen von einem Tag auf den anderen **alternierend** trainiert werden. Dabei ist auf die Herz-Kreislauf-Belastung und auf Überlastungsbeschwerden zu achten.

T 6.4 Angaben über optimale Trainingseffekte bei leistungsgemäßem Krafttraining und Rehabilitationstraining (33, 46, 72, 84). Die verletzte Extremität muss entsprechend der Belastbarkeit des Skelettsystems geschont werden. Die unverletzten Körperteile sollen jedoch intensiv (je nach Trainingszustand des Patienten) trainiert werden. Das Maximalkrafttraining der gesunden Körperseite ist wegen des Cross-over-Effektes und der besseren Kompensationsmechanismen im Alltag und Sport sehr empfehlenswert

Trainings-effekte	Verletzte Extremität (trainierter oder untrainierter Patient)	Unverletzte Extremitäten (trainierter Patient)	Unverletzte Extremitäten (untrainierter Patient)
Maximalkraft-training	Die maximale Krafteinwirkung ist entsprechend der orthopädisch-traumatologischen Belastbarkeit eingeschränkt, daher **Kraftausdauertraining**: 20–40% der MVC und erschöpfende Serien (3 × 20 Wiederholungen oder mehr) möglich	1. 60–70% des isometrischen Maximalkraftwertes, 5–6 Serien mit 12–20 Wiederholungen. Pause von 2 Minuten (72) 2. Bodybuilding: Gewicht 60–70% MVC, Wiederholung 15–20, langsame Bewegung 3. 90–100% MVC, 5 Wiederholungen, Pause zwischen den Serien 5 Minuten 4. Progressiv ansteigende Lasten: Gewicht z. B. 70-80-85-90% MVC, Wiederholungszahl 10-10-7-5 5. Pyramidentraining: wie progressiv ansteigende Lasten, nach höchstem Gewicht wieder absteigend	1. Weniger als 50% MVC (84) ist zumindest zu Beginn sinnvoll, nach 1–2 Wochen ist eventuell eine dosierte Steigerung möglich 2. 50–80% MVC, 5 Trainingsreize/Tag (33)
Kraftausdauer	„Burns", wie unverletzte Seite (reduziert entsprechend der Belastbarkeit)	„Burns", maximale Wiederholungszahl bis zur völligen Erschöpfung Gewicht: MVC 30–60%	Mindestens 20–30% der maximalen Wiederholungszahl, wenn möglich, mehr Gewicht: MVC 20–50%
Schnellkraft	Nicht erlaubt wegen der hohen Beschleunigungskräfte!	Gewicht: 85–95% MVC Wiederholung: 5–8, schnelle Bewegung	Gewicht: 10–20% MVC Wiederholung: 5–8, schnelle Bewegung
Trainingsart	Isometrisch, dynamisch, PNF-Muster, isokinetisch, Dehnung	Intensives Muskelvolumentraining (dynamisch, isokinetisch etc.)	Dynamisch, isokinetisch
Trainings-umfang	3–5 ×/Woche etwa 1 Stunde	3–4 ×/Woche jeweils 2 Stunden	3 ×/Woche etwa 1 Stunde
Trainings-methode	Konzentrisch (exzentrisch)	Exzentrisch (und konzentrisch)	Konzentrisch (exzentrisch)
Aquakraft-training	Wichtiges Kraft- und Ausdauertraining bei Teilbelastung	Bei manchen Sportarten ungünstig: Verlust der Schnellkraft!	Gutes Kraftausdauer- und Ausdauertraining
Elektrostimulation der Muskulatur	Wichtige Zusatztherapie bei Immobilisation, Lähmung, Atrophie.	Sinnvoll	Sinnvoll

Cross-over-Effekt

In einer Untersuchung führten junge Männer 10 Wochen ein maximales Krafttraining mit nur einem Bein durch. Dabei mussten sie 3 x 8 Wiederholungen mit den hohen Gewichten bewältigen; wenn 10 Wiederholungen möglich wurden, wurden je 2,2 kg bzw. 4,5 kg hinzugefügt. Die dynamische Kraft der Kniestrecker war beim trainierten Bein schon nach 6 Wochen signifikant erhöht, nach 10 Wochen verbesserte sie sich um bis zu 60%. **Aber auch die Kraft im untrainierten Bein verbesserte sich um bis zu 37%.** Im untrainierten Bein konnte somit allein durch den Cross-over-Effekt die Hälfte des Kraftzuwachses des trainierten Beines erreicht werden! Im trainierten Bein nahm die Dicke der Fta-Fasern um 21% und der Ftb-Fasern um 18% zu, während im untrainierten Bein keine Faserhypertrophie nachzuweisen war (36). Dies bedeutet, dass

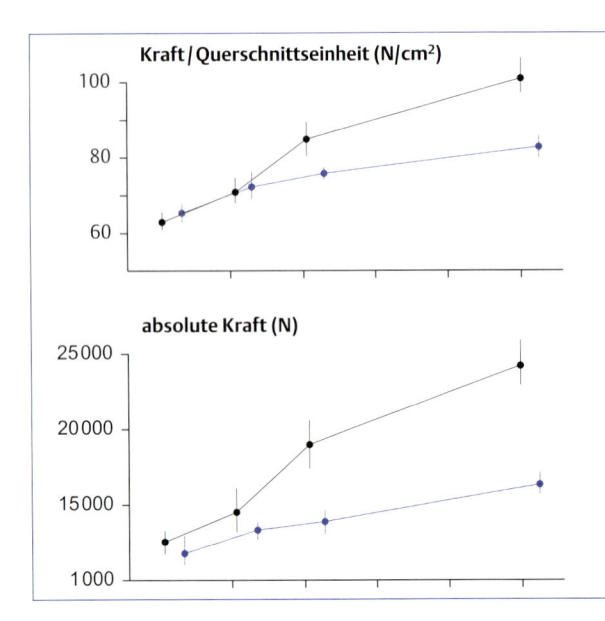

6.2 Das einseitige Muskeltraining zum Nachweis des sog. Cross-over-Effektes führt nach mehrwöchigem isometrischen Muskeltraining zum Kraftzuwachs an der trainierten (schwarze Punkte) und untrainierten (blaue Punkte) Extremität (nach Hettinger [32]). Die Tatsache, dass bei beiden Extremitäten auch die Kraft/Querschnittfläche zunimmt, spricht für eine Verbesserung der intramuskulären Koordination (neuronale Veränderungen).

der Kraftzuwachs durch neuronale Veränderungen (beide Beine) plus strukturelle Veränderungen (trainiertes Bein) hervorgerufen wird (◉ **6.2**). Ähnliche Verbesserungen wurden durch ein einbeiniges, 7-wöchiges Kraft- und Kraftausdauertraining erreicht: Sowohl die Muskelkraft, wie auch die Leistung und die Ausdauerfähigkeit beider Beine nahmen zu, wobei der untätige M. quadriceps mehr im Bereich der Maximalkraft (19% Kraftzuwachs im trainierten, 11% Kraftzuwachs im untrainierten M quadriceps) profitierte, die ischiokrurale Muskulatur eher vom Ausdauertraining (39).

Bei einem intensiven einseitigen Krafttraining weist also auch die nicht trainierte Extremität einen Kraftzuwachs auf, der immerhin ein Drittel oder sogar die Hälfte des Trainingseffektes der trainierten Seite beträgt (39). Dieser Cross-over-Effekt ist bei dynamischen Trainingsformen größer als bei isometrischen, bezieht sich auch auf die Kraftausdauer und ist je nach Muskel unterschiedlich hoch (32, 39).

Muskelabbau bei längeren Trainingspausen

Nach einem 10-wöchigen intensiven Krafttraining und anschließender Trainingspause von 4 Wochen waren die Kraftwerte *nicht* signifikant verringert. Erst nach weiteren 8 Wochen kam es zu einem Kraftverlust beim trainierten Bein von bis zu 21%, beim untrainierten Bein von 15%. Am Ende der Trainingspause waren die Ftb-Fasern wieder um 12% reduziert. Die Fta-Fasern waren nicht signifikant geringer. Dies spricht dafür, dass auch der Kraftverlust hauptsächlich neuronal bedingt ist (36).

Dehnung und Muskelhypertrophie

In den Muskelfasern sind elastische Titinkomplexe parallel zum Aktin geschaltet (s. Kap. 9). Dadurch kann bei isometrischer Muskelarbeit eine Spannung aufgebaut werden, ohne dass eine Verkürzung des Muskels eintritt. Andererseits kann auch durch eine **intensive Dehnung** über die Spannung der Titinfasern auf die Z-Scheiben eine Belastung ausgeübt werden. Durch intensives Dehnen können ähnliche Mikrotraumen an den Z-Scheiben entstehen, wie dies vom Krafttraining beschrieben wurde. Mehrere Untersuchungen weisen darauf hin, dass ein Dehntraining auch zu einer Muskelhypertrophie führen kann (im Tierexperiment Muskelzuwachs um fast 30% [90]). Ein Stretching vor und/oder nach dem Krafttraining ist daher günstig.

Muskeltraining bei Atrophie

Lässt man die direkten Erkrankungen oder Verletzungen des Muskels außer Acht, dann ist eine Muskelatrophie fast ausschließlich durch 2 Mechanismen bedingt: durch eine Immobilisation oder eine nervale Schädigung. Eine **immobilisationsbedingte** Muskelatrophie ist prinzipiell den gleichen Trainingsrichtlinien unterworfen wie ein gesunder Muskel. Allerdings muss die Höhe der Kraftreduktion festgestellt und im Verhältnis dazu die Trainingsbelastung definiert werden. Dadurch lassen sich Überlastungen des atrophischen Muskels vermeiden.

Bei einer Muskelatrophie (durch Immobilisierung hervorgerufen), ist der frühe Einsatz einer Elektrostimulation wertvoll (s. Kap. 7).

Bei **nervalen Schädigungen** ist das aktive Training mit willkürlichen Muskelkontraktionen – je nach Ausprägung der Lähmung – gar nicht oder nur teilweise möglich. Hier kann die intensive Elektrostimulation erfolgen, wobei die willkürliche Mitanspannung des Muskels bei einer Restfunktion wichtig ist. EMG-getriggerte Muskelstimulationsgeräte erleichtern eine kontrollierte willkürliche Anspannung. Beim Erreichen einer bestimmten elektrischen Muskelaktivität wird ein Strom, der den Muskel kontrahiert, vom Gerät abgegeben. Je häufiger die willkürliche Muskelkontraktion geübt wird, umso häufiger wird die motorische Einheit gebahnt, wodurch auch strukturelle Verbesserungen eintreten.

Bei **neuromuskulären Erkrankungen** (spinale Muskelatrophie, Muskeldystrohpie) konnte durch ein Krafttraining 3 x pro Woche innerhalb von 9 Wochen ein Kraftzuwachs von 19–34 % erreicht werden (58). Ein Muskelschaden trat durch das Krafttraining dabei nicht auf.

Muskelkraft im Alter

Die Veränderungen der Muskulatur im Alter äußern sich in der nachlassenden Schnellkraft, in der schnelleren Ermüdbarkeit bei Ausdauerleistungen und in der geringeren Fähigkeit, Maximalkraft aufzubringen. Muskelzellen gehen ab dem 30. Lebensjahr bei Männern und ab dem 35. Lebensjahr bei Frauen zugrunde. Diesen Degenerationserscheinungen liegen histologische Veränderungen des Muskelgewebes durch zunehmende bindegewebige Umwandlung (und damit Verminderung der Elastizität und Rückstellkräfte), Veränderungen der Zellleistung und des Muskelstoffwechsels, Verschlechterung der Durchblutung sowohl im arteriellen wie auch im venösen Schenkel (Varicosis, gesteigerte Ödembildung, Arteriosklerose, Kapillarenveränderung, kardiopulmonale Leistungsminderung) sowie Degenerationserscheinungen des motorischen Nervensystems (Verlust der motorischen Endplatten, degenerative Schäden wie Polyneuropathien, Kompressionsschäden) zugrunde. Vor allem der Verlust an Motoneuronen im Rückenmark und die Reduktion der motorischen Einheiten scheinen für den **Kraftverlust** im Alter verantwortlich zu sein (48). Nach dem 40. Lebensjahr nehmen das somatotrope Hormon (STH) und im Alter auch das Testosteron ab (62). Entsprechend reduzieren sich die Muskelkraft und die aerobe Leistung. Die Angaben über den Kraftverlust im Alter schwanken etwas (1, 61, 88). Als ungefähre Faustregel kann man von einem Kraftverlust von etwa 6 % in einem Zeitraum von 10 Jahren ausgehen. Die Kraftwerte der älteren Männer liegen etwa auf dem Niveau der Kraft junger Frauen. Der Kraftverlust vollzieht sich jedoch nicht kontinuierlich und ist in verschiedenen Muskeln unterschiedlich stark ausgeprägt. Die willkürliche Kraft sinkt bis zum 60. Lebensjahr nicht sichtbar, dann jedoch mit einer Rate von 10–15 %/Jahrzehnt (88). Die Streck- und Beugekraft der Knie- und Ellenbogengelenke ist bei 70-Jährigen im Vergleich zu 30-Jährigen um 20–40 % geringer (42). Besonders eine selektive Atrophie der Typ-2-Fasern könnte hierfür verantwortlich sein (42). Im M. quadriceps ist ein Verlust von Fast-Twitch-(Typ-2-)Fasern zu erkennen, möglicherweise bedingt durch eine Änderung der körperlichen Aktivität (27). Im Alter von 70–80 Jahren beschleunigt sich der Kraftverlust auf 25–35 %/Jahrzehnt, wobei besonders zwischen dem 76. und 80. Lebensjahr ein stärkerer Kraftverlust und eine Atrophie der Typ-I- und Typ-II-Fasern eintreten. Dieser Kraftverlust in den späten Lebensjahren könnte mit einem verstärkten Verlust an motorischen Einheiten zusammenhängen (1, 15).

Auswirkungen eines Krafttrainings im Alter

Ein Krafttraining führt auch bei älteren Menschen zu einer Kraftzunahme und zu einer Vergrößerung der Muskelfasern (49, 62, 69, 89). Dabei kann beim älteren Menschen auch ein Cross-over-Effekt nachgewiesen werden: Ein einseitiges Armtraining erhöhte nicht nur die Kraft des trainierten M. bizeps brachii um 48 %, sondern auch die des nichttrainierten um 12,7 % (7). Die Angaben über den **Kraftzuwachs** beim Training älterer Menschen sind in der Literatur sehr unterschiedlich (T 6.5), wobei die Methode der Kraftmessung selbst (s. Kap. 3), wie auch die Trainingsart einen Einfluss auf die Ergebnisse haben dürften. Immerhin führen bei Menschen zwischen 63 und 86 Jahren schon einfache Übungen mit Einsatz des Körpergewichtes oder mit einem elastischen Gummiband zu einem Kraftzuwachs von 6–13 %, wobei auch die Muskelfaserdicke (Fta) zunimmt (2).

Ein Kraftzuwachs von 174 % bei sehr alten Menschen (90 Jahre) kann allerdings nicht als Trainingseffekt angesehen werden, vor allem, wenn der Muskelquerschnitt nur um 9 % ansteigt (20). Hier haben gesteigertes Selbstvertrauen, Angstverlust und eine verbesserte Koordination wahrscheinlich einen größeren Einfluss auf das Messergebnis als physiologische Veränderungen. Dagegen scheinen andere Untersuchungen, bei denen ein Kraftzuwachs von 13–48 % und ein Ansteigen des Muskelquerschnittes nach mehrwöchigem intensiven Krafttraining bei älteren Menschen (60–80 Jahre) gemessen wurden, einen Trainingseffekt auf die Muskulatur zu beweisen (s. T 6.5).

Auch bei alten Menschen (78–84 Jahre) ist der erste Trainingseffekt in einer Verbesserung der neuralen Aktivierung zu sehen (29). Beim längerdauernden Muskeltraining älterer Menschen hypertrophieren darüber hinaus die Typ-2a-Fasern (11, 13, 69).

Das Wachstumshormon STH steigt kurzfristig auch bei 55- bis 70-jährigen Personen nach dem Krafttraining an, zum Teil bis auf das 18fache (62). Mit der Gabe von Testosteronen und/oder STH als Medikament wird die fettfreie Körpermasse, vorwiegend ge-

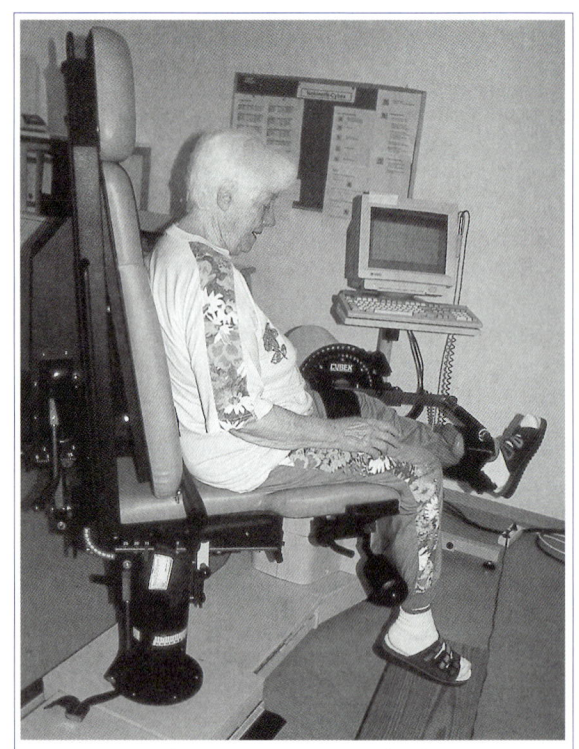

◉ 6.3 80-jährige Patientin mit beidseitiger Gonarthrose und Instabilität im Gelenk, die auf einem isokinetischen Apparat unter dosierter Belastung und unter Aussparen der schmerzhaften Bewegungswinkel die Oberschenkelmuskulatur trainiert.

T 6.5 Verschiedene Untersuchungen über Veränderungen der Muskelkraft in % des Ausgangswertes durch ein Krafttraining bei älteren Menschen

Autor	Verbesserung der Kraft [%]	Trainings-Dauer (Wochen)	Trainingshäufigkeit/ Woche	Mittleres Alter der Probanden	Trainingsart
Nicklas u. Mitarb. (62)	39	16	3 × 90 %	63	Pneumatisches Krafttraining
Brown u. Mitarb. (7)	48	12	Nicht definiert	65	Kraft
Phillips u. Hazeldene (65)	18	12	3 × 100 %	73	Isokinetische Kraft
Frontera (25)	107	12	3 × 80 %	68	Kraft
Charette u. Mitarb. (11)	28–115	12	Nicht definiert	69	Kraft
Caroll u. Mitarb. (10)	26	26	3 × 70 %	70	Ausdauer und Kraft
Aniansson (2)	13	42	Nicht definiert	72	Theraband
Grimby (29)	19	8	3 × 100 %	80	Isokinetisches Training
Roman u. Mitarb. (69)	41	12	2 × 90 %	67,6	Kraftmaschinen, Isokinetik, Hanteln
Fiatarone (20)	174	8	Intensiv	90	Kraft

bildet aus Knochen- und Muskelsubstanz, bei älteren Menschen erhöht. Auch bei 76–78 Jahre alten Frauen verringert das Krafttraining das intramuskuläre Fett und führt zu einer Muskelhypertrophie (81).

Anscheinend können die altersbedingten Veränderungen des Muskelgewebes durch kontinuierliches Krafttraining sogar aufgehalten werden: Die Muskelkraft, Faserzusammensetzung, Fettverteilung und biochemischen Eigenschaften gleichen sich bei jungen und bei älteren Kraftathleten (42, 76) (● 6.3).

Muskuläre Trainingsschäden im Alter

Die Trainierbarkeit der Muskulatur bleibt im Alter zwar erhalten, die Anfälligkeit für belastungsbedingte Muskelschäden ist jedoch höher. Dabei traten bei älteren Marathonläufern Veränderungen des Z-Bandes, Mitochondrienschwellungen, Dilatation des sarkotubulären Systems, Ruptur des Sarkolemms und sogar Muskelzellnekrosen auf. Vorwiegend exzentrische Belastungen scheinen dafür die Ursache zu sein (27).

Auch in der Rehabilitation älterer Menschen sind langdauernde Muskelschmerzen, die in der Intensität einen normalen Muskelkater übertreffen, Muskelkrämpfe oder Muskelrisse relativ häufig (s. Kap. 2). Subjektiv werden maximale Muskelanstrengungen im Alter als unangenehm, zum Teil lokal schmerzhaft empfunden. Weitere Schwachpunkte sind der Übergangsbereich der Muskulatur in die Sehnen und der Ansatz der Sehnen am Knochen. Hier treten Sehnenansatzbeschwerden als Folge chronischer Reizzustände (z.T. mit Verkalkungen des Gewebes), Knochenhautentzündungen oder Mikroeinrisse auf. Auch die Sehne selbst kann chronisch gereizt sein, Kalk einlagern oder an knöchernen Engen ausdünnen und reißen. Die besonderen anatomischen Verhältnisse an den einzelnen Gelenken lassen dabei bestimmte chronische Veränderungen in den Vordergrund treten: Während beispielsweise die Rotatorenmanschettensehne häufig Kalk einlagert, droht der Bizepssehne, die über den Oberarmkopf zieht, der Riss.

Die **Verletzungsgefahr** nimmt mit dem Grad der körperlichen Anstrengung zu. Maximalkrafttests führten bei 70- bis 79-jährigen Menschen in 19,3 % der Fälle zu Verletzungen, wohingegen individuell dosiertes Krafttraining nur in 8,7 % Verletzungen/Überlastungsschäden provozierte (67).

Muskelaufbautraining als Osteoporosetherapie

Wie weit sich ein Kraft- oder Ausdauertraining als Therapie zum Aufbau der Knochendichte in der Rehabilitation einsetzen lässt, bleibt bisher unklar. So wurden bei 56-jährigen Frauen, die 2- bis 4-mal/Woche ein allgemeines Training über 10 Monate absolvierten, Verbesserungen der Knochendichtewerte um +2,2 % gefunden (40).

Andere Untersuchungen zeigen **keine positive Wirkung**: Bei Menschen zwischen 60–80 Jahren waren zwar nach einem 2-jährigen Krafttraining die Muskelkraft und Ausdauerleistungsfähigkeit verbessert, die Knochendichte aber um 1 % abgesunken. Die untrainierte Kontrollgruppe hatte dagegen eine Zunahme der Knochendichte um 4 % (57). Weitere Studien, in denen untrainierte Probanden über Monate ein Gewichtstraining durchführten, kamen ebenfalls zu keinem sicheren Resultat (6). Allerdings scheint ein relativ intensives Krafttraining bei Frauen mit einer Osteoporose den Knochenverlust im Vergleich zu einer Kontrollgruppe zu verlangsamen (31).

Insgesamt bleiben die Ergebnisse uneinheitlich, wobei die Ungenauigkeit bei den Methoden der Knochendichtemessung zur Verwirrung beiträgt. Möglicherweise treten aber auch die sportbedingten Veränderungen der Knochenstruktur erst sehr langfristig auf, so dass sie von kürzeren Studiendesigns nicht erfasst werden. Weiterhin darf nicht vergessen werden, dass neben den Mineralien auch andere Substanzen das Knochengewebe stabilisieren. So ergaben Ultraschallmessungen zur Prüfung der Biegefestigkeit des Schienbeins bei Rekruten eine Zunahme der Biegefestigkeit des Knochens um 25 % bereits nach 15 Wochen Training, während bei der Knochendichte keine eindeutige Änderung zu erfassen war (85). Dies weist darauf hin, dass die Messung der Knochendichte nur die Mineralisationsvorgänge im Knochen erfasst. Leider ist die Prüfung von Veränderungen der bindegewebigen und **eiweißhaltigen Knochenstrukturen** quantitativ noch nicht ausgereift.

Eine dosierte Trainings- und Sporttherapie bei Patienten mit verminderter Knochendichte ist auch deswegen sinnvoll, weil:
- die Alltagsmotorik verbessert wird,
- kyphotische Fehlhaltungen durch Verbesserung der Haltung reduziert werden können,
- die Sturzgefahr durch Koordinationsübungen verringert werden kann (66).

Nicht jede Sportart ist geeignet, die Knochendichte zu erhöhen: Schwimmen führt zu keinerlei Aufbau der Knochensubstanz. Auch Sitzen und Fahrrad fahren führt zu keinem Belastungsreiz. Erst Stehen, Gehen oder Laufen und Krafttraining haben eine Wirkung.

Andererseits muss eine Trainings- und Sporttherapie bei Patienten mit Osteoporose ausgesprochen vorsichtig und dosiert erfolgen, um keine Frakturen hervorzurufen. Eine Abwägung der erwünschten Trainingswirkung mit der Belastbarkeit ist bei Osteoporosepatienten wichtig: Ein intensives Krafttraining mit Hanteln wäre zwar effektiver als ein Krafttraining im Wasser, jedoch ist die Sicherheit vor einem Sturz oder einer mechanischen Überlastung beim Aquatraining um ein Vielfaches höher.

Aquatraining bei Patienten mit einer Osteoporose:
- schützt den Patienten vor Stürzen und Frakturen,
- hat beim Krafttraining im Wasser einen positiven Effekt,
- kann auch bei akuten osteoporotischen Frakturen eingesetzt werden.

Wirbelsäulen schonende isometrische Übungen, dosiertes Krafttraining mit kleinen Gewichten, Koordinationsübungen und auch koordinatives Schnellkrafttraining zur Verbesserung der Reaktionsfähigkeit sind bei Patienten mit Osteoporose als Trainingstherapie zu empfehlen.

Elektrostimulation als Muskelaufbautraining

Die Elektrostimulation des Muskels wird erfolgreich im Leistungssport angewendet (30). Die theoretische Überlegung, dass bei einer willkürlichen Kontraktion nie alle Muskelfasern gleichzeitig rekrutiert werden, lässt die Elektrostimulation als geeignetes Mittel zur Intensivierung eines Krafttrainings erscheinen (74). Im gesunden Muskel hat eine Elektrostimulation über insgesamt 5 Wochen – mit einer Häufigkeit von 2- bis 3-mal pro Woche – eine **deutliche Erhöhung der isometrischen Muskelkraft** von +33 bis +47 % zur Folge (46, 79). Diese Werte werden nur von einem alleinigen isometrischen Übungsprogramm übertroffen (46). Ein Kraftzuwachs von mehr als 20 % durch Elektrostimulation tritt sogar schon nach 3 Wochen ein (30, 83). Er ist damit nur etwas geringer als bei einem isokinetischen Krafttraining (Kraftzuwachs +42 %) (30). Interessant ist die Erkenntnis, dass durch die elektrische Muskelstimulation auch die dynamische Kraft etwas erhöht wird (+7,7 %) (46). Wahrscheinlich ist die Ausprägung des isometrischen Kraftzuwachses von der Dauer der Kontraktionszeit abhängig (Stromimpulsdauer länger als 10 s) (74). Kürzere Pausenzeiten zwischen der Elektrostimulation (4–15 s bei einer Gesamttrainingszeit von 6–15 min) trainieren mehr die Ausdauerfähigkeit, während längere Pausenzeiten (50 s Pause zwischen den Stimulationsimpulsen) die Maximal- und Schnellkraft fördern. Sogar Pausenzeiten von 2 min werden dabei empfohlen (73). Immerhin werden die Energiespeicher des Muskels durch eine 10 x 6 s dauernde Elektrostimulation (10 s Pause) in annähernd gleicher Weise erschöpft wie bei einem isometrischen oder isokinetischen Training (75).

Ein Kraftzuwachs von über 30 % durch Elektrostimulation war auch bei Patienten mit einer Chondromalazie festzustellen (30, 37). Histologische Untersuchungen einer Langzeitelektrostimulation zeigen keine wesentlichen strukturellen Veränderungen – bis auf eine Erhöhung der Zitrat-Synthetase, was für eine bessere Ausdauerfähigkeit der Muskulatur spricht.

Das Hauptproblem bei der **klinischen Anwendung** der Elektrostimulation ist der brennende Schmerz bei Anwendung größerer Stromstärken. Durch Gewöhnung an das zunächst unangenehme Kribbelgefühl kann aber der Strom so stark appliziert werden, dass die Kontraktion etwa 75 % der Maximalkraft entspricht (46). Manche Menschen können sogar mit Strom bis zu 100 % der Maximalkraft trainiert werden. Gleichwohl gibt es keine ständige Korrelation zwischen der Intensität des Stromstimulus und der Muskelkraft, was möglicherweise am variablen Hautwiderstand, an der Elektrodenposition und dem Druck der Elektroden liegen kann. Aber auch schon eine Stromintensität, bei der 50 % der Maximalkraft erreicht werden kann, reicht für einen enormen Kraftzuwachs aus (79). Die Stromintensität sollte daher so gewählt werden, dass eine Muskelkontraktion von wenigstens 30–50 % der Maximalkraft erreicht wird. Dies ist bei einigen Stromformen und Geräten jedoch nicht gewährleistet (78). Auch sollte die Elektrodengröße nicht zu klein gewählt und besser 3 als 2 Elektroden verwendet werden. Verschiedene Muskelgruppen reagieren obendrein unterschiedlich auf die gleiche Stromintensität (91).

Sofern keine Gegenanzeigen (Hautveränderungen o. a.) vorliegen, sollte ein Muskelaufbautraining so früh und so häufig wie möglich durch die elektrische Muskelstimulation ergänzt werden (s. Kap. 7). Auch in der Rehabilitation von Knieendoprothesen, Meniskusoperationen oder Kapsel-Band-Läsionen am Knie ist der frühe Einsatz der Elektrostimulation wünschenswert, weil der Muskelaufbau deutlich schneller erfolgt (22, 60).

Krafttraining bei Behinderung

Oft kann behinderten oder kranken Menschen durch kleine Änderungen an den Trainingsgeräten ein Krafttraining erleichtert werden. Bestehen Schmerzen im Handgelenk, kann ein Armkrafttraining durch die Verwendung einer Manschette als Kraftansatzpunkt am Unterarm ermöglicht werden. Beispielsweise können Patienten mit Rückenschmerzen an der Beinpresse arbeiten, wenn sie:

- mit **nur einem** Bein das Gewicht wegdrücken und somit die Rückenbelastung halbieren, dennoch die Beinmuskulatur maximal belasten,
- die Rückenlehne auf mindestens 45° hoch stellen, damit keine direkte Kompression der Wirbelsäule entsteht.

Sowohl der Einsatz der Beinpresse wie auch des Kniestreckapparates (👁 **6.4a u. b**) ist zweckmäßig, um eine möglichst große Variabilität in der Behandlung zu erreichen. Beispielsweise kann bei einem Defekt des Fußes oder des Sprunggelenkes die Muskelkraft des Oberschenkels auf dem Kniestreckgerät geübt werden.

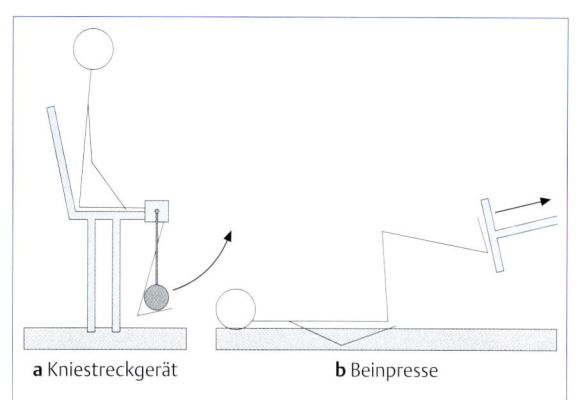

a Kniestreckgerät **b** Beinpresse

👁 **6.4** Maximale Kraftmessungen bei Kniestreckung auf zwei verschiedenen Geräten (**a** offene Kette, **b** geschlossene Kette) bei jeweils gleichem Hüft- und Kniewinkel. Die Muskelkräfte auf der Beinpresse sind deutlich höher (41).

Ausgangshaltung und Bewegungsausführung

In der Rehabilitation liegen bei den meisten Patienten verletzungs- oder altersbedingte Einschränkungen des Bewegungssystems vor. Daher ist beim Muskelaufbautraining eine genaue Kenntnis über die Wirkungsweise der Kräfte im Skelettsystem nötig.

Auswirkungen von Körperposition und Gelenkwinkel beim Krafttraining

Welche Kraftentwicklung in einem Muskel möglich ist, hängt von verschiedenen Faktoren ab. Neben der Hebelwirkung wird die optimale Kraftwirkung des Muskels von einem bestimmten Sektor der Faserlänge beeinflusst. Sehr weit gedehnte oder stark verkürzte Muskeln bringen keine großen Kraftwerte mehr auf. Der Fiederungswinkel des Muskels hat ebenfalls einen großen Einfluss auf die Kraftentwicklung (47). Auch die Position der Nachbargelenke beeinflusst die Kraft. So ist die Kraft der Kniebeuger und -strecker unterschiedlich, wenn die Messung bei gestreckter oder 90° gebeugter Hüfte erfolgt (5).

An einem Kniestreckgerät (offene Kette) konnten Probanden maximale Kraftwerte von 553,4 N, an einer Beinpresse (geschlossene Kette) **bei identischen Hüft- und Kniewinkeln** sogar 979,9 N leisten (s. 👁 **6.4**). Dabei wurden auch im Muskel selbst unterschiedliche Anteile angesprochen. Am Kniestreckgerät trat eine höhere Aktivität des M. vastus lateralis und eine geringere des M. vastus medialis auf (41). Dies ist möglicherweise durch die unterschiedliche Rotation des Unterschenkels auf beiden Maschinen bedingt.

Auch die – zum Gewicht des Kraftapparates – zusätzliche **Masse der bewegten Körperteile** sollte bei einer genauen Kraftdosierung bedacht werden. So muss beispielsweise der M. quadriceps beim Kniestreckgerät mit zunehmender Kniestreckung mehr Kraft aufbringen, um das steigende Drehmoment des Unterschenkels zu bewältigen: Das Produkt „Masse x Hebel" steigt, weil der Hebel im Vergleich zum Schwerkraftvektor größer wird. Bei der Beinpresse dagegen spielt die Masse des Unterschenkels keine Rolle (s. 👁 **6.4**). Die Wirkung des Körperhebels im Hinblick auf die Schwerkraft muss daher bedacht werden (s. 👁 **12.8**).

Ein weiteres Beispiel beim Bizepstraining zeigt, dass die Ausgangsposition nicht nur Auswirkungen auf die Muskelkraft, sondern auch auf die Kompressionskraft im Gelenk hat (👁 **6.5**).

Bei der Arbeit mit Gewichten muss auch die Belastung **anderer Gelenke** berücksichtigt werden. Gerade bei Patienten oder älteren Menschen könnten sonst Überlastungen an der Wirbelsäule oder der Gelenke, die primär gar nicht therapiert werden sollen, auftreten (👁 **6.6a-e**).

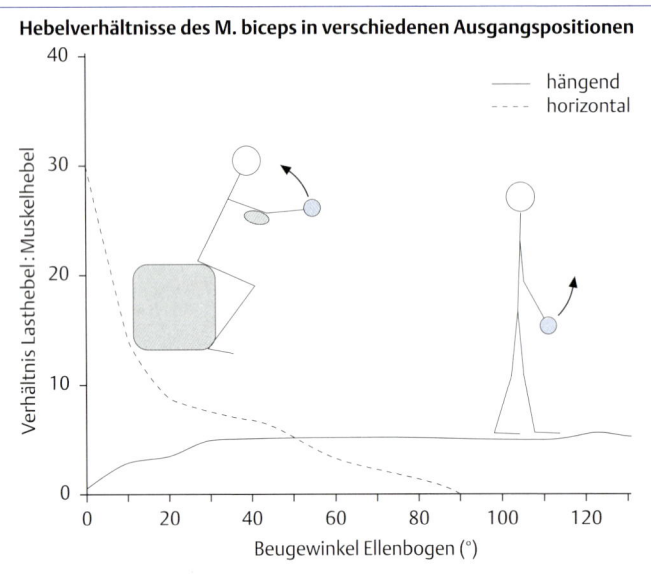

Hebelverhältnisse des M. biceps in verschiedenen Ausgangspositionen

○ **6.5** Berechnungen des Verhältnisses des Muskelhebels des M. biceps brachii und des Lasthebels an der Ulna nach einem Knochenpräparat. Beim Anheben einer Last verändert sich das Verhältnis von Muskel- zu Lasthebel sowohl entsprechend des Beugewinkels des Gelenkes (Änderung des Muskelhebels) als auch der Stellung des Lasthebels (Ulna) in Bezug auf die Schwerkraftrichtung. Wird eine Last bei hängendem Arm durch Beugung des Ellenbogens angehoben, dann sind Muskel- und Lasthebel recht gut aufeinander abgestimmt (durchgezogene Linie). Der Muskelhebel nimmt mit dem Lasthebel zu. Wird die gleiche Bewegung bei waagerecht ausgestrecktem Arm durchgeführt, ist vor allem bei geringer Beugung der Lasthebel um das 20- bis 30fache höher als der Muskelhebel; es wird damit eine hohe Muskelkraft notwendig (gestrichelte Linie). Dies bedeutet zwar einen starken Trainingseffekt, aber auch eine stark erhöhte Kompressionskraft auf das Ellenbogengelenk.

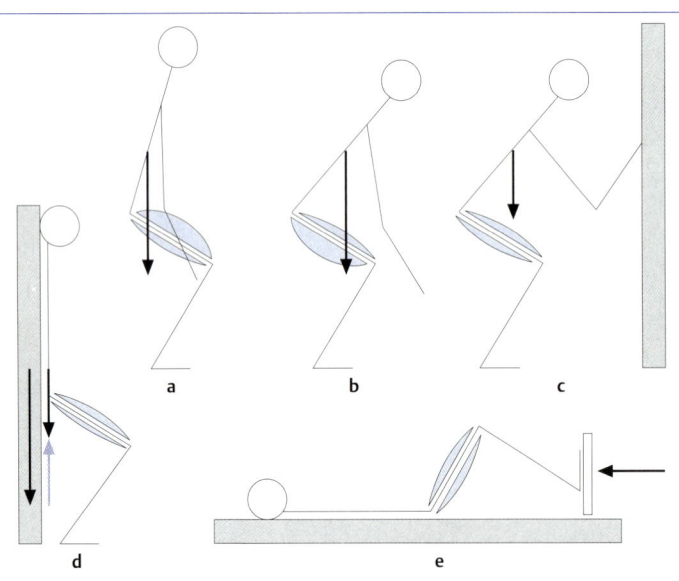

○ **6.6a-e** Verschiedene Ausgangsstellungen beim Training der Oberschenkelmuskulatur. Wird bei Hockstellung mit 90° Knieflexion der Oberkörper aufrecht gehalten (großer Lasthebel des Femurs im Hinblick auf die Schwerkraft) (**a**), entspricht die Kompressionsbelastung der Kniescheibe dem 7,8fachen – bei Beugung des Oberkörpers nach vorn (**b**) nur dem 2,9–3,9fachen des Körpergewichtes (s. Kap. 14). Bei Vorbeugung des Oberkörpers nimmt auch die Scherkraft auf das vordere Kreuzband ab (63). Zusätzlich steigt die Aktivität der ischiokruralen Muskeln bei Vorbeugung, weil nun der Lasthebel des Rumpfes zunimmt; dies wäre als Kokontraktion bei Schäden am vorderen Kreuzband wünschenswert. Wird das Körpergewicht durch Festhalten der Arme verringert (**c**), wird auch die muskuläre Anspannung geringer. Beim Anlehnen an die Wand (**d**) wird zwar ebenfalls ein Teil des Körpergewichtes reduziert, allerdings sind die Reibungskräfte der Wand beim Hochkommen eine zusätzliche Belastung. Die Reibung (blauer Pfeil) addiert sich zum gesamten Körpergewicht (schwarzer Pfeil). Auf der Leg Press (**e**) kann die Belastung genau dosiert werden.

Wirkungsoptimum und Schädigung der Muskulatur

Je nach Dehnungszustand eines Muskels ist die Kraftentfaltung sehr unterschiedlich. Bei einem stark gedehnten Muskel (z. B. in Endstellung eines Gelenkes) ist die Brückenbildung zwischen Aktin und Myosin in den Sarkomeren vermindert, lediglich die letzten Enden überlappen sich noch. Wird in diesem Zustand eine starke Kraftbelastung ausgeführt, kann eine stärkere, reversible Schädigung (Muskelkater) des Muskels auftreten (12). Andererseits kann es sinnvoll sein, einen zweigelenkigen Muskel in die maximale Länge (oder auch Verkürzung) bei der Kraftentwicklung zu bringen, etwa wenn das Bewegungsausmaß eines Gelenkes eingeschränkt – und damit die Trainingsbelastung des Muskels in seinem ganzen Bewegungsausmaß nicht gewährleistet ist. Durch Vordehnung über ein anderes Gelenk können die Muskelfasern im gesamten Arbeitsbereich angesprochen werden (👁 6.7a-c).

Die EMG-Aktivität eines Muskels nimmt ab, wenn er länger wird. Der Muskel kann andererseits in dieser Position eine größere Kraft entwickeln. Wenn sich der Muskel in verlängerter Position befindet, müssen also bei konstanter Belastung weniger motorische Einheiten aktiviert werden (50). Für ein postoperatives Training wäre es nun umgekehrt sinnvoll, **eine Aktivierung von möglichst vielen motorischen Einheiten** zu erreichen, dabei aber **nur eine geringe Kraft** auf die operierten Knochen oder Gelenke zu entwickeln. Daher wäre in diesen Fällen ein Training der Muskulatur in verkürzter Position (s. 👁 6.7b) günstig; bei einer Position gemäß der 👁 6.7b ist zu beachten, ob vom Operateur eine Hüftbeugung über 90° erlaubt wurde.

Natürliche Ausgangshaltung

Von natürlichen Grundhaltungen wie Stehen, Gehen, Liegen ausgehend entwickeln die Muskeln – aufgrund der Muskelansätze, der Muskelfaserrichtung und der neurophysiologischen Kraft-Dehnungs-Kurve – ein Optimum an Kraft in denjenigen Gelenkwinkeln, die für diese natürlichen Bewegungsformen erforderlich sind.

Beim Krafttraining in der Rehabilitation sollten zur Vermeidung von Überlastungen natürliche Ausgangshaltungen bevorzugt werden. Dies sind beispielsweise das Liegen, der beidbeinige Stand oder das entspannte Sitzen. In diesen Positionen sind alle Gelenke lediglich durch die Schwerkraft – nicht aber durch zusätzliche starke Muskelkräfte belastet. Von dieser Haltung ausgehend lassen sich alle Bewegungsformen wie Gehen, Laufen, Klettern oder Springen herleiten. Für die Wirbelsäule beispielsweise sind Übungen im Liegen oder in Schräglage entlastend.

Eine physiologische Trainingsbewegung folgt der Leistungskurve der Gelenk-Muskel-Einheit (👁 6.8). Bei allen Krafttrainingsapparaten, Hanteln, Kraftmaschinen, Zugapparaten sollten in der Rehabilitation die Achsenverhältnisse an den menschlichen Körper angepasst werden können. Dies ist u. a. durch den Einbau von sog. Exzentern möglich. Bei Patienten mit eingeschränktem Bewegungsmuster (z. B. Arthrosen, Kontrakturen) sollten extreme Gelenkendstellungen vermieden werden. Beispielsweise darf zu Beginn oder am Ende einer Armzugübung das Ellenbogengelenk etwas gebeugt bleiben, um die Kräfte des langen Armhebels zu reduzieren. Die Griffe der Hanteln und Kraftapparate sollen ergonomisch gestaltet sein.

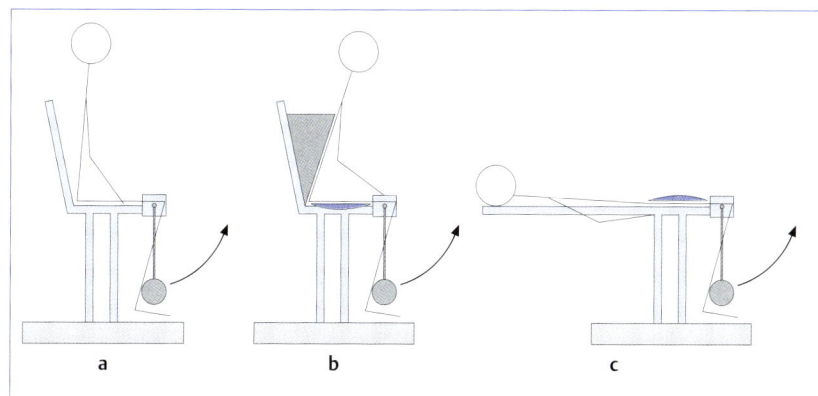

👁 **6.7a-c** Beim Muskeltraining (Streckung gegen Widerstand, Widerstandspolster grau dargestellt) kann durch Variation der Sitz- bzw. Liegeposition die physiologische Längen-Spannungs-Relation des M. quadriceps verändert werden (16, 50).
a Grundstellung.
b Günstige Position bei einer Verkürzung der ischiokruralen Muskulatur und empfehlenswert zur intensiven Rekrutierung möglichst vieler Muskelfasern des M. quadriceps (verkürzte Position).
c Zweckmäßige Position bei einer Kontraktur des M. quadriceps, um den Muskel zu dehnen und sinnvoll zur kompletten Rekrutierung der ischiokruralen Muskeln.

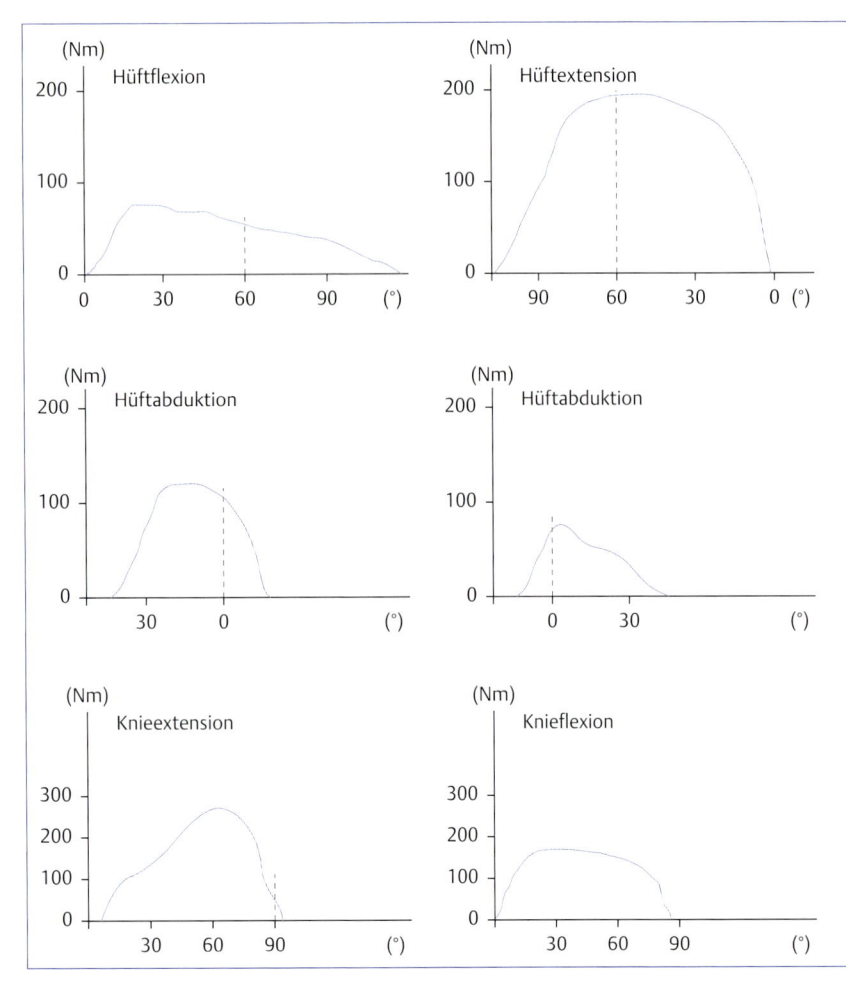

◆ 6.8 Kraftentwicklung im Hüftgelenk (Drehmoment in Nm) bei Flexion und Extension sowie bei Abduktion und Adduktion im Hinblick auf die entsprechende Gelenkposition (32-jährige Frau bei einer Testgeschwindigkeit von 60°/s). Die gestrichelten Linien zeigen die isometrisch gewonnenen Werte bei 60° Hüftflexion/-extension und bei 0° Hüftabduktion/-Adduktion an (54). Die Hüftbewegungen wurden in Rückenlage gemessen. Die unteren Kurven zeigen die isokinetischen Drehmomentwerte der Knieextension und -flexion (Werte eines 40-jährigen Mannes bei einer Testgeschwindigkeit von 60°/s). Alle Kurven zeigen den typischen Kraftverlauf gesunder Probanden bei der entsprechenden Gelenkbewegung und dokumentieren somit die Leistungskurve der Gelenk-Muskel-Einheit. Die Form dieser Normalkurven variiert je nach Bewegungsgeschwindigkeit und individueller Leistungsfähigkeit (44).

Gefahren und Gelenkschäden beim Muskelaufbautraining

Bekannte Formen des Krafttrainings sind Bodybuilding, Gewichtheben oder Fitnesstraining. Der prozentuale Anteil der Verletzungen liegt beim Krafttraining mit 0,2–6% an allen Sportverletzungen relativ niedrig. Meist handelt es sich dabei um Zerrungen, Tendopathien und Gelenkschmerzen. Bei Leistungssportlern sind die Epicondylitis (13% aller Verletzungen), Kniescheibenprobleme (10%), Impingementsyndrome der Schulter (8%), Trizepsüberlastung (8%), Lumbalgien (7–18%), Reizung des Akromioklavikulargelenkes (6%), Brustwirbelsäulensyndrome und Kompressionssyndrome im Thoraxbereich (4%) häufig (68).

Chronische Einklemmungen während eines Krafttrainings sind beispielsweise an der Schulter möglich: Eine Degeneration der Rotatorenmanschette führt zum chronischen Kontakt der Bizepssehne am Akromion und damit zum Verschleiß dieser Sehne. Umgekehrt beeinträchtigt der Riss oder der Verschleiß der langen Bizepssehne die Gelenkmechanik des Schultergelenkes, was wiederum eine Degeneration der Rotatorenmanschette nach sich zieht (80).

Auch bei Fehlformen der Gelenke ist Vorsicht bei starker Belastung in unnatürlicher Haltung (z.B. Streckstellung des Kniegelenkes) angebracht: So kann ein exzentrisches Krafttraining auf einem isokinetischen Apparat zur Kniescheibenluxation führen, wenn das Patellagleitlager flacher als normal ist (53).

Bei Knorpelunregelmäßigkeiten führt ein Krafttraining zu höheren Reibungswiderständen, wobei Druckspitzen in einzelnen Gelenkarealen auf das schon geschädigte Gelenk einwirken. Schrumpfungen der Kapsel oder andere degenerative Veränderungen (Knochenwülste, freie Gelenkkörper u.a.) bewirken ein abruptes „Anschlagen" des Gelenkes in Endstellung – mit ebenfalls verstärkter Kompression des Knorpels (s. Kap. 3).

Krafttraining in Endstellung der Gelenke

Schon bei gesunden Gelenken sind folgende Kraftbelastungen in Endstellung der Gelenke **gefährlich**:
- Eine starke Kraftbelastung der Schulter bei mehr als 90° Abduktion und maximaler Außenrotation (Werferposition). Die negative Folge ist das Einklemmen der Bizepssehne unter dem Schulterdach (Acromion) (80).
- Überstreckung des Schultergelenkes nach hinten mit Gewicht (Pull over in Rückenlage, Butterfly, „Fliegen" auf der Flachbank in Bauchlage etc.). Instabilitäten und Schulterluxationen können hier die Folge sein (68).
- Heben einer schweren Langhantel mit weit auseinander liegendem Griff (Reißen). Dabei müssen beide Hände sehr stark radialwärts abknicken, was zur chronischen Überdehnung des ulnaren Seitenbandes und zu degenerativen Veränderungen des Diskus triangularis und des Os naviculare führt.
- Tiefe Kniebeugen mit Gewicht. Negative Folgen: hoher Anpressdruck im Kniescheibengleitlager, Überlastung der Achillessehne.
- Heben und Tragen in weit nach vorn gebeugter Haltung (6.9). Negative Folgen: erhöhte Bandscheibenkompression im vorderen Bandscheibenring, Bandscheibenschaden.
- Hohe Gewichte beim Bizepstraining mit waagrecht gestrecktem Ellenbogen (s. 6.5). Negative Folgen: Ansatztendinosen, hoher Druck auf das Ellenbogengelenk.
- Beschleunigung und Krafteinwirkung bei maximaler Überstreckung der Wirbelsäule. Negative Folgen: Bruch der Gelenkfortsätze der Wirbelgelenke, Wirbelgleiten.
- Weitere gefährliche Übungen beim Krafttraining sind (68): Nackendrücken, enges Bankdrücken, „Good mornings", „Twister" mit Rotation der Wirbelsäule, Maximalkraft auf der Ab-/Adduktionsmaschine.

In der Rehabilitation sind Krafttrainingsformen in Endstellung der Gelenke außerdem gefährlich bei:
- endgradiger Adduktion, Beugung und Streckung der Hüfte bei Hüftendoprothesen,

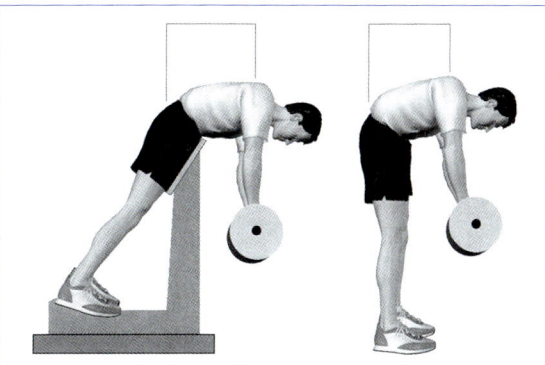

6.9 Gefährliche Übung zum Muskelaufbau der Rückenstrecker. Die Kompression der Wirbelsegmente ist durch den Muskelzug der Rückenstrecker sehr hoch, ein Bandscheibenvorfall kann damit ausgelöst werden.

- endgradiger Abduktion der Hüfte bei Impingement des Trochanter major,
- endgradiger Streckung des Kniegelenkes nach Kreuzbandersatz,
- endgradiger Dorsalextension des Fußes nach Fraktur des oberen Sprunggelenkes,
- anderen Einschränkungen der Gelenkbeweglichkeit (s. 9.4, 9.5 u. 9.6).

Gegenanzeigen des Krafttrainings

Limitierend für das Muskelaufbautraining sind unter anderem:
- Arteriosklerose,
- mangelnde Motivation,
- Schmerzen, Ermüdung (zentral, allgemein, lokal),
- Bluthochdruck,
- Insuffizienz des Herz-Kreislauf-Systems, der Lunge,
- andere internistische Erkrankungen,
- Durchblutungsstörungen (Engpasssyndrome, Scalenussyndrom),
- Leistenhernie,
- Muskelkrankheiten,
- zerebrale und spinale Prozesse,
- Lähmungen.

Praktische Hinweise zum Krafttraining in der Rehabilitation

Zur richtigen **Dosierung der Belastung** eines Skelettabschnittes im Krafttraining sind die Schwerkraftwirkung und Drehmomente im Körper, die Berechnung der Muskelkräfte, die Beschleunigung bei dynamischen Bewegungen und die Auswirkungen von Körperposition und Gelenkwinkel zu berücksichtigen. Zuvor muss die orthopädisch/traumatologische Belastbarkeit festgelegt und dokumentiert werden. Je nach Gelenk- oder Skelettschaden wird dabei der Bewegungswinkel, in dem gefahrlos geübt werden darf, begrenzt. Die Belastung wird weiterhin durch die Anwendung eines kurzen oder langen Hebels bzw. einer offenen oder geschlossenen Bewegungskette gesteuert (s. Kap. 3).

Der körperliche Anstrengungsgrad wird **individuell gesteuert** durch die subjektive Einschätzung der Kraftanstrengung und durch Messungen (Umfang, EMG, Kraft etc.).

Bei der **kranken** Extremität ist das vorrangige Ziel die Erhöhung der **Kraftausdaue**r eines Muskels oder einer Muskelkette. Es ist daher günstig, bei bleibendem Gewicht nur die Wiederholungszahl zu steigern (s. T 6.4). Folgende Trainingsvorgaben für das Training der dynamischen Kraftausdauer sind in der Rehabilitation sicher und effektiv, wenn kleine Gewichte (10–50 % der MVC) verwendet werden:

- langsame Bewegungen (Vorteile: Vermeidung von hohen Kräften, deutlich längere Anspannungszeit des Muskels),
- statische Haltephasen in bestimmten, günstigen Gelenkwinkeln,
- Gelenkwinkel und -ausschlag während einer Übungsserie variieren,
- Kombination von konzentrischem und exzentrischem Krafttraining.

Beim Cross-over-Training darf die gesunde Extremität auch mit Maximalkraft belastet werden. Instabile Gelenke und der Rumpf können durch die gleichzeitige Anspannung der **Agonisten und Antagonisten stabilisiert** werden. Durch die Verwendung von Orthesen, Tapeverbänden, speziellen Haltegriffen oder Manschetten kann das Krafttraining für Patienten mit instabilen Gelenken oder Arthrosen sicherer gestaltet werden. Zur Vermeidung von Ermüdungserscheinungen oder Überlastungen sollen anfangs nur diejenigen Muskeln aktiviert werden, die zur Stabilisierung oder zur Korrektur der Haltung notwendig sind.

Geführte Übungen an Kraftmaschinen sind sinnvoll, um Ausweichbewegungen zu verhindern. Dabei kann auch in einem kleinen Bewegungssektor intensiv geübt werden, wenn eine Gelenkendstellung zur Gefährdung führen würde. Auch bei Knorpelschäden, beispielsweise an der Patella, bleibt der gefährdete Bewegungssektor bei der Übung ausgespart (s. Kap. 14).

Falls von kardialer und orthopädischer/traumatologischer Seite möglich, darf später auch die Maximalkraft der kranken Extremität trainiert werden. Ein Dehntraining und ein aerobes Aufwärmtraining sollten dem Krafttraining vorangehen.

Beschleunigung bei dynamischen Bewegungen

Die auf den Körper einwirkende Kraft wird einerseits durch die Masse der Last (Gewicht der Hantel etc.) und andererseits durch die Beschleunigung dieser Masse gebildet.

> Die physikalische Definition der Kraft lautet: $F = m \times a$
> Diese Formel sagt Folgendes aus: Eine Kraft (F wie Force) wird benötigt, um die definierte Masse (m) eines Körpers zu beschleunigen (a wie Acceleration).

Daher übt ein fest definiertes Gewicht deutlich höhere Kräfte auf Muskeln, Gelenke oder Knochen aus, wenn es vom Körper schnell beschleunigt oder gebremst wird. Hohe Beschleunigungen führen schon bei kleinen Lasten zu großen Krafteinwirkungen auf den Körper.

> Zur Dosierung der Belastung ist es bei Kraftmaschinen überflüssig, Feinregulierungen einzubauen; vielmehr sollte auf eine harmonische und ruckfreie, anfangs vor allem langsame Bewegungsausführung geachtet werden.

Gerade zu Beginn einer Muskelkontraktion ist eine größere Kraft notwendig, um ein Gewicht aus seiner Trägheit zu beschleunigen. **Ungünstige Muskelhebel führen dabei zu extremen Anspannungen**. Im Alltag oder Sport werden häufig Ausholbewegungen durchgeführt, um die Masse einer Last in Schwung zu bringen. So ist das Werfen im Sport immer mit einer Ausholbewegung verbunden, woran sich bei überstrecktem Gelenk eine maximale Muskelkontraktion anschließt. Die Rückstellkräfte werden dabei teilweise durch elastische Elemente des Kapselbandapparates übernommen, so dass die Wurfbewegung unterstützt wird. Dabei können jedoch große Kräfte in Endstellung der Gelenke auftreten (6.10).

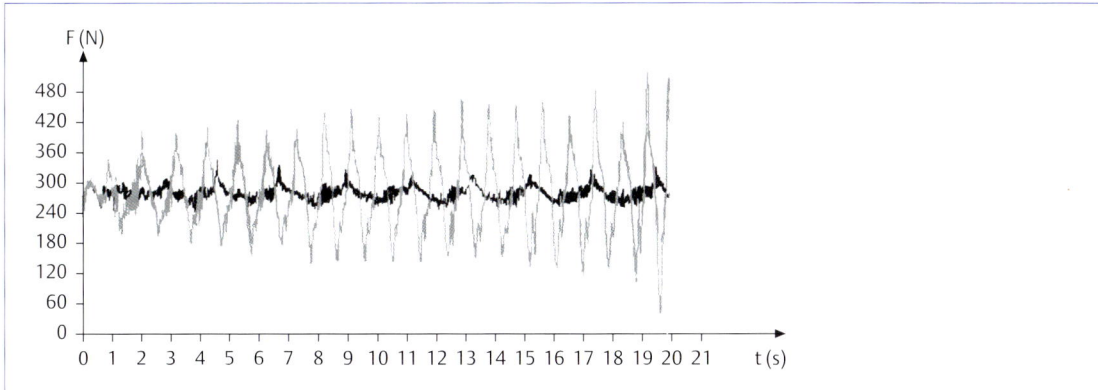

◉ **6.10** Kraftregistrierung bei einer Trizepsstreckmaschine (Dips) bei einem eingestellten Gewicht von 280 N. Bewegt der Proband das Gewicht langsam (schwarze Kurve), sind nur geringe Schwankungen zu messen. Bei einer zunehmend schnelleren Bewegung (graue Kurve) wirkt eine immer höhere Kraft auf den Arm, die zuletzt mit 490 N fast den doppelten Wert ergibt. Die Messungen wurden mit einem Kraftaufnehmer (Fa. Digimax) durchgeführt.

Krafttraining mit und ohne Apparate

Die verschiedenen Apparate zum Muskeltraining setzen die Schwerkraft (Gewichte), elastische Elemente (Federn, Kunststoffstangen) oder den Reibungswiderstand (Druckluft, Metallbänder, Seile) als Kraftwiderstände ein. Elektrische Kraftapparate nutzen die elektromagnetischen Kräfte der Motoren (isokinetische Geräte).

Krafttraining ohne Hilfsmittel

Bei **isometrischen Spannungsübungen** werden hohe Muskelspannungen vorzugsweise in Winkelstellungen der Gelenke, die eine Überlastung der geschädigten Kompartimente ausschließen, angewendet. Dabei unterbleibt jedoch ein Training der koordinativen Fähigkeiten der Muskulatur, die es ermöglicht, auch bei Bewegungen Kraft zu entfalten. Außerdem wird der Muskel nur in einem bestimmten Kontraktionszustand beübt, so dass eine deutliche Kraftentfaltung in einer anderen Winkelstellung des Gelenkes nicht zu erwarten ist. Bei einer unveränderten Gelenkstellung werden nur Teile des ganzen Muskels beansprucht. Die für eine dynamische Bewegung wichtigen Antagonisten erfahren keinen Trainingsreiz.

Einige isometrische Übungen werden am Schluss dieses Kapitels aufgelistet. Durch einfache Geräte (Expander, Bälle) kann die Anspannung intensiviert werden.

Krafttraining mit Hanteln und Gewichten

Gewichte und Hanteln sind relativ billig und praktisch überall einsetzbar.

Weitere Vorteile der Hanteln sind:
- Die Trainingsform kommt dem natürlichen Kontraktionsablauf mit Beschleunigung und Bremsung nahe.
- Ein Training der intermuskulären Koordination ist möglich.
- Der Muskel kann in seinem ganzen Funktionsbereich trainiert werden.
- Die Trainingsformen sind in natürlichen Haltungspositionen (aufrechter Stand) möglich.

Nachteile der Hanteln sind:
- Der schmerzhafte Sektor kann von der Belastung nicht ausgespart werden.
- Die Gelenkbelastungen sind aufgrund der hohen Kraftspitzen bei Beschleunigung und Bremsung nicht steuerbar.
- Letztlich kann die Belastung bei akut einschießenden Schmerzen nicht sofort reduziert werden, weil der Fall der Hanteln zu weiteren Verletzungen führen könnte.

Elastische Kraftgeräte

Hierzu zählen **elastische** Seile, Bänder, Federn oder Apparate (Theraband, Expander, Impander), die an einem Ende fest fixiert oder auch festgehalten werden, wobei am anderen Ende ein Zug oder Druck ausgeübt wird. Hier ist zu bedenken, dass nach dem Hooke-Gesetz der Widerstand proportional zur Dehnung des elastischen Elementes ansteigt. Um eine zunächst entspannte Feder mit der Richtgröße D (Stärke der Feder) um die Strecke s zu verlängern, braucht man die Kraft: F = D × s. Dadurch tritt gerade in Endstellung eine maximale Kraft auf.

Vorteile der elastischen Kraftgeräte:
- wie bei den Hanteln,
- leicht und annähernd überall zu transportieren und zu montieren, für ein häusliches oder Geländetraining geeignet.

Nachteile der elastischen Kraftgeräte:
- Trainingsintensität nicht genau einstellbar,
- zunehmender Widerstand, hohe Belastung bei endgradiger Bewegung.

Kraftapparate

Bei der Übungsbehandlung an Kraftmaschinen kann die auf den Körper einwirkende Größe und die Richtung der Kraft einigermaßen genau festgelegt werden. Gerade diese Möglichkeiten stellen den besonderen Wert der Krafttrainingsapparate dar. Die Arbeit mit diesen Geräten setzt aber eine genaue Analyse der Hebelverhältnisse des Apparates voraus. Sinnvoll ist daher eine Überprüfung jedes neuen Krafttrainingsapparates, um die Übersetzungsverhältnisse, Reibungswiderstände und andere Einflussgrößen zu bestimmen. Damit erhält man eine **Kennlinie** für jeden Apparat (◉ 6.11), auf der, entsprechend der Höhe des eingestellten Gewichtes und der Winkelstellung, die **Größe der Kraft** und die **Kraftrichtung** am Widerstandspolster des Krafthebels definiert sind.

Gerade bei Krafttrainingsgeräten mit mehrfacher Übersetzung, Exzentern etc. ist eine derartige Kennlinie wichtig. Sie sollte eigentlich vom Hersteller für **jedes** Krafttrainingsgerät vorgegeben sein. Eingebaute Exzenter ermöglichen eine Reduktion der Belastung in bestimmten Gelenkwinkeln (◉ 6.12), was – gerade in der Rehabilitation – gegen endgradige Überlastungen im Krafttraining schützen kann. Die Exzenter sind richtig konstruiert, wenn die Leistungskurve der Gelenk-Muskel-Einheit bei der Belastung imitiert wird.

Zugapparat

Der Zugapparat ist eine an der Wand montierte oder freistehende Schiene für Gewichte, welche über einen Seilzug – mit einfacher oder mehrfacher Rollenübersetzung – gegen die Schwerkraft nach oben gezogen werden (◉ 3.13). Das Drehmoment in einem Gelenk hängt hier – bei konstant gleicher Zugkraft – auch von der Zugrichtung des Seiles ab.

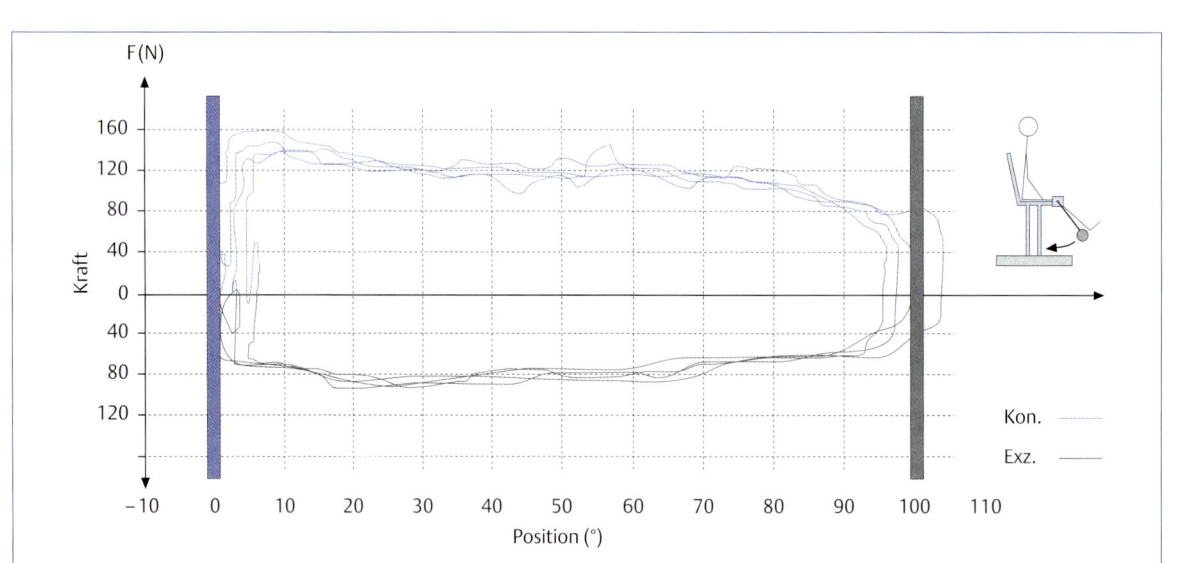

◉ **6.11** Die oberen, blauen Kurven zeigen den konzentrischen Kraftverlauf (F) am Widerstandspolster des Krafthebels einer Kraftmaschine zum Training der Kniebeugung (s. kleines Bild rechts). Der Bewegungswinkel des Hebelarmes reicht von 0–100°. Es wurden insgesamt 4 Messungen (4 Kurven) bei gleichem Gewicht durchgeführt, die annähernd identische Werte zeigen (Messmethode: Digimax-Kraftaufnehmer). Der kleine Anstieg zu Beginn der oberen roten Kurven zeigt den erhöhten Kraftaufwand bei der Beschleunigung des Hebels. Über einen weiten Winkelbereich bleibt die Kraft konstant; ab 60° wird die Kraftübertragung allerdings zunehmend geringer. Untere schwarze Kurven: Hier wird die Rückführung des Hebels in die Ausgangsposition dargestellt, sozusagen der exzentrische Kraftaufwand. Er ist um etwa 40 N geringer als der konzentrische Kraftaufwand (Reibung in der Maschine). Diese Kurven zeigen somit die Kennlinie, also den Kraftverlauf dieses Krafttrainingsapparates an der Stelle der Krafteinwirkung.

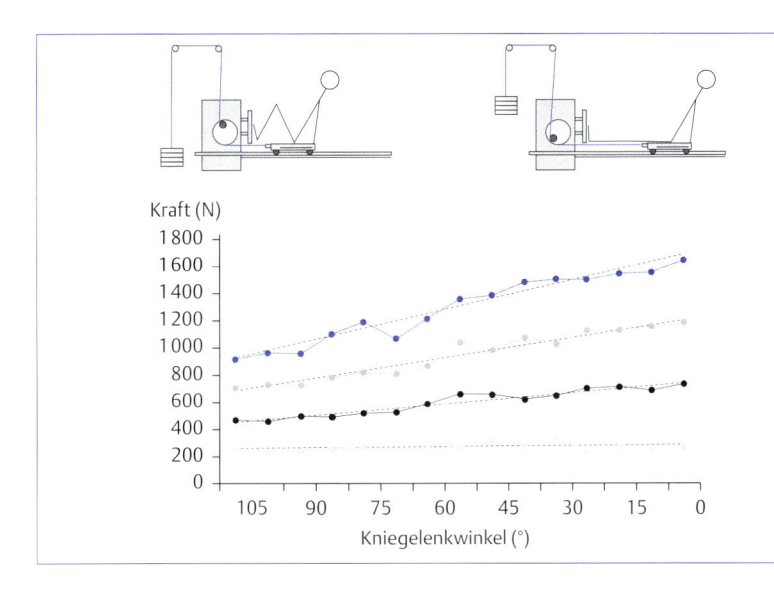

6.12 Isometrische Kraftwerte einer Versuchsperson bei verschiedenen Kniewinkeln, die an der Fußplatte (gemessen mit Kraftaufnehmern der Fa. Digimax) einer Beinpresse mit einem Exzenter (Fa. Kaphingst) gemessen wurden (38). Die 4 Kurven zeigen den Kraftverlauf bei einer, 2, 3 oder 4 Gewichtsscheiben. Durch den Exzenter ist bei stark gebeugtem Knie zunächst die Belastung klein, sie steigt aber mit zunehmender Streckung an, und zwar bei schweren Gewichten stärker als bei leichten.

Vorteile des Zugapparates:
- Jede Bewegungsrichtung ist möglich.
- Große Bewegungsausschläge, z.B. Wurfbewegungen können durch lange Seile ermöglicht werden.
- Durch Manschetten an den Extremitäten kann jedes Gelenk in jedem Bewegungsausmaß trainiert werden.
- Sowohl lange wie auch kurze Hebel können eingesetzt werden.
- Ausgangsposition und Haltung des eigenen Körpers müssen im Stand, Sitzen oder Liegen durch Muskelspannung stabilisiert werden.
- Funktionelle Übungsformen, auch PNF-Muster sind unter dem Einsatz von Muskelketten gut möglich.
- Komplexe Bewegungsabläufe aus dem Alltag, Beruf und Sport können simuliert werden.

Nachteile des Zugapparates:
- Durch den Einsatz größerer Muskelgruppen bei der Körperstabilisierung kann eine frühe kardiale Ermüdung auftreten.
- Eine Kraftmessung ist nicht reproduzierbar, da nicht immer die exakte Ausgangsstellung wieder gefunden werden kann.
- Die Maximalkraft kann nicht – oder nur schwierig – trainiert werden.
- Durch Reibung kann besonders bei schnellen Bewegungen ein zusätzlicher Widerstand entstehen.
- Die Gewichte können sich in den Führungsschienen verkanten; daraus resultieren deutlich höhere Zugkräfte bei konzentrischer und deutlich geringere Zugkräfte bei exzentrischer Arbeit.

Kraftapparate mit Drehachsen

Diese Kraftgeräte haben eine oder mehrere Achsen. Das auf das Gelenk wirkende Drehmoment ist nicht allein von der Stellung der Gelenkpartner (Knochen) abhängig, sondern auch von der Länge des Maschinenhebels. Je nach Stellung des Maschinenhebels können verschiedene Bewegungssektoren des Gelenkes mehr oder weniger stark trainiert werden.

Vorteile der Kraftapparate mit Drehachsen:
- ein Muskel oder eine definierte Muskelgruppe kann spezifisch trainiert werden,
- gute Dosierbarkeit,
- Kraftmessungen sind reproduzierbar (s. Kap. 3),
- geführte Bewegung, die Bewegungsrichtung ist genau vorgegeben.
- Durch den Einbau von sog. Exzentern kann der Kraftverlauf den Hebelverhältnissen des Gelenkes angepasst werden, damit ist eine annähernd physiologische Belastung des Muskels möglich.

Nachteile der Kraftapparate mit Drehachsen:
- Die Gelenkachse muss mit der Geräteachse möglichst genau übereinstimmen, sonst entstehen Scherkräfte auf das Gelenk oder auch Messungenauigkeiten.
- Nur eine einzige Bewegungsrichtung – und damit keine funktionelle Übungsform – ist möglich.
- Meist ist nur ein Muskel oder eine kleine Muskelgruppe trainierbar.
- Geräte haben einen hohen Preis.
- Größere Räume sind erforderlich.

Isokinetische Apparate

Natürliche Bewegungsformen (Laufen, Springen, Werfen) beinhalten eine Beschleunigungs- und eine Bremsphase. Ein isokinetischer Trainings- und Testapparat dagegen gibt eine bestimmte konstante Geschwindigkeit vor, vergleichbar einem Eisenbahnzug, dessen Lokomotive exakt eine bestimmte Geschwindigkeit einhält. Die isokinetische Bewegungsform entspricht nun dem Bemühen eines Menschen, diesen Eisenbahnzug durch Anschieben zu beschleunigen. Die Geschwindigkeit bleibt konstant wegen der großen Masse des zu bewegenden Objektes. Große Kraftanstrengungen des Probanden führen zu keiner Beschleunigung des Apparates, die Höhe der eingesetzten Kraft wird aber von dem isokinetischen Apparat gemessen.

Isokinetische Bewegungen sind in der Natur lediglich beim Schieben eines rollenden Wagens, im Wasser bei großem Wasserwiderstand (s. Kap. 10) oder etwa beim Durchwaten eines Sumpfes anzutreffen. Die Geschwindigkeit bleibt hier auch bei größerem Krafteinsatz annähernd konstant.

Durch die diagnostische Erfassung der maximalen Muskelkraft, der Muskelausdauer und der Muskelarbeit bei unterschiedlichen Geschwindigkeiten ist mit der Isokinetik eine gezielte Steuerung des Muskelaufbautrainings möglich. Die Isokinetik eröffnet die Möglichkeit zum annähernd gefahrlosen Muskelaufbautraining, weil **jederzeit die Belastung gestoppt** werden kann. Außerdem lassen sich schmerzbedingte Schwächezustände analysieren. Erlaubt es der körperliche Zustand des Patienten, dann kann beispielsweise ein Muskelaufbautraining bei 60–70% der Maximalkraft gut eingestellt und optisch kontrolliert werden.

Einfache isokinetische Geräte verwenden Seile oder Bänder, die über eine (an der Wand, am Baum, Pfahl usw.) fest fixierte Rolle geführt werden, wobei an beiden Enden abwechselnd ein Zug ausgeübt werden kann. Das Seil wird durch **Reibungskräfte** in der Rolle oder durch einen anderen Apparat, der eine Reibungskraft ausübt, gebremst. Diese Geräte lassen sich gut transportieren und problemlos fast überall montieren. Sie sind daher auch für ein Geländetraining geeignet. Ein sofortiger Trainingsstopp ist bei Schmerzen möglich. Allerdings ist die Trainingsintensität nicht genau einstellbar. Andere isokinetische Maschinen sind **elektronisch** gesteuert (s. ◉ 6.3).

Vorteile des isokinetischen Trainings:
- dynamische Trainingsform,
- Training der Agonisten und Antagonisten,
- genaue Kraftmessung und damit gute Trainingssteuerung,
- sofortiger Stopp bei Überlastung oder Schmerzen,
- maximales Krafttraining in Teilbereichen des Gelenkwinkels möglich.

Nachteile des isokinetischen Krafttrainings:
- Geräte sind sehr teuer,
- Trainingsform nicht physiologisch, da Beschleunigungen fehlen,
- Messfehler durch Schwingungen und elektronische Probleme, Eichfehler,
- großer Zeitaufwand für Bedienung,
- Patient kann auch nach Einweisung nicht allein trainieren.

Übungsbeispiele für das Krafttraining

Die meisten der folgenden Übungen können sowohl statisch als auch dynamisch durchgeführt werden. Sie werden mit K bezeichnet und in anschließenden Tabellen (s. ⊤ 6.6, ⊤ 6.7 u. ⊤ 6.8) den entsprechenden Diagnosen zugeordnet. Alle Therapieprogramme sollten durch allgemeine Kräftigungsübungen für den Rumpf und für die obere Extremität ergänzt werden (◉ 6.13).

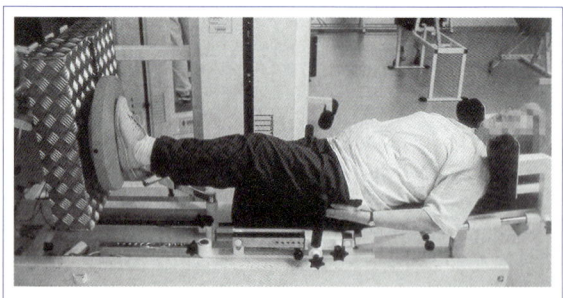

◉ 6.13 Die Kombination von Kraftmaschinen mit Geräten, bei denen die Koordination trainiert werden kann (hier Therapiekreisel), fördert die intra- und die intermuskuläre Koordination.

Kräftigung des M. quadriceps

Kniebeugen sind mit vielen Variationen möglich, beispielsweise auf weichen Unterlagen, auf Balance-Pads, mit Zusatzgewichten, wie Kurz- oder Langhanteln, mit einem Theraband etc. (👁 **6.15**).

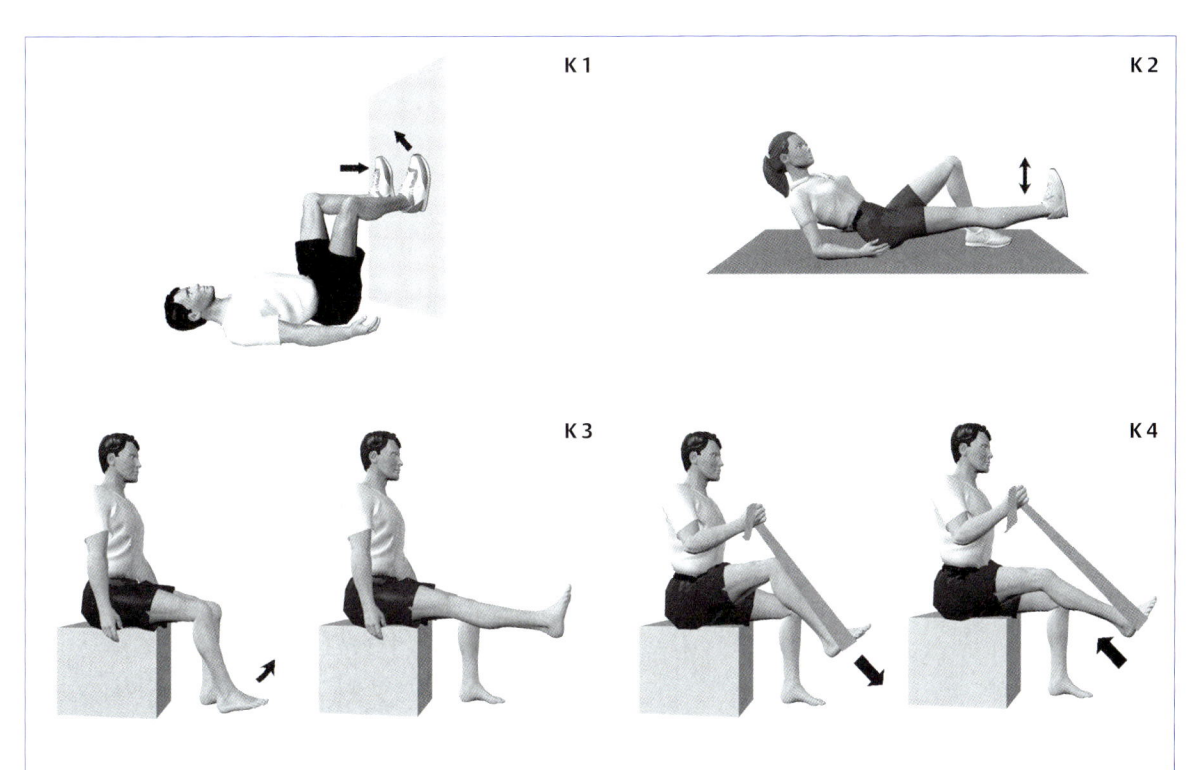

👁 **6.14** Verschiedene Möglichkeiten, den M. quadriceps femoris zu trainieren. **K1**: Durch dosierten Druck gegen die Wand (linkes Bein) oder Anheben des rechten Unterschenkels (rechtes Bein). **K2**: Im Langsitz oder aus der Rückenlage wird das Bein gestreckt angehoben. Bei dieser Übung führt die Beteiligung des M. iliopsoas zu einer Kompression im Hüftgelenk, die etwa das 1,5- bis 3fache des Körpergewichts beträgt. **K3**: Im Sitzen ist eine nennenswerte Anspannung des M. quadriceps erst bei annähernder Streckung des Kniegelenkes zu erwarten. **K4**: Der Widerstand nimmt auch hier bei Streckung zu, die Kompression auf das Kniegelenk ist größer als bei K3.

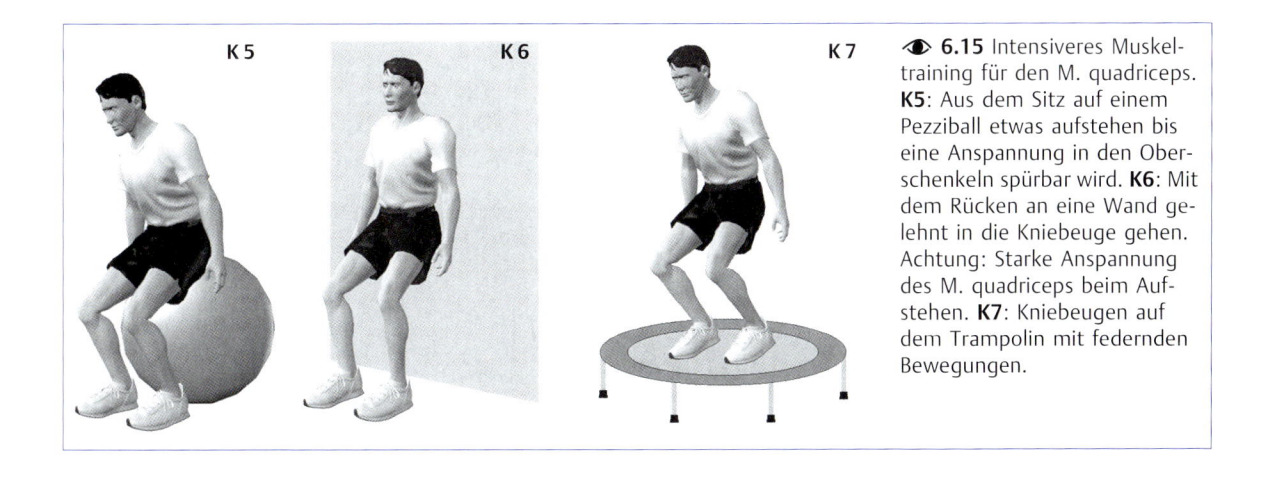

👁 **6.15** Intensiveres Muskeltraining für den M. quadriceps. **K5**: Aus dem Sitz auf einem Pezziball etwas aufstehen bis eine Anspannung in den Oberschenkeln spürbar wird. **K6**: Mit dem Rücken an eine Wand gelehnt in die Kniebeuge gehen. Achtung: Starke Anspannung des M. quadriceps beim Aufstehen. **K7**: Kniebeugen auf dem Trampolin mit federnden Bewegungen.

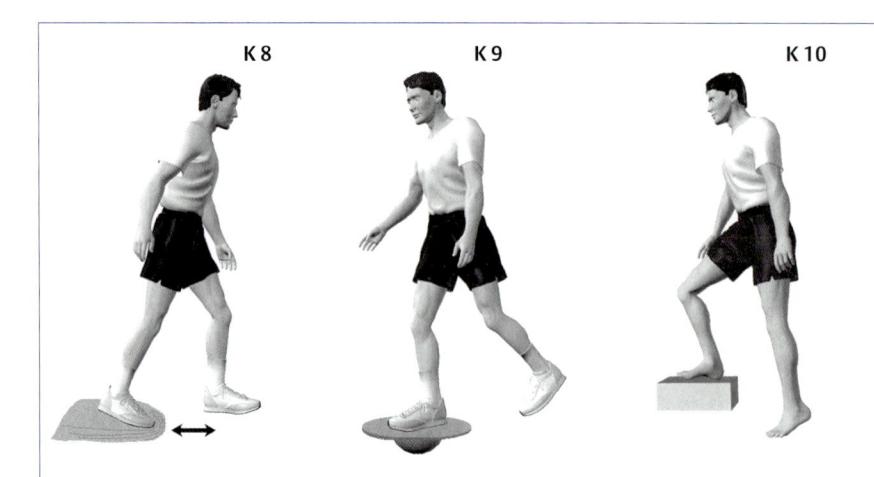

6.16 Einbeiniges intensives Training des M. quadriceps. **K8**: Stehen im Ausfallschritt und Belastung des vorderen, gebeugten Beines. Das andere Bein rutscht auf einer beweglichen Unterlage (Rollbrett oder Tuch) vor und zurück, wie eine Wischbewegung. Isometrisch: Das vordere Knie bleibt immer gebeugt. Dynamisch: Das vordere Bein wird dabei gestreckt und gebeugt. **K9**: Einbeiniges Stehen auf einem Therapiekreisel, später können damit weitere Übungen kombiniert werden (Fangen eines Balles, Anziehen des freien Beines etc.). **K10**: Einbeiniges Auf- und Absteigen auf eine Stufe. Der Schwierigkeitsgrad wird durch die Höhe der Stufe bestimmt. Das Aufsteigen erfolgt ohne Schwung und mit nur geringem Abstoß vom Boden.

Kräftigung der Abduktoren (Mm. gluteus medius u. minimus., M. tensor fasciae latae)

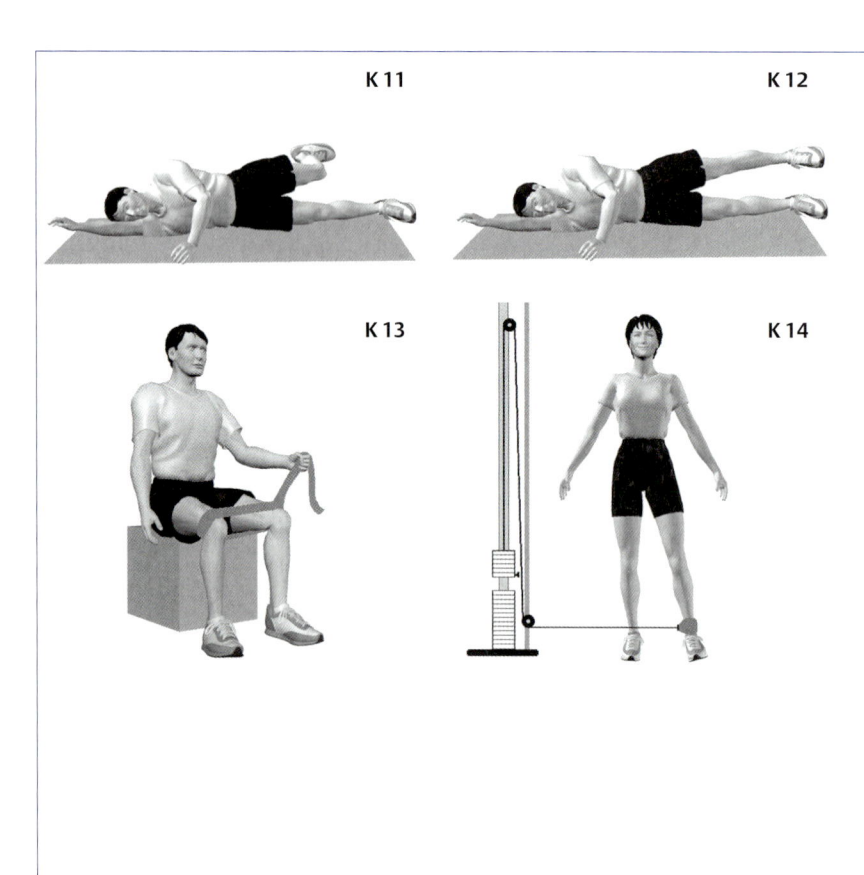

6.17 Kräftigung der Abduktoren der Hüfte. **K11** und **K12**: Abduktion des oberen Beines in Seitlage, das Beugen im Kniegelenk erleichtert die Übung durch Verkürzung des Hebels. Das gestreckte Bein, evtl. kombiniert mit einer Gewichtsmanschette am Fuß, erschwert die Übung. Die Anspannung der Gesäßmuskulatur ist anders, wenn sich das Bein in Innenrotation befindet. **K13**: Im Sitzen werden die Oberschenkel gegen den Widerstand eines elastischen Bandes abduziert. Da sich das Band am Oberschenkel befindet, werden die Kniegelenke bei dieser Übung nicht belastet. **K14**: Am Zugapparat wird das Bein gegen den Gewichtszug abduziert. Die Manschette kann in unterschiedlichen Höhen am Bein angebracht werden, z. B. am Oberschenkel, um die Hebelkraft zu reduzieren und das Kniegelenk zu entlasten. Bei dieser Übung wird auch die Muskulatur des Standbeins trainiert.

Kräftigung der Adduktoren

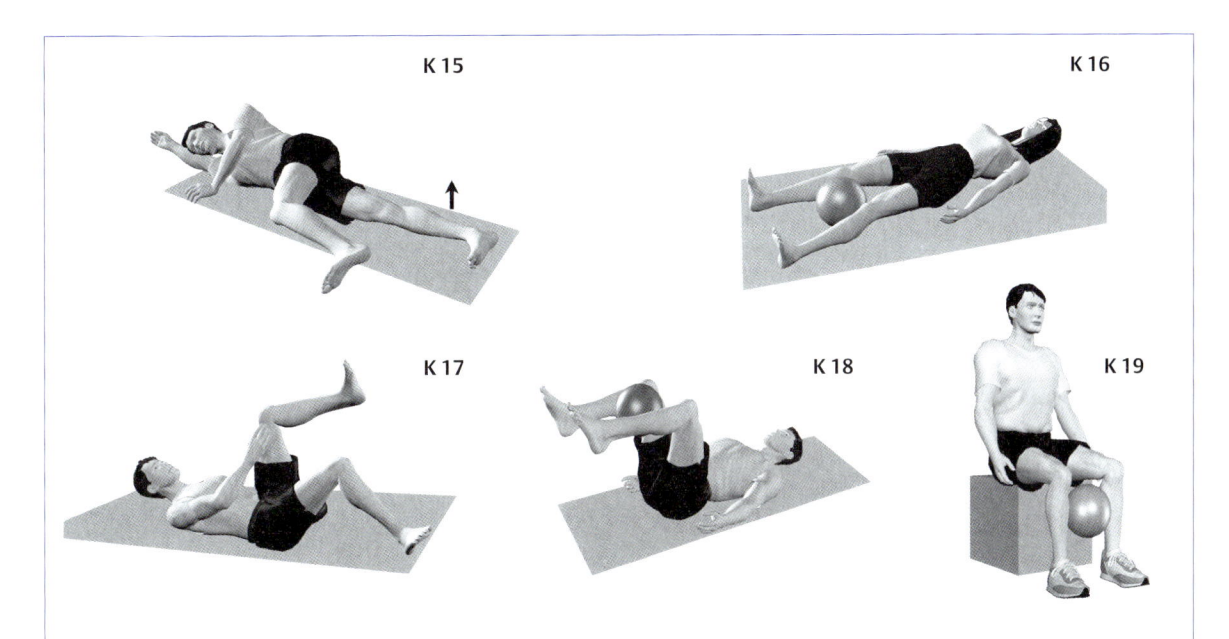

6.18 Kräftigung der Adduktoren der Hüfte. **K15:** In Seitlage wird das untere Bein angehoben. Durch Gewichtmanschetten kann die Übung intensiviert werden. **K16:** Ballpresse: In Rückenlage befindet sich ein Ball zwischen den Beinen, der zusammengepresst wird. Der Ball kann sich in Höhe der Sprunggelenke, Waden, Kniegelenke oder der Oberschenkel befinden (langer oder kurzer Hebel). **K17:** In Rückenlage wird ein Bein aufgestellt, das andere zum Oberkörper angebeugt. Die kontralaterale Hand stemmt an der Innenseite des Oberschenkels das Bein gegen Widerstand nach außen. **K18** und **K19:** Variationen der Übung K16, wobei sich die Beine in Stufenhaltung befinden. Dabei werden andere Teile der Adduktorenmuskulatur aktiviert, bei K18 sind auch die Bauchmuskeln sehr aktiv.

Kräftigung der ischiokruralen Muskulatur

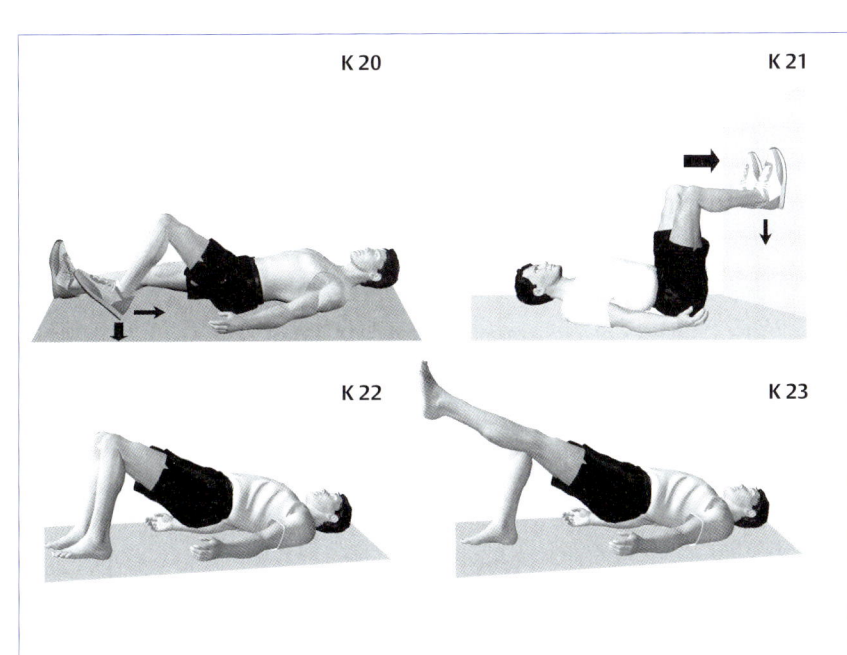

6.19 Anspannungsübungen für die ischiokrurale Muskulatur in Rückenlage. **K20**: In der Rückenlage ein Bein beugen, die Ferse kräftig nach unten auf die Unterlage drücken und den Fuß zum Gesäß anziehen. **K21**: Wandpresse: Rückenlage, die Füße befinden sich an einer Wand, Kniegelenk 90° gebeugt, die Fußsohlen drücken gegen die Wand und nach unten zum Boden. Der Reibungswiderstand wird durch gleichzeitige Aktivität des M. quadriceps erhöht. **K22**: Brücke: Aus der Rückenlage werden die Beine aufgestellt und das Becken angehoben, ohne dass eine verstärkte Lordose entsteht. **K23**: Die Übung kann auch einbeinig ausgeführt werden.

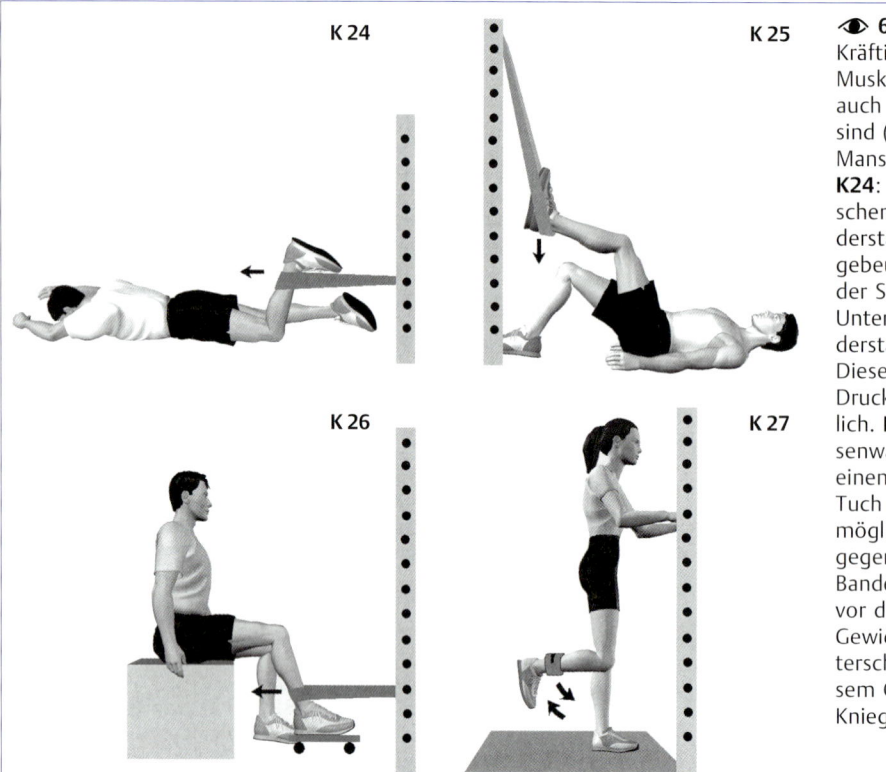

6.20 Weitere Übungen zur Kräftigung der ischiokruralen Muskeln, die in dieser Weise auch am Zugapparat möglich sind (Fixierung des Seiles durch Manschette am Sprunggelenk). **K24**: Bauchlage, der Unterschenkel wird gegen den Widerstand eines Therabandes gebeugt. **K25**: Rückenlage vor der Sprossenwand, Flexion des Unterschenkels gegen den Widerstand des Therabandes. Diese Übung ist auch durch Druck auf einen Pezziball möglich. **K26**: Sitz vor der Sprossenwand, der Fuß steht auf einem Rollbrett oder auf einem Tuch (nur auf glattem Boden möglich) und das Knie wird gegen den Widerstand des Bandes gebeugt. **K27**: Stand vor der Sprossenwand, eine Gewichtmanschette ist am Unterschenkel befestigt. Mit diesem Gewicht wird das Bein im Kniegelenk gebeugt.

Kräftigung der Unterschenkelmuskulatur

Weitere Übungen für die Waden- und Fußmuskulatur können als Balanceübungen auf einem Therapiekreisel, auf einer Weichbodenmatte oder als Gehübung auf dem Laufband mit Steigung durchgeführt werden.

6.21 Kräftigung der Unterschenkelmuskulatur. **K28**: Fersenlift: Stand mit dem Vorfuß auf einem kleinen Bänkchen vor der Sprossenwand und Anheben des Körpers in den Zehenstand. Beim Absenken wird die Wadenmuskulatur gleichzeitig gedehnt. Diese Übung kann auch einbeinig ausgeführt werden. **K29**: Zur Erschwerung können eine Hantel, Kurzhanteln oder Gewichtsmanschetten am Unterschenkel eingesetzt werden. **K30**: Rückenlage vor dem Zugapparat, die Unterschenkel liegen auf einem Kasten, am Fuß ist eine Manschette angebracht. Mit dem Fuß wird eine Dorsalextension gegen Widerstand ausgeführt.

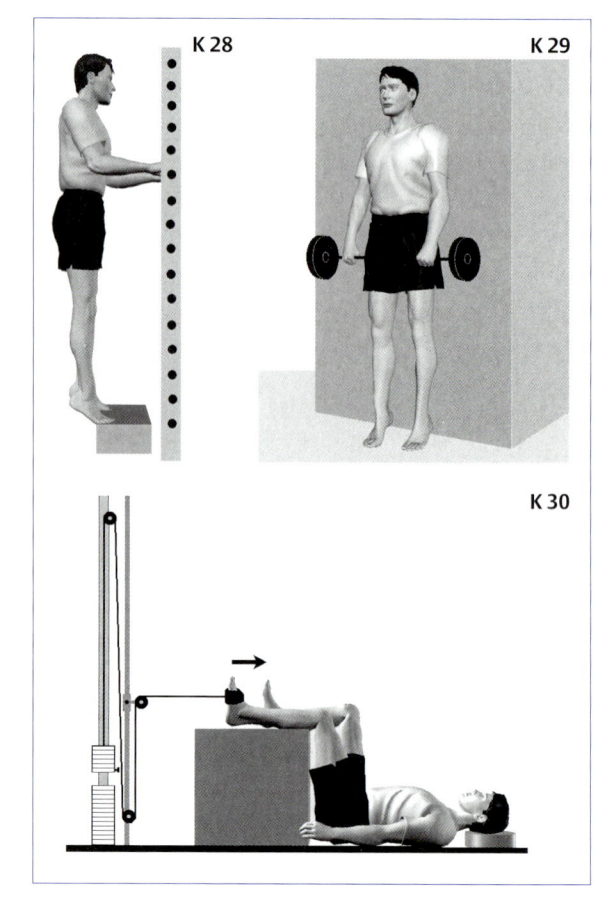

Kräftigung der Arm- und Rumpfmuskulatur

Nach Verletzungen oder operativen Eingriffen an der unteren Extremität ist auch ein Training der Arm- und Rumpfmuskulatur empfehlenswert. Insbesondere die Stützkraft in den Armen und Schultern zur Vorbereitung auf das **Gehen an Unterarmgehstützen** ist zu verbessern, z. B. mit Hilfe der Stützstemme (◉ 6.22).

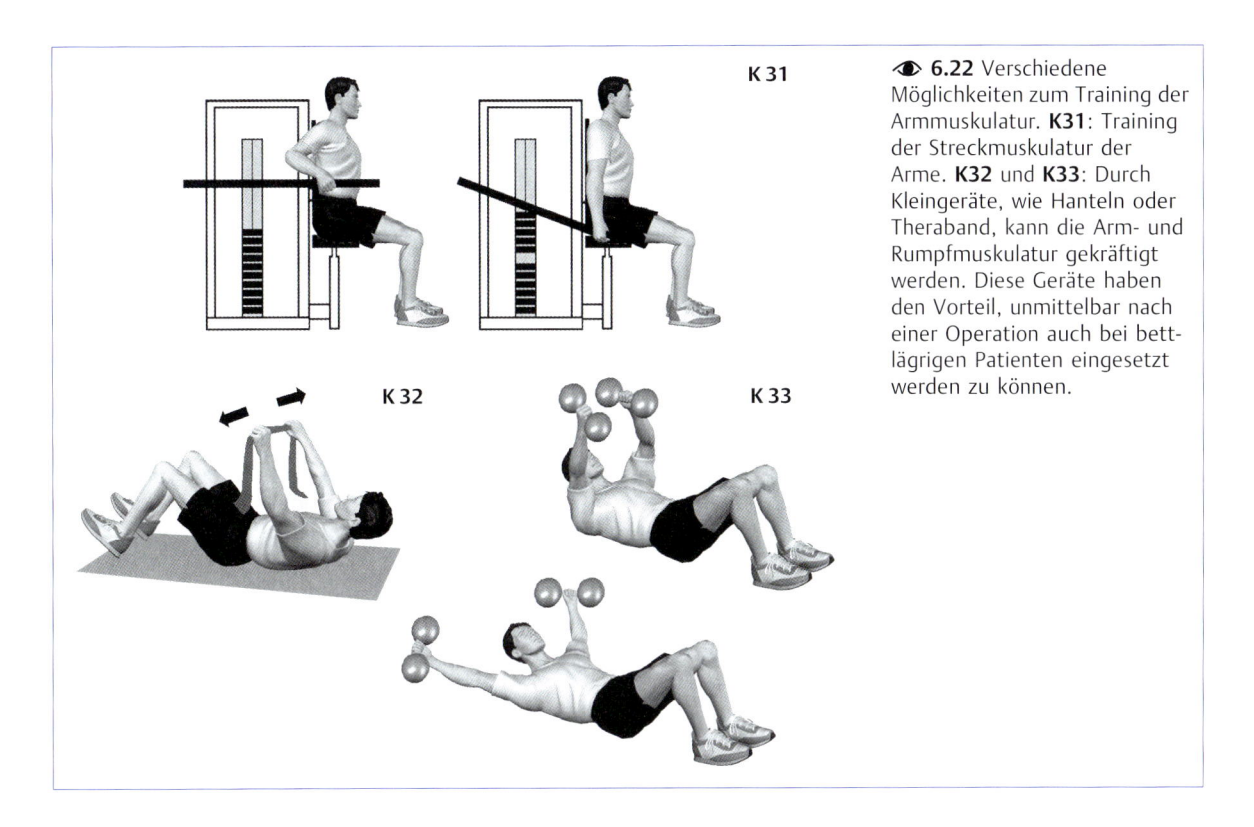

◉ 6.22 Verschiedene Möglichkeiten zum Training der Armmuskulatur. **K31**: Training der Streckmuskulatur der Arme. **K32** und **K33**: Durch Kleingeräte, wie Hanteln oder Theraband, kann die Arm- und Rumpfmuskulatur gekräftigt werden. Diese Geräte haben den Vorteil, unmittelbar nach einer Operation auch bei bettlägrigen Patienten eingesetzt werden zu können.

Übungsbeispiele nach Operation des vorderen Kreuzbandes

T 6.6 Beispiel für Kraftübungen nach operiertem Kreuzbandersatz („K" bezieht sich auf die in den Abbildungen dargestellten Kraftübungen)

Wochen nach Operation	Kräftigungsübungen
0–2	K4 nur mit dosiertem Widerstand, K11, K13, K20, K21, K22, K27 ohne Gewicht, K31–K33
3–4	K1–K5, K6 + 7 in 30–45° Knieflexion, K11, K13, K17, K20–K22, K24–K27, K31–K33
5–6	K1–K5, K6 + 7 in 30–70°-Knieflexion, K8, K11–K13, K15, K17, K20–K28, K31–K33 Intensivierung: Höhere Gewichte und Wiederholungszahlen K24 am Zugapparat mit größerem Gewicht Isokinetik: Training vor allem der Flexoren 45–90°
7–8	Wie bei Woche 5–6, K4–K7 bis 90° Knieflexion, K9, K10 Isokinetik: Training der Extensoren und Flexoren zwischen 40–90°

Übungsprogramme bei weiteren Erkrankungen

T 6.7 Eine Auswahl verschiedener Übungen zur Muskelkräftigung bei den entsprechenden Indikationen. „K" bezieht sich auf die Abbildungen der Kraftübungen. Je nach Schweregrad und Besonderheit der Erkrankung sind diese Übungsprogramme zu ergänzen oder zu ändern

Diagnose	Teilbelastung unter 50 % Körpergewicht	Teilbelastung über 50 % Körpergewicht	Vollbelastung
Azetabulumfrakturen	K3 (Oberschenkel muss ganz aufliegen), K20, K21, K24, K25-K26, K30, K31-33	K1, K5, K11, K13 (nur geringer Widerstand erlaubt), K16, K17, K23, K20, K21, K24-K27, K28, K30, K31-33	K1-K28, K30-K33
Implantation einer Hüftendoprothese	K3 (Oberschenkel muss ganz aufliegen), K4 (nur dosiert, Hüftbeugung bleibt unter 90°), K11, K13, K20, K25-K27, K30-33	K1-K5, K11, K13, K16, K19, K20-K22, K25-K28, K30-K33	K1-K14, K16-K22, K25-K28, K30-K33
Oberschenkelhalsfraktur	K1 und K4 (nur dosiert), K3 (Oberschenkel muss ganz aufliegen), K11, K13 (dosiert), K16, K17, K20, K21, K25-K27, K30-K33	K1-K5, K11, K13, K16-K19, K20-K22, K25-K27, K28, K30-K33	K1-K28, K30-K33
Subtrochantäre Femurfrakturen und Femurschaftfrakturen	K1 und K4 (nur dosiert), K3 (Oberschenkel muss ganz aufliegen), K20, K21, K24-K27, K30-K33	K1- K5, K11, K17, K19 (dosiert), K20, K21, K24-K28, K30-K33	K1-K28, K30-K33
Knie-TEP	K1 und K4 (nur dosiert), K3, K11, K13, K17, K16 und K19 (Ball oberhalb der Knie), K20, K21, K27, K30-K33	K1-K5, K11, K13, K17, K16 und K19 (Ball oberhalb der Knie), K20, K21, K24-K28, K30-K33	K1-K13, K15, K17, K19-K28, K30-K33
Seitenbandriss Knie	K1, K2 (z. B. mit Schiene), K3, K13, K17, K16 und K19 (Ball oberhalb der Knie), K20-K21, K24-K27, K30-K33	K1-K3, K11, K13, K17, K16 und K19 (Ball oberhalb der Knie), K20-K21, K24-K28, K30-K33	K1-K8, K9 (Vorsicht), K10-K13, K15, K16, K19, K20-K33
Meniskusoperation	K1-K4 (dosiert), K11, K13, K17, K16 und K19 (Ball oberhalb der Knie), K20-K21, K24-K27, K30-K33	K1-K5, K11, K13, K16-K19 (Ball oberhalb der Knie), K20-K22, K24-K28, K30-K33	K1-K13, K15, K16-K19 (Ball oberhalb der Knie), K20-K33
Patellafraktur Typ A	K4 (nur sehr dosiert), K11, K13, K16-K19 (Ball in Kniehöhe), K20, K24-K27, K30-K33	K1, K4, K5, K11, K13, K16-K21, K24-K28, K30-K33	K1-K9, K11-K22, K24-K28, K30-K33
Patellafraktur Typ B	K1-K4, K11-K13, K15-K21, K24-K27, K30-K33	K1-K5, K11-K13, K15-K22, K24-K28, K30-K33	K1-K33
Patellafraktur Typ C	K4 (nur sehr dosiert), K11, K13, K16-K19 (Ball in Kniehöhe), K20, K24-K27, K30-K33	K1, K4, K5, K11, K13, K16-K21, K24-K28, K30-K33	K1-K9, K11-K22, K24-K28, K30-K33
Patellaluxation	K1, K3, K13, K19 (Ball in Kniehöhe), K20, K21, K26, K27, K31-K33	K1, K3-K5, K13, K19, K20-K22, K24-K28, K30-K33	K1-K8, K9 (Vorsicht), K11-K13, K15-K22, K24-K33
Tibiakopffraktur	K1, K3, K11, K13, K19 (Ball oberhalb der Knie), K20, K21, K27 (ohne Gewicht), K31-K33	K1-K5, K11, K13, K15, K17, K19 (Ball oberhalb der Knie), K20-K22, K24-K28, K31-K33	K1-K13, K15-K19 (Ball oberhalb der Knie), K20-K22, K24-K28, K31-K33
Tibiaschaftfraktur	K1-K3, K4 dosiert, K11-K13, K15-K19 (Ball in Kniehöhe), K20, K21, K27 ohne Gewicht, K31-K33	K1-K5, K11-K13, K15-K19 (Ball in Kniehöhe), K20-K22, K27 ohne Gewicht, K28, K31-K33	K1-K13, K15-K19 (Ball in Kniehöhe), K20-K23, K24-K27 mit dosiertem Gewicht, K28, K31-K33
Fraktur des oberen Sprunggelenkes	K1-K3, K4 dosiert, K11-K21, K24-K27, K31-K33	K1-K5, K11-K22, K24-K28, K31-K33	K1-K28, K30-K33

Übungsbeispiele bei Arthrosen

T 6.8 Kraftrainingsmöglichkeiten bei verschiedenen Formen einer Arthrose

Diagnose	Leichte Arthrose	Mäßige Arthrose	Schwere Arthrose
Koxarthrose	K1–K33	K1–K5, K7–K22, K24–K28, K30–K33	K1–K5, K7–K8, K11, K13, K16–K19, K20–K21, K25–K28, K30–K33
Gonarthrose	K1–K13, K15–K22, K24–K28, K30–K33	K1–K5, K7–K8, K10–K13, K15–K21, K24–K28, K30–K33	K1–K5, K7–K8, K11–K13, K15–K21, K25–K28, K30–K33
Retropatellararthrose	K1–K5, K7–K9, K11–K22, K24–K28, K30–K33	K1–K5, K7, K8, K11–K21, K24–K28, K30–K33	K1–K5, K7, K11–K21, K24–K28, K30–K33

Literatur

1. Aniansson, A., G. Grimby, M. Hedberg (1992): Compensatory muscle fiber hypertrophy in elderly men. J Appl Physiol 73: 812–816
2. Aniansson, A., P. Ljungberg, A. Rundgren, H. Wetterqvist (1984): Effect of a training programme for pensioners on condition and muscular strength. Arch Gerontol Geriatr 3: 229–241
3. Appell, H.J. (1988): Zur Möglichkeit der Transformation von Muskelfasern durch Training und über den Sinn von Muskelbiopsien zur Talenterkennung im Sport. Sportverl Sportschad 2: 4–9
4. Bade, H., J. Koebke, U. Schmidt, A. Brade (1994): Histologische Befunde am M. quadriceps femoris bei Varus- und Valgusgonarthrose. Z Orthop 132: 434–431
5. Barr, A.E., P.W. Duncan (1988): Influence of position on knee flexor peak torque. JOSPT 9: 279–283
6. Block, J.E., R. Smith, A. Friedlander, H.K. Genant (1989): Preventing osteoporosis with exercise: a review with emphasis on methodology. Med Hypotheses 30: 9–19
7. Brown, A.B., N. McCartney, D.G. Sale (1990): Positive adaptations to weight-lifting training in the elderly. J Appl Physiol 69: 1725–1733
8. Bruns, J., H. Staerk (1990): Muscular stabilization of the upper ankle joint in lateral instability. An experimental study. Beitr Orthop Traumatol 37: 597–604
9. Buskies, W. (1999): Sanftes Krafttraining nach dem subjektiven Belastungsempfinden versus Training bis zur muskuären Ausbelastung. Dtsch Z Sportmed 50: 316–320
10. Carroll, J.F., V.A. Convertino, M.L. Pollock, J.E. Graves, D.T. Lowenthal (1995): Effect of 6 months of exercise training on cardiovascular responses to head-up tilt in the elderly. Clin Physiol 15: 13–25
11. Charette, S.L., L. McEvoy, G. Pyka, C. Snow-Harter, D. Guido, R.A. Wiswell, R. Marcus (1991): Muscle hypertrophy response to resistance training in older women. J Appl Physiol 70: 1912–1916.
12. Clarkson, P.M., K. Nosaka, B. Braun (1992): Muscle function after exercise-induced muscle damage and rapid adaptation. Med Sci Sports Exerc 24: 512–520
13. Coggan, A.R., R.J. Spina, D.S. King, M.A. Rogers, M. Brown, P.M. Nemeth, J.O. Holloszy (1992): Skeletal muscle adaptations to endurance training in 60- to 70-yr-old men and women. J Appl Physiol 72: 1780–1786
14. Colliander, E.B., P.A. Tesch (1990): Effects of eccentric and concentric muscle actions in resistance training. Acta Physiol Scand 140: 31–39
15. Danneskiold-Samsoe, B., V. Kofod, J. Munter, G. Grimby, P. Schnohr, G. Jensen (1984): Muscle strength and functional capacity in 78-81-year-old men and women. Eur J Appl Physiol 52: 310–314
16. Davies, G.J. (1992): The application of isokinetic exercises in rehabilitation. In: Davies, G.J.: A compendium of isokinetics in clinical usage. 4th ed. Winona Printing Company, Winona
17. Davies, G.J. (1992): Introduction and overview of isokinetics. In: Davies, G.J.: A Compendium of isokinteics in clinical usage. 4th ed. Winona Printing Company, Winona
18. Dorian, R. (1988): Prosthetic and wheelchair management of elderly patients following above the knee amputation–a decision at the acute hospital. Rehabilitation (Stuttg) 27: 204–209
19. Estenne, M., C. Knoop, J. Vanvaerenbergh, A. Heilporn, A. De Troyer (1989): The effect of pectoralis muscle training in tetraplegic subjects. Am Rev Respir Dis 139: 1218–1222
20. Fiatarone, M.A., E. F. O'Neill, N. Doyle, K.M. Clements, S.B. Roberts, J.J. Kehayias, L.A. Lipsitz, W.J. Evans (1993): The Boston FICSIT study: the effects of resistance training and nutritional supplementation on physical frailty in the oldest old. J Am Geriatr Soc 41: 333–337
21. Fitzgerald, G.K., J.M. Rothstein, T.P. Mayhew, R.L. Lamb (1991): Exercise-induced muscle soreness after concentric and eccentric isokinetic contractions. Phys Ther 71: 505–513
22. Franke, J., P. Ullmann, W. Schleicher (1989): Wirksamkeit der Elektromyostimulation (EMS) nach Operationen am Kapsel-Band-Apparat des Kniegelenkes bei Sportlern. Sportverl Sportschad 3: 62–66
23. Friden, J., M. Sjostrom, B. Ekblom (1983): Myofibrillar damage following intense eccentric exercise in man. Int J Sports Med 4: 170–176
24. Fröhlich, M., D. Schmidtbleicher, E. Emrich (2002): Belastungssteuerung im Muskelaufbautraining. Belastungsnormativ Intensität versus Wiederholungszahl. Dtsch Z Sportmed 53: 79–83
25. Frontera, W.R., C.N. Meredith, K.P. O'Reilly, W.J. Evans (1990): Strength training and determinants of VO_2max in older men. J Appl Physiol 68: 329–333
26. Goebel, R., R. Küssel, A. Pfaffenberg, P.G. Schneider, W. Hollmann (1983): Über den Effekt eines isokinetischen Krafttrainings im Vergleich zum statischen Krafttraining. In: Heck, H., W. Hollmann, H. Liesen, R. Rost: Sport: Leistung und Gesundheit. Deutscher Ärzte-Verlag, Köln
27. Grimby, G. (1988): Physical activity and effects of muscle training in the elderly. Ann Clin Res 20: 62–66
28. Grimby, G. (1992): Clinical aspects of strength and power training. In: Komi P.V.: Strength and power in sports. Blackwell, Oxford
29. Grimby, G., A. Aniansson, M. Hedberg, G.B. Henning, U. Grangard, H. Kvist (1992): Training can improve muscle

strength and endurance in 78- to 84-yr-old men. J Appl Physiol 73: 2517-2523
30. Halbach, J. W., D. Straus (1980): Comparison of electromyo stimulation to isokinetic training in increasing power of the knee extensor mechanism. JOSPT 2: 20-24
31. Hartard, M., P. Haber, D. Ilieva, E. Preisinger, G. Seidl, J. Huber (1996): Systematic strength training as a model of therapeutic intervention. A controlled trial in postmenopausal women with osteopenia. Am J Phys Med Rehabil 75: 21-28
32. Hettinger, T. (1983): Isometrisches Muskeltraining. Thieme, Stuttgart
33. Hollmann, W., T. Hettinger (1980): Sportmedizin – Arbeits- und Trainingsgrundlagen. Schattauer, Stuttgart
34. Hortobagyi, T., J. Barrier, D. Beard, J. Braspennincx, P. Koens, P. Devita, L. Dempsey, J. Lambert (1996): Greater initial adaptations to submaximal muscle lengthening than maximal shortening. J Appl Physiol 81: 1677-1682
35. Hortobagyi, T., F. I. Katch (1990): Role of concentric force in limiting improvement in muscular strength. J Appl Physiol 68: 650-658
36. Houston, M. E., E. A. Froese, S. P. Valeriote, H. J. Green, D. A. Ranney (1983): Muscle performance, morphology and metabolic capacity during strength training and detraining: a one leg model. Eur J Appl Physiol 51: 25-35
37. Johnson, D. H. (1977): Electrical muscle stimulation in the rehabilitation of the injured athletic knee. Med Sci Sports Exerc 9: 56
38. Jöllenbeck, T., S. Rödig (2002): Messungen der Kraft an der Beinpresse. Klinik Lindenplatz, Bad Sassendorf
39. Kannus, P., D. Alosa, L. Cook, R. J. Johnson, P. Renström, M. Pope, B. Beynnon, K. Yasuda, C. Nichols, M. Kaplan (1992): Effect of one-legged exercise on the strength, power and endurance of the contralateral leg. Eur J Appl Physiol 64: 117-126
40. Kemmler, W., H. Riedel (1998): Körperliche Belastung und Osteoporose. Dtsch Z Sportmed 49: 270-277
41. Kibele, A. (1991): Belastungsfaktoren im Maximalkrafttraining der Beinstreckmuskulatur. In: Bernett, P., D. Jeschke: Sport und Medizin – Pro und Contra. Zuckschwerdt, München
42. Klitgaard, H., M. Mantoni, S. Schiaffino, S. Ausoni, L. Gorza, C. Laurent-Winter, P. Schnohr, B. Saltin (1990): Function, morphology and protein expression of ageing skeletal muscle: a cross-sectional study of elderly men with different training backgrounds. Acta Physiol Scand 140: 41-54
43. Knapik, J. J., R. H. Mawdsley, M. U. Ramos (1983): Angular specifity and test mode specifity od isometric and isokinetic strength training. JOSPT 5: 58-65
44. Knapik, J. J., J. E. Wright, R. H. Mawdsley, J. Braun (1983): Isometric, isotonic, and isokinetic torque variations in four muscle groups through a range of joint motion. Phys Ther 63: 938-947
45. Koller, A., J. Mair, W. Judmaier, C. Haid, K. Wicke, E. Artner-Dowrzak, K. Klasen, B. Krinke, H. Hörtnagl, B. Puschendorf (1994): Der belastungsinduzierte Muskelschaden – neue Wege in der Diagnostik und der Lokalisation. Dtsch Z Sportmed 45: 346-352
46. Kubiak, R. J., K. M. Whitman, R. M. Johnston (1987): Changes in quadriceps femoris muscle strength using isometric exercise versus electrical stimulation. JOSPT 8: 537-541
47. Kummer, B. (1980): Bau und Funktion des Bewegungsapparates. In: Witt, A. N., H. Rettig, K. F. Schlegel, M. Hackenbroch, W. Hupfauer: Orthopädie in Praxis und Klinik. Thieme, Stuttgart
48. Lexell, J. (1995): Human aging, muscle mass, and fiber type composition. J Gerontol A Biol Sci Med Sci: 11-16
49. Lexell, J., D. Y. Downham, Y. Larsson, E. Bruhn, B. Morsing (1995): Heavy-resistance training in older Scandinavian men and women: short- and long-term effects on arm and leg muscles. Scand J Med Sci Sports 5: 329-341
50. Lunnen, J. D., J. Yack, B. F. Le Veau (1981): Relationship between muscle length, muscle activity, and torque of the hamstring muscles. Phys Ther 61: 190-195
51. Lüthi, J. M., C. Gerber, H. Claasen, H. Hoppeler (1989): Die verletzte und die immobilisierte Muskelzelle: Ultrastrukturelle Betrachtungen. Sportverl Sportschad 3: 38-61
52. Lüthi, J. M., H. Howald, H. Claasen, K. Rösler, P. Vock, H. Hoppeler (1986): Strutural changes in skeletal muscle tissue with heavy resistance exercise. Int J Sports Med 7: 123-127
53. Maletius, W., J. Gillquist, K. Messner (1994): Acute patellar dislocation during eccentric muscle testing on the biodex dynomameter. Arthroscopy 10: 473-474
54. Markhede, G., G. Grimby (1980): Measurement of strength of hip joint muscles. Scand J Rehab Med 12: 169-174
55. Mayer, F., D. Axmann, T. Horstmann, H. Niess, H. Striegel, J. Ruf, H. H. Dickhuth (1999): Metabolic and cardiocirculatory reactions after concentric and eccentric exercise of the shoulder. Int J Sports Med 20: 527-531
56. Mayer, F., T. Horstmann, F. Martini, A. Niess, K. Röcker, H. C. Heitkamp, H. H. Dickhuth (1997): Reaktionen während und nach exzentrischer Kraftbelastug – Auswirkungen auf die konservative Therapie. Dtsch Z Sportmed 48: 342-348
57. McCartney, N., A. L. Hicks, J. Martin, C. E. Webber (1996): A longitudinal trial of weight training in the elderly: continued improvements in year 2. J Gerontol A Biol Sci Med Sci 51-B: 425-433
58. McCartney, N., D. Moroz, S. H. Garner, A. J. McComas (1988): The effects of strength training in patients with selected neuromuscular disorders. Med Sci Sports Exerc 20: 362-368
59. McCully, K., F. G. Shellock, W. J. Bank, J. D. Posner (1992): The use of nuclear magnetic resonance to evaluate muscle injury. Med Sci Sports Exerc 24: 537-542
60. Müller, W. D. (1992): Elektrostimulation in der Rehabilitation nach Kniegelenkendoprothetik. In: Inaugural-Dissertation. Universität Göttingen.
61. Murray, M. P., G. M. Gardner, L. A. Mollinger, S. B. Sepic (1980): Strength of isometric and isokinetic contractions: knee muscles of men aged 20 to 86. Phys Ther 60: 412-419
62. Nicklas, B. J., A. J. Ryan, M. M. Treuth, S. M. Harman, M. R. Blackman, B. F. Hurley, M. A. Rogers (1995): Testosterone, growth hormone and IGF-I responses to acute and chronic resistive exercise in men aged 55-70 years. Int J Sports Med 16: 445-450
63. Palmitier, R. A., K. A. An, G. S. Steven, E. Y. S. Chao (1991): Kinetic chain exercise in knee rehabilitation. Sports Medicine 11: 402-413
64. Petschnig, R., R. Baron, R. Kotz, A. Engel, V. Samek (1993): Oberschenkelmuskelfunktion 10 Jahre nach malignem Knochentumor und Implantation einer Tumorprothese im Kniebereich. Z Orthop 131: 352-355
65. Phillips, W., R. Hazeldene (1996): Strength and muscle mass changes in elderly men following maximal isokinetic training. Gerontology 42: 114-120
66. Platen, P., F. Damm, K. Marx (1995): Sport und Osteoporose. Dtsch Z Sportmed 46: 267-269
67. Pollock, M. L., J. F. Carroll, J. E. Graves, S. H. Leggett, R. W. Braith, M. Limacher, J. M. Hagberg (1991): Injuries and adherence to walk/jog and resistance training programs in the elderly. Med Sci Sports Exerc 23: 1194-1200
68. Ritsch, M. (1997): Bodybuilding. In: Engelhardt, M., B. Hintermann, B. Segesser: GOTS-Manual Sporttraumatologie. Hans Huber, Bern
69. Roman, W. J., J. Fleckenstein, J. Stray-Gundersen, S. E. Alway, R. Peshock, W. J. Gonyea (1993): Adaptations in

69. the elbow flexors of elderly males after heavy-resistance training. J Appl Physiol 74: 750–754
70. Schlumberger, A., D. Schmidtbleicher (2001): Effekte eines Krafttrainings mit explosiv-isometrischen Kontraktionen. Dtsch Z Sportmed 52: 94–98
71. Schmidt, M., D. Moschinski, R. Herfeld, B. Nguyen (1993): Rehabilitation of fresh, surgically managed anteromedial knee instabilities. Unfallchirurgie 19: 221–226
72. Schmidtbleicher, D., A. Gollhofer (1991): Spezifische Krafttrainingsmethoden auch in der Rehabilitation. Sportverl Sportschad 5: 135–141
73. Schmidtbleicher, D., A. Gülich (1999): Dimensionen des Kraftverhaltens. Orthop Praxis 35: 683–687
74. Selkowitz, D. M. (1989): High frequency electrical stimulation in muscle stregthening. Am J Sports Med 17: 103–111
75. Shenton, D. W., R. B. Heppenstall, B. Chance, S. G. Glasgow, M. D. Schnall, A. A. Sapega (1986): Electrical stimulation of human muscle studied using p-nuclear magnetic resinance spectrosopy. J Orthop Res 4: 204–211
76. Sipila, S., H. Suominen (1991): Ultrasound imaging of the quadriceps muscle in elderly athletes and untrained men. Muscle Nerve 14: 527–533
77. Smith, M. J., P. Melton (1981): Isokinetic versus isotonic variable-resistance training. Am J Sports Med 9: 275–279
78. Snyder-Mackler, L., M. Garrett, M. Roberts (1989): A comparison of torque generating capabilities of three different electrical stimulation currents. J Orthop Sports Phys Ther 10: 297–301
79. Soo, C. L., D. P. Currier, A. J. Threlkeld (1988): Augmenting voluntary torque of healthy muscle by optimization of electrical stimulation. Phys Ther 68: 333–337
80. Sowa, D., H. J. Refior, S. Branner, A. Nerlich (1995): Prädilektionsstellen für Rupturen der langen Bicepssehne. Z Orthop 133: 568–572
81. Stamford, B. A. (1988): Exercise and the elderly. Exerc Sport Sci Rev 16: 341–379
82. Starkey, D. B., M. L. Pollock, Y. Ishida, M. A. Welsch, W. F. Brechue, J. E. Graves, M. S. Feigenbaum (1996): Effect of resistance training volume on strength and muscle thickness. Med Sci Sports Exerc 28: 1311–1320
83. Stefanovska, A., L. Vodovnik (1985): Change in muscle force follwoing electrical stimulation. Scand. J Rehab Med 17: 141–146
84. Stemper, T., B. Spanke, F. Beuker (1991): Auswirkungen eines dreimonatigen Muskelaufbautrainings auf anthropometrische, sportphysiologische und – motorische Parameter. In: Bernett, P., D. Jeschke: Sport und Medizin – Pro und Contra. Zuckschwerdt, München
85. Stüssi, E., H. J. Bischof, E. Lucchinetti, R. Herzog, H. Gerber, I. Kramers, H. Stalder, S. Kriemler, J. P. Casez, P. Jäger (1994): Entwicklung und Anpassung der Biegefestigkeit des Extremitätenskelettes durch Training am Beispiel der Tibia. Sportverl Sportschad 8: 103–110
86. Tesch, P. A., A. Thorsson, E. B. Colliander (1990): Effects of eccentric and concentric resistance training on skeletal muscle substrates, enzyme activities and capillary supply. Acta Physiol Scand 140: 575–580
87. Timm, K. E. (1987): Investigation of the physiological overflow effect from speed-specific isokinetic activity. JOSPT 9: 106–110
88. Vandervoort, A. A., J. F. Kramer, E. R. Wharram (1990): Eccentric knee strength of elderly females. J Gerontol 45-B: 125–128
89. Welle, S., S. Totterman, C. Thornton (1996): Effect of age on muscle hypertrophy induced by resistance training. J Gerontol A Biol Sci Med Sci 51-M: 270–275
90. Wiemann, K., A. Klee, M. Startmann (1998): Filamentäre Quellen der Muskel-Ruhespannung und die Behandlung muskulärer Dysbalancen. Dtsch Z Sportmed 49: 111–118
91. Wong, R. A. (1986): High voltage versus low voltage electrical stimulation. Force of induced muscle contraction and perceived discomfort in healthy subjects. Phys Ther 66: 1209–1214.

7 Grundlagen und klinische Anwendung der Elektrostimulation des Muskels

Einleitung

Die zu ihrer Zeit faszinierende Feststellung Galvanis 1789 und Voltas, dass aus dem Körperverband isolierte Muskeln durch elektrischen Strom zur Kontraktion gebracht werden können, hat schon in der unmittelbaren Folgezeit nach der Entdeckung zu zahlreichen wissenschaftlichen Untersuchungen und praktischen medizinischen Konsequenzen geführt. Entscheidend für die systematische medizinische Anwendung der Elektrostimulation war danach die Anwendung, der schon im 19. Jahrhundert formulierten elektrophysiologischen Grundgesetze und die Entwicklung geeigneter elektrischer Reizgeräte im 20. Jahrhundert.

Elektrophysiologische Grundlagen der Elektrotherapie

Die wichtigsten **physiologischen Gesetze** besagen:
- Stromstärke und -dauer müssen einen Mindestwert (Schwellenwert) überschreiten, um überhaupt als Reiz wirksam zu sein. Ist die Intensität oder Dauer größer als dieser Schwellenwert (überschwelliger Reiz), so wird dadurch an der einzelnen Muskel- oder Nervenfaser keine zusätzliche Wirkung erzielt. Notwendige Intensität und Dauer hängen so miteinander zusammen, dass bei hohen Intensitäten nur eine kurze Reizdauer erforderlich ist und umgekehrt. Es muss aber auch bei sehr langer (unendlicher) Reizdauer ein Mindestwert (Rheobase) überschritten werden (◉ 7.1).
- Als Reiz wirksam ist nicht der kontinuierliche Stromfluss, sondern sein Beginn oder Ende. Unter der negativen Reizelektrode (Kathode) wirkt der Beginn, unter der positiven (Anode) das Ende des Stromflusses. Die Erregbarkeit ist unter der Kathode größer als unter der Anode. Entscheidend für die Wirksamkeit ist neben der Reizintensität und -dauer die Schnelligkeit der Intensitätsänderung. Am wirksamsten sind Reize mit momentanem Beginn und Ende (Rechteckimpulse). Durch langsame Intensitätszu- oder -abnahme kann man sich „ein-, bzw. ausschleichen", das heißt, man kann bei sehr langsamer Zu- bzw. Abnahme der Intensität starke Ströme einwirken lassen, ohne dass es zu einer Muskel- oder Nervenerregung kommt. Der denervierte Muskel ändert seine Erregbarkeit so, dass er höhere Intensitäten und Reizdauern benötigt. Andererseits reagiert er gegenüber „einschleichenden" Strömen relativ empfindlich. Diese Tatsache nutzt man, wenn man versucht, denervierte Muskeln selektiv mit Dreieckimpulsen (Exponentialstrom) zu reizen.
- Der Muskel lässt sich über den zuführenden Nerven entweder direkt oder indirekt reizen. Auch bei direkter Reizung des gesunden Muskels erfolgt die Erregungsübertragung über die sich intramuskulär verteilenden Nervenfasern, da die Reizschwelle der Muskelfasern selbst wesentlich höher ist, als die des Nervs. Bei direkter und indirekter Reizung bewirkt ein Einzelreiz lediglich eine Muskelzuckung geringer Dauer und Amplitude. Um starke dauerhafte Kontraktionen zu erreichen, muss man an den Muskel oder Nerv Serien von Reizimpulsen applizieren. Die Einzelzuckungen überlagern sich dann zu einer kräftigen Kontraktion.

Die erforderliche Intensität ist bei der direkten Reizung des Muskels zwar wesentlich größer, als bei der indirekten, die indirekte Reizung hat jedoch

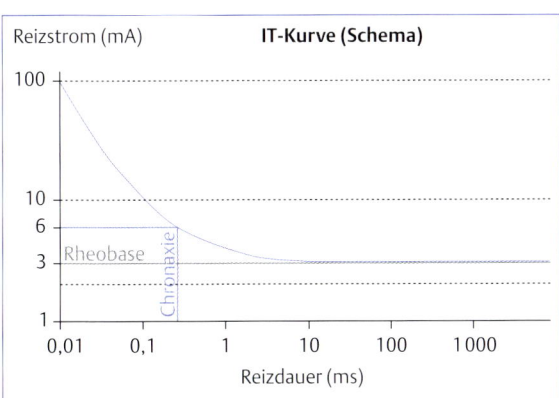

◉ **7.1** Intensitäts-Zeit-Kurve (IT-Kurve). Im klinischen Gebrauch ist es üblich, Intensitäts- und Zeitmaßstab logarithmisch darzustellen. Die unterhalb bzw. links der hyperbelförmigen Kurve liegenden Werte sind aufgrund zu geringer Intensität bzw. Dauer unterschwellig.

- den Nachteil, dass nicht gezielt einzelne Muskeln gereizt werden, sondern alle von dem Nerven versorgten Muskeln gleichzeitig.
- Um durch Elektrostimulation eine Muskelkräftigung zu erreichen, sind, wie beim Training mit herkömmlichen Methoden, starke Muskelanspannungen durch entsprechend starke Reize erforderlich. Für die Wirksamkeit des Trainings besteht also auch bei der Elektrotherapie ein Schwellenwert.

Physiologisch-technische Grundlagen der Elektrotherapie

Physiologische und technische Voraussetzungen führen zu folgenden **Regeln bei der Anwendung** des Reizstromes:

- Bei vielen Reizströmen handelt es sich um kontinuierlich oder impulsförmig fließenden Gleichstrom. Bei dem Übergang des Stromes von den Metall- oder Graphitelektroden auf den Körper kommt es zur Elektrolyse. Sie führt bei den in erster Linie kochsalzhaltigen Körperflüssigkeiten unter der Reizanode zur Bildung von Salzsäure, unter der Kathode zur Bildung von Natronlauge. Beide können zu Hautverätzungen führen.

  Um Schäden zu vermeiden, bestehen verschiedene Möglichkeiten:
  - Zwischen Reizelektrode und Haut wird ein Flüssigkeitspolster gebracht, in dem die entstehenden Säuren und Basen so weit verdünnt werden, dass sie unschädlich sind.
  - Bei Impulsströmen besteht außerdem die Möglichkeit, auf jeden Reizimpuls einen entgegengesetzt gerichteten schwachen Gegenimpuls folgen zu lassen, der bei geringer Amplitude und entsprechend großer Dauer nicht reizwirksam ist, jedoch die elektrolytische Wirkung des Reizimpulses selbst auslöscht (s. ◉ 7.2). Dieses Verfahren wird bei allen Geräten zur Selbstbehandlung des Patienten (z.B. TENS-Geräten) angewendet, so dass Metall- oder Graphitelektroden gefahrlos unmittelbar auf der Haut appliziert werden können. Dagegen geben viele stationäre Geräte, insbesondere dann, wenn sie auch zur Reizstromdiagnostik eingesetzt werden, reine Gleichstromimpulse ab, die zu Verätzungen führen können.

  Innerhalb des Körpers kann es an Metallimplantaten zur Elektrolyse kommen, die die Implantate selbst oder das umgebende Gewebe schädigen kann. Wie groß diese Gefahr ist, ist bis heute umstritten. Auch ist hier die Rechtslage bei möglichen Haftpflichtansprüchen ungeklärt, so dass man die Applikation von niederfrequenten Reizströmen in der Nähe von Metallimplantaten vor allem dann vermeiden sollte, wenn es sich um reine Gleichströme handelt.

- Nach dem ohmschen Gesetz hängt bei konstanter Ausgangsspannung am Reizgerät die wirksame Reizstromstärke von dem elektrischen Widerstand im Stromkreis ab. Der größte elektrische Widerstand besteht an der Hautoberfläche. Dieser Hautwiderstand ist vor allem bei Durchblutungsänderungen oder Schweißbildung außerordentlich variabel. Jede Widerstandsänderung der Haut führt so zu unbeabsichtigten Änderungen der Reizstromstärke. Um konstante Reizbedingungen zu erhalten, wird deshalb bei modernen Geräten die Reizstromstärke unabhängig vom Hautwiderstand konstant gehalten (Konstantstrom, bzw. Constant-current-Geräte). Damit ist der Patient vor unbeabsichtigten Überdosierungen bei Verminderung des Hautwiderstandes geschützt. Es besteht jedoch eine Gefahr: Wenn sich während der Behandlung die Kontaktfläche der Elektroden durch teilweises Ablösen oder durch Austrocknen vermindert, dann wird der konstant gehaltene Strom auf eine immer kleinere Kontaktfläche konzentriert und kann so schließlich doch zu Hautschäden führen. Um dem vorzubeugen, ist die Ausgangsspannung der Geräte begrenzt, bzw. ist eine Abschaltautomatik bei zu hohem Elektrodenwiderstand eingebaut.

- Ein großer Teil des Hautwiderstandes liegt in der verhornten Schicht der Epidermis. Als membranartige Struktur hat sie die elektrischen Eigenschaften eines Kondensators. Sie ist daher in erster Linie für Wechselstrom bzw. für Strom rasch wechselnder Intensität durchlässig. Daher kommt es, dass der Hautwiderstand für Wechselstrom hoher Frequenz (z.B. Mittelfrequenzstrom) wesentlich niedriger ist als für Gleichstrom.

- Reizströme, die imstande sind, die Muskulatur überschwellig zu reizen, können auch die Herzfunktion beeinflussen. Man sollte deshalb bei ihrer Applikation in Herznähe vor allem bei Patienten mit Herzerkrankungen vorsichtig sein. Insbesondere implantierte Herzschrittmacher können in ihrer Funktion beeinflusst werden. Grundsätzlich darf bei Patienten mit Herzschrittmachern nur nach Rücksprache mit dem behandelnden Kardiologen elektrisiert werden.

  Im Falle einer Schwangerschaft sollte eine Elektrostimulation nur nach Absprache mit dem Gynäkologen erfolgen. Im Bereich des Karotissinus, also am vorderen seitlichen Halsbereich, sollte kein Reizstrom angewendet werden. Er kann, oft verzögert, zu Blutdruckschwankungen oder Herzarrhythmien führen.

Zu einer mechanischen Überbeanspruchung der Muskulatur selbst kann es vor allem im Zuge schneller Willkürbewegungen während der Stimulation kommen.

Um trotz der hohen erforderlichen Reizstromstärken eine ungefährliche Behandlung durchzuführen, müssen die Bestimmungen der Medizingeräteverordnung (MedGV) auf jeden Fall sorgfältig beachtet werden (20).

- Für die Anwendung von Hochfrequenzströmen gelten andere, zum Teil strengere Sicherheitsvorschriften Sie sind nicht Gegenstand dieser Veröffentlichung. Die gleichzeitige Anwendung von Hoch- und Niederfrequenzgeräten in einem oder unmittelbar benachbarten Behandlungsräumen ist aus Sicherheitsgründen nicht oder nur mit ausdrücklicher Zustimmung des Geräteherstellers erlaubt.

Übersicht über die Indikationen der Reizstrombehandlung des Muskels

Auslösung von Muskelkontraktionen

Muskelkontraktionen können entweder unabhängig von der Willkürinnervation oder als Verstärkung der willkürlich ausgelösten Kontraktion ausgelöst werden. Diese Therapieform kann bei zusätzlicher Anwendung die Wirkung des herkömmlichen Krafttrainings vergrößern. Bei erzwungener Inaktivierung (z. B. durch Bettruhe) kann sie die Entwicklung von Inaktivitätsatrophien verzögern. Auch Inaktivitätsatrophien infolge von Gelenkerkrankungen oder Schmerzen werden mit Elektrostimulation behandelt. Um die Inaktivitätsatrophie denervierter Muskeln zu beeinflussen, erfolgt eine Reizung mit Stromformen, die auf deren verminderte Erregbarkeit und veränderte elektrophysiologische Eigenschaft abgestimmt werden.

Die Elektrostimulation des Muskels kann beabsichtigt oder unbeabsichtigt eine Änderung der Zusammensetzung der roten Fasern (Typ I) und weißen Fasern (Typ II) bewirken.

Beeinflussung der Muskelkoordination

Eine positive Wirkung funktioneller Stimulationsmuster ist bei den üblicherweise gut koordinierten Bewegungen des Sportlers wohl kaum zu erwarten. Erfahrungsgemäß lässt sich jedoch die Koordination nach Lähmungen durch Nervenverletzungen und die Funktion bei zentralnervös bedingten Koordinationsstörungen durch präzise angepasste Reizmuster deutlich verbessern.

Schmerzstillung

Sie kann unmittelbare Folge der Stromapplikation sein und auf Mechanismen beruhen, die auch bei der Anwendung von TENS-Geräten ausgenutzt werden.

Weiterhin kann die Steigerung der Durchblutung und des Flüssigkeitsstoffwechsels indirekt zur Schmerzminderung beitragen.

Durchblutungssteigerung

Niederfrequenzströme haben eine durchblutungssteigernde Wirkung. Darüber hinaus führen die Kontraktionen der elektrisch gereizten Muskulatur zu einer mechanisch bedingten Durchblutungssteigerung. Sie wird auch zur Thromboseprophylaxe bei erzwungener Immobilisierung ausgenutzt. Nach regelmäßig angewendeter Elektrostimulation kommt es zu einer Vermehrung der Kapillardichte im Muskel.

Reizstromformen

Niederfrequenz (0–1000 Hz)

Die verschiedenen Reizstromformen sind in der ● 7.2 dargestellt.

Kontinuierlich fließender Reizstrom

Er hat eine schmerzstillende und durchblutungsfördernde Wirkung. Nach den klassischen Gesetzen der Elektrophysiologie hat er keine unmittelbare Reizwirkung auf Nerven und Muskeln, verändert aber deren Erregbarkeit. Zum Teil wird darauf die schmerzlindernde Wirkung zurückgeführt. Die erregbarkeitssteigernde oder -hemmende Wirkung auf die Muskulatur soll auch bei der Behandlung von hypotoner bzw. spastischer Muskulatur mit Gleichstrom eine Rolle spielen.

Unmittelbare Wirkung der Erregbarkeitsänderung ist die unter Gleichstromeinfluss einsetzende Spontanaktivität der Hautrezeptoren, die zu einem Krib-

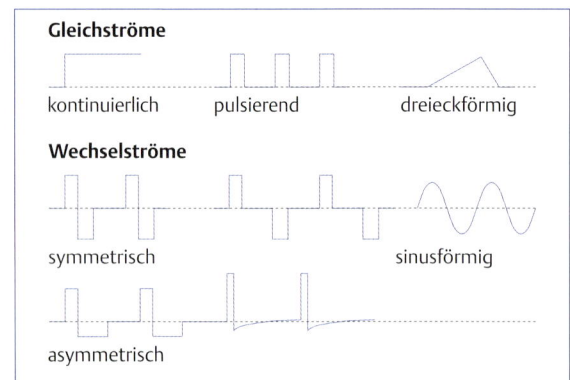

7.2 Verschiedene Formen von Niederfrequenz-Reizströmen. Bei den hier dargestellten Wechselstromformen ist das Produkt aus Stromstärke und Zeit für den positiven und negativen Teil des Stromflusses gleich, so dass es unter den Elektroden zu keiner oder nur geringer Ansammlung von Elektrolyseprodukten kommt.

beln, bei hohen Intensitäten auch zu stechenden oder brennenden Schmerzen führt. Spätestens, wenn diese Schmerzen auftreten, muss man an die Möglichkeit von Hautverätzungen (Verbrennungen) durch den Strom denken. Bei der reinen Gleichstrombehandlung können Verätzungen nur durch Flüssigkeitspolster in Form von wassergetränkten Tüchern und Schwämmen oder durch Stromapplikation in Bädern (Vierzellenbad, Stangerbad) verhindert werden.

Um unerwünschte Erregungen beim Beginn und am Ende der Behandlung zu vermeiden, muss man sich mit der Intensität zu Beginn „einschleichen" und am Ende wieder „ausschleichen".

Im Bereich des Sportes spielt die Gleichstrombehandlung nur im Rahmen allgemeiner physiotherapeutischer Maßnahmen eine Rolle, nicht aber für die Behandlung der Muskulatur selbst.

Serien von Rechteckimpulsen

Kontinuierlich fließende Rechteckimpulsströme haben neben einer durchblutungssteigernden vor allem eine schmerzlindernde Wirkung. Die Anwendung der TENS-Geräte beruht auf dieser Wirkung, die an sich schon lange bekannt ist. Die Besonderheit der modernen TENS-Geräte besteht darin, dass sie im Taschenformat hergestellt werden, so dass der Patient sie ständig bei sich haben und sofort bei Bedarf anwenden kann. Die Vorteile bestehen in der absoluten Unschädlichkeit und dem raschen Wirkungseintritt. Da die schmerzlindernde Wirkung allen Niederfrequenzanwendungen gemeinsam ist, spielt sie sicher auch bei vielen Erfolgen der Elektrostimulation der Muskulatur eine wichtige Rolle.

Physikalisch handelt es sich auch bei den Impulsströmen zunächst um Gleichströme mit den für die Haut schädlichen Nebenwirkungen. Deshalb dürfen Impulsstromreizgeräte nur dann zur Selbstbehandlung an Patienten abgegeben werden, wenn die elektrolytische Wirkung durch entsprechende Gegenimpulse aufgehoben wird.

Dreieckstrom (Exponentialstrom)

Beim Dreieckstromimpuls steigt die Intensität nicht momentan, sondern einstellbar innerhalb weniger bis einiger hundert Millisekunden an. Im Vergleich zur gesunden spricht die denervierte Muskulatur darauf relativ gut an, so dass der Exponentialstrom in Form von Einzelimpulsen oder niederfrequenten Reizserien zur selektiven Reizung denervierter Muskeln angewendet wird.

Schwellstrom

Auch hierbei handelt es sich um einen Impulsstrom. Ein kontinuierlich fließender Impulsstrom ist für die Muskelstimulation ungeeignet, da er bei entsprechend kräftiger Reizung schon zur Ermüdung führt ehe ein Trainingseffekt zustande kommt. Der Stromfluss wird deshalb rhythmisch unterbrochen, so dass bei jeder Impulsserie immer nur kurz andauernde Muskelkontraktionen erfolgen. Um den immer wieder von neuem einsetzenden Strom als weniger unangenehm erscheinen zu lassen, schwillt er zu Beginn der Reizserie an und am Ende wieder ab.

Da es sich bei dem Schwellstrom um die wichtigste zur Muskelstimulation angewendete Stromform handelt, sollen die einzelnen Parameter kurz dargestellt werden:

■ *Amplitude*

Die wirksame Amplitude wird in mA des Einzelimpulses gemessen. Um den wirksamen Reizstrom unabhängig von dem oft stark wechselnden Hautwiderstand konstant zu halten, ist in alle modernen Reizgeräte eine Regelschaltung eingebaut (Konstantstrom oder Constant-current-Geräte). Selbstverständlich muss ein Schwellenwert überschritten werden, ehe die Muskulatur anspricht. Dieser Wert liegt, insbesondere bei Kindern oft oberhalb der zu Beginn der Behandlung niedrigen sensiblen Toleranzgrenze der Patienten. Das zwingt zu einem entsprechend behutsamen Vorgehen beim Erproben der Behandlung. Nach Überschreiten der Schwelle kommt es bei weiterer Intensitätssteigerung zu einem raschen Anstieg der Kraft. Nach Gewöhnung an den meist als unangenehm empfundenen Reizstrom können Reizstärken appliziert werden, die zu einer Kontraktionsstärke entsprechend etwa 70% der maximalen Willkürkraft führen (10). Die theoretisch mögliche maximale Kontraktionsstärke wäre erreicht, wenn alle Muskelfasern gleichzeitig gereizt werden. Eine weitere Intensitäts-

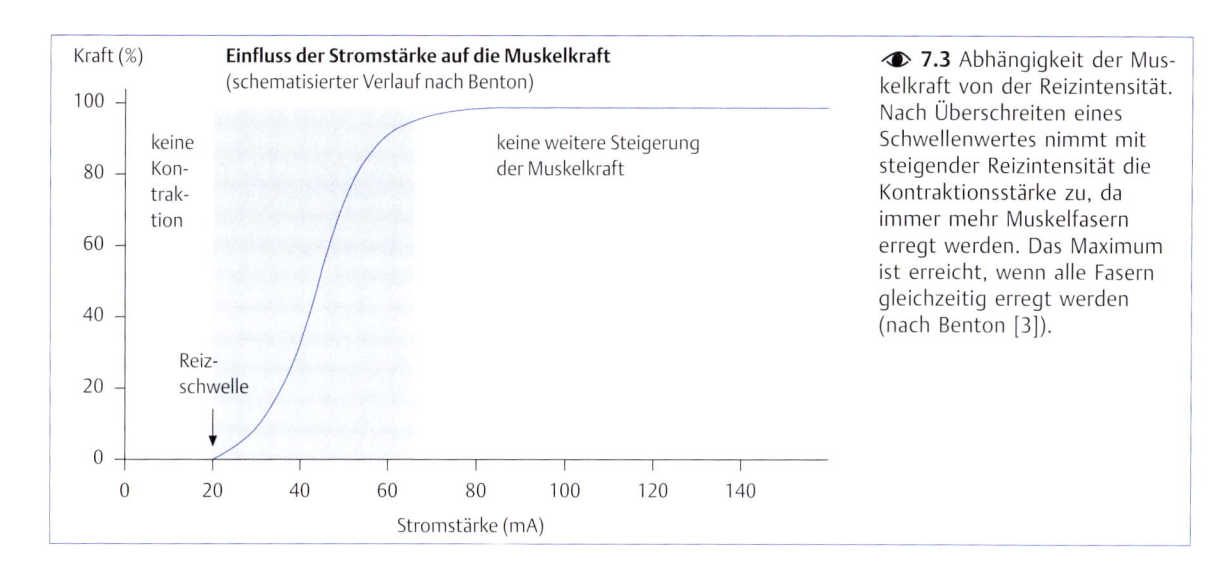

7.3 Abhängigkeit der Muskelkraft von der Reizintensität. Nach Überschreiten eines Schwellenwertes nimmt mit steigender Reizintensität die Kontraktionsstärke zu, da immer mehr Muskelfasern erregt werden. Das Maximum ist erreicht, wenn alle Fasern gleichzeitig erregt werden (nach Benton [3]).

erhöhung würde dann keine Kraftsteigerung mehr bewirken (● 7.3). Um eine Muskelkräftigung zu erreichen, muss bei der Elektrostimulation ein Drittel bis die Hälfte der willkürlich möglichen Kraft erreicht werden.

■ Gefahren einer Muskelüberlastung

Bei gesunden Muskeln besteht ebenso wie bei maximaler Willkürinnervation nicht die Gefahr von Muskelabrissen. Zu mechanischen Muskelverletzungen, z. B. infolge von Stromunfällen kommt es unter dynamischen Bedingungen, wenn die Zerreißgrenze des Muskels durch reaktive Kraftsteigerung im Zuge des Bewegungsablaufes gesteigert ist. Auch unzweckmäßige Kombinationen von herkömmlichem Krafttraining und gleichzeitiger Elektrostimulation können zu Muskelverletzungen führen. Es wurde schon der Versuch gemacht, das dynamische Muskeltraining durch gezielt eingesetzte Stimulationsfolgen zu unterstützen. Man muss dabei jedoch bedenken, dass der Muskel prinzipiell imstande ist, Kräfte zu entwickeln, die seine Zerreißfestigkeit überschreiten, und dass in vielen Sportarten das Bewegungssystem bis an die Grenze seiner Belastungsfähigkeit beansprucht wird. Akute Überlastungsschäden werden dabei durch die koordinative Leistung des Zentralnervensystems verhindert. Eine zusätzliche Stimulation würde diese Koordination stören. Ebenso wie beim forcierten Krafttraining ist auch bei der unterstützenden Elektrostimulation zu berücksichtigen, dass das Wachstum des kontraktilen Muskelanteiles schneller erfolgen kann als das des Bindegewebes, dass aber die maximale Leistungsfähigkeit und Beanspruchbarkeit des Muskels erst bei voller Ausbildung der Bindegewebes erreicht ist.

■ Dauer der Einzelimpulse

Nach der aus der Elektrophysiologie bekannten hyperbelförmigen Intensitäts-Zeit-Kurve (s. ● 7.1) liegt die Impulsdauer, mit der bei geringstem Energieaufwand ein überschwelliger Reiz erreicht wird, bei 2–5 ms. Dieser Wert liegt in der Nähe des Chronaxiewertes. Da heute viele Reizgeräte mit Batterien oder Akkus betrieben werden, wird diese Reizdauer meist eingestellt, um den Stromverbrauch gering zu halten. Da andererseits aus physikalischen Gründen der kapazitive Anteil des Hautwiderstandes gegenüber Intensitätsänderungen des Stromes besonders gering ist, kann man die notwendige überschwellige Reizenergie auch durch möglichst kurze, entsprechend starke Reizströme übertragen. Sie erfordern wesentlich mehr Energie, überwinden aber den Hautwiderstand leichter und reizen daher die Schmerzrezeptoren weniger (Hochvolt-Anwendung).

■ Frequenz der Einzelimpulse

Auf einen Einzelimpuls reagiert die Muskulatur mit einer Einzelzuckung geringer Amplitude. Bei Reizung mit Impulsserien zunehmender Frequenz verschmelzen die Einzelzuckungen zu einer glatten tetanischen Kontraktion. Diese Verschmelzung erfolgt bei einer Frequenz von etwa 30/s. Die Kontraktionsamplitude nimmt oberhalb dieser Verschmelzungsfrequenz nur noch wenig zu und erreicht bei 60–70 Reizen/s einen Endwert. Schon aus diesem Grund hat eine Reizung mit höherer Frequenz keinen Sinn, zumal die Ermüdbarkeit des Muskels oberhalb einer Reizfrequenz von 50/s steil zunimmt (● 7.4).

Die motorischen Einheiten der FT-Fasern werden mit niedrigen Reizfrequenzen (bis rund 20 Hz), die ST-Fasern mit deutlich höheren Frequenzen (bis 50 HZ, kurzzeitig auch bis > 100 Hz) angesprochen (23).

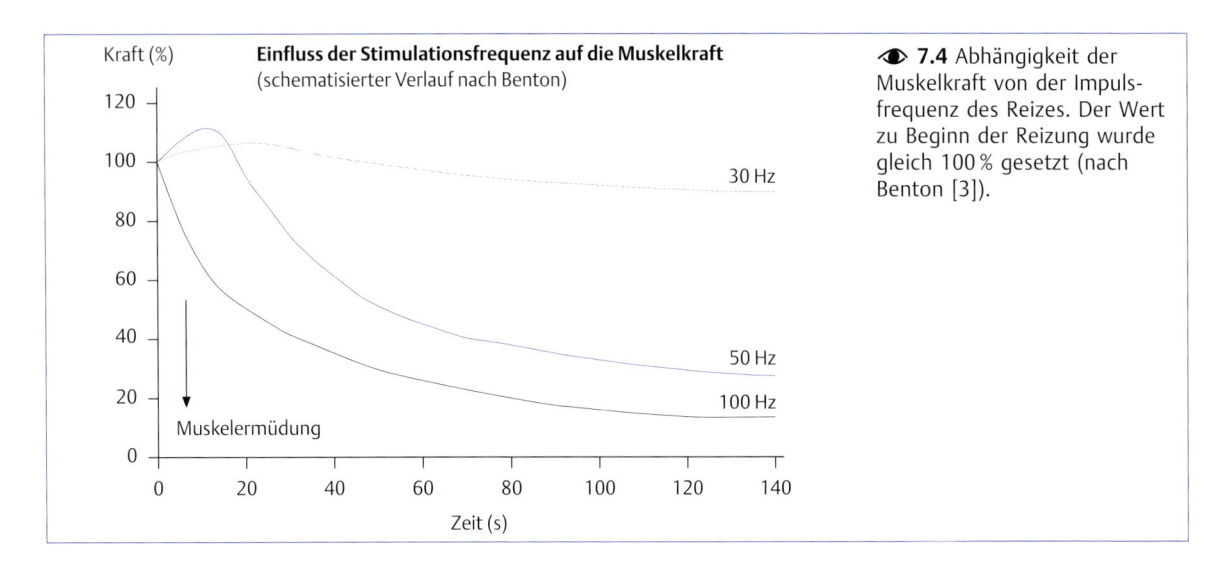

7.4 Abhängigkeit der Muskelkraft von der Impulsfrequenz des Reizes. Der Wert zu Beginn der Reizung wurde gleich 100 % gesetzt (nach Benton [3]).

■ Beziehung zwischen der Dauer von Reizserie und -pause

Unter dem Einfluss starker kontinuierlicher Reizung zeigt der Muskel schon nach wenigen Sekunden Ermüdungserscheinungen. Lässt man ihm danach eine hinreichende Ruhepause, dann erholt er sich vollständig, so dass bei einem entsprechenden Verhältnis der Dauer von Reizserie und Pause über lange Zeit keine nennenswerte Ermüdung eintritt. Experimentell wurde als Optimum ein Verhältnis von 1:5 ermittelt. Als optimale Reizdauer wurde dabei eine Zeit von 5–10 s und entsprechend eine Pausendauer von 25–50 s festgestellt (👁 **7.5**).

Mittelfrequenzstrom (1.000-10.000 Hz)

Die Frequenz dieser Stromform ist so hoch, dass nach den Gesetzen der klassischen Elektrophysiologie keine Reizwirkung zu erwarten ist, da das Membranpotential den einzelnen Schwingungen nicht zu folgen vermag. Es kommt aber im Verlauf mehrerer Einzelschwingungen zu einer Membrandepolarisation und darauf folgend zu Kontraktionen, die bei den einzelnen Muskelfasern asynchron verlaufen und damit zu einer den natürlichen Verhältnissen ähnlichen Kontraktion des Gesamtmuskels führen. Bei konstant fließendem Mittelfrequenzstrom erfolgen diese Kontraktionen nur kurzzeitig. Dagegen führt an- und abschwellender Strom, z. B. bei sinusförmiger Amplitudenmodulation, zu länger anhaltenden Kontraktionen.

Durch eine Modulation mit Rechteckimpulsen, die zu abrupten Intensitätsänderungen führt, werden die Kontraktionen der Muskelfasern ähnlich wie bei der

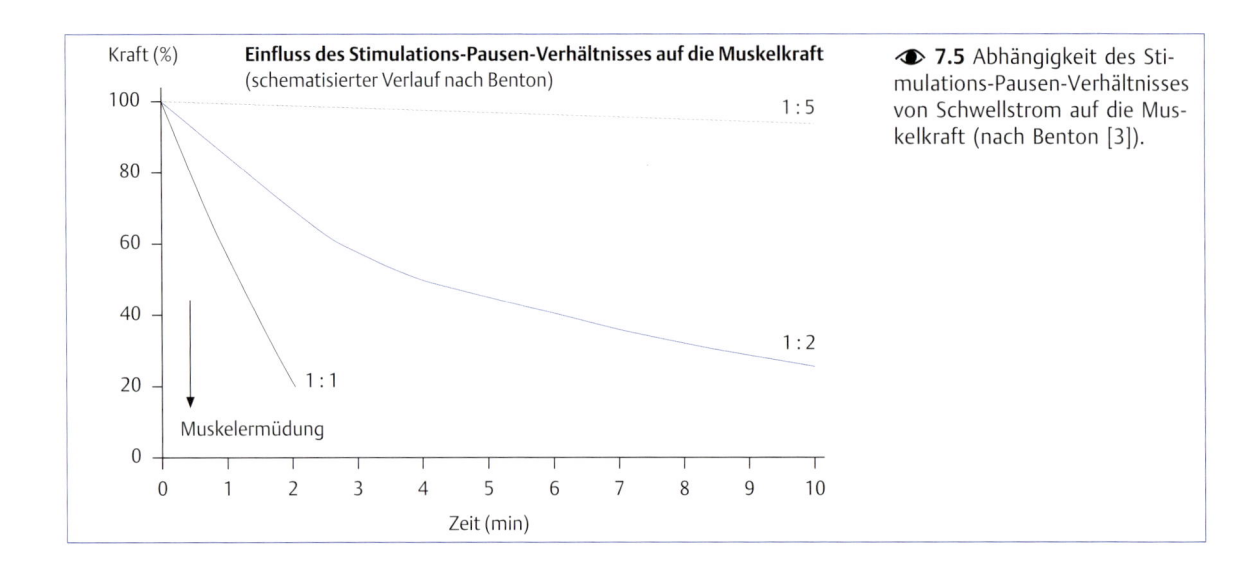

7.5 Abhängigkeit des Stimulations-Pausen-Verhältnisses von Schwellstrom auf die Muskelkraft (nach Benton [3]).

Anwendung niederfrequenter Impulsströme synchronisiert. Alle Fasern kontrahieren sich im Rhythmus der Modulationsfrequenz, die bei den praktischen Anwendungen bei 50 Hz liegt. Die Reizwirkung auf das Nervengewebe ist geringer als die Wirkung auf die Muskulatur, so dass man eine weitgehend selektive Muskelreizung durchführen kann. Dabei ist die sensible Beeinträchtigung des Patienten relativ gering.

Physikalische Bedingungen bei der Anwendung von Mittelfrequenzstrom

Es handelt sich meist, aber nicht immer (!) um echten Wechselstrom, der als solcher keine elektrolytisch bedingten Schäden an Haut oder implantierten Metallteilen erwarten lässt. So kann man die Metallelektroden ohne Flüssigkeitspolster direkt auf die Haut aufsetzen. Der elektrische Widerstand des Gewebes und insbesondere der Haut gegenüber Mittelfrequenzstrom ist viel geringer als gegenüber Niederfrequenzstrom. Deshalb kann man tief liegende Muskeln besser erreichen als mit niederfrequenter Reizung. Außerdem werden die Hautrezeptoren nur wenig irritiert, so dass der Strom zumindest von einem Teil der Patienten als weniger unangenehm empfunden wird als der herkömmliche Niederfrequenzstrom.

Amplitudenmodulation bei Mittelfrequenzstrom

Die für eine trainingswirksame Muskelkontraktion erforderliche Amplitudenmodulation erfolgt entweder elektronisch, im Reizgerät selbst oder bei dem ursprünglich nach seinem Erfinder NEMEC benannten Interferenzstrom im Gewebe (👁 7.6).

Dabei werden durch 2 oder 3 voneinander unabhängige Stromkreise und entsprechend 4 oder 6 Elektroden Ströme etwas unterschiedlicher Frequenz zugeführt. Der am Applikationsort unter den Elektroden fließende Strom ist konstant und hat so nur eine geringe, kaum spürbare Reizwirkung. Die reizwirksame Amplitudenmodulation entsteht dagegen im Bereich der Muskulatur durch Interferenz. Die Modulationsfrequenz des resultierenden Stromes entspricht der Differenz der Frequenzen der Einzelströme.

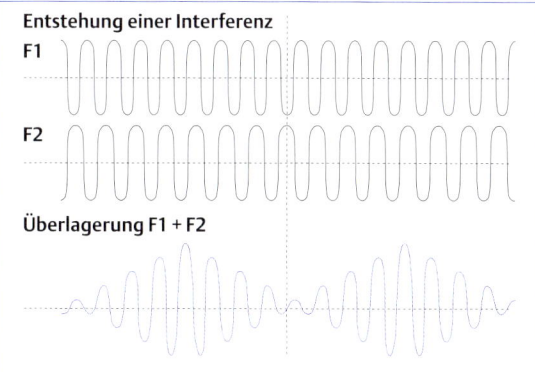

👁 **7.6** Modulation eines sinusförmigen Mittelfrequenzstromes durch Überlagerung zweier geringfügig verschiedener Frequenzen. Bei gleichzeitiger Einwirkung beider Ströme in dem zwischen den Reizelektroden liegenden Gewebe erfolgt eine Addition der Reizströme, die zu einer rhythmischen Intensitätszu- und -abnahme führt.

Obwohl die Reizwirkung des Mittelfrequenzstromes auf die Haut verhältnismäßig gering ist, wird auch der Mittelfrequenzstrom bei hohen Intensitäten als so unangenehm empfunden, dass die applizierbare Stromstärke nicht ausreicht, um maximale Kontraktionen auszulösen. Die Empfindlichkeit verschiedener Probanden auf die verschiedenen Stromformen ist sehr unterschiedlich. Bei dem Vergleich der mit eben noch tolerierbaren Reizstärken erreichten Kontraktionsstärken fanden verschiedene Autoren eine im Durchschnitt gleiche Wirksamkeit (5).

Um die Muskulatur mit Mittelfrequenzstrom zu reizen, ist sehr viel elektrische Energie erforderlich, so dass sich die ambulante Behandlung mit batterie- oder akkubetriebenen Geräten bisher nicht allgemein durchgesetzt hat.

Klinische Zielsetzungen der Elektrostimulation

Kraftzunahme durch Elektrostimulation

Zunächst ist die Frage, ob es sinnvoll ist, ein sportliches Krafttraining, dem möglichst maximale Willkürinnervationen zugrunde liegen, durch Elektrostimulation der Muskulatur zu unterstützen. Tatsächlich haben verschiedene Untersuchungen übereinstimmend gezeigt, dass auch bei professionell durchgeführtem Krafttraining eine zusätzliche Elektrostimulation einen weiteren Kraftzuwachs von 10–20 % bringen kann (8, 14, 16, 21).

Nach tierexperimentellen Untersuchungen ist damit zu rechnen, dass ein Umbau der Muskulatur stattfindet. Dabei erfolgt die Umwandlung schnell kontrahierender in langsame Fasern leichter als die Umwandlung in umgekehrter Richtung. Trotzdem wird berichtet, dass nach Elektrostimulation nicht nur die Kraft, sondern auch die Kontraktionsgeschwindigkeit gesteigert wurde (8, 15). Die kraftsteigernde Wirkung der Elektrostimulation kann durch Gabe von anabolen Steroiden noch vergrößert werden.

Im Bereich der Sportrehabilitation ist vor allem die Reizung solcher Muskeln wichtig, die aufgrund zentralnervöser Blockierungen nach schmerzhaften Verletzungen oder nach Operationen zu atrophieren drohen. Am bekanntesten und weitesten verbreitet ist die Reizung der Vastusmuskeln nach Knieverletzungen. Die Atrophie betrifft vor allem den M. vastus medialis. Dadurch kommt es zu einem asymmetrischen Zug, der zu Arthrosen im retropatellaren Gleitlager führen kann. Wir stimulieren deshalb den M. vastus medialis. Die dabei häufig angegebene rasche Schmerzlinderung kann auf dem beabsichtigten Muskeltraining beruhen, oft tritt sie aber so schnell ein, dass sie wahrscheinlich unmittelbar auf dem schmerzlindernden Stimulationseffekt beruht. Ebenso wie die herkömmlichen mechanischen Trainingsmethoden bewirkt auch die Elektrostimulation nur dann eine dauerhafte Kraftzunahme, wenn ein Mindestwert an Kraft erzeugt wird. Dieser Wert wird bei ängstlichen Patienten und insbesondere bei Kindern oder bei ungünstigen physikalischen Bedingungen, z. B. bei tiefliegenden Muskeln, oft nicht erreicht. In diesen Fällen sollte die Elektrobehandlung nicht oder höchstens mit dem Ziel eines Intentionstrainings weitergeführt werden. Wir weichen dann auf die Unterstützung durch akustisches oder optisches Biofeedback aus. Dabei wird das Elektromyogramm des zu trainierenden Muskels als Indikator für die Innervationsstärke sichtbar gemacht. Diese Methode hat gegenüber der Elektrostimulation den weiteren Vorteil, dass sie, insbesondere bei peripheren oder zentralnervösen Paresen eine Innervationsschulung darstellt.

Unter Umständen können auch mechanisch unterschwellige Stimulationsreize im Sinne eines Intentionstrainings wirksam sein, wenn der Patient dadurch veranlasst wird, seine Muskeln aktiv kräftig zu innervieren.

Behandlung denervierter Muskeln

Um die Inaktivitätsatrophie denervierter Muskeln zu verzögern, wird die gelähmte Muskulatur mit Dreieckreizen (Exponentialstrom) als Einzelimpulse gereizt. Dabei erfolgt eine möglichst selektive Reizung der denervierten Muskulatur. Um diese in ihrem Stoffwechsel stark beeinträchtigten Muskeln nicht zu überfordern, wurde bisher nur bis zum Auftreten erster Ermüdungszeichen gereizt. Ob diese Reizung imstande ist, eine Inaktivitätsatrophie zu verhindern, konnte bisher nicht geklärt werden. Eine eindeutige Wirksamkeit dieser Behandlung ist schon deshalb unwahrscheinlich, weil trainingswirksame Kontraktionsstärken nicht erreicht werden. Einige Autoren (7, 17) wenden deshalb tetanische Reizserien an, die mit großer Amplitude und Impulsbreite und niedriger Frequenz auf die individuelle Erregbarkeit der zu behandelnden Muskeln abgestimmt werden und möglichst maximale Kontraktionen auslösen.

Ausdauertraining durch Elektrostimulation

Mit einer Verbesserung der Ausdauer ist zu rechnen, wenn die Elektrostimulation zu einer Faserumwandlung von Typ II in Typ I führt. Weiterhin ist aus Tierversuchen und Untersuchungen an gesunden Probanden bekannt, dass die Reizung mit Niederfrequenzstrom schon bald zu einer Zunahme der Kapillardichte und einer Intensivierung des aeroben Energiestoffwechsels mit entsprechenden strukturellen Anpassungen der Muskelzellen führt (4, 6, 22).

Längenanpassung durch Elektrostimulation

Ein weiterer beabsichtigter oder auch unerwünschter Effekt der Elektrostimulation kann eine Längenänderung der Muskulatur sein. Bekannt ist, dass nach Elektrostimulation Kontrakturen auftreten können, denen durch eine Muskeldehnung nach jeder Stimulationsbehandlung vorgebeugt werden soll. Nach tierexperimentellen Untersuchungen, vor allem von Tabary u. Mitarb. (26, 27), führt die durch Elektrostimulation ausgelöste Kontraktion zu einer Längenanpassung durch echtes Wachstum, das heißt durch Bildung oder Abbau von Sarkomeren. Die Länge eines in verkürztem Zustand gereizten Muskels nimmt im Tierversuch unter Extrembedingungen innerhalb von Stunden ab, während die Längenanpassung eines überdehnten Muskels deutlich langsamer erfolgt. Eine Indikation zur Stimulationsbehandlung besteht in unserer Klinik darin, eine Optimierung der Längenanpassung nach myoplastischen Eingriffen zu erreichen. Wichtig ist für die Stimulation des gesunden Muskels, dass er in Gebrauchsstellung gereizt wird, damit er die optimale Länge erreicht.

Gelenkmobilisation durch Elektrostimulation

Die Idee, bei beginnenden Gelenkkontrakturen die körpereigene Muskulatur im Rahmen einer Stimulationsbehandlung als „Quengelapparat" einzusetzen, liegt nahe. In diesem Sinne wurde auch versucht, durch nächtliche Stimulation der konvexseitigen Rumpfmuskulatur eine Aufrichtung von Skoliosen zu erreichen (1, 24). Nach guten Anfangserfolgen kam es jedoch in den meisten Fällen zu einer erneuten Progredienz der Skoliose, so dass die Behandlung heute weitgehend aufgegeben wurde. Immerhin kann man eine Verzögerung der Skolioseentwicklung während der Wachstumsphase erreichen. Feldkamp (9) benutzte die Elektrostimulation der Hüftabduktoren bei spastischen Kleinkindern, um einer Hüftluxation vorzubeugen. Auch hier war nach guten Anfangserfolgen eine Progredienz der Fehlform auf die Dauer nicht zu vermeiden.

Koordinationsschulung durch Elektrostimulation

Ein oft genanntes Ziel der Muskelstimulation ist ein Koordinationstraining. Beim gesunden Sportler soll in vielen Fällen ein Trainingsausgleich bei Muskelimbalancen geschaffen werden, die bei manchen Übungsprogrammen typisch sind. Für die Verbesserung der Feinmotorik dürfte die Elektrostimulation hier jedoch kaum eine Rolle spielen. Wenn man sich die äußerst feine innere und äußere Koordination der Muskulatur beim Gesunden vor Augen hält, dann ist kaum vorstellbar, dass eine so wenig differenzierte Behandlung wie die Elektrostimulation unter normalen Verhältnissen eine allgemeine Koordinationsverbesserung bewirken kann.

Dagegen wird bei hochgradigen Koordinationsstörungen in zunehmendem Maße von günstigen Wirkungen berichtet. Bekannt sind die auf Hufschmidt (13) zurückgehenden alternierenden Reizungen von Agonisten und Antagonisten bei Spastikern, die zum Ziel haben, den Primitivmechanismus der reziproken Innervation zu schulen (2). Weiterhin wird bei Spastikern teilweise mit gutem Erfolg die funktionelle Elektrostimulation beim Gehen angewendet (11, 12, 18, 19, 28). Dabei wird ein durch Fehlkoordination insuffizienter Muskel durch schrittsynchrone Reizung funktionsentsprechend aktiviert. Das führt erfahrungsgemäß nicht nur zu einer Substitution der fehlenden Funktion, sondern zu einer allgemeinen Koordinationsverbesserung (25).

Auch nach Reinnervation und lange andauernden peripheren Paresen bestehen oft eindeutige Fehlkoordinationen oder auch die Unfähigkeit, den reinnervierten Muskel wieder funktionsentsprechend willkürlich zu aktivieren. So haben wir in einem Fall längere Zeit nach einer traumatischen Parese der Schultermuskulatur mit klinisch vollständiger Lähmung des M. deltoideus gefunden, dass dieser Muskel tatsächlich beim Abspreizen nicht innerviert wird, wohl aber bei Aufforderung zur Adduktion des Armes. Offenbar ist die Repräsentation des Muskels im zentralnervösen Aktivitätsschema verloren gegangen. In solchen Fällen kann es durch Elektrostimulation gelegentlich zu überraschend schnellen Funktionsverbesserungen kommen, die so erklärt werden, dass die elektrisch induzierte Muskelkontraktion zur zentralen Reintegration geführt hat.

Das gleiche Ziel lässt sich durch Biofeedback erreichen. Dabei wird das EMG des zu schwach innervierten Muskels über einen Verstärker dem Patienten sichtbar oder hörbar gemacht, so dass die erforderliche Rückmeldung über den Erfolg der Innervation auf diesem Weg möglich wird. Auch stellt es bei noch vorhandener Restaktivität des Muskels wohl eine bessere Innervationsschulung dar, als die Elektrostimulation, so dass wir es in geeigneten Fällen der Elektrobehandlung vorziehen. Kombinierte Geräte, bei denen durch das EMG des Muskels ein elektrischer Reiz ausgelöst wird, verstärken die Aktivität eines Muskels. Das Training durch Elektrostimulation wird dabei mit einer direkten Innervationsschulung kombiniert. Diese Methode ist sehr einleuchtend und in vielen Fällen erfolgreich.

Schmerzlindernde Wirkung von Elektrostimulation

Als Nebeneffekt oder auch als Ziel der Muskelstimulation wird eine schmerzlindernde Wirkung beschrieben. Es werden unterschiedliche Ursachen diskutiert:
- Der zur Muskelstimulation angewendete Schwellstrom hemmt, ebenso wie der Reizstrom der TENS-Geräte über die Erregung sensibler Afferenzen die schmerzleitenden Bahnen.
- Bei der sensiblen Irritation durch den Reizstrom werden Endorphine ausgeschüttet, die die Schmerzempfindung dämpfen.
- Die bei der Elektrostimulation unmittelbar oder mechanisch bewirkte Verstärkung des Flüssigkeitsaustausches führt zur Ausschwemmung von Stoffwechselendprodukten.

Auch dem Mittelfrequenzstrom wird eine ausgesprochen schmerzlindernde Wirkung zugeschrieben. Da er nur eine geringe Reizwirkung am Nerv hat, ist für seine schmerzlindernde Wirkung wahrscheinlich in erster Linie die „Massagewirkung" der sich kontrahierenden Muskulatur verantwortlich.

Literatur

1. Axelgaard, J., A. Nordwall, J.C. Brown (1983): Correction of spinal curvatures by transcutaneous electrical muscle stimulation. Spine 8: 463–481
2. Baykousheva-Mateva, V., A. Mandaliev (1994): Artificial feedforeward as preparatory motor control in postical hemiparesis. Electromyogr Clin Neurophysiol 34: 445–448
3. Benton, L.A., L.L. Baker, B.R. Bowman, R.L. Waters (1983): Funktionelle Elektrostimulation. Ein Leitfaden für die Praxis. Steinkopff, Darmstadt
4. Bigard, A.X., F. Lienhard, D. Merino, B. Serrurier, C.Y. Guezennec (1993): Effects of surface electrostimulation on the structure and metabolic properties in monkey skeletal muscle. Med Sci Sports Exerc 25: 355–363
5. Cabric, M., H.J. Appell (1987): Effect of electrical stimulation of high and low frequency on maximum isometric force and some morphological characteristics in men. Int J Sports Med 8: 256–260
6. Cabric, M., H.J. Appell, A. Resic (1987): Stereological analysis of capillaries in stimulated human muscles. Int J Sports Med 8: 327–330
7. Eichhorn, K., W. Hosemann, W. Schubert, M. Spreng, K. Stehr, D. Wenzel (1983): Reizstromtherapie bei schlaffen Lähmungen. Biomedizinische Technik 28: 48–58
8. Felder, H. (1994): Der Einfluß der Elektrostimulation (EMS) auf ausgewählte Kraftparameter. Sportverl Sportschad 8: 122–127
9. Feldkamp, M., V. Güth, S. Büschken, D. Klein (1985): Ätiologie der Hüftverrenkung bei Kindern mit zerebraler Bewegungsstörung und Möglichkeiten konservativer Behandlung mit Dreh-Spreizschalen und Elektrostimulation. Z Orthop 123: 182–188
10. Ferry, B., G. Poumarat (1994): Effet de la frequence sur la force musculaire induite par stimulation electrique. Arch Int Physiol Biochim Biophys 102: 319–324
11. Glanz, M., S. Klavansky, W. Stason, C. Berkey, T. Chalmers (1996): Functional electrostimulation in poststrokerehabilitation: a meta-analysis of randomized controlled trials. Arch Phys Med Rehabil 77: 549–553
12. Gracanin, F. (1984): Functional electrical stimulation in external control of motor activity and movements of paralysed extremities. Research and clinical practice and applied technology in Yugoslavia. Int Rehabil Med 6: 25–30
13. Hufschmidt, H.J. (1967): Electrotherapy of spasticity. Electroencephalogr. Clin Neurophysiol 23: 388
14. Magyarosy, I., W. Schnizer (1990): Muskeltraining durch Elektrostimulation. Fortschr Med 108: 121–124
15. Martin, L., G. Cometti, M. Pousson, B. Morlon (1994): The influence of electrostimulation on mechanical and morphological characteristics of the triceps surae. J Sports Sci 12: 377–381
16. Miller, C., C. Thepaut-Mathieu (1993): Strength training by electrostimulation conditions for efficiency. Int J Sports Med 14: 20–28
17. Mokrusch, T., B. Neundörfer (1994): Electrotherapy of permanently denervated muscle. Long term experience with a new method. Europ J Phys Med Rehab 4: 166–173
18. Mulder, A.J., H.B. Boom, H.J. Hermens, G. Zilvold (1990): Artificial-reflex stimulation for FES-induced standing with minimum quadriceps force. Med Biol Eng Comput 28: 483–488
19. Nene, A.V., J.H. Patrick (1990): Energy cost of paraplegic locomotion using the Para Walking-electrical stimulation „hybrid" orthosis. Arch Phys Med Rehabil 71: 116–120
20. Nöthlichs, M. (1986): Sicherheitsvorschriften für medizinisch-technische Geräte. Erich-Schmidt Verlag (ESV), Berlin
21. Pichon, F., J.C. Chantard, A. Martin, G. Cometti (1995): Electrical stimulation and swimming performance. Med Sci Sports Exerc 27: 1671–1676
22. Radermecker, M.A., B. Focant, T. Hautecler, F. Huriaux, C. Duykkerts, F. Chaussende, M. Reznik, R. Limet, F. Sluse (1996): Type II to type I transformation of cronically stimulated goat latissimus dorsi muscle: a histoencymological, biochemical, bioenergetic and functional study. Eur Surg Res 28: 80–95
23. Schmidtbleicher, D., A. Gülich (1999): Dimensionen des Kraftverhaltens. Orthop Praxis 35: 683–687
24. Schmitt, O., S. Jacob (1987): Die Entwicklung der idiopathischen Skoliose unter Elektrostimulationsbehandlung mit implantierbarem System. Z Orthop 125: 518–525
25. Shields, R.K., Y.-J. Chang (1887): The effects of fatigue on the torque-frequency curve of the human paralysed soleus muscle. J Electromyogr Kinesiol 7: 3–13
26. Tabary, J.C., C. Tabary, C. Tardieu, G. Tardieu, G. Goldspink (1972): Physiological and structural changes in the cats soleus muscle due to immobilisation at different leghts by plaster casts. J Physiol Lond 224: 231–244
27. Tabary, J.C., C. Tardieu, G. Tardieu, C. Tabary (1984): Experimental rapid sarcomere loss with concomitant hypoextensibility. Muscle–Nerve 4: 198–293
28. Vodovnik, L., A.Kralj, U. Stanic, R. Acimovic, N. Gros (1978): Recent applications of functional electrical stimulation to stroke patients in Ljubljana. Clin Orthop 131: 64–70.

8 Ausdauertraining in der orthopädisch-traumatologischen Rehabilitation

Definition und Auswirkungen des Ausdauertrainings

Je nach Größe der arbeitenden Muskelmasse wird zwischen lokaler (nur wenige Muskeln aktiv) und allgemeiner Ausdauer (viele Muskeln aktiv) unterschieden.

Die **allgemeine aerobe Ausdauer** ist die Fähigkeit, länger dauernde dynamische Muskelarbeit von mindestens ⅙ der Gesamtmuskulatur ohne ansteigende Ansäuerung der Muskeln durchzuhalten. Die entscheidenden Parameter sind dabei die Leistungsfähigkeit des Herzens, die Kapillarisierung der Muskulatur und die biochemischen Änderungen der Muskelzelle. Die Lungenkapazität spielt dabei im Normalfall keine Rolle.

Nicht nur bei Sportlern, auch bei Untrainierten oder Rehabilitationspatienten kann durch ein Ausdauertraining die Ausdauerleistungsfähigkeit innerhalb von 6 Wochen um 30 % verbessert werden (20). Die Volumendichte der Mitochondrien wird um 40 % gesteigert. Nach einem 2-monatigen Ausdauertraining steigt die Zahl der Kapillaren im trainierten Muskel um 14 % an. Damit verbessern sich die Sauerstoff- und Substratversorgung der Muskulatur, auch der Laktatabtransport wird erhöht. Die Folge ist eine größere maximale Sauerstoffaufnahme, eine verbesserte Atmungsökonomie und damit eine erhöhte Leistungsfähigkeit.

In der orthopädischen Rehabilitation hat ein Training der aeroben Ausdauerfähigkeit – unter Berücksichtigung der Belastbarkeit eines Patienten – folgende **positiven Auswirkungen:**

- Die postoperativ geminderte Leistung (19) kann durch ein dosiertes Ausdauertraining unter medizinischer Anleitung wiederhergestellt werden.
- Bei älteren Menschen kann das Training der Ausdauerleistungsfähigkeit eine Pflegebedürftigkeit verhindern. Sie lernen auch, ihre Leistungsfähigkeit und Belastbarkeit einzuschätzen.
- Selbst bei Patienten mit einer Linksherzinsuffizienz wird durch 5 mal 15 Minuten Fahrradergometertraining pro Woche eine Verbesserung der Leistungsfähigkeit erreicht (22).
- Bei Leistungssportlern wird nach einer Verletzung oder Operation ein starker Abfall der Ausdauerleistungsfähigkeit vermieden.
- Bei einer beabsichtigten Gewichtsabnahme werden zusätzlich Kalorien verbrannt.
- Begleitende internistische Krankheiten (Fettstoffwechsel, Bluthochdruck etc.) können sich bessern, weil der Kohlehydrat- und Fettstoffwechsel reguliert werden.
- Die Herz-Kreislauf-Funktion wird ökonomisiert, weil der Sauerstoffbedarf des Herzens reduziert und der Blutdruck und Ruhepuls gesenkt werden.
- Nach einem Training der Ausdauerleistungsfähigkeit scheint der muskelstärkende Effekt bei einem anschließenden Krafttraining größer zu sein (15).

Trainingssteuerung und Herzfunktion beim Ausdauertraining

Beim Ausdauertraining ist besondere Rücksicht auf die Herz-Kreislauf-Funktion unter körperlicher Belastung zu nehmen (14, 21).

Bei zunehmender Belastung erfolgt die Steigerung der Pumpfunktion des Herzens (messbar im Herzminutenvolumen) zunächst über eine Vergrößerung des Schlagvolumens, bei höherer Belastung auch über eine Erhöhung der Herzfrequenz. Die **Herzfrequenz** ist beim Ausdauertraining das **Spiegelbild** des individuellen Anstrengungsgrades. Daher ist es sinnvoll, die Belastung durch eine Pulsmessung (z. B. durch eine Pulsuhr) zu überwachen (s. Kap. 3).

Trainingsmöglichkeiten der Ausdauer in der orthopädisch-traumatologischen Rehabilitation

Eine Einschränkung oder Behinderung der Extremitäten bzw. des Rumpfes, selbst eine Bettlägerigkeit stellen kein Trainingshindernis dar. Viele apparative Möglichkeiten sind gegeben, angefangen vom Bettfahrrad über das Handkurbelergometer bis hin zum Ruderergometer und Stepptrainer. Durch kleine Veränderungen (verkürzte Tretkurbel am Fahrradergometer bei verminderter Gelenkbeweglichkeit etc.) können bei Behinderungen die individuellen Voraussetzungen geschaffen werden. Darf ein Patient beispielsweise ein Bein und den kontralateralen Arm nicht belasten, so ist das Ausdauertraining dennoch auf dem Ruderergometer einarmig und einbeinig möglich.

Aquatraining

Über die positiven Auswirkungen und Trainingsmöglichkeiten des Aquatrainings auf die kardiopulmonale Leistungsfähigkeit wird im Kapitel 10 berichtet.

Laufband

Laufbänder werden zur Gang- und Laufschulung, aber auch zum Ausdauertraining in der Rehabilitation eingesetzt. Bei Patienten nach einem Schlaganfall, sogar bei Querschnittsgelähmten sind motorische Prozesse des „Wiedererlernens" oder des reflexartigen Schreitens zu erreichen (13). Dabei legt ein (teil-)gelähmter Patient während einer 20-minütigen Laufband-Therapie etwa 1000 Schritte zurück, wodurch Bewegungsmuster eingeschleift, die Beinmuskelkraft und die Ausdauer erhöht werden. Allerdings ist für diese Therapie eine Voraussetzung, dass eine gewisse Stehfähigkeit auf mindestens einem Bein gegeben ist.

Manche Laufbänder haben den Nachteil, dass die Lauffläche sehr hart ist. Federnde Konstruktionen oder Lamellenlaufbänder gleichen diesen Nachteil aus.

Große **Vorteile des Lauftrainings** auf einem Laufband sind:
- von den Straßen- und Lichtverhältnissen unabhängiges Training,
- exakte Trainingssteuerung durch Puls- und Blutdruckmessung,
- ständige und sofortige medizinische Betreuung,
- bei Teilbelastung ist das Laufen durch Aufhängung in einem entlastenden Gurt möglich,
- gelenkschonendes Laufen, wenn die Steigung auf 5–10% bergauf gestellt wird,
- geringere Gefahr des Umknickens,
- bei Ermüdung ist jederzeit eine Pause möglich,
- verschiedene Streckenprofile können individuell eingestellt werden.

Nachteile des Laufbandtrainings:
- Durch automatische Rückführung der Bodenoberfläche wird die ischiokrurale Muskulatur weniger trainiert.
- Propriozeption und Koordination werden bei fehlendem Wechsel des Untergrundes nicht gefördert.
- Umweltreize durch eine ansprechende Landschaft fallen weg.
- Vor allem im Winter ist die Raumluft zu trocken, was zum Austrocknen der Schleimhäute führt und die Infektionsgefahr erhöht.

Bergauf- oder Bergablaufen auf dem Laufband

Bergauflaufen belastet die Hüft- und Sprunggelenke weniger als Bergablaufen (● 8.1). Die trainingsrelevante kardiopulmonale Belastung wird bei 10% Steigung bei einer viel langsameren Laufgeschwindigkeit erreicht, als auf ebener Strecke. Daher können Patienten mit einer Arthrose im Hüft-, Knie- oder Sprunggelenk häufig noch relativ gut und schmerzlos bergauf laufen, sofern eine ausreichende Beweglichkeit im Sprunggelenk – und keine Retropatellararthrose – vorliegt.

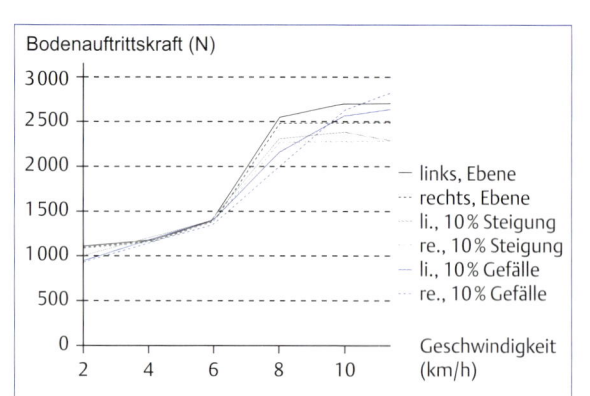

● **8.1** Maximale Bodenreaktionskräfte des rechten (gestrichelte Linie) und linken Fußes (durchgezogene Linie) eines 47-jährigen Hobbyläufers (79 kg Körpergewicht) auf gerader Ebene, bei 10% Steigung und 10% Gefälle. Bis 6 km/h geht der Proband, ab 8 km/h beginnt er zu laufen. Beim Bergaufrennen sind – vor allem am rechten Bein – bei schnellerer Geschwindigkeit geringere Kräfte zu messen.

Laufen auf Walking-Apparaten

Ergometergeräte, die durch eliptische, pendelnde oder kreisförmige Pedalbewegungen das Gehen und Laufen imitieren, sind ebenfalls sehr gut geeignet, um ein gelenkschonendes Ausdauertraining durchzuführen.

Ergometer fahren

Trainingseffekte beim Fahrradergometer fahren

In der orthopädisch-traumatologischen Rehabilitation wird das Training auf dem Fahrradergometer nach Knieoperationen eingesetzt (8). Durch ein rehabilitatives Training auf dem Fahrrad bzw. Ergometer besteht die Möglichkeit, verschiedene Muskelgruppen selektiv zu trainieren (👁 8.2). Dabei wird die Beinmuskulatur ähnlich intensiv eingesetzt wie beim Gehen (8). So wird der **M. vastus medialis** und **lateralis** vor allem dann beansprucht, wenn der Fuß mehr mit der Mitte der Fußsohle und nicht mit dem vorderen Fußballen auf das Pedal gesetzt wird. Die Aktivierung des **M. vastus** ist beim Rad fahren sogar 4- bis 5-mal höher als beim Gehen (9). Aber auch der **M. gastrocnemius** und der **M. soleus** werden beim Rad fahren verstärkt aktiviert, besonders wenn der Vorfuß auf dem Pedal positioniert und der Sattel höher gestellt wird. Bei der Verwendung von Pedalbügeln oder -clips wird in der Zugphase neben den Fußhebern und dem M. gastrocnemius auch die **ischiokrurale Muskulatur** intensiv trainiert (17).

Fahrradergometer in der Rehabilitation

In der Rehabilitation werden verschiedene Fahrradergometer eingesetzt (T 8.1).

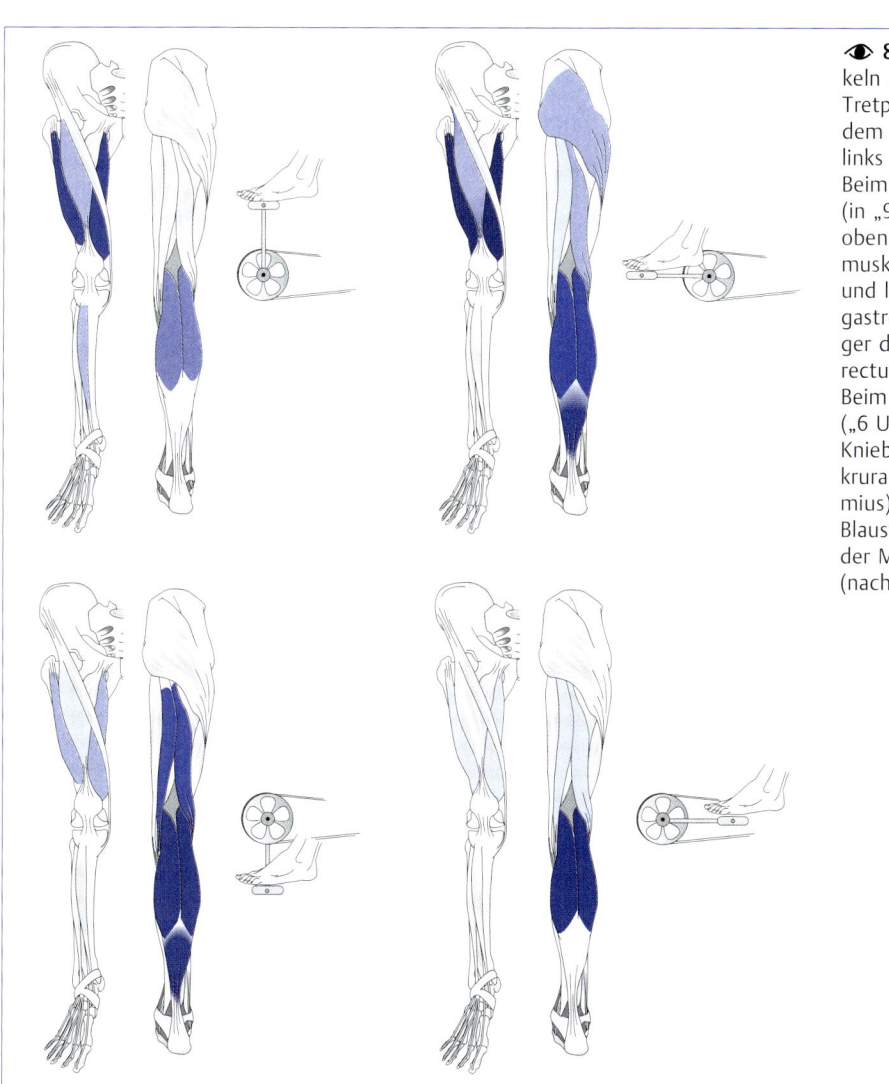

👁 **8.2** Unterschiedliche Muskeln sind bei den einzelnen Tretpositionen (entsprechend dem Uhrzeiger mit „12 Uhr" links oben beginnend) aktiv. Beim Niedertreten des Pedals (in „9-Uhr"-Stellung, rechts oben) ist vor allem die Streckmuskulatur (M. vastus medialis und lateralis, M. soleus, M. gastrocnemius medialis, geringer die Glutealmuskulatur, M. rectus femoris) angespannt. Beim tiefsten Pedalpunkt („6 Uhr", links unten) wird die Kniebeugemuskulatur (ischiokrurale Muskeln, M. gastrocnemius) aktiv. Die Intensität der Blaustufen soll die Intensität der Muskelaktivität anzeigen (nach Ericson [9]).

T 8.1 Vor- und Nachteile von Bettfahrrad, verschiedenen Ergometern und Dreirad bei der Anwendung in der Rehabilitation

Gerät	Dosierung der Belastung*		Vorteile	Nachteile
	Gelenke	Herz		
Mechanisches Bettfahrrad	0	0	• Leicht und transportabel • Frühes Training schon im Bett möglich • Entlastung der Wirbelsäule	• Tretwiderstand kann nur ungefähr eingestellt werden • Oft fehlt eine feste Montagemöglichkeit • Kein intensives Training möglich
Sesselergometer (Tretkurbel ist an einem Sessel oder Stuhl montiert)	+	++	• Training auch bei geringer Gelenkbeweglichkeit möglich	• Intensives Training nur begrenzt möglich • Teuer
Elektronisches Liegeergometer	++	++	• Entlastung der Wirbelsäule	• Siehe Sesselergometer • Schwer transportabel
Elektronisches Fahrradergometer	++	++	• Intensives Muskelaufbautraining • Genaue Dosierbarkeit	• Schwer transportabel • Teuer • Auf- und Absteigen schwierig
Dreirad	0	0	• Fahren im Freien, Erhöhung der Mobilität • Einsatz als Transport- oder Beförderungsmittel • Abspringen nicht notwendig	• Nur für Patienten mit voller Belastung geeignet • Steuerung gewöhnungsbedürftig • Breite des Rades ist hinderlich auf Radwegen

* Die Dosierung der Belastung ist teilweise bei den Gelenken durch die Messung der Wattzahl, beim Herzen durch die Herzfrequenz möglich. Die Messung der Herzfrequenz kann allerdings bei allen Geräten mit einer separaten Pulsuhr erfolgen.
0 kaum möglich
+ eingeschränkt möglich
++ gut möglich

Belastung der Knochen und Gelenke beim Fahrradergometer fahren

Die Belastung der Sprung-, Knie- und Hüftgelenke ist beim Fahrrad fahren in sitzender Position niedriger als beim Gehen (8). Das Gewicht des Rumpfes, des Kopfes und der Arme wird beim Rad fahren annähernd komplett über die Sitzbeine auf den Fahrradsattel übertragen. Die Beine tragen nur ihr Eigengewicht, und auf die Beingelenke wirken zusätzlich nur noch die Muskelkräfte der unteren Extremität ein.

Die Gelenk schonende Belastung lässt das Rad fahren gerade für ältere Menschen und Sportler mit Arthrosen attraktiv werden.

■ Pedalkräfte beim Fahrradergometer fahren

Folgende Ergebnisse haben wir in unseren Untersuchen ermittelt:

Die Kräfte zwischen Fuß und Pedal waren von der eingestellten Wattzahl des Ergometers abhängig. Bei konstanter Drehzahl von 60–65 Umdrehungen/Minute, bei ruhigem Sitz und gleichmäßiger Belastung beider Beine waren die Werte jeder Pedalumdrehung annähernd exakt reproduzierbar mit einer Abweichung von maximal ± 2,5 kp. Blieb der Oberkörper auf dem Lenker aufgestützt, so war kein Unterschied zum aufrechten freihändigen Fahren zu erkennen. Die Pedalkräfte stiegen von Wattstufe zu Wattstufe stetig und relativ gering an (24): Bei 25 Watt betrug die Pedalkraft im Mittel 17,3 kp, bei 50 Watt 18,1 kp, bei 75 Watt 22,1 kp, bei 100 Watt 24,7 kp, bei 150 Watt 31,0 kp und bei 200 Watt 38,2 kp (● 8.3).

Es zeigten sich aber folgende Besonderheiten: Wurde der aufrechte Oberkörper während des Tretens nach vorn geneigt, um den Lenker zu fassen, trat für einen kurzen Moment eine Erhöhung des Beindruckes von 10 kp und mehr auf. Dieses ist mit einer Abstützreaktion des Beines auf dem Pedal zu erklären. Gleiches war bei Oberkörperschwankungen zur Seite zu bemerken (24).

Die Sattelhöhe hatte keinen Einfluss auf die Pedalkraft. Eine deutliche kurzzeitige Erhöhung der konstanten Kraftwerte war jedoch in der Startphase des Ergometer fahrens zu erkennen. Um das Ergometer in Schwung zu bringen, musste durchweg 10–40 % mehr Kraft aufgebracht werden. Diese Kraftwerte waren umso höher, je schneller das Ergometer auf die Umdrehungszahl von 60 U/min beschleunigt werden sollte (s. Extremwerte in ● 8.3).

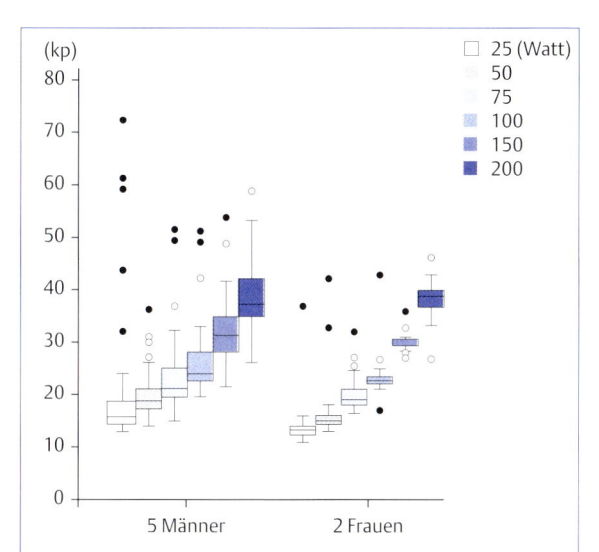

⊙ 8.3 Gemittelte Pedalkraft von 5 männlichen (insgesamt 120 Messwerte/Balken) und 2 weiblichen gesunden Probanden (41 Messwerte/Balken) auf einem elektronischen, drehzahlunabhängigen Fahrradergometer (24). Pro Balken sind der Median, die 25- und 75-Prozent-Perzentile sowie die Standardabweichung angegeben. Die Pedalbelastung steigt mit der auf dem Fahrradergometer eingestellten Wattzahl an. Die dunklen Punkte zeigen einzelne Extremwerte, die Kreise die Ausreißer (meist in der Startphase des Fahrens gemessen).

Die Umdrehungszahl hatte in den unteren Wattbereichen keinen Einfluss auf die aufzubringende Pedalkraft. Erst bei 200 bzw. 250 Watt lagen die Pedalkraftwerte bei 60–65 U/min 4–5 kg höher als bei 80–85 U/min.

Daher wäre schon direkt postoperativ der Einsatz eines Bettfahrrades oder Fahrradergometers anzustreben, wobei zunächst nur 10 Minuten, später eine Stunde pro Tag geübt werden sollte (17). Allerdings ist die Belastung des Skelettes auch bei identischen Pedalkräften nicht in allen Abschnitten und Gelenken des Beines gleich.

■ Belastung des Sprunggelenkes auf dem Fahrradergometer

Die Kompressionsbelastung im Sprunggelenk entspricht der gemessenen Pedalkraft, wenn eine zusätzliche Kompression durch die muskuläre Anspannung des M. gastrocnemius unterbleibt. Dies ist gewährleistet, wenn der Fuß in Höhe des Mittelfußes – und nicht mit dem Vorfuß – auf das Pedal aufgesetzt wird. Dadurch werden auch die Achillessehne und der M. gastrocnemius geschont. Wird der Vorfuß auf das Pedal aufgesetzt, dann ist die Belastung des Sprunggelenkes und die Spannung der Achillessehne ähnlich der Belastung beim Gehen (8).

Beim Treten ist nur eine geringe Bewegung im Sprunggelenk notwendig, so dass gerade Patienten mit einer Sprunggelenkarthrose oder mit einem versteiften Sprunggelenk problemlos Rad fahren können.

■ Belastung der Tibia auf dem Fahrradergometer

Die axiale Belastung der Tibia ist der Pedalkraft gleichzusetzen. Scherkräfte auf die Tibia entstehen bei normalen Achsverhältnissen lediglich im proximalen Tibiaabschnitt durch den Muskelzug der ischiokruralen Muskeln und der Patellasehne, was bei einer instabilen Tibiakopffraktur von Bedeutung ist.

■ Belastung des Kniegelenkes auf dem Fahrradergometer

Während beim Fahrrad fahren die Patella mit hohem Druck an die Femurgleitfläche gepresst wird, wird das femurotibiale Kniegelenk einer geringen Belastung ausgesetzt (8):

Belastung des Retropatellargelenkes auf dem Fahrradergometer. Die Kniescheibe wird beim Fahrrad fahren stark belastet. Eine der häufigsten Probleme beim Fahrrad fahren ist der vordere Knieschmerz. Besonders bei fester Verbindung zwischen Pedal und Schuh wird über derartige Beschwerden berichtet. Durch einen zusätzlichen Freiheitsgrad des Fußes (Ab-/Adduktion oder auch Inversion/Eversion) kann die Belastung verringert werden. Wenn auf das Knie beim Fahrrad fahren ein zusätzliches Varusmoment oder ein zusätzliches innenrotierendes Moment von jeweils 10–20 Nm einwirkt, vergrößert sich die retropatellare Kontaktfläche um 6–16 %. Eine Kombination von Varus und Innenrotationskraft konnte die Kontaktfläche sogar um 14 % (bei 60° Kniebeugung) oder um 29 % (bei 90° Kniebeugung) vergrößern. Der mittlere retropatellare Druck änderte sich aber nicht (30).

Patienten mit einer Chondropathia patellae ändern ihr Innervationsmuster auf dem (Liegend-)Fahrrad im Vergleich zu Gesunden. Bei ihnen ist die Aktivitätsphase des M. quadriceps kürzer und die Aktivität der ischiokruralen Muskulatur länger (12). Diese Schonhaltung wird auch auf dem kontralateralen, gesunden Bein eingehalten. Es ist daher kaum sinnvoll, bei Patienten mit retropatellaren Schäden ein intensives Fahrradergometertraining durchzuführen. Allerdings kann unter gewissen Einschränkungen ein Training auf dem Fahrradergometer auch bei retropatellaren Knorpelschäden sinnvoll sein. Es ist daher anhand der Lage von Knorpeldefekten möglich, einen günstigen Bewegungswinkel anzugeben, in dem ein Muskelaufbautraining auf dem Ergometer gefahrlos erfolgen kann (s. Kap. 14). Je nach Schädigung der retropatellaren Gleitfläche kann der optimale Kniebeugewinkel durch die Einstellung der Sattelhöhe (und/oder Verkürzung der Tretkurbel) definiert werden. Dabei ist bei Knorpelschäden im kranialen Patellagleitlager die möglichst gestreckte Kniestellung, bei kaudalen Gleitlagerschäden eine gebeugte Kniestellung – womit allerdings ein erhöhter Kompressionsdruck in Kauf genommen werden muss – empfehlenswert. Durch Innen-/Außenrotation des Fußes auf dem Pedal kann der Gleitweg der Patella zusätzlich beeinflusst und damit laterale oder mediale Knorpelschäden geschont werden.

Belastung des Tibiofemoralgelenkes auf dem Fahrradergometer. Bei 120 Watt und 60 Umdrehungen wird eine tibiofemorale Kompressionskraft von 812 N (1,2fache des Körpergewichtes) gemessen. Dabei ist die maximale vordere Scherkraft, die zu einer vorderen Schublade auf die Tibia führt, mit 37 N gering (8). Die Umdrehungszahl hat keinen Einfluss auf die Kraftwerte, allerdings steigt mit der Wattzahl des Ergometers erwartungsgemäß auch die Kompressionskraft im Kniegelenk. Das Maximum der Kompressionskraft des tibiofemoralen Gelenkes beim Fahrrad fahren tritt bei einem Kniebeugewinkel zwischen 60 und 100° auf (8). Auch die Höhe dieser Kraft steigt mit der Wattzahl auf dem Ergometer. Sie fällt jedoch mit zunehmender Sattelhöhe ab.

Insgesamt sind die tibiofemoralen Kräfte beim Fahrrad fahren im Vergleich zu anderen Aktivitäten des täglichen Lebens (Gehen, Treppen steigen, Aufstehen vom Stuhl, Anheben von Gewichten) sehr gering (s. Kap. 14). Das Ergometertraining ist daher bei Tibiakopffrakturen, Knorpel- oder Meniskusschäden des Kniegelenkes schon vor Erreichen der Gehfähigkeit erlaubt und im Hinblick auf die Knorpelernährung und Gelenkmobilisierung auch notwendig.

Bei isolierten Knorpelschäden im tibiofemoralen Bereich (z. B. Osteochondrosis dissecans, Meniskusschaden, Trauma, Knorpelkrater etc.) sollte möglichst genau eingegrenzt werden, in welchem Beugewinkel des Kniegelenkes die geschädigte Knorpelzone unter Belastung kommt. Danach wird die Sattelhöhe auf diesen schmerzfreien Bereich eingestellt. Liegt der Knorpelschaden beispielsweise in der Standbelastungszone (also annähernd zwischen 0 und 10° Beugung), dann muss die Sattelhöhe so tief eingestellt werden, dass das Kniegelenk nur in einem Bereich von 30–120° Beugung belastet wird. Dies setzt voraus, dass das Kniescheibengleitlager nicht geschädigt ist.

Scherkräfte auf das vordere Kreuzband beim Fahrrad fahren. Beim Schaden am vorderen Kreuzband muss eine vordere Schublade durch den Zug der Patellasehne vermieden werden. Besonders kritisch ist dabei eine Anspannung der Kniestreckmuskulatur bei einem Winkel von 0–30° Knieflexion. Unschädlich für das vordere Kreuzband sind dagegen aktive Beuge-Streck-Übungen mit Gewicht zwischen 45 und 90° (4). Ganz sicher gefahrlos für das operierte Kreuzband ist eine Anspannung des M. quadriceps bei einem Bewegungssektor des Kniegelenkes von 60–120° Beugung.

Beim Rad fahren hängt die Spannung des vorderen Kreuzbandes vor allem vom entsprechenden Kniewinkel ab. So können beim Treten des Pedals in der Streckphase Zugspannungen am Kreuzband auftreten, die höher sind, als beim Auslösen der vorderen Schublade mit 10 oder 15 kp (s. ◉ **14.14**) (10).

Das Fahrradergometerfahren (◉ **8.4a u. b**) wird in der Frühphase nach Kreuzbandoperationen eingesetzt (16). Dabei ist besonders günstig, dass der M. quadriceps selektiv in der größten Beugestellung des Kniege-

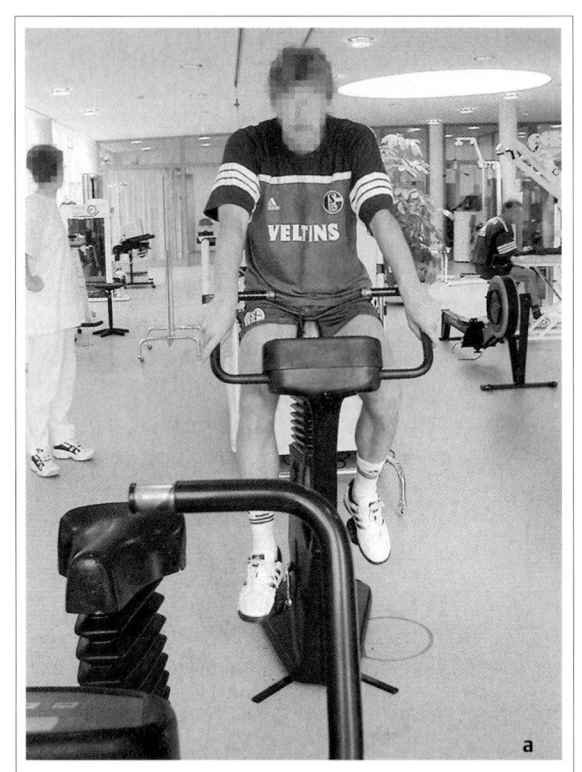

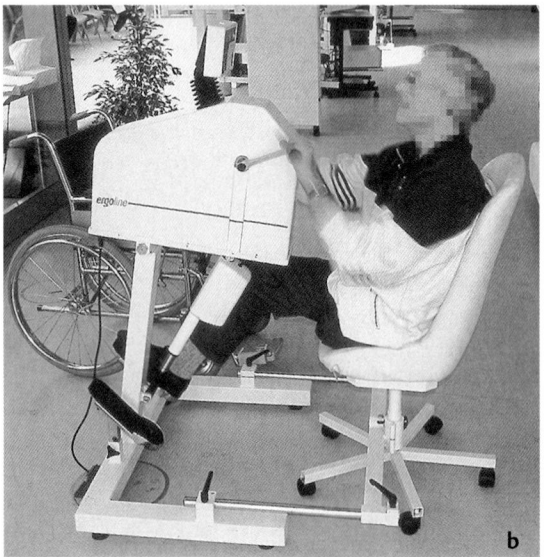

◉ **8.4a u. b** Sowohl bei der Rehabilitation von Leistungssportlern (**a**) wie auch bei amputierten Patienten (**b**) ist das Fahrrad- oder Handkurbelergometer ein wichtiges Therapiegerät.

lenkes trainiert werden kann: So liegt die Aktivität des M. quadriceps zwischen der Pedalposition „12 Uhr" und „9 Uhr" (s. ◉ 8.2) im Bereich der maximalen Kniebeugung. In den anderen Pedalphasen ist der M. quadriceps inaktiv (17).

Mit variablen Sitzhöhen und Pedalpositionen ist es möglich, die beim Fahrrad fahren auf die Ligamente einwirkenden Kräfte zu minimieren (17).

Folgende Kriterien sind beim Ergometertraining von Patienten mit **Kreuzbandschäden** beachtenswert:
- Vermeidung der vorderen Schublade durch Zug des Lig. patellae:
  - Kniewinkel: Mit zunehmender Kniebeugung reduziert sich die Scherkraft, etwa ab 60° Knieflexion tritt keine vordere Schubladenkraft mehr auf. Das Knie sollte daher beim Ergometer fahren nicht völlig gestreckt, der Sattel also tief gestellt und ggf. die Tretkurbel verkürzt werden.
  - Pedalstellung: Die Scherkraft auf das vordere Kreuzband tritt zwischen 12- und 8-Uhr-Pedalstellung auf (s. Uhrzeigerposition des Pedals in ◉ 8.2) (8). Es muss daher gewährleistet sein, dass bei 8-Uhr-Pedalstellung noch ein Kniebeugewinkel von etwa 30° besteht.
- Die Scherkraft auf das vordere Kreuzband steigt mit der Wattzahl auf dem Ergometer, also sollte anfangs keine höhere Belastung als 120 Watt erfolgen.
- Bei der Positionierung des Fußes mit dem Vorfuß auf dem Pedal verringert sich die Scherkraft auf das vordere Kreuzband (8).
- Die Außenrotation des Fußes auf dem Pedal verringert die vordere Schublade bei Kniestreckung.

Die hohe Aktivität der Mm. vastus medialis und lateralis, verbunden mit der relativ geringen Belastung des vorderen Kreuzbandes, lässt das Fahrrad fahren als ein gutes Training in der frühen postoperativen Phase von Kreuzbandverletzungen erscheinen (8). Die Scherkräfte auf das vordere Kreuzband sind beim Fahrrad fahren gering und etwa 20-mal niedriger als beispielsweise bei maximaler isokinetischer Kniestreckung (8).

Die Verwendung eines Liegendergometers bzw. Bettfahrrades ist nach Kreuzbandoperationen ebenfalls gut möglich, weil auch hier, ähnlich wie beim Fahrradergometer, zwischen 60° Kniebeugung und Kniestreckung nur die ischiokrurale Muskulatur aktiv ist, nicht aber die Mm. vastus medialis und lateralis (12).

■ *Belastung des Hüftgelenkes auf dem Fahrradergometer*

An Hüftendoprothesen konnten bei einer Ergometerleistung von 100 Watt experimentell nur Kraftwerte bis 60 % des Körpergewichtes festgestellt werden (1). Dies stimmt recht gut mit unseren Ergebnissen überein (24): Beim Niederdrücken des Pedals wurden bei 100 Watt ca. 25 kp gemessen. Zieht man davon das Eigengewicht des Beines (etwa 10 kp) ab, dann verbleibt eine Kraft zum Niederdrücken des Pedals in Höhe von 15 kp. Diese muss von den ischiokruralen Muskeln (Streckung im Hüftgelenk) bewältigt werden.

Das Verhältnis des Kraftarmes der ischiokruralen Muskeln (Abstand: Tuber ischiadicum – Zentrum Hüftgelenk) zum Lastarm bei 90° Knie- und Hüftbeugung (Länge des Femur) ist 5:1. Damit beträgt die an der Hüfte einwirkende Kompressionskraft bei 100 Watt 5 x 15 kp, also insgesamt 75 kp (◉ 8.5).

Nach Ericson (9) sind die beiden zweigelenkigen Muskelgruppen (M. rectus femoris und ischiokrurale Muskulatur) bei der Pedalumdrehung nicht gleichzeitig, sondern abwechselnd aktiv. Somit ist der Einfluss einer Kokontraktion ausgeschlossen. Andere, eingelenkige Oberschenkelmuskeln (Mm. vastus medialis und lateralis) sind zwar deutlich aktiver als die Erstgenannten, haben aber keinen Einfluss auf die Kompression des Hüftgelenkes. Folglich ist es ausreichend, den Einfluss der ischiokruralen Muskeln auf das Hüftgelenk isoliert zu betrachten.

Wirtz u. Mitarb. (29) fassten sehr detailliert die Untersuchungsergebnisse bei Belastungen von Hüftendoprothesen zusammen. Ihre Ausführungen zur Zeitdauer einer postoperativen Teilbelastung sind fundiert dargestellt und in vollem Umfang zu unterstützen. Sie

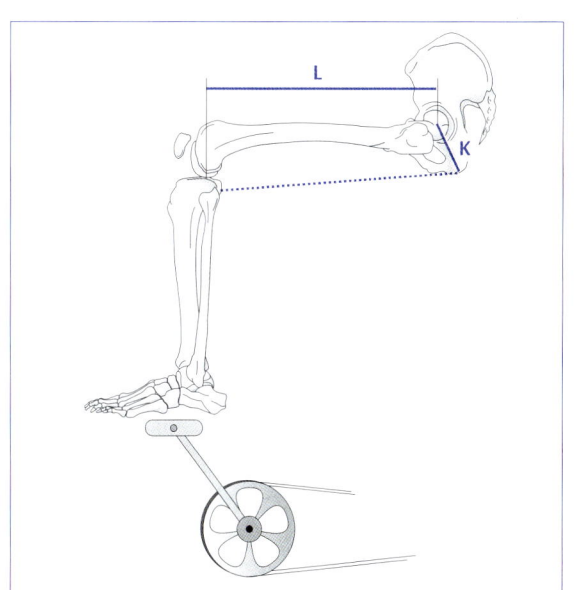

◉ **8.5** Eine Kompressionskraft auf die Hüfte beim Fahrrad fahren wird praktisch nur durch die Kontraktion der zweigelenkigen ischiokruralen Muskulatur (gestrichelte Linie) ausgeübt. Im ungünstigsten Fall ist dabei der Hebel von Kraftarm (K) zu Lastarm (L) 1:5. Bei einer Ergometerlast von 100 Watt, entsprechend einer Pedalkraft von 25 kp würde – nach Abzug des Eigengewichtes des Beines von 10 kp – eine Kompressionskraft von 75 kp auf die Hüfte einwirken.

kamen zu dem Schluss, dass Rotationskräfte auf Hüftendoprothesen schädlich sind und – gerade bei zementfreien Prothesen – zur Lockerung führen könnten. Dabei wurde auch auf die Untersuchungen von Heimel u. Grifka (11) hingewiesen, die anhand einer retrospektiven Untersuchung bei 4 von 11 Patienten eine Lockerung der Endoprothese beschrieben, die nach ihrer Meinung auf das Fahrrad fahren zurückzuführen ist. Das Fahrrad fahren soll nach Meinung der Autoren zu einer vermehrten Rotation im Prothesenschaft führen.

Es ist jedoch nicht sinnvoll, das Lockerungsrisiko – und damit die Kräfte beim Fahrrad fahren – mit demjenigen beim Treppen steigen zu vergleichen (11). Beim Treppen steigen muss immerhin das ganze Körpergewicht um 15–20 cm nach oben oder unten (positiv oder negativ) beschleunigt werden. Hier sind sehr viel höhere Kräfte auf die Beingelenke zu erwarten als beim Fahrrad fahren, wo nur das Gewicht des Beines und die relativ geringe Muskelkraft relevant sind.

Weiterhin ist auch die Theorie, dass beim Fahrrad fahren eine ständige Belastungsumkehr auf eine Hüftendoprothese einwirken würde (29), zu überdenken. Da das betroffene Bein beim Fahrrad fahren nie frei schwingt wie etwa beim Gehen, sondern ständig auf einem Pedal ruht, kann gar keine Zugwirkung auf das Hüftgelenk auftreten.

Wenngleich bei unseren sowie bei anderen Untersuchungen (8) die Umdrehungszahl keinen Einfluss auf die Pedalkraft hatte, so wurde von Bergmann doch eine Verdopplung der Kraftwerte an der Hüfte bei 40 Watt Ergometerlast gemessen, wenn die Umdrehungszahl von 60 auf 100 U/min gesteigert wurde (2).

Es bedarf daher weiterhin großer Aufmerksamkeit, ob und welche Einflüsse beim Fahrrad fahren eine negative Wirkung auf Endoprothesen haben könnten.

Die Verwendung eines Liegendergometers (s. T 8.1) ist bei Hüftpatienten nicht sinnvoll, da bei dem Anheben des gestreckten Beines muskuläre Kräfte auf das Hüftgelenk einwirken, die dem 3fachen des Körpergewichtes entsprechen (3). Außerdem kann die Hüftbeugung schnell 90° überschreiten, wenn der Patient dabei den Oberkörper aufrichtet. Dies kann zu einer Luxation der Hüftprothese führen.

Schlussfolgerungen für den Einsatz von Fahrradergometern in der Rehabilitation

Ergometer fahren gewährleistet schon in der frühen Rehabilitation ein optimales Ausdauer- und Krafttraining bei Patienten mit einer Teilbelastung, Arthrose, mit Kontrakturen oder anderen Behinderungen. Ist ein Hüft- oder Kniegelenk in der Beweglichkeit eingeschränkt, kann am Fahrrad oder Ergometer die Kurbel verkürzt werden (27). Damit können sogar Patienten mit einem versteiften Hüftgelenk Fahrrad fahren (23). Bei Patienten nach Kreuzbandoperation ist die verkürzte Pedalkurbel hilfreich.

Folgende Hinweise für die Einhaltung einer **Teilbelastung** eines Beines sollten beim Training auf dem Fahrradergometer beachtet werden:
- Das Auf- und Absteigen muss mit besonderer Vorsicht erfolgen.
- Das gesunde Bein muss am Anfang bei der Beschleunigung des Ergometers mithelfen. Das Tempo darf dabei nur langsam gesteigert werden.
- Beim Fahren muss möglichst gleichmäßig und rund getreten werden.
- Ein Wechsel der Haltung auf dem Fahrrad sollte während des Fahrens nicht erfolgen.
- Bei ungenügender Gelenkbeweglichkeit kann ein Pedal verkürzt werden.
- Hilfsmittel zum Auf- und Absteigen (Gehbock als Abstützhilfe etc.) sind notwendig.

Walking

Zügiges Gehen unter Beachtung der Körperhaltung, des Armeinsatzes, des Rhythmus und des Tempos ist zum Training der aeroben Ausdauer sinnvoll. Während das Einsteigertempo für Jogger bei 6–7 km/h liegt, sollte beim Walking mit 5 km/h begonnen werden. Beim schnellen Walking können aber auch Geschwindigkeiten von bis zu 9 km/h (6,40 min/km) erreicht werden (5). Immerhin erreichen Hochleistungsgeher fast 20 km/h. Allerdings sollte das *sportliche* Gehen in der Rehabilitation keine Anwendung finden, da es dabei zu einer starken Hüftrotation und Belastung der Gelenke kommt (T 8.2).

T 8.2 Bewegungstechniken verschiedener Gang- oder Laufarten (nach Schwarz [26])			
Bewegungstechnik	Walking	Sportgehen*	Jogging
Fußaufsatz	Keine Flugphase	Keine Flugphase	Flugphase
Knie bei Bodenkontakt	Leicht gebeugt	Gestreckt	Leicht gebeugt
Bewegungen von Schulter und Becken	Um die Längsachse	Um die Längsachse, Verwringung der Wirbelsäule	Um die Längsachse
Armschwung	Seitlich am Körper	Vor dem Körper bis zur Mitte	Seitlich am Körper

* Das Sportgehen ist nicht für orthopädische Rehabilitationspatienten zu empfehlen.

Gesundheitssportler erreichen beim Walkingtraining ohne weiteres 60 % ihrer maximalen Sauerstoffaufnahme, selbst beim besser trainierten Freizeitsportler kann dieser Belastungsgrad erreicht werden (26). Ein höherer Belastungsgrad ist nicht sinnvoll, weil dann Geschwindigkeiten von mehr als 8–9 km/h gegangen werden müssen, die nur durch eine Torsionsbewegung (Sportgehen) erreicht werden.

3- bis 4-mal pro Woche Walking von einer Dauer von 45–60 min (Geschwindigkeit 6–8 km/h) ist zur Erhaltung der Fitness ausreichend. Ein Training von 60–90 min über mehrere Wochen kann sogar den Cholesterinspiegel senken. Die kardiopulmonale Belastung kann durch Atemsteuerung oder Pulskontrolle (s. Kap. 3) individuell gesteuert und somit ein optimaler Trainingsbereich eingestellt werden. Die Wirbelsäulen- und Gelenkbelastung ist mäßig, die Herzkreislaufbelastung kann je nach Körpergewicht und Schritttempo höher liegen. Der Energieverbrauch einer 80 kg schweren Person ist um 50 % höher als bei einer Person mit 50 kg (26). Walking ist daher besonders für Übergewichtige geeignet (T 8.3).

Beim Walking ist der Aufprall der Ferse auf den Boden (und damit die Gelenkbelastung) sanfter als beim Jogging. Dennoch erfolgt ein Einsatz fast der gesamten Muskulatur und des Skelettsystems. Walking ist damit auch zur Vorbeugung der Osteoporose geeignet.

Im Gegensatz zu Joggingschuhen sollten Walkingschuhe leicht gerundete Sohlen (Schaukelstuhlform) und dünnere elastische Zwischensohlen haben. Dadurch soll die Kraft sparende Abrollbewegung des Fußes gefördert werden (25).

Hinweise: Für eine **Einsteigergruppe** ist ein Rundkurs günstig, der überblickt werden kann. Der Übungsleiter läuft mit einem Teilnehmer (meist Anfänger) der Gruppe mit, oder er steht als Anlaufpunkt an einer Stelle, von der er einen guten Überblick über die Teilnehmer hat. Jeder Patient soll seine eigene, individuelle Schnelligkeit erproben. Vom Übungsleiter werden Hinweise zum Üben der Abroll- und Abdruckphase und zum Einsatz der Arme gegeben. Sinnvoll ist schnelles Gehen über einen Zeitraum von ca. 30 min.

Je nach Gelände kann auch eine Mischform aus Walking und Jogging sinnvoll sein.

Beim Wogging werden zusätzlich Gewichte an Händen und Füßen befestigt, das Gelände ist hügelig, das Marschtempo sehr flott. Dadurch kann neben einer Steigerung der Ausdauer auch die Muskelkraft trainiert werden.

Ruderergometer

Das kardiopulmonale Ausdauertraining ist durch Rudern sehr gut möglich (👁 8.6). Rudern ist primär nicht schädlich für die Lendenwirbelsäule, weil bei korrekter Haltung und korrektem Ruderzug die Belastung genau senkrecht auf die Wirbelkörper erfolgt (7). Die **Zugbelastung am Ruder** selbst übersteigt 50 kp nicht (7). Allerdings scheint die Belastung auf die Brustwirbelsäule höher zu sein als auf die Lendenwirbelsäule. Immerhin konnten bei Leistungsruderern in 68 % der Fälle Zeichen eines abgelaufenen Morbus Scheuermann und bei 49 % degenerative Veränderungen festgestellt werden (7). Beim Riemenrudern tritt eine leichte Rotation der Lendenwirbelsäule auf, die gelegentlich zu Beschwerden führen könnte (18). Riemenrudern kann wegen der einseitigen Körperbelastung nicht empfohlen werden.

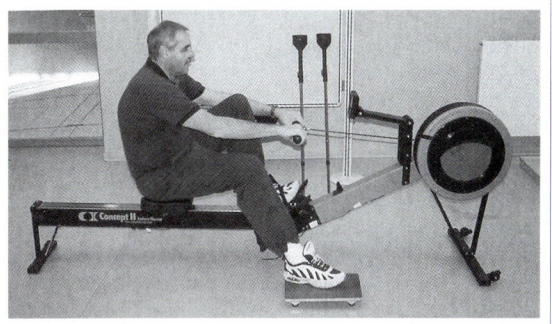

T 8.3 Empfohlene Gehgeschwindigkeiten beim Walking (nach Schwarz [26])

Leistungsfähigkeit	Geschwindigkeit
Ältere Gesundheitssportler (Leistung < 2 Watt/kg KG)	ca. 5–6 km/h (zügiges Gehen)
Gesundheitssportler (Leistung 2–3 Watt/kg KG)	ca. 6–7,5 km/h (strammes Marschieren)
Jüngere Freizeitsportler (Leistung >3 Watt/kg KG)	ca. 7,5–9 km/h oder Wogging (flottes Gehen)

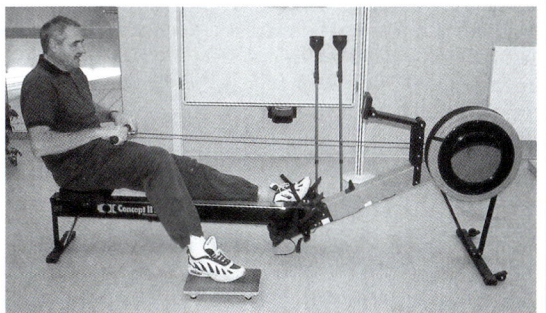

👁 **8.6** Bei Teilbelastung eines Beines (z. B. nach Operation) kann auf einem Ruderergometer einbeinig geübt werden, indem das kranke Bein auf einen kleinen Rollwagen gestellt und nur das andere Bein vom Stemmbrett abgedrückt wird. Selbst wenn zusätzlich ein Arm nicht belastet werden darf (bei polytraumatisierten Patienten), kann einarmig und -beinig trainiert werden.

Rudern und Gelenkbelastung

Rudern ist gerade bei mäßigen Verschleißerscheinungen der Gelenke hervorragend zum Ausdauertraining geeignet, weil die Bewegungen harmonisch sind und keine Spitzenbelastungen der Gelenke auftreten. Nur bei starker Kraftbelastung kann das Rudern im Bereich der Kniescheiben oder der Schultergelenke Schmerzen hervorrufen.

Rudern bei Hüfttotalendoprothese

Rudern sollte in den ersten 3 Monaten nach Hüft- oder Knieprothesenimplantation nicht erfolgen, um keine Luxation oder Lockerung zu provozieren. Danach ist diese Sportart jedoch sehr zu empfehlen (6). Allerdings sind zum Tragen der Boote spezielle Hilfen oder Rollwagen erforderlich.

Andere Geräte für das Ausdauertraining

Stepper, Walker, Skilanglaufsimulatoren etc.

Erfreulicherweise hat die Industrie viele neue Ergometer entwickelt, welche das Treppensteigen, Klettern, Gehen, Skilanglaufen und andere Fortbewegungsarten imitieren. Der Einsatz dieser Apparate ist vielfältig und die Trainingswirkung auf das Herz-Kreislauf-System durchweg hervorragend.

Folgende Richtlinien sollten bei der Verwendung in der Rehabilitation bedacht werden:
- Geräte müssen ein einfaches Ein- und Aussteigen ermöglichen (keine zu hohen Stufen!),
- keine großen Bewegungsausschläge (Ausfallschritt o.ä.),
- keine ruckartigen Brems- oder Startbewegungen,
- Geräte dürfen nur geringe Anforderungen an das Koordinationsvermögen der Patienten stellen,
- Belastung muss reproduzierbar eingestellt und dosiert werden können.

Handkurbelergometer

Mit einem elektronisch gesteuerten, Drehzahl unabhängigen Handkurbelergometer lässt sich auch für Patienten mit Schäden an beiden Beinen ein dosiertes Ausdauertraining durchführen. Dabei steigen die Armkraft, die maximale Sauerstoffaufnahme und der Sauerstoffpuls nach einigen Wochen deutlich an (28). Bei der Steuerung der Belastung muss bedacht werden, dass die Leistungsfähigkeit der Arme im Vergleich zu den Beinen im Allgemeinen nur ein Drittel beträgt. Der Blutdruck kann hier höher ansteigen als bei der Beinarbeit.

Literatur

1. Bergmann, G. (2001): Biomechanische Belastungen bei Hüftendoprothesen. In: Freiwald, J.: Neuigkeiten und Trends in der Behandlung von Schäden des Knie- und Hüftgelenkes. Bad Sassendorf, 13.5.2001
2. Bergmann, G., F. Graichen, A. Rohlmann (1995): Is staircase walking a risk for the fixation of hip implants? J Biomech 28: 535–553
3. Bergmann, G., A. Rohlmann, F. Graichen (1989): In vivo Messung der Hüftgelenksbelastung. 1. Teil: Krankengymnastik. Z Orthop 127: 672–679
4. Beynnon, B. D., B. C. Fleming, R. J. Johnson, C. E. Nichols, P. A. Renstrom, M. H. Pope (1995): Anterior cruciate ligament strain behavior during rehabilitation exercises in vivo. Am J Sports Med 23: 24–34
5. Bös, K., N. Schott (1997): Belastungsparameter beim Walking. Dtsch Z Sportmed 48: 145–154
6. Dubs, L., N. Gschwend, U. Munzinger (1983): Sport after total hip arthroplasty. Arch Orthop Trauma Surg 101: 161–169
7. Endler, M., P. Haber, W. Hofner (1980): Wirbelsäulenveränderungen und ihre Mechanopathlogie bei Leistungsruderern. Z Orthop 118: 91–100
8. Ericson, M. O., R. Nisell (1986): Tibiofemoral joint forces during ergometer cycling. Am J Sports Med 4: 285–290
9. Ericson, M. O., R. Nisell, U. P. Arborelius, J. Ekholm (1985): Muscular activity during ergometer cycling. Scand J Rehab Med 17: 53–61
10. Fleming, B. C., B. D. Beynnon, P. A. Renstrom, G. D. Peura, C. E. Nichols, R. J. Johnson (1998): The strain behavior of the anterior cruciate ligament during bicylcling. Am J Sports Med 26: 109–118
11. Heimel, H., J. Grifka (1996): Radfahren und Treppensteigen als Lockerungsrisiken für die Hüftendoprothese. Orthop Praxis 32: 686–690
12. Hess, T., M. Gleitz, S. Egert, T. Hopf (1996): Chondropathia patellae and knee muscle control. An electromyograpgic study. Arch Orthop Traum Surg 115: 85–89
13. Hesse, S. (1998): Laufbandtherapie mit partieller Körpergewichtsentlastung zur Wiederherstellung der Gehfähigkeit hemiparetischer Patienten. Neurologie und Rehabilitation 4: 113–118
14. Hoffmann, G. (1993): Hypertonie und Sport. Dtsch Z Sportmed 44: 153–166
15. Jackson, C. G., A. L. Dickinson, S. P. Ringel (1990): Skeletal muscle fiber area alterations in two opposing modes of resistance-exercise training in the same individual. Eur J Appl Physiol 61: 37–41
16. MacDonald, P. B., D. Hedden, O. Pacin, D. Huebert (1995): Effects of an accelerated rehabilitation program after anterior cruciate ligament reconstruction with combined semitendinosus-gracilis autograft and a ligament augmentation device. Am J Sports Med 23: 588–592
17. McLeod, W. D., T. A. Blackburn (1980): Biomechanics of knee rehabilitation with cycling. Am J Sports Med 8: 175–180
18. Reifschneider, E. (1997): Rudern. In: Engelhardt, M., B. Hintermann, B. Segesser: GOTS-Manual Sporttraumatologie. Hans Huber, Bern
19. Rieger, A., L. Hannemann, A. Wegner (1995): Anästhesiologische Versorgung älterer Traumapatienten. Anästhesiologie und Intensivmedizin 4: 81–91

20. Rösler, K.M., K.E. Conley, H. Claasen, H. Howald, H. Hoppeler (1985): Transfer effects in endurance exercise: Adaptations in trained and untrained muscles. Europ J Appl Physiol 54: 335–362
21. Rost, R. (1991): Sport- und Bewegungstherapie bei inneren Krankheiten. Deutscher Ärzte-Verlag, Köln
22. Sameh, L., G.F. Hauf, H. Roskamm (1991): Bewegungstherapie bei Patienten mit schwerer linksventrikulärer Dysfunktion. In: Bernett, D.J. P: Sport und Medizin – Pro und Contra. Zuckschwerdt, München
23. Schönle, C. (1997): Normales Alltags- und Berufsleben mit beidseitiger Hüftversteifung. In: Abstractband Norddeutsche Orthopädenvereinigung, 46. Jahrestagung. Medizinisch Literarische Verlagsgesellschaft, Uelzen
24. Schönle, C. (2001): Pedalkräfte und Gelenkbelastung auf dem Fahrradergometer. Orthop Praxis 37: 710–721
25. Schwarz, M., L. Schwarz, A. Urhausen, W. Kindermann (2002): Walking. Dtsch Z Sportmed 53: 292–293
26. Schwarz, M., A. Urhausen, L. Schwarz (1998): Walking – Eignung als alternative Ausdauertrainingsform im Gesundheits- und Freizeitsport. Dtsch Z Sportmed 49: 315–317
27. Segesser, B., P. Michel, R. Ackermann, P. Jenoure (1993): Die Rehabilitation nach Kreuzbandplastik mit dem mittleren Drittel des Ligamentum patellae beim Sportler. Sportverl Sportschad 7: 18–21
28. Tordi, N., M. Gimenez, E. Predine, J.D. Rouillon (1998): Effects of an interval training programme of the upper limbs on a wheelchair ergometer in able-bodied subjects. Int J Sports Med 19: 408–414
29. Wirtz, C., K.D. Heller, F.U. Niethard (1998): Biomechanische Aspekte der Belastungsfähigkeit nach totalendoprothetischem Ersatz des Hüftgelenkes. Z Orthop 136: 310–316
30. Wolchok, J.C., M.L. Hull, S.M. Howell (1998): The effect of intersegmental knee moments on patellofemoral contact mechanics in cycling. J Biomech 31: 677–683.

9 Ursachen und Therapie von Kontrakturen

Individuelle Variationen der Gelenkbeweglichkeit

Werte für eine „normale Beweglichkeit" sind schwer festzulegen, weil gerade im Alter sehr große Variationen bestehen, die nicht unbedingt Krankheitswert haben.

Die Beweglichkeit eines Gelenkes ist unter anderem abhängig von:
- Geschlecht (12) und Alter (3, 69),
- genetischen Faktoren (Beispielsweise sind Patienten mit einem Down-Syndrom deutlich hypermobiler als eine gleichaltrige Kontrollgruppe; allerdings nimmt auch bei ihnen im Laufe des Lebens die Beweglichkeit ab (59), etwa mit gleichem Verlauf wie bei gesunden Kindern.),
- Intensität und Dauer eines durchgeführten Dehnungstrainings,
- der Bewegungsreduzierung oder gar Fixierung eines Muskels in verkürzter Stellung; eine Gipsruhigstellung, Kontraktur etc. führt zu einem Verlust der Muskellänge (75, 77, 94),
- krankhaften Veränderungen aller Gewebe in Gelenknähe oder im Nervensystem.

Bewegungseinschränkungen stellen für viele Personen im Alltag oft kein Hindernis dar. Selbst bei beidseitig eingesteifter Hüfte ist es durch Ausweichbewegungen in anderen Gelenken möglich, einen großen Garten zu versorgen, auf Leitern zu steigen und ein Haus zu bauen (67).

Dennoch kann eine Bewegungseinschränkung – vor allem im Alter – zu Restriktionen im Alltagsleben führen. Die Behinderung ist umso größer, je näher das betroffene Gelenk am Körperzentrum lokalisiert ist. Ein versteiftes Fingergelenk ist weniger störend als ein steifes Schultergelenk. Im täglichen Leben sind einige Bewegungen besonders wichtig. Am Knie führt schon ein leichtes Streckdefizit zu einer funktionellen Beinverkürzung. Ein stärkeres Beugedefizit ist dagegen nur beim Sitzen störend. Am Ellenbogengelenk ist eine stärkere Einschränkung der Beugung oder Streckung erst dann von Bedeutung, wenn der Mund nicht erreicht werden kann. Aber schon geringe Einschränkungen der Pro- und Supination des Unterarmes führen zu Behinderungen beim Schneiden, Rühren, Essen, Schreiben, Mauern, Feinarbeiten etc.

Die Erhaltung – oder die Wiedererlangung – der vollen anatomischen Gelenkbeweglichkeit hat weitere Vorteile:
- Plötzliche Hindernisse im Gelenk und damit Scherkräfte auf den Knorpel treten nicht auf.
- Ein Gang- und Laufstil ohne Bewegungseinschränkung verhindert eine muskuläre Überbeanspruchung und ungünstige Kraftspitzen an den Gelenken (10). Allerdings schützt eine verbesserte Gelenkbeweglichkeit nicht vor der Entwicklung einer Arthrose.
- Fehlhaltungen und Dysbalancen, die sich auf andere Körperregionen auswirken (z. B. Hyperlordose bei Hüftbeugekontraktur) werden vermieden.
- Die Knorpelernährung ist durch Verteilung der Synovia in allen Gelenkarealen gewährleistet.
- Die Dehnung eines kontrakten Gelenkes kann – neben der Verbesserung der Beweglichkeit – auch zu einer Schmerzreduktion führen (78).
- Die Mobilität im Alltag und Beruf bleibt erhalten.
- Für ältere Menschen verringert sich die Gefahr zu stürzen (23).
- Eine bessere Gelenkbeweglichkeit schützt vor Sportverletzungen (66, 82), wenn auch dieser Effekt nur gering ist (31).

Ursachen einer krankhaft verminderten Gelenkbeweglichkeit

Praktisch jedes gelenknahe Gewebe, aber auch entfernt liegende Strukturen – wie beispielsweise das Nervensystem – können zu Bewegungseinschränkungen der Gelenke führen. Einzelne Gelenke sind besonders anfällig für Kontrakturen, wobei die Ursachen unterschiedlich – aber wiederum typisch für das betroffene Gelenk sind:

- Im Ellenbogengelenk treten nach Verletzungen häufig **Verkalkungen der Muskulatur** und der Kapsel auf (40).
- Beim Schulter- oder Kniegelenk **verkleben** bei Immobilisation frühzeitig die weiten **Schleimhautfalten**.
- Bei den Fingergrundgelenken führt die Immobilisation in Streckstellung (Kontraktur der **Gelenkkap-**

sel) und bei den Fingermittelgelenken die Ruhigstellung in Beugestellung (Kontraktur der **Sehnenzügel**) zur Versteifung.
- Bei operierten Hüftgelenken sind **Verkalkungen der Muskeln** typisch.
- Streckhemmungen im Kniegelenk treten meist nach Kapsel-Band-Rupturen (z. B. Kreuzbandruptur) auf, die in Beugestellungen ruhig gestellt waren. Dabei ist eine **Enge der Fossa intercondylaris** die Hauptursache des aufgetretenen Streckdefizits (46).

Zeitdauer der Entstehung von Kontrakturen

Die Dauer vom Auftreten der Ursache bis zum Eintreten der Bewegungseinschränkung ist unterschiedlich. Schon innerhalb von Sekunden ändert sich das Bewegungsausmaß, wenn etwa ein Meniskusriss oder ein freier Gelenkkörper einklemmt, wenn ein Bandscheibenprolaps plötzlich auf die Nerven drückt oder wenn ein Knochenbruch die Gelenkmechanik stört. In wenigen Tagen kann sich bei Entzündungen oder Verbrennungen eine Gelenkkontraktur entwickeln.

Nach einigen Wochen der Immobilisation verkürzen Muskeln und Sehnen. Besteht eine Gelenkkontraktur längere Zeit, treten auch Schrumpfungen und Verklebungen extraartikulärer Strukturen (Seitenbänder, Faszien, Membrana interossea, Muskulatur) ein (4). Im Lauf der Zeit werden immer mehr Gewebe an der Kontraktur beteiligt, nach jahrelanger Kontraktur sind neben Muskeln und Gelenkkapsel auch Nerven, Haut und Blutgefäße verkürzt.

Entzündungsprozesse beschleunigen die Kontrakturbildung. Die konservative, aber auch die operative Therapie einer Kontraktur ist umso schwieriger, je länger diese besteht. Die Behandlungserfolge für Gewebe, das länger als 2 Wochen immobilisiert wurde, sind deutlich schlechter (29).

Pathogenese der Gelenkkontrakturen

Neben der Analyse, welche Gewebe an der Einschränkung der Gelenkbeweglichkeit beteiligt sind (29), muss bei der Therapie berücksichtigt werden, welche krankhafte Ursache zugrunde liegt. Im Gelenk selbst können Reizungen und Entzündungen durch verschiedene Krankheiten auftreten (52) (T 9.1).

T 9.1 Veränderungen oder Erkrankungen von verschiedenen (ausgewählten) Körpergeweben, die zur Einschränkung der Gelenkbeweglichkeit führen können

Gewebe	Pathologische Veränderung	Genese	Ursache der Bewegungseinschränkung	Therapie*
Haut	Narben	Verbrennung, Trauma	Hautkontrakturen	PT, OP
	Epidermolysis bullosa	Autoimmun, toxisch, erblich	Verklebungen der Haut	M, PT, OP
Bindegewebe	Sklerodermie, Sklerose	Autoimmunkrankheit	Verhärtung des Bindegewebes	M
	Kollagenosen	Autoimmunkrankheit	Verhärtung des Bindegewebes	M
	Morbus Dupuytren	?	Strangförmige Verhärtung	OP
Sehnenscheiden	Ganglion	Überlastung, Rheuma	Druck auf Gelenkspalt, Sehnen	(PT), OP
	Sehnenscheidenentzündung	Überlastung, Rheuma	Schmerz, Verklebung	PT, (OP)
Sehnen	Verklebung	Trauma, Entzündung, Ruhigstellung	Schmerz, Verklebung, fibröse Umwandlung	PT, OP
	Verkalkung	Überlastung	Schmerz, Impingement	PT, OP
	Tendinosis	Überlastung	Schmerz	PT
	Schnellender Finger	Überlastung, Rheuma	Mechanische Enge	OP, Schiene
Schleimbeutel	Impingement	Degenerativ, diverse Ursachen	Knöcherne Enge	PT, (OP)
	Reizung, abakterielle Entzündung	Chronischer Druck, Trauma, Gicht, Rheuma, diverse Ursachen	Schwellung, Schmerz bei Bewegung der Muskulatur	M, Phys, (OP)
Band	Entzündliche Veränderung	Infektion	Entzündliche Schrumpfung	PT
	Fibröse Umwandlung	Lange Ruhigstellung	Fibröse Versteifung	OP, PT

T 9.1 Fortsetzung

Gewebe	Pathologische Veränderung	Genese	Ursache der Bewegungseinschränkung	Therapie*
Muskel	Myopathie	Entzündung, diverse Ursachen	Immobilisierung	M, PT
	Abbau der Myofibrillen	Immobilisation	Mechanische Verkürzung	PT, (OP)
	Hämatom	Trauma, Antikoagulantien-Therapie	Schmerz (Druck auf umliegendes Gewebe)	(PT)
	Verkalkung	Trauma, diverse Ursachen	Verringerung der Elastizität	(OP?)
	Periartikuläre Verkalkung	?	Knöcherne Überbrückung	M, Röntgen
	Alter	Bindegewebige Degeneration	Elastizitätsverlust, Verkürzung	PT
	CRPS (Morbus Sudeck)	Neurovegetative Dysregulation	Weichteil- u. Knochenatrophie	M, PT
	Arthrogryposis multiplex	Genetisch	Muskelfibrosierung	PT, (OP)
Knorpel	Furchen, Risse, Krater	Trauma; Degeneration	Mechanisches Hindernis	OP
	Freier Gelenkkörper („Gelenkmaus")	Trauma; Degeneration, Osteochondrosis dissecans	Mechanisches Hindernis, Einklemmung	OP
	Arthrose	Trauma; Degeneration	Schmerz, mechanisches Hindernis	PT, M, OP
	Entzündung	Bakterien, Viren, Pilze, Gicht	Schmerz, Gelenkerguss	M, OP
	Rheuma	Auto-Immunkrankheit	Schmerz, Gelenkdestruktion	M, PT, OP
Gelenkkapsel	Verklebung der Recessus	Immobilisation	Fehlende Verschiebbarkeit	PT, OP
	Fibröse Kontraktur	Langdauernde Immobilisation	Schrumpfung, Verkürzung	PT, OP
	Entzündung	Bakterien, Viren, Pilze, Gicht	Schmerz, Schwellung	M, PT, OP
	Infiltration (Kalk)	Kalziumpyrophosphat-Arthropathie	Diffuse Kalkeinlagerungen	M, Röntgen, OP
	Gelenkerguss	Verschiedene Ursachen	Spannung der Kapsel, Schmerz	M, Punktion
	Bakerzyste	Rheuma, Degeneration	Beugehemmung des Knies	M, OP
Knochen	Freie Gelenkkörper	Trauma; Degeneration	Mechanisches Hindernis	OP
	Deformation, knöcherne Randwülste, Zystenbildung	Trauma; Arthrose, Gicht, Rheuma	Mechanisches Hindernis, Fehlfunktion, Gleitverlust	PT, M, OP
	Osteomyelitis	Bakterien, Viren, Pilze	Destruktion eines Gelenkes	M, OP
Nerven	Neurinom	?	Druck auf Gelenkstrukturen	OP
	Verklebung	Entzündung, mechanische Enge	Zug auf den Nerven	PT, OP
	Parese	Trauma, Entzündung usw.	Lähmung, Immobilisation	PT, (OP)
Gehirn	Spastik	Diverse Ursachen	Spastische Muskelkontraktur	PT, M
	Schmerz	Diverse Ursachen	Erhöhter Muskeltonus	PT, M
Tumor	Im Gelenk	?	Mechanisches Hindernis	OP
	In Gelenknähe	?	Druck auf Gelenkstrukturen	OP
Fremdkörper	Dorn, Splitter, Geschoss etc.	Verletzung	Entzündung, Schwellung	OP
	OP-Material	Operation	Mechanisches Hindernis	OP

* Bei den Therapien entspricht: PT = Physiotherapie, Phys = Physikalische Therapie, M = Medikamente, OP = Operation, Röntgen = Röntgentiefenbestrahlung. Eingeklammerte Therapie bedeutet fraglicher Erfolg.

Dehnungs- und Kontraktureigenschaften einzelner Gewebe

Die Dehnungsfähigkeit einzelner Gewebe ist sehr unterschiedlich. Haut kann sich unter minimalem Zug um 80 % verlängern, während Sehnen oder Ligamente nur 10 % elastische Längenkapazität haben (29).

Muskeln

Dehnungsbereich (Arbeitssektor der Muskulatur)

Während einer Gelenkbewegung verändert das Muskelgewebe seine Länge am deutlichsten, die Längenzunahme der ischiokruralen Muskulatur beträgt bei maximaler Dehnung 140 % (88). Bei der Dehnung wird das Aktin und Myosin auseinandergezogen und die Filamente zwischen den Z-Scheiben und der M-Linie (Mittellinie des Sarkomers) werden gestrafft. Die Länge eines Sarkomers liegt normalerweise bei 3,2 µm und kann bei Dehnung 3,7 µm betragen. Eine Dehnung über 3,7 µm hinaus tritt im Alltag nicht ein, weil die Gelenkreichweite dies gar nicht zulässt.

Die **Elastizität des Muskels** wird durch spezielle Eiweißketten (u. a. den Titinfilamenten), die parallel zu den Myosinfilamenten verlaufen, gewährleistet. Diese Titinfilamente haben die Eigenschaften einer molekularen Feder – mit hoher Elastizität und ohne Dehnungsrückstand. Mit Hilfe dieser kleinen „Zugfedern" erlangt der Muskel bei Erschlaffung schnell wieder seine Ruhelänge. Ein kurzes oder auch ein mehrwöchiges Dehnungstraining ändert nichts an dieser elastischen Ruhespannung (88). Zusätzlich wird die Dehnbarkeit eines Muskels durch das serienelastische Gewebe (Bänder und Sehnen) beeinflusst. Die Dicke, Elastizität und Dehnbarkeit dieser Strukturen ist von Mensch zu Mensch verschieden. Viele Autoren sehen die Ursache für eine Muskelverkürzung in der umgebenden Hülle der Muskelfasern (Sarkolemm), die nach längerer Minderbeanspruchung schrumpft und unelastisch wird.

Die funktionelle Länge eines Muskels ist von demjenigen Winkelbereich eines Gelenkes (Arbeitssektor) abhängig, in dem der Muskel den Großteil seiner alltäglichen Arbeit zu erledigen hat (88). So führt beispielsweise **eine Verringerung des Arbeitssektors eines Muskels** über einen langen Zeitraum zu einer **Verkürzung** (9.1a u. b). Läufer haben im Vergleich zu untrainierten Personen eine eher verkürzte ischiokrurale und Wadenmuskulatur (85). Ein ständig sitzender Beruf verkürzt den M. iliopsoas, weil sich im Sitzen der Ansatz und Ursprung des M. iliopsoas nähern. Die Folge des verkürzten M. iliopsoas ist ein verstärkter Zug auf die Lendenwirbelsäule im Stehen, woraus eine verstärkte Hohlkreuzbildung resultiert.

Diese Menschen müssen beim schnelleren Laufen oder bei unebener Strecke die fehlende Hüftstreckung über eine vermehrte lumbale Mobilität kompensieren. Dies führt zu lumbalen Schmerzen.

Muskelkontraktur durch Immobilisation

Auf eine Immobilisation reagiert die Muskulatur relativ früh mit dem Abbau von Muskelfilamenten und mit Verkürzungen. Auch der Anteil an Bindegewebe steigt im immobilisierten Muskel an (s. Kap. 5). Vor allem der Übergang der Sehne in den Muskel, wo die Sehnenfasern parallel zu den Muskelbündeln liegen, scheint zur Verkürzung zu neigen (30).

Die Verminderung der Beweglichkeit wird besonders deutlich bei Patienten, die im Koma liegen. Die Ausprägung der Kontrakturen korreliert mit der Dauer der Bewusstlosigkeit (99). Die Kontrakturen sind leider nicht schnell reversibel. Innerhalb eines Jahres weisen noch 84 % der Patienten, die einige Wochen oder Monate im Koma lagen, Kontrakturen der Hüften, Schultern, Sprunggelenke und Ellenbogen auf. Auch leiden mindestens 50 % der Patienten mit

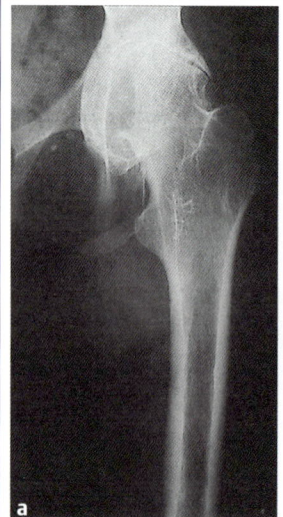

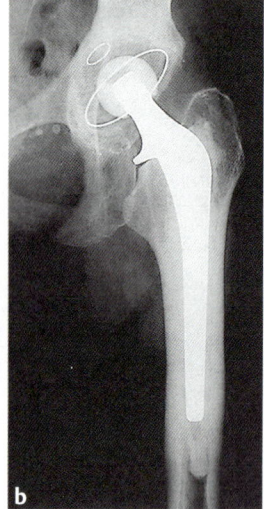

9.1a u. b Röntgenaufnahmen einer 65-jährigen Patientin, die im Alter von 13 Jahren wegen einer Tuberkulose im Hüftgelenk 2 Jahre im Gipsbett liegen musste. Anschließend war die Hüfte wackelsteif (a). 52 Jahre später wurde eine zementierte Hüftendoprothese implantiert (b), wobei sämtliche Kapselanteile entfernt wurden. Die Hüftbeweglichkeit blieb weiterhin sehr schlecht, obwohl nur noch die Weichteile (Muskulatur, Faszien, Nerven, Blutgefäße) die Bewegungen blockieren können. Nach intensivem 5-wöchigen postoperativen Training betrug die Beugung/Streckung der Hüfte nur 45-0-0°.

einem Schlaganfall unter Kontrakturen, die 2 Monate nach dem Apoplex festzustellen sind. Dabei ist eine spastische Komponente oder **ein erhöhter Muskeltonus nur selten die Ursachen der Verkürzung**. Vielfach liegt eine schlaffe Lähmung vor, d.h. die **Kontraktur wird allein durch Bewegungsmangel** der gelähmten Extremität hervorgerufen (58). Auch Patienten mit einer schlaffen Lähmung, bedingt durch eine angeborene Rückenmarkfehlbildung (Menigomyelozele), entwickeln sehr früh Kniekontrakturen, die bei zusätzlichem Vorliegen einer Spastik nicht ausgeprägter sind (96).

Querschnittsgelähmte Patienten entwickeln ebenfalls Kontrakturen, wenn sie nicht ständig durch Bewegungsübungen behandelt werden (25, 98). Hier kann allerdings ein erhöhter Muskeltonus des M. biceps für eine Kontraktur im Ellenbogengelenk verantwortlich sein (25).

> Eine Verringerung des Bewegungssektors eines Muskels durch eine komplette Immobilisation führt innerhalb von einigen Tagen bis wenigen Wochen zu Verkürzungen. Dies ist unabhängig vom Muskeltonus.

Beweglichkeitseinschränkung durch Schmerzen

Der Schmerz beeinflusst die Gelenkbeweglichkeit elementar. Die elektrische Aktivität der Muskulatur im Bereich der Verletzung ist bei Schmerzen deutlich erhöht (21): Der Körper versucht, die geschädigte Struktur durch Gegenspannung möglichst ruhig zu halten. Daher gelingt es erst nach Ausschaltung der Schmerzen (manchmal erst in Narkose), die Gelenkbeweglichkeit zu erhöhen.

Der chronische Schmerz installiert im Gehirn eine Schmerzerwartungshaltung, die oft auch nach einer operativen Beseitigung der Schmerzursache (Implantation einer Endoprothese) erhalten bleibt. Wenn wirklich strukturelle Bewegungseinschränkungen des Muskels vorlägen, würde es bis zur Rückbildung der Kontraktur Wochen oder Monate dauern. Aber bei recht vielen Patienten verschwindet die Streckhemmung schon innerhalb weniger Wochen, so dass hier eher von einer neurogenen Kontraktur ausgegangen werden kann. Daher ist eine schmerzlindernde Begleittherapie (Wärme auf die Muskulatur, Kälte auf die Gelenke, analgesierende Ströme, Iontophorese etc.) vielversprechend und hilfreich.

Spastische Kontrakturen

Der erhöhte Muskeltonus bei spastischen Störungen zwingt das betroffene Gelenk ständig in eine Bewegungsrichtung. Auf lange Sicht verlagern das Bindegewebe und die Muskeln ihren Arbeitssektor in diese Gelenkposition. Wird die spastisch betroffene Extremität aber häufig in anderen Positionen gelagert (Nachtschiene etc.), bleibt eine Kontraktur aus. Dies bedeutet, dass auch hier nicht der Muskeltonus, sondern nur die Zwangshaltung zur Kontraktur führt.

Spastische Kontrakturen sind schwierig zu behandeln und führen zu ausgeprägten Fehlstellungen oder Subluxationen. Mitunter werden die Kontrakturen so stark, dass operative Sehnenverlängerungen notwendig werden (70, 71). Oft tritt nach einer solchen Operation bald wieder – durch den weiterhin bestehenden spastischen Muskelzug – eine erneute Kontraktur ein. Auf der anderen Seite zeigen medikamentöse Therapien mit Botulinumtoxin einen guten Ansatz für eine zeitweise Besserung (55).

Kontraktur durch Muskelerkrankungen

Krankheiten oder direkte Störungen im Muskel selbst führen zu einer Behinderung der Muskelfunktion und zu Kontrakturen. Dazu gehören vor allem Verletzungen, Hämatome, Entzündungen, Verkalkungen, wiederholte intramuskuläre Injektionen (45), ödematöse Schwellung beim Kompartmentsyndrom, dystrophe Kontrakturen, erbliche Muskelkrankheiten, Myopathien aller Art usw. Aber auch Hindernisse im umgebenden Gewebe (Knochenvorsprünge, Faszienverletzungen oder Hernien, Tumore) reizen das Muskelgewebe und beeinträchtigen die Muskelflexibilität, woraus ein eingeschränktes Bewegungsausmaß resultiert.

Beweglichkeit der Nerven

Die einzelnen Nervenfasern liegen gewellt im Nervenstrang, so dass eine leichte Dehnung des Nervs möglich ist. Der anatomische Verlauf der Nerven ist außerdem so günstig, dass es eigentlich nie zu Überdehnungen der Nerven kommen kann. Nur wenn beispielsweise durch ein intensives Training die Gelenkbeweglichkeit schnell erhöht wird, kann ein Nerv geschädigt werden: Bei einer Balletttänzerin trat ein Dehnungsschaden des N. femoralis nach intensiver Dehnungsübung in Knie-Rücken-Lage auf (51).

Allerdings können mechanische Engen und entzündete bzw. irritierte Nerven die Ursache für eine Bewegungseinschränkung sein. Bei Nervendehnungstests wird das freie Gleiten eines Nervs im Neuroforamen geprüft. Das bekannteste Zeichen ist das Lasègue-Phänomen. Ist der Nerv dort eingeklemmt, entstehen schon bei leichter Dehnung (Anheben des Beines) starke Schmerzen.

Nach **jahrelang bestehenden Kontrakturen** treten aber auch strukturelle Nervenverkürzungen ein, die bei einer operativen Lösung der verkürzten Sehnen, Haut, Faszien oder Gelenkkapseln das Wiedererlangen der vollen Beweglichkeit verhindern. Bei einer operativen Beinverlängerung ist beispielsweise der Nerv dasjenige Gewebe, das die geringsten Dehnungsreize toleriert. Bei vorsichtiger gradueller Dehnung zeigt Nervengewebe aber keine stärkeren Reaktionen (20).

Kontrakturen des Bindegewebes (Gelenkkapsel und Bänder)

Die parallele und kompakte Anordnung der Bindegewebezellen in Sehnen und Bändern ergeben eine hohe Reißfestigkeit in der Zugrichtung, wobei eine gewisse plastische Verformung bei stärkerer Beanspruchung möglich ist. Diese Verformung ist bei Sehnen größer als bei Bändern. Bei sehr schnellen Belastungen können alle Bindegewebe eine harte Konsistenz und eine entsprechend höhere Zerreißbarkeit aufweisen.

Aufbau der Gelenkkapsel

Direkt hinter der ersten Schicht der Gelenkschleimhaut liegt eine stark durchblutete Schicht, in der auch Nervenfasern liegen. Daran schließt sich eine bindegewebige Hülle an (52). Die Zellen der Kapsel ähneln den Fibroblasten des Bindegewebes; ihre Aufgabe liegt in der Synthese von kollagenen Fasern und in der Produktion von Hyaluronsäure, dem Bestandteil der Gelenkflüssigkeit. Andere Zellen in der Kapsel dienen zur Beseitigung von Zellresten, die im Gelenk durch Abrieb entstehen.

Der Verlauf der Kollagenfasern in der Gelenkkapsel ist netzartig – entsprechend der Beanspruchung in unterschiedliche Richtungen. Diese lockere Anordnung ermöglicht eine größere Flexibilität, die für die Gelenkkapsel, für Muskelfaszien und die Haut typisch ist (29).

Kontrakturen der Gelenkkapsel nach Immobilisation

Bei **reizfreien und nicht entzündeten** Gelenken treten Kontrakturen durch Immobilisierung auf, an denen die Gelenkkapsel und die Muskulatur etwa zu gleichen Teilen (47% bzw. 41%) beteiligt sind (29). In diesem Zustand wird zunächst die Kollagensynthese, danach werden der Wassergehalt, die Glykosaminoglykane, die Hyaluronsäure und die Chondroitin-4- und -6-Sulfate des Bindegewebes reduziert (14). Dadurch werden der Abstand und die Gleitfähigkeit der Kollagenfasern vermindert. Ab dem 4. Tag werden zusätzliche ungeordnete Kollagenfibrillen angelagert und deren Vernetzung durch Cross-Links erhöht. Die Folge davon ist ein Elastizitätsverlust und eine Einsteifung der Gelenkkapsel. Am Ende der ersten Woche tritt eine rapide Steigerung der Kollagensynthese ein. Damit beginnt das Bindegewebe, seine Struktur analog der neuen, immobilisierten Länge aufzubauen (29).

Dieser Prozess verläuft bei reizfreien Gelenken viel langsamer als bei entzündlichen Veränderungen.

Ganz besonders empfindlich auf Immobilisation reagieren Knie- und Schultergelenke. Allein durch die Ruhigstellung verkleben die „Reservetaschen" (Rezessus) der Gelenkschleimhäute schon innerhalb weniger Tage. Am Kniegelenk besteht ein enger Zusammenhang zwischen dem Ausmaß der Beugehemmung und der Verklebung des oberen Rezessus (Recessus suprapatellaris [5, 39]). Es ist daher ein wichtiges therapeutisches Ziel, die Beweglichkeit der Patella so schnell wie möglich wiederherzustellen. Erst dann kann die Beugefähigkeit des Kniegelenkes verbessert werden (**9.2a u. b**).

Andere Gelenke reagieren nicht so empfindlich. Allerdings können sich schon nach 2 Wochen Immobilisation Verklebungen oder Narbenstränge im Gelenk ausbilden, selbst wenn keine entzündlichen Prozesse aktiv sind (s. Kap. 5).

Eine Verkürzung oder „Schrumpfung" der **Bänder** durch eine kurze Immobilisation ist nicht möglich. Nur durch eine lange Ruhigstellung über Monate kann eine Verkürzung von nicht geschädigten Bändern eintreten. Die durch eine Immobilisation verursachte Abnahme der Reißfestigkeit der Bänder ist im Kapitel 5 beschrieben.

Bei lange bestehenden Kontrakturen tritt bei allen Gelenken eine fibröse Gelenksteife ein: Das Bindegewebe der Gelenkkapsel baut sich in einem monatelangen Prozess zu einer kontrakten Gelenkkapsel um.

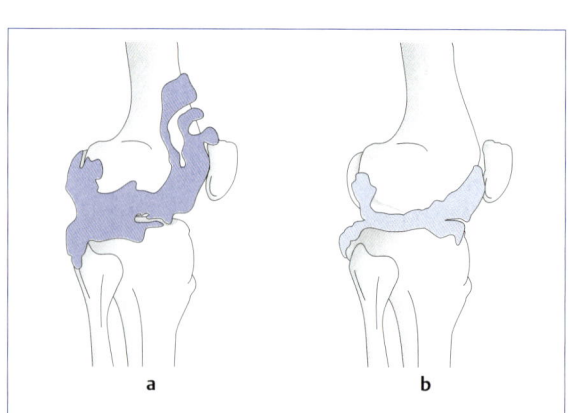

 9.2a u. b Kontrastmitteldarstellung zweier Kniegelenke.
a Gesundes Gelenk. Das Kontrastmittel verteilt sich gut im Kniegelenk und füllt alle Schleimhauttaschen (Recessus) aus; auch oberhalb der Kniescheibe finden sich noch frei entfaltete Schleimhautfalten.
b Immobilisiertes Gelenk. Das Kontrastmittel in diesem Kniegelenk kann sich nur unvollständig verteilen, weil die Schleimhautfalten verklebt sind (aus Blauth/Hassenpflug [5]). Die verminderte Entfaltung des oberen Recessus bremst die Gleitbewegung der Patella auf der Oberschenkelrolle, wodurch die Beugung des Kniegelenkes eingeschränkt wird (39).

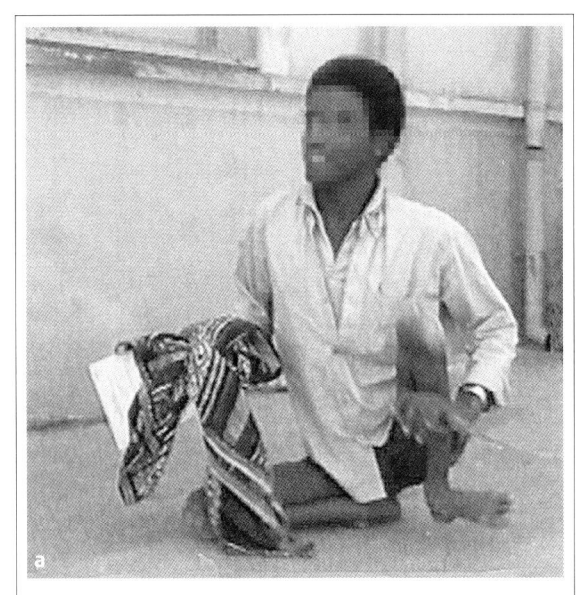

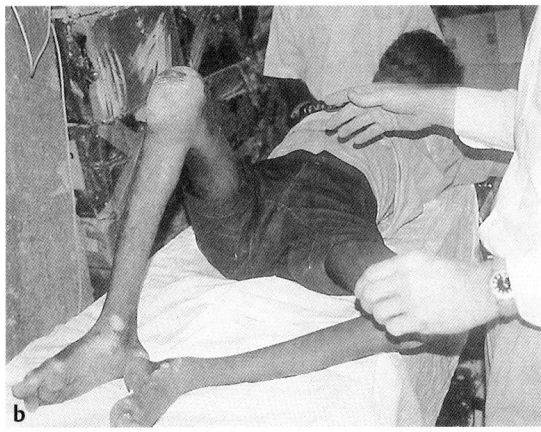

9.3a u. b Die Folge einer Kinderlähmung ist die schlaffe Lähmung der Muskeln. Werden die betroffenen Gelenke jahrelang in maximaler Beugestellung ruhig gestellt, wie auf dem Bild in afrikanischer Sitzstellung (**a**), entstehen fibröse Gelenksteifen, die therapeutisch kaum zu behandeln sind. Eine Versorgung mit Schienen zum Erlangen der Gehfähigkeit ist bei diesen extremen Kniekontrakturen nicht möglich (**b**).

Derartige Kontrakturen sind häufig bei Spastikern oder bei Patienten mit einer Poliomyelitis (32), die über Monate in einer bestimmten Gelenkposition (z. B. Sitzen im Rollstuhl) verharren (**9.3a u. b**).

Kontraktur bei Verletzungen oder Reizungen der Gelenkkapsel

Bei allen Rissen der Gelenkkapsel und der Bänder ist eine vermehrte Bildung von Bindegewebe als Reparationsvorgang zu erwarten. Verstärkt werden diese Veränderungen bei zusätzlichem Ödem, Trauma oder gestörter Durchblutung. Gerade beim Trauma treten neben der Zerstörung der ursprünglichen Faserstruktur des Kollagens auch noch Verklebungen, abnormale Cross-Links und Gewebekontrakturen auf (14).

Wie schnell die Kontraktur der Kapsel eintritt und wie ausgeprägt sie ist, hängt davon ab, ob eine Immobilisation bei **reizfreiem** Gelenk erfolgt oder ob eine Verletzung oder sogar eine **Entzündung** zugrunde liegt, und welches Gelenk betroffen ist. Im verletzten, gereizten oder entzündeten Bindegewebe beginnen die – sich schnell vermehrenden – Fibroblasten mit der Produktion von Glykosaminoglykanen. Das Wasserbindungsvermögen dieser Substanz führt schon in der ersten Woche der Reizung zu einer Quellung der Fasern. In der 2. Woche beginnt die überschießende Bildung von Kollagen, wobei teilweise das 2- bis 6fache der normalen Produktion erreicht wird. Ab der 3. Woche werden die Kollagenstränge stärker vernetzt, wodurch die Flexibilität abnimmt.

Es können auch Bindegewebestränge in das Gelenk einwachsen und mit verschiedenen Strukturen verkleben, wie es häufig beim Kniegelenk zu sehen ist (5, 63). So ist nach operativen Eingriffen am Kreuzband die Gefahr einer anterioren Arthrofibrose relativ groß. Die Fettkörper- und Retinakulumfibrose verursacht eine Verklebung der Kniescheibe, die eine dauernde Behinderung der Gelenkbeweglichkeit zur Folge hat (9). Auch eine generalisierte Arthrofibrose kann nach einer Knieoperation entstehen und zu massiven Verschwartungen und Verklebungen der Gelenkschleimhaut, des Fettkörpers und der Recessus führen. Diese Veränderungen bleiben über Monate und Jahre bestehen und lassen sich nur durch erneute operative Maßnahmen (Arthrolyse) beheben.

Das überschießende Kollagen wird allerdings nach Abklingen der Reizung bzw. Entzündung wieder abgebaut. Ist das Gelenk während der Zeit des Reizzustandes immobilisiert, bleibt eine feste und schwer therapierbare Kontraktur zurück.

Nicht nur eine Entzündung, auch schon eine Knorpelverletzung kann zu einem Reizerguss führen, der eine Verdickung und ödematöse Schwellung der Gelenkkapsel hervorruft. Allein die Reizung der Gelenke nach Operationen induziert bleibende Bewegungseinschränkungen: Etwa 10 % der Patienten haben nach Kapselbandoperationen am Kniegelenk stärkere Bewegungsdefizite (43).

Infektionen oder rheumatische Krankheiten der Gelenkkapsel

Bei bakteriellen, viralen oder rheumatischen Entzündungen eines Gelenkes kann es frühzeitig zur starken Wucherung der Gelenkkapsel kommen. Die Gelenkschleimhaut sondert Fibrin ab und wird von Zellen infiltriert. Eine Wucherung des Schleimhautgewebes breitet sich aus, die Knorpeloberfläche wird von Granulozyten bedeckt. Knorpelareale werden aufgelöst.

Eine schwere Schädigung der Gelenkoberfläche und die fibröse Versteifung eines Gelenkes sind die Folge (52). Andere Krankheiten (akute Gicht, Gelenkentzündungen durch Viren) verlaufen in ähnlicher Weise.

Krankheiten wie die Sklerodermie, Polyarthritis oder Morbus Bechterew befallen ebenfalls das Bindegewebe und beeinträchtigen dadurch die Funktionsfähigkeit der Gelenke. Fast bei allen entzündlichen oder rheumatischen Veränderungen der Gelenkkapsel treten starke Schmerzen und nachfolgende Verklebungen des Gelenkes auf. Schwelt im Gelenk eine chronische Entzündung, führt eine intensive Dehnungsbehandlung eher zu vermehrten Schmerzen und zu einer verstärkten Kontraktur. Eine Kombination mit anderen Therapien (Medikamente, Kühlung und Kryotherapie, weitere physikalische Therapie, ggf. auch operative Infektsanierung) ist daher bei den Zeichen einer Reizung zweckmäßig.

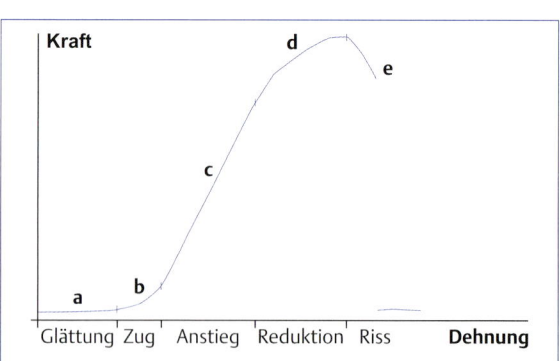

9.4 Spannungs-Dehnungs-Diagramm der Sehne bei konstanter Dehnungsgeschwindigkeit. a: Glättung der welligen Struktur der Kollagenfasern, b: Zunahme der Zugspannung, c: linearer Anstieg der Spannung, d: Nachlassen der Spannung (Risse einzelner Fasern), e: Zerreißen von größeren Sehnenbündeln (nach Viidik in [81]).

Kontrakturen der Sehnen

Bei Kontrakturen eines Muskels während einer Immobilisation ist die Sehne mit mindestens einem Drittel beteiligt (30). Bei Sehnenoperationen sind die Sehnen direkt von den Heilungs- und Kontrakturvorgängen betroffen. Bei der Planung der therapeutischen Dehnung muss die jeweils schwächste Stelle der Einheit „Muskel-Sehne" mit einbezogen werden.

Belastbarkeit der Sehnen beim Dehnungstraining

Die meisten Sehnen der Extremitätenmuskeln sind in der Hauptverlaufsrichtung der Muskelfasern ausgerichtet. Sie zeigen den für Sehnengewebe histologisch typischen Aufbau. Die Sehne besteht aus Kollagenfibrillen (Typ-I-Kollagen), welche von elastischen Fasern und Retikulinfasern umsponnen werden. Dadurch entsteht eine leichte Wellung der Faserbündel. Die Zugfestigkeit von Sehnen wird mit 60–160 N/mm^2 angegeben (89). Normalerweise kann eine gesunde Sehne durch Muskelzug nicht reißen, eher kommt es zu einem Ausriss des knöchernen Ursprungs.

Die Sehne zeigt bei Spannung zunächst eine gewisse Elastizität (**9.4, Strecke a u. b**). Die in Wellenform liegenden Zellen richten sich dabei parallel aus, wodurch die Sehne eine elastische und reversible Längenzunahme – ähnlich einer gedehnten Metallfeder – erreicht. Auf diese Weise werden plötzlich einfallende Kräfte federnd abgefangen. Bei weiter ansteigender Zugkraft tritt eine plastische Verformung (**9.4, Strecke c**) der Sehne ein, die nicht mehr ganz reversibel ist. Erst bei sehr starken Spannungen reißen die Kollagenfasern (**9.4, Strecke d**).

Eine plastische Verformung tritt auch ein, wenn eine Sehne über eine gewisse Zeit einer konstanten Spannung ausgesetzt wird. Dann nimmt die Länge der Sehne zu. Der Längenzuwachs geht nach dem Ende der Spannung nur sehr langsam wieder in den Ausgangszustand zurück. Dieser Vorgang wird als plastische Nachwirkung oder Creeping-Phänomen bezeichnet (81). Der dabei auftretende Dehnungseffekt ist für den therapeutischen Bereich aber nicht nutzbar, da dafür sehr große Dehnungskräfte aufgewendet werden müssen, die zu Schäden anderer Strukturen (z. B. Muskeln) führen können.

Bewegungseinschränkungen durch pathologische Sehnenveränderungen

Chronische Überlastungen, aber auch kurzzeitige Fehlbelastungen, Engpasssyndrome, Entzündungen, Sehnenluxationen und Verletzungen führen zu Veränderungen der Sehnen. In der Rehabilitation können bei älteren Menschen Sehnen schon bei geringer Gewichtsbelastung abreißen. Dadurch wird die aktive Beweglichkeit des Gelenkes vermindert. Eine Kontraktur kann später folgen. Quellungen und Verdickungen der Sehnen bzw. der Sehnenscheiden schränken die Gelenkbeweglichkeit schmerzhaft ein. Der „schnellende Finger" ist ein Beispiel für eine Bewegungseinschränkung durch eine kolbenförmige Verdickung einer Fingersehne. Auch gereizte Sehnenansätze tragen zur Kontraktur bei, wenn schmerzhafte Tendinosen bestehen. Verkalkungen der Sehnen, wie etwa die Verkalkung der Rotatorensehnen an der Schulter, oft ausgelöst oder verbunden mit einem Einklemmungssyndrom unter dem Akromion, führen ebenfalls zur Einschränkung der Beweglichkeit.

Kontrakturbehandlung nach Sehnenoperationen

Nach der Operation einer Sehnenruptur oder nach operativen Sehnenversetzungen muss eine lang dauernde Ruhigstellung folgen, um eine sichere Heilung der Sehne zu gewährleisten. Möglich sind eventuell vorsichtige **passive** Übungen durch den Therapeuten aus der Schiene, bzw. sobald wie möglich auch die Anwendung einer **Motorschiene** oder einer **dynamischen Schiene** (vor allem im Handbereich).

Sobald die Sehne eine gewisse Festigkeit erreicht hat, kann mit intensiveren passiven Dehnungen und mit der **aktiven**, belastungsarmen Bewegungstherapie begonnen werden. Später ist fast immer eine intensive Mobilisierung notwendig, um die Folgen der Immobilisation zu überwinden. Dabei dürfen aber nicht zu große Kräfte aufgewendet werden, um keine neue Ruptur zu riskieren.

Kontrakturen durch mechanische Bewegungseinschränkungen im Gelenk

Im Gelenk selbst können knöcherne Randzacken, Knorpelkrater oder Fissuren, freie Gelenkkörper (knorpelig, bindegewebig, knöchern), Teile von Menisken, eingeklemmte Band- oder Kapselstrukturen zur Verminderung der Gelenkbeweglichkeit führen. Hier ist bei der Dehnungsbehandlung der Bereich der schmerzhaften Gelenkposition auszusparen (◉ **9.5**).

Kontrakturen der Haut

Gesunde Haut lässt sich fast ohne Widerstand um 50 % ihrer Ausgangslänge dehnen, erst bei 50–60 % wird von den Kollagenfasern ein ansteigender Widerstand entgegengesetzt. Bei 100 % Längenzunahme erfolgt der Riss (8). Dieser große Bereich der spannungsfreien Dehnbarkeit am Anfang verringert sich im Alter etwas. Beim Narbengewebe der Haut fehlt diese spannungsfreie Zone ganz, hier steigt bei Zug gleich zu Beginn der Widerstand des Gewebes (◉ **9.6**). Narbengewebe ist also weniger elastisch und neigt früher zu Rissen.

Bei Gelenkschwellungen (z. B. im Kniegelenk) steht die Haut oft stark unter maximaler Spannung, so dass schon die Haut allein ein Hindernis für die Beweglichkeit darstellt.

Kollagengewebe der Haut während der Narbenbildung

Bei der Wundheilung steigt die Zahl der Fibroblasten im Narbengewebe zwischen dem 6. und 9. Tag stark an, um dann bis zum 28. Tag unverändert zu bleiben. **Diese Phase** ist klinisch durch das proliferative Sta-

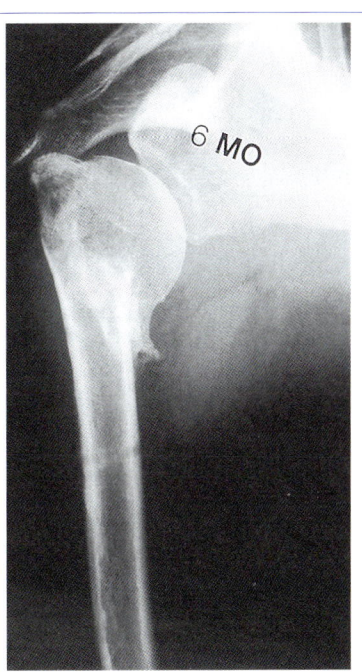

◉ **9.5** Oberarmkopffraktur einer 48-jährige Patientin nach Polytrauma. Nach der osteosynthetischen Versorgung war das Tuberculum majus in prominenter Stellung angewachsen. Eine weitere operative Behandlung lehnte die Patientin ab. Der Knochenwulst klemmt bei einer Abduktion von 30° unter dem Schulterdach ein. Jede forcierte Bewegungstherapie kann hier die Schmerzen und den Schaden an der Rotatorenmanschette vergrößern. Sinnvoll sind hier nur vorsichtige Traktions- und Translationsdehnungen der Schulter.

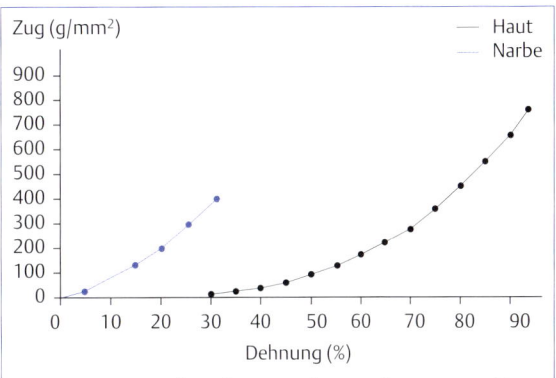

◉ **9.6** Haut und Narbengewebe reagieren unter Zugspannung verschieden. Während die Haut erst ab 30 % Dehnung beginnt, einen Widerstand zu zeigen und bis fast 100 % dehnbar ist, liegt beim Narbengewebe eine deutlich geringere Dehnbarkeit vor. Am Ende der dargestellten Kurven reißt die Haut bzw. die Narbe. Die Zugspannung ist dabei beim Narbengewebe geringer als bei der Haut (nach Dunn [17]). Hautgewebe kann durch subkutane Ballonimplantation gedehnt werden. Dabei werden die Hautschichten dünner, was einerseits die Folge des Dehnungseffektes ist, andererseits werden neue Kollagenfibrillen gebildet. Fettgewebe wird dünner und spärlicher durch Dehnung, während der Blutfluss und die Venenbildung zunehmen (20).

dium gekennzeichnet. Am 9. Tag ist eine lockere Verflechtung von Kollagengewebe zu sehen. Ab dem 12. Tag werden die Kollagenfibrillen gebündelt, wodurch deren Durchmesser zunimmt. Allerdings ist die Dicke der Kollagenfasern immer noch dünner als in normaler Haut. Zwischen dem 28. und 45. Tag fällt die Zahl der Fibroblasten auf den Normalwert von gesunder Haut ab. In dieser Zeit tritt eine Vernetzung der Kollagenfasern ein. Etwa ab dem 180. Tag erreichen die Kollagenbündel die Dicke der Bündel in der mittleren Hautschicht, sie erreichen aber nie die Werte der tiefen Schichten normaler Haut.

Die **2. Phase der Wundheilung**, die Remodeling-Phase, beginnt ab dem 28. Tag und ist gekennzeichnet durch eine Abnahme der Fibroblasten, einem raschen Anstieg der Zugfestigkeit und des Querschnittes der Kollagenfasern.

Nach dieser schnellen Remodeling-Phase, also nach dem 45. Tag, steigt der Querschnitt der Kollagenfasern – und damit die Zugfestigkeit – nur noch langsam an. Das Narbengewebe hat aber auch nach einem Jahr nur 80 % der Widerstandskraft von gesunder Haut erreicht (👁 9.7).

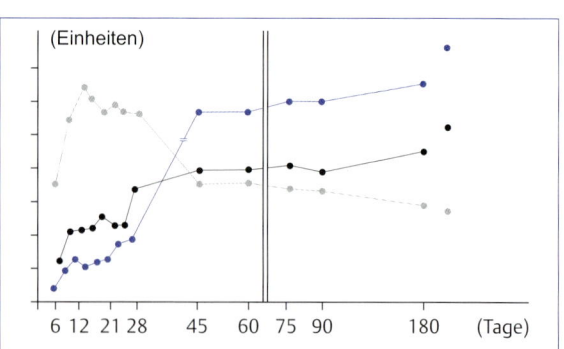

👁 **9.7** Anzahl der Fibroblasten (graue Punkte), maximale Zugkraft (blaue Punkte) und maximale Dehnbarkeit der Haut (schwarze Punkte) im Verlauf der Narbenbildung. 6 Tage nach dem operativen Hautverschluss steigen alle 3 Parameter an. Zwischen dem 28. und 45. Tag fällt die Zahl der Fibroblasten wieder steil ab. Dagegen steigt die Zugfestigkeit in diesem Zeitraum stark an. In geringerem Maße gilt dies auch für die Dehnbarkeit. Nach 180 Tagen haben alle 3 Parameter noch nicht die Werte der normalen, gesunden Haut (Punkte jeweils ganz rechts) erreicht. Die Ergebnisse wurden aus einem Tierversuch ermittelt (16).

Andere Ursachen für eine Bewegungseinschränkung

Erwähnenswert ist das komplexe regionale Schmerzsyndrom (CRPS). Die Therapie beim CRPS unterscheidet sich deutlich von den üblichen Vorgehensweisen bei Kontrakturen. **Eine aktive Bewegungstherapie kann gerade in den ersten beiden Stadien den Krankheitsverlauf deutlich verschlimmern**. Daher sind eher passive Maßnahmen, Schmerztherapie und ganz vorsichtige Bewegungsübungen angebracht (s. Kap. 2).

Diagnostik von Bewegungseinschränkungen

Vor Beginn einer Therapie sollten die Ursache und das Stadium der Kontraktur diagnostiziert werden, wobei die betroffene Gewebeart, das proliferative Stadium, die Zeitdauer der Kontraktur und die Art der Immobilisierung (komplett oder inkomplett) eine Rolle spielen.

Durch eine gezielte Befragung des Patienten können Informationen über die Ursache einer Bewegungseinschränkung gewonnen werden. Die **Befragung** sollte beinhalten:
- Dauer (lange Zeit? direkt nach einer Operation oder Verletzung?),
- Auftreten (langsam zunehmend? plötzliche Einklemmung?),
- Charakter des Schmerzes (endgradig schmerzhaft? schmerzhafter Bogen?).

Die Prüfung der Gelenkbeweglichkeit erfolgt in der Neutral-Null-Methode. Dabei werden die aktive (nur durch den Patienten bewirkt) und die passive Beweglichkeit (nur durch den Untersucher durchgeführt) getestet. Seitenunterschiede bei der Prüfung der Gelenkbeweglichkeit, zunehmende oder schmerzhafte Einschränkungen sind verdächtig, denn sie können Zeichen einer krankhaften Veränderung sein. So ist die Einschränkung der Hüftbeweglichkeit oft das erste Zeichen einer rheumatischen Erkrankung im Kindesalter (7). Das kontrakte Gewebe kann mit vielen diagnostischen Tests (Kapselmuster, Muskelfunktionsprüfungen, Nervendehntests etc.) eingegrenzt werden (15, 36, 38, 41). Die Besonderheiten der Biomechanik des einzelnen Gelenkes (z. B. Konvex-Konkav-Regel) sind dabei von Bedeutung (38).

Bei der Untersuchung müssen geprüft werden:
- Ist das Gelenk geschwollen, gerötet oder überwärmt?
- Wie ist die aktive und passive Beweglichkeit?
- Ist das passive Endgefühl:
  - ein harter Anschlag (knöchern, Gelenkkörper etc.)?
  - weich und zäh (Schmerzen, Gelenkerguss, Muskelspannung)?
  - federnd (Muskel- oder Bindegewebekontrakturen etc.)?
  - zahnradartig (spastische Kontraktur)?
- Lässt sich nach dem ersten Gelenkstopp (z. B. weich) ein 2. Stopp (hart) erfühlen (38)?
- Ist die Bewegung endgradig oder in ihrem Verlauf schmerzhaft?
- Wo wird der Schmerz lokalisiert?
- Treten passagere Blockierungen (Gelenkmaus, Meniskusschaden o. a.) auf?
- Wie ist das Gelenkspiel (Translationsbewegungen)?
- Sind Reibegeräusche während der Bewegung zu tasten (z. B. „Schneeballknirschen" der Kniescheibe) oder zu hören?

Muskelverkürzungen sind nur dann richtig zu bewerten, wenn die Gelenkbeweglichkeit nicht aus anderen Ursachen eingeschränkt ist (36). Es muss also geprüft werden, ob die Muskeln und Sehnen für die Bewegungseinschränkung des Gelenkes verantwortlich sind oder ob die Ursache im Gelenk selbst zu suchen ist. Ein zweigelenkiger Muskel kann einfach gedehnt werden, indem Ursprung und Ansatz durch endgradige Gelenkpositionen möglichst weit auseinander gezogen werden. Ist eine Muskelkontraktur vorhanden, kann jeweils das eine oder das andere Gelenk wechselweise nicht vollständig bewegt werden.

Beispiele für eine Kontraktur eines **zweigelenkigen** Muskels sind:
- Das Kniegelenk wird gestreckt – und der M. gastrocnemius damit gedehnt. Bei einer Kontraktur dieses Muskels ist die endgradige Dorsalextension im Sprunggelenk nun deutlich geringer als bei Beugung des Kniegelenkes.
- Die Hüfte wird gestreckt – und der M. quadriceps damit gedehnt. Bei einer Kontraktur dieses Muskels ist die endgradige Kniebeugung nun deutlich geringer als bei Beugung in der Hüfte.

Ist dagegen das Gelenk kontrakt, so bleibt die Bewegungseinschränkung immer bestehen.

Für die Therapieplanung ist es sinnvoll, die Ursache der Bewegungseinschränkung in vorwiegend mechanisch bedingte oder in vorwiegend proliferative Kontrakturen einzuordnen.

Bei der **mechanisch bedingten Kontraktur** sind freie Gelenkkörper, arthrotische Randzacken, Meniskusteile, aber auch passive Ursachen wie eine ständige Zwangshaltung (Immobilisation, Schonhaltung, Spastik usw.), Funktionsverlust nach Verletzung, Lähmung oder Schmerz für den Verlust der Beweglichkeit verantwortlich. Für die Therapieplanung ist neben der biomechanischen Analyse der Bewegungseinschränkung vor allem die Information über die Zeitdauer und Form der Immobilisierung notwendig. Bei passiven Ursachen einer Kontraktur kann das Therapieprogramm aktiv und forciert erfolgen.

Ein **proliferatives Stadium einer Kontraktur** ist gekennzeichnet durch eine hohe Aktivität von Bindegewebe-, Entzündungs- oder anderen Zellen. Die Aktivität der Wund- bzw. Narbenheilung lässt sich an der Rötung, Überwärmung (Hauttemperatur) und Schwellung feststellen. Ein Volumeter ist sinnvoll, um die Schwellungsneigung bei entzündlichen Prozessen in der Heilungsphase zu prüfen (20).

Bei einem floriden oder aktiven Krankheitsprozess darf eine Mobilisierung nur sehr vorsichtig erfolgen, wobei immer auf ein Aufflackern oder Voranschreiten geachtet werden muss. Gerade nach Verletzungen oder Operationen sind Mischformen vorhanden. Hier können die Labordiagnostik und apparative Untersuchungen (T 9.2) helfen, die Ursache und das Reizstadium einer Gelenkkontraktur aufzudecken.

Therapiemöglichkeiten von Bewegungseinschränkungen

Kaum eine konservative Therapie ist mit so viel Schwierigkeiten und Rückschlägen verbunden, wie die Behandlung einer Kontraktur. Zur Behandlung einer Kontraktur wird ein **Therapieplan** (T 9.3) aufgestellt, der die Ursache und die Entzündungsaktivität der Bewegungseinschränkung berücksichtigt. Je nach Ursache der Kontraktur müssen die entsprechenden Therapien in den Vordergrund gerückt werden (s. auch T 14.12). Das komplexe therapeutische Vorgehen wird entsprechend den aktuellen Befunden ergänzt oder geändert. Dies setzt voraus, dass Therapeut, Arzt und der Pflegebereich kontinuierlich zusammenarbeiten. Auf diese Weise bilden sich Bewegungseinschränkungen nach dem operativen Gelenkersatz innerhalb eines Jahres weitgehend zurück, unabhängig vom Alter oder Geschlecht (50, 65, 76).

Vielfältige **Therapien** werden in das Behandlungskonzept integriert (9.8):
- physiotherapeutische Techniken (Querdehnung, Nervenmobilisation, Manualtherapie usw.),

T 9.2 Diagnostisches Vorgehen bei Kontrakturen, bei denen mehr der proliferative bzw. entzündliche Aspekt im Vordergrund steht

Kontrakturursache*	Klinische Zeichen	Diagnostik	Differenzialdiagnosen
Proliferatives Stadium einer Kontraktur (starke, aktive Reparationsvorgänge im Gelenk)	Rötung Überwärmung Schwellung	Serum: Blutsenkungsgeschwindigkeit, CRP, Elektrophorese, Differenzialblutbild, Harnsäure Ultraschall Temperatur der Haut	Begleitarthritis bei viralen Infektionen Gichtanfall Rheumatische bzw. bakterielle Entzündung
Bakterielle Entzündung	Rötung Überwärmung Schwellung	Wie oben, außerdem: Gelenkpunktat, Kultur, Resistenzbestimmung, evtl. (Leukozyten-)Szintigraphie	
Rheumatische Entzündung	Wie oben	Wie oben, zusätzlich: spezielles Rheumalabor	
Hypertrophe Vernarbungen, Keloid	Verdickung Verstärkte Hautspannung		
Muskelverkalkungen	Schmerzen bei aktiver Bewegung	Alkalische Phosphatase Röntgen Knochen-Szintigraphie	Organisiertes Hämatom Weichteiltumor
Komplexes regionales Schmerzsyndrom (CRPS)	Starker Schmerz Diffuse Schwellung Rötung Überwärmung Schweißneigung	Seitenunterschiede Röntgenbild (s. Kap. 2) Hauttemperatur	Kompartmentsyndrom

* Bei diesen Kontrakturen ist davon auszugehen, dass die Fibroblastenaktivität durch eine intensive Dehnung oder andere äußere Krafteinwirkung verstärkt und ein Reizzustand eher verschlimmert wird.

T 9.3 Therapieplanung einer Bewegungseinschränkung des Kniegelenkes nach Implantation einer Knie-TEP

Ursachen eines Beugedefizits	Therapie des Beugedefizits	Ursachen eines Streckdefizits	Therapie des Streckdefizits
Verklebung der Patella	Manuelle Patellamobilisation	Verkürzung des M. gastrocnemius	Physiotherapie, Wärme, Querdehnung, Lagerung in Streckung, Eigendehnung
Schmerz-Engramm, Angst	Schmerzmittel, Traktion, Motorschiene, Eigendehnung	Hämatom im Unterschenkel oder der Kniekehle	Kühlung, später Wärme zur Resorption, vorsichtige Dehnung
Verkürzung des M. quadriceps	Wärme, Physiotherapie (Querdehnung etc.), Eigendehnung, vorsichtige Massage, Motorschiene, Lagerung in Beugung	Balance der Außenbänder: sehr fest in Streckung	Physiotherapie (leichte Traktion, Translation etc.), Motorschiene, Eigendehnung
Spannung der Hautnarbe	Kühlung, Hochlagerung,		
Intraartikulärer Erguss	Kühlung, Hochlagerung, Punktion nur unter streng sterilen Bedingungen		
Proliferative Prozesse (Arthrofibrose)	Physiotherapie mehrfach täglich, Kühlung, Hochlagerung, Motorschiene, vorsichtige Lagerung		

proliferative Kontraktur	Therapie	mechanische Kontraktur
20 16 12 8 4 0	Wochen	0 4 8 12 16 20
	Hochlagerung	
	Wärme (Muskulatur)	
	Kälte	
	Physiotherapie	
	Querdehnung Muskulatur	
	Traktion, Translation	
	PNF	
	Aquatherapie	
	Eigendehnung	
	Quengelung	
	Lagerungsschiene	
	Motorschiene	
	Antibiotika/Antirheumatika	
	Schmerzmedikation	

9.8 Therapievorschläge für die integrierte Behandlung von Gelenkkontrakturen, bei denen entweder mehr eine proliferative oder mehr eine mechanische Ursache vorhanden ist. Die grauen Balken geben den ungefähren Zeitraum und die Intensität der Therapie an. Der Therapiebeginn startet jeweils von der Mitte der Abbildung (Woche 0).

- physikalische Behandlungsmaßnahmen (heiße Rolle für die Muskulatur, Packungen, Kryotherapie, TENS, Ionto- oder Phonophorese für das Gelenk),
- passive Mobilisierungen auf der Motorschiene,
- medizinische Schmerztherapie (Lokalanästhesie bei Ansatztendinosen, evtl. auch Schmerz-Port),
- Lagerung, Schienung, Quengelung,
- Anleitung zur Eigendehnung.

Von entscheidender therapeutischer Bedeutung sind dabei – neben einer regelmäßigen mobilisierenden Physiotherapie – die **kontinuierliche Bewegungstherapie (Eigendehnung, Motorschiene)** und die **Lagerung in Dehnungsposition in der restlichen Zeit des Tages**. So ist eine intensive Dehnungsbehandlung mit einer Dauer von 15 min – bis hin zu einer Stunde – effektiv. Sie ist aber noch wirkungsvoller, wenn anschließend das neu gewonnene Bewegungsausmaß mindestens eine weitere Stunde in einer Schiene fixiert wird (29).

Der Plan zur Behandlung einer Verbrennungskontraktur kann beispielsweise wie folgt aufgestellt werden: Behandlung mit einer Quengelschiene über mehrere Wochen, um die Haut und das Gelenk vor zu dehnen. Eventuell wird die Haut auch mit einem implantierten Expander gedehnt. Dann erfolgt eine Operation mit einem Hauttransplantat, dessen Heilung anschließend durch entsprechende Wundinspektionen kontrolliert wird. Zusätzlich werden eine Schmerzmedikation, Bewegungsübungen auf der Motorschiene und mehrfache tägliche Dehnungsübungen in der Physiotherapie durchgeführt.

Wenn sich durch eine aktive Behandlung der **Schmerz oder der Reizzustand** im behandelten Gelenk verschlimmert, wird die Behandlung abgebrochen und nach Ursachen geforscht. Bleibt die **Gelenkbeweglichkeit** mehr als **2 Wochen unverändert**, muss das Dehnungsprogramm erneut überdacht werden.

Fremddehnung (Physiotherapie, manuelle Therapie)

Besonders bei Schmerzen, bei frischer Wundheilung, nach Operationen, bei entzündlichen Veränderungen, bei Lähmungen, Spastik, Kontrakturen und anderen Krankheiten ist die einfühlsame passive Dehnung durch einen Therapeuten sinnvoll. Dabei kommt das ganze Repertoire der Mobilisation wie Zugkräfte (Traktion), Gleiten (Translation), Vibration, Querfriktion, Schüttelung, PNF-Muster, neurophysiologische Techniken, Chirotherapie, Nervenmobilisation u. a. zum Einsatz.

Bei Verklebungen der Schleimhautfalten steht das gezielte vorsichtige Lösen im Vordergrund. Dabei sind verschiedene krankengymnastische Techniken wie die Behandlung nach Cyriax, manuelle Mobilisation, orthopädisch-manuelle Therapie nach Kaltenborn-Evjenth usw. hilfreich (19). Dosierte Traktionsübungen mit Zyklen von Lösen – Straffen – Dehnen werden mit einer Gleitmobilisation ergänzt. Oft genügen hier sehr kleine Impulse und kurze Behandlungswege. Diese passiven translatorischen Techniken helfen, das Gleiten im Gelenk wiederherzustellen (38). Dadurch können Gelenke in bestimmter Position beübt, die begleitenden Muskelverspannungen verringert und Gelenkstrukturen gezielt gedehnt werden. Aber auch Weichteiltechniken, Querdehnungen der Muskulatur u. a. sind bei Kontrakturen hilfreich. Gerade am Kniegelenk ist es sinnvoll, eine passive Patellamobilisierung durchzuführen, die mit aktiven Dehnungsübungen kombiniert wird, sobald eine genügende Beugefähigkeit erreicht ist.

Effekt der Kälte auf die Dehnungsfähigkeit

Zur therapeutischen Wirkung der **Kälte** auf ein kontraktes Gelenk gibt es widersprüchliche Untersuchungen (29). Eine simultane Kälteanwendung ergab bei

Dehnungsübungen keine Verbesserung (13). Kälte kann sogar die Viskosität erhöhen und damit die Beweglichkeit verschlechtern. Andererseits reduziert die Kälte durch Vasokonstriktion den Blutfluss, wodurch die Reiz- und Entzündungszeichen vermindert werden. Mit Kälte wird auch der Stoffwechsel herabgesetzt und damit eine Gewebehypoxie verringert, was besonders bei Verletzungen – bei denen ein sauerstoffarmes Milieu zu weiteren Gewebeschäden führen kann – günstig ist. Ein bestehendes interstitielles Ödem kann Kälte jedoch nicht beeinflussen, hier wären eher Kompression, Muskelpumpe und Hochlagerung sinnvoll.

Die **Kälte reduziert** auch den **Schmerz,** wobei der Wirkmechanismus unklar ist. Dadurch kann ein intensiverer Dehnungsreiz angewendet werden. Auch die Behandlung der Haut mit Eisspray verbessert – wahrscheinlich im Sinne der Schmerzreduktion – die Toleranz gegen Dehnungskräfte auf die Muskulatur. Bei Kälteeinwirkung sinkt die Temperatur in den Gelenken deutlicher ab als in der Muskulatur, welche besser durchblutet ist. Eine Eisanwendung von 30 min Dauer reicht im Allgemeinen für eine ausreichende Kühlung des Gewebes, längere Anwendungszeiten bringen keinen zusätzlichen Temperaturabfall. Im Bereich kleiner Gelenke der Hände bzw. Füße ist schon nach 15 min die optimale Kühlwirkung erreicht. Kälte muss so früh und so bald wie möglich eingesetzt werden, um den maximalen Effekt zu erreichen.

Eine reaktive Hyperämie, die bei proliferativen Kontrakturen oder Entzündungen die Symptome eher verschlimmern würde, lässt sich vermeiden, wenn das Eis nicht direkt auf die Haut, sondern mit einer Isolationsschicht (Handtuch) appliziert wird.

Die Kombination von **Kälte und Kompression** führt zu einem größeren Temperaturabfall im Gewebe, weil durch die Kompression die Durchblutung zusätzlich gedrosselt wird. Kälte, milde Kompression und Hochlagerung schützen am effektivsten vor der Zunahme einer Schwellung. Allerdings können hierbei Nerven- oder auch Hautschäden auftreten.

Neben Kühl- oder Eispackungen, die niemals direkt auf die Haut gelegt werden dürfen, ist vor allem die maschinelle Kühlung über Thermobandagen bei einer Temperatur von 5–15 °C sehr hilfreich. Einige Kühlbandagen können sogar während des Gehens und während der Therapie getragen werden. Kaltluft sorgt über die oberflächliche Hautkühlung ebenfalls für einen Wärmeabtransport. Kälteanwendung im Gelenk ist im akuten Stadium zur Reduktion des Reizzustandes und im späteren Stadium zur Verbesserung der Dehnungstoleranz geeignet. Beim Muskel ist die Kälteanwendung bei frischem Hämatom angebracht.

Kontraindikationen für eine Kältebehandlung sind:
- Raynaud-Syndrom,
- Kälteempfindlichkeit mit Urtikaria, Jucken, geschwollenen Augenlidern, Atemstörungen,
- Kälteallergie mit Histaminausschüttung und allergischer Antwort,
- Gebiete mit gestörter Durchblutung,
- Kryoglobulinämie (seltene Störung bei Rheuma, systemischem Lupus erythematodes, Leukämie und multiplem Myelom) mit den klinischen Zeichen: Schmerz, Nasenbluten, konjunktivale Blutungen und Hautulzerationen,
- Sensibilitätsstörungen (Kälteschäden der Haut).

Wirkung von Wärme auf die Dehnungsfähigkeit

Milde Wärme steigert die Durchblutung und den Stoffwechsel. Bei Wärmeanwendungen ist nach 20 min die Haut und das Unterhautgewebe erwärmt, nach 30 min auch die Muskulatur.

Hitze kann die Kollagenmoleküle verändern. Besonders unreifes, neu formiertes Kollagen ist hitzeinstabil. Wenn die Temperatur 40 °C übersteigt, tritt eine Verlängerung des Kollagengewebes um 25 % auf. Die gleichzeitige Anwendung von Hitze und Dehnung hat einen kumulativen Effekt. Wenn die Temperatur auf 45 °C erhöht wird, soll sogar ein optimales Stretching ohne schädliche Nebenwirkungen möglich sein. Verklebungen und verkürztes und kontraktes Gewebe reagieren also besser auf Wärme. Auch bei Muskelverkürzungen ist Wärme (Infrarotbestrahlung, Wärmepackung, heiße Rolle etc.) ein wirksames Mittel. Vorsicht ist aber geboten bei gereizten oder entzündeten Gelenken! Bei proliferativen Kontrakturen ist Wärme eher schädlich (29).

Kontraindikationen für die Anwendung oberflächlicher Hitze sind:
- Sensibilitätsstörungen,
- Durchblutungsstörungen,
- Thrombophlebitis, Infektion, Gangrän,
- Kapillarbrüchigkeit wie bei Hämophilie, Cortison-Therapie, nach Trauma,
- stark proliferative Gelenkkontrakturen,
- operierte oder denervierte Blutgefäße (wegen der Unfähigkeit zur Vasokonstriktion-Dilatation),
- maligne Tumore, die durch Hitze zum Wachstum angeregt werden.

Hilfsmittel zur Lagerung

Nach Raab u. Mitarb. (61) sollen leichte Gewichte den Erfolg eines Dehnungstrainings eher vermindern und daher nicht verwendet werden. Unsere Erfahrungen haben jedoch gezeigt, dass **leichte Gewichte** recht gut zur Dehnung von verkürzten Muskeln und Sehnen beitragen können, sofern der Patient in der Lage ist, die Muskulatur zu entspannen. Erst bei schweren Gewichten kommt es zur erhöhten Anspannung der entsprechenden Muskelgruppe, welche der Dehnung entgegenwirkt. Die **Lagerung** eines kontrakten Gelenkes in Endposition hat einen günstigen Effekt – auch bei Kapselkontrakturen. Je häufiger beispielsweise bei einer Frozen Shoulder die Lagerung in Abduktion durchgeführt wird, umso besser ist der Erfolg (4, 72). Die Lagerung in Endposition, evtl. sogar mit einer leichten Dehnung durch ein Gewicht (Sandsack o.ä.) ist mindestens genauso wichtig wie eine Bewegungstherapie (29). Um die verkürzten Strukturen an eine neue Länge zu gewöhnen, müssen Dehnlagerungen dosiert und im weiteren Verlauf über eine möglichst lange Zeit pro Tag durchgeführt werden. Zu Beginn genügen, je nach Toleranz des Patienten, einige Minuten. Später kann versucht werden über einen Zeitraum von 15–30 min bis zu mehreren Stunden durchzuhalten.

Auch eine dosierte **Extensionsbehandlung** kann bei arthrotischen Reizzuständen sinnvoll sein (22). Spezielle Hilfsmittel (**Lagerungsmittel, Fixationshilfen, Manschetten, Sandsäcke, Gurte, Schlingentischaufhängung** etc.) sind bei der passiven Dehnung hilfreich (9.9a u. b).

Die Wassertherapie mit den verschiedenen passiven Lagerungsmöglichkeiten hat ebenfalls einen positiven Einfluss auf die Gelenkbeweglichkeit gerade bei rheumatisch erkrankten Personen (78).

Quengel- und Korrekturschienen

Schienen sind sinnvoll, um eine geringe kontinuierliche Kraft auf kontrakte Narben oder Gelenke auszuüben. Durch die niedrige Krafteinwirkung während einer Schienenbehandlung kann eine verstärkte Narbenentwicklung vermieden werden (20). So können beispielsweise Fingerkontrakturen mit Schienen, welche ständig mit Federn oder Gummizügen einen gewissen Zug auf die Fingergelenke ausüben, effektiv behandelt werden. Dabei bringt vor allem die Zeitdauer der täglichen Anwendung (8–12 Stunden/Tag) den Erfolg (60). Bei Spastikern ist eine Nachtschiene als Kombination zur Physiotherapie auf jeden Fall sinnvoll. Auch Kniekontrakturen werden sanft durch einen gepolsterten Gips erfolgreich behandelt, worin das Knie durch eine Fensterung im Gips stufenförmig weiter in Streckung gebracht und fixiert wird (87).

Die orthopädische Behandlung von Kontrakturen durch Quengelgipse war zu Beginn des 20. Jahrhunderts noch gängige Praxis. Klumpfüße, Hackenhohlfüße und andere Deformitäten wurden bei Patienten nach einer durchgemachten Kinderlähmung mit 2–3 Quengelgipsen, welche den Fuß in die richtige Lage drängten, innerhalb weniger Wochen korrigiert. Das ist besonders erstaunlich, weil diese Kontrakturen zum Teil über viele Jahre bestanden hatten (68). Allerdings waren damals die ausgeübten Quengelkräfte zu hoch, so konnten

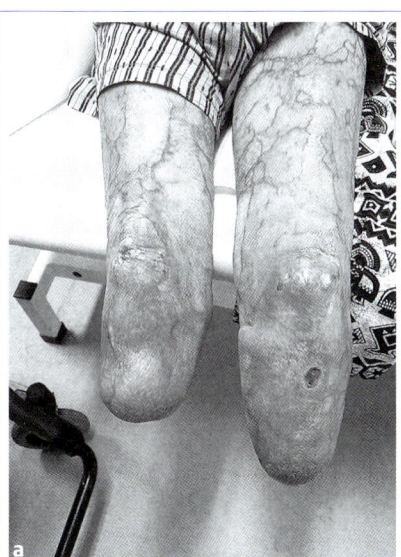

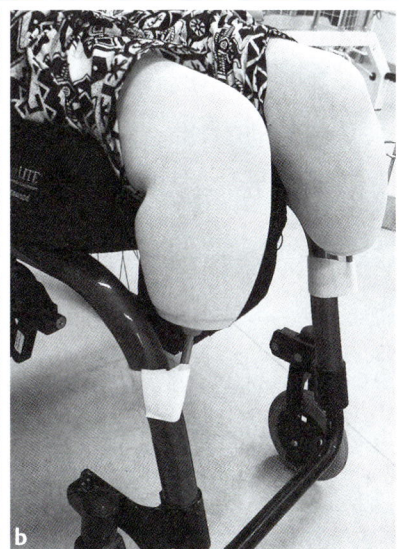

 9.9a u. b 28-jähriger Mann, der sich bei einem Hausbrand schwere Verbrennungen beider Beine mit Muskelnekrosen an beiden Beinen und nachfolgender Unterschenkelamputation beidseits zuzog. An beiden Beinen mussten mehrfache Hauttransplantationen durchgeführt werden; die Haut ist jetzt von Narbensträngen durchzogen und platzt bei Zug- und Scherkräften schnell auf. Zusätzlich trat durch einen Sturz mit dem Rollstuhl eine Patellafraktur links auf, die konservativ behandelt wurde. Bei leichtem Streckdefizit des linken Kniegelenkes (–10°) besteht ein deutliches Beugedefizit an beiden Kniegelenken, das sich trotz intensiver Physiotherapie kaum bessert (**a**). Die Quengelung in einer Orthese oder auf einer Schiene ist wegen der empfindlichen Haut und wegen der kurzen Stümpfe nicht möglich. Mit den Silicon-Linern, die für eine spätere Prothesenversorgung vorgesehen sind, ist aber eine kontinuierliche Dehnung von einer halben Stunde durchführbar (mehrfach täglich). Die Endstifte der Silicon-Liner werden dazu mit einem Klettband (weiß) am Rollstuhl fixiert (**b**).

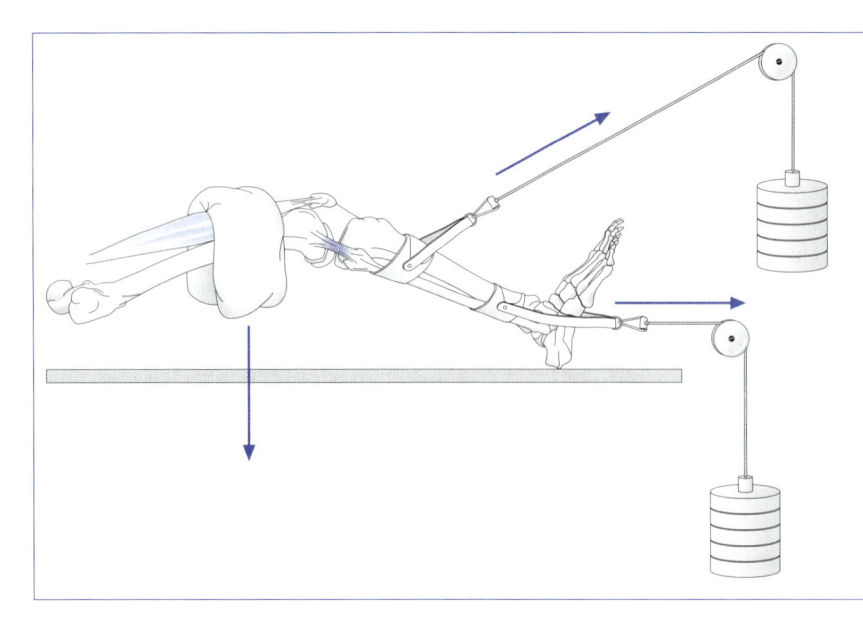

9.10 Eine Beugekontraktur des Kniegelenkes kann zusätzlich mit einer Extension (z. B. im Schlingentisch) behandelt werden. Die Extension am Fuß vermindert den Gelenkdruck. Die Translation (Vorsicht bei Kreuzbandoperation!) der Tibia wird durch den Zug und – erst einige Minuten später – auch durch das Auflegen des Sandsackes auf den Oberschenkel bewirkt (22). Aus dieser Stellung kann auch vorsichtig therapeutisch mobilisiert werden.

durch zu starke Krafteinwirkungen auf die Gelenke Einrisse der Kapsel mit Blutergüssen entstehen oder chronische Infektionen wieder aufflammen (34). Der Einsatz von Quengelschienen ist zwar aus dem orthopädischen Fachgebiet verbannt worden, bei manchen Kontrakturen können sie jedoch auch heute sinnvoll werden, beispielsweise um bei lange bestehenden Kontrakturen die Muskeln, Nerven und Gefäße zu dehnen, bevor ein operativer Eingriff erfolgen kann. Quengelschienen werden heute routinemäßig bei Kontrakturen nach Verbrennungen eingesetzt (64). Mit einer zusätzlichen Extension kann beispielsweise eine Beugekontraktur eines Kniegelenkes behandelt werden (● 9.10).

Motorschienen

Nach einer physiotherapeutischen Dehnungstherapie gilt es, das Therapieergebnis so lange wie möglich zu halten. Dazu ist auch die kontinuierliche passive Bewegungstherapie (Continuous passive Motion = CPM) auf Motorschienen sinnvoll. Bei der CPM wird das entsprechende Gelenk auf einer motorgetriebenen Bewegungsschiene gelagert und in einem vorher bestimmten Winkel permanent bewegt. Dieser Winkel kann allmählich vergrößert werden. Gerade bei ängstlichen Patienten mit einem Schmerz-Engramm im Gehirn, das jede Bewegung über das gewohnte Maß hinaus unwillkürlich bremst, tritt schnell eine Gewöhnung an neue, leicht vergrößerte Bewegungswinkel ein. Die Anwendung der CPM **verringert** postoperativ das Auftreten von Komplikationen wie **Wundheilungsstörungen, Gelenkschwellungen und Thrombosen und verbessert die Bewegungsfähigkeit** (1, 18, 49, 86). Während die TENS-Behandlung keinen zusätzlichen Effekt zeigte, wurde die **Schmerzrate** schon allein durch CPM signifikant reduziert, wobei die gleichzeitige Verwendung von Kälte zu einer weiteren Verringerung der Schmerzmedikation führt (83). Die **Kombination einer Elektrostimulation mit CPM** führte zu **einer Verhinderung der postoperativen Muskelatrophie** (48) und zu einer Verkürzung des stationären Aufenthaltes (27).

Im Tierversuch wurde bei künstlich erzeugter Arthritis durch die CPM zwar mehr **Schwellung** und Reizung eines Gelenkes **provoziert**, als bei einer Ruhigstellung im Gips. Dies entspricht der klinischen Erfahrung, dass nämlich ein entzündetes Gelenk durch Ruhigstellung schneller reizfrei wird. Andererseits war bei den CPM-behandelten Gelenken einige Monate später **kein Knorpelschaden** nachzuweisen, während fast die Hälfte der immobilisierten Gelenke Knorpelerosionen aufwiesen (42). Selbst wenn man sich unschlüssig ist, ob die CPM in der Rehabilitation von Patienten mit einseitig implantierten Kniegelenken einen nützlichen Effekt auf die Kniebeweglichkeit hat, so ist die Wirksamkeit bei beidseitig implantierten Patienten sicher nachgewiesen (54). Die CPM, für **2–8 Stunden täglich** angewendet, ist ein effektives Mittel, um zyklischen, wiederkehrenden Dehnungsstress auszuüben (29).

Kontrakturprophylaxe bei Lähmungen oder Immobilisation

Bei **gelähmten Extremitäten** ist zur Vermeidung von Kontrakturen das häufige Bewegen der gelähmten Extremität notwendig:
- Viertel- bis halbstündiges Stretching pro Tag aus der Gipsschale heraus soll eine ausreichende Prophylaxe gegen Verkürzung und bindegewebigen Ersatz darstellen (90, 91).
- Sind spastische Komponenten vorhanden, muss eine intensive Therapie auf neurophysiologischer Grundlage erfolgen.

- Die elektrische Stimulation des Muskels kann zwar nicht die Verkürzung der Sakromere, aber möglicherweise das Ansteigen des Bindegewebes verhindern (92).
- Bei einer medizinisch notwendigen Ruhigstellung (z. B. Fraktur) einer Extremität ist die passive Bewegungstherapie (CPM) der benachbarten Gelenke sehr sinnvoll.

Gelenkmobilisation bei Entzündungen und proliferativen Kontrakturen

Besteht ein Entzündungs- oder Reizzustand eines Gelenkes, sollte die Mobilisierung sehr vorsichtig und unter ständiger Kontrolle der Reizerscheinungen erfolgen. Die entzündlichen Veränderungen der Gelenkkapsel könnten durch intensive aktive Therapie verstärkt werden. Dadurch wird die Beweglichkeit – zumindest im akuten und subakuten Entzündungsstadium – nicht deutlich besser werden. Im Gegenteil, häufig führt hier eine Ruhigstellung schneller zur Heilung. So scheint eine plötzlich eintretende Lähmung oder eine Hemiplegie ein rheumatisch entzündetes Gelenk zu schützen und die Intensität der Entzündung zu mindern (52). Eine Entzündung braucht also eher Ruhe zum Ausheilen. Natürlich gibt es auch hier gegenteilige Meinungen (s. Kap. 5)

> Wird eine entzündete Struktur therapeutisch gedehnt, muss eine ständige Diagnostik erfolgen, um eine Intensivierung des Entzündungszustandes frühzeitig zu erfassen. Die Therapie gleicht einer Wanderung auf einem schmalen Gebirgsgrat. Zu geringe therapeutische Maßnahmen führen zur Versteifung, erhöhte Aktivitäten zu einem Aufflammen des Reizzustandes.

Die Kombination der Dehnungsübungen mit Kryotherapie lindert den Schmerz und reduziert die Entzündungsaktivität. Zusätzlich muss das entzündete oder gereizte Gelenk hoch gelagert und kontinuierlich gekühlt werden. Die passive Bewegungstherapie auf der Motorschiene kann vorsichtig begonnen werden, wenn dabei die Reizerscheinungen (Temperatur, klinische Zeichen) nicht zunehmen.

Medikamentöse Maßnahmen können den Heilungsverlauf und die anschließende Gelenkmobilisation beschleunigen. Bei bakteriellen Gelenkentzündungen ist die **frühzeitige** operative Gelenksanierung, ggf. auch die Einlage von Antibiotikaketten notwendig.

Gelenkmobilisation in Narkose

Die Technik der Narkosemobilisation wurde früher viel häufiger durchgeführt, weil nach längerer Gipsruhigstellung oft Gelenksteifen auftraten. Bei einer Narkosemobilisation werden meist die Gelenkschleimhäute oder Narbenstränge erneut verletzt, was wiederum einen Reizzustand und einen neuen „Entzündungszustand" hervorrufen. Wegen der mitunter sehr starken Reizerscheinungen der Gelenke und der anschließend erneuten Einsteifung wird dieses Verfahren nur noch selten praktiziert.

Operation einer Kontraktur

Bei knöchernen Randwülsten, freien Gelenkkörpern, bindegewebigen Verwachsungen usw. ist oft eine Operation erfolgreich. Eine arthroskopische Lösung der Gelenkkapsel verbunden mit einem anschließenden intensiven Rehabilitationsprogramm ist sinnvoll, wenn Kniekontrakturen nach Kreuzbandoperationen trotz langer Physiotherapie nicht gebessert werden können (63).

Eine Arthrolyse sollte aber erst erfolgen, wenn alle anderen Möglichkeiten zur Verbesserung der Beweglichkeit ausgeschöpft sind. So sollte eine mindestens 3-monatige konsequente physiotherapeutische Übungsbehandlung vorangehen. Ein Infekt muss ausgeschlossen werden oder eine laborchemisch oder szintigraphisch nachgewiesene Infektfreiheit nach einer abgelaufenen Infektion mindestens 3 Monate bestehen (46).

Wichtig ist die manuelle Diagnostik: Findet man noch einen deutlich federnden Anschlag, so ist die Hoffnung berechtigt, dass die weitere konservative Behandlung einen Erfolg zeigt. Bei hartem Anschlag können meist nur operative Maßnahmen eine Verbesserung bewirken.

Zum Ausschöpfen der konservativen Behandlungsmöglichkeiten gehört unter Umständen auch eine **Therapiepause**. In Einzelfällen hatte sich nach einem 3-wöchigen Urlaub ohne jegliche Therapie eine Bewegungseinschränkung eines Kniegelenkes spontan normalisiert (46).

Bei der operativen **Arthrolyse des Kniegelenkes** muss meistens sowohl intra- wie auch etxraartikulär eine Lösung vorgenommen werden (46). Bei Beugehemmungen ist meist eine Lösung des oberen Recessus, gelegentlich auch eine Verlängerung der Quadrizepssehne, manchmal auch eine Ablösung des M. quadriceps notwendig (46). Auch die übrigen Recessus müssen sorgfältig gelöst werden. Gegebenfalls ist eine Entfernung oder Verkleinerung des Hoffa-Fettkörpers erforderlich. Zur Verbesserung der Streckfähigkeit sollten der intraartikuläre Engpass und die extraartikulären Verklebungen gelöst werden. Daher sollte die arthroskopische Arthrolyse mit einer extraartikulären Lyse kombiniert werden. Komplikationen bei der Arthrolyse sind beispielsweise die Fraktur oder die Infektion (46). Eine operative Arthrolyse muss immer mit einem aktiven Rehabilitationsprogramm, einer postoperativen kontinuierlichen passiven Bewegungstherapie (CPM) und einer andauernden Schmerzfreiheit (z. B. Peridualkatheter) kombiniert werden (37).

Ist der Reizzustand noch sehr aktiv, so kann das Gelenk trotz arthroskopischer Lösung wieder schnell einsteifen. Beispielsweise bei Patienten nach Implantation einer Knie-TEP, bei denen sich ein fibröses Impingement, ein schmerzhafter Pseudomeniskus oder eine schmerzhafte Kontraktur entwickelt hatte, brachte die Arthroskopie nur eine vorübergehende Besserung der Beweglichkeit und Schmerzen (53).

Eigendehnung (Stretching)

Bei der **Fremddehnung** durch einen Partner (Physiotherapeut) oder eine Maschine (z. B. Motorschiene, Quengelapparat) kann der Patient den Umfang, die Intensität und Dauer einer Dehnung nicht selbst beeinflussen. Der Patient muss daher zum Physiotherapeut oder zur Maschine ein tiefes Vertrauen gewinnen, sonst verhindern unbewusste Verspannungen und Tonuserhöhungen der Muskulatur einen Fortschritt.

Ein Therapeut führt die Dehnung am Patienten allerdings fast immer exakter aus als der Patient und als jede Maschine, da er den genauen Muskelverlauf kennt und die entsprechende Extremität in die genaue Richtung bewegt. Zusätzlich kann er kombinierte Bewegungen (z. B. Rotation, beispielsweise beim PNF) integrieren. Ausweichbewegung kann er kontrollieren und (beispielsweise auch durch Fixierungsgurte) verhindern (s. ▶ 9.16b). Zu Beginn einer Dehnungstherapie ist daher die ständige Betreuung durch einen Therapeuten notwendig. Auch später bei den Eigendehnungen sollte eine regelmäßige Kontrolle der Bewegungsausführung durch den Therapeuten erfolgen.

Um die Effektivität eines Dehnungsprogramms zu erhöhen, kann der Patient sobald wie möglich in ein **aktives Übungsprogramm** integriert werden. Dabei muss ihm die Notwendigkeit der täglichen intensiven Dehnung – ähnlich umfangreich, aber weniger intensiv wie im Leistungssport – erklärt werden und die Stretchingübungen mit ihm durchgeführt werden. Gerade bei Kontrakturen mangelt es bei einigen Patienten am Verständnis für die Notwendigkeit des täglichen Trainings. Falls es nicht gelingt, durch eine Stretchingschulung den Patienten zum regelmäßigen und intensiven Stretching zu bewegen, rücken **passive** Maßnahmen wie Lagerungskissen und -schienen, Quengelschienen und Motorschienen in den Vordergrund.

Beispiele für die Erfolge eines täglichen Stretchings aus dem Sport gibt es zur Genüge. Bei jungen Hochleistungssportlern sind nicht nur die Gelenkstrukturen beweglicher, sogar die Knochen wachsen in der Torsion der häufig trainierten Bewegungsrichtung. So haben beispielsweise Tennisspieler eine bessere Außenrotation, aber eine eingeschränkte Innenrotation der Schulter im Vergleich zu anderen Sportlern (11). Professionelle Tänzer verfügen zwar über eine deutlich bessere Abduktionsfähigkeit der Hüften, dagegen ist die Adduktionsfähigkeit im Vergleich zu Normalpersonen eingeschränkt (62). Durch ein intensives tägliches Training von ein bis zwei Stunden über etwa 2 Jahre tritt bei normalen Menschen eine derart erhöhte Gelenkbeweglichkeit auf, dass sie zu extremen Bewegungen von Hüftgelenken und Wirbelsäule fähig werden und als Schlangenmenschen im Zirkus (Kontorsionisten) auftreten (73). Diese Flexibilität wird meist durch ein passives Dehnen durch den Partner erreicht. Interessant ist dabei, dass diese Artisten anschließend jeden Tag mindestens 20 min üben müssen, da eine Pause von wenigen Tagen schon einen erheblichen Verlust der Flexibilität zur Folge hat.

Zur Durchführung der direkten **Eigendehnung** (Stretching) können entweder antagonistische Muskeln, Muskeln der kontralateralen Extremität oder das Eigengewicht eingesetzt werden. Eine indirekte Eigendehnung ist durch Hilfsmittel (Sandsack, Gewichte, s. ▶ 9.20) bzw. Maschinen möglich (26). Die direkte Eigendehnung hat den Vorteil, dass gleichzeitig Muskeln angespannt werden. Dies setzt aber eine gute Koordination und eine kräftige Antagonistenmuskulatur voraus. Bei älteren Patienten ist das nicht immer gegeben. Dehnungen unter Einsatz des Eigengewichtes oder mit anderen Gewichten sind in der Rehabilitation eher ausführbar. Auch hier kann der Übende durch leichte Veränderungen der Körperhaltung den Dehneffekt genau dosieren und spüren. Die Eigendehnung wird subjektiv als angenehmer empfunden als eine Fremddehnung.

Kontraindikationen für ein Stretching sind (29):
- instabile Frakturen,
- akute Wunden und Hautverpflanzungen in den ersten 3 Wochen,
- Infektionen,
- geschwollene, schmerzhafte Gewebe (Rheuma, CRPS),
- arterielle Durchblutungsstörungen oder Gefäßoperationen,
- Sehnenoperationen,
- Dupuytren-Kontraktur.

Effekte der aktiven Dehnungsübungen

Kurzzeiteffekte der Dehnung

Schon ein einmaliges Stretching soll kurzzeitig die Muskelspannung verringern, bei länger dauernder Anwendung (3 Wochen) ist eine verbesserte Gelenkbeweglichkeit die Folge (79). Diese Effekte werden hingegen von anderen Autoren (88) bestritten. Eine Abnahme der Ruhespannung des Muskelgewebes wird durch wenige Dehnübungen wahrscheinlich nicht erreicht (88). Auch ein 4-wöchiges tägliches Übungsprogramm bei jüngeren Menschen führt nur zu einer unwesentlichen, leichten Verbesserung der Dehnfähigkeit der ischiokruralen Muskulatur, jedoch zu einer deutlichen Erhöhung der Toleranz gegenüber Dehnungskräften (28, 47). Gleichwohl scheint bei älteren Menschen ein alleiniges Dehntraining eine Verbesserung der Beweglichkeit hervorzurufen (24).

Langzeiteffekte der Dehnung

Dehnungsprogramme über längere Zeiträume haben gesicherte Erfolge. Die optimale Dauer und Häufigkeit der Dehnungsübungen wird dabei unterschiedlich angegeben (81). Eine mehrmalige statische Dehnung von 10 s Dauer scheint für die Verbesserung der Hüftgelenkbeweglichkeit nach 10 Wochen Training, 2-mal pro Woche insgesamt 50 min durchgeführt, auszureichen (6). Auch eine tägliche Dehnung von 30 s Dauer kann nach 6 Wochen zur Dehnung verkürzter ischiokruraler Muskulatur beitragen; eine Verlängerung der Dehnungsphase auf 1 min zeigte keine besseren Erfolge (2). Dehnungsübungen 2- bis 3-mal pro Woche verbessern die Gelenkbeweglichkeit, während ein einmaliges Training pro Woche die Beweglichkeit erhält (84). Ein tägliches, 30-minütiges Dehntraining führt zu histologischen Veränderungen des Muskelgewebes (97).

Dehntechniken

Verschiedene Formen der Dehnung sind möglich (81, 97):
- **statische Dehnung** (langsam, kontrolliertes Dehnen ohne Nachfedern):
  - durch Druck der Körperschwere auf das Gelenk,
  - durch Anspannung des Antagonisten,
  - postisometrische Dehnung (Variante der statischen Dehnung, der Dehnung geht eine isometrische Anspannung voraus, z. B. beim PNF),
- **dynamische Dehnung** (Dehnen unter Bewegung des Gelenkes):
  - wippende, federnde Bewegungen am Bewegungsanschlag,
- **kombinierte Dehnungen**:
  - Dehnung nach einer vorausgegangenen Muskelkontraktion (Contract-Release-Dehnung [CR]),
  - Kontraktions-Dehnung-Kontraktionszyklen (74),
  - Dehnung bei gleichzeitiger Antagonistenkontraktion (AC),
  - Kombinationen aus CR und AC (CR-AC) usw.

Es ist unklar, welche der Dehnungsformen die effektivste ist. Schon das **passive, langsame Dehnen** kann zu einer Verbesserung der Gelenkbeweglichkeit (35) führen. Ein **Anspannungs-Dehnungs-Zyklus** scheint eine bessere Wirksamkeit auf die Flexibilität zu haben als federnde Übungen (84). Die Dauer der maximalen isometrischen Kontraktion ist dabei nicht ausschlaggebend (56). Wahrscheinlich reicht schon 1 s der Muskelanspannung vor der Dehnung aus, um den Muskeltonus zu verringern.

Auch **PNF-Techniken** (propriozeptive neuromuskuläre Fazilitation) bewirken gute Dehnerfolge (13, 95, 74, 97). Allerdings zeigen Untersuchungen von Sullivan u. Mitarb. (74) keinen Unterschied zwischen statischer Dehntechnik und PNF-Dehnungsübungen. Die durch PNF gewünschte Inhibition des Muskeltonus im gedehnten Muskel ließ sich durch EMG-Untersuchungen nicht beweisen.

Auch die Kombination von einer vorausgegangenen Muskelkontraktion (**Contract-Release-Dehnung CR**) und einer anschließenden **Antagonistenkontraktion** (AC) soll zu guten Dehnerfolgen führen (97). Dehnungsübungen mit gleichzeitiger leichter Muskelanspannung des gedehnten Muskels (Dehnung mit Gewichten etc.) entfalten ihre Wirkung vor allem auf das Sehnengewebe.

Federnde oder wippende Übungen zur Dehnung eines Muskels werden in der Rehabilitation häufig abgelehnt. Wird der Muskel plötzlich gedehnt, erfolgt eine reflektorische Kontraktion wie sie auch beim Auslösen von Eigen- oder Fremdreflexen beobachtet wird. Diese reflektorische Muskelaktivität soll eine Dehnung von Gelenkstrukturen verhindern. Es wird postuliert, dass bei Dehnübungen derartige reflektorischen Gegenspannungen – und damit ein erhöhter Muskeltonus – eher reduziert werden müssen. Deshalb wäre nur ein langsames, statisches Dehnen zweckmäßig.

Andererseits ist das Ausmaß der Gegenspannung eines gedehnten Muskels unabhängig davon, ob die Dehnung statisch oder dynamisch ausgeführt wird (21). Die Dehnungserfolge beim Stretching sind wohl hauptsächlich durch die Beeinflussung der viskoelastischen Anteile des Muskels und nicht durch eine Veränderung der elektrischen Aktivität des Muskels bedingt. Vor allem die langfristigen Anpassungen an ein forciertes Dehntraining sind primär struktureller Art: Bleibende Verbesserungen der Flexibilität sind nur durch strukturelle Veränderungen der Sehnen, des kapsulären Gewebes, der Bänder aber auch Muskeln möglich. Daher zeigt das dynamische Dehntraining auch in der Rehabilitation Erfolge (97).

Bei Sportlern wird die hervorragende Flexibilität auch – und oft nur – durch sog. **ballistische**, also wippende Dehnungen, erreicht. Dabei müssen vor allem im Hochleistungssport (Turnen, Gymnastik, Eiskunstlauf, Tanzen [57]) neben den Muskeln noch andere Gelenkstrukturen (vor allem die Gelenkkapsel) gedehnt werden. Ein Vorteil dieser dynamischen (also federnden und wippenden) Dehnübungen ist der koordinative Aspekt, weil ganze Muskelketten einbezogen und somit komplexe Bewegungsabläufe im Sport trainiert werden (81). Dies ist etwa bei der Ausholbewegung zum Wurf der Fall.

Bei orthopädischen Patienten rücken die Dehnübungen, welche auf neuronale Effekte abzielen, eher in den Hintergrund, sofern keine neurologischen Begleiterkrankungen vorliegen. Es ist hier plausibler, über die Plastizitätseigenschaften des Bindegewebes eine Verbesserung des Bewegungsumfanges zu erreichen (81).

Das langsame, statische Dehnen weist eine geringere Verletzungsgefahr der bindegewebigen Strukturen, einen geringeren Energieaufwand, und eine Entspannung muskulärer Reizzustände auf (81). Die statischen Dehnübungen sind recht einfach. Dies ist besonders hervorzuheben, denn der Patient muss lernen, die Dehnung in Eigenregie möglichst täglich durchzuführen.

Richtlinien für die **praktische Durchführung** des Stretching bei Patienten:

- Alle Stretchingtechniken sind sinnvoll, das Kriterium für die Wahl der Dehnungsmethode ist der individuelle Befund.
- Bei untrainierten Patienten ist eine langsame, vorsichtige und statische Dehnung vorzuziehen, da hierbei eine langsame Annäherung an die Schmerzgrenze erfolgt.
- Patienten mit sportlicher Erfahrung und guter Koordination können auch Kombinationen aus CR-AC-Dehnungen erlernen, die sehr effektiv sind (97).
- Die Dehnungsperiode sollte jeweils mindestens 30 s betragen.
- Bei leichter und sanfter Dehnung sind auch Dehnzeiten von 60 s und mehr sinnvoll, wenn Anpassungen im Bereich des Bindegewebes erreicht werden sollen (21).
- Je nach Schwere der Kontraktur muss die Dehnung mehrfach/vielfach pro Tag erfolgen. Je länger und je öfter ein Gelenk in der endgradigen Position gehalten wird, umso größer ist der Gewinn an Bewegungsausmaß (14).
- Der Arbeitssektor des Muskels wird durch eine häufige Lagerung in der entsprechenden Gelenkposition erweitert (88). Dies ist durch spezielle Hilfsmittel (Pezziball, Armabduktionsschiene etc.) möglich.

Dehnungskraft und Richtung der Dehnung

Plötzliche kräftige Manipulationen von Kontrakturen oder eine schnelle Erhöhung des Bewegungsausmaßes führen zu mikroskopischen Rissen des Gewebes, zu Ödemen, Entzündungsreaktionen und Gewebenekrosen (T 9.4). Zerrungen des Narbengewebes, eventuell sogar Blutungen und erneute Verklebungen können die Folge sein (20). Dagegen hat ein graduell abgestufter aber ständig wirkender Zug eine Veränderung des Narbengewebes zur Folge. Vor allem zu Beginn der Heilungsphase und bei Reizungen oder Entzündungen sollten die einwirkenden Kräfte geringer sein (20). Ein langsamer Kraftaufbau bei der Dehnung führt auch zu einem etwas besseren Dehnungserfolg als schnelle Dehnungsserien. So bewirkt eine moderate Dehnungskraft einen bis zu 3fach höheren Dehnungserfolg im Vergleich zu hohen Lasten auf die Sehne (29).

Sowohl bei der Dehnung durch den Therapeuten wie auch bei der Eigendehnung können verschiedene Bewegungsspielräume des Gelenkes durch Wahl der

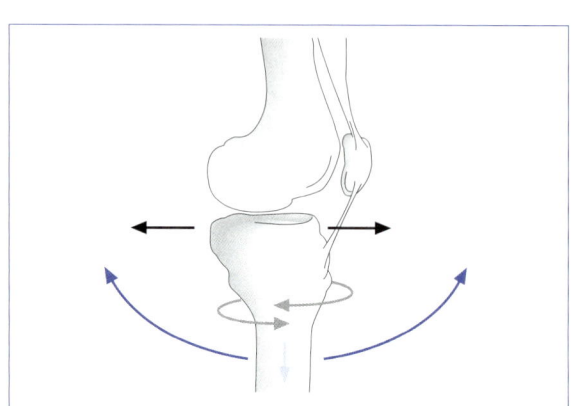

9.11 Verschiedene Dehnungsrichtungen des Kniegelenkes: hellblauer Pfeil = Traktion, blauer Pfeil = Beugung/Streckung, grauer Pfeil = Rotation der Tibia, schwarzer Pfeil = Translation der Tibia. Die Patella selbst kann zur Dehnung nach kranial/kaudal bzw. medial/lateral verschoben, seitlich angehoben oder rotiert werden. Keine Dehnungskräfte sollten seitlich (Valgus/Varus) auf das Knie einwirken, weil dabei die Bänder gezerrt werden und hohe Kompressionskräfte auf die Gelenke einwirken können.

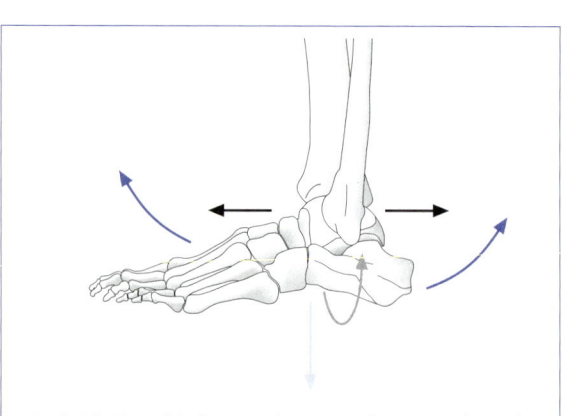

9.12 Verschiedene Dehnungsrichtungen des oberen Sprunggelenkes: hellblauer Pfeil = Traktion, blauer Pfeil = Dorsalextension/Plantarflexion, gebogener grauer Pfeil = Supination/Pronation, schwarzer Pfeil = Translation des Talus.

Richtung der Dehnungskraft ausgenutzt werden. Dies ist besonders bei Gelenken vorteilhaft, bei denen eine oder mehrere Bewegungsrichtungen zur Sicherung der Heilung gesperrt sind. Auch bei der Dehnung der Muskeln sind bestimmte Dehnungspositionen der Gelenke erforderlich.

Meist ist es sinnvoll, die Dehnung unter Einbeziehung von zwei oder mehr Bewegungsrichtungen durchzuführen. So ist die Dehnung bei der Beugung/Streckung am Knie oder Sprunggelenk (👁 9.11 und 👁 9.12) oft unter leichter Traktion hilfreich, weil dadurch die Gelenkanteile nicht unter Kompression kommen (T 9.5 und T 9.6).

T 9.4 Beispiele für negative Wirkungen von verschiedenen Kraftrichtungen bei Dehnungen am Hüftgelenk

Richtung der Dehnung	Eingeschränkt möglich bei	Schädlich bei
Beugung (über 90°)	Labrumläsion bei Hüftdysplasie (Impingement am vorderen Pfannenrand) (33, 80)	Azetabulumfrakturen mit Fraktur des vorderen Pfannenrandes Implantation einer Hüftendoprothese
Endgradige Streckung	Reizung der Bursa iliopectinea	Abriss/Refixation des Trochanter minor Azetabulumfraktur, hinterer Rand Luxationsgefahr in Streckstellung nach Implantation einer Hüftendoprothese
Innenrotation	Reizung der Bursa trochanterica	Abriss/Refixation der Außenrotatoren Implantation einer Hüftendoprothese Unverriegelter Nagelung des Femurs
Außenrotation	Abriss/Refixation des Trochanter minor	Implantation einer Hüftendoprothese Unverriegelter Nagelung des Femurs
Abduktion	Impingement des Trochanter major am Pfannenrand	Verplattung einer instabilen Femurfraktur Abriss/Refixation des Trochanter minor Azetabulumfraktur mit Abriss des kranialen Pfannenrandes
Adduktion	Reizung der Bursa trochanterica	Abriss/Refixation des Trochanter major Abriss/Refixation der Abduktoren Verplattung einer instabilen Femurfraktur
Traktion	Schenkelhalsfraktur	Unverriegelter Nagelung des Femurs Implantation einer Hüftendoprothese

T 9.5 Beispiele für negative Wirkungen von bestimmten Kraftrichtungen bei Dehnungen am Kniegelenk

Richtung der Dehnung	Nur eingeschränkt möglich bei	Schädlich bei
Endgradige Beugung	Patellalängsfrakturen Osteochondrosis dissecans Knorpelschäden der Patella	Abriss/Refixation der: ■ Patellasehne ■ Quadrizepssehne ■ Tuberositas tibiae ■ Patellaquerfrakturen ■ Riss/Refixation des Meniskushinterhornes
Endgradige Streckung	Kreuzbandoperation	Riss/Refixation des Meniskusvorderhornes
Innenrotation Tibia	Implantation einer Knie-TEP	■ Außenbandrissen ■ Unverriegelter Nagelung der Tibia ■ Kreuzbandoperation ■ Riss/Refixation des Innenmeniskus
Außenrotation Tibia	Implantation einer Knie-TEP	■ Innenbandrissen ■ Unverriegelter Nagelung der Tibia ■ Riss/Refixation des Innenmeniskus
Translation	Riss/Refixation des Innen- oder Außenmeniskus	■ Kreuzbandoperation ■ Implantation einer Knie-TEP ■ Tibiakopffraktur
Traktion	Kreuzbandoperation	Unverriegelter Nagelung der Tibia

9 Ursachen und Therapie von Kontrakturen

T 9.6 Beispiele für negative Wirkungen von Kraftrichtungen bei Dehnungen am oberen Sprunggelenk

Dehnungsrichtung	Nur eingeschränkt möglich bei	Schädlich bei
Dorsalextension	Distaler Tibiafraktur	Ruptur der Syndesmose Ruptur des Lig. talofibulare posterius Außenknöchelfraktur Achillessehnenruptur
Plantarflexion	Volkmann-Dreieck	Ruptur des Lig. talofibulare anterius
Pronation	Distaler Tibiafraktur	Osteochondrosis oder Talusnekrose lateral Ruptur der Syndesmose Innenbandruptur Außenknöchelfraktur
Supination	Distaler Tibiafraktur	Ruptur der Außenbänder Osteochondrosis oder Talusnekrose medial Außenknöchelfraktur
Traktion	Noch nicht knöchern verheilten Frakturen	Ruptur der Außen- oder Innenbänder
Translation		Ruptur der Außen- oder Innenbänder

Ausgangsposition bei der Dehnung

Je nach Körperhaltung und Kontraktion der Antagonisten greift die Dehnungskraft an bestimmten Muskeln/Sehnen und Kapselstrukturen, im ungünstigen Fall auch an Bändern und knorpeligen Gelenkarealen an. Funktionelle Ausgangspositionen sind daher notwendig, um Überbeanspruchungen – auch von benachbarten Gelenken oder Wirbelsegmenten – zu vermeiden (44). Folglich ist es in der Rehabilitation gerade bei Dehnungsübungen sinnvoll, kurze Hebel zu bevorzugen.

Ist die Muskulatur verkürzt, neigen Patienten oder Sportler dazu, **Ausweichbewegungen** zu machen, um den Dehnreiz abzuschwächen. In diesem Fall erfolgt keine optimale Dehnung der Muskeln. Schon bei leichten Änderungen der Körperhaltung werden andere Muskelgruppen gedehnt. Beispielsweise verbessert bei der Dehnung der ischiokruralen Muskulatur die Beckenkippung nach vorn den Erfolg des Dehnungstrainings (74) (👁 9.13a-c).

Ein gezieltes Dehnen von einzelnen Muskeln ist nicht immer einfach, in der Regel werden mehrere Muskeln oder sogar Muskelgruppen angesprochen (👁 9.14a u. b).

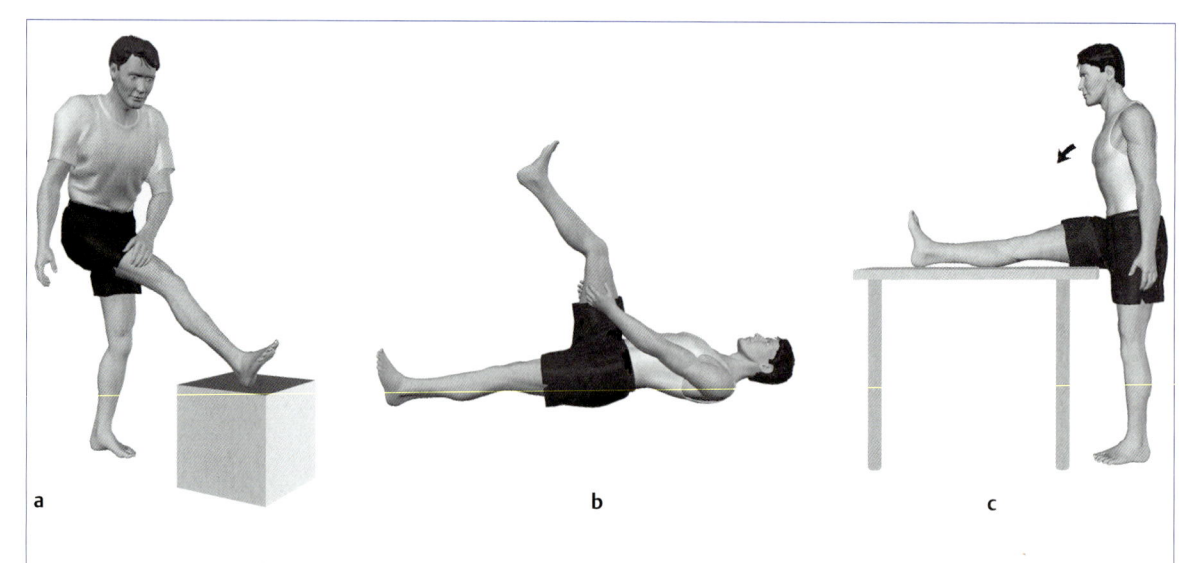

👁 **9.13a-c** Drei Möglichkeiten zur Eigendehnung der ischiokruralen Muskulatur. Durch die Schwerkraft des Körpers und Druck des Armes (**a**), durch Muskelzug des Armes (**b**) oder durch Vorbeugen des Oberkörpers (**c**) geraten die Muskeln unter Spannung. Ein langer Hebel kann aber zur Gelenkkompression oder unerwünschten Bänderdehnung am Knie führen. Kurze Hebel (**b**) sind in der Rehabilitation eher sinnvoll.

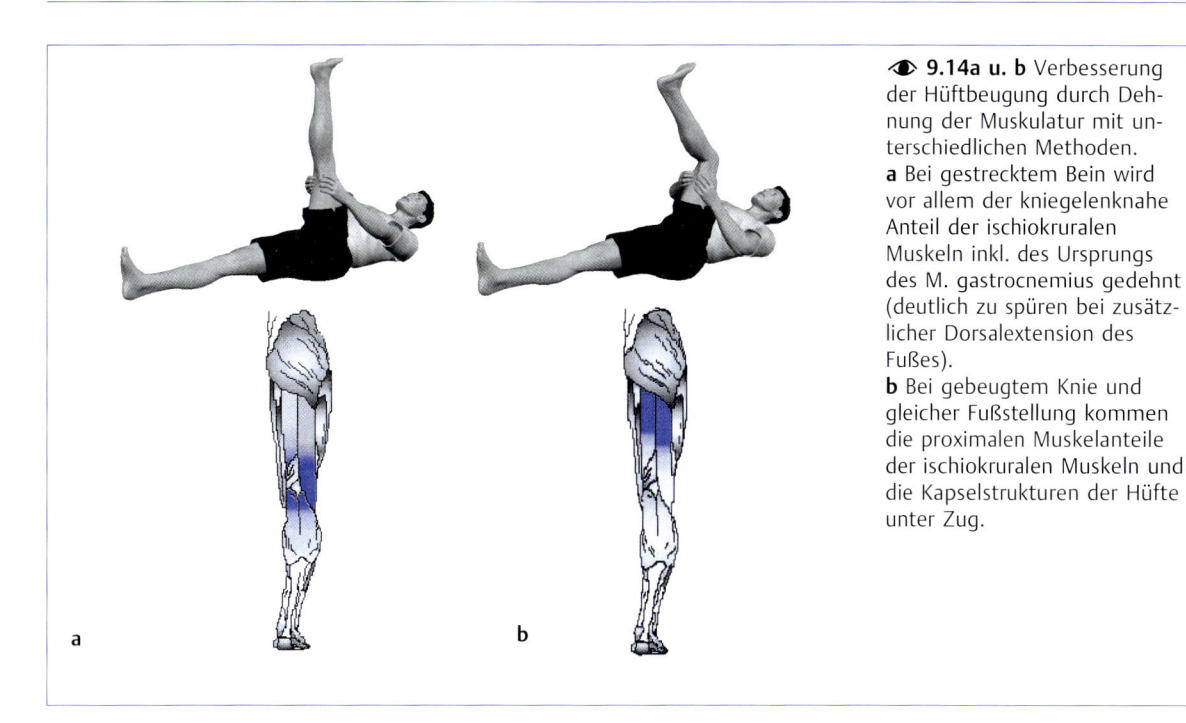

◐ **9.14a u. b** Verbesserung der Hüftbeugung durch Dehnung der Muskulatur mit unterschiedlichen Methoden.
a Bei gestrecktem Bein wird vor allem der kniegelenknahe Anteil der ischiokruralen Muskeln inkl. des Ursprungs des M. gastrocnemius gedehnt (deutlich zu spüren bei zusätzlicher Dorsalextension des Fußes).
b Bei gebeugtem Knie und gleicher Fußstellung kommen die proximalen Muskelanteile der ischiokruralen Muskeln und die Kapselstrukturen der Hüfte unter Zug.

Beispiele für Dehnübungen zum Eigentraining (Auto-Stretching nach Evjenth) der unteren Extremität

Eine Fülle von Übungen können nach Anleitung durch den Therapeuten – sogar bei fast immobilen Patienten – in Eigenregie durchgeführt werden. So sind selbst bei der Lähmung eines Armes durch Oberkörperbewegungen Pendelübungen für das Schultergelenk möglich. Weitere Hinweise über die Eigendehnung bzw. „Auto-Stretching" finden sich in der Literatur (19, 21). Einige Dehnungsübungen sind auch in den Kapiteln zu den einzelnen Krankheitsbildern beschrieben.

Ein **Aufwärmtraining** vor dem Stretching scheint keine besseren Erfolge zu bringen als ein alleiniges Stretchingprogramm (93). Auch die Frage, ob ein Warming up vor dem Training oder ein Cooling down nach dem Dehntraining günstiger sei, ist nicht geklärt.

Dehnung des M. rectus femoris

(◐ 9.15a-c)

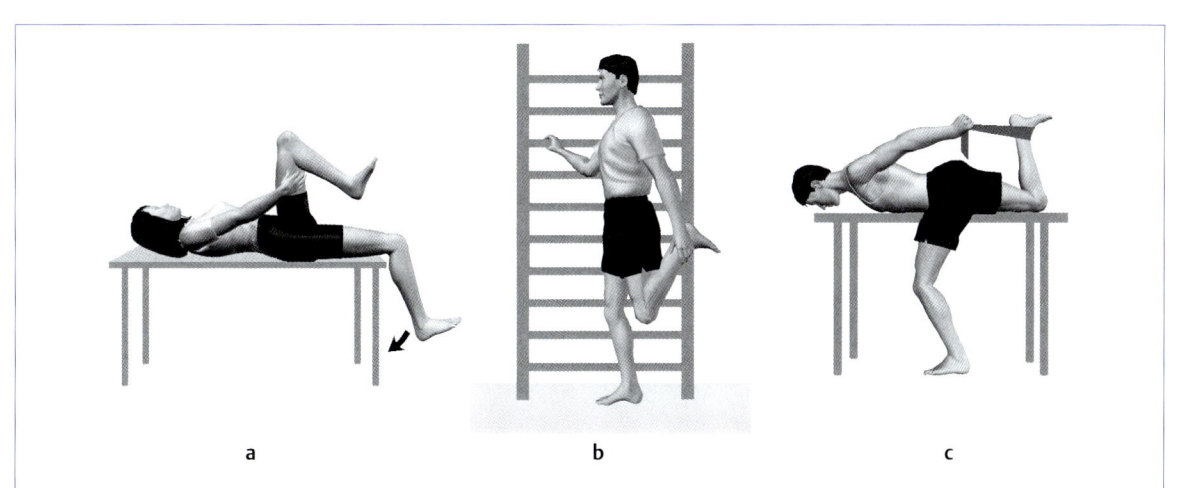

◐ **9.15a-c** Verschiedene Möglichkeiten, den M. rectus femoris zu dehnen (D1).
a Das zu dehnende Bein wird in der Hüfte gestreckt und im Knie gebeugt, das andere Bein in der Hüfte gebeugt.
b Bei allen Übungen soll sich die Ferse so weit wie möglich der Glutealregion nähern. Auch im Stand soll auf eine Hüftstreckung geachtet werden.
c In Bauchlage wird ein Fuß so weit wie möglich nach vorn auf dem Boden aufgesetzt. Für die Dehnung des anderen Beines wird ein Band um den Unterschenkel gelegt und das Band nach kopfwärts gezogen. Dabei muss eine Beckenkippung und Lordose der LWS vermieden werden.

Dehnen der Adduktoren (9.16a-c)

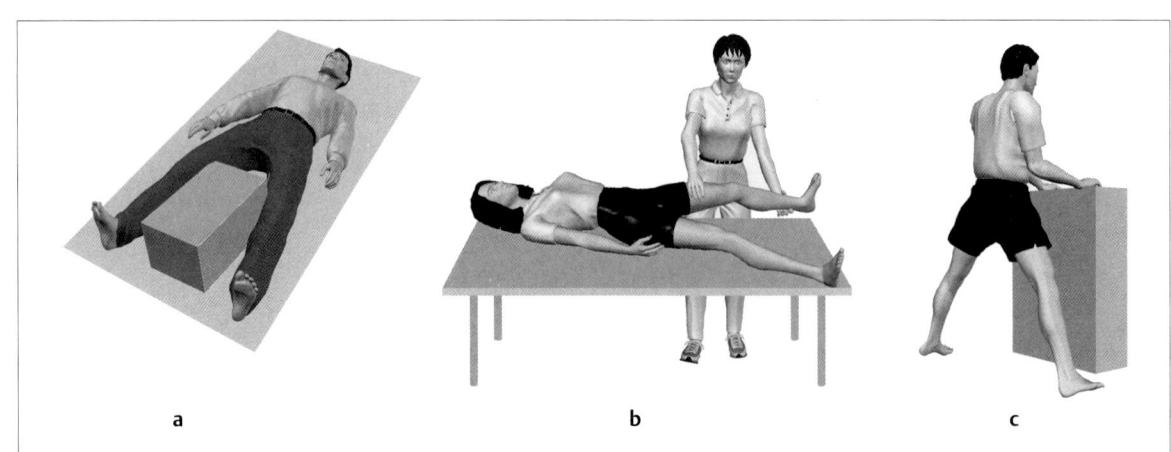

9.16a-c Verschiedene Möglichkeiten zur Dehnung der Adduktoren (D2).
a Lagerung. Bei stark verkürzten Adduktoren wird in Rückenlage ein Keil oder dickes Kissen zwischen die Beine gelegt. Diese einfache Lagerung kann während der gesamten Nacht eingehalten werden.

b Fremddehnung. Durch einen Therapeuten kann Kraft und Richtung der Dehnung genau dosiert werden.
c Eigendehnung. Um die Dehnungskraft dosiert einzusetzen, soll sich der Patient auf einem Tisch oder Stuhl abstützen, die Beine so weit wie möglich spreizen und den Rücken dabei gerade halten.

Dehnen der ischiokruralen Muskulatur (9.17a u. b)

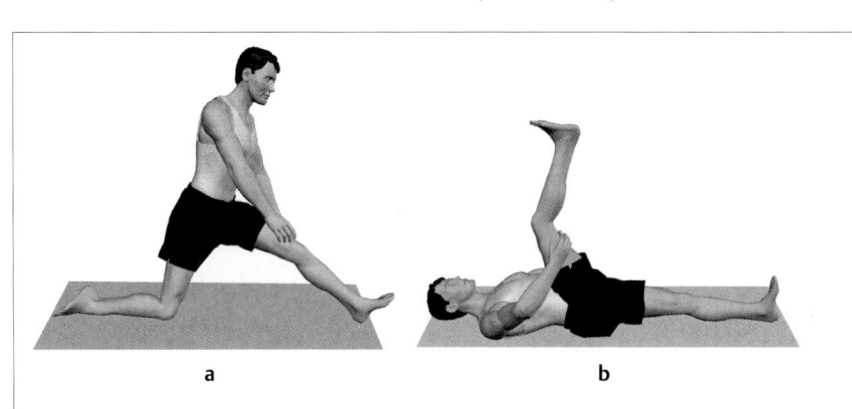

9.17a u. b Dehnung der rückseitigen Oberschenkelmuskulatur (D3).
a Der rechte Fuß wird weit nach vorn mit gestrecktem Knie auf den Boden gestellt, der Oberkörper leicht nach vorn geneigt. Innenrotation führt mehr zur Dehnung der ischiokruralen Muskeln, Außenrotation mehr zur Dehnung des M. biceps femoris.

b In der Rückenlage wird der Oberschenkel im Hüftgelenk gebeugt und so weit wie möglich zum Oberkörper herangezogen, dann das Knie gestreckt, möglichst ohne die Hüftbeugung zu verändern. Je nach Gelenkposition werden unterschiedliche Muskeln gedehnt (s. 9.13 u. 9.14). Durch eine Dorsalextension im Fußgelenk kommt es zusätzlich zur Dehnung der Wadenmuskulatur.

Dehnen des M. iliopsoas (9.18a u. b)

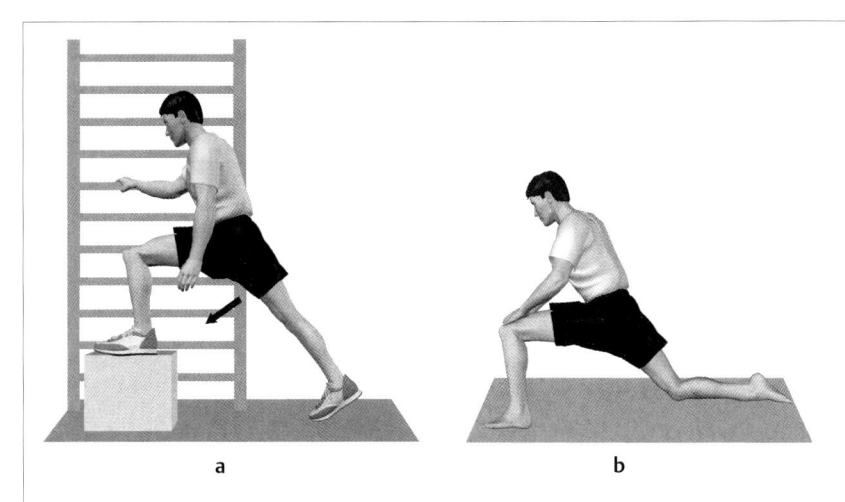

9.18a u. b Dehnung des M. iliopsoas (D4).
a Den linken Fuß auf einen Kasten stellen, den rechten Fuß weit nach hinten setzen. Das rechte Becken nun nach vorn unten bewegen (Pfeil) und das linke Knie- und Hüftgelenk so weit wie möglich beugen. Durch vermehrtes Anspannen der Bauchmuskulatur wird einer Lendenlordose entgegengewirkt.
b Auch aus dem Kniestand auf der Matte kann der M. iliopsoas in ähnlicher Weise gedehnt werden.

Dehnen der Wadenmuskulatur (9.19a-c)

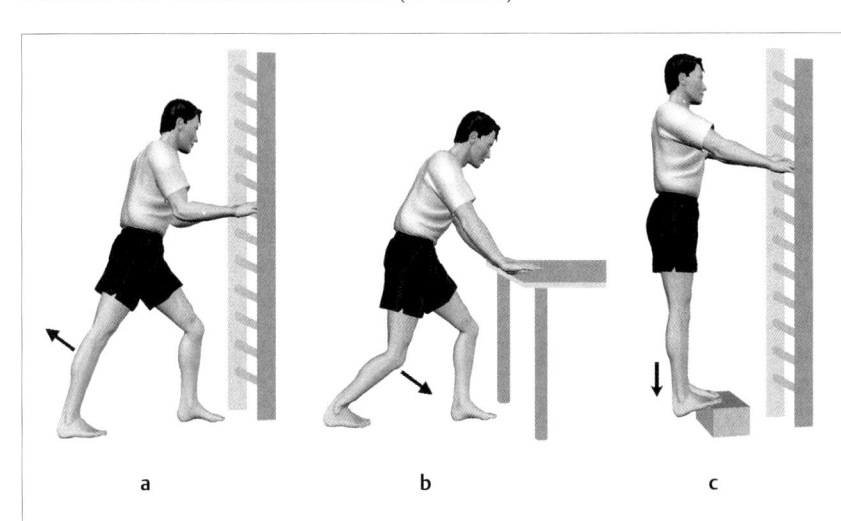

9.19a-c Verschiedene Möglichkeiten, die Wadenmuskulatur zu dehnen (D5). **a** Der proximale Teil des M. gastrocnemius wird bei zunehmender Kniestreckung (Pfeil) gedehnt.
b Die Achillessehne, die dorsale Kapsel des Sprunggelenkes und die tiefen Wadenmuskeln (M. soleus, M. tibialis posterior, M. flexor digitorum longus, M. flexor hallucis longus) werden bei Kniebeugung (Pfeil) gedehnt. Die Ferse darf dabei nicht vom Boden abgehoben werden.
c Die Wadenmuskulatur wird in der gesamten Länge, besonders im mittleren Anteil gedehnt.

Verbesserung der Knieflexion oder Extension (👁 9.20a-d)

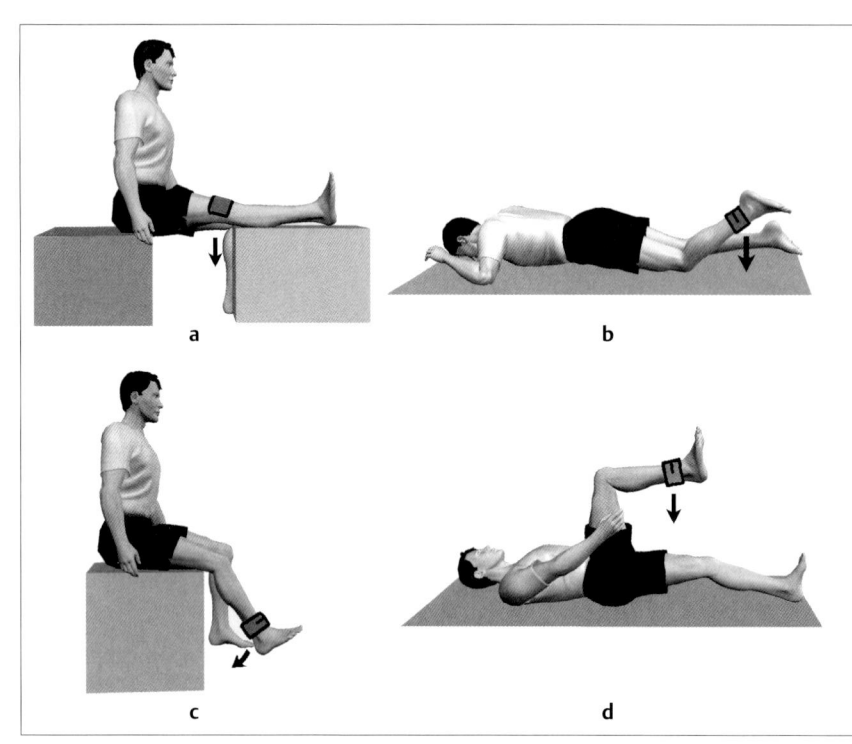

👁 **9.20a-d** Möglichkeiten der Dehnung des Kniegelenkes (D6).
a Im Sitzen legt der Patient seinen Fuß auf einen Kasten, so dass das Knie frei bleibt. Ein zusätzliches Gewicht auf dem Oberschenkel oberhalb der Patella bewirkt ein Absinken des Femurs nach unten, dies führt zu einem Gleiten der Tibia nach oben, wie es bei der Knieextension erforderlich ist. Das Gewicht verstärkt außerdem die Dehnung dorsaler Kapselanteile.
b-d: Rückenlage oder Sitzen. Die Schwerkraft bewirkt ein Absinken des Unterschenkels. Eine zusätzliche Gewichtsmanschette am Fußgelenk verstärkt die Wirkung der Dehnung in Streckung oder Beugung.

Dehnen der Lateralseite des Beines (Tractus iliotibialis, M. gluteus medius/minimus)

(👁 9.21a u. b)

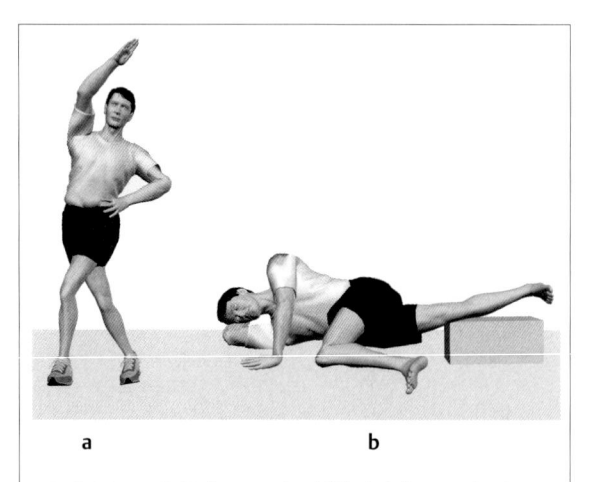

👁 **9.21a u. b** Dehnung der Hüftabduktoren (D7).
a Im Stand ist eine einfache Dehnung dieser Muskulatur möglich.
b In Seitlage wird das untere Bein in adduzierter Stellung auf einem kleinen Kasten oder auf einem flachen Kissen (möglichst im Knie gebeugt) gelagert.

Dehnung durch Traktion (👁 9.22a u. b)

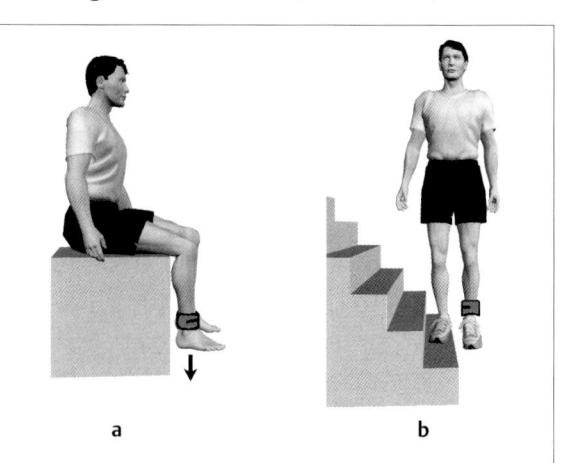

👁 **9.22a u. b** Durch Gewichtsmanschetten kann der Patient eine Traktion des Knie- bzw. Hüftgelenkes in verschiedenen Beugewinkeln selbstständig duchführen (D8).
a Im Sitzen auf einem erhöhten Gegenstand hängt der Unterschenkel frei, während der Oberschenkel gut aufliegt. Eine Gewichtsmanschette am Unterschenkel zieht diesen nach unten. Dadurch entsteht im Kniegelenkspalt eine Entlastung, die Kapsel wird in dieser Beugestellung gedehnt. Bei schmerzhafter Gonarthrose führt dies häufig zur Schmerzfreiheit.
b Auch das Hüftgelenk kann so im Stehen entlastet werden.

Rotation des Hüftgelenkes (9.23a u. b)

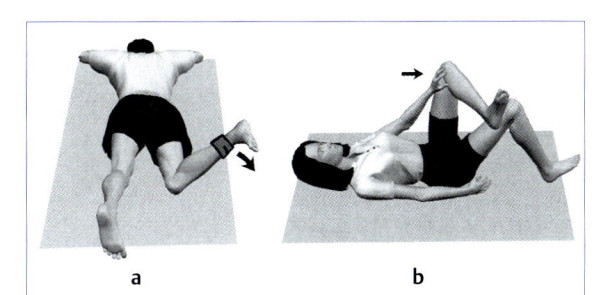

9.23a u. b Die Hüfte kann durch die Verwendung von Gewichtsmanschetten oder durch den Einsatz der Arme vom Patienten dosiert in Rotationsrichtung gedehnt werden (D9).
a In Bauchlage zieht eine Gewichtsmanschette am oberen Sprunggelenk bei gebeugtem Kniegelenk den Oberschenkel in die Innenrotation.
b Für die Außenrotation wird in Rückenlage das rechte Bein aufgestellt, der linke Unterschenkel darauf gelegt und ein leichter Druck gegen das linke Knie ausgeübt.

Dehnübungen bei verschiedenen Diagnosen

Im Folgenden wurde eine Auswahl der Dehnungsübungen bestimmten Krankheitsbildern zugeordnet. Im Einzelfall – beispielsweise bei Komplikationen – müssen diese Vorschläge ergänzt oder revidiert werden (T 9.7, T 9.8, T 9.9).

T 9.7 Übungsbeispiele für Dehnübungen bei verschiedenen Verletzungen/Operationen. Je nach mechanischer Belastbarkeit des Bewegungsapparates sind diese Übungsprogramme zu modifizieren. Die Buchstaben und die Nummerierung beziehen sich auf die Abbildungen der Dehnübungen

Diagnose	Teilbelastung unter 50% Körpergewicht	Teilbelastung über 50% Körpergewicht	Vollbelastung
Acetabulumfraktur	D1 A D2 A, B D6 A–C D8 A, B	D1 A D2 A, B D5 C D6 A–C D8 A, B	D1 A–C D2 A–C D3 A,B D4 A–B D5 A–C D6 A–C D8 A, B D9 A
Hüft-TEP	D1 A D2 A, B D6 A–D D8 A	D1 A D2 A–C D5 A–C D6 A–D D8 A	D1 A D2 A–C D5 A–C D6 A–D D8 A
Oberschenkelhalsfraktur	D1 A D2 A, B D6 A–C D8 A	D1 A D2 A–C D5 A D6 A–C D8 A, B	D1 A–C D2 A–C D3 A–B D4 A,B D5 A–C D6 A–C D7 A,B D8 A–B D9 A–B
Subtrochantäre Femurfraktur, Femurschaftfraktur	D1 A D2 A, B D6 A–C D8 A	D1 A–B D2 A–C D5 A D6 A–C D8 A, B (B: Vorsicht bei unverriegeltem Nagel)	D1 A–C D2 A–C D3 A–B D4 A D5 A–C D6 A–C D7 A, B D8 A–B D9 A–B

T 9.7 Fortsetzung

Diagnose	Teilbelastung unter 50 % Körpergewicht	Teilbelastung über 50 % Körpergewicht	Vollbelastung
Knie-TEP	D1 A, D2 A, B D3 B D6 A–D D8 A, B	D1 A D2 A–C D3 B D5 A–C D6 A–D D7 B D8 A, B	D1 A–C D2 A–C D3 A–B D4 A D5 A–C D6 A–D D7 A, B D8 A, B
Patellafraktur Typ A	D2 A, B D3 B D6 B D8 B	D2 A–C, D3 B D5 A, C D6 A, B, C D7 B D8 A, B D9 A	D1 A, B D2 A–C D3 B D4 A D5 A, C D6 A–C D7 A, B D8 A, B D9 A
Patellafraktur Typ B	D2 A, B D3 B D6 A, C D7 B D8 A, B	D2 A–C D3 B D5 C, D6 A, B, C D7 B D8 A, B	D2 A–C D3 A–B D4 A, D5 A, C D6 A–C D7 A,B D8 A–B D9 A–B
Patellafraktur Typ C	D2 A, B D3 B D6 A D8 A	D2 A–C D3 B D5 C D6 A, C D8 A, B	D2 A–C D3 B D5 A, C D6 A–C D7 B D8 A–B
Patellaluxation	D2 A, B D6 A–C	D2 A, B D3A, B D4 A D5 A–C D6 A–C D8 A–B	D2 A–C D3 A, B D4 A D5 A–C D6 A–C D8 A–B
Meniskusoperation	D1 A D2 A, B D3 B D6 A–C D8 A, B	D1 D2 A–C D3 A, B D4 B D5 A–C D6 A–C D7 B D8 A, B	D1 A D2 A–C D3 A, B D4 A, B D5 A–C D6 A–C D7 B D8 A, B
Seitenbandriss Knie	D1 A D2 A D3 B D6 A–C D8 A, B	D1 A D2 B D3 B D5 A, C D6 A–C D8 A, B	D1 A D2 A, B D3 A, B D4 B D5 A–C D6 A–C D8 A, B

Eigendehnung (Stretching)

T 9.7 Fortsetzung

Diagnose	Teilbelastung unter 50 % Körpergewicht	Teilbelastung über 50 % Körpergewicht	Vollbelastung
Tibiakopffraktur	D1 A D2 A D3 B D6 B, C, D D8 A–B	D1 A D2 A D3 B D5 A–C D6 B, C D, D8 A–B	D1 A D2 A–C D3 A–B D4 A–B D5 A–C D6 A–D D7 B D8 A–B
Tibiaschaftfraktur	D1 A D2 A–B D3 B D6 A D8 A	D1 A D2 A–C D3 B D4 B D5 A D6 A–C (leichtes Gewicht) D7 B D8 A, B (B nicht bei unverriegeltem Nagel)	D1 A, B D2 A–C D3 B D4 A, B D5 A–C D6 A–D D7 B D8 A, B D9 A
Sprunggelenkfraktur	D1 A D2 A, B D3 B D6 A–D D7 B D8 A–B D9 A–B	D1 A D2 A–C D3 B D5 C D6 A–D D7 B D8 A–B D9 A–B	D1 A–C D2 A–C D3 A, B D4 A, B D5 A–C D6 A–D D7 A, B D8 A–B D9 A–B

T 9.8 Übungsbeispiele für Dehnübungen bei Arthrosen

Diagnose	Leichte Arthrose	Mittelschwere Arthrose	Schwere Arthrose
Koxarthrose	D1 A–C D2 A–C D3 A–B D4 A–B D5 A–B D6 A–D D7 A–B D8 A–B D9 A–B	D1 A, B D2 A–C D3 A–B D4 A–B D5 A–B D6 A–D D8 A–B D9 A	D1 A D2 A–C D3 B D5 A–B D6 A–D D8 A–B
Gonarthrose	D1 A–C D2 A–C D3 A–B D4 A–B D5 A–C D6 A–D D8 A–B	D1 A, B D2 A–C D3 A–B D4 A–B D5 A–C D6 A–D D8 A–B	D1 A D2 A, B D3 A, B D4 A–B D5 A–C D6 A–D D8 A–B
Retropatellararthrose	D2 A–C D3 A, B D4 A D5 A, C D6 A, B, C D7 B D8 A, B D9 A	D2 A–C D3 A, B D4 A D5 A, C D6 A, B, C D7 B D8 A, B	D2 A–C D3 B D5 C D6 A, B D7 B D8 A, B

T 9.9 Übungsbeispiele für Dehnübungen nach Operation des vorderen Kreuzbandes, die je nach mechanischer Belastbarkeit des Transplantates bzw. Risses modifiziert werden müssen.

Wochen nach Operation	Dehnübungen
0–2	D2 A, B
	D3 B
	D6 B, C
3–4	D2 A–C
	D3 B
	D5 C
	D6 B, C, D
5–6	D2 A–C
	D3 B
	D5 C
	D6 B, C, D
7–8	D1 A, B
	D2 A–C
	D3 B
	D4 B
	D5 C
	D6 B, C, D

Literatur

1. Aubriot, J.H., J.Y. Guincestre, B. Grandbastien (1993): Value of continuous passive motion in the early rehabilitation of total knee arthroplasty. Prospective study apropos of 120 medical records. Rev Chir Orthop Reparatrice Appar Mot 79: 586–590
2. Bandy, W.D., J.M. Irion (1994): The effect of time on static stretch on the flexibility of the hamstring muscles. Phys Ther 74: 845–850, 850–852
3. Bassey, E.J., K. Morgan, H.M. Dallosso, S.B. Ebrahim (1989): Flexibility of the shoulder joint measured as range of abduction in a large representative sample of men and women over 65 years of age. Eur J Appl Physiol 58: 353–360
4. Blauth, W. (1982): Allgemeine Grundsätze und Techniken von Arthrolysen. Unfallchirurgie 8: 279–293
5. Blauth, W., J. Hassenpflug (1983): Die Arthrographie bei Strecksteifen des Kniegelenkes. Z Orthop 121: 706–713
6. Borms, J., P. van Roy, J.P. Santens, A. Haentjens (1987): Optimal duration of static stretching exercises for improvement of coxo-femoral flexibility. J Sports Sci 5: 39–47
7. Bowyer, S. (1995): Hip contracture as the presenting sign in children with HLA-B27 arthritis. J Rheumatol 22: 165–167
8. Brinckmann, P. (2002): Biomechanische Aspekte der Haut. Manuelle Therapie 6: 87–93
9. Burgkart, R., I. Schittich, J. Träger, P.M. Karpf, E. Hipp (1995): Sportschäden: Generalisierte Arthrofibrose des Kniegelenkes – 10 Jahre danach. Sportorthop Sporttraumat 11: 39–41
10. Cerny, K., J. Perry, J.M. Walker (1994): Adaptations during the stance phase of gait for simulated flexion contractures at the knee. Orthopedics 17: 501–512, 512–513
11. Chandler, T.J., W.B. Kibler T.L., Uhl, B. Wooten, A. Kiser, E. Stone (1990): Flexibility comparisons of junior elite tennis players to other athletes. Am J Sports Med 18: 134–136
12. Cornbleet, S.L., N.B. Woolsey (1996): Assessment of hamstring muscle length in school-aged children using the sit-and-reach test and the inclinometer measure of hip joint angle. Phys Ther 76: 850–855
13. Cornelius, W.L., K. Ebrahim, J. Watson, D.W. Hill (1992): The effects of cold application and modified PNF stretching techniques on hip joint flexibility in college males. Res Q Exerc Sport 63: 311–314
14. Cyr, L.M., R.G. Ross (1998): How controlled stress affects healing tissues. J Hand Ther 11: 125–130
15. Debrunner, H.U., W.R. Hepp (1994): Orthopädisches Diagnostikum. Thieme, Stuttgart
16. Doillon, C.J., M.G. Dunn, E. Bender, F.H. Silver (1985): Collagen fiber formation in repair tissue: development of strength and toughness. Collagen Res Rel 5: 481–492
17. Dunn, M.G., F.H. Silver, D.A. Swann (1985): Mechanical analysis of hypertrophic scar tissue: structural basis for apparent increased rigidity. J Investigative Dermatol 84: 9–13
18. Engstrom, B., A. Sperber, T. Wredmark (1995): Continuous passive motion in rehabilitation after anterior cruciate ligament reconstruction. Knee Surg Sports Traumatol Arthrosc 3: 18–20
19. Evjenth, O., J. Hamberg (1993): Muscle stretching in manual therapy. Alfta Rehab Førlag, Alfta, Schweden
20. Fess, E.E., M. McCollum (1998): The influence of splinting on healing tissues. J Hand Ther (United States) 11: 157–161
21. Freiwald, J., M. Engelhardt (1997): Stretching. In: Engelhardt, M., B. Hintermann, B. Segesser: GOTS-Manual Sporttraumatologie. Hans Huber, Bern
22. Fricke, R. (1976): Physikalische Therapie bei posttraumatischer Arthrose. Hefte zur Unfallheilkunde: 130–145

23. Gehlsen, G. M., M. H. Whaley (1990): Falls in the elderly: Part II, Balance, strength, and flexibility. Arch Phys Med Rehabil 71: 739–741
24. Girouard, C. K., B. F. Hurley (1995): Does strength training inhibit gains in range of motion from flexibility training in older adults? Med Sci Sports Exerc 27: 1444–1449
25. Glaesener, J. J., S. Rosnau, W. Petersen (1995): Die Kontraktur des Ellenbogens durch erhöhten Tonus der Beugermuskulatur. Z Orthop 133: 323–327
26. Glück, S., M. Schwarz, U. Hoffmann, G. Wydra (2002): Bewegungsreichweite, Zugkraft und Muskelaktivität bei eigen- bzw. fremdregulierter Dehnung. Dtsch Z Sportmed 53: 66–71
27. Gotlin, R. S., S. Hershkowitz, P. M. Juris, E. G. Gonzalez, W. N. Scott, J. N. Insall (1994): Electrical stimulation effect on extensor lag and length of hospital stay after total knee arthroplasty. Arch Phys Med Rehabil 75: 957–959
28. Halbertsma, J. P., L. N. Goeken (1994): Stretching exercises: effect on passive extensibility and stiffness in short hamstrings of healthy subjects. Arch Phys Med Rehabil 75: 976–981
29. Hardy, M., W. Woodall (1998): Therapetuic effects of heat, cold, and stretch on connective tissue. J Hand Ther 11: 148–156
30. Herbert, R. D., J. Crosbie (1997): Rest length and compliance of non-immobilised and immobilised rabbit soleus muscle and tendon. Eur J Appl Physiol 76: 472–479
31. Herbert, R. D., M. Gabriel (2002): Effects of stretching before and after exercising on muscle soreness and risk of injury: systematic review. BMJ 125: 468–470
32. Heydarian, K., B. A. Akbarnia, M. Jabalameli, K. Tabador (1984): Posterior capsulotomy for the treatment of severe flexion contractures of the knee. J Pediatr Orthop 4: 700–704
33. Hofmann, S., C. Tschauner, M. Urban, T. Eder, C. Czerny (1998): Klinische und bildgebende Diagnostik der Labrumläsion des Hüftegelenkes. Orthopäde 27: 681–689
34. Hohmann, G. (1918): Die operative Behandlung der Kontrakturen und Ankylosen der Gelenke. Münchener Med Wochenschr 20: 533–537
35. Hortobagyi, T., J. Faludi, J. Tihanyi, B. Merkely (1985): Effects of intense "stretching"-flexibility training on the mechanical profile of the knee extensors and on the range of motion of the hip joint. Int J Sports Med 6: 317–321
36. Janda, V. (1994): Manuelle Muskelfunktionsdiagnostik. Ullstein Mosby GmbH, Berlin
37. Jansen, T., P. J. Meeder, S. Weller, M. Forray (1991): Arthrolysis as a surgical treatment concept of post-traumatic stiffness of the knee joint. Chirurg 62: 399–403
38. Kaltenborn, F. M. (1992): Manuelle Mobilisation der Extremitätengelenke. Olaf Norlis Bokhandel, Oslo
39. Kapandji, I. A. (1985): Funktionelle Anatomie der Gelenke. Band 2. In: Otte, P., K. F. Schlegel: Bücherei des Orthopäden. Enke, Stuttgart
40. Kaps, H.-P., E. Schmidt (1993): Die Arhtrolyse und Arthroplastik des Ellenbogengelenkes. Z Orthop 131
41. Kendall, F. P., E. K. McCreary (1988): Muskeln-Funktionen und Test. G. Fischer, Stuttgart
42. Kim, H. K., R. G. Kerr, T. F. Cruz, R. B. Salter (1995): Effects of continuous passive motion and immobilization on synovitis and cartilage degradation in antigen induced arthritis. J Rheumatol 22: 1714–1721
43. Klinger, D., B. Rosemeyer (1990): Bewegungseinschränkung nach Kaspelband-Operation am Kniegelenk, unter Berücksichtigung der Bandstabilität und der muskulären Situation bei isokinetischer Belastung. Sportverl Sportschad 4: 163–168
44. Knebel, K. P. (1989): Funktionsgymnastik. Rowohlt, Reinbek
45. Ko, Y. C., D. C. Chung, H. H. Pai (1991): Intramuscular-injection-associated gluteal fibrotic contracture and hepatitis B virus infection among school children. Kao Hsiung I Hsueh Ko Hsueh Tsa Chih 7: 358–362
46. Kühne, J. H., R. Theermann (1991): Neue Aspekte zum Thema Kniegelenksarthrolysen. Z Orthop 129: 85–93
47. Magnusson, S. P., E. B. Simonsen, P. Aagaard, H. Sorensen, M. Kjaer (1996): A mechanism for altered flexibility in human skeletal muscle. J Physiol (Lond) 497: 291–298
48. Martin, T. P., L. A. Gundersen, F. T. Blevins, R. D. Coutts (1991): The influence of functional electrical stimulation on the properties of vastus lateralis fibres following total knee arthroplasty. Scand J Rehabil Med 23: 207–210
49. McInnes, J., M. G. Larson, L. H. Daltroy, T. Brown, A. H. Fossel, H. M. Eaton, B. Shulman-Kirwan, S. Steindorf, R. Poss, M. H. Liang (1992): A controlled evaluation of continuous passive motion in patients undergoing total knee arthroplasty. Jama 268: 1423–1428
50. McPherson, E. J., F. D. Cushner, C. F. Schiff, R. J. Friedman (1994): Natural history of uncorrected flexion contractures following total knee arthroplasty. J Arthroplasty 9: 499–502
51. Miller, E. H., F. E. Benedict (1985): Stretch of the femoral nerve in a dancer. J Bone Joint Surg 67-A: 315–317
52. Mohr, W. (1984): Gelenkkrankheiten. Thieme, Stuttgart
53. Müller, M., E. Borchardt, K. Büttner-Janz (2001): Arthroskopische Therapie schmerzhafter Bewegungseinschränkungen nach Knie-TEP. Orthop Praxis 37: 85–86
54. Nadler, S. F., G. A. Malanga, J. R. Zimmerman (1993): Continuous passive motion in the rehabilitation setting. A retrospective study. Am J Phys Med Rehabil 72: 162–165
55. Naumann, M. (1998): Botulinumtoxin – Wirkprinzip und klinische Anwendung. UNI-Med Verlag, Bremen
56. Nelson, K. C., W. L. Cornelius (1991): The relationship between isometric contraction durations and improvement in shoulder joint range of motion. J Sports Med Phys Fitness 31: 385–388
57. Nilsson, C., A. Wykman, J. Leanderson (1993): Spinal sagittal mobility and joint laxity in young ballet dancers. A comparative study between first-year students at the Swedish Ballet School and a control group. Knee Surg Sports Traumatol Arthrosc 1: 206–208
58. NJ, O. D., L. Ada, P. D. Neilson (1996): Spasticity and muscle contracture following stroke. Brain 119: 1737–1749
59. Parker, A. W., B. James (1985): Age changes in the flexibility of Downs syndrome children. J Ment Defic Res 29: 207–218
60. Prosser, R. (1996): Splinting in the management of proximal interphalangeal joint flexion contracture. J Hand Ther 9: 378–386
61. Raab, D. M., J. C. Agre, M. McAdam, E. L. Smith (1988): Light resistance and stretching exercise in elderly women: effect upon flexibility. Arch Phys Med Rehabil 69: 268–272
62. Reid, D. C., R. S. Burnham, L. A. Saboe, S. F. Kushner (1987): Lower extremity flexibility patterns in classical ballet dancers and their correlation to lateral hip and knee injuries. Am J Sports Med 15: 347–352
63. Reider, B., R. M. Belniak, D. Preiskorn (1996): Arthroscopic arthrolysis for flexion contracture following intraarticular reconstruction of the anterior cruciate ligament. Arthroscopy 12: 165–173
64. Richard, R., M. Staley, S. Miller, G. Warden (1996): To splint or not to splint-past philosophy and present practice: Part I. J Burn Care Rehabil 17: 444–453
65. Ritter, M. A., E. A. Stringer (1979): Predicitve range of motion after total knee replacement. Clin Orthop Rel Res 143: 115–119
66. Rupp, S., R. Kuppig (1995): Muskeldehnbarkeit und Verletzungshäufigkeit im Fußballsport. Prospektive Untersuchung über eine Saison. Dtsch Z Sportmed 46: 127–132
67. Schönle, C. (1997): Normales Alltags- und Berufsleben mit beidseitiger Hüftversteifung. In: Abstractband Nord-

deutsche Orthopädenvereinigung 46. Jahrestagung. Medizinisch Literarische Verlagsgesellschaft, Uelzen
68. Schüller, J. (1936): Die Distraktur bei Lähmungen und ihre orthopädische Behandlung. Münchener Med Wochenschr 15: 606–608
69. Shephard, R. J., M. Berridge, W. Montelpare (1990): On the generality of the „sit and reach" test: an analysis of flexibility data for an aging population. Res Q Exerc Sport 61: 326–330
70. Sherk, H. H. (1977): Treatment of severe rigid contractures of cerebral palsied upper limbs. Clin Orthop 125: 151–155
71. Smetana, V., A. Schejbalova (1993): Importance of tenotomy of the adductors in the treatment of cerebral palsy manifestations in the lower extremities. Acta Chir Orthop Traumatol Cech 60: 301–305
72. Soren, A., J. F. Fetto (1996): Contracture of the shoulder joint. Arch Orthop Trauma Surg 115: 270–272
73. Steinbrück, K., H. W. Springorum (1980): Kontorsionisten und Wettkampfgymnasten – erworbene Hypermobilität. Z Orthop 118: 751–760
74. Sullivan, M. K., J. J. Dejulia, T. W. Worrell (1992): Effect of pelvic position and stretching method on hamstring muscle flexibility. Med Sci Sports Exerc 24: 1383–1389
75. Tabary, J. C., C. Tardieu, G. Tardieu, C. Tabary (1981): Experimental rapid sarcomere loss with concomitant hypoextensibility. Muscle Nerve 4: 198–203
76. Tanzer, M., J. Miller (1989): The natural history of flexion contracture in total knee arthroplasty. A prospective study. Clin Orthop 248: 129–134
77. Tardieu, C., E. Huet de la Tour, M. D. Bret, G. Tardieu (1982): Muscle hypoextensibility in children with cerebral palsy: I. Clinical and experimental observations. Arch Phys Med Rehabil 63: 97–102
78. Templeton, M. S., D. L. Booth, W. D. O'Kelly (1996): Effects of aquatic therapy on joint flexibility and functional ability in subjects with rheumatic disease. J Orthop Sports Phys Ther 23: 376–381
79. Toft, E., G. T. Espersen, S. Kalund, T. Sinkjaer, B. C. Hornemann (1989): Passive tension of the ankle before and after stretching. Am J Sports Med 17: 489–494
80. Tschauner, C., S. Hofmann (1998): Labrumläsion bei der Restdysplasie des Hüftgelenks. Biomechanische Überlegungen zur Pathogenese und Behandlung. Orthopäde 27: 725–732
81. Ullrich, K., A. Gollhofer (1994): Physiologische Aspekte und Effektivität unterschiedlicher Dehnmethoden. Dtsch Z Sportmed 45: 336–344
82. van Mechelen, W., H. Hlobil, H. C. Kemper, W. J. Voorn, H. R. de Jongh (1993): Prevention of running injuries by warm-up, cool-down, and stretching exercises. Am J Sports Med 21: 711–719
83. Walker, R. H., B. A. Morris, D. L. Angulo, J. Schneider, C. W. Colwell jr. (1991): Postoperative use of continuous passive motion, transcutaneous electrical nerve stimulation, and continuous cooling pad following total knee arthroplasty. J Arthroplasty 6: 151–156
84. Wallin, D., B. Ekblom, R. Grahn, T. Nordenborg (1985): Improvement of muscle flexibility. A comparison between two techniques. Am J Sports Med 13: 263–268
85. Wang, S. S., S. L. Whitney, R. G. Burdett, J. E. Janosky (1993): Lower extremity muscular flexibility in long distance runners. J Orthop Sports Phys Ther 17: 102–107
86. Wasilewski, S. A., L. C. Woods, W. R. Torgerson jr., W. L. Healy (1990): Value of continuous passive motion in total knee arthroplasty. Orthopedics 13: 291–295
87. Welsh, R. P., D. L. MacIntosh (1977): Postoperative flexion contracture of the knee: a simple technique for its treatment. Can J Surg 20: 465–466
88. Wiemann, K., A. Klee, M. Startmann (1998): Filamentäre Quellen der Muskel-Ruhespannung und die Behandlung muskulärer Dysbalancen. Dtsch Z Sportmed 49: 111–118
89. Wilhelm, K., T. Kreusser (1990): Belastbarkeit von Kapsel- und Sehnengewebe. Sportverl Sportschad 4: 14–21
90. Williams, P. E. (1988): Effect of intermittent stretch on immobilised muscle. Ann Rheum Dis 47: 1014–1016
91. Williams, P. E. (1990): Use of intermittent stretch in the prevention of serial sarcomere loss in immobilised muscle. Ann Rheum Dis 49: 316–317
92. Williams, P. E., T. Catanese, E. G. Lucey, G. Goldspink (1988): The importance of stretch and contractile activity in the prevention of connective tissue accumulation in muscle. J Anat 158: 109–114
93. Williford, H. N., J. B. East, F. H. Smith, L. A. Burry (1986): Evaluation of warm-up for improvement in flexibility. Am J Sports Med 14: 316–319
94. Witzmann, F. A., D. H. Kim, R. H. Fitts (1982): Hindlimb immobilization: length-tension and contractile properties of skeletal muscle. J Appl Physiol 53: 335–345
95. Worrell, T. W., T. L. Smith, J. Winegardner (1994): Effect of hamstring stretching on hamstring muscle performance. J Orthop Sports Phys Ther 20: 154–159
96. Wright, J. G., M. B. Menelaus, N. S. Broughton, D. Shurtleff (1991): Natural history of knee contractures in myelomeningocele. J Pediatr Orthop 11: 725–730
97. Wydra, G. (1993): Muskeldehnung – aktueller Stand der Forschung. Dtsch Z Sportmed 44: 104–111
98. Yarkony, G. M., L. M. Bass, V. D. Keenan, P. R. Meyer jr. (1985): Contractures complicating spinal cord injury: incidence and comparison between spinal cord centre and general hospital acute care. Paraplegia 23: 265–271
99. Yarkony, G. M., V. Sahgal (1987): Contractures. A major complication of craniocerebral trauma. Clin Orthop 219: 93–96.

10 Aktive Wassertherapien in der Rehabilitation

Heilige Waschungen wurden als religiöse Handlungen in den indischen Weden schon vor vielen tausend Jahren beschrieben. Später analysierte Hippokrates die medizinische Wirksamkeit der Bäder und schränkte sie auf bestimmte Krankheitsbilder ein. Er erkannte beispielsweise die heilende Wirkung von Schwefelbädern auf Hauterkrankungen. Die Griechen und Römer kultivierten den Bau von Thermen, Kalt-, Warm- und Dampfbädern. Allerdings stellten die römischen Ärzte fest, dass nicht nur die Badekur selbst, sondern vielfach auch schon die Schiffsreise zum Badeort einen heilenden Einfluss ausübte (18).

In den folgenden Jahrhunderten gerieten einige dieser Kenntnisse in Vergessenheit. Erst im 18. und 19. Jahrhundert erlebte in Europa die Therapie mit Wasser – sowohl zur inneren und äußeren Anwendung – einen Aufschwung, in dessen Folge viele Badekurorte entstanden. Sebastian Kneipp fasste die damaligen Erkenntnisse der Hydrotherapie zusammen und entwickelte ein Gesundheitsprogramm, dessen Kernstück verschiedene Wassergüsse mit kalten, warmen oder heißen Wasser darstellten (8). Allen historischen Anwendungen gemeinsam ist die Einwirkung des Therapeutikums Wasser auf den **passiven** Patienten.

Etwa ab 1820 wurde das Wasser als Medium auch für **aktive** Therapieformen entdeckt, wobei vorwiegend das Schwimmen empfohlen wurde. Aber es dauerte weitere 100 Jahre bis 1932 in Deutschland (Hüfferstift Münster) das erste Krankenhaus-Schwimmbad für therapeutische Zwecke errichtet wurde (16).

Physiologische und physikalische Wirkungen der aktiven Wassertherapien

Thermische Effekte

Obwohl medizinisch eindeutige Erklärungen bisher fehlen, ist bekannt, dass die Temperatur einen therapeutischen Einfluss auf chronische Leiden nimmt. Die schmerzlindernde Wirkung der Wärme auf Verschleißerscheinungen, Muskelverspannungen und Kontrakturen wird vielfach beschrieben. Kälte wird dagegen zur Linderung von akuten Reizungen und Entzündungen, zur Blutstillung und zur Herabsetzung des Stoffwechsels (Hypothermie in Narkose) eingesetzt.

Diese Temperatureffekte sollten auch bei der aktiven Wassertherapie berücksichtigt werden. Eine Bewegungstherapie bei Arthrose ist eher schädlich, wenn die Gelenke durch eine niedrige Wassertemperatur unterkühlt werden.

Grundlagen des Wärmehaushaltes

Benachbarte Gegenstände mit unterschiedlicher Eigentemperatur sind bestrebt, die Temperaturdifferenz auszugleichen. Dabei fließt ein Wärmestrom vom warmen zum kalten Bereich. Die Intensität des Wärmestromes hängt ab von der Größe der Temperaturdifferenz, von der Isolationsschicht zwischen den Gegenständen, von deren Entfernung voneinander und von der Art des Wärmetransportes.

Die Körperkerntemperatur des Menschen wird trotz leichter Tagesschwankungen über einen sensiblen Regelkreis annähernd konstant bei 37,0 ($\pm 0{,}7$) °C gehalten. Kältereize führen über die zentrale Temperaturregulation zunächst zu einer Verengung der Arteriolen (Vasokonstriktion), wodurch der Blutfluss vor allem im Unterhautfettgewebe reduziert wird (9). Die weniger durchbluteten Haut-, Unterhaut-, Fett- und Muskelschichten dienen als Isolationsschicht. Dieser Vorgang wird als **physikalische Wärmeregulation** bezeichnet.

Die Vasokonstriktion in der Körperperipherie führt dazu, dass bei lokalen Kälteeinflüssen die Temperaturen an der Haut sogar unter 0 °C sinken (z. B. weiße, kalte Hände im Winter), ohne dass die Kerntemperatur merklich abfällt. Eine Hauttemperatur von –10 °C führt zum Gefrieren des Wassers in den Körperzellen, was jedoch keine Zerstörung des Gewebes hervorruft, wenn der Kälteeinfluss nach kurzer Zeit beendet wird. Bei stärkerer Kältebelastung wird der Stoffwechsel in den inneren Organen verdoppelt, wodurch vermehrt Wärme gebildet wird. Dies ist die **chemische Wärmeregulation**. Die chemische Wärmeregulation erreicht im Gegensatz zu der sofort eintretenden Vasokonstriktion erst nach ½ Stunde ihre volle Wirkung.

Die **Wärmebilanz** des Menschen wird durch 4 Systeme beeinflusst:

- innere Wärmeproduktion in den inneren Organen (Ruheumsatz) oder bei Kälte zusätzlich durch die chemische Wärmeregulation. Auch durch Muskelarbeit kann die innere Wärmeproduktion ansteigen, und zwar sehr stark, bis auf das 15-fache des Ruhewertes,
- innerer Wärmetransport, der die Wärme vorwiegend über den Blutstrom bis in die subkutanen Hautschichten transportiert,
- Körperisolation (Fettschicht, Kleidung),
- äußerer Wärmetransport, welcher die Wärme von der Haut in die Umgebung abtransportiert oder bei sehr heißer Umgebung (Sauna) an den Körper leitet.

■ Wärmeverluste

Der äußere Wärmeabtransport beim unbekleideten Menschen kann durch Strahlung, Wärmeleitung, Konvektion (Wärmeabtransport durch bewegte Medien wie Wind, Strömung etc.) und Verdunstung erfolgen.

Im Wasser ist der Wärmeverlust durch Strahlung vernachlässigbar gering, dagegen ist die Wärmeleitung 25-mal größer als in Luft (1). Die Verringerung der subkutanen Isolationsschicht durch den hydrostatischen Druck (Kompression der kleinen Venen-, Lymphgefäße etc.) erhöht den Wärmeverlust zusätzlich. Allerdings wird ein schneller, massiver Wärmeabfluss durch eine sofort einsetzende Vasokonstriktion verhindert. Damit ist gewährleistet, dass selbst bei großflächigem Kälteeinfluss kein Absinken der Körperkerntemperatur eintritt, wenn die Anwendungszeit begrenzt bleibt (Eisschwimmer). Dickere Menschen mit einer ausgeprägten Unterhautfettschicht verlieren wegen der guten Isolation weniger Wärme als dünne Personen.

Der Wärmeverlust ist abhängig von der Wassertemperatur. Wird die Wassertemperatur im Indifferenzbereich bei etwa 36 °C (±2 °C) konstant gehalten, entspricht die Wärmeabgabe der inneren Wärmeproduktion im Ruheumsatz.

Zusammenfassend kann also festgestellt werden, dass am menschlichen Körper im Wasser eine **schnellere** Wärmezufuhr oder -ableitung erfolgt als an der Luft. Je nach Temperaturdifferenz und Isolationsschicht verliert – oder gewinnt der Körper an Wärmeenergie. Bei Wassertemperaturen über 36 °C wird der Körper aufgeheizt.

■ Einfluss der Bewegung im Wasser auf die Wärmebilanz

Der Wärmeverlust eines bewegungslos im Wasser treibenden Menschen wird durch die Wassertemperatur und die Isolationsschicht (Körperfett und Kleidung) beeinflusst. Bewegungen im Wasser erhöhen einerseits den Wärmeabfluss durch Konvektion, andererseits steigt die innere Wärmeproduktion durch die Muskelarbeit. Daher können beim Schwimmen die Wärmeverluste in Wassertemperaturen zwischen 18 und 20 °C durch die Wärmeproduktion der Muskeln ausgeglichen werden. Ist die Wassertemperatur kühler oder lässt die Muskelarbeit nach, wird die Wärmebilanz negativ: Nach einer gewissen Zeitspanne sinkt die Körperkerntemperatur ab.

■ Die Wahl der Wassertemperatur in Bewegungsbädern

Gymnastik, Dehnungs- und Bewegungsübungen im Wasser, die **geringere Muskelarbeit benötigen**, sollten bei **Temperaturen um 32 °C** durchgeführt werden, um eine Auskühlung zu vermeiden. Eine höhere Temperatur ist dagegen im Hinblick auf eventuelle Venenentzündungen im warmen Wasser bei Patienten mit Krampfadern nicht günstig.

Kontinuierliche Muskelarbeit führt im Wasser über 28 °C zu einer positiven Wärmebilanz, wodurch die Körperkerntemperatur ansteigen und eine Überhitzung (**Hyperthermie**) entstehen kann. Auch der Blutdruck steigt bei Überwärmung an. Aus diesem Grunde ist ein Ausdauerschwimmen oder Aquajogging bei Temperaturen über 28 °C nicht zu empfehlen.

Im kälteren Wasser ist die Belastung des Kreislaufsystems nicht so hoch, wahrscheinlich bedingt durch eine andere Blutverteilung. Hier kann der Sportler mit einer höheren Intensität trainieren und so bessere Trainingsresultate erzielen (2) (T 10.1).

Auch aus Gründen der Hygiene sollte die Wassertemperatur nicht zu hoch gewählt werden. Schon wenige Grad Temperaturerhöhung schaffen ein deutlich besseres Lebensniveau für Bakterien aller Art. Der erhöhte Einsatz von Desinfektionsmitteln ist die Folge. Hier liegt ein Vorteil beim Salzwasser, das auf viele Bakterien hemmend wirkt.

T 10.1 Empfehlungen für die Temperaturen in Bewegungsbädern

Art der Therapie	Empfohlene Wassertemperatur
Muskelrelaxation. Wirbelsäulendekompression durch Traktion. Osteoporosetherapie. Passive Dehnung.	32–36 °C
Leichte Bewegungsübungen im Wasser. Leichte Widerstandsübungen. Spielformen im Wasser. Orthopädisches Schwimmen. Sog. Entmüdungsbäder.	28–32 °C
Ausdauerschwimmen. Aquajogging. Krafttraining im Wasser	24–28 °C

Physiologische und physikalische Wirkungen der aktiven Wassertherapien 195

T 10.2 Druck in verschiedenen Wassertiefen von 1–2 m

Wasser-tiefe	mm Hg	Pa	bar	at	kp/cm²
1 m	73,5	9806	0,098	0,1	0,1
1,5 m	110,3	14701	0,1471	0,15	0,15
2 m	147,1	19610	0,1961	0,2	0,2

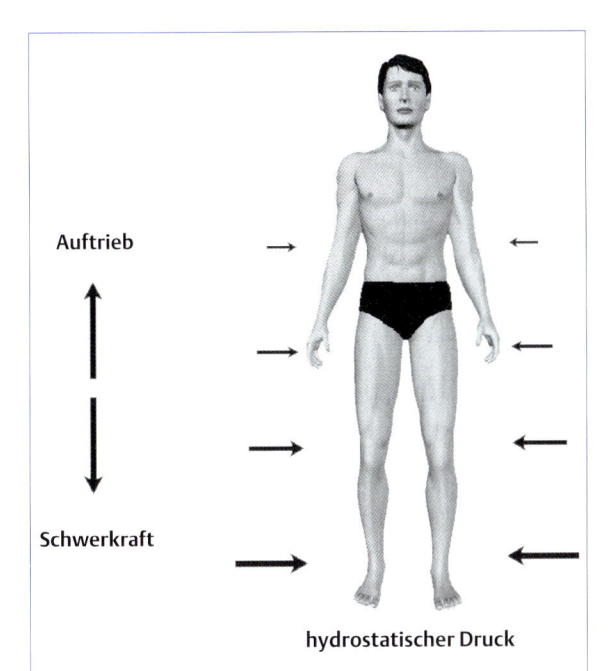

Kräfte im Wasser

Hydrostatischer Druck

Der hydrostatische Druck (p) an einem bestimmten Punkt im Wasser ist abhängig von der Wassertiefe (h), der Dichte des Wassers (ρ) und der Erdbeschleunigung (g). Nach der Formel $p = \rho \times g \times h$ nimmt der Druck mit zunehmender Wassertiefe zu. In 1 m Tiefe beträgt der Wasserdruck 73,5 mm Hg (T 10.2).

Der hydrostatische Druck des Wassers bewirkt eine Kompression der Beine, die beim Stehen im Wasser nach distal zunimmt. Damit wirkt er als Thromboseprophylaxe, denn die Venen werden zusammengepresst und damit das zentrale Blutvolumen erhöht (10.1). Auch Lymphödeme werden gleichmäßig komprimiert. Infolgedessen kommt es schon nach 20–30 min Aufenthalt im Wasser zu einer Verringerung des Beinumfanges (10.2). Die Kompression durch das Wasser ist viel günstiger als bei einem Kompressionsstrumpf, da im Wasser keine abschnürenden Falten entstehen. Gleichzeitig üben schnelle Bewegungen der Beine einen Massageeffekt auf das Unterhaut- und Muskelgewebe aus (10.3), womit die Wirkung der hydrostatischen Lymphdrainage erhöht wird.

Statischer Auftrieb

Nach dem archimedischen Prinzip entspricht die Auftriebskraft (F) dem Gewicht der verdrängten Flüssigkeit:

F (Auftrieb) $= m \times g$ oder F (Auftrieb) $= \rho \times g \times V$

(m = Masse der Flüssigkeit [kg], g = Erdbeschleunigung mit 9,81 m/s², ρ = Dichte des Wassers, V = Volumen des Körpers oder des verdrängten Wassers).

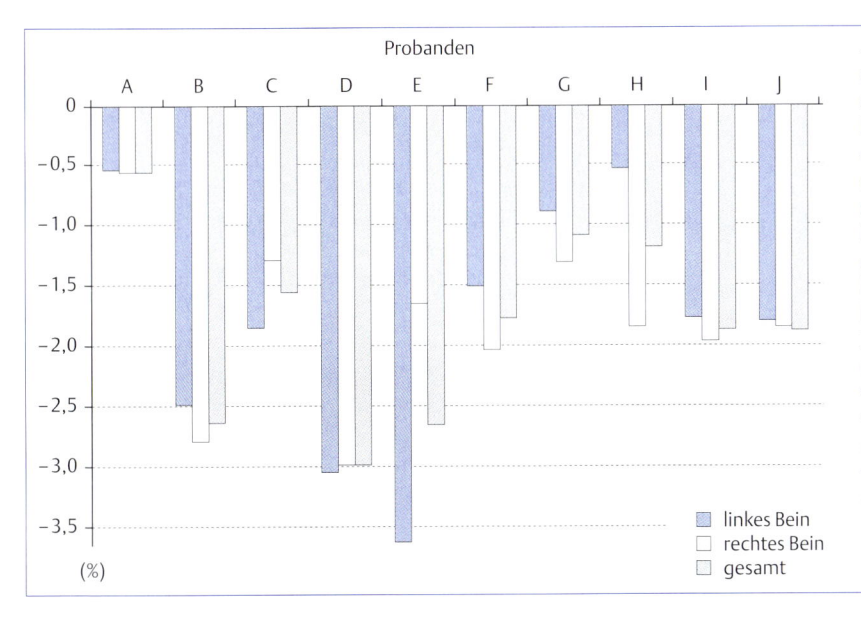

◉ 10.1 Halten sich Auftrieb und Schwerkraft die Waage, so schwebt der Körper im Medium. Der Druck nimmt mit der Wassertiefe zu, er ist im Bereich der Füße deutlich höher als im Oberkörper – und damit ist die arterielle Durchblutung des Beines erschwert und der venöse Rückstrom erleichtert.

◉ 10.2 Mit dem Perometer (Fa. Pero-System Messgeräte GmbH) wurde die prozentuale Differenz der Volumenmessung des rechten (weißer Balken) und linken (blauer Balken) Beines von 9 Patienten unmittelbar vor und nach einem Bewegungsbad bestimmt. Der mittlere zeitliche Abstand zwischen beiden Messungen betrug 34 min. Die Ergebnisse zeigen nach der Anwendung im Bewegungsbad bei allen Patienten eine sehr signifikante ($p \leq 0,01$) Abnahme des Beinvolumens im Mittel um 1,86 % (0,5–3,0 %) bzw. um 95 ml (11).

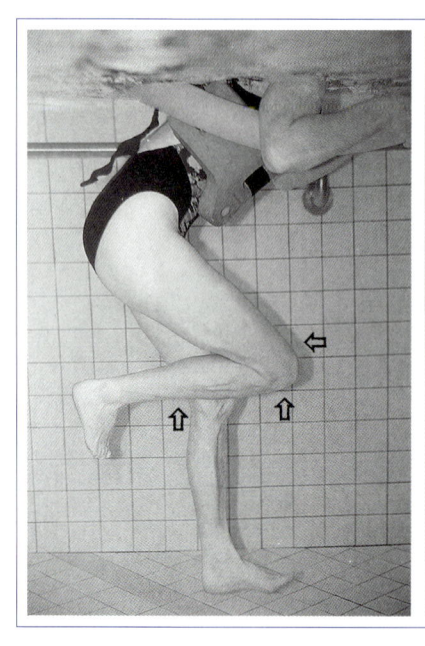

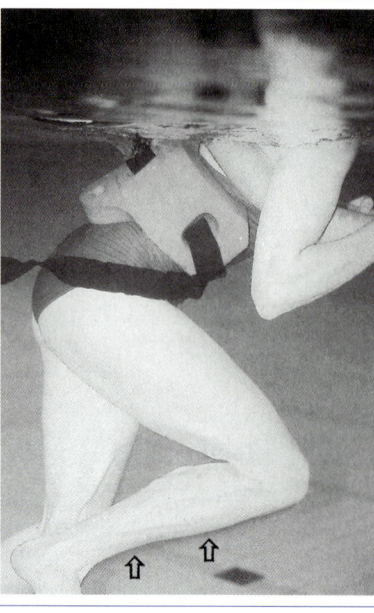

10.3 Unabhängig von der Dicke des Unterhautfettgewebes führt eine schnelle Bewegung der Beine im Wasser zu deutlichen Verschiebungen des subkutanen Gewebes und der Muskeln (s. Pfeile, die auf die Falten an den Beinen hinweisen). Damit ist der Effekt der Unterwassermassage beim Aquajoggen sichtbar gemacht.

Auf den Menschen wirken im Wasser sowohl die Schwerkraft wie auch die Auftriebskraft. Sind beide Kräfte gleich groß, schwebt der Körper im Wasser (s. 10.1). Der Betrag der Auftriebskraft hängt neben dem Gewicht auch vom Körperbau des Menschen (hoher Fettanteil, Lungenkapazität) und dem spezifischen Gewicht des Wassers (Süß-/Salzwasser) ab. Das Fettgewebe mit einer Dichte von 0,9 g/cm³; schwimmt im Wasser, Eiweiß mit 1,04 g/cm³; sinkt dagegen. So erfahren Frauen im Allgemeinen mehr Auftrieb als Männer, da sie relativ mehr Fettgewebe besitzen.

Je nach Körperbau liegen die Angriffspunkte für die Schwerkraft und Auftriebskraft nicht zusammen, so dass in bestimmten Positionen (z.B. Schwebelage ohne Schwimmbewegung) die Beine absinken.

Bedingt durch die etwas höhere Dichte ist der Auftrieb eines Körpers in **Sole** (Salzgehalt von 1–6 %) erhöht. Auch der Wasserwiderstand ist in Sole im Vergleich zu Süßwasser etwas größer, Bewegungen werden also stärker gebremst (T 10.3). Der Auftrieb kann bei der passiven Gelenkmobilisierung, aber auch zur Entlastung der Gelenke und zur Dekompression der Wirbelsäule eingesetzt werden. Im Toten Meer (26 % Salzgehalt) schwimmt der menschliche Körper ohne Bewegung.

Die „Schwerelosigkeit" im Wasser ist für die orthopädische Therapie von großer Bedeutung. Der Auftrieb des Rumpfes ermöglicht annähernd physiologische Gehbewegungen im Wasser, ohne dass Gewichtskräfte auf Gelenke oder Knochen auftreten. Die Belastung der Wirbelsäule und der unteren Extremität kann durch die Wassertiefe geregelt werden. Die Markierungspunkte „Wasser in Schulterhöhe, Brustwarzenhöhe, Bauchnabelhöhe etc." sind recht genaue Anhaltspunkte für die individuelle Entlastung (T 10.4). Dies setzt voraus, dass das Schwimmbad einen versenkbaren Boden oder unterschiedliche Wassertiefen besitzt. Notfalls müssen die Patienten gebeten werden, die Knie zu beugen oder die Beine zu spreizen, um die gewünschte Entlastung einzuhalten.

■ Wirkung des Auftriebs zur Lagerung und Extension der Extremitäten

Der Auftrieb erleichtert es vielen Patienten mit Teillähmungen oder schmerzhaft eingeschränkten Gelenken, passive oder aktive Bewegungen durchzuführen. Durch die Verwendung von Schwimmflügeln können Extremitäten im Wasser in annähernd jeder Position „gelagert" werden. Von dieser Lagerungsposition aus sind Mobilisations- oder Kraftübungen gegen den Wasserwiderstand möglich. Wasserfeste Orthesen (Knieorthesen, Gelenkschienen etc.) erlauben eine Einschränkung des Bewegungsradius oder vermeiden Scherkräfte durch Fixierung der betroffenen Körperteile.

T 10.3 Dichte verschiedener Wasserkonzentrationen in Abhängigkeit von der Temperatur

Dichte (r) des Wassers	bei einer Wassertemperatur von
Süßwasser: 1,000 g/cm³	4 °C
Süßwasser: 0,998 g/cm³	20 °C
Süßwasser: 0,991 g/cm³	37 °C
Salzwasser (Ostsee 1,5 % Salz): 1,015 g/cm³	Mittelwerte im Jahresdurchschnitt
Salzwasser (Nordsee 2,5 % Salz): 1,025 g/cm³	Mittelwerte im Jahresdurchschnitt

Physiologische und physikalische Wirkungen der aktiven Wassertherapien **197**

T 10.4 Gewichtsentlastung in Prozent zum Gesamtkörpergewicht (100%) bei verschiedenen Eintauchtiefen in Süß- oder in Solewasser (15). Die Markierungspunkte der Eintauchtiefe sind links angegeben, das verbliebene Körpergewicht (und die Extremwerte einzelner Messungen) in den rechten Spalten. Süßwasser: Mittelwerte von 14 normalgewichtigen Probanden. Solewasser (2,5% Salzgehalt): Mittelwerte von 11 normalgewichtigen Probanden. Die Extremwerte sind durch Messfehler und Variationen der Körperform bedingt. Der Thorax (Sternumoberrand) führt zu einer großen Reduktion des Körpergewichtes um 30%, weil die Lunge einen großen Auftrieb hat. Am Sternumoberrand kommt es durch das Eintauchen der Arme zu einer weiteren Reduktion von etwa 8% des Körpergewichtes

	Süßwasser		Solewasser	
	% des Körpergewichtes	Extremwerte [%]	% des Körpergewichtes	Extremwerte [%]
Schulter im Wasser	8,0	0–10	7,6	6–9
Sternumoberrand, Arme im Wasser	13,2	8–15	10,6	8–14
Sternumoberrand, Arme außerhalb des Wassers	20,7	16–24	19,6	14–24
Sternumunterrand	39,2	31–45	38,4	32–45
Bauchnabel	50,2	47–56	49,0	44–55
Spina iliaca anterior superior	57,8	48–66	55,6	49–62
Kniekehle	88,9	86–94	89,3	87–94

■ *Lagerung im Wasser bei Schmerzen im Rumpfbereich*

Patienten mit frischen Wirbelkörperfrakturen bei Osteoporose, mit akuten Bandscheibenschäden oder mit Beckenringfrakturen können durch verschiedene luftgefüllte Gerät (Reifen, Kragen, Rumpfgurte etc.) in einer individuellen Position gelagert werden (◉ **10.4**). Oft wird damit eine Schmerzlinderung erreicht und Druckstellen der Haut entlastet. Auch milde Extensionen sind möglich. Soll beispielsweise die Lendenwirbelsäule entlastet werden, kann mit Gummiseilen, welche am Schwimmbadrand angebracht sind, ein dosierter Zug ausgeübt werden. Zum Transport der Patienten ins Wasser sind bei nicht gehfähigen Patienten Lifte oder Hebekräne erforderlich.

■ *Auftrieb als passive Rückführungskraft bei Übungen*

Sollen beispielsweise an der Schulter bestimmte aktive Bewegungen (z. B. die aktive Abduktion) vermieden werden, kann ein intensives Training der restlichen Schultermuskeln im Wasser unter Verwendung des Auftriebes erfolgen. Dabei wird durch einen Auftriebskörper die Schulter passiv in die Abduktionsstellung gebracht, von wo aus wieder intensiv geübt werden kann.

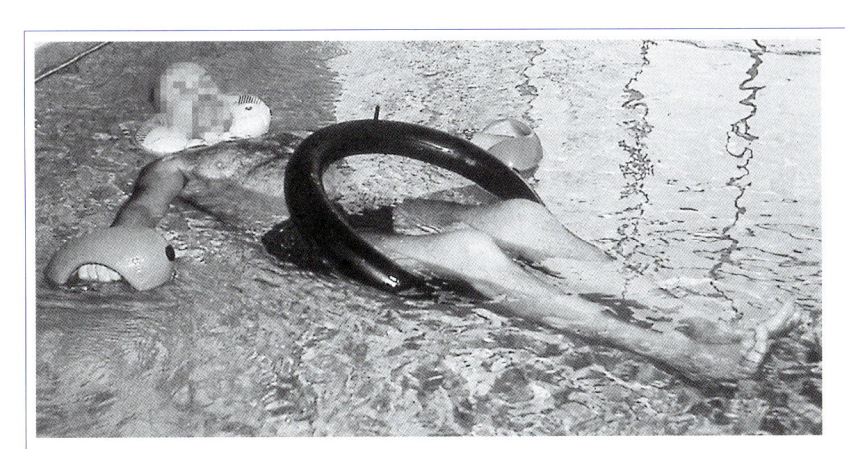

◉ **10.4** Schmerzfreie Lagerung im Wasser. Durch verschiedene Auftriebskörper ist annähernd jede Lagerungsposition möglich, gleichzeitig kann ein dosiertes Krafttraining erfolgen. Über Gummiseile an einem Becken- und Achselgurt wäre auch eine Extension der Wirbelsäule durchführbar (s. **T 10.6**, Aqua 8). Für die Beine sind folgende Übungen möglich: Beine gestreckt mit kleiner Amplitude schnell auf und abschlagen, eine Radfahrbewegung mit den Beinen ausführen, die geschlossenen Beine ähnlich dem Delfinbeinschlag locker auf- und abschlagen oder die Fußspitzen zum Körper anziehen und das Wasser mit den Fußsohlen kräftig nach vorn wegtreten.

■ *Auftrieb bei Patienten mit Teilentlastung*

Im Wasser kann mit Hilfe des Auftriebs die notwendige Teilentlastung eines Beines recht genau dosiert werden, ohne die Bewegungsfreiheit einzuschränken. Zusätzlich besteht die Möglichkeit, ein intensives Training für die Muskeln durchzuführen. Auch koordinative Übungen sind im Wasser durchführbar; Bewegungen werden verlangsamt und damit besser steuerbar. Sowohl vertikale Kraftfaktoren als auch EMG-Messungen verschiedener Muskeln der unteren Extremität zeigen, dass die Abdruckkräfte vom Boden mit zunehmender Wassertiefe geringer werden, aber länger dauern (12). Die im Bewegungsbad auf das Bein einwirkende Bodenkraft hängt von der Eintauchtiefe des Körpers ab. Bei schlanken Personen liegen die Werte, je nachdem ob der Wasserstand in Knie-, Hüft-, Bauchnabelhöhe oder am Unter- oder Oberrand des Sternums liegt, zwischen 80 und 10 % des gesamten Körpergewichtes (s. **10.4**).

■ *Auftrieb beim Krafttraining im Wasser*

Die Auftriebskraft eines Gerätes (Ball o.ä.) kann außerdem bei Kraftübungen eingesetzt werden, indem der Patient den Auftriebskörper nach unten drückt.

Dynamischer Auftrieb

Gleitet ein gestreckter Körper durch das Wasser (z. B. nach einem Abstoß von der Wand ohne Schwimmbewegung), so ist zusätzlich ein dynamischer Auftrieb, d. h. eine Kraft senkrecht zur Bewegungsrichtung, zu verzeichnen. Diese Kraft entsteht durch die unterschiedlichen Strömungsbedingungen an der Unter- und Oberseite des Körpers. Der dynamische Auftrieb hängt von der Bewegungsgeschwindigkeit ab.

Wasserwiderstand

Der Wasserwiderstand ist eine Kraft, welche die Bewegung im Wasser bremst.

Er ist abhängig von:
- der Geschwindigkeit, mit der sich der Körper im Wasser bewegt (v),
- der Form des Körpers (C_w-Wert) (**10.5**),
- der Stirnfläche des Körpers (A) (Größe der Fläche, die dem Wasserwiderstand entgegengestellt wird),
- der Dichte des Wassers (ρ).

Daraus ergibt sich folgende Formel: $F = \frac{1}{2} \times C_w \times \rho \times A \times v^2$

Der Wasserwiderstand steigt vor allem mit zunehmender Bewegungsgeschwindigkeit an. Weiterhin haben die Stirnfläche (A) und der Widerstandsbeiwert (C_w) einen merkbaren Einfluss auf die Widerstandskraft (F). Es ist bei der aktiven Wassertherapie daher von großer Bedeutung, welche Größe und welche Form die verwendeten Geräte haben.

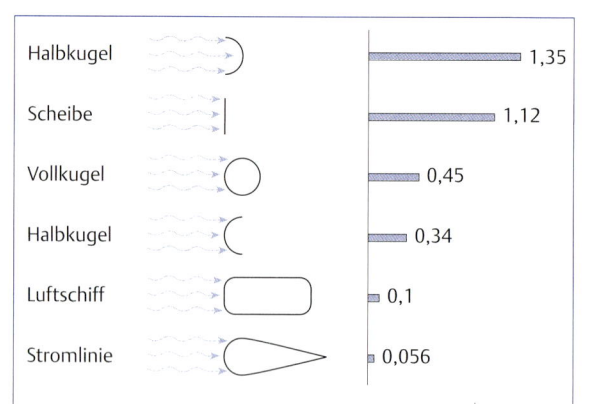

10.5 Widerstandsbeiwert (Cw) verschieden geformter Körper in einer Strömung (5).

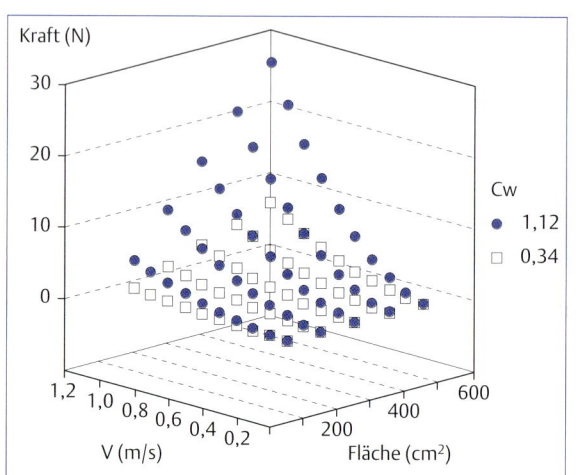

Form	Cw
Halbkugel	1,35
Scheibe	1,12
Vollkugel	0,45
Halbkugel	0,34
Luftschiff	0,1
Stromlinie	0,056

10.6 Graphische Darstellung der Formel für den Wasserwiderstand von zwei verschiedenen Plastikkörpern: Gerät 1 (weiße Vierecke) ist eine Halbkugel, Gerät 2 (blaue Punkte) eine Scheibe. Für die beiden Körperformen wurden außerdem unterschiedliche Größen mit den Flächen von 100–500 cm² berechnet. Je höher die Bewegungsgeschwindigkeit im Wasser, desto größer wird der Wasserwiderstand (Kraft [N]). Es zeigt sich, dass ein großer Cw-Wert (ungünstige Strömungsform) und eine große Fläche schon bei mäßiger Zunahme der Geschwindigkeit zu hohen Kraftwerten führen. Die Geschwindigkeit von 1 m/s entspricht 3,6 km/h, also dem langsamen Gehen. Bei geringer Bewegungsgeschwindigkeit (0,2 m/s = 0,72 km/h; 0,4 m/s = 1,44 km/h) spielen die Form und Fläche des Körpers kaum eine Rolle.

Beispiel: Bei einem einfachen, quadratischen Brett mit 20 cm Kantenlänge (Fläche A = 0,2 × 0,2 = 0,04) und einem C_w-Wert von 1,2 würde die Widerstandskraft, wenn die Bewegungsgeschwindigkeit auf **1 m/s** (3,6 km/h) festgelegt wird, betragen:

$F = \frac{1}{2} \times 1{,}2 \times 1.000 \times 0{,}04 \times (1 \times 1) = 24\ N$

Die Widerstandskraft im 2,5%igen Salzwasser (Dichte 1,025 g/cm³) ist um 2,5 % – also auf 24,6 N erhöht.

Bei einer Geschwindigkeit von **2 m/s** würde die Widerstandskraft betragen:

F = ½ × 1,2 × 1.000 × 0,04 × (2 × 2) = 96 N

Auf diese Weise lassen sich recht einfach die Widerstandskräfte für jedes Gerät berechnen. Aber auch mit einem Computerprogramm ist eine schnelle Bestimmung der Widerstandskräfte möglich (7).

Gleitet ein Mensch in horizontaler Lage mit gestrecktem Körper durch das Wasser, ist der Wasserwiderstand am geringsten, durch Ausbreiten der Arme erhöht er sich bereits um 22 %. Beim Aquajogging in vertikaler Position muss der Mensch einen sehr hohen Widerstand überwinden. Bei leichter Vorlage wird der Widerstand gegen den Vortrieb kleiner.

Vor allem über die Bewegungsgeschwindigkeit kann die Trainingskraft erhöht werden. Bei schnelleren Bewegungen von großen, sperrigen Körpern steigt der Widerstand so stark an, dass praktisch eine gleichförmige isokinetische Bewegung erfolgt, die nicht merklich schneller werden kann, auch wenn die Muskelkraft verdoppelt wird (◉ **10.6**).

Auswirkungen der aktiven Wassertherapie auf den Kreislauf

Wenn ein Mensch in aufrechter Haltung bis zum Hals in das Wasser eintaucht, verschiebt der hydrostatische Wasserdruck das Blutvolumen in Richtung Brustraum, was zu einem Anstieg des Blutvolumens im Herzen um 180–250 ml und folglich zu einer Erhöhung des Schlagvolumens und Herzminutenvolumens um ¼ führt. Damit verbunden ist kein oder nur ein geringer Blutdruckanstieg, häufig jedoch ein Abfall der Herzfrequenz. Der zentralvenöse Blutdruck steigt um 12–18 mm Hg (2, 3, 4, 14, 17, 21).

Der plötzliche Abfall der Herzfrequenz beim Eintauchen ins Wasser wird als Tauchbradykardie bezeichnet, die eventuell sogar Herzrhythmusstörungen auslösen kann. Ob diese Bradykardie einem Kältereiz (hier vor allem im Bereich des Gesichtes), einer Aktivierung des vegetativen Nervensystems (3) oder der Änderung der Volumenverschiebung zuzuschreiben ist, bleibt unklar.

Der **hydrostatische Druck** bewirkt durch die Rückführung des Blutvolumens aus den Beinen eine **Rechtsherzbelastung**. Über den Frank-Starling-Mechanismus kommt es kurze Zeit später zu einer **Linksherzbelastung**. Daher ist die **Therapie in Bädern nur für Patienten** sinnvoll, die eine kardiale Belastbarkeit von **mindestens 75 Watt** – bei Herzinfarktpatienten eher 100 Watt – haben (3) (s. Kap. 2).

Folgende Unterschiede bestehen bei körperlicher **Arbeit im Wasser** (z. B. Laufen) im Vergleich zur Arbeit an Land (4, 14, 17):
- Die Muskelarbeitsphasen im Wasser dauern länger.
- Der Einsatz der Armmuskulatur im Wasser ist stärker.
- Der Trainingseffekt auf die Muskelkraft ist insgesamt geringer.
- Der Blutdruck ist unverändert.
- Die Herzfrequenz ist bei submaximaler Sauerstoffaufnahme etwa 40 Schläge niedriger.
- Die maximale erreichbare Herzfrequenz ist niedriger.
- Das intrakardiale Herzvolumen ist größer.
- Das Herzminutenvolumen ist unverändert oder höher.
- Die Atemfrequenz ist höher.
- Die maximale Sauerstoffaufnahme ist niedriger.
- Die Laktatwerte bei maximaler Sauerstoffaufnahme sind höher.

Aquajogging hat hauptsächlich einen Einfluss auf kardiorespiratorische Faktoren, nicht so sehr auf die Muskelkraft (10). Für die niedrigere Herzfrequenz im Wasser ist möglicherweise das vergrößerte Herzschlagvolumen verantwortlich, resultierend aus einem erhöhten zentralvenösen Druck und einem erhöhten zentralen Blutvolumen. Allerdings bestehen hier große individuelle Unterschiede. Beim Aquajogging im tiefen Wasser ist die Abnahme der Herzfrequenz bei großen Menschen am deutlichsten (17). Es ist möglich, dass die Extremitäten in größerer Wassertiefe einen besseren venösen Rückfluss haben. Auch bei einfacheren gymnastischen Übungen war die Herzfrequenz im Wasser geringer (6, 13). Einige dieser Veränderungen scheinen jedoch von der Wassertemperatur abzuhängen; niedrige Wassertemperaturen (18–25 °C) führen zu einer deutlichen Abnahme der Herzfrequenz.

Die höheren Laktatwerte im Wasser bei entsprechender maximaler Sauerstoffaufnahme könnten durch eine verminderte Durchblutung der Beinmuskulatur (Vasokonstriktion und hydrostatischer Druck) im Wasser bedingt sein. Der verstärkte Einsatz der Armmuskulatur kann den Laktatanstieg nicht erklären, da die Muskelmasse zu gering ist. Der Kalorienverbrauch liegt beim Aquarobic bei 6 kcal/min (6).

Folgerung für die Praxis:
- Die Herzfrequenz ist kein sicherer Parameter zur Steuerung der Belastungsintensität im Wasser.
- Die Wassertemperatur und individuellen Unterschiede der Personen verursachen größere Variationen des Pulses.
- Bei aktiven Aquatherapien sollte man von einer **Erniedrigung des Pulses um etwa 10–40 Schläge** im

Vergleich zu einer adäquaten Belastung an Land ausgehen (4, 14).
- Außerdem sollte auf das Befinden der Patienten geachtet werden: Die Beziehung zwischen Herzfrequenz und subjektiver Anstrengung ist im Wasser größer als an Land (17).

Atmung im Wasser. Der Wasserdruck wirkt sich auch auf die Atmung aus. Er unterstützt die Ausatmung, erschwert jedoch die Einatmung. Dies führt aber nur bei sehr schwachen Personen zu Atemschwierigkeiten. Bei erhöhter körperlicher Aktivität im Wasser wird die Atemhilfsmuskulatur trainiert.

Trainingsmethoden im Wasser

Im Wasser können Dehn-, Koordinations-, Kraft- und Ausdauerübungen unter Ausschaltung der Eigenschwere durchgeführt werden. Diese Kombination lässt sich nur mit wenigen anderen Therapieformen (z. B. Schlingentisch) und dann nur in eingeschränkter Weise erreichen. Zur Ausnutzung der Wasserwirkungen ist es sinnvoll, die Extremitäten **unterhalb** der Wasseroberfläche zu bewegen. Bei Kraftübungen im Wasser mit Widerstandsgeräten muss auf die exakte Bewegungsausführung geachtet werden. Schon eine geringe Seitenabweichung oder eine Rotation kann den Widerstand deutlich verringern (7). Häufig wird es dabei auch notwendig sein, dass sich der Patient an den Seitenrändern des Pools festhält.

Je nach Erkrankung werden die verschiedenen Wirkungen der Wassertherapien genutzt.

So sind bei einer **Osteoporose** mit akuten Wirbelfrakturen oder beim **akuten Bandscheibenvorfall** die Lagerungstherapie im Wasser mit verschiedenen Auftriebskörpern, eine milde Extension mit Gummiseilen und leichte Bewegungsübungen der Extremitäten sehr hilfreich. Dadurch werden eine Entlastung der Wirbelsegmente, eine milde Extension, eine schmerzfreie Mobilisierung der Extremitäten, eine Dekubitus- und Thromboseprophylaxe und ein leichtes kardiopulmonales Training erreicht.

Bei **chronischen Rückenschmerzen** kann im Wasser die Dekompression der Wirbelsäule mit einem intensiven Training kombiniert werden. Zunächst erfolgt die Bandscheibenentlastung durch Lagerung mit Geräten, dann werden aus dieser Lagerung dosierte Kräftigungsübungen oder ein Ausdauertraining durch Einsetzen von Widerstandsgeräten angeschlossen. Neben der Schmerzlinderung sind eine kardiopulmonale Leistungsverbesserung und eine Stabilisierung der Wirbelsäule die Folge. Beim Schwimmen ist die Rückenlage zur Verringerung der Lordose vorzuziehen. Als Schwimmtechnik empfiehlt sich ein alternierender Beinschlag (Kraulbeinschlag) in Verbindung mit symmetrischen Armzügen, um eine Rotation oder Lateralflexion der Wirbelsäule zu vermeiden.

Bei **Kniebandverletzungen, Knorpelschäden** oder **Kniegelenkfrakturen, Meniskusläsionen, Knochenbrüchen der unteren Extremität** oder **politraumatisierten Patienten** sind Gangschulung im Wasser, Aquajogging, Schwimmen (Kraulstil) mit und ohne Flossen und Widerstandsübungen im Wasser hilfreich. Damit ist ein Koordinationstraining, ein kardiopulmonales Ausdauertraining oder ein Kraftausdauertraining möglich.

Je nach erlaubter Belastung des Beines/Gelenkes ist die Wassertiefe zu wählen. Hat ein Bewegungsbad nur eine konstante, relativ geringe Wassertiefe, so ist bei größeren Patienten die Teilbelastung durch die Verwendung von Auftriebskörpern zu gewährleisten. Alternativ müssen Übungen ausgesucht werden, bei denen der Patient die Beine anhockt (Aquabicycling, s. 10.8) oder spreizt. Darf das Kniegelenk oder

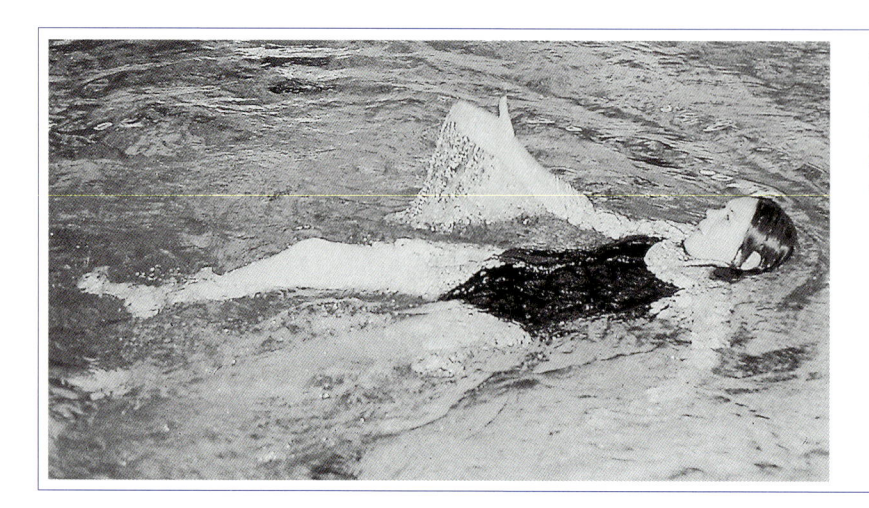

10.7 Ein intensives Aquatraining ist bei Teilbelastung des Beines und bei Verwendung von wasserfesten Schienen/Gipsen schon früh postoperativ möglich.

eine Extremität nicht bewegt werden, kann eine spezielle Kunststoffschiene durch Erwärmung individuell in der entsprechenden Beugestellung des Kniegelenkes angepasst werden (● 10.7).

Die Widerstandsübungen müssen entsprechend den biomechanischen Grundlagen gezielt eingesetzt werden. So muss beim Riss des vorderen Kreuzbandes die vordere Schublade des Schienbeinkopfes vermieden werden und umgekehrt die hintere Schublade beim Riss des hinteren Kreuzbandes. Folglich dürfen Widerstandskörper am Unterschenkel immer nur in die jeweilige *erlaubte* Richtung *schnell* bewegt werden (hohe Kräfte treten auf).

Bei Patienten mit **Implantation einer Endoprothese**, bei **Amputierten** oder bei Patienten mit **Verschleiß der Beingelenke** sind verschiedene Bewegungsübungen im Wasser, individuell angepasste Schwimmformen, Aquajogging, Aquarobic usw. einsetzbar.

In einigen Fällen wird die tägliche aktive Wassertherapie notwendig sein (z.B. zur Thromboseprophylaxe bei Patienten mit Entlastung der unteren Extremitäten), wobei auf die Verträglichkeit von Haut und Herz-Kreislauf-System geachtet werden muss.

Bei der aktiven Wassertherapie finden folgende Geräte Anwendung:
- Auftriebskörper zur Lagerung eine Extremität oder zum Krafttraining gegen die Auftriebskraft,
- Widerstandskörper zum Kraft- und/oder Ausdauertraining im Wasser,
- Kombinationen aus beiden.

> Achtung: Aquatraining im tiefen Wasser ist für Nichtschwimmer nicht geeignet, weil viele der Auftriebskörper keine Sicherheit vor dem Ertrinken gewährleisten.

Ausdauertraining im Wasser

Um die **lokale aerobe** dynamische Ausdauer (Kraftausdauer) einzelner Muskeln zu verbessern, sollten durchschnittlich 20 % der maximalen statischen Kraft nicht überschritten werden, da der Muskel sonst zunehmend im anaeroben Bereich arbeitet. Dies wird beispielsweise bei schnellen Bewegungen der Handflächen im Wasser erreicht.

Das Training der **allgemeinen aeroben** Ausdauer wird durch größeren Muskeleinsatz, etwa den Einsatz von Armen und Beinen gewährleistet. Hier können leichte Schwimmübungen bis hin zum leistungsorientierten Ausdauerschwimmen, Aquajogging oder Aquarobic angewendet werden. Ein kombiniertes Training von allgemeiner und lokaler aerober Ausdauer kann durch Einsetzen von Hilfsmitteln wie Schwimmbrettern, Paddles, Wasserhandschuhe, Widerstandsgürtel usw. erzielt werden. Wasserfeste Geräte wie Schienen etc. sichern die Ruhigstellung der verletzten Extremität auch im Wasser (● 10.7). Auch Patienten, welche die Beine nicht belasten dürfen, haben die Möglichkeit, im Wasser ein dynamisches Ausdauertraining zu absolvieren.

Sind bestimmte Trainingsgeräte ausgewählt, kann die **Trainingsintensität** beim Ausdauertraining im Wasser außerdem noch **gesteuert** werden durch:
- Vorgabe einer bestimmten Wegstrecke innerhalb eines Zeitraumes oder durch Zeitmessung für eine bestimmte Wegstrecke,
- objektive Steuerung: Messung der Pulsfrequenz, wenn möglich mit einer Pulsuhr, oder der Atemfrequenz,
- subjektive Einschätzung der individuellen Ausbelastung,
- die Veränderung der Bewegungsart der Beine beim Aquajogging und Variieren der Technik beim Schwimmen,
- musikalische Unterstützung: Anpassen der Bewegung an einen bestimmten Rhythmus.

Aquarobic, Aquajogging, Aquabicycling in der Rehabilitation

Für das Laufen im **tiefen Wasser** ohne Bodenkontakt unter Verwendung einer Auftriebshilfe werden Begriffe wie Aquajogging, Suspended deep Waterrunning, Supported deep Waterrunning, Aquarunning oder Free deep Waterrunning gebraucht. Waterrunning oder Walking in Water bezeichnet im Allgemeinen das Laufen in **hüft- bzw. brusttiefem Wasser** mit Bodenkontakt (12, 19). Aquarobic und Aquajogging eignen sich gut, um die aerobe Ausdauerkapazität zu vergrößern, insbesondere für diejenigen, die aufgrund von Verletzungen oder sonstigen Handicaps kein Lauftraining durchführen können (6, 10, 13). Aquajogging ist außerdem für Freizeit- und Leistungssportler als Regenerationsmaßnahme nach Wettkämpfen oder als vielseitige und abwechslungsreiche Gestaltung des Trainings geeignet. Um bei hohen Laufleistungen (mehr als 100 km/Woche) Probleme der Gelenke und Muskeln zu reduzieren, kann eine regelmäßige Aquajogging-Sequenz in den Trainingsplan einbezogen werden. Dabei ist darauf hinzuweisen, dass während einer halben Stunde Aquajogging eine hohe Trainingsintensität erreicht werden kann. Mit Ausnahme der Herzfrequenz sind alle Parameter beim Aquajogging mit einem Lauf mit hoher Intensität vergleichbar (13). Die mittlere Sauerstoffaufnahme, der respiratorische Quotient und die spürbare Anstrengung beim Aquajogging sind höher als beim Laufen mit normaler Geschwindigkeit auf dem Trocknen (13). Im Wasser entspricht etwa die halbe Geschwindigkeit dem Anstrengungsgrad eines normalen Laufes an Land. Die Herzfrequenz und Sauerstoffaufnahme steigen mit der Anstrengung, jedoch liegen beide im Wasser niedriger (VO_2 etwa 25 %, Puls etwa 10 Schläge) als an Land. Die Herzfrequenz ist daher zur Trainingssteuerung nicht geeignet (6). Bei gleicher Sauerstoffaufnahme wird die Anstrengung im Wasser um 3 Stufen höher empfunden. Dagegen tritt im Wasser, bedingt durch seine höhere Wärmeleitfähigkeit, kein Schwitzen auf, vor allem, wenn in kühlerem Wasser (um 25 °C) gelaufen wird. Der Sportler hat deshalb nach einem Training auch weniger Probleme, seinen Wasserhaushalt zu regulieren.

Offensichtlich werden beim Aquajogging auch andere Muskelgruppen eingesetzt als beim Laufen auf dem Boden (17). Dies zeigt sich u. a. darin, dass unerfahrene Personen beim ersten Versuch doch relativ schnell erschöpft waren (13). Mitunter klagen Aquajogger auch über ungewohnte Schmerzen in der Wadenmuskulatur, die mit einer niedrigeren Durchblutung aufgrund des höheren hydrostatischen Druckes erklärt werden.

EMG-Auswertungen demonstrieren eine höhere Aktivität des M. glutaeus maximus und des M. biceps femoris, geringfügig des M. tensor fasciae latae beim Laufen im flachen bzw. tieferen Wasser. Zur Hüftstreckung muss also vermehrt Kraft aufgewendet werden. Die Autoren erklären dies mit der Anstrengung, den höheren Wasserwiderstand zu überwinden und vorwärtszukommen (12). Die Schrittfrequenz beim Laufen im bauchtiefen Wasser war 30 % niedriger als an Land; deutlich wurden dabei die biomechanischen Unterschiede (21). Die meisten Probanden konnten ihre Schrittfrequenz bis auf ca. 90 steigern, nur wenige bis auf über 100.

Aus einer weiteren Studie wird die Korrelation zwischen Schritt- und Pulsfrequenz ersichtlich. Die Autoren sind der Meinung, dass auch andere physiologische Parameter mit der Schrittfrequenz korrelieren, womit eine objektive Trainingssteuerung möglich ist (20).

Technik des Aquajoggings

Beim **Gehen oder Laufen in hüfttiefem Wasser** beträgt die Belastung der Beingelenke etwa 50–60 % des Körpergewichtes. Allerdings ist bei einer schnellen Abdruckphase auch im Wasser mit zusätzlichen Beschleunigungskräften auf das Bein zu rechnen. Die Vorwärtsbewegung ist relativ schnell, weil nur im Bereich der Beine ein Wasserwiderstand überwunden werden muss. Dieser Widerstand bewirkt jedoch eine intensive Kräftigung der Beinmuskulatur – insbesondere der Hüftbeuger und Fußheber – und eine Anregung des Herz-Kreislauf-Systems. Gerade schnelle Spurts in dieser Wassertiefe haben hohe Kraftkomponenten.

Bei langsamerer Ausführung (Walking im Wasser) wird eine Verbesserung der Gehtechnik mit Kräftigung der Muskeln erzielt, die in der Schwungbeinphase aktiv sind.

Klinisches Beispiel: Nach einer Teilparese des N. peroneus und inkompletter Fußheberschwäche kann das Anheben der Fußspitze gegen den Wasserwiderstand gezielt trainiert werden.

Das **Gehen oder Laufen in brusttiefem Wasser** reduziert die Gelenkbelastung auf etwa 20–40 % des Körpergewichtes. Ein Ausdauertraining wird durch die Erhöhung der Schrittfrequenz erreicht. Zum Training der Kraftausdauer können Widerstandsgeräte (z. B. Wasserhanteln, Paddles, Schwimmbretter) eingesetzt werden. Dies kann auch im Rahmen einer Aquarobic-Sequenz erfolgen. Durch den Einsatz der Arme werden große Muskelgruppen aktiviert.

Die lokale Muskelausdauer kann auch durch das Laufen mit Gewichtsmanschetten an den Fußgelenken trainiert werden. Der Läufer hat dadurch das Gefühl, sich besser vom Boden abstoßen zu können. Das Laufen und Gehen in dieser Wassertiefe dient dem Erlernen der Gangtechnik, bei älteren Menschen auch der Schulung von Gleichgewicht und Sicherheit.

Bei allen Lauftechniken im Wasser mit Bodenkontakt ist zu bedenken, dass die Haut durch das Wasser aufgeweicht wird und bei längerem Laufen Hauterosionen der Fußsohle möglich sind.

Das **Laufen oder Radfahren in tiefem Wasser** (Aquajogging bzw. Aquabicycling) wird mit einem Auftriebskörper **ohne Bodenkontakt** (z. B. Schaumstoffgürtel im Hüftbereich) durchgeführt. Der Trainierende bewegt sich in vertikaler Position fort, ohne dass die Arm- oder Beinbewegungen eingeschränkt sind. Die Gelenke und die Wirbelsäule sind völlig entlastet. Werden nun Arme und Beine mit hoher Frequenz bewegt, treten eine Kreislaufbelastung und eine Kräftigung der Muskulatur durch den Wasserwiderstand auf. Eine Verletzung oder Überbeanspruchung von Muskeln, Sehnen und Bändern ist nicht zu befürchten.

Mit Hilfe einer „Poolnudel" kann auch das Rennradfahren im Wasser imitiert werden. Die Kunststoffrolle wird um den Oberkörper gelegt, nach vorn gebogen und wie ein Fahrradlenker mit den Händen umfasst. Dann wird eine runde Tretbewegung mit den Beinen ausgeführt (● **10.8**).

Für die einzelnen Trainingsformen sind in der **T 10.5** die empfohlenen Wassertiefen angegeben.

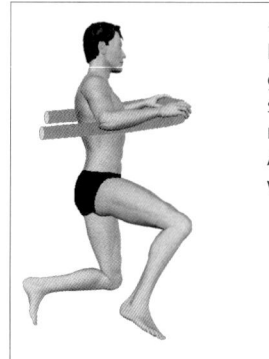

● **10.8** Aquabicycling. Rennradfahren ist unter völliger Entlastung der Beine schon im brusttiefen Wasser möglich, wenn entsprechende Auftriebskörper verwendet werden.

10.5 Empfohlene Wassertiefen (x) für verschiedene Aktivitäten. Als Auftriebsmittel können Pool-Nudeln, Schwimmbretter, Luftmanschetten, Aquajogging-Gürtel usw. verwendet werden

	knietief	hüfttief	brusttief	Tiefwasser
Aquawalking, Aquarunning	x	x	x	
Aquajogging				Mit Auftriebsmittel
Aquabicycling			Mit Auftriebsmittel	Mit Auftriebsmittel
Aquarobic		x	x	
Dekompressionslagerung		Mit Auftriebsmittel	Mit Auftriebsmittel	Mit Auftriebsmittel
Wassergymnastik, Beinbewegung		x	x	Am Rand möglich
Wassergymnastik, Armbewegung			x	Mit Auftriebsmittel
Spiele im Wasser	x	x	x	x
Ausdauerschwimmen			x	x
Schwimmkurs für Erwachsene			x	Fortgeschrittene
Schwimmkurs für Kinder	x	x	x	Fortgeschrittene

Körperhaltung beim Aquajogging

Der Körper befindet sich vertikal im Wasser mit geringer Neigung nach vorn. Die Vorlage sollte nicht zu groß sein, da sich sonst der Wasserwiderstand verringert und die Bewegung dem Schwimmen ähnlich wird. Die Beine werden wie beim normalen Lauf nach vorn und zurück bewegt (◉ **10.9a-d**). Die Arme können dabei neben dem Körper gehalten und nur zum Stabilisieren eingesetzt oder wie beim Laufen an Land locker mitgeführt, aber auch im Sinne eines Paddeleffektes zur Erhöhung des Widerstandes intensiv bewegt werden. Als Auftriebskörper dienen verschiedene Westen oder Gürtel, die allerdings nicht unter den Armen einschnüren dürfen. Beim Laufen ohne Gürtel sorgen Wasserhanteln, die ohne Bewe-

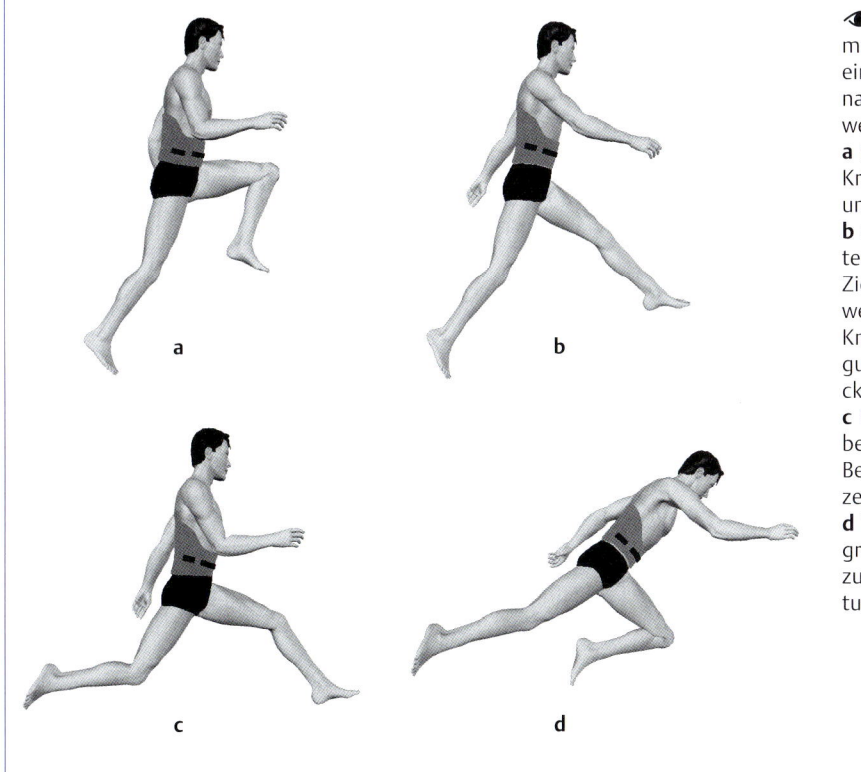

◉ **10.9a-d** Das Bewegungsmuster beim Aquajogging mit einem Auftriebsgürtel kann je nach Therapieziel verändert werden.
a Betonung des Kniehubes zur Kräftigung der Mm. iliopsoas und quadriceps.
b Große Schritte mit gestrecktem Knie (Skating) mit dem Ziel der Verbesserung des Bewegungsumfanges in Hüft- und Kniegelenken und der Kräftigung der Hüftbeuger und Strecker.
c Raumgreifende Schritte und betonte Rückstreckung des Beines zur Kräftigung der ganzen Muskelkette des Beines.
d Verstärkte Vorlage mit weit greifenden Armbewegungen zur Stärkung der Armmuskulatur (Klettern im Wasser).

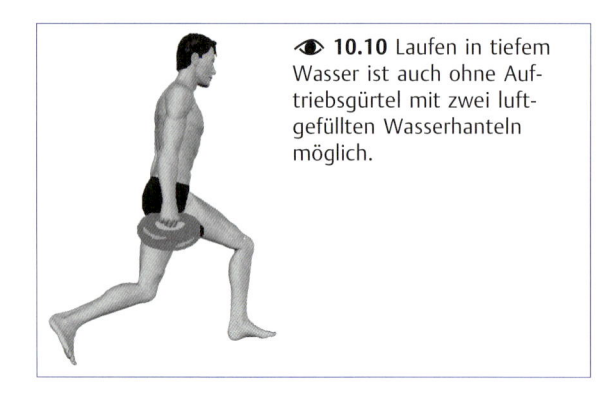

10.10 Laufen in tiefem Wasser ist auch ohne Auftriebsgürtel mit zwei luftgefüllten Wasserhanteln möglich.

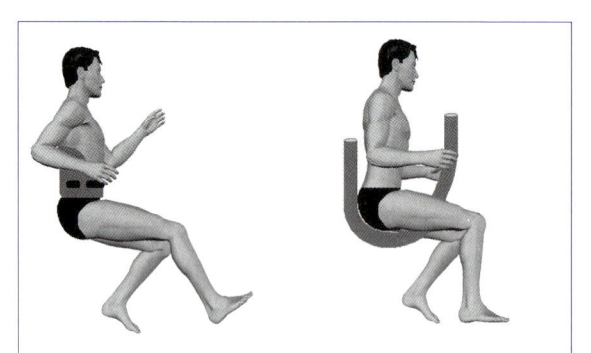

10.11 Im Wasser kann im Sitzen eine ausgeprägte Fußbeugung und -streckung zur Kräftigung der Unterschenkelmuskulatur (insbesondere Mm. tibialis anterior, extensor longus und gastrocnemius) erfolgen. Als Auftriebskörper können verschiedene Geräte dienen.

gung neben dem Körper gehalten werden, für den nötigen Auftrieb. Dies erfordert allerdings eine gewisse Stützkraft (**10.10**).

Aquajogging ist auch in sitzender Position möglich, dabei werden nur die Unterschenkel gebeugt und gestreckt, die Oberschenkel bleiben in nahezu waagerechter Position. Dies hat eine vermehrte Beanspruchung der ischiokruralen Muskulatur und der Fußhebermuskeln zur Folge (**10.11**).

Ausdauerschwimmen in der Sporttherapie

Auch in kleinen Schwimmbecken können spezielle Übungen zur Verbesserung der Schwimmtechnik und das Schwimmen in längeren oder kürzeren Intervallen durchgeführt werden. Bei kurzen Bahnen ist das Streckenschwimmen mit ständigem Wenden verbunden. Zum Zählen der vielen Bahnen können Markierungshalbkugeln aus Plastik am Beckenrand verwendet werden, die bei jeder Runde umgeschichtet werden. Als weitere Organisationsform für dieses Training bietet sich das Schwimmen im „laufenden Band" an.

Die Pulsfrequenz ist zwar im Wasser zur Steuerung des Trainings kein sicherer Parameter, sie hilft jedoch zur ungefähren Einschätzung der Belastung. Wasserdichte Pulsuhren oder das Auszählen des Pulses mit Hilfe einer Trainingsuhr mit Sekundenzeiger sind dafür sinnvoll. Mit einer Uhr lassen sich auch Pausen beim Intervallschwimmen genau einhalten.

Übungsformen mit dem Kurzseilgurt

Dieser Gurt besteht aus einem etwa 1,50 m langen Latexband, dessen Ende am Rand des Schwimmbeckens fixiert wird. An der anderen Seite befindet sich ein Gürtel, der um den Körper des Schwimmers gelegt und mit Hilfe einer Schnalle geschlossen wird. Mit diesem Gurt kann in kleinen Schwimmbecken eine größere Anzahl von Übenden effektiv beschäftigt werden.

Befestigung am Rand (der Schwimmer schwimmt oder läuft auf der Stelle)

Im Intervalltraining kann ein Kraft- oder Kurzzeitausdauertraining durchgeführt werden, wobei die Schwimm- oder Laufbewegung über 30 s intensiv ausgeführt und dann eine Pause von 10 s eingelegt wird.

Beim Schwimmen in Bauchlage (z. T. auch in Rückenlage) sind folgende Bewegungen möglich:
- Brustarmzug und -beinschlag,
- Kraularmzug und -beinschlag,
- Kraulbeinschlag und Schwimmbrett,
- Brustbeinschlag und Schwimmbrett.

Ein Krafttraining für die Beine wird möglich durch mehrmaliges kräftiges Abstoßen von der Wand ohne Schwimmbewegung, das Seil zieht den Schwimmer immer wieder zurück. Dies kann in Bauch- und Rückenlage durchgeführt werden.

Partnerübungen

Ein Partner (A) ist am Gurt befestigt, ein anderer (B) hält den Gurt fest, hat also bremsende Funktion. Partner A schwimmt Brust, Kraul oder Rücken, oder er schwimmt nur mit Beinschlag, oder er läuft, ein Schwimmbrett in Vorhalte (**10.12**).

Partner B hat nun folgende Möglichkeiten:
- Er geht durchs Wasser und versucht einen Bremswiderstand zu leisten.
- Er lässt sich ohne Schwimmbewegung durch das Wasser ziehen und trägt einen Auftriebskörper.
- Er lässt sich in vertikaler Position ziehen, um einen großen Widerstand zu erzeugen.
- Er lässt sich ziehen und führt mit den Beinen eine Schwimmbewegung entgegengesetzt aus.
- Beide Partner schwimmen/laufen in entgegengesetzter Richtung, in Bauch- oder Rückenlage (hierfür sind zwei aneinander gebundene Gurte notwendig).

Schwimmen gegen Widerstand

Am Ende des Gurtes wird ein Eimer o. ä. befestigt. Beim anschließenden Schwimmtraining muss der Eimer mitgezogen werden, was einen großen Kraftaufwand erfordert.

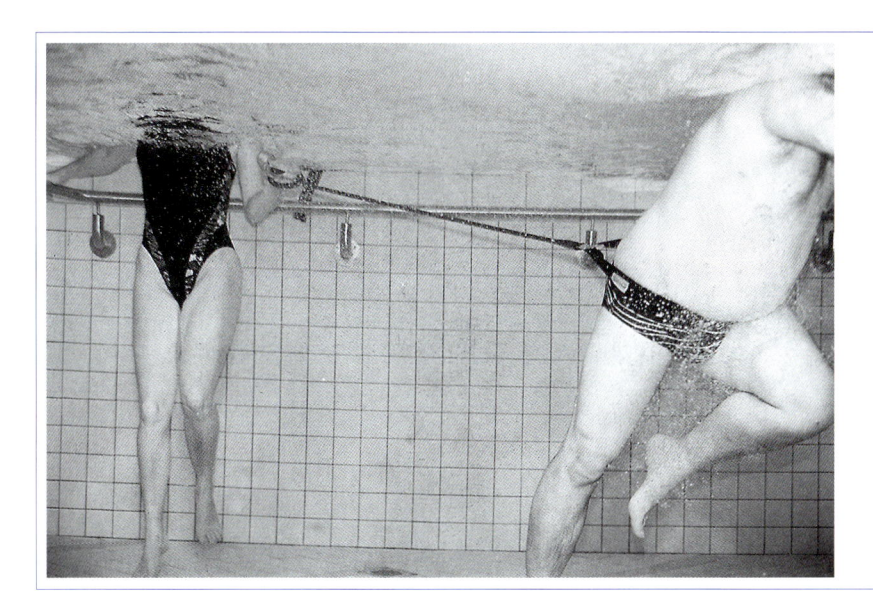

10.12 Bei Verwendung eines elastischen Kurzseilgurtes kann ein intensives Kraft- und Ausdauertraining mit den positiven Wirkungen des Auftriebs verbunden werden.

Krafttraining im Wasser

Das Medium Wasser ist hervorragend geeignet, ein Krafttraining gefahrlos durchzuführen. Leichter bis starker, z. T. isokinetischer Widerstand in jeder Bewegungsrichtung und in jeder Gelenkstellung lässt eine Fülle von therapeutischen Möglichkeiten zu. Bei Schmerzen kann der Patient sofort die Übung beenden. Überlastungsmöglichkeiten des Bewegungssystems sind nicht gegeben. Beim Aquatraining kann ein Widerstand als kurzer Hebel proximal (Widerstandsmanschette oder Plastikbrett am Oberschenkel) oder als langer Hebel distal (Unterschenkel) angebracht werden. Die Kombination von beiden Varianten ermöglicht das Training von kompletten Muskelketten (7).

Ein Maximalkrafttraining ist im Wasser bei Verwendung großer Trainingsgeräte mit ungünstigem Strömungswiderstand möglich. Sind bestimmte Trainingsgeräte ausgewählt, kann die **Trainingsintensität** beim Krafttraining im Wasser außerdem noch gesteigert werden durch:
- Erhöhung der Bewegungsgeschwindigkeit,
- Arbeiten gegen Turbulenzen: Bein- und Armbewegungen arbeiten nahe zusammen und gegenläufig, dabei werden schnelle Bewegungsausschläge durchgeführt,
- größeren Bewegungsradius (lange Arbeitsphase),
- lange Hebel durch Streckung der Extremitäten bei Bewegungen, daraus folgt eine große Bahngeschwindigkeit der Hände oder Füße (hoher Widerstand).

Aquatherapie ohne Gerät

Bei vielen Bewegungen mit den Armen können verschiedene **Handhaltungen** zur Variation der Übung beitragen und die Intensität steigern oder abschwächen (**10.13 u. 10.14a-c**), z. B.:
- die Hände zur Faust schließen,
- bei gestreckter Hand die Finger spreizen oder schließen,
- die Hand mit der Handkante durch das Wasser bewegen („das Wasser schneiden"),
- die Hände mit dem Handrücken oder mit der Handfläche gegen den Wasserwiderstand anstellen.

Viele Armbewegungen können mit einer Lauf- oder Hüpfbewegung verbunden werden.

Durch das Festhalten an der Haltestange oder am Beckenrand können Beinbewegungen – mit entstehendem Gegenhalt – sehr schnell und gezielt ausgeführt werden.

Das Stehen mit dem Rücken an der Wand verhindert das Ausweichen der Hüfte oder des Beckens bei Beinbewegungen.

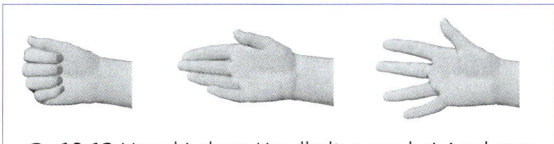

10.13 Verschiedene Handhaltungen bei Armbewegungen im Wasser.

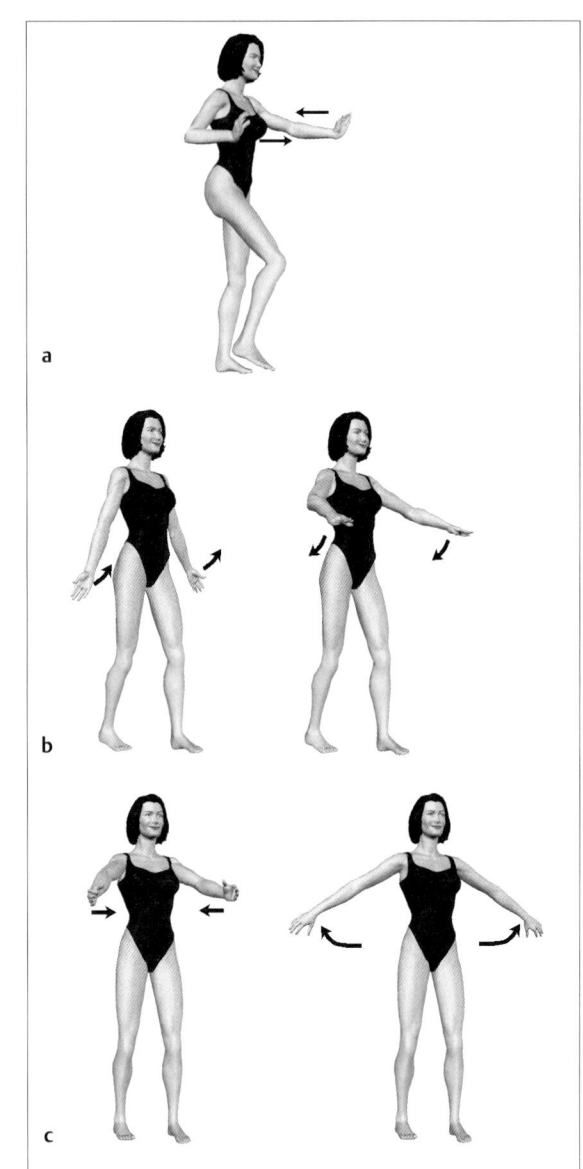

Aquatherapie mit Kleingeräten

Durch einen Geräteeinsatz wird die Gymnastik intensiviert, abwechslungsreicher und der Wasserwiderstand wird vom Patienten besser wahrgenommen. Einige Geräte erhöhen den Wasserwiderstand (z. B. Paddles, Frisbeescheiben, Stäbe) (◉ **10.15a u. b, 10.16**) andere Geräte sind mit Luft gefüllt und erhöhen sowohl den Auftrieb als auch den Wasserwiderstand (z. B. Hanteln, Bälle, Schwimmflügel, Schwimmbretter usw.) (◉ **10.17a u. b, 10.18**). Um die spezifischen Aspekte des Wassers auszunutzen, müssen die Geräte *unter* der Wasseroberfläche bewegt werden.

Wasserhanteln können über eine verschließbare Öffnung mit Wasser gefüllt werden. Sie besitzen dann keinen Auftrieb, bei den Übungen ist somit nur der Wasserwiderstand entscheidend. Eine luftgefüllte Hantel hat eine Auftriebskraft **und** einen Wasserwiderstand (s. ◉ **10.17**). Dies kann in Gruppen für eine Differenzierung ausgenutzt werden, etwa bei unterschiedlich kräftigen Patienten oder zur individuellen Trainingssteuerung in Aquarobic-Gruppen.

Weitere Übungen s. ⊤ **10.6**: Aqua 1c, 2g, 4a, 5d, 5f, 6a–6f, 7d.

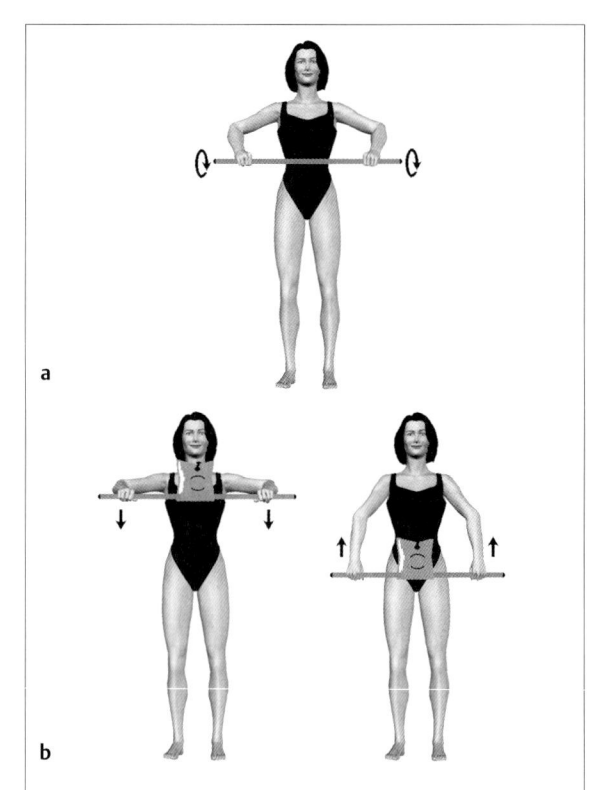

◉ **10.14a-c** Verschiedene Formen des Krafttrainings im Wasser ohne Gerät.
a Schattenboxen im Wasser mit gezieltem Einsetzen der Handflächen (s. ⊤ **10.6**, Aqua 4a).
b Durch die Handstellung kann der Wasserwiderstand gezielt dosiert werden (s. ⊤ **10.6**, Aqua 4d).
c Agonisten und Antagonisten können abwechselnd trainiert werden, wobei der Gelenkwinkel je nach den Erfordernissen auf einen Sektor eingeschränkt werden kann (⊤ **10.6**, Aqua 5a). Ähnliche Übungen sind auch mit kleinen Plastikbrettern (Paddles) an den Händen möglich (s. ⊤ **10.6**, Aqua 4a, 5a, 5b).

◉ **10.15a u. b** Wasserstab.
a Der Stab hat zwar keinen Auftrieb, wird er aber mit großer Geschwindigkeit unter Wasser bewegt, bietet er einen Widerstand.
b Die Verbindung von einem Stab mit Auftriebskörpern (hier Schwimmflügel) ermöglicht ein intensives Training der Schulter- und Rumpfmuskulatur.

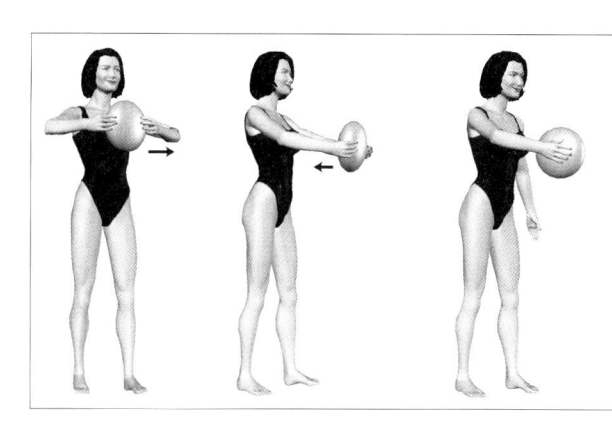

◉ **10.16** An der Innenseite der Frisbeescheibe entsteht ein hoher Widerstand, der an der gewölbten Seite durch den besseren Cw-Wert niedriger ist. Die Scheibe kann mit den Fingern am Rand gehalten werden, oder die Hand wird flach auf die Scheibe gelegt. Der Kontakt zwischen Hand und Scheibe wird dann durch Bewegungen der Scheibe im Wasser ermöglicht (s. **T 10.6**, Aqua 4a/5f).

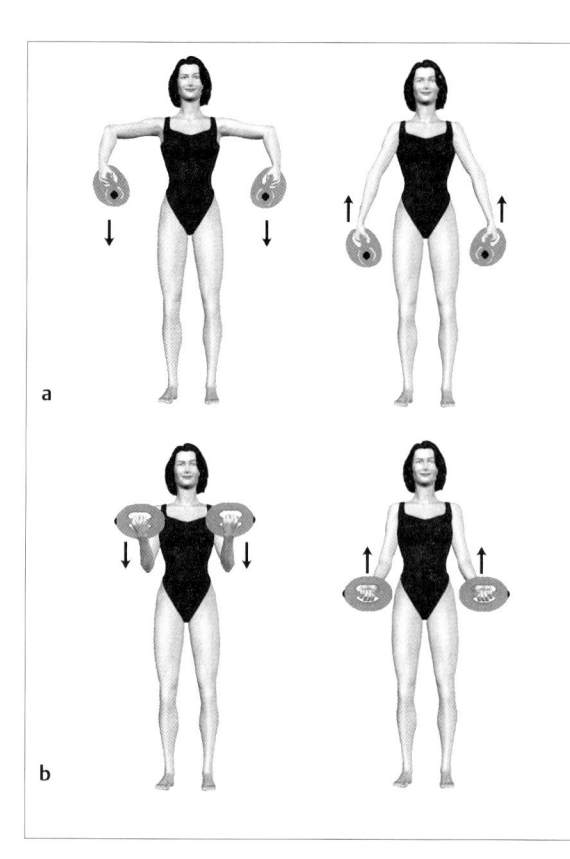

◉ **10.17a u. b** Wasserhanteln.
a Training der Ab- und Adduktorenmuskulatur der Schulter mit Wasserhanteln (s. **T 10.6**, Aqua 4b).
b Training des M. triceps (Auftrieb + Wasserwiderstand) und des M. biceps brachii (Wasserwiderstand). Jede Ausgangsstellung des Unterarmes (Supination/Pronation, Neutralstellung) ist dabei möglich (s. **T 10.6**, Aqua 5g).

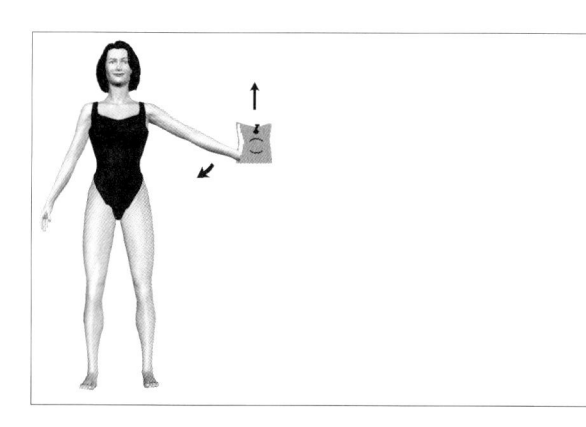

◉ **10.18** Kräftigung der Schulter- und Rückenmuskulatur beim Herunterdrücken des Auftriebskörpers (Schwimmflügel), die Abduktion erfolgt passiv durch den Auftrieb, z. B. wenn nach einer frisch operierten Rotatorenmanschettenruptur keine aktive Abduktion ausgeführt werden darf. Auch bei Funktionsstörungen (Lähmungen etc.) eines Muskels kann der gegenläufige Einsatz von beiden Kräften sinnvoll sein. Aus der Abduktionsstellung können dann die Adduktion oder kombinierten Bewegungen aktiv erfolgen (s. **T 10.6**, Aqua 5d).

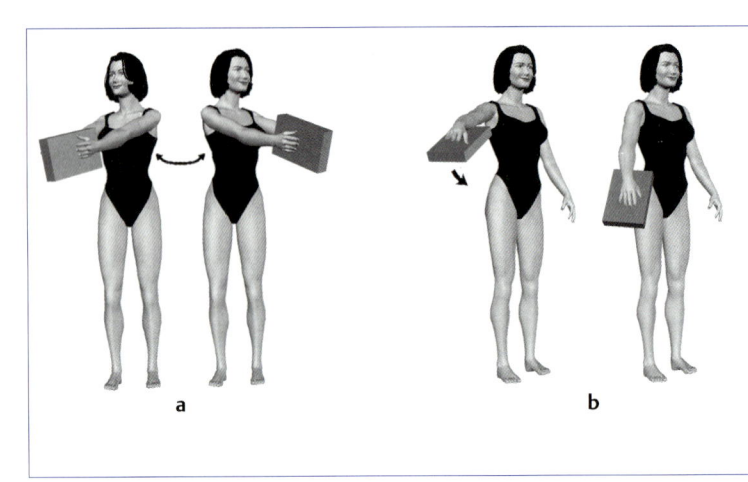

◉ **10.19a u.b** Schwimmbrett.
a Kräftigung der Rumpfrotatoren und der Schultermuskulatur. Je größer das Schwimmbrett und je schneller die Bewegung, umso größer ist der mögliche Krafteinsatz (T **10.6**, Aqua 5f).
b Intensives Training der Schultermuskulatur und des M. latissimus dorsi gegen eine starke Auftriebs- und Widerstandskraft. Die Abduktion der Schulter erfolgt hier, beispielsweise bei Schäden des M. supraspinatus, passiv durch den Auftrieb des Schwimmbrettes (s. T **10.6**, Aqua 1c). Allgemeine Übungen mit dem Schwimmbrett siehe T **10.6**, Aqua 1c, 2a, 4a, 5d, 5f, 6a bis 6d, 7d, 7f, 8a.

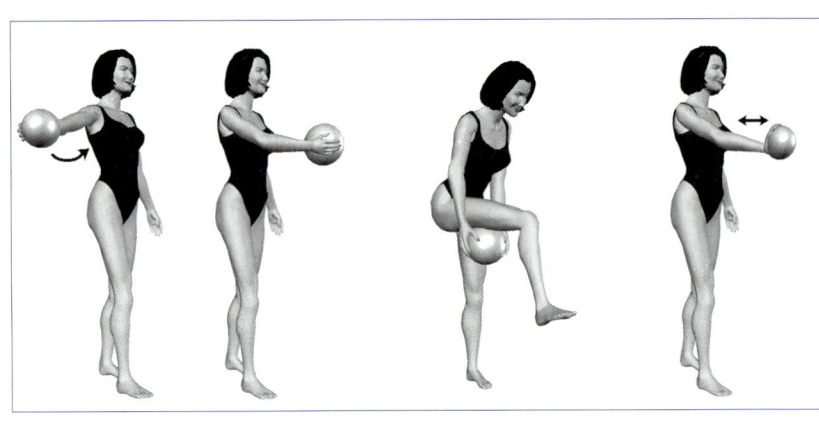

◉ **10.20** Übungen mit Ball erfordern Geschicklichkeit und Kraft; der Auftrieb ist je nach Ballgröße die entscheidende Kraftwirkung. Kleine Bälle können gut mit einer Hand bewegt werden, bei größeren Bällen sind beide Hände erforderlich, aber auch zwei Bälle sind bei der Übungsausführung möglich (s. T **10.6**, Aqua 1e).

Spezielle Übungen für die untere Extremität (◉ 10.21–10.23)

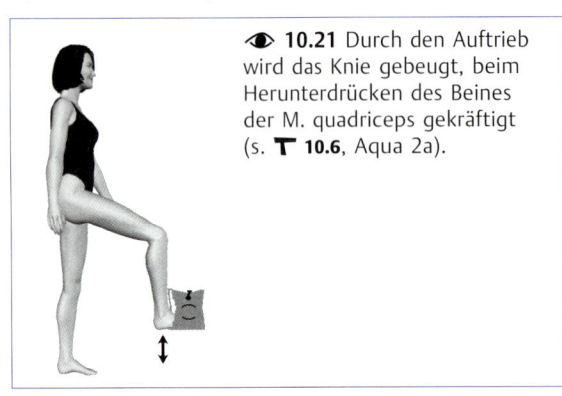

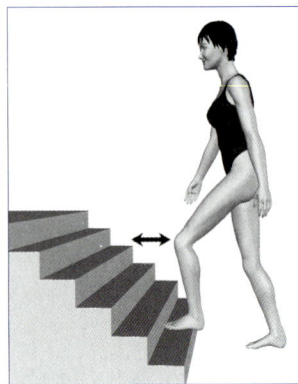

◉ **10.21** Durch den Auftrieb wird das Knie gebeugt, beim Herunterdrücken des Beines der M. quadriceps gekräftigt (s. T **10.6**, Aqua 2a).

◉ **10.22** Mobilisierende Übung für die Knieflexion. Das Bein wird dynamisch gebeugt und gestreckt und am Bewegungsende jeweils einige Sekunden gehalten.

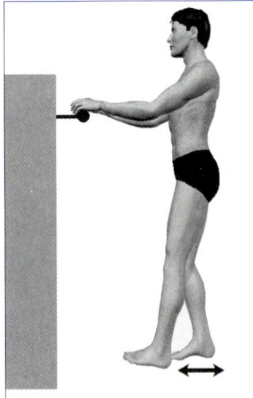

◉ **10.23** Im Stand am Beckenrand wird ein Bein gestreckt und im Hüftgelenk mit kleiner Amplitude vor- und zurückbewegt. Dabei wird nicht nur die Gesäßmuskulatur angespannt, sondern auch die Bauch- und Rückenmuskulatur (s. T **10.6**, Aqua 2e). Der Beckenrand bietet nicht nur für unsichere Patienten einen guten Halt, sondern führt auch zu einer Rumpfstabilität, die für gezielte und schnelle Beinbewegungen erforderlich ist (weitere Übungen s. T **10.6**, Aqua 2).

Tabellarische Auflistung der gymnastischen Übungen im Wasser

Die folgende ⊤ 10.6 gibt einen Überblick über die Übungen im Wasser. Zusätzlich lässt sich ersehen, welche Geräte für die jeweilige Übung geeignet sind. Beim Zusammenstellen eines Gymnastikprogramms im Wasser sollten die individuellen Voraussetzungen der Patienten sowie Krankheitsbild, Alter, körperliche Leistungsfähigkeit und Motivation Berücksichtigung finden.

⊤ 10.6 Verschiedene Übungsprogramme für die Bewegungstherapie im Wasser. Die Bezeichnungen Auqa 1 bis Aqua 8 definieren die Übungen, die sowohl bei den Abbildungen wie auch bei den einzelnen Krankheitbildern (s. ⊤ 10.7 bis ⊤ 10.9) aufgelistet sind. Die Symbole entsprechen den folgenden Geräten: ○ = Ball, ◉ = Frisbee-Scheibe, H = Hantel, P = Paddle, R = Aquanudel (Rolle aus Schaumstoff), r = Schwimmbrett, Δ = Schwimmflügel, St = Stab, ⊗ = ohne Gerät

Aqua 1: Ausgangsstellung: Stand seitlich zum Beckenrand, eine Hand an der Überlaufrinne oder Stange

Übung		Ziel	Gerät
Armbewegung		Beine	
a) „Diskuswurf": Mit dem freien Arm unter der Wasseroberfläche einen großen Bogen **um den Körper** herumführen	fester Stand auf dem Boden, leichte Schrittstellung	Kräftigung der Schulter- u. Brustmuskeln	○ ◉ H P Δ St ⊗
b) „Schlendern": Den freien Arm in Sagittalebene vor- und zurückschwingen		M. deltoideus, pectoralis	○ ◉ H P Δ St ⊗
		Supraspinatus	
c) Den freien Arm ab- und adduzieren			alle Geräte möglich
d) „Anheben": Das Ellenbogengelenk bei anliegendem Oberarm beugen und strecken		Mm. triceps, biceps brachii	○ H P Δ St ⊗
		Schultermuskeln	
e) Mit dem freien Arm einen großen Kreis **neben dem Körper** ausführen			○ ◉ H P Δ ⊗
		M. triceps, M. biceps brachii	
f) „Pumpen": Den Arm neben oder vor dem Körper nach unten stoßen und anheben			○ H P Δ St ⊗

Aqua 2: Ausgangsstellung: Stand mit dem Gesicht zum Beckenrand, beide Hände am Beckenrand

Übung		Ziel	Gerät
Arme	Beinbewegung		
wie oben	a) Geh- oder Laufbewegung: Knie zum Oberkörper hochziehen und strecken, auch schneller möglich	Kräftigung von Mm. iliopsoas, rectus femoris, gluteus maximus, Mobilisierung von Knie- und Hüftgelenk	H r Δ ⊗
	b) Sprung mit Stütz auf Beckenrand/ Haltestange	Kräftigung der Armmuskulatur, wie M. triceps	⊗
	c) Sprünge, dabei Beine spreizen und schließen oder vor- (Achtung: Beckenrand) und zurücksetzen	Kreislaufanregung, Kräftigung der Wadenmuskeln, wie M. gastrocnemius, Glutealmuskulatur, Koordination	⊗
	d) Ein Bein an- und abspreizen	Kräftigung der Hüftab- u. Adduktoren	H Δ
	e) Ein gestrecktes Bein etwas vor- und schnell zurückbewegen	Kräftigung der M. gluteus maximus und der ischiokruralen M. (Vorsicht: Beckenrand)	H Δ ⊗
	f) „Anfersen": Hüftgelenk gestreckt, Kniegelenk beugen und Fuß nach hinten zum Gesäß führen	Mobilisierung des Kniegelenkes, Kräfti-gung des M. gluteus maximus und der ischiokruralen M.	H Δ ⊗
	g) „Hürdenlauf": Knie und Hüfte etwa 90° beugen, Knie zur Seite nach außen und zurück bewegen	Mobilisierung des Hüftgelenkes, Kräftigung der Hüftrotatoren, des M. tensor fasciae latae, der Adduktoren	⊗ R

T 10.6 Fortsetzung

Aqua 3: Stand mit dem Rücken zur Wand, Hände in der Überlaufrinne oder an der Stange

Übung		Ziel	Gerät
Arme	Beinbewegung		
wie oben	a) „Stechschritt": ein Bein vor dem Körper gestreckt heben und senken	Alle Übungen: Mobilisierung der Hüfte Je nach Übung: Kräftigung der Mm. iliopsoas, rectus femoris, sartorius, Hüftab- und -adduktoren, Hüftrotatoren etc.	Δ ⊗
	b) Radfahrbewegung mit einem Bein		Δ ⊗
	c) „Ballett": mit dem gestreckten Bein einen großen Kreis ausführen		Δ ⊗
	d) gestrecktes Bein bis ca. 90° Hüftbeugung heben, vor dem Körper nach lateral und medial bewegen		Δ ⊗
	e) „Kicken": eine Hüfte 90° beugen, dann Knie schnell beugen und strecken	Mobilisierung Kniegelenk, Kräftigung M. quadriceps u. a.	

Aqua 4: Stand, Geh- oder Laufbewegungen frei im Becken

Übung		Ziel	Gerät
Armbewegung	Beinbewegung		
a) „Rudern" oder „Boxen": Arme unter der Wasseroberfläche strecken u. anziehen	Laufbewegung mit der Armbewegung verbinden	Verbesserung der Ausdauer, Kräftigung der Arm- und Beinmuskeln	○ ◉ H P R r Δ St ⊗
b) „Pumpen": Hände neben dem Körper nach unten strecken und wieder hochziehen	wie oben, zusätzlich beidbeiniger oder einbeiniger Absprung möglich	wie oben, koordinative Aspekte (die Ellenbogen durchbrechen die Wasseroberfläche)	O H P Δ St ⊗
c) „Fliegen": Arme ab- und adduzieren	„Hampelmann": Beine spreizen und schließen	wie oben	O H P St ⊗
d) „Marschieren": Arme neben dem Körper vor- und zurückbewegen	auch die Beine vor- und zurückbewegen, Schrittsprünge	wie oben	H P St ⊗

Aqua 5: Stand frei im Becken, Schultern unter Wasser (große Menschen beugen die Knie), fester Stand auf dem Boden, Beine bleiben in Schrittstellung oder gespreizt

Übung		Ziel	Gerät
Armbewegung	Bein		
a) „Klatschen": ausgestreckte Arme werden nach außen und wieder zusammen geführt	wie oben	Kräftigung der Mm. deltoideus, trapezius, infraspinatus, rhomboidei, pectoralis u. a.	○ ◉ H P Δ St ⊗
b) „Schlendern": Arme in der Sagittalebene dicht neben dem Körper vor- und zurückbewegen, gleichzeitig und abwechselnd	wie oben	Kräftigung der Rücken-, Schulter-, Arm- und Brustmuskulatur, wie Mm. trapezius, latissimus, teres major, triceps, deltoideus, pectoralis u. a.	○ ◉ H P Δ St ⊗
c) „Rühren": mit beiden Armen vor und neben dem Körper große Kreise ausführen, ein- u. auswärts	wie oben	Kräftigung der Schulter- und Armmusk., wie Mm. infraspinatus, deltoideus, teres minor, subscapularis	○ ◉ H P ⊗
d) „Fliegen": beide Arme gleichzeitig bis zur Wasseroberfläche ad- und abduzieren	wie oben	Kräftigung von Mm. pectoralis, triceps, teres major, latissimus dorsi, deltoideus, supraspinatus usw.	O H P R r Δ St ⊗

10.6 Fortsetzung

Aqua 5: Stand frei im Becken, Schultern unter Wasser (große Menschen beugen die Knie), fester Stand auf dem Boden, Beine bleiben in Schrittstellung oder gespreizt

Übung		Ziel	Gerät
Armbewegung	Bein		
e) Mit den Armen vor oder neben dem Körper die Form einer „Acht" beschreiben	wie oben	Koordinationsschulung, Kräftigung von Arm- und Schultermuskeln	○ ◉ H P ⊗
f) „Hammerwerfen": gestreckte Arme vor dem Körper zusammen unter der Wasseroberfläche nach rechts und links schwingen	wie oben	Kräftigung von Arm-, Brust- und Schultermuskeln, (Oberkörperrotation)	○ ◉ H P R r St ⊗
g) „Anheben": Oberarme liegen am Oberkörper an, Unterarme werden gebeugt und gestreckt	wie oben	→ Kräftigung des M. biceps brachii, M. triceps	○ ◉ H P St ⊗
h) „Rotieren": gleiche Armhaltung wie zuvor, aber Unterarme werden nach außen und innen bewegt	wie oben	Kräftigung der Schulterrotatoren (Oberarm führt eine Innen- und Außenrotation aus)	○ ◉ H P St ⊗

Aqua 6: Partnerübungen: Beide stehen mit dem Gesicht zueinander, fester Stand oder Laufbewegungen. Oder Partner stehen hintereinander oder Rücken an Rücken (Übung 5 dann nicht möglich)

Übung		Ziel	Gerät
Armbewegung	Beine		
a) „Sägebewegung": Partner sind über Geräte verbunden, Arme neben dem Körper vor- und zurückschwingen, wechselweise oder gleichsinnig	wie oben.	Kreislaufanregung, Kräftigung der Schultermuskulatur, Mobilisierung der Schultergelenke	◉ R r St
b) „Fliegen zu zweit": Arme mit den Geräten ab- und adduzieren	wie oben	Kräftigung der Schulter-, Rücken- und Brustmuskeln	◉ R r St
c) „Pumpen": Gerät, über das die Partner verbunden sind, wird vor oder neben dem Körper nach unten gedrückt und anschließend wieder zur Wasseroberfläche hochgeführt	wie oben.	Kräftigung der Schulter- und Armmuskulatur, wie M. triceps, M. biceps brachii u.a	◉ R r St
d) „Schaukel": Gerät vor dem Körper dicht zusammenführen und nach rechts und links schwingen	wie oben	Mobilisierung der Brustwirbelsäule, Kräftigung der Schulter- Arm- und Rumpfmuskulatur, soziale Aspekte	◉ R r St
e) „Lokomotive": Partner halten ein Gerät, Geh- oder Laufbewegung, wobei ein Partner vor oder rückwärts gehen muss, Arme mitschwingen		Kreislaufanregung, Kräftigung der Bein- und Fußmuskulatur, wie M. tibialis anterior, M. gastrocnemius, Gangschule	R St
f) wie oben, aber seitliches Gehen oder Hüpfen, beid- oder einbeinig		Koordinationsübungen	R St

T 10.6 Fortsetzung

Aqua 7: Rückenlage am Beckenrand oder in der Ecke des Schwimmbeckens, mit den Händen an der Überlaufrinne oder Stange festhalten

Übung		Ziel	Gerät
Arme	Beinbewegung		
wie oben	a) Radfahrbewegung mit den Beinen	Kreislaufanregung, Mobilisierung von Knie- und Hüftgelenk	⊗
	b) „Schere": Beine spreizen und schließen	Mobilisierung der Hüfte, Kräftigung der Glutealmuskeln und der Adduktoren	H Δ ⊗
	c) „Paddeln": gestreckte Beine in kleinem Bewegungsausmaß auf und ab bewegen	Mobilisierung der Hüftgelenke, Kräftigung der Mm. gluteus maximus, quadriceps, iliopsoas u. a.	H Δ ⊗
	d) Beine anhocken und im Kniegelenk beugen, die Knie geschlossen im Wechsel zu beiden Seiten umkippen	Kräftigung der schrägen und geraden Bauchmuskulatur. Achtung: Wirbelsäulenrotation!	O H r ⊗
	e) Der Körper liegt gestreckt an der Wasseroberfläche, Beine unter Anspannen des gesamten Körpers nach rechts und links schwingen	Kräftigung der Rumpfmuskulatur, Achtung: Wirbelsäulenseitneigung!	O H R r Δ ⊗

Aqua 8: Ausgangsstellung: Rückenlage im Wasser, Schwebelage

Übung		Ziel	Gerät
Armbewegung	Beinbewegung		
Keine Armbewegung, die Arme liegen entspannt im Wasser Gleiche Position wie oben, zusätzlich milde Extension mit Gummiseil	Keine Beinbewegung, die Beine liegen entspannt im Wasser und sind entsprechend unterlagert	Schmerzlinderung, Entspannung der Muskulatur	H R r Δ Aquajogger, Luftreifen

Aquatherapie bei speziellen Krankheitsbildern

Die folgenden Übungen beziehen sich auf eine bis zu den Schultern eingetauchte Person. Zu beachten ist, dass dann immer noch ca. 10 % des Körpergewichts auf den Gelenken der unteren Extremität lastet. Bei Sprüngen oder Laufen mit Bodenkontakt ist von einer größerer Belastung auszugehen. Die Übungszusammenstellung enthält die in T 10.6 aufgezählten Übungen.

Übungsbeispiele nach Operation des vorderen Kreuzbandes (T 10.7)

T 10.7 Eine Auswahl von Übungen, die nach einer Refixierung des Kreuzbandes bzw. nach dem Transplantateinbau möglich sind. Die Übungen Aqua 1–8 sind in der T 10.6 dargestellt

Wochen nach Operation	Bewegungstherapie im Wasser
0–2	Aqua 2 c–e Aqua 3 a, c, d Aqua 7 b + c Aqua 4 mit leichter Gehbewegung Alle Übungen aus Aqua 1, 5, 6
3–4	Aqua 2 a–e Aqua 3 a–d Aqua 7 a–c Aqua 4 mit Geh- und Laufbewegung Alle Übungen aus Aqua 1, 5, 6 Aquajogging, Knieflexion > 90° vermeiden
5–6	Alle Übungen aus Aqua 1–7, Knieflexion > 90° vermeiden Einsetzen von Widerstandsgeräten und Auftriebskörpern am Fuß bei Aqua 2, 3 und 7 Intensivierung des Aquajoggings
7–8	Wie 5.–6. Woche, Intensivierung der Übungen durch Erhöhen der Bewegungsgeschwindigkeit

Aquatherapien bei Arthrosen (T 10.8)

T 10.8 Übungsauswahl bei Arthrosen des Kniegelenkes. Die Übungen Aqua 1–8 sind in der T 10.6 beschrieben

Diagnose	Leichte Arthrose	Mittelschwere Arthrose	Schwere Arthrose
Gonarthrose	Aqua 1–7 Aquajogging intensiv mit und ohne Bodenkontakt	Aqua 1–7 Aquajogging mit und ohne Bodenkontakt	Aqua 2 a langsam Aqua 2 d–g Aqua 4 nur mit Gehbewegung Aqua 1, 3, 5, 6, 7 Aquajogging
Retropatellararthrose	Aqua 1–7 Aquajogging intensiv mit und ohne Bodenkontakt	Aqua 2 a–e Aqua 3 a–d Aqua 7 a–c, e Aqua 1, 4, 5, 6 Aquajogging ohne endgradige Knieflexion	Aqua 2 a nur leichte Knieflexion Aqua 2 b–e Aqua 3 a–d Aqua 7 a–c, e Aqua 1, 4, 5, 6 Aquajogging mit nur wenig Knieflexion

Aquatherapien bei weiteren Diagnosen (T 10.9)

T 10.9 Übungsbeispiele für die Aquatherapie bei verschiedenen Schäden des Skelettsystems. Die Bezeichnungen Aqua 1 bis Aqua 8 definieren die Übungen, die in der T 10.6 aufgelistet sind

Diagnose	Geringe Teilbelastung < 50 % des Körpergewichts	Teilbelastung 50 % des Körpergewichts	Vollbelastung
Subtrochantäre Femurfrakturen und Femurschaftfrakturen, Oberschenkelhalsfraktur	Aqua 2 a, d, e, f Aqua 3 langsame Bewegungsausführung ohne Gerät Aqua 4 mit leichter Gehbewegung Aqua 7 a–c, e langsam Aqua 1, 5, 6	Aqua 2 a, d, e, f Aqua 3 höhere Bewegungsgeschwin-digkeit Aqua 4 mit zügiger Gehbewegung Aqua 7 Aqua 1, 5, 6	Aqua 2 a, d, e, f + Geräte und hohe Geschwindigkeit Aqua 3 Aqua 4 mit Geh- und Laufbewegung Aqua 1, 5, 6, 7
Hüft-TEP	Aqua 2 a, d, e, f langsam, Adduktion und Extension nur bis Nullstellung Aqua 3 a, b, e Aqua 4 mit Gehbewegung Aqua 7 a, b, c Aqua 1, 5, 6 Aquajogging ohne Bodenkontakt	Aqua 2 a, d, e, f etwas schneller Aqua 3 a, b, e Aqua 4 mit zügiger Gehbewegung Aqua 7 a, b, c Aqua 1, 5, 6 Aquajogging mit und ohne Bodenkontakt, keine Sprünge	Aqua 2 a, d, e, f Aqua 3 a, b, c Aqua 4 Aqua 7 a, b, c Aqua 1, 5, 6 Aquajogging mit und ohne Bodenkontakt
Tibiakopffraktur	Aqua 2 d, e, f, g langsam Aqua 3 nur mit betroffenem Bein, Stand auf dem anderen Bein Aqua 7 Aqua 1, 5, 6, Gewichtsverlagerung auf das andere Bein Aquajogging ohne Bodenkontakt	Aqua 2 a, d, e, f, g Aqua 3 Geschwindigkeit langsam steigern Aqua 4 mit Gehbewegung Aqua 1, 5, 6, 7 Aquajogging ohne Bodenkontakt	Alle Übungen aus Aqua 1–7 + Geräte und hoher Geschwindigkeit Intensivierung des Aquajoggings
Patellafraktur Typ A	Aqua 2 a vorsichtig und langsam Aqua 2 d–g Aqua 3 b Aqua 4 mit vorsichtiger Gehbewegung Aqua 7a Aquajogging langsam ohne Bodenkontakt Aqua 1, 5, 6	Aqua 2 a, d–g Geschwindigkeit steigern Aqua 3 a–d, 3 e mit Auftriebskörper Aqua 4 mit zügiger Gehbewegung Aqua 7 Aquajogging mit und ohne Bodenkontakt Aqua 1, 5, 6	(Ab 6. Woche): Aqua 1–7 + Geräte Intensivierung durch hohe Bewegungsgeschwindigkeit Intensivierung des Aquajoggings
Patellafraktur Typ B + C	Aqua 2 a vorsichtig und langsam Aqua d–g Aqua 3 mit Auftriebskörper Aqua 4 mit Gehbewegung Aqua 7 Aquajogging langsam ohne Bodenkontakt Aqua 1, 5, 6	Aqua 2 a, d–g Aqua 3 schneller Aqua 1, 4–7 Intensivierung des Aquajoggings	Aqua 1–7 + Geräte Intensivierung durch hohe Bewegungsgeschwindigkeit Intensivierung des Aquajoggings
Patellaluxation	Aqua 2 a, f, g Aqua 3 b Aqua 4 mit Gehbewegung Aqua 7 a Aquajogging ohne Bodenkontakt Aqua 1, 5, 6	Aqua 2 a, d, e in leichter Knieflexion Aqua 2 f, g Aqua 3 b, e nicht mit endgradiger Knieextension Aqua 7 a, b Aqua 1, 5, 6 Aquajogging	Aqua 1–7 + Geräte Intensivierung durch hohe Bewegungsgeschwindigkeit Intensivierung des Aquajoggings

T 10.9 Fortsetzung			
Diagnose	Geringe Teilbelastung < 50 % des Körpergewichts	Teilbelastung 50 % des Körpergewichts	Vollbelastung
Meniskusoperation	Aqua 2 a langsam Aqua 2 d, e Aqua 3 a, c, d Aqua 4 mit leichter Gehbewegung Aqua 7 a Aqua 1, 5, 6 Aquajogging ohne Bodenkontakt	Aqua 2 a, d, e, g Aqua 3 a–d Aqua 4 mit zügiger Gehbewegung Aqua 1, 5, 6, 7 Aquajogging	Aqua 1–7 + Geräte Intensivierung durch hohe Bewegungsgeschwindigkeit Intensivierung des Aquajoggings Aqua 2 f und 3 e vorsichtig
Seitenbandriss Knie, Teilruptur oder komplette Ruptur	Aqua 2 a, g Aqua 3 b Aqua 4 mit leicher Gehbewegung Aqua 7 a Aqua 1, 5, 6 Aquajogging ohne Bodenkontakt	Aqua 2 a, d–g Aqua 3 ohne endgradige Knieextension Aqua 4 mit Geh- und Laufbewegung Aqua 1, 5, 6 Aquajogging	Aqua 1–7 + Geräte Intensivierung durch hohe Bewegungsgeschwindigkeit Intensivierung des Aquajoggings
Knie-TEP	Aqua 2 a, d–g Aqua 3 Aqua 4 mit Gehbewegung Aqua 7 Aqua 1, 5, 6 Aquajogging ohne Bodenkontakt	Aqua 2 a, d–g Aqua 3-7 Aquajogging	Aqua 1–7 + Geräte Intensivierung durch hohe Bewegungsgeschwindigkeit Intensivierung des Aquajoggings

Organisations- und Spielformen im Wasser

Aquatherapie als Circle-Training (👁 10.36)

Verschiedene Übungsgeräte werden am Beckenrand platziert. In kleineren Schwimmbecken können die Stationen mit 2 Teilnehmern besetzt werden. Das Training wird nach Schwerpunkten wie Kraft- oder Ausdauertraining zusammengestellt. An jeder Station kann eine kurze bildliche Darstellung der Übung, die in Folie eingeschweißt ist, vorhanden sein.

Der Therapeut sollte die Belastungs- und Pausendauer den Teilnehmern anpassen.

Für ein Stationstraining mit allgemeinem Charakter können beispielsweise folgende Übungen eingesetzt werden (s. T 10.6): Aqua 2-2, 7-1, 3-3, 4-1 (Frisbeescheibe), 7-5 usw. mit den entsprechenden Geräten.

Organisationsformen für das Schwimmen/ Aquajogging (👁 10.24–10.30)

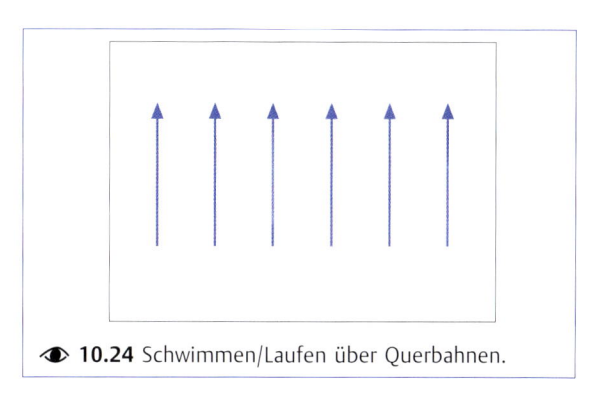

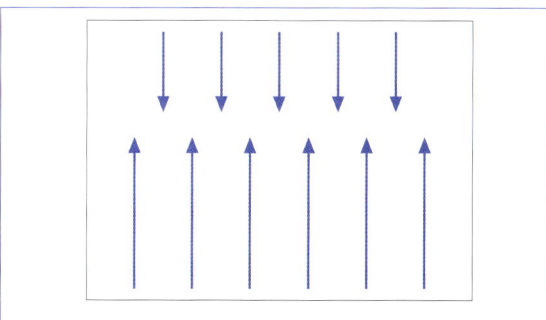

👁 10.24 Schwimmen/Laufen über Querbahnen.

👁 10.25 Schwimmen/Laufen über Querbahnen. Organisationsform für größere Gruppen, es wird im Wechsel geübt, eine Gruppe hat jeweils Pause am Beckenrand.

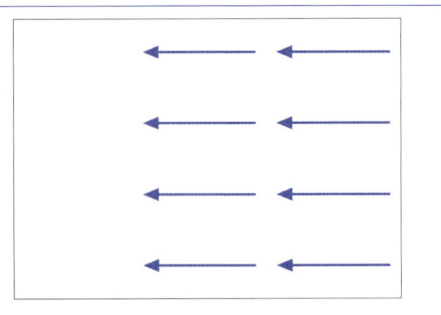

◉ **10.26** Schwimmen/Laufen in Gruppen. Gut geeignet für Übungsformen mit höherer Intensität, da nach jeder Bahn eine Pause eingelegt wird. Sinnvoll ist die Nummerierung der Gruppen, um ein Startkommando geben zu können.

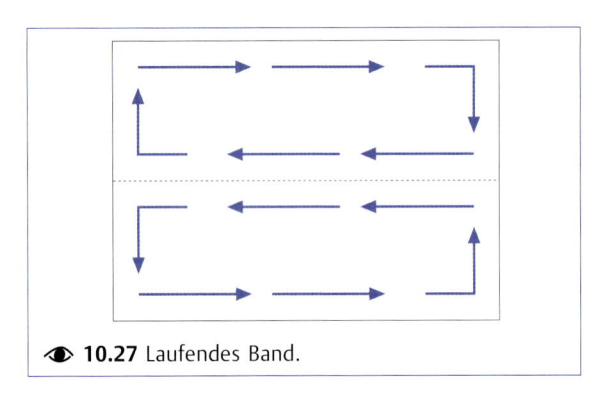

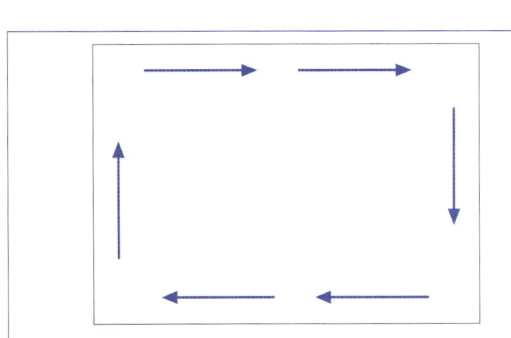

◉ **10.27** Laufendes Band.

◉ **10.28** Schwimmen/Laufen im Kreis. Auf jeder Bahn kann eine andere Aufgabe gestellt werden, ermöglicht verschiedene Lauf- oder Schwimmtechniken.

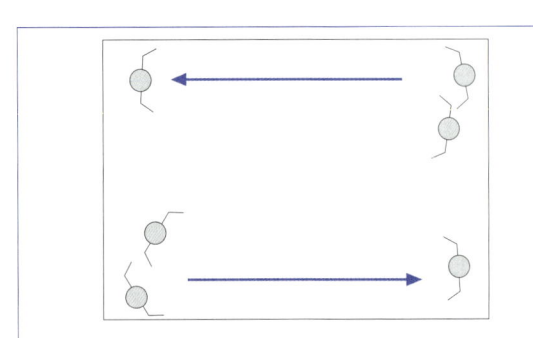

◉ **10.29** Pendelstaffel (Schwimmen/Laufen). Verschiedene Aufgabenstellungen sind möglich.

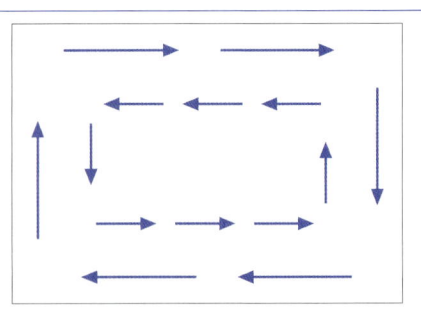

◉ **10.30** Zwei Kreise schwimmen/laufen gegeneinander. Es entstehen Strömungen, die als Widerstand genutzt werden können. Differenzierung: schwächere Schwimmer innen, schnellere außen.

Organisationsformen für Wassergymnastik
(◉ **10.31–10.36**)

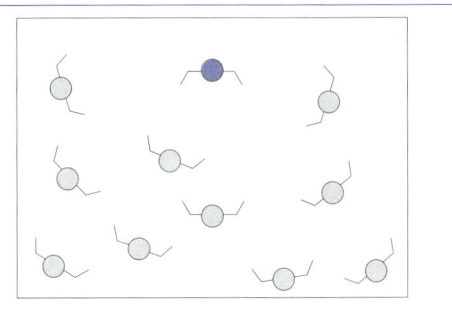

◉ **10.31** Lockere Aufstellung, frontal ausgerichtet zum Therapeuten.

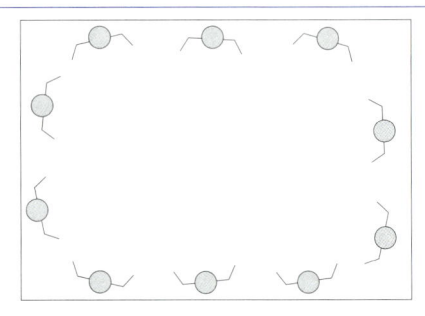

◉ **10.32** Übungen am Beckenrand. Wichtig ist ein ausreichender Abstand zwischen den Teilnehmern.

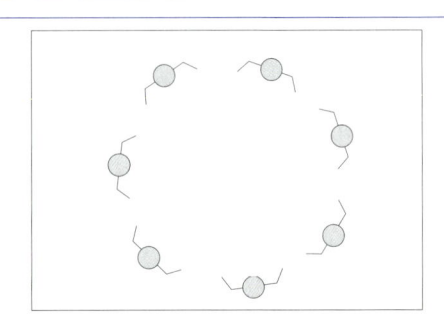

◉ **10.33** Kreisaufstellung. Spielformen/Wassergymnastik.

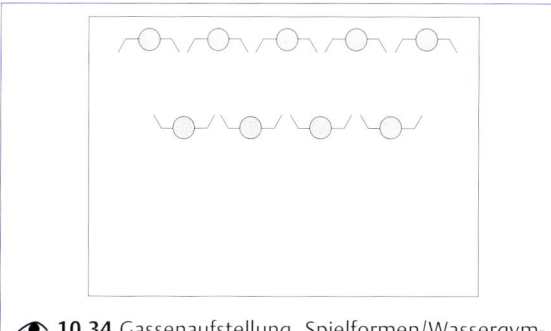

Organisations- und Spielformen im Wasser

◉ 10.34 Gassenaufstellung. Spielformen/Wassergymnastik.

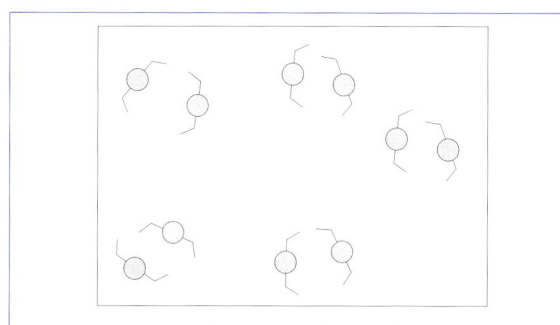

◉ 10.35 Partnerübungen. Auf ausreichenden Abstand der Paare untereinander sowie zum Beckenrand ist zu achten.

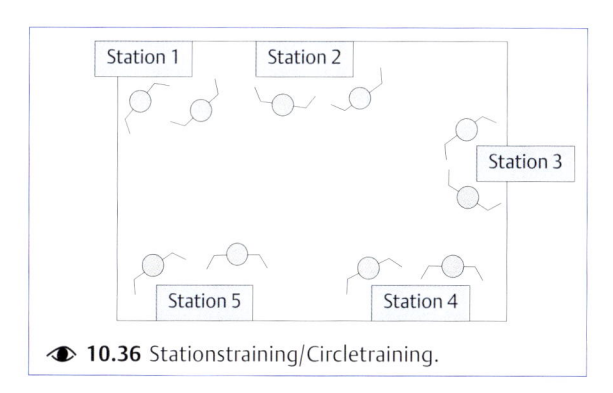

◉ 10.36 Stationstraining/Circletraining.

Spiele im Wasser

Eine Wassertherapie kann mit einem Spiel begonnen und beendet werden. Die rhythmische Unterstützung oder ein bestimmtes Kommando tragen zum richtigen Zeitpunkt zum Gelingen des Spiels bei. Manchmal ist das Anbringen einer Tafel hilfreich, auf der Skizzen und Organisationsformen aufgezeichnet werden können.

Verschiedene Spielformen

- Die Teilnehmer bilden einen Kreis mit Handfassung. Auf Kommando des Therapeuten setzt sich der Kreis nach rechts oder nach links in Bewegung. Verschiedene Fortbewegungsarten wie z. B. Seitgalopp oder Hüpfen auf einem Bein sind möglich. Wenn sich eine gewisse Strömung gebildet hat, soll sich der Kreis auf Kommando in die andere Richtung bewegen. Die Teilnehmer müssen nun zunächst die entstandene Strömung überwinden.
- Die Teilnehmer bilden einen Kreis mit Handfassung. Sie gehen möglichst weit auseinander, so dass die Arme gestreckt und gedehnt werden. Aus dieser Position werden auf Kommando des Therapeuten die Arme schnell und dicht an den Körper herangezogen. Damit zieht sich der Kreis zur Mitte zusammen. Ziel dieser Übung ist u. a. die Dehnung und Kräftigung der Armmuskulatur.
- Die Teilnehmer stehen im Kreis mit Handfassung. Die Arme werden locker gehalten und gemeinsam vor und zurück geschwungen. Zunächst auf Kommando des Therapeuten, führt die Gruppe dann die Pendelbewegung allein aus. Ziel: Rhythmusschulung und Erlernen einer Anpassungsfähigkeit, also im Wesentlichen koordinative Aspekte (auch mit Poolnudeln oder Stäben als Verbindung zwischen den Teilnehmern möglich).
- Die Teilnehmer stehen am Beckenrand in einer Reihe. Sie fassen mit beiden Händen die Stange oder den Rand. Auf Kommando des Therapeuten ziehen sich alle an die Wand heran und strecken anschließend wieder die Arme, so dass der Körper sich wieder von der Wand entfernt. Bei gleichzeitiger Ausführung aller Teilnehmer entstehen im Schwimmbecken Wellen. Ziel: Rhythmusschulung und Förderung der Anpassungsfähigkeit an die Bewegung anderer.
- Die Übenden bilden einen Kreis, jeder bekommt ein Schwimmbrett oder eine Frisbeescheibe. Damit soll das Wasser durch eine Schaufelbewegung im Uhrzeigersinn in Strömung versetzt werden und nach einiger Zeit auf Kommando des Übungsleiters in die andere Richtung. Zum Verdeutlichen der jeweiligen Strömungsrichtung können Bälle oder sonstige schwimmenden Objekte eingebracht werden.
- Die Teilnehmer stehen im kleineren Kreis relativ dicht beieinander. Nun setzen sie das Wasser in Bewegung, indem sie es mit dem Brett zur Mitte hin schaufeln. In der Kreismitte entsteht so ein „Wellenberg".
- Wellenbad: Die Teilnehmer stehen in einer Reihe dicht nebeneinander. Jeder besitzt ein Schwimmbrett (oder eine Frisbeescheibe), mit dem er eine kräftige Schaufelbewegung vom Körper weg ausführt. Wichtig ist dabei die rhythmische Unterstützung des Übungsleiters, damit alle Teilnehmer die Bewegung möglichst synchron ausführen. Ziel der Übung ist die Rhythmisierung der Bewegung sowie die Anpassung der Bewegung an die gesamte Gruppe, außerdem eine Kräftigung der Arm- und Schultermuskeln.

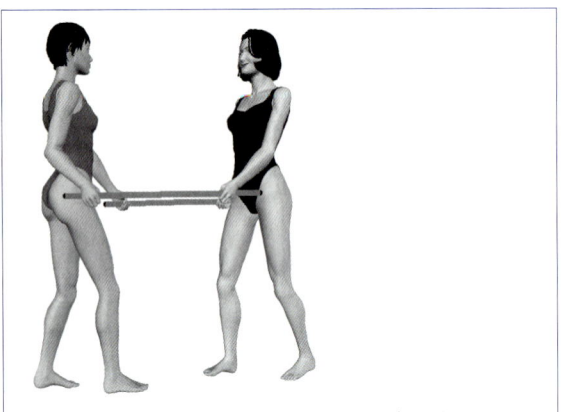

10.37 Partnerübungen mit zwei Stäben (s. **T** 10.6, Aqua 6a bis 6f).

- Gassenaufstellung der Teilnehmer. Die Gassenbreite sollte nicht mehr als 2 m betragen. Nun wird mit Hilfe eines Schwimmbrettes eine Strömung erzeugt. Alle müssen ihr Brett unter Wasser in die gleiche Richtung bewegen. Ein Wechsel der Strömungsrichtung erhöht den Wasserwiderstand, da die Übenden gegen die vorher erzeugte Strömung arbeiten müssen. Zum Schluss werden alle Schwimmbretter auf das Wasser gelegt, durch die entstandene Strömung mitgerissen und an den Beckenrand getrieben. Diese Übungsform eignet sich also besonders für den Ausklang einer Stunde.
- Partnerübungen mit zwei Stäben (⊙ 10.37): Die Partner stehen sich gegenüber und halten zwei Stäbe neben dem Körper. Verschiedene Bewegungen werden nun durchgeführt: „Sägebewegung", Vor- und Zurückschwingen der Stäbe abwechselnd und gleichzeitig, Öffnen und Schließen der Stäbe, An- und Abspreizen der Arme, Stäbe neben dem Körper herunterdrücken und wieder hochziehen (gleichzeitig oder im Wechsel), die Stäbe vor dem Körper schließen und hin und her schwingen (bei einer höheren Geschwindigkeit entstehen durch die Strömung Geräusche. Welche Gruppe schafft es am lautesten?). Als Übungsaufgabe sollen die Partner darauf achten, dass die Bewegungen genau aufeinander abgestimmt bleiben (Stäbe immer waagrecht halten).
- Zu Beginn einer Übungsstunde mit dem Stab kann eine „Bewegungsgeschichte" zur Einstimmung dienen. Beispiel: Die Teilnehmer sind mit einem Stab ausgestattet und laufen durch das Becken. Sie sollen sich vorstellen, im Paddelboot über einen See zu fahren. Mit dem Stab führen sie die Paddelbewegung aus. Plötzlich kommen dunkle Wolken und ein Sturm bricht los. Die Teilnehmer sollen schneller paddeln und laufen, um das Ufer vor dem Unwetter zu erreichen. Nun erkennen sie, dass es zum anderen Ufer näher ist und sollen umkehren. Das Ändern der Bewegungsrichtung führt zur Strömungsumkehr, so dass die Übenden gezwungen sind, gegen die Strömung zu laufen. Plötzlich kippt das Boot um, aber zum Glück kommt ein Indianer, der sie mitnimmt, jedoch müssen sie jetzt ein Stechpaddel benutzen und die Bewegungsart etwas ändern. Der Indianer nimmt Sie mit zu seinem Zelt, in dem Sie mit ihm eine Suppe kochen wollen, dazu müssen Sie erst Holz sägen (Partnerübung Sägebewegung). Danach helfen alle beim Rühren der Suppe (Rührbewegung mit dem Stab vor dem Körper). Je nach Phantasie des Therapeuten und der Teilnehmer können solche Bewegungsgeschichten beliebig ausgeweitet und auch von den Übenden gestaltet werden.

Einfache Spielformen mit Bällen

- Beim Gehen durch das Becken schiebt jeder Teilnehmer einen Ball vor sich her, ohne ihn mit der Hand festzuhalten. Durch die „Bugwelle" wird der Ball fortgetrieben. Er darf nur durch Schultern oder Kinn in der Richtung korrigiert werden. Dann laufen alle durch das Becken und tauschen den Ball mit einem Partner aus, allerdings ohne Zuhilfenahme der Hände. Mit den Händen unter Wasser in der Nähe des Balls schnelle Bewegungen unter Wasser ausführen, so dass Strömungen entstehen, die den Ball in eine bestimmte Richtung treiben.
- Die Teilnehmer stehen im Kreis. Ein Ball wird einmal reihum im Kreis weitergegeben. Jeder merkt sich dabei den Partner, dem er den Ball zugeworfen hat. Nun gehen alle Spieler durcheinander durch das Wasser, alle müssen immer in Bewegung bleiben und dürfen nicht stehen bleiben. Der Ball wird in der gleichen Reihenfolge geworfen wie vorher, nur dass sich jetzt die Teilnehmer stets an einem anderen Platz befinden. Ziel ist hierbei vor allem das Verbessern der Orientierungsfähigkeit, da die Spieler immer ihren Partner suchen müssen. Der Übungsleiter kann auch mehrere Bälle ins Spiel bringen.
- Die Spieler stehen im Kreis, wobei eine ungerade Teilnehmerzahl erforderlich ist. Der Ball wird über die Mitte zum gegenüberstehenden Spieler geworfen, dieser wirft wieder über die Mitte zum nächsten Spieler. So wandert der Ball immer weiter, bis er den ersten Werfer wieder erreicht. Auch hier können mehrere Bälle ins Spiel gebracht werden. Im Wesentlichen werden hierbei Geschicklichkeit und Reaktionsfähigkeit geübt (⊙ 10.38).
- Die Teilnehmer bilden einen Kreis, jeder hat einen Ball vor sich. Mit beiden Händen werden nun Wellenbewegungen erzeugt, so dass alle Bälle in der Mitte des Kreises zusammenkommen. Jeder muss

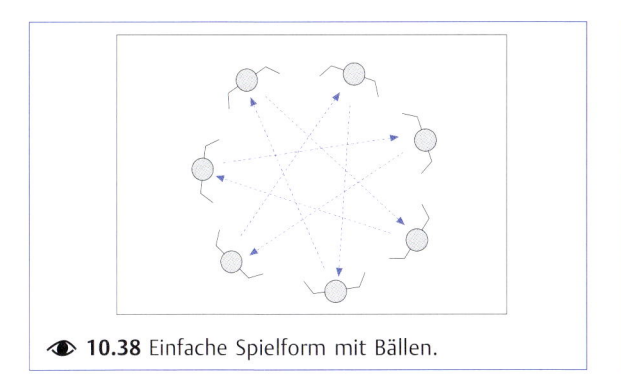

○ 10.38 Einfache Spielform mit Bällen.

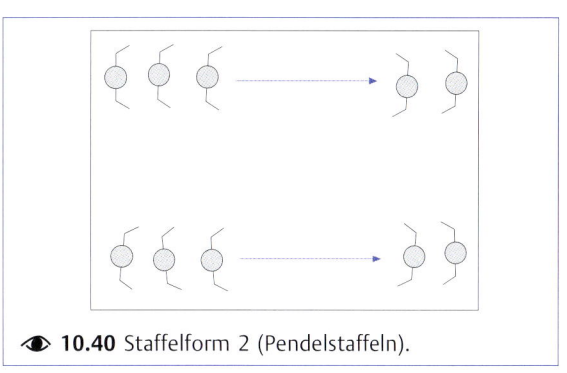

○ 10.40 Staffelform 2 (Pendelstaffeln).

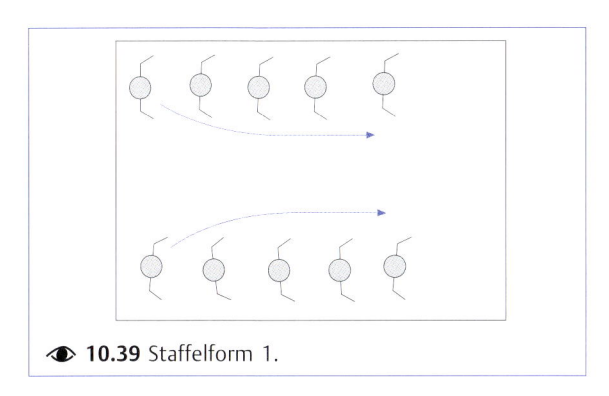

○ 10.39 Staffelform 1.

versuchen, eine so kräftige Strömung zu erzeugen, dass die Bälle nicht in seine Nähe gelangen können.
- Bei gerader Teilnehmerzahl werden zwei Mannschaften gebildet, deren Teilnehmer abwechselnd nebeneinander in einem Kreis stehen. Zwei verschiedenfarbige Bälle sind im Spiel. Zunächst erhält die erste Mannschaft einen Ball mit der Aufgabenstellung, ihn jedem zweiten (eigenen) Spieler zuzuwerfen bis er wieder bei ihm ankommt. Genauso wird mit dem zweiten Ball bei der anderen Mannschaft verfahren. Der Reiz des Spiels liegt darin, dass der erste Ball den zweiten einholen oder überholen muss. Ist dies erreicht, bekommt die jeweilige Mannschaft einen Punkt.
- Staffelformen:
  1. Die Spieler zweier Mannschaften stehen hintereinander in einer Reihe. Der erste reicht jeweils einen Ball über den Kopf nach hinten weiter. Der letzte nimmt den Ball und läuft oder schwimmt an der Reihe vorbei, stellt sich davor und gibt erneut den Ball über den Kopf weiter (○ 10.39).
  2. Gleiche Aufstellung wie bei 1., nur wird jetzt der Ball durch die Beine nach hintengegeben.
  3. Wie 1., nur wird der Ball abwechselnd über den Kopf und durch die Beine nach hinten gegeben.
  4. Pendelstaffeln: Zwei Staffelmannschaften stehen sich gegenüber, ein oder mehrere Bälle werden hin und her transportiert (○ 10.40).
  5. In Pendelstaffeln können auch andere Gegenstände transportiert werden. Einige Beispiele:
     – Schwimmbrett oder ein Stapel von Schwimmbrettern,
     – Frisbeescheibe, umgedreht mit einem Ball,
     – einen Becher mit Wasser auf einem Schwimmbrett als Tablett,
     – einen Ball mit Hilfe zweier Stäbe transportieren, der Ball darf nicht mit den Händen berührt werden,
     – Tischtennisbälle durch Blasen weiterbewegen (Atemtraining).

Kleine Spiele

Aus dem Bereich der kleinen Spiele können einige in das Wasser übertragen werden, obwohl hier andere Grundbedingungen vorherrschen als an Land:
- „Haltet das Feld frei": Das Schwimmbecken wird durch eine Leine in zwei Hälften geteilt, in jedem Teil befindet sich eine Mannschaft. Jeder Teilnehmer besitzt einen Ball. Aufgabe ist es nun, immer alle Bälle in die gegnerische Hälfte zu werfen, so dass sich möglichst wenige Bälle in der eigenen Hälfte befinden. Nach einiger Zeit beendet der Übungsleiter das Spiel. Nun wird gezählt, welche Beckenhälfte die geringere Anzahl von Bällen aufweist. Von großer Bedeutung bei diesem Spiel ist die Disziplin der Teilnehmer, denn zu harte und unkontrollierte Würfe können unangenehme Folgen haben. Die Anzahl der Bälle kann größer sein als die Zahl der Spieler, auch können andere, nicht zu harte Gegenstände eingesetzt werden, wie z. B. Schwimmflügel, Schwimmbretter oder Pull-Boys.
- „Trefferball": In der Mitte des Beckens schwimmt ein etwas größerer Wasserball, Reifen oder sonstiger, nicht zu kleiner Gegenstand. Die Spieler stehen aufgeteilt in zwei Mannschaften an den kurzen Seiten des Schwimmbeckens. Jeder besitzt einen Ball, mit dem er auf den in der Mitte schwimmenden Wasserball zielen soll. Durch Treffer wird dieser weiter zur gegnerischen Mannschaft verschoben. Ziel ist es, den Ball zur anderen Seite zu trei-

ben. Auch bei diesem Spiel ist eine gewisse Disziplin und Zurückhalten von Seiten der Spieler erforderlich. Es können am Beckenrand Markierungen gesetzt werden. Hat der Ball diese Markierung überschritten, erhält die jeweilige Mannschaft einen Punkt.

- Die Spieler stellen sich in einem Kreis auf, der nicht zu groß sein darf. Es wird mit einem Luftballon gespielt, der möglichst lange durch Antippen in der Luft gehalten werden muss, ohne dass er die Wasserfläche berührt. Die Anzahl der Handkontakte kann gezählt werden. Ein sogenannter Riesenballon (Durchmessergrößen von 50–150 cm) macht diese einfache Spielform besonders attraktiv. Sie kann außerdem als Vorbereitung für ein dem Volleyball ähnliches Spiel im Wasser dienen. Aus orthopädischer Sicht wird auch die Schulterbeweglichkeit und Rumpfstreckung verbessert.
- Das Schwimmbecken wird durch eine Leine (Schwimmleine auf der Wasseroberfläche oder Zauberschnur in etwa 1 m Höhe über dem Wasser) in zwei Hälften geteilt. In jeder Hälfte befindet sich eine Mannschaft, die allerdings nur aus wenigen Spielern bestehen darf, empfehlenswert sind 4–5 Spieler. Jeder Teilnehmer besitzt ein Schwimmbrett, das er als Schläger benutzt. Ein Luftballon oder Ball wird hin- und hergeschlagen. Fällt er auf die Wasseroberfläche, bekommt die jeweilige Mannschaft einen Minuspunkt. Nach Vereinbarung wird der Ballon erst 2- oder 3-mal in der eigenen Mannschaft weitergegeben, bevor er herüber gespielt wird.
- „Fangspiele": Auch im Wasser können natürlich die bekannten Laufspiele durchgeführt werden, wobei ein tieferer Wasserstand die größeren Spieler bevorteilt. Beispiel: Die Teilnehmer bilden zwei Reihen, die sich jeweils am Beckenrand gegenüberstehen. Beide Reihen müssen auf die gegenüberliegende Seite gelangen, wobei die eine von der anderen gefangen wird. Die abgeschlagenen Spieler gehören zur fangenden Mannschaft. Es erfolgt der erneute Seitenwechsel, bis dass in der gegnerischen Mannschaft nur noch ein Spieler übrig bleibt, der dann zum neuen Fänger wird.

Sportspiele

Aus dem Bereich der großen Sportspiele können ebenfalls einige in das Wasser übertragen werden, allerdings bedarf es anderer Spielutensilien sowie veränderter Spielregeln.

■ *Wasserball*

Das Wasserballspiel kann für die Sporttherapie sehr stark variiert werden. Wird es im brusttiefen Wasser gespielt, ist ein Schwimmen meist nicht erforderlich. Der Übungsleiter muss jedoch von den Spielern eine strenge Disziplin fordern, damit auch schwächere Spieler nicht überfordert werden und sich am Spiel aktiv beteiligen können. So ist eine häufige Ballabgabe (er darf nur 3 s in der Hand behalten werden!) und ein körperloses Spiel erforderlich.

Als Tore können dienen:
- der gesamte Beckenrand der Schmalseite, der Spieler muss den Ball dort ablegen,
- ein abgegrenzter Bereich des Beckenrandes,
- eine Frisbeescheibe oder ein Tennisring, auf den Beckenrand deponiert, der Ball muss dort hineingelegt werden,
- ein Eimer, mit einem Tauchring oder sonstigen Gegenstand beschwert.

Die Mannschaften können mit Hilfe von unterschiedlichen Badekappen, verschiedenfarbigen Gummiringen am Handgelenk oder mit einer Schwimmbrille, die locker um den Hals gelegt wird, gekennzeichnet werden, damit es nicht zu Verwechslungen unter den Spielern kommt.

■ *Wasserkorbball*

Ähnlich wie beim Basketballspiel wird der Ball zugeworfen oder vor dem Körper hergeschoben, er sollte nicht länger als 3 s in der Hand gehalten werden. Als Tore dienen schwimmende Basketballkörbe. Auch Gummireifen können hervorragende Zielobjekte darstellen. Nach einem erzielten Korb erhält die gegnerische Mannschaft den Ball. Disziplin und körperloses Spiel ist auch hierbei erforderlich. Ein gewisser Mindestabstand vom Korb sollte eingehalten werden (etwa 1 m), sonst kann es zu Verletzungen oder zur Beschädigung des Korbes kommen.

■ *Zielwerfen*

Es werden zwei Mannschaften gebildet, jeder Spieler bekommt einen Ball (Gymnastikball). Jede Mannschaft hat Bälle mit der gleichen Farbe. Aus einer bestimmten Entfernung wird auf den Korb gezielt. Nachdem jeder seinen Ball abgeworfen hat, wird gezählt, welche Mannschaft die meisten Treffer erreicht hat.

■ *Wasservolleyball/Ball über die Schnur*

Es wird nach den bekannten Regeln des Volleyballs gespielt. Für das Wasser geeignete Netze, eine Leine oder Zauberschnur können eingesetzt werden. Ein kleinerer aufblasbarer Wasserball oder Zeitlupenball vereinfacht oftmals das doch anspruchsvolle Volleyballspiel und lässt so auch bei nicht so technisch versierten Spielern schöne und längere Spielzüge zu.

Literatur

1. Aschoff, J., G. Bruno, K. Kramer (1971): Energiehaushalt und Temperaturregulation. Urban Schwarzenberg, München
2. Avellini, B.A., Y. Shapiro, K.B. Pandolf (1983): Cardio-respiratory physical training in water and on land. Eur J Appl Physiol 50: 255–263
3. Bücking, J., S. Krey (1986): Schwimmbelastung nach Herzinfarkt. Dtsch Med Wschr 111: 1838–1841
4. Butts, N.K., M. Tucker, R. Smith (1991): Maximal responses to treadmill and deep water running in high school female cross country runners. Res Q Exerc Sport 62: 236–238
5. Dorn, F., F. Bader (1975): Physik. Schroedel, Hannover
6. Eckerson, J., T. Anderson (1992): Physiological response to water aerobics. J Sports Med Phys Fitness 32: 255–261
7. Faccini, P., S. Zanolli, D.D. Vedova (2001): Aquatic therapy in Rehabilitation. In: Puddu, G., A. Giombini, A. Selvanetti: Rehabilitation of sports injuries. Springer, Heidelberg
8. Günther, R., H. Jantsch (1986): Physikalische Medizin. Springer, Berlin
9. Guyton, A.C. (1966): Textbook of medical physiology. Saunders, Philadelphia
10. Hamer, P.W., A.R. Morton (1990): Water-running: training effects and specifity of aerobic, anaerobic and muscular parameters following an eight-week interval training programme. Australian J. Sci Medi Sport 22(1): 13–22
11. Jöllenbeck, T., C. Schönle (2002): Das Perometer zur einfachen und genauen Bestimmung des Beinvolumens. Z Orthop 140: 94
12. Nakazawa, K., H. Yano, M. Miyashita (1994): Ground reaction force during walking in water. Med Sport Sci 39: 28–34
13. Ritchie, S.E., W.G. Hopkins (1991): The intensity of exercise in deep-water running. Int J Sports Med 12: 27–29
14. Schlumberger, A., G. Hemmling, U. Frick, D. Schmidtbleicher (1997): Herzfrequenz- und Laktatverhalten beim freien Laufen und beim Aquajogging. Dtsch Z Sportmed 48: 183–189
15. Schönle, C., S. Rödig (1998): Modern rehabilitation using saline aqua-therapies. In: Schuntermann, V.D.R.M.: 6th European Congress on Research in Rehabilitation. DRV-Schriften, Berlin
16. Sendler, P. (1984): Von der Krüppelheilanstalt zum Universitätsklinikum die „Hüfferstiftung" in Münster in Westfalen. Murken-Altrogge-Verlag, Herzogenrath
17. Svedenhag, J., J. Seger (1992): Running on land and in water: comparative exercise physiology. Med Sci Sports Exerc 24: 1155–1160
18. Toellner, R. (1992): Illustrierte Geschicht der Medizin. Müller, Erlangen
19. Wilder, R.P., D. Brennan, D.E. Schotte (1993): A standard measure for exercise prescription for aqua running. Am J Sports Med 21: 45–48
20. Wilder, R.P., D.K. Brennan (1993): Physiological responses to deep water running in athletes. Sports Med 16: 374–380
21. Yu, E., K. Kitagawa, Y. Mutoh, M. Miyshita (1994): Cardiorespiratory responses to walking in water. Med Sport Sci 39: 35–41.

Ausgewählte Krankheitsbilder

11 Frakturen von Becken und Hüfte ··· 225
C. Schönle, W. G. Kramme

12 Hüfttotalendoprothesen (Hüft-TEP) ··· 231
C. Schönle, S. Rödig

13 Subtrochantäre Femurfrakturen und Femurschaftfrakturen ··· 265
C. Schönle

14 Kniegelenk ··· 267
C. Schönle, S. Rödig, F. Naeve

15 Frakturen und Bandverletzungen von Unterschenkel und Fuß ··· 311
C. Schönle

16 Organisation und Durchführung der Rehabilitation ··· 323
C. Schönle

11 Frakturen von Becken und Hüfte

Beckenringfrakturen

Beckenringfrakturen entstehen meist durch eine massive Krafteinwirkung (Auto- oder Zweiradunfälle) und sind nicht selten mit weiteren Komplikationen der Beckenorgane, Bandstrukturen, Nerven, Blutgefäße und des Urogenitalbereiches vergesellschaftet. Manchmal kann ein starker Blutverlust bei Beckenfrakturen auftreten, der nur durch die sofortige operative Stabilisierung der Fragmente aufgehalten werden kann. Die Sterblichkeit bei Beckenfrakturen ist relativ hoch. Thrombembolische Komplikationen sind häufig. Die operative Behandlung der Beckenfrakturen ist risikoreich und bedarf einer genauen Planung und einer ausgefeilten Operationstechnik (7).

Selbst wenn eine optimale Operation mit einer behutsamen Nachbehandlung durchgeführt wurde, bleibt die Rate der sehr guten Ergebnisse nur bei 60 %. Lang anhaltende neurologische Defizite, urologische Probleme oder unspezifischer Beckenschmerz schmälern das Behandlungsergebnis. Deshalb sollten Patienten nach einem Beckentrauma in einem spezifischen Nachsorgeprogramm durch ein interdisziplinäres Rehateam behandelt werden.

Die Funktion des Beckenringes

Die Beckenknochen bilden einen steifen osteoligamentären Ring mit den Iliosakralfugen und der Symphyse, der unter Belastung nur sehr wenig Bewegung erlaubt. Die hinteren Ringstrukturen nehmen den größten Teil der Kräfte bei Belastung auf und haben folglich eine Schlüsselrolle in der Stabilität des Beckens. Die Bandstrukturen sind dabei entscheidend für die Stabilität des Beckenringes.

Die Beckenringfrakturen werden entsprechend des Stabilitätsgrades in 3 Kategorien aufgeteilt (👁 11.1):

- **A**: Die mechanische Struktur des Beckenringes ist intakt, eine operative Stabilisierung ist nur in Ausnahmefällen (offene oder dislozierte Frakturen der Beckenschaufeln u. a.) angezeigt. Als Behandlung genügen meist einige Tage Bettruhe und anschließend die frühe Mobilisierung unter Gabe von Schmerzmitteln.
- **B**: Teilweise hintere Stabilität, jedoch besteht eine Instabilität im Bereich der Iliosakralfuge (IS-Fuge) gegen Rotation. Hier ist die operative Stabilisierung des vorderen Beckenringes erfolgreich, um eine frühe Mobilisierung des Patienten mit Teilbelastung zu ermöglichen. Allerdings sollte **nach 1–2 Wochen radiologisch kontrolliert werden**, ob keine Verschiebung evtl. übersehener Fragmente im dorsalen Beckenbereich stattgefunden hat.
- **C**: Kombinierte anteriore und posteriore Instabilität, die Instabilität besteht auch gegen Verschiebung und Verkippung. Hier wird die operative Stabilisierung im dorsalen und anterioren Beckenbereich gefordert, damit auch hier eine frühe Mobilisierung möglich wird.

Die Klassifikation einer Beckenfraktur ist allerdings sehr schwierig; nicht immer können alle Frakturlinien – und vor allem auch die Bandverletzungen – auf den bildgebenden Verfahren erkannt werden. Dies kann zu Fehlern bei der operativen Stabilisierung und zu Komplikationen mit Instabilitäten und Fragmentverschiebungen bei der Nachbehandlung führen (7).

Symphysenrupturen

Diese Rupturen werden mit einer Platte oder Cerclagem, die achtförmig und zirkulär um zwei Spongiosaschrauben geschlungen werden, stabilisiert. Hier muss beim operativen Zugang meist nur der eine Ansatz des M. rectus abdomini abgelöst und später wieder refixiert werden.

> Bauchmuskelübungen sind in der postoperativen Phase für mindestens 3–6 Wochen zu vermeiden.

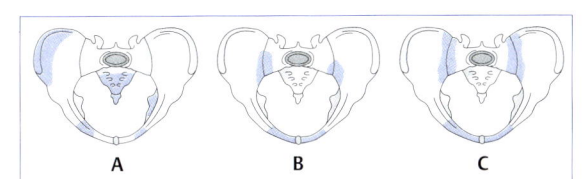

👁 **Abb 11.1** AO-Klassifikation der Beckenringfrakturen nach dem Grad der Instabilität (nach Rüedi u. Murphy (9) mit freundlicher Genehmigung von AO Publishing und Thieme).

Scham- und Sitzbeinfrakturen

Wegen des starken Periostes und der guten muskulären Überdeckung heilen Schambeinfrakturen spontan und schnell. Eine operative Stabilisierung ist nur bei starker Dislokation der Fragmente oder bei Typ-C-Frakturen erforderlich: Mit einer Schraube – die möglichst nicht in die Hüftpfanne penetrieren sollte – werden die Fragmente gefestigt.

Instabilität des hinteren Beckenringes (sakroiliakale Instabilität)

Eine Instabilität des hinteren Beckenringes kann durch 3 Mechanismen entstehen:
- Ruptur der IS-Fuge (● 11.2),
- Fraktur der hinteren Beckenschaufel,
- Fraktur des Sakrums.

Diese Instabilitäten müssen bei einer C-Fraktur operativ behandelt werden. Während die Beckenschaufel und das IS-Gelenk operativ relativ einfach stabilisiert werden können, ist das Risiko beim Sakrum sehr hoch, Nervenstränge oder die Cauda equina zu treffen. Unter genauester Kenntnis der Anatomie wird das Sakrum verschraubt oder verplattet, wobei auch hier eine exakte Rekonstruktion der knöchernen Fragmente und eine hohe Stabilität erforderlich sind.

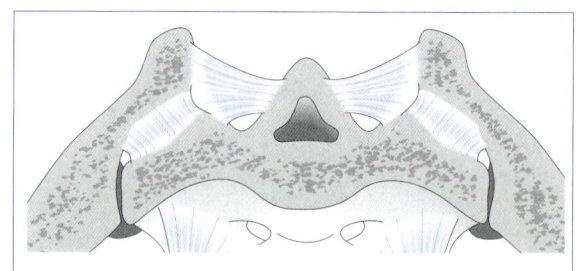

● 11.2 Eine Verletzung der Bänder des Beckens hat einen entscheidenden Einfluss auf die Stabilität. Vor allem das posteriore sakroiliakale Band spielt eine Schlüsselrolle bei der Stabilität des hinteren Beckenringes (nach Rüedi u. Murphy (9) mit freundlicher Genehmigung von AO Publishing und Thieme).

Die Nachbehandlung bei Beckenringfrakturen besteht in einer frühen Mobilisierung mit Teilbelastung, vorausgesetzt, die operative Stabilisierung war erfolgreich. **Schon bald nach Beginn der Teilbelastung sollte eine Röntgenkontrolle erfolgen**, um mögliche Fragmentverschiebungen früh zu erkennen.

Die Teilbelastung ist bei Typ-B-Frakturen für 6 Wochen, bei Typ-C-Frakturen für 8–12 Wochen im Allgemeinen ausreichend. Eine Metallentfernung ist, wenn überhaupt notwendig, nach 6–12 Monaten möglich.

Azetabulumfrakturen

Auch Azetabulumfrakturen entstehen durch hohe Energieeinwirkung und sind häufig vergesellschaftet mit weiteren Frakturen der unteren Extremität (● 11.3), mitunter auch mit Verletzungen der inneren Organe, mit Schädeltraumen und Beckenringfrakturen. Je nach Unfallmechanismus können große Hämatome, Fettgewebenekrosen und Ablederungen entstehen. Daraus folgt eine hohe Rate an sekundären Infekten (4–5%). Unfallbedingte Schäden des N. ischiadicus sind mit 12–38% häufig. Selbst bei sehr erfahrenen Operateuren wird der N. ischiadicus intraoperativ in 2–3% der Fälle geschädigt.

Tiefe Bein- und Beckenvenenthrombosen sind eine große Gefahr (fast bei 30% der Patienten) und müssen diagnostisch schon vor der Operation ausgeschlossen werden. Sie spielen eine herausragende Rolle bei den postoperativen Komplikationen und der Sterblichkeit (1).

Liegt zusätzlich zur Azetabulumfraktur eine Hüftluxation vor, muss eine sofortige Reposition erfolgen. Bei weiterhin luxationsgefährdeten Frakturen muss anschließend evtl. eine Extension am Bein mit maximal ⅙ des Körpergewichtes des Patienten angelegt werden.

Für die operative Planung und die Stabilität ist von Bedeutung, ob der vordere oder hintere Pfeiler des Beckens, oder ob beide gebrochen sind. Dazu sind neben der a.-p. Röntgenaufnahme auch die Ala-, die Inlet- und Outlet-View-Aufnahme und die Obturatoraufnahme notwendig. Aber auch 3-D-Computertomographien sind bei multiplen Fragmenten sinnvoll. Bei der Operation soll die Anatomie der Gelenkpfanne so

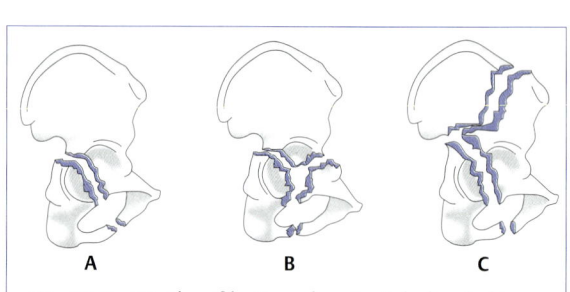

● 11.3 AO-Klassifikation der Azetabulumfrakturen nach den Kriterien des Schweregrades (nach Rüedi u. Murphy (9) mit freundlicher Genehmigung von AO Publishing und Thieme).

exakt wie möglich wieder hergestellt werden, um eine spätere Arthrose zu vermeiden.

Die „einfache" hintere Azetabulumfraktur (Typ A1 nach AO) kann jedoch auch einen komplizierten Heilungsverlauf und Komplikationen aufweisen, wenn beispielsweise mehrere Fragmente, eine Knorpelschädigung, Nervenschäden, rezidivierende posteriose Luxationen etc. aufgetreten sind. Auch ist die Operation schwieriger und das funktionelle Ergebnis schlechter, wenn der hintere Beckenrand im oberen Anteil frakturiert ist (also in der Belastungszone), als wenn der untere Rand betroffen wäre (8).

Je nach operativem Zugang müssen verschiedene Muskeln abgelöst werden, die anschließend mit Fäden wieder am Ursprung refixiert werden (1):

Beim operativen Zugang über die Leiste (**anteriorer, ilioinguinaler Zugang**) wird der Ansatz der Aponeurose des M. obliquus externus am Leistenband, teilweise auch der M. rectus abdominis von der Symphyse abgetrennt. Der hintere Zugang (**posteriorer Zugang**, Kocher-Langenbeck) ist nur mit teilweiser Spaltung der Fascia latae und des M. gluteus maximus sowie der Ablösung der kurzen Außenrotatoren der Hüfte durchführbar. Beim ausgedehnten **iliofemoralen Zugang** werden der M. tensor fasciae latae und meist auch der M. sartorius durchtrennt, der Glutealmuskel am äußeren Beckenkamm abgelöst, die kleinen Glutealmuskeln von der Trochanterspitze abgetrennt, die Mm. rectus femoris, vastus lateralis und iliopsoas längs eingeschnitten. Außerdem werden die kurzen Außenrotatoren der Hüfte abgelöst. Am Ende der Operation werden diese Muskeln ebenfalls wieder refixiert. Allerdings ist das Risiko der intramuskulären Verkalkung hier recht hoch. Diese Muskeln müssen in der Rehabilitation geschont werden.

Beim **modifizierten iliofemoralen Zugang** werden die Bauchmuskeln vom Beckenrand und der inneren Iliumfläche abgelöst. Der M. gluteus medius wird ebenfalls von der Außenseite der Beckenschaufel abgelöst und der Trochanter major durchtrennt. Der M. sartorius wird knöchern an der Spina iliaca abgetrennt und der M. rectus femoris von seinem Ursprung abgelöst. Nach Beendigung der Osteosynthese wird der Trochanter major mit Zugschrauben refixiert, der M. rectus femoris wieder angenäht und der knöcherne Ansatz des M. sartorius an der Spina iliaca refixiert.

In der Nachbehandlung wird hier eine frühe Radiatio von 7–10 Gray als Verkalkungsprophylaxe und Indometacin verordnet. Die Patienten dürfen am 3. postoperativen Tag mit 15 kp Teilbelastung (für mindestens 12 Wochen) mobilisiert werden (3).

Postoperative Nachbehandlung

Innerhalb der ersten 2 Tage nach der Operation soll der Patient aufgefordert werden, zu sitzen. Am 3. Tag kann das Gehen an Gehstützen mit Fußbodenberührung erlaubt werden. Ein vorsichtiges Muskelaufbautraining der intakten Muskeln ist sinnvoll. Allerdings sollte mit einer Belastung nicht vor 6–8 Wochen begonnen werden. Wird die **Teilbelastung nicht strikt eingehalten** oder stürzt der Patient, dann kann die mühevoll erreichte Rekonstruktion der Fragmente auseinanderbrechen oder dislozieren. Eine **erneute Operation** mit einem deutlich erhöhten Risiko für eine Femurkopfnekrose, Wundinfektion und Pseudarthrosenbildung wäre die Folge (3).

Beim iliofemoralen Zugang bzw. bei der Trochanterablösung ist die aktive Abduktion der Hüfte zu vermeiden. Im 3. Monat darf, in Abhängigkeit von den Röntgenbildern, zunehmend die Vollbelastung geübt werden, sofern der Patient dies toleriert.

Eine der häufigsten Spätfolgen nach Azetabulumoperationen sind intramuskuläre Verkalkungen (18–90 % der Fälle). Gelegentlich tritt eine Hüftkopfnekrose auf.

Ist die Azetabulumfraktur von Anfang an stabil und das Hüftgelenk zentriert, kann eine Operation meist vermieden werden. Einige andere Frakturformen können ebenfalls konservativ behandelt werden. Bei schwerer Osteoporose ist eine Operation unter Umständen kontraindiziert, weil die Schrauben im Knochen nicht halten.

Aber auch die konservative Behandlung hat Risiken, hier ist vor allem die spätere Arthrose (teilweise bis zu 70 % der Patienten) zu nennen. Die Arthroserate nach einer Operation hängt direkt von der Qualität der Rekonstruktion der Gelenkverhältnisse ab, bei anatomischer Wiederherstellung sinkt sie auf 30 %. Eine operative Revision zu einem späteren Zeitpunkt ist meist sehr schwierig.

Proximale Femurfrakturen

Nach der AO-Klassifikation werden proximale Frakturen unterteilt in:
- **Typ A**: pertrochantäre (extrakapsuläre) Frakturen,
- **Typ B**: Schenkelhalsfrakturen (intrakapsulär),
- **Typ C**: Hüftkopffrakturen (intrakapsulär).

Typ A (pertrochantäre Frakturen)

Während bei der Klassifizierung A1 nur 2 Fragmente vorhanden sind mit einer guten Abstützung der medialen Kortikalis, ist bei Typ A2 die mediale Kortikalis multifragmentär gebrochen, die laterale Knochenwand jedoch noch intakt. Beim Typ A3 ist auch die laterale Kortikalis frakturiert. Frakturen unterhalb der Linie, die in der distalen Trochanterregion verläuft, werden subtrochantäre Frakturen genannt (2).

Am Femur sind Kompressionskräfte von 7640 N notwendig, um eine pertrochantere Fraktur auszulösen. Ist die Hüfte 45° gebeugt, liegt die Kompressionskraft nur bei 3580 N, bis es zu einem Bruch des Oberschenkels kommt (10). Da dieser Frakturtyp meist bei älteren Patienten auftritt, kann auch eine noch geringere Krafteinwirkung zur Fraktur führen.

Hauptsächlich 2 Operationsmethoden stehen bei pertrochanteren Frakturen zu Verfügung: Der proximale Femur-Nagel (PFN) und die dynamische Hüft-Schraube (DHS). Beide haben Vor- und Nachteile. Bei beiden Verfahren soll die Hüftkopf-Gleitschraube möglichst exakt in der Mitte des Hüftkopfes – oder etwas kaudal – positioniert werden, weil bei kranialer Lage die Schraube durch den Hüftkopf gedrückt werden kann, besonders bei Patienten mit einer Osteoporose. Immerhin ist bei 19 % der mit einer Gleitschraube versehenen Schenkelhalsfrakturen ein kranialer Austritt des Schraubengewindes aus dem Schenkelhals zu bemerken (5).

Das Ziel dieser Osteosynthesen ist es, den Frakturspalt durch das Gleiten der in den Schenkelhals und Hüftkopf eingebrachten Schraube unter Kompression zu bringen. Der Frakturspalt wird durch axiale Belastung komprimiert, wobei die Gleitschraube ein wenig nach letaral gleitet. Gleitet die Schraube schlecht, dann kann es bei einem osteoporotischem Knochen zu einem „Herausschneiden" der Schraube durch den Hüftkopf oder zu einer Abknickung der Fragmente kommen. Verschiedene Osteosynthesematerialien weisen unterschiedliche Gleiteigenschaften dieser Schraube auf. Am besten gleitet die Schraube bei der DHS, am schlechtesten beim Gammanagel. Diese Unterschiede sind vor allem durch das kurze (hohe Reibung) oder lange Führungsrohr (niedrige Reibung) für die Gleitschraube bedingt. Aber auch ein kleiner Winkel zwischen Gleitschraube und Nagel/Platte, eine zu lange Gleitschraube oder hohes Körpergewicht erhöhen die Reibungskräfte (6).

Die Belastbarkeit von Osteosynthesen ist natürlich geringer als die von intaktem Knochen. Bei der DHS übernimmt die Gleitschraube ein Viertel der Belastung, die auf das Hüftgelenk einwirkt. Die lateralen Osteosynthesetechniken weisen Bruchgrenzen bei orthograder Belastungsrichtung (Streckstellung der Hüfte) von 1420–2080 N und in Beugestellung der Hüfte von 45° von 1240–1730 N auf. Bei den intramedullären Stabilisierungen wurde bei 45° Hüftbeugung eine noch viel höheres Deformation als bei den lateralen Verplattungen festgestellt. In Streckstellung dagegen ist die mechanische Stabilität einer intramedullären Nagelung höher als bei lateraler Verplattung, da die Hebelverhältnisse im Hinblick auf die Krafteinwirkung (Hüftkopf) günstiger sind (10).

Nur bei Winkelplatten, bei denen der Frakturspalt zusätzlich mit Knochenzement fixiert worden war, ist die Stabilität *höher* als beim gesunden Knochen.

Ender-Nägel werden heutzutage kaum noch verwendet, da die dynamische Hüftschraube doppelt so stabil und 5-mal rigider ist (4).

Bei der Implantation des Gammanagels treten gelegentlich Schaftfrakturen des Femurs auf.

Weitere Hinweise und Richtlinien sind u. a. bei der Deutschen Gesellschaft für Unfallchirurgie (www.uni-duesseldorf.de/WWW/AWMF/) zu erhalten.

Nachbehandlung

Die Komplikationen, die während der Operation oder bei der Nachbehandlung pertrochantärer Frakturen zu beobachten sind, sind nicht selten auf eine fehlerhafte Einschätzung der Stabilität zurückzuführen (10).

Nach der operativen Stabilisierung beginnt der Patient am ersten postoperativen Tag mit dem Gehen im Gehwagen oder auf Gehstützen. Häufig muss eine Teilbelastung für 2–4 Wochen erfolgen, weil das Auftreten mit Vollbelastung noch schmerzhaft ist. Die Frakturheilung ist nach 3–5 Monaten abgeschlossen.

Eine primäre Versorgung mit einer Endoprothese ist zwar möglich, jedoch wegen der Schwierigkeiten bei der Implantation und bei der Fixierung in den Fragmenten nur selten anzuraten.

> Sehr häufig ist aber das Gehen bei älteren Menschen trotz erlaubter Vollbelastung durch die Schmerzen stark beeinträchtigt. Vor allem beim fast regelmäßig vorhandenen Abriss des Trochanter minor klagen die Betroffenen über wochenlange Schmerzen beim aktiven Anheben des Beines. Daraus resultiert eine Pseudolähmung, welche die Gehfähigkeit einschränkt.

Typ B (Schenkelhalsfrakturen)

Diese Frakturen liegen innerhalb der Gelenkkapsel und beinhalten das Risiko einer Störung der Durchblutung des Hüftkopfes mit anschließender Hüftkopfnekrose. Die offene Reposition und die operative Stabilisierung dieser Frakturen sollten möglichst innerhalb weniger Stunden erfolgen. Unverschobene oder eingestauchte Frakturen in Valgusposition können konservativ behandelt werden. Allerdings besteht hier die Gefahr einer späteren Verschiebung der Fragmente, die das Risiko einer Hüftkopfnekrose erhöht. Deshalb sollte bei allen aktiven Menschen die operative Stabilisierung erfolgen. Ältere Menschen oder Patienten mit einer starken Osteoporose sollten besser primär mit einer Endoprothese versorgt werden.

Die Stabilisierung der Schenkelhalsfraktur kann mit einer 130°-Winkelplatte oder Knochenschrauben erfolgen. Mindestens 2 Schraubengewinde müssen dabei im Hüftkopffragment platziert sein, damit keine Rotationsinstabilität auftreten kann. Die Gefahr einer Hüftkopfnekrose steigt mit zunehmendem Alter des Patienten, mit dem Grad der Dislokation und mit der Zeitspanne zwischen Unfall und Operation.

Nachbehandlung

Je nach erreichter Stabilität darf der Patient schon innerhalb von 24 Stunden aufstehen. Falls keine Stabilität erreicht wird oder eine Fehlstellung auftritt, müssen weitere operative Maßnahmen im Hinblick auf das Alter des Patienten, seine Aktivität, Knochendichte etc. ergriffen werden (2).

Typ C (Hüftkopffrakturen oder Pipkin-Frakturen)

Hüftkopffrakturen entstehen durch starke Krafteinwirkung. Sie sind Notfallverletzungen. Häufig sind damit weitere Frakturen und Verletzungen (Azetabulumfraktur, Hüftluxation) verbunden. Die operative Stabilisierung hängt von der Lokalisation der Fragmente ab. Oft genügen einige Schrauben, die in den Hüftkopf bis unter das Knorpelniveau eingeschraubt werden. Mitunter sind eine Unterfütterung von eingebrochenen Knorpelarealen mit Knochenspänen und die Rekonstruktion von osteochondralen Fragmenten notwendig. Die Operationsergebnisse sind selbst bei guter operativer Wiederherstellung der anatomischen Verhältnisse nicht vorhersagbar: Wenn keine Hüftkopfnekrose entsteht, bleibt immer noch die Gefahr, dass sich ein starker Knorpelschaden entwickelt. Nicht selten wird daher schon primär entschieden, eine Hüftendoprothese zu implantieren oder die Hüfte zu versteifen.

Nachbehandlung

Die Nachbehandlung schließt die frühe Mobilisierung auf der Motorschiene (CPM), Teilbelastung für 6–12 Wochen und die medikamentöse Prophylaxe gegen periartikuläre Verkalkungen ein. Bei hohem Verkalkungsrisiko (Politrauma, Schädel-Hirn-Trauma etc.) ist eine einmalige Röntgenbestrahlung als Prophylaxe anzuraten (2).

Literatur

1. Helfet, D.L., C.S. Bartlett (2000): Acetabular fractures. In: Rüedi, T.P., W.M. Murphy: AO Principles of fracture management. Thieme, Stuttgart
2. Hoffmann, R., N.P. Haas (2000): Femur: proximal. In: Rüedi, T.P., W.M. Murphy: AO Principles of fracture management. Thieme, Stuttgart
3. Hoffmann, R., U. Stöckle, M. Nittinger, N.P. Südkamp, N.P. Haas (2000): Operative Behandlung komplexer Azetabulumfrakturen durch den modifizierten erweiterten iliofemoralen Zugang (-Maryland-). Unfallchirurg 103: 12–21
4. Johnson, K.D., A.F. Tencer, M.C. Sherman (1987): Biomechanical factors affecting fractur stability and femoral bursting in closed intramedullary nailing of femoral shaft fractures, with illustrative case prevention. J Orthop Trauma 1: 1–11
5. Levi, N., C. Falktoft, B.F. Iversen, H. Kofoed, K. Jacobsen (1997): Fracture of the femoral neck: cutting out of the srew related to its position. Orthopaedics International Edition 5: 201–204
6. Loch, D.A., R.F. Kyle, J.E. Bechthold, M. Kane, K. Anderson, R.E. Sherman (1998): Forces required to initiate sliding in second-generation intramedullary nails. J Bone Joint Surg 80-A: 1627–1631
7. Pohlemann, T. (2000): Pelvic ring injuries: assessment and concepts of surgical management. In: Rüedi, T.P., W.M. Murphy: AO Principles of fracture management. Thieme, Stuttgart
8. Rommens, P.M., M.V. Gimenez, M.H. Hessmann (2000): Is the posterior wall avulsion the simplest acetabular fracture? European J Trauma 4: 144–154
9. Rüedi, T.P., W.M. Murphy (2000): AO Principles of fracture management. Thieme, Stuttgart
10. Savvidis, E., F. Löer, B. Barden (1990): Untersuchungen zum Festigkeitsverhalten pertrochanterer Frakturen nach Anwendung verschiedener Osteosynthesetechniken unter besonderer Berücksichtigung der Torsionsbelastung am proximalen Femur. Z Orthop 128: 661–667.

12 Hüfttotalendoprothesen (Hüft-TEP)

Die Implantation eines Kunstgelenkes ist eine segensreiche Erfindung, welche nicht nur zu einer deutlichen Verbesserung der Lebensqualität, sondern auch über das erhöhte Aktivitätsniveau zu einer Lebensverlängerung führt (68).

Prothesenformen

Die vielen verschiedenen Hüftprothesen unterscheiden sich z. T. deutlich in Material (Metall, Polymerkunststoffe, Keramik, Kohlenstoffe), Form, Biegefestigkeit und Schwingungsverhalten. Dabei sollte das Material nicht nur bruchstabil und abriebfest sein, sondern auch möglichst dem mechanischen Schwingungsverhalten des Knochens nahe kommen. Neben der Prothesenform hat vor allem die Elastizität des Materials einen Einfluss auf die Kraftübertragung in den Knochen (62). Titan besitzt fast das gleiche Elastizitätsmodul wie Knochen; theoretisch müsste dieses Material Vorteile gegenüber Kobalt-Chrom-Legierungen haben. Dies hat sich allerdings nicht bestätigt (43). Weitere wichtige Eigenschaften der Implantate sind die biologische Einheilung in den Knochen und die Verträglichkeit mit körpereigenen Substanzen. Hier gibt es, je nach Material, deutliche Unterschiede (15). Nicht nur allein die Prothesenform und -art, sondern auch die Vorplanung und die Sorgfalt beim Einbau der Hüft-TEP haben einen entscheidenden Einfluss auf die Lebensdauer der Prothese (3, 20, 54).

Obwohl sich nach korrektem Einbau einer Prothese die auf das Hüftgelenk einwirkenden Kräfte nicht wesentlich ändern, bewirkt die Kraftübertragung vom Prothesenmaterial in den Knochen **eine Änderung der Innenarchitektur des Knochens**. Dabei sind unregelmäßige Beanspruchungen der Kortikalis möglich, weil das Implantat nicht nur den Kraftfluss unterbricht, sondern auch Areale entstehen, in denen Kraftspitzen den Knochen schädigen können. Zwar passen sich die Knochenstrukturen im Verlauf von Jahren an die neue Belastungsgeometrie an, indem es an Stellen verstärkter Beanspruchung zu Verdichtungen und an Abschnitten geringerer Belastung zu einem Abbau des Knochens kommt. Bei übermäßiger Belastung oder bei Wechselbeanspruchung kann sich jedoch der Knochen auflösen (83).

Für die Kraftübertragung in den Oberschenkelknochen ist daher die Prothesenform maßgebend. Grundsätzlich gibt es hier verschiedene Möglichkeiten. Die **proximale Krafteinleitung** (über den Trochanterbereich) garantiert eine annähernd physiologische Krafteinleitung, wodurch ein späterer Knochenabbau der proximalen Femuranteile (55) verhindert wird. Ein „Prothesenkragen" verteilt die Kräfte noch besser auf die innere Knochenwand. Gleichzeitig sind an der Prothesenspitze im Oberschenkel geringe Bewegungen möglich, womit Vibrationen und Schwingungen des Prothesenschaftes – der als Metallkörper ein anderes Schwingungsverhalten als der Knochen hat – kompensiert werden können.

Der Nachteil liegt in den großen anatomischen Variationen und Unregelmäßigkeiten der Trochanterregion. Wird die Prothesenform einerseits zu klein oder zu schmal gewählt, kann sie während der Operation nicht fest genug verankert werden. Andererseits können aber auch Frakturen oder Fissuren im Trochanterbereich beim Einpassen von zu großen Prothesen auftreten. Gerade im Trochanter ist – im Vergleich zur Mitte des Oberschenkelknochens – die Knochenwand dünner und der Spongiosaanteil größer.

Ein Vorteil der **distalen Krafteinleitung** (über die Prothesenspitze in Femurmitte) ist die relativ genaue Protheseneinpassung in die runde Femurröhre, die per Röntgenbild geplant werden kann. Mitunter wird die Knochenröhre auch exakt vorgebohrt. Nach einiger Zeit bildet sich an der Prothesenspitze eine knöcherne Sklerosierungszone, welche die Prothesenspitze fest umfasst. Ist der Prothesenschaft nicht ganz passgerecht, können während der Operation Risse und Fissuren der Knochenröhre auftreten. Der Nachteil ist der zunehmende Knochenabbau im proximalen Trochanterbereich, bedingt durch fehlende Belastung. Es entsteht ein Lockerungssaum, der vom unterschiedlichen Schwingungsverhalten von Knochen und Metall herrührt (56).

Andere Untersuchungen dagegen zeigen bei passgerechtem Einbau einer zementfreien Endoprothese auch nach 4 Jahren keinen Knochenabbau (46), einige sogar einen Knochenaufbau, vor allem bei männlichen Patienten unter 60 Jahren (29).

Durch genaues Ausmessen der Femurröhre anhand von CT-Bildern ist es möglich, eine individuelle Prothese anzufertigen, welche in voller Länge Kontakt zur Kortikalis hat (**Vollkontaktschaft**). Dies setzt voraus, dass die entsprechende Prothese exakt implantiert wird, weil schon wenige Grad an Rotation oder Verkippung die Passform deutlich verschlechtern. Diese Prothesen werden auch mit einer computergestützen Navigation implantiert, wobei im Allgemeinen vor der Operation Metallkörper als Markierungspunkte für die Navigation in den Femur eingebracht werden müssen. Die Wunden bereiten dem Patienten oft lange Beschwerden. Nachteilig könnte sich auswirken, dass die Prothese weder proximal noch distal schwingen kann.

Bei der **Druckscheibenprothese** wird der kurze Prothesenschaft – ähnlich wie bei einer dynamischen Hüftschraube – mit einer kleinen Platte und zwei Schrauben an der Außenseite des proximalen Femurs fixiert. Dabei bleibt der übrige Markraum des Femurs unversehrt, so dass zu einem späteren Zeitpunkt problemlos eine normale Hüft-TEP implantiert werden kann, wenn ein Wechsel notwendig werden sollte. Die Rehabilitation dieser Prothese entspricht derjenigen bei anderen Prothesenformen.

Bei der **Hüftkappe** wird der erhaltene Hüftkopf mit einer Metallkappe überzogen und korrespondiert mit einer Metallpfanne im Bereich des Beckens. Der Vorteil liegt in der nur geringen Veränderung der Knochenstrukturen, so dass zu einem späteren Zeitpunkt bei einer Wechseloperation die Implantation einer Totalendoprothese wie bei einem Ersteingriff möglich ist.

Verankerungstechnik

Zementfreie Hüftprothesen

Die Fixierung des Schaftes im Oberschenkelknochen kann durch Einpressen, -hämmern, -schlagen oder -drücken erfolgen. Die Pfanne kann in den Beckenknochen eingeschlagen oder eingeschraubt werden.

Einige Operateure geben eine sofortige volle Belastbarkeit des operierten Beines nach der Operation an, weil sie die Hüfttotalendoprothese (TEP) fest und bündig implantiert haben. Bei anderen Prothesenformen muss erst das Einwachsen der kleinen Knochenbälkchen in die aufgeraute – oder mit winzigen Fortsätzen ausgestattete Prothese – abgewartet werden, so dass eine Vollbelastung frühestens nach 4–8 Wochen, mitunter auch erst nach 3 Monaten erlaubt wird (61). Oft besteht bei der Prothesenverankerung anfangs nur ca. 30 % Oberflächenkontakt mit dem Knochen. Eine Teilbelastung des operierten Beines ist daher in den meisten Fällen notwendig. Immerhin zeigen szintigraphische Untersuchungen, dass der Knochenstoffwechsel nach Implantation einer zementfreien Hüft-TEP mindestens 12 Monate aktiv bleibt (79). Daher ist eine adäquate postoperative Nachbehandlung unter Vermeidung sekundärer mechanischer Überlastungen die entscheidende Voraussetzung für ein festes „Anwachsen" der Prothese in das knöcherne Implantatlager (79).

Der Vorteil der zementfreien Prothesen liegt in dem *direkten Kontakt* zwischen Implantat und Knochen, in der besseren Verträglichkeit des Materials und in der Sekundärstabilisierung durch ein- oder anwachsenden Knochen. Theoretisch müsste dies zu einem längeren Zeitraum bis zur Lockerung führen – dies konnte aber bisher nicht bestätigt werden (54). Wahrscheinlich spielen auch die *Abriebpartikel* der Pfanne eine wichtige Rolle bei der Lockerung: Bei zementlosen Prothesenschäften wandern die Polyethylenabriebpartikel im Vergleich zur zementierten Hüft-TEP schneller in den Spalt zwischen Knochen und Prothese ein, besonders wenn die Prothese nicht zirkulär mit einer rauen Oberfläche versehen ist (43). Der eigentliche Effekt einer guten Passform einer implantierten Prothese ist das Verhindern der Wanderbewegung von Polyethylenpartikeln am Schaft.

Die Aufrauung der Oberschicht bei zementfreien Prothesen vergrößert die Oberfläche und verbessert das An-/Einwachsen der Knochenbälkchen an das Prothesenmaterial, was wiederum die Festigkeit erhöht. Andererseits ist es nicht vorteilhaft, bei einem Vollkontaktschaft die gesamte Oberfläche aufzurauen. Die Mikrobewegungen an der Prothesenspitze, die zwischen relativ steifer Prothesenspitze und dem elastischen Knochen auftreten, werden dadurch verhindert (43). Auch der Ausbau bei einem Prothesenwechsel wird erschwert. Insgesamt ist der Wechsel zementfreier Endoprothesen jedoch einfacher und weniger knochenschädigend als bei zementierten Prothesen. Bei einer zementfreien Hüft-TEP werden die Kräfte unregelmäßiger von der Prothese auf den Knochen übertragen als bei einer zementierten Hüft-TEP. Auch die unterschiedliche Elastizität von Metall und Knochen ruft eine inhomogene Belastungskonzentration hervor. Eine Knochenatrophie im Bereich der minderbelasteten Areale und ein Nachsinken der Prothese kann möglich sein (48). Ein Substanzverlust nach Implantation einer Hüft-TEP kann nur verhindert werden, wenn eine Fixation des Prothesenstiels im distalen Bereich vermieden wird. Daher sind einige Autoren der Meinung, dass die Kräfte proximal übertragen werden müssen (48). Dabei muss allerdings eine optimale Passform im proximalen Bereich ohne Relativbewegungen gewährleistet sein.

Nach der Implantation von zementfreien Endoprothesen geben Patienten postoperativ häufiger Oberschenkelschmerzen an als nach Implantation einer zementierten Hüft-TEP. Selten wachsen manche Prothesen auch nach längerer Entlastung nicht fest ein. Auch ist die Gefahr von periartikulären Verkalkungen größer als bei einer zementierten Hüft-TEP (22, 23, 30).

Teilzementierte Hüft-TEP (Hybrid-TEP)

Ein Teil (meist der Prothesenschaft) ist einzementiert, der andere Teil (meist die Pfanne) ist zementfrei verankert. Diese Implantationstechnik zeigt ebenfalls gute Ergebnisse (54). Besonders bei Pfannendacheinbrüchen oder Hüftdysplasien stellt diese Operationstechnik eine Alternative dar.

Zementierte Hüft-TEP

Die Endoprothese wird mit einem Knochenzement (selbstpolymerisierender Kunststoff), der innerhalb von wenigen Minuten aushärtet, in der Knochenröhre des Oberschenkels bzw. in der Hüftpfanne festgeklebt. Diese Prothesenformen sind im Allgemeinen direkt nach der Operation voll belastbar, wobei üblicherweise für einige Wochen Gehstützen verordnet werden, um die Wundheilung nicht zu stören und die Muskeln nicht zu überlasten.

Dünne Zementmanteldicken oder partieller Metall-Knochen-Kontakt sowie schlechte Zentrierung des Schaftes (insbesondere in Varusposition) führen zu Spannungsspitzen im Zement – und dann mit hoher Wahrscheinlichkeit zu Zementbrüchen (80).

Nachteilig wirken sich bei der zementierten Hüft-TEP auch die giftigen Partikel des Knochenzements, die in geringem Maße in die Blutbahn gelangen können, sowie die Hitzeschädigung der Knochenröhre beim Einfüllen des 45–90 °C heißen Zementes aus. Die daraus folgende **Hitzenekrose** der Knochenzellen könnte eine frühere Lockerung begünstigen. Immerhin sollen die Hitzenekrosen innerhalb von 3 Wochen bis zu 2 Jahren abgeräumt und durch neuen vitalen Knochen ersetzt sein (80). Zusätzlich tritt auch zwischen Zement- und Metalloberfläche im Laufe der Jahre eine Hydrolyse auf, die unter Wechsellast zu einer Zementzerrüttung und Lockerung führen kann. Raue Prothesenoberflächen bzw. Metallkanten oder -spitzen am Prothesenschaft führen zu Spannungsspitzen im Zement, woraus eine langsame Zerstörung des Zementes resultieren kann.

Die **Reaktionen des Knochengewebes** nach Implantation einer zementierten Endoprothese lassen sich in 3 Phasen einteilen (83):

■ 1. Phase (Initialphase)
Unmittelbar im Anschluss an die Implantation kommt es zu lokalen Fettgewebe- und Knochennekrosen, bedingt durch mechanische Zerstörung der Spongiosabälkchen und kleiner Blutgefäße im Knochen, durch Partikel des Knochenzementes und durch Hitzeschädigung. Die Breite dieser Nekrosezone kann bis zu 5 mm betragen. Histologisch finden sich lymphozytäre Infiltrate, Histiozyten und Fremdkörperriesenzellen, erweiterte Blutgefäße, Osteoklasten und Osteoblasten.

■ 2. Phase (Reparationsphase)
Nach etwa 4 Wochen schließt die 2. Phase an, welche bis zu 2 Jahren dauert. Hier werden defekte Knochenteile abgebaut und nekrotische Fettzellen durch Bindegewebe ersetzt. Osteoblasten wachsen in Richtung des Prothesenmaterials. Gleichwohl bleibt direkt an der Prothesen- bzw. Zementoberfläche ein schmaler bindegewebiger Randsaum, in welchem Fremdkörperriesenzellen kleine Partikel des Metalls oder Zementes abräumen.

■ 3. Phase (Stabilisierungsphase)
Hier entsteht das endgültige Implantatbett. Der bindegewebige Randsaum wird zellärmer. Gleichzeitig wachsen immer noch keine Knochenbälkchen direkt an den Zement bzw. an das Implantat. Mit zunehmender Implantatdauer lassen sich Vorwölbungen von Knochen in Richtung Zement nachweisen, jedoch ohne Korrelation zur Zeitspanne der Implantation.

Implantation einer Hüft-TEP bei vorangegangener Hüftoperation

Die operative Implantation einer Hüft-TEP bei Patienten mit einer vorangegangenen Infektion, Umstellungsosteotomie oder Arthrodese ist schwierig. Zwar sind nach einer derartigen Implantation die meisten Patienten mit dem Ergebnis zufrieden, aber die Schmerzen in der Hüfte oder den angrenzenden, oft durch jahrelange Fehlhaltung geschädigten Gelenken sind meist nicht ganz verschwunden. Bei der Hälfte der Patienten bleibt eine Insuffizienz der Abduktorenmuskeln bestehen, die sich negativ auf das Gangbild auswirkt (14). Die Luxationshäufigkeit ist nach Voroperationen an der Hüfte höher (25, 67), sie liegt nach einer Girdlestone-Hüfte sogar bei 11,9 % (81).

Auch die Rate der operativen Nervenschäden (3,1 %) (44), der Infektionen (2–10 %) und der periartikulären Verkalkungen (bei bis zu 50 % der Patienten!) ist bei diesen Operationen erhöht. Intraoperative Knochenperforationen oder Frakturen sind relativ häufig. Die Rate der frühen Prothesenlockerungen ist mit 27–50 % ebenfalls hoch (14).

Bei Patienten, denen wegen einer Prothesenlockerung eine neue Prothese **(Prothesenwechsel)** implantiert werden musste, liegen besondere Bedingungen vor:

- Im Bereich des Femurschaftes haben sich durch die veränderte Kraftüberleitung über die metallische Prothese deutliche Änderungen in der Struktur der Knochenröhre ergeben. Häufig entkalken die nicht mehr belasteten Areale, vor allem der Trochanter major, in geringerem Maße auch die mediale Knochenwand (82). Die Scherkraftbelastungsfähigkeit des proximalen Femurknochens ist im Vergleich zur primären Implantationssituation um 70 % gemindert (79).
- Beim Schaftwechsel wird mitunter eine Osteotomie des Trochanter major notwendig, der anschließend wieder refixiert werden muss.
- Im Pfannenbereich – vor allem bei zementierten Hüftpfannen – bleibt beim Ausbau der Fremdpfanne ein mehr oder weniger großer Defekt, der durch spezielle Techniken (metallische Stützpfanne, Anlagerung von Knochenspänen etc.) operativ kompensiert werden muss.
- Die Luxationsrate ist nach einem Prothesenwechsel deutlich erhöht.

Patienten nach einem Prothesenwechsel müssen in der Regel viel länger teilentlasten und dürfen anfangs keinen größeren Kräften ausgesetzt werden. Werden die Revisionsendoprothesen zementiert implantiert, ist die Lockerungsrate mehr als 4-mal so hoch wie beim zementfreien Vorgehen (79). Weitere Informationen sind der speziellen Fachliteratur und den aktuellen Richtlinien der Deutschen Gesellschaft für Unfallchirurgie (www.uni-duesseldorf.de/WWW/AWMF) zu entnehmen.

Lockerung der Prothesen

Die Lockerung eines künstlichen Hüftgelenkes im Knochenlager ist das Hauptproblem der Endoprothesenchirurgie. Obwohl bis zu 90 % der implantierten Prothesen noch nach 10 Jahren stabil verankert sind (43, 79), wird in den weiteren Jahren unweigerlich eine schmerzhafte Lockerung auftreten.

Für die „Lebensdauer" eines künstlichen Hüftgelenkes ist der feste Kontakt zwischen Prothese und knöchernem Verankerungslager entscheidend. Jeder Hohlraum zwischen Implantat und Knochen schafft mechanische Unruhe und führt letztendlich zur Implantatlockerung. Der Ausgangspunkt für die Lockerung sind dabei insbesondere die Mikrobewegungen zwischen Implantat und Knochen (79). Zusätzlich wandern Abriebpartikel des Prothesenmaterials (vor allem Polyethylen, aber auch Metall, Keramik oder Kunststoff) in den Spalt zwischen Prothese (bzw. Knochenzement) und Knochen und führen zu leichten Entzündungsreaktionen (Makrophagenreaktionen), die auf lange Sicht den Knochen abbauen können (43, 80, 83). Ist der Kunststoff von minderer Qualität oder wurde die Prothese vor dem operativen Einbau lange Jahre gelagert, können schon 18 Monate postoperativ ein Polyethylenverschleiß und starke Abrieberscheinungen auftreten (80). Einlagerungen von anderen Abriebpartikeln (Metall, Keramik) in das Polyethylen beschleunigen den Abrieb und rufen Entzündungsreaktionen des umliegenden Gewebes hervor. Aber auch eine Steilstellung der Pfanne von mehr als 50° beschleunigt den Abrieb.

Im Laufe der Jahre kommt es zu einer Protrusion des Metallprothesenkopfes in die Polyethylenpfanne. Die kritische Grenze, ab der eine Prothesenlockerung wahrscheinlich wird, liegt bei 2 mm Abrieb pro Jahr (24). Die Dezentrierung des Kopfes kann zu einer Verkippung des Polyethyleninlays und damit zu einem Impingement von Prothesenhals und Pfannenrand führen.

Der Abrieb kann durch die Verwendung von verbesserten Materialien (z. B. Pfanne und Prothesenkopf aus Keramik) deutlich reduziert werden (78). Den geringsten Abrieb haben Gelenkpartner mit den Oberflächen Keramik/Keramik. Auch die biologische Verträglichkeit von Keramik ist sehr gut. Es können jedoch auch Brüche der Keramikimplantate auftreten (24).

Mögliche Ursachen für eine Implantatlockerung sind neben den Abriebproblemen und dem Versagen der Gleitreibung auch Fehlbelastung, Fehldimensionierung, inadäquates Design, Materialermüdung, Werkstoff- oder Fertigungsfehler, Korrosion, Ermüdung oder Erkrankung des Knochengewebes, Metallallergie oder Positionierungs-(Achs-)fehler bei Implantation der Prothesen (57).

Die Lockerung einer implantierten Hüfte ist auch durch hohe Kräfte denkbar. Bei mechanischer Überbelastung können kleine Risse in der Knochenspongiosa auftreten, die durch fasriges Bindegewebe aufgefüllt werden. Dafür sind sowohl stauchende Kräfte, Biegekräfte oder Rotationskräfte verantwortlich. Die einwirkenden Kräfte werden durch die Körpermasse, durch Körperproportionen, Gang- und Laufmuster und Beschleunigungskräfte beeinflusst.

Dabei stellt sich die Frage, ob eine Prothesenlockerung bewirkt wird durch:
- eine zeitweise erhöhte Belastung bei körperlichen Aktivitäten wie Gehen oder Jogging,
- die Gesamtbelastung über einen langen Zeitraum,
- durch seltene, aber extreme Belastungen (Sturz, Stolpern).

Die Tatsache, dass bei jüngeren Männern Hüftendoprothesen viel früher lockern als bei Männern über 60 Jahre (bei denen das Knochenwachstum und damit die Einheilung des Prothesenschaftes eher herabgesetzt ist), lässt die Vermutung zu, dass besonders schnelle Bewegungen und Beschleunigungen (wie etwa Stolpern oder schneller Richtungswechsel) zu Kraftspitzen im Prothesenlager führen. Auch die höhere Lastwechselzahl des jüngeren Menschen (ca. 30 Millionen mit 45 Jahren, 10 Millionen mit 70 Jahren) beschleunigt die Lockerung (80).

Sowohl bei zementfreien wie auch bei zementierten Endoprothesen treten in etwa gleicher Häufigkeit Lockerungen auf. Der Knochenzement soll zwar ein ähnliches Schwingungsverhalten wie die Knochenbälkchen haben; allerdings ist das Dauerschwingverhalten von Knochenzement deutlich niedriger als bei Metall, was besonders bei hoher lokaler Druckbelastung zum Bruch des Knochenzements führt. Der Übergang des Zements zum Knochen ist somit eine weitere Problemzone, an der irgendwann die Lockerung auftritt (◉ 12.1a u. b). Dennoch sind die Langzeitergebnisse der zementierten Hüftendoprothesen unverändert gut bis sehr gut (54). Dabei ist auch von größter Bedeutung, mit welchen Methoden der Knochenzement zubereitet (Vakuumtechnik zum Ausschluss von Luftbläschen) und in die Knochenröhre eingebracht wird (Press-fit-Technik mit Druckpistole) (54).

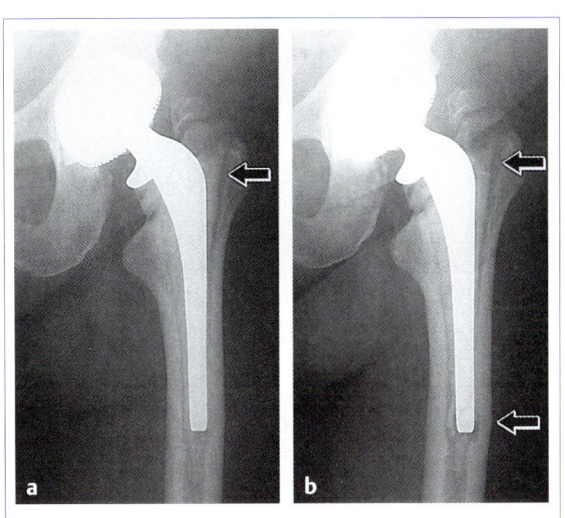

◉ **12.1a u. b** 61-jährige Patientin, bei der eine Hüft-TEP (zementierter Schaft, zementlose Pfanne) implantiert worden war. Ein Jahr später war ein Lockerungssaum zwischen Knochenzement und Kortikalis (**a**) zu erkennen (Pfeil). Zwei Jahre nach der Operation (**b**) ist dieser Saum etwas breiter geworden (oberer Pfeil), zusätzlich entstand durch die Wackelbewegungen an der Prothesenspitze eine weitere „Knochenhöhle" (unterer Pfeil). Ein Austausch des Schaftes wurde nach 2,5 Jahren wegen Schmerzen notwendig.

Rehabilitation nach Implantation von Hüftendoprothesen

Bei kaum einer anderen Operation ist der langfristige Therapieerfolg so entscheidend abhängig von einer fachgerechten Nachbehandlung wie beim alloplastischen Gelenkersatz (41, 79). Beispielsweise ist die Muskelmasse des Oberschenkels bei Patienten mit einer Koxarthrose um 25% vermindert (2); die Kraft des M. quadriceps femoris ist indes der wichtigste Parameter, um die Mobilität eines älteren Patienten zu erhalten (10).

Sechs Monate nach der Implantation einer Hüft-TEP wird ein Muskelzuwachs von erst 19% erreicht sein (2). Mitunter bleiben aber auch noch Jahre nach einer Beinverletzung deutliche Muskelschwächen zurück, die erst durch ein intensives Training kompensiert werden können (63). Andererseits kann durch ein gezieltes Krafttraining auch bei älteren Menschen ein schneller Muskelaufbau innerhalb weniger Wochen erfolgen. Dadurch wird die Sturzgefahr verringert, das Gangbild verbessert und die Selbstversorgung gesichert.

Die in der Rehabilitation häufigen Komplikationen und Probleme sind im Kapitel 2 ausführlich dargestellt. Das Erkennen und frühzeitige Verhindern dieser Risiken ist ein vorrangiges Ziel der modernen Rehabilitation (67).

Richtlinien zur Belastung nach implantierter Hüft-TEP

Bei jedem Patienten liegen unterschiedliche Operationsbedingungen vor, die trotz exakter Vorplanung eine Änderung der vorgesehenen Maßnahmen während der Operation notwendig machen. Die Knochenfestigkeit kann durch eine Osteoporose verändert, die Muskulatur durch jahrelange Untätigkeit stark ver-

12 Hüfttotalendoprothesen (Hüft-TEP)

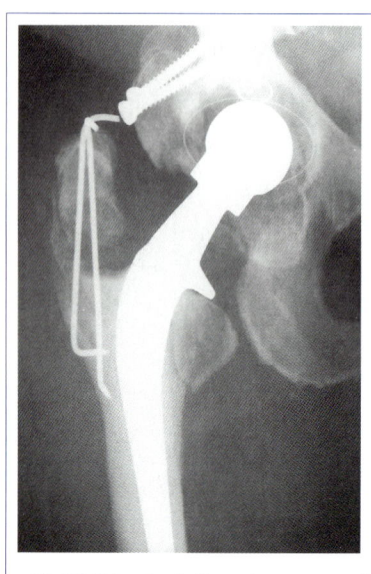

◉ 12.2 Implantation einer zementierten Hüft-TEP bei einer 62-jährigen Patientin mit einer Hüftdysplasie. Da 15 Jahre vorher eine Umstellungsosteotomie durchgeführt worden war, ist die Operation besonders schwierig. In der Rehabilitation ist auf mehrere Probleme zu achten: An den zu flachen Pfannenerker wurde ein Knochenblock angeschraubt. Es darf deshalb keine zu frühe axiale Belastung erfolgen (Teilbelastung von 30 kp für 6 Wochen empfohlen), sonst reißen die beiden Schrauben aus. Nach der vorangegangenen varisierenden Umstellungsosteotomie näherte sich der Trochanter major dem Pfannenerker. Er musste zusätzlich osteotomiert werden, um die Prothese zu implantieren. Jetzt können bei Abduktionsbewegungen ein knöcherner Kontakt und evtl. sogar eine Luxation auftreten. Aktive Abduktionsbewegungen gegen Widerstand sind 4–6 Wochen zu vermeiden, weil sonst die Osteosynthese des Trochanter major disloziert. Die aktive Hüftbeugung gegen Widerstand ist anfangs ebenfalls untersagt, weil sonst das abgesprengte Fragment des Trochanter minor disloziert. Die Pfanne ist sehr stark gekippt, so dass eine forcierte Hüftstreckung zur Luxation führen konnte.

kürzt, das Operationsgebiet durch allerlei Einflüsse wie Fettleibigkeit unübersichtlich sein, oder der Winkel des Schenkelhalses kann stark variieren. Bei Patienten mit schweren Vorerkrankungen (kontrakte oder vernarbte Muskulatur, brüchige Pfannenränder, zerstörende Koxarthrose, angeborene oder verletzungsbedingte Hüftpfannenveränderungen) gelingt es nicht immer, die Prothesenteile genau achsgerecht zu implantieren. Hier müssen spezielle Operationstechniken angewendet werden. So ist die Anlagerung von Knochenspänen oder -blöcken bei der Rekonstruktion einer dysplastischen Pfanne oder bei Wechseloperationen notwendig. Bei vielen dieser Komplikationen ist eine lange Entlastung des operierten Beines mit Unterarmgehstützen unvermeidlich.

> Ein therapeutischer Grundsatz bei der Rehabilitation von Patienten mit Endoprothesen ist die Vermeidung von Schmerzen während der Übungsbehandlung: Treten bei den routinemäßigen Therapien Schmerzen auf, muss sogleich nach der Schmerzursache geforscht werden.

Festlegung der Belastbarkeit

Entsprechend den o. a. Ausführungen wird die Belastbarkeit durch den Operateur festgelegt und durch die erneute klinische (ggf. auch röntgenologische) Untersuchung des Patienten zu Beginn der Rehabilitation bestätigt. Bei Schmerzen, unklaren oder veränderten Verhältnissen ist die Rücksprache mit dem Operateur notwendig (◉ 12.2 und ▼ 12.2).

Verhinderung des Knochenabbaus bei Teilbelastung

Eine Teilbelastung führt zu einem Verlust an Knochensubstanz im betroffenen Bein, den es so gut wie möglich aufzuhalten gilt. Dies geschieht durch intensive **Bewegung** im Rahmen der erlaubten Belastung und durch **Muskelanspannung**, wodurch das Knochenwachstum angeregt werden kann. Die **Ernährung** sollte kalziumreich sein, zusätzlich können Kalziumtabletten, evtl. auch Vitamin D gegeben werden. Dabei muss auf die Gefahr von Nierensteinen hingewiesen werden. Die Gabe von Calcitonin ist bei Patienten mit einer Hüftendoprothese nicht sinnvoll, da möglicherweise die Gefahr von periartikulären Verkalkungen erhöht wird.

Antiluxationsschulung

Da die Luxation bei Patienten mit einer Hüft-TEP leider sehr häufig ist, muss dieses Risiko während der Rehabilitation durch alle möglichen Maßnahmen verringert werden. In erster Linie ist die Aufklärung der Patienten über das richtige Verhalten nach Implantation einer Hüft-TEP entscheidend. Trotz gleichartiger Operationsbedingungen erhalten die Patienten von den Ärzten und Physiotherapeuten der verschiedenen Akutkliniken indessen sehr unterschiedliche Verhaltensmaßregeln: Einige Patienten dürfen postoperativ sofort auf dem Bauch, andere für 6 Wochen nur streng auf dem Rücken liegen, wiederum andere schon nach einer Woche mit Hilfe eines Kissens – als Unterstützung für das Kniegelenk – auf der Seite (s. S. 251).

Da die Patienten jedoch auch untereinander Erfahrungen austauschen, treten häufig große Verwirrungen auf. Gerade die Innen- oder Außenrotation (s. ▼ 12.4) verwechseln die Patienten regelmäßig. Daher ist es sinnvoller, pauschal sowohl die Innen- wie auch die Außenrotation zu verbieten.

Dringlich notwendig ist ein Schulungsprogramm über die Gefahren und die Prophylaxe der Luxation. Hier erfahren die Patienten am Aufnahmetag von den behandelnden Ärzten, welche Bewegungen und Verhaltensweisen das Luxationsrisiko erhöhen. Diese Maßnahme allein zeigt nur einen geringen Erfolg, die Patienten missachten trotz dieser Warnungen die Verbote. Erst unter verstärkter Einbeziehung der Physiotherapeuten, Ergotherapeuten und der Pflegekräfte, die gebetsmühlenartig die Verbote wiederholen, kann bei den Patienten eine gewisse Sensibilität erreicht werden. Die Therapeuten schließen ein praktisches Übungsprogramm mit der gleichen Zielsetzung an.

Folgende Inhalte werden vermittelt:

- **Liegen**: Liegen ist je nach Operationszugang für 3–6 Wochen postoperativ nur auf dem Rücken erlaubt, mit Keilkissen zwischen den Kniegelenken. Anfangs darf die Hüfte dabei leicht gebeugt gelagert werden, um den Hüftkopf in der Pfanne zu zentrieren. Später darf die Hüfte gestreckt liegen, weil sonst eine Hüftbeugekontraktur gefördert wird. Der Nachttisch sollte bei Patienten, die das Bein nicht außenrotieren dürfen, auf der Seite des operierten Beines stehen. Bei jeder Bewegung des Körpers zum Nachttisch tritt dann eine Innenrotation der operierten Hüfte ein. Beim Ein- und Aussteigen aus dem Bett darf die Hüfte nur gering gebeugt werden. Bei schwachen oder sehr korpulenten Patienten ist dazu ein Bettgalgen oder zumindest das Anbringen einer Halteschlaufe an der Zimmerdecke sinnvoll. Die Bauchlage ist für 8 Wochen zu vermeiden, wenn der operative Zugang von vorn oder seitlich erfolgt ist.
- **Sitzen**: Der Patient darf auch nicht zu tief sitzen, also nicht mit mehr als 90° gebeugter Hüfte. Besonders bei Patienten, bei denen der *dorsale* Operationszugang gewählt wurde, ist anfangs eine Hüftbeugung von mehr als 70° nicht sinnvoll. Daher sollte die Sitzgelegenheit entsprechend hoch sein. Routinemäßig sollte bei Patienten über 1,70 m Körpergröße ein Arthrodesenkeilkissen und eine Toilettensitzerhöhung verwendet werden. Als Richtlinie gilt, dass die Hüfte höher „sitzen" muss als das Kniegelenk. Beim Sitzen muss der Fuß des operierten Beines guten Bodenkontakt haben, sonst treten Scherkräfte auf die Prothesenspitze oder eine Luxation auf. Es ist nützlich, die Patientenzimmer mit 3 verschieden hohen Stühlen sowie einem höhenverstellbaren Bett auszustatten. Die Patienten sollen auch im Sitzen darauf achten, dass die Beine abduziert und nicht rotiert sind.
- **Vermeidung der Adduktion**: Die Luxationsgefahr ist besonders hoch, wenn das operierte Bein in Adduktion gehalten oder gelagert wird. Bei allen Übungen muss daher die Adduktion über die Neutral-Nullstellung hinaus vermieden werden (je nach Operationstechnik bis 6–12 Wochen nach der Operation). Die aktive Adduktion sollte nur aus einer Abduktionsstellung erfolgen. Die Patienten dürfen mit leicht abgespreizten Beinen liegen und sitzen. Die Innen- und vor allem die Außenrotation wird gar nicht oder in ganz begrenztem Umfang (maximal 5°) erlaubt.
- **Vermeidung starker Hüftbeugung**: Eine stärkere Hüftbeugung von über 90° ist in den ersten 4 Wochen nach einer Hüft-TEP nicht angebracht. Beim Schnüren eines Schuhes ist aber eine Hüftbeweglichkeit von 124° notwendig (41). Die Patienten sollten daher bis 8 Wochen nach der Operation beim An- und Ausziehen der Schuhe und Strümpfe Hilfsmittel (Schuh-, Strumpfanzieher) verwenden und dabei Rotations- oder Anspreizbewegungen vermeiden. Bei besonders gefährdeten Patienten sind weitere Vorsichtsmaßnahmen ratsam.

Die baulichen Gegebenheiten und das Mobiliar in der Rehaklinik bzw. im Rehazentrum müssen entsprechend der Körpergröße des Patienten variabel sein. Als Faustregel gilt, dass alle Patienten mit einer Körpergröße über 170 cm nicht tiefer als 50 cm sitzen dürfen.

Rehabilitation von Problemfällen

Bei schwierigen Operationsbedingungen (Hüftdysplasie, Austauschoperation u. a.) kann es nicht immer gelingen, optimale Verhältnisse herzustellen. Hier muss sich die Rehabilitation an die entsprechenden biomechanischen Gegebenheiten anpassen (T 12.1).

Intraoperative Frakturen treten in einer Häufigkeit von 3–28 % bei der Implantation einer Hüft-TEP auf (16). Der Prothesenstiel wirkt wie ein Meißel und kann hohe Kräfte ausüben. Die Kompressionskraft, mit der der Prothesenstiel einer zementierten Hüft-TEP eine Längsfraktur im Knochen hervorrufen kann, liegt zwischen 1915 und 9288 N, also zwischen dem 3,1- bis 15fachen des Körpergewichtes (16). Manchmal bleiben diese Frakturen unentdeckt, insbesondere wenn sie in der medialen Kortikalis liegen. Die Stabilisierung dieser Frakturen mit Cerclagen hat den Vorteil, dass die Durchblutung und Stabilität des Knochens nicht durch ein Schraubenloch gemindert wird. Außerdem entfällt die Schwierigkeit, die Schrauben neben dem Prothesenstiel im Knochen befestigen zu müssen. Verschiedene Cerclagen aus Chrom-Kobalt-, Titan- oder Kunststoffbändern oder Drähten stehen zur Verfügung. Nach der Cerclage des geborstenen Oberschenkels sind Kompressionskräfte für einige Wochen zu vermeiden, um ein Einsinken des Prothesenstiels zu verhindern. Erfolgt die axiale Belastung zu früh, werden die Drahtcerclage und anschließend der Knochen gesprengt. Nach Versorgung der Fraktur

12 Hüfttotalendoprothesen (Hüft-TEP)

T 12.1 Mögliche Schwierigkeiten und Komplikationen bei einer Hüft-TEP-Implantation, auf die während der Rehabilitation geachtet werden muss. Entscheidend für die Rehabilitation ist auch hier die Belastungsvorgabe des Operateurs (s. a. T 9.4)

Operative Probleme und Komplikationen	Weitere operative Maßnahme	Verbotene Übungen bzw. Bewegungen	Riskante Übungen bzw. Bewegungen
Abriss des Trochanter major	Fixierung mit Drahtcerclage o. a.	Abduktion gegen Widerstand	Belastung des Beines (Zug am Trochanter major)
Hochstehender Trochanter major (12.2)		Endgradige passive und aktive Abduktion	Beugung und gleichzeitige Abduktion
Pfannenaufbauplastik	Anschrauben eines Knochenstückes am Pfannenerker	Vollbelastung (angeschraubtes Knochenstück kann abgeschert werden)	Endgradige Abduktion
Spongiosaeinlagerung	Einbringen von Knochenspänen auf den Pfannengrund	Vollbelastung, um die Knochenspäne nicht zu komprimieren	
Abriss des Trochanter minor	Weitere Operation meist nicht nötig	Beugung gegen Widerstand	Anheben des gestreckten Beines
Schaftfissur (12.3)	Evtl. Cerclage, Verplattung etc.	Vollbelastung, Rotation, Scherkräfte, Traktion sowie weitere Bewegungen je nach Lage der Fissur	Vollbelastung des Beines (Sprengung der Kortikalis bzw. der Cerclage möglich)

mit einer Drahtcerclage führten Kräfte zwischen 183 und 1677 N (0,3- bis 2,7fache des Körpergewichtes) zu einem weiteren Einsinken des Prothesenstieles (16). Eine Belastung darf erst dann erfolgen, wenn röntgenologisch deutliche Zeichen der Kallusbildung zu erkennen sind. Auch Scher- und Rotationskräfte sind zu vermeiden (s. T 9.4). Allerdings resultieren die o. a. Ergebnisse aus Laborversuchen; es ist wahrscheinlich, dass der lebende Knochen höhere Elastizität und Widerstandskräfte aufweist. Dennoch können die Werte als Orientierung bei der Beurteilung der Belastbarkeit dienen (12.3).

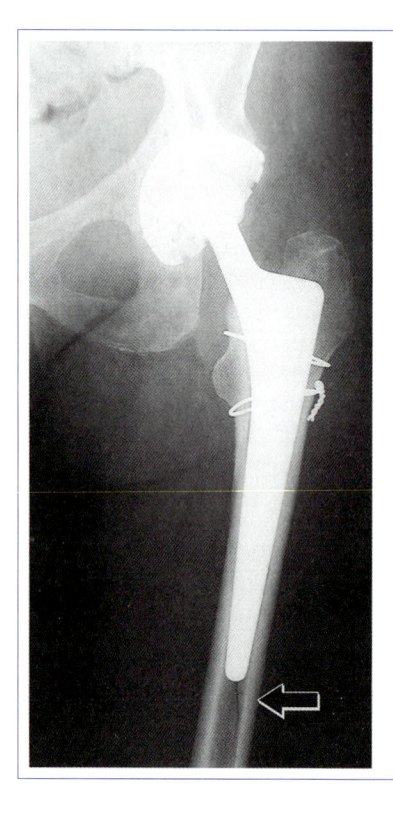

12.3 Röntgenaufnahme einer 61-jährigen Patientin, bei der es beim Einbau des Prothesenschaftes zu einer Sprengung des Femurschaftes kam. Die Fissur an der Prothesenspitze (Pfeil) reicht bis in den Trochanterbereich, das schalenförmige Fragment des Femurs wurde mit 2 Drahtcerclagen fixiert. Therapie: Für 6 Wochen ist eine Teilbelastung notwendig, nach erneuter Röntgenkontrolle darf die vorsichtige Aufbelastung erfolgen. Zusätzlich verboten sind bis dahin: Rotationskräfte und Traktionskräfte. Nur mit wenigen kp dürfen Scher- und Kompressionskräfte angewendet werden. Bei den Übungen sollte keine starke Abduktion gegen Widerstand erlaubt werden.

Femurfrakturen bei Patienten mit einer Hüft-TEP in Höhe des Schaftes oder unterhalb der Schaftspitze können aber auch durch einen Sturz auftreten. Dann ist eine operative Verplattung notwendig, deren Durchführung sehr kompliziert ist. Die Durchblutung des Knochens wird dabei auch von lateral zusätzlich eingeschränkt, so dass eine Teilbelastung von mindestens 3 Monaten, oft sogar von einem halben Jahr durchaus notwendig werden kann. Bei mindestens einem Drittel dieser Patienten treten anschließend Komplikationen wie Plattenbruch (sogar noch nach einem halben Jahr), Gefäßverschluss, Infektion etc. auf (11).

Die Implantation einer Hüft-TEP nach einer Girdlestone-Hüfte ist, wie zuvor beschrieben, häufig mit Beinverkürzungen, Nervenschäden, Infektionen, langdauernden Schmerzen etc. behaftet.

Hüftendoprothese und Sport

Sportliche Belastbarkeit und Endoprothesenlockerung

Im Sport wird ein Kunstgelenk intensiver belastet als im Alltagsgeschehen. Ein vermehrter Abrieb der beweglichen Prothesenanteile (Pfanne und Hüftkopf) durch intensive Belastung ist auch heute möglich. Indessen hat die Technik so große Fortschritte gemacht, dass dieses Risiko zweitrangig ist. Die Gefahr der *Lockerung* des Kunstgelenkes bleibt bei einer intensiven körperlichen Belastung bestehen. Wie schon erwähnt, lockern gerade bei jüngeren Patienten die Endoprothesen früher aus als bei älteren Menschen, was möglicherweise durch die erhöhte körperliche Aktivität bedingt ist (21, 54, 83). Einige Autoren berichten über eine fast doppelt so große Lockerungsrate der Hüftendoprothesen bei Sportlern im Vergleich zu Nichtsportlern (38). Zudem sollen gewisse Belastungen, wie Treppensteigen, aber auch Radfahren eine frühere Lockerungsrate zur Folge haben (32). Andererseits wird durch eine *vernünftige, regelmäßige körperliche Belastung* die Knochenstruktur gefestigt und die Muskulatur in der Funktion verbessert (36). Eine gleichmäßige körperliche Belastung scheint folglich eine bessere Auswirkung auf den Knochenstoffwechsel und damit auf die knöcherne Umbauung der Prothesenteile zu haben (38). Immerhin nehmen 60% der Patienten mit einer zementfreien Hüftendoprothese nach der Operation wieder ihre sportliche Aktivität auf und haben eher weniger Beschwerden als die inaktivere Gruppe (19, 76). Einige Autoren stellten sogar fest, dass die Lockerungsrate der Prothesen durch Sport verringert wird (19, 76, 77).

Spezielle Sportarten für Patienten mit einer Hüfttotalendoprothese

Laufen

Aufgrund der insgesamt hohen Belastung (s. T 3.9) wäre es sinnvoll, Patienten mit Hüftproblemen vor dem Laufen und Jogging zu warnen (8). Andererseits war bei 17 Läufern, die nach Implantation einer Hüftendoprothese ihr Laufprogramm unverändert fortsetzten, auch nach über 5 Jahren keinerlei Lockerung festzustellen. Dagegen traten bei 14% der Nichtsportler im gleichen Zeitraum Lockerungen auf (19).

Die positiven Effekte des Laufens auf das Herz-Kreislauf-System und die letztlich guten Langzeitergebnisse von sportlich aktiven Prothesenträgern lassen unter folgenden Bedingungen das **Jogging** empfehlenswert erscheinen:

- weicher Waldboden, allerdings ohne Stolperfallen (hohe Belastungsspitzen!) wie Steine oder Baumwurzeln,
- flüssiger und weicher Laufstil (wie beim Barfußlaufen),
- ein Hohl- oder Plattfuß muss durch eine Einlage kompensiert werden,
- mäßiges Tempo; ein gering erhöhtes Tempo stellt keine stärkere Belastung der Hüfte dar,
- stabile, leichte Laufschuhe mit guter Fersenpolsterung,
- Bergauflaufen ist erlaubt, aber kein intensives Bergab- oder Treppablaufen,
- Jogging auf einem Laufband ist ratsam.

Wandern

Die Belastung des Hüftgelenkes beim Gehen bzw. beim Laufen wird von den Autoren sehr unterschiedlich angegeben (41). Sie kann bis zu dem 6,9fachen des Körpergewichtes betragen (6, 35).

Bemerkenswert ist aber, dass bei einem 77-jährigen sportlichen Patienten, der regelmäßig am Wochenende 20 km wanderte und sogar einen mehrwöchigen Fußmarsch im Himalaja absolvierte, auch nach 10 Jahren keine Anzeichen einer Prothesenlockerung zu erkennen war (73).

Bergaufwandern unter Verwendung von Teleskopstöcken und Bergabfahren mit der Seilbahn ist eine gute Möglichkeit, das Hüftgelenk zu schonen.

Ballspiele

Ballspiele sind wegen der schnellen Richtungswechsel und des Körperkontaktes (Sturzgefahr) nicht unbedingt empfehlenswert. Unter folgenden Einschränkungen können sie durchgeführt werden:
- Weite Sprünge oder häufige schnelle Bewegungen müssen vermieden werden.
- Ballspiele können mit Softbällen oder Luftballons (Zeitlupenball) erfolgen.
- Die Feldgröße, Spieldauer, Regeln etc. können modifiziert werden.
- Spiele mit Gegnerkontakt und mit Sturz- oder Rutschgefahr sind zu meiden.

Radfahren

Bei Patienten, die Rad fahren, wurde eine höhere Lockerungsrate der Hüftendoprothesen festgestellt. (32). Allerdings war die Patientenzahl dieser Studie zu klein, um eine sichere Aussage zu treffen. Viele andere Autoren empfehlen das Radfahren (42, 76). Im Hinblick auf die **geringe Belastung** der Hüfte ist das Fahrradfahren optimal (66). Es ist fast ohne Einschränkungen möglich (s. Kap. 8). Nach der Operation oder bei Unsicherheit des Patienten ist ein Training auf einem standfesten Ergometer vorzuziehen.

Freies Radfahren ist im Allgemeinen 3 Monate nach der Operation möglich. Allerdings ist es für Prothesenpatienten gefährlich, wenn sie beim Bremsen plötzlich abspringen müssen. Das Auf- und Absteigen, glatter Untergrund, unebene Strecke usw. sind ebenso riskant, weil hier Stürze möglich sind.

Reiten

Passionierte Reiter mit einer Hüft-TEP haben eine frühe Lockerung. Dies wurde auch im eigenen Krankengut festgestellt. Die Ursachen dafür sind unklar, möglicherweise ist eine zu starke Abduktion schädlich. Reiten ist also nicht empfehlenswert.

Rudern

Mindestens drei Monate nach Implantation einer Hüft-TEP ist das Rudern gefährlich, weil die Hüftbeugung während der Ausholbewegung 120° erreicht. Wird das operierte Bein auf einem Rollbrett mitgeführt (⊚ **8.6**), kann auf einem Ruderergometer nach dieser Zeit trainiert werden. Nach 6 Monaten ist das Rudern in einem breiteren Schulboot möglich (s. a. Kap. 8).

Schwimmen

Folgende Richtlinien werden angegeben:
- bis zu 3 Monaten nur leichte Paddelbewegungen der Beine,
- nach 3 Monaten ist auch Brustschwimmen mit Beingrätsche erlaubt. Schwimmen ist dann unbegrenzt möglich und sehr empfehlenswert (19, 76).

Skifahren

Skifahren ist wegen der Sturzgefahr und der möglichen Rotationskräfte bei Verdrehungen nicht unbedingt empfehlenswert. Dennoch überwiegen auch hier die vielen positiven Auswirkungen auf Körper und Seele gegenüber dem möglichen Risiko einer früheren Prothesenlockerung.

Beim alpinen Skifahren mit einer Hüft-TEP ist eine spezielle Fahrweise sinnvoll: Vermeidung von starker Druck- und Knickbelastung in der Hüfte, schulterbreites Fahren, keine Sprünge, möglichst keine Stürze. Eine spezielle Schontechnik wird im deutschen Skiverband zur Reduzierung von hohen Gelenkbelastungen gelehrt, dabei wird das Hüftgelenk nur mit dem 1,2fachen des Körpergewichtes belastet (37). Druck- und Knickbelastungen der Hüfte (z. B. bei zu paralleler Skiführung) müssen gemieden werden. Der operierte Skifahrer muss Eisplatten (Gefahr des seitlichen Sturzes auf den großen Rollhügel der Hüfte) ebenso aus dem Weg gehen wie nassem oder verharschtem Schnee (Gefahr der Hüftrotation). Eine seitliche Polsterung der Hüften ist zur Vermeidung von direkter Krafteinwirkung beim Sturz sinnvoll. Der Schneepflug erfordert eine starke Anspannung der kleinen Hüftmuskeln, was ebenfalls zu einer größeren Belastung des Implantates führen kann. Skifahren in der Buckelpiste sollte nur mit „Ausgleichstechnik" erfol-

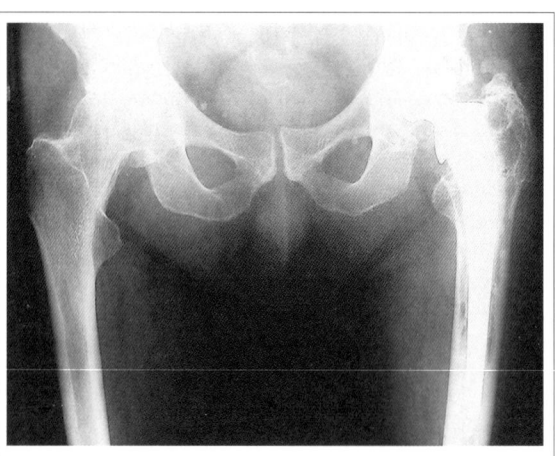

⊚ **12.4** Röntgenaufnahme eines 69-jährigen sportlichen Patienten, der im Alter von 47 Jahren eine Hüft-TEP links implantiert bekam. Anschließend fuhr er weiter einmal pro Jahr Ski in den Alpen, befuhr jede Piste und stürzte gelegentlich. Nach 22 Jahren trat in der rechten Hüfte ein Verschleiß auf, links bestanden noch keine Beschwerden.

gen. Empfehlenswert sind kurze Ski (36). Zu lange Ski bergen die Gefahr größerer Rotationskräfte in sich. Die Geschwindigkeit ist den Bedingungen anzupassen! Bei schlechten Bedingungen ist mit der Seilbahn abzufahren (👁 12.4).

Skilanglauf

Die Verletzungsrate beim Skilanglauf wird mit 0,2–1,5 Verletzungen pro 1000 Skitage angegeben (34). Es ist zu bedenken, dass die Bindung des Langlaufskis deutlich weniger Halt gibt, der Ski schmaler ist und die Schuhe im Vergleich zum Alpinski schlechtere Skiführung ermöglichen. Deshalb sind Stürze häufiger, auch bei geringen Geschwindigkeiten. Dabei wirken durch den langen Hebel des Skis Rotationskräfte auf die Beingelenke. Die meisten Skilanglaufverletzungen entstehen bei einer Valgus-Außenrotations- oder einer Flexion-Innenrotationsbewegung (meist bei Frauen) des Kniegelenkes. Häufig wird dabei das vordere Kreuzband verletzt (40). Aber auch Frakturen der Handgelenke und Prellungen der oberen Extremität sind recht häufige Unfallfolgen (34).

Auch hier sollte die seitliche Hüfte gepolstert und Knieschoner zur Dämpfung von Oberschenkelstauchung bei Stürzen getragen werden. Vorsicht ist geboten bei engen, schwierigen Strecken oder überfüllten Loipen. Hier kann man schon einmal „einfädeln" und mit der Skispitze hängenbleiben, wodurch die Hüfte in starker Rotation gezerrt wird.

Der bei dem Thema Wandern erwähnte 77-jährige Patient mit Hüftendoprothese legt neben dem Wandern seit 10 Jahren regelmäßig etwa 1100–1500 km Skilanglauf pro Jahr zurück, ohne Beschwerden oder Lockerungszeichen (73).

Allgemeine Richtlinien für das Ausüben des Sportes mit einer Hüftendoprothese

Prinzipiell sollte jeder Patient, der nach der Implantation eines Kunstgelenkes sportlich aktiv sein möchte, von ärztlicher Seite intensiv unterstützt und umfassend beraten werden. Falls durch Sport tatsächlich eine frühere Lockerung einer TEP auftreten sollte, überwiegen bei weitem die präventiven Auswirkungen des Sportes auf die Körperfunktionen und die Gesundheit. Mangelnde körperliche Aktivität mündet häufig in ein höheres Körpergewicht, was für eine Endoprothese mit Sicherheit schädlicher ist (21). Sport ist hier eine ideale Prophylaxe.

In der Literatur wird als frühestmöglicher Zeitpunkt für den Beginn der sportlichen Betätigung der 7. postoperative Monat genannt (41). Dieser Zeitraum sollte im Hinblick auf die Reaktionen und Umbauvorgänge im Knochen nach Prothesenimplantation unbedingt eingehalten werden.

Bevor Sportarten pauschal befürwortet oder abgelehnt werden, sollte der Trainingszustand, das Alter und vor allem die sportliche Erfahrung des Patienten berücksichtigt werden. Alpines Skifahren ist beispielsweise einem Patienten, der nur den Schneepflug beherrscht, wegen der enormen Muskelkräfte auf das Hüftgelenk nicht zu empfehlen. Ist der Patient dagegen ein guter und leidenschaftlicher Skifahrer, so ist unter bestimmten Einschränkungen (keine Buckelpiste, kein Tiefschnee, keine vereisten Pisten) das Skifahren möglich.

Meistens haben auch gute Sportler vor Implantation der Prothese keinen oder nur wenig Sport getrieben, so dass die Koordination und die kraftsparenden Bewegungsmuster erst langsam wieder aufgebaut werden müssen. Besonders einen Sturz auf die Hüfte (den Trochanter major) gilt es zu verhindern, denn der Knochen kann nur wenig Energie absorbieren. Erfolgt ein Sturz direkt auf die Hüfte, ohne dass anderweitig Energie absorbiert wird (etwa durch Abstützen der Arme o.ä.), dann ist ein Schenkelhalsbruch ziemlich sicher (20). Einige Krafteinwirkungen lassen sich durch eine veränderte Sporttechnik oder durch Hilfsmittel (Polsterungen) vermindern.

Empfehlenswert sind:
- die Verwendung von Sportschuhen mit gut gepolsterten Absätzen (z. B. Luftpolster, Pufferabsätze),
- ein Schuhsohlenprofil, das Ausrutschen verhindert und dennoch eine gewisse Rutschphase (Kraftabbau beim Abstoppen) erlaubt,
- Sportarten ohne starke Stauch-, Dreh- oder Scherbelastungen der Beine,
- seitliche Polsterung des Trochanter major zum Schutz bei eventuellen Stürzen.

Die Hüftprotektoren mindern bei direkten Stürzen auf die Seite die Frakturrate der Hüften (50). Hier gibt es verschiedene Muster, von runden oder hufeisenförmigen Schaumstoffpolstern über Luftpolster bis hin zu großflächigen Plastikkappen. Die Verbindung von hartschaligen Plastikkappen mit weichen Polstern (ähnliche Struktur wie beim Fahrradhelm) scheint am effektivsten die Energie zu absorbieren (50) (👁 12.5).

Beim **Sport mit einer Hüft-TEP** sollte vermieden werden:
- die Sportausübung auf hartem Untergrund (Asphalt, Beton, einige Kunststoffböden),
- die Sportausübung auf sehr haftendem Untergrund (stumpfer Hallenboden, punktelastischer Boden, Teppichfilzbelag), weil die Rutschphase fehlt,
- Sprünge von einer Höhe über 20 cm,
- Sturz auf die Seite (d.h. auf den Trochanter major) oder Sturz auf die Knie (Stauchbelastung des Prothesenlagers),
- starke Rotationsbewegungen des Beines von mehr als 20° (Rotationskräfte auf das Prothesenlager),

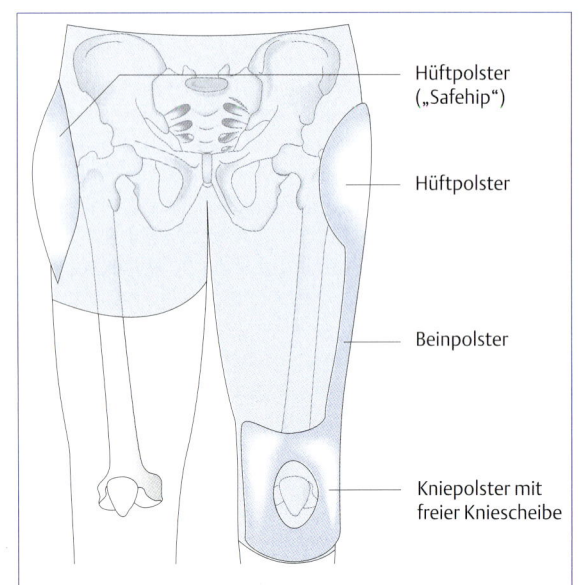

12.5 Ein Hüftpolster (Safehip) kann bei Stürzen auf die Seite den Trochanter major schützen. Die Polsterung besteht aus einem weichen Polstermaterial, darüber befindet sich eine härtere Kunststoffschale. Beim Skifahren, Eislaufen etc. ist es sinnvoll, die Polsterung bis zum Knie fortzusetzen (rechte Seite).

- starke Adduktionsbewegungen (76),
- Krafteinwirkung aus tiefer Hüftbeuge, z. B. extremes Buckelpistenfahren (Scherkräfte),
- häufiges Stolpern, plötzliches Abbremsen, abrupter Richtungswechsel,
- Sportarten, bei denen eine maximale Beweglichkeit der Hüftgelenke gefordert wird (Ballett, Wettkampfgymnastik etc.),
- Sportarten, bei denen direkter Körperkontakt möglich ist (Kampfsportarten, einige Ballspiele).

Kontraindikationen zum Sport mit Endoprothese (38, 75) sind eine nicht belastungsgerechte Situation der Prothese, der Zustand nach Austauschoperation oder kurz zurückliegender Luxation der Endoprothese, Impingementsyndrom der Hüftendoprothese, Instabilität einer oder beider Prothesenkomponenten, ausgeprägte Beinlängendifferenzen bei Laufsportarten, periartikuläre Verkalkungen mit Wachstumstendenz, Infektion und Osteoporose.

Treten während oder nach einer sportlichen Belastung Schmerzen im operierten Gelenk auf, dann sollte der Sport beendet und eine ärztliche Untersuchung angeschlossen werden. Auch eine Muskelschwäche im Hüftbereich, eine lokale Entzündung oder ein Reizzustand schließen sportliche Aktivitäten aus (41).

Allgemeine Hinweise zur Rehabilitation nach Operationen im Hüftbereich

Hier werden allgemeine Hinweise zur Rehabilitation gegeben, speziellere Angaben sind bei den einzelnen Krankheitsbildern zu finden.

So früh wie möglich sollte postoperativ mit der Mobilisierung und Übungsbehandlung begonnen werden. Gerade bei älteren Patienten steigt sonst die Gefahr der Pneumonie, des Dekubitus und des Leistungsverfalles. Bei einer vorhersehbaren Prothesenimplantation halten manche Autoren eine physiotherapeutische Behandlung der Patienten *schon vor* der Operation für notwendig (61). Diese Patienten können die Operationsfolgen deutlich besser verkraften.

In der postoperativen Heilungsphase (Dauer ca. 1–2 Wochen) wird die Wundheilung durch den Operateur überwacht. Die frühe passive Mobilisierung kann, wenn es der Operateur erlaubt, durch eine aktive Therapie ergänzt werden (s. **T** 6.7). Diese Übungen verbessern nicht nur den Bewegungsumfang, die Koordination, die Thromboseprophylaxe und den Ödemabfluss, es wird damit auch ein dosiertes Herz-Kreislauf-Training ermöglicht.

Häufig müssen dabei physikalische Anwendungen mit der Krankengymnastik kombiniert werden. Die vorhandenen Wundheilungsschmerzen lassen sich durch eine kontinuierliche schmelzwasserfreie Kryotherapie mit Pumpsystem von durchschnittlich 12 C effektiv lindern (4).

Nicht zu vergessen ist die tägliche, apparativ geführte Mobilisation der Hüfte auf einer Motorschiene (CPM: Continuous passive Motion), um die Muskulatur zu detonisieren, den Lymphabfluss zu verbessern und die – durch die Übungsbehandlung gewonnene – Beweglichkeit zu erhalten.

Die Möglichkeiten zum dosierten Ausdauer- und Krafttraining sind in Kapitel 8 näher beschrieben. Zusätzlich oder als Ersatz für die fehlende Gangaktivität sollte ein statisches und dynamisches Oberkörpertraining erfolgen. Hier ist die dosierte Ausdauerbelastung auf dem Handkurbelergometer zu nennen.

In der frühen Rehaphase ist das Ziel die Wiedergewinnung der Hüftbeweglichkeit und Muskelkraft. Diese Phase ist mitunter kritisch: Auch nach 2–4 Wochen können noch tiefe Infektionen, Serome etc. auftreten. Die Thrombosegefahr, das Auftreten von Wundseromen oder Lymphödemen – oder die noch erhöhte Luxationsgefahr bei einer Hüft-TEP – gilt es zu kontrollieren und zu minimieren. Die frühe Rehaphase ist häufig noch geprägt durch starke Einschränkungen im Alltagsleben. Daher sind eine pflegerische Hilfe beim An- und Ausziehen, eine ergotherapeutische Versorgung mit Hilfsmitteln, die behindertengerechte Ausstattung der Umgebung und die medikamentöse Therapie (Antithrombosespritzen) notwendig. Diese erste Zeit erfolgt am günstigsten unter ständiger ärztlicher und therapeutischer Kontrolle. Werden alle Sicherheitsmaßnahmen in einer Rehabilitationsklinik durchgeführt, sinkt bei Endoprothesen die Luxationsrate unter die Rate in den Akutkrankenhäusern. Auch bei doppelseitig implantierten Patienten lag die Luxationsrate in der Rehabilitationsklinik deutlich geringer (47).

Je früher der Patient schmerzfrei ist und je eher er voll belasten darf, umso kürzer gestaltet sich diese Rehabilitationsphase. Im Allgemeinen ist bis zu 4–6 Wochen nach der Operation eine kontinuierliche medizinische Überwachung sinnvoll.

In der Stabilisierungsphase soll die Belastungsfähigkeit für den Alltag/Beruf erreicht werden. Dazu werden die Gelenkmobilisierung (s. ⊤ 9.7), eventuell weiterhin unter Vermeidung von bestimmten Bewegungsrichtungen (z. B. Adduktionsbewegungen bei Patienten mit einer Hüft-TEP (s. a. ⊤ 9.4)), die Muskelkräftigung unter Verwendung von Kraftgeräten (s. ⊤ 6.7), die Gangschulung, das Koordinationstraining und das kardiopulmonale Training (z. B. auf einem Fahrradergometer) intensiv fortgeführt. Diese Phase ist annähernd genauso wichtig wie die erste Phase, gewinnt doch der Patient dadurch schnell sein früheres Aktivitätsniveau zurück. Für ältere Menschen bedeutet die Rückgewinnung ihrer Kraft im M. quadriceps mitunter die Abwendung von Pflegebedürftigkeit (71). Bei allen Patienten muss demzufolge die noch nicht ganz funktionsfähige Hüftmuskulatur gezielt gestärkt werden, ohne Überlastungen (häufig des M. tensor fasciae latae, der Abduktorenmuskulatur (s. a. ⊤ 2.9)) hervorzurufen. In der Gangschulung und im Koordinationstraining werden zudem eine Unsicherheit und Fallneigung abgebaut, Gehfehler abtrainiert und die Teilentlastung der Extremität geübt.

Biomechanische Aspekte zu den Hüftgelenkkräften

Durch die Messung mit einem implantierten Sender konnten die Kräfte bestimmt werden, die an einer Hüftendoprothese auftreten (s. Kap. 3). Diese von Bergmann gemessenen Kraftwerte beziehen sich auf Kompressionswerte. Damit kann recht genau die Auftrittsbelastung eines operierten Beines festgelegt werden. Im Zusammenhang mit den von den Operateuren gegebenen Hinweisen zur Teilbelastung können diese Kräfte entsprechend einem Faktor von etwa 3:1 umgerechnet werden. Dieser Faktor berücksichtigt die Tatsache, dass das freie Gehen (von den Operateuren als Vollbelastung angegeben) einer Kompressionskraft an der Hüftendoprothese vom 3fachen des Körpergewichtes entspricht. Alle Übungen oder Belastungen, die geringere Messwerte als das 3fache Körpergewicht aufweisen, sind somit als Teilbelastung anzusehen. Allerdings wirken an einer Hüftendoprothese nicht nur Kompressionskräfte. Bei der Frage nach Überlastungsreaktionen sind auch die Scher- und Drehkräfte (Drehmoment) auf Frakturen oder auf den Prothesenstiel zu beachten. Es ist leicht vorstellbar, dass ein Femurnagel oder ein im Femur steckender Prothesenschaft durch Drehbewegungen gelöst werden kann. Hohe Drehmomente und Rotationskräfte im Bereich des Prothesenschaftes könnten eine frühe Lockerung begünstigen. Dabei ist zu bedenken, dass die Kräfte sich je nach Bewegung auch innerhalb der Gelenkpfanne unterschiedlich verteilen, so dass lokale Kraftspitzen auftreten können (35). Hohe lokale Kompressionskräfte entstehen beispielsweise, wenn sich Patienten schnell und mit großem Muskeleinsatz von einem 45 cm hohen Stuhl erheben (35).

Biomechanische Aspekte des Ganges

Teilbelastung

Die Teilbelastung kann erfolgen durch:
- **Gehen mit 2 Unterarmgehstützen**: Beim Gehen mit 2 Unterarmgehstützen kann ein Bein bezüglich der Schwerkraft völlig entlastet werden, trotzdem lasten durch den Muskelzug immer noch relativ hohe Kompressionskräfte auf dem Hüftgelenk (35). In der Praxis zeigt sich, dass einige Patienten Schwierigkeiten haben, die Belastungsdosierung einzuhalten (s. ◉ 3.14). Ältere Menschen können eine Teilbelastung mitunter nicht realisieren.
- **Gehen mit einer Unterarmgehstütze**: Um die Muskelkräfte der Hüftabduktoren zu verringern, sollte beim Gehen ein Stock auf der gegenüberliegenden Seite getragen werden. Die Hüftkompressionskräfte sind bei der Verwendung eines Handstockes nur 5 % höher als bei der Benutzung einer Unterarmgehstütze (35).
- **hüftentlastenden Apparat**: Mit einem Thomas-Splint, bei dem das ganze Bein in einem Schienenapparat steckt, kann ein Hüftgelenk, ein Femur oder Kniegelenk zu einem gewissen Teil entlastet werden. Bei diesem Apparat hängt die Ferse frei, während das Körpergewicht vom Sitzbein auf einen „Aufsitz" des Apparates übertragen wird (◉ 12.6). Sowohl durch diese Kraftübertragung wie auch durch die Verlagerung des Drehpunktes der Hüfte in Richtung Körpermitte (Abnahme der Muskelspannung beim Gehen) wird die Hüfte entlastet (13). Ein derartiger Apparat ist sehr hilfreich zur Mobilisierung, wenn die Hüfte wegen einer komplizierten Fraktur oder wegen eines Knorpelschadens lange nicht voll belastet werden darf. Al-

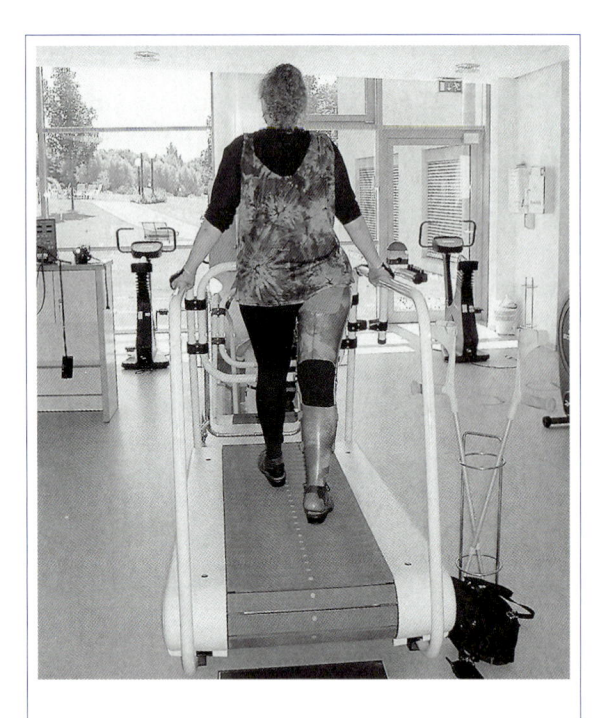

👁 **12.6** 42-jährige Patientin mit einer Hüftkopfnekrose nach Plattenosteosynthese wegen einer dislozierten Azetabulumfraktur und anschließender Infektion. Nach 7-monatigem Krankenhausaufenthalt saß die Patientin im Rollstuhl und konnte unter Schmerzen 10 m Gehen. Durch die Versorgung mit einem hüftentlastenden Thomas-Splint lernte die Patientin das schmerzfreie Gehen bis zu 2 km. Vor einer eventuellen weiteren Operation plante die Patientin nun eine Urlaubsreise mit ihrem Sohn.

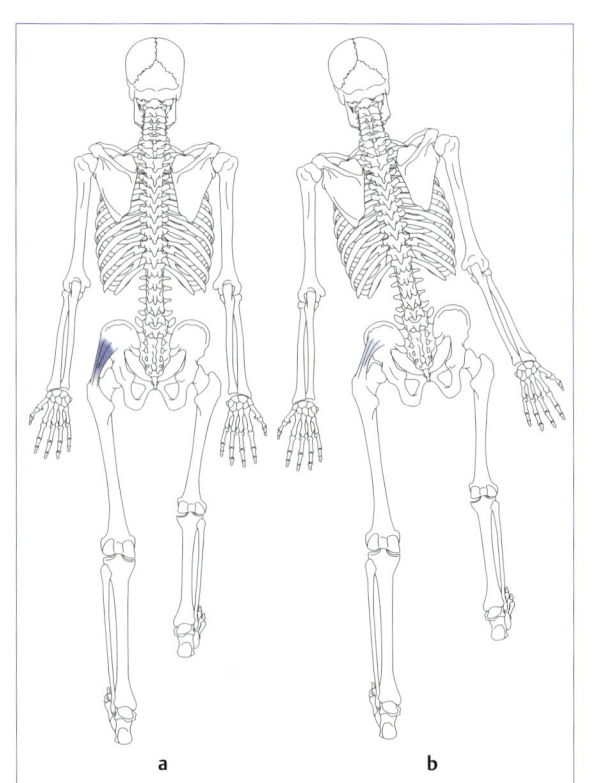

a   b

👁 **12.7a u. b** Beim Gehen (**a**) kann die zusätzliche Krafteinwirkung der Hüftabspreizmuskulatur (blauer Muskel) auf das Hüftgelenk verringert werden, indem der Oberkörper zur betroffenen Seite geneigt wird (**b**). Diesen Gang (Duchenne-Hinken) haben auch Patienten, bei denen die Hüftabspreizmuskulatur gelähmt ist.

lerdings haben ältere Menschen manchmal koordinative Probleme mit dieser Orthese.

Vollbelastung

Beim Gehen wird die Kompressionskraft der Hüfte vor allem durch die Kraft der Hüftabduktorenmuskulatur bestimmt. Soll ein Hüftgelenk für eine gewisse Zeit teilentlastet werden, muss die Hüftabspreizmuskulatur – und damit die muskuläre Hüftkompressionskraft – ausgeschaltet werden. Dies führt zu dem typischen Bild des Duchenne-Hinkens. Der Oberkörper wird dabei zur betroffenen Seite geneigt, um ein Absinken des Beckens zu vermeiden (👁 **12.7b**).

Dieses Hinken hat Vor- und Nachteile. Der **Vorteil** ist, dass die betroffene Hüfte fast nur durch die Schwerkraft und nicht durch zusätzliche Muskelkräfte der Hüftabspreizmuskeln belastet wird. Das Duchenne-Hinken ist somit eine Möglichkeit, **die Kompressionsbelastung beim Gehen zu reduzieren** (28). Folglich dürfen Patienten mit Hüftgelenken, die noch keine volle Belastung vertragen oder die schmerzhaft sind, durchaus das Duchenne-Hinken üben.

| Hinken entlastet das Hüftgelenk! |

Der **Nachteil** bei monatelangem Hinken ist, dass die Gesamtstatik und der Gang deutlich verändert werden, was u. a. zu Beschwerden im Bereich der Wirbelsäule und der Kniegelenke führen kann.

Freies Gehen

Die resultierende Hüftgelenkkraft beim Gehen steigt mit zunehmender Geschwindigkeit (s. **T 3.9**). Beim Treppaufsteigen oder beim Gehen mit einer Geschwindigkeit von 5 km/h ist das Drehmoment 2-mal so hoch wie beim langsamen Gehen (7).

Bergmann (8) zeigte, dass das Barfußgehen die geringsten Drehkräfte im Hüftgelenk erzeugt. Jede Art von Schuhen erhöht das Drehmoment am Prothesenstiel, teilweise nur gering, teilweise aber auch um bis zu 50 %. Freilich werden Patienten immer Schuhe benötigen, um die Gangsicherheit zu erhöhen. Ein schonender Gang- bzw. Laufstil kann Kräfte auf das Hüftgelenk verringern.

Korrektur einer Rotationsfehlstellung

Ist der Antetorsionswinkel der Hüfte (s. ● 12.20) nach einer Hüftoperation nicht exakt wiederhergestellt – und dies ist nicht immer genau zu rekonstruieren – resultiert daraus eine etwas verstärkte Rotation beim Liegen, Stehen und Gehen. Damit wird die Abrollphase des Fußes verändert.

Wird nun versucht, dies zu korrigieren und den Fuß gerade aufzusetzen, ist ein verändertes Belastungsverhalten des Knie- und Hüftgelenkes zu erwarten. Dies kann zu Kniebeschwerden oder zu muskulären Problemen an der Hüfte führen. Es ist daher **nicht immer sinnvoll, eine verstärkte Rotationstellung des Fußes am operierten Bein unbedingt korrigieren zu wollen**.

Werden hingegen Fuß- und Kniebeschwerden durch eine stärkere Rotationsstellung verschlimmert, oder steigt die Luxationsgefahr einer Hüft-TEP, ist eine Korrektur der Rotation sinnvoll. Dazu kann auch die vorher erwähnte Antiluxationsorthese mit Derotationsstab beitragen.

Heben und Tragen

Das Anheben von Gegenständen kann bei Patienten nach Hüftoperationen durchgeführt werden:
- mit gestreckten Knien und nach vorn gebeugtem Oberkörper,
- mit geradem Oberkörper und gebeugten Kniegelenken,
- aus der Schrittstellung, Strecken des operierten Beines nach hinten, das vordere Bein ist gebeugt.

In Rückenschulen wird die erste Variante als wirbelsäulenschädigend verboten und die rückenschonende Hebetechnik aus den Knien gelehrt. Jedoch bewirkt gerade die Kniebeuge eine verstärkte Kompression auf das Hüftgelenk (52). Daher sollten Patienten mit einer Hüftendoprothese eher den Oberkörper nach vorn neigen, als aus den Knien heben – vorausgesetzt, es liegen keine schweren Wirbelsäulenveränderungen vor und die Hüftbeugung ist erlaubt. Besser ist das Strecken des operierten Beines nach hinten, wenn keine Luxationstendenz bei Extension vorliegt.

Hüftbelastung bei der Übungsbehandlung

Da die Hüftkompressionskräfte bei Anspannung der Muskulatur sehr hoch sind, müssen bei der Übungsbehandlung die Hebelverhältnisse berücksichtigt werden. So werden die Hüftabduktorenmuskeln beim Abspreizen des gestreckten Beines:
- in Seitenlage sehr stark angespannt, da ein langer Hebel im Hinblick auf den Schwerkraftvektor besteht (● 12.8b); diese Lage führt zu einer hohen Kompressionskraft auf die Hüfte (über 300 % des Körpergewichtes, s. Kap. 3),
- im Stand nur wenig angespannt, da der Schwerkrafthebel gering ist (● 12.8a), Kompressionskraft auf die Hüfte beträgt nur 80 % des Körpergewichtes.

Gleiches gilt auch für die Übungsbehandlung der anderen Muskelgruppen (s. ⊤ 3.9).

Entsprechend der vorgegebenen Belastbarkeit können die Übungen gezielt geplant werden. Günstig ist beispielsweise das Üben im Stand an einer Sprossenwand, weil dadurch die Standsicherheit erhöht und die Belastung des Körpergewichtes dosiert werden kann. Alle Übungen sollten langsam erfolgen, um Beschleunigungskräfte zu minimieren und starke Muskelanspannungen des Patienten zu vermeiden (s. ⊤ 6.7).

Die Abspreizung des operierten Beines aus dem Stand (s. ● 12.8a) soll dosiert und vorsichtig durchgeführt werden bei:
- operativ abgelöster Hüftabspreizmuskulatur,
- Abriss des Trochanter major,
- Atrophie der Hüftabspreizmuskulatur,
- Überspannung der Abduktoren durch eine operative Verlängerung des Schenkelhalses,
- anderen Einschränkungen.

Ist die Hüftabspreizmuskulatur intakt, das Hüftgelenk aber noch nicht belastbar, kann diese Trainingsposition im Stand unter Verwendung von Gewichtsmanschetten fortgeführt werden. An Kraftmaschinen kann ein dosiertes Training fortgesetzt werden. Das Gehen trainiert die Abduktorenmuskulatur stärker.

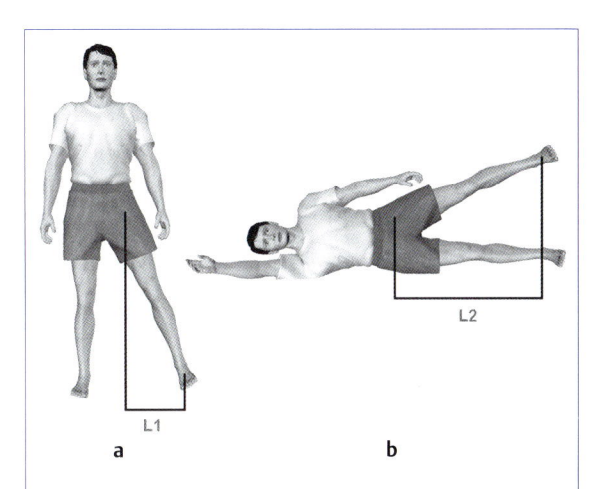

● 12.8a u. b Soll die Hüftabspreizmuskulatur gekräftigt werden, ohne das eine starke Kompressionskraft durch den Muskelzug auf die Hüfte entsteht, muss eine Körperposition gewählt werden, die einem kleinen Schwerkrafthebel (L1) entspricht (**a**). Ein großer Schwerkrafthebel (L2) führt zu einer hohen Kompressionskraft (**b**).

Im Liegen werden die Übungen mit Unterstützung der Extremität (durch Aufhängung im Schlingentisch, Lagerung im Wasser, manuelle Unterstützung etc.) erleichtert – oder aber durch Einsetzen von Widerständen (manuell, Theraband, Manschetten, Seilzugapparat etc.) erschwert. Ein sehr wichtiger Bereich der Rehabilitation nach Endoprothesenimplantation ist die Gymnastik im Bewegungsbad (61), auf die im Kapitel 10 eingegangen wird (s. T 10.9).

Zur Vermeidung der starken Torsionsbelastung des hüftgelenknahen Femurs bzw. einer Hüft-TEP sollten Übungen in Beugestellung der Hüfte von 45° am besten im Liegen – und nicht unter zusätzlicher Belastung durch das Körpergewicht – (wie es z. B. beim Aufstehen vom Stuhl, Treppensteigen der Fall ist) erfolgen (65).

Komplikationen nach Operationen im Becken-Hüft-Bereich

Patienten, bei denen eine Osteosynthese durchgeführt oder eine Endoprothese implantiert worden ist, wurden schon im Akutkrankenhaus ausführlich untersucht. Dennoch müssen sie zu Beginn der Rehabilitation erneut gründlich untersucht werden, um:

- den aktuellen kardiopulmonalen Leistungsstatus zu erfassen (s. Kap. 3),
- Änderungen des Gelenkbefundes (wieder zunehmende Kontrakturen) oder der Wundverhältnisse im Vergleich zur Entlassung aus dem Akutkrankenhaus zu überprüfen,
- nach dem operativen Eingriff aufgetretene Erkrankungen (Thrombosen etc.) zu erkennen (s. Kap. 2),
- ein gezieltes Therapieprogramm aufzustellen und den Rehabilitationsverlauf zu steuern,
- Fehlverordnungen in der Rehabilitation zu vermeiden (s. Kap. 16).

Gerade ältere Menschen leiden häufig außerdem an Hypertonus, Diabetes, koronarer Herzkrankheit, Lungenfunktionsstörungen, Osteoporose etc. (5). Warnzeichen wie Schwellung, Rötung, lokale Druckschmerzhaftigkeit, Stillstand des Heilungsprozesses oder Schmerzen bei Bewegung müssen abgeklärt werden. Dabei ist es mindestens genauso wichtig, die Beschwerden des Patienten anzuhören wie die Röntgenbilder zu betrachten (s. Kap. 3).

Zur Basisdiagnostik und Kontrolluntersuchung während des Rehabilitationsverlaufes gehört die Überprüfung der:

- **Narbenverhältnisse** auf Rötung, Überwärmung, Schwellung, Wundsekretion, evtl. auch sonographische Überprüfung der tiefen Wundverhältnisse (Wundserom oder entzündliche Flüssigkeitsansammlung)(s. Kap. 2),
- **Leiste** auf Lymphknoten, Leistenpulse, Ausschluss einer Leistenhernie oder Reizung des N. cutaneus femoralis lateralis (69),
- **Pulse** des Beines, um eine eventuelle arterielle Durchblutungsstörung zu erfassen (s. T 2.4), die sich beim Tragen der obligatorischen Kompressionsstrümpfe verschlimmern könnte,
- **Hüftgelenkbeweglichkeit**: Hier sollte der Patient möglichst entspannt liegen, eine Gegenspannung kann zu Schmerzen und selten auch zu einer Luxation führen. Bei Patienten mit einer implantierten Endoprothese der Hüfte darf bis **6 Wochen nach der Operation nur die Beugung/Streckung und nur die Abduktion – nicht jedoch die Adduktion und Rotation – geprüft** werden.
- **Kniegelenke**, um ein eventuelles Streckdefizit, eine Bandinstabilität oder eine andere Erkrankung, die zur Verminderung der Gangfähigkeit führen kann, auszuschließen,
- **Venenverhältnisse**, um eine unerkannte Thrombose zu erkennen. Die Symptome einer Thrombose sind ausgesprochen wechselhaft. Daher muss bei jeder unklaren oder plötzlich auftretenden Schwellung eines Beines, ob sie druckschmerzhaft ist oder nicht, eine Thrombose ausgeschlossen werden. Eine Messung der Umfangmaße am Ober- und Unterschenkel ist hierfür notwendig. Weiterhin müssen ein Wadendruckschmerz, Fußsohlendruckschmerz, Druckschmerz im Adduktorenkanal des Oberschenkels, eine bläuliche Verfärbung und Schwellung der Extremität überprüft werden.
- **Nervenfunktion** des Beines, um Paresen oder Teilparesen zu erkennen. Besonders der N. ischiadicus, aber auch die Nn. femoralis und obturatorius können durch Hakendruck oder Zerrung während der Operation geschädigt werden (s. T 2.11 u. 2.10). Das Risiko einer Nervenläsion wird mit 0,1–4 % bei Hüftimplantation und 3–8 % bei Revisionen angegeben (44, 60, 74). Manchmal kann auch der N. gluteus superior oder N. gluteus inferior beschädigt werden, wobei – je nach operativem Zugang – mehr als ¾ der Patienten geringe, subklinische Nervenverletzungszeichen aufweisen sollen (1, 74). Aber auch in der Lendenwirbelsäule können Nervenirritationen ausgelöst werden (72).
- **Funktion der Muskeln**: Häufig treten im Rahmen einer aktiven Rehabilitation Schmerzen im operierten Bein auf, deren Ursache eine Muskelüberlastung ist. Beispielsweise ist sehr häufig der M. tensor fasciae latae betroffen, aber auch die kleinen

Hüftabduktoren können nach Hüftoperationen überlastet werden (s. Kap. 2).
- **Beckentiefstand**: Häufig bestehen postoperativ noch Gelenkkontrakturen, so dass die tatsächliche Beinlänge nicht sicher überprüft werden kann. Ist das operierte Bein jedoch länger, sollte auf jeden Fall eine (wenn auch nur passagere) Erhöhung des anderen Beines durchgeführt werden. Damit ist gewährleistet, dass Patienten mit Teilbelastung das operierte Bein besser „durchschwingen" können, bzw. keine ungleichmäßig höhere Belastung des operierten Beines erfolgt. Auf Dauer sollte ein Beckentiefstand exakt ausgeglichen werden, weil sonst zusätzliche Probleme im Bereich der Iliosakralfugen und der Wirbelsäule entstehen.
- **Druckschmerz**: Schon allein durch einen gezielten Druck können viele Informationen über die Krankheitsursache gewonnen werden (richtungweisend bei Bursitis trochanterica u.a.).

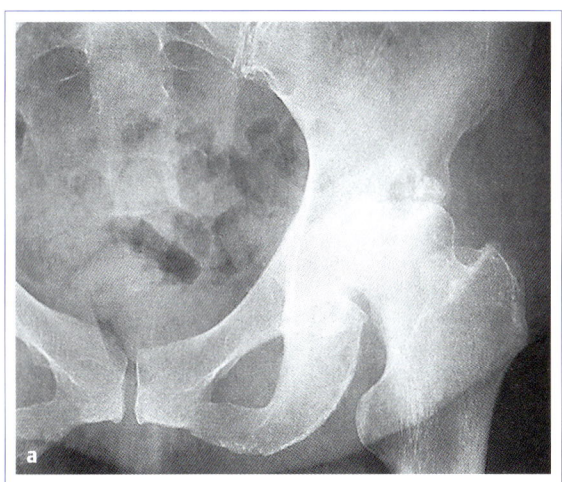

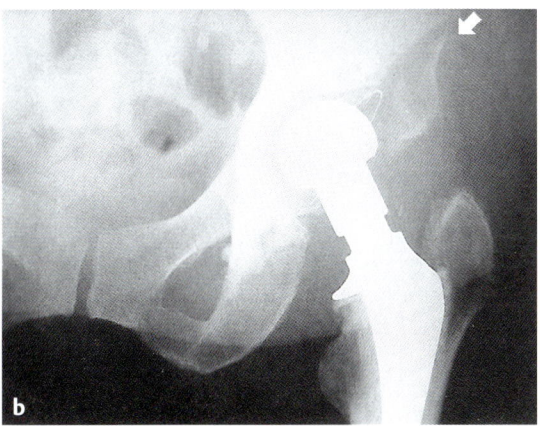

Beschwerden auf dem Trochanter major (durch eine gereizte Bursa trochanterica) oder in der Leiste bei Reizung der Bursa ileopectinea (durch eine vorn überstehenden Pfanne oder einen Zementpfropf) können ebenfalls auftreten. Schmerzen im Bereich der **Lendenwirbelsäule** werden nicht selten nach Implantation einer Hüft-TEP durch Beinlängendifferenzen, durch eine Flexionskontraktur der Hüfte (Kyphosierung der LWS) oder Intensivierung der Gehstrecke ausgelöst oder verschlimmert (72). Wegen dieser Komplikationen muss gewährleistet sein, dass ein kompetenter und mit den möglichen Komplikationen und Risiken vertrauter Arzt den Patienten während der Rehabilitation betreut (T 12.2).

Röntgenologische Zeichen wie eine verstärkte Reizkallusbildung bei stabilen Osteosynthesen, eine Verbreiterung der Frakturlinie, eine Implantatlockerung, Fragmentverschiebungen oder zunehmende Achsabweichungen müssen frühzeitig abgeklärt werden (◉ 12.9a u. b). Dabei ist eine Rücksprache mit dem Operateur sinnvoll, um in gemeinsamer Diskussion das weitere Vorgehen zu erörtern. Tritt eine Komplikation auf, muss das Rehabilitationsteam sofort Informationen austauschen und den weiteren Rehabilitationsverlauf festlegen.

Thrombose

Die häufigste Komplikation in der Rehabilitation nach Implantation einer Hüft-TEP sind Thrombosen (67), die in 0–33% der Fälle auch in eine gefährliche Lungenembolie münden können (33). Hier muss alles unternommen werden, um dieses **Risiko zu mindern**, wozu auch eine lang anhaltende medikamentöse Prophylaxe gehört (s. Kap. 2).

Periartikuläre Verkalkung

Jede zunehmende Bewegungseinschränkung nach Hüftoperationen birgt – gerade wenn sie schmerzfrei verläuft – die Gefahr einer **periartikulären Verkalkung** in sich (22, 30). Männer scheinen etwas häufiger betroffen zu sein als Frauen. Bei vielen, z.T. sogar bei bis zu 90% der Patienten sollen periartikuläre Verkalkungen nach einer Endoprothesenimplantation nachweisbar sein, wobei häufiger gering ausgeprägte Verkalkungsstadien vorliegen (59). Die Verkalkungen werden etwa 6 Wochen nach der Operation im Röntgenbild als flaue Schatten sichtbar, nach 6 Monaten haben sie ihr volles Ausmaß erreicht. Sie nehmen bis zum 12. Monat an Strukturdichte zu (22). Die Werte der alkalischen Phosphatase im Blut geben häufig Hinweise über die Aktivität des Prozesses. Besondere therapeutische Vorsicht ist bei einem noch aktiven Prozess geboten (◉ 12.10a-d).

◉ **12.9a u. b** Patientin vor (**a**) und 4 Wochen nach Implantation einer Hüft-TEP wegen Koxarthrose (**b**). Beim Anheben des gestreckten Beines in Rückenlage trat ein knöcherner Abriss des Ursprungs des M. rectus femoris (Pfeil) auf.

T 12.2 Häufige postoperative Befunde, Komplikationen und Risiken in der Rehabilitation von Patienten mit Operationen an der Hüfte

Befund	Ursachen	Diagnosen	Risiken	Komplikationen
Ödem bzw. Schwellung des operierten Beines	▪ Häufig: Verminderter Lymphabfluss ▪ Relativ häufig: Blutgerinnsel in den Venen ▪ Selten: Bakerzyste	▪ Lymphödem ▪ **Thrombose!** ▪ Intraartikulärer Erguss	▪ Ödem: Zunahme oder Verhärtung ▪ Thrombose: Zunahme oder Ablösung des Blutgerinnsels	▪ Organisiertes Ödem, Elephantiasis ▪ **Lungenembolie**
Rötung, Schwellung (z. T. auch Verhärtung), Überwärmung der Narbe; ggf. auch Sekretion aus der Wunde	▪ Oberflächliche oder tiefe Wundheilungsstörungen ▪ Infektion ▪ Infiziertes Hämatom bei Blutgerinnungsstörungen	▪ Wundrand- oder subkutane Fettgewebenekrose ▪ Wundserom ▪ Hämatom (infiziert?) ▪ Erysipel	▪ Fortschreiten der Infektion ▪ Tiefe Infektion	▪ Ausbreiten der Infektion, Psoas-Abszess ▪ Sepsis ▪ Osteomyelitis ▪ Septische Prothesenlockerung
Wie oben, aber mit zentraler Einziehung und Sekretion	▪ Tiefe Wundinfektion, meist bis auf Knochen reichend	▪ Osteomyelitis ▪ Eiterung der Endoprothese	▪ Ausbreitung der tiefen Infektion ▪ Lockerung der Endoprothese	▪ Sepsis ▪ Amyloidose ▪ Fistelkarzinom
Schmerzen beim Liegen auf der Seite	▪ Häufig: Reizung des Schleimbeutels	▪ Bursitis trochanterica	▪ Hartnäckiger chronischer Schmerz	▪ Keine
Zunehmende Einschränkung der **passiven Hüftbeugung** mit oder ohne Schmerzen	▪ Häufig: Periartikuläre Verkalkungen ▪ Selten: Prozess im Bereich der Leiste oder der Hüftmuskulatur ▪ Lockerung und Ventralkippung der Hüftpfanne	▪ Periartikuläre Verkalkungen ▪ Leistenhernie ▪ Entzündete Lymphknoten ▪ Aneurysma ▪ Psoas-Abszess	▪ Fortschreiten der Verkalkungstendenz ▪ Zunahme der Einschränkung durch schmerzhafte Fehlhaltung ▪ Weitere krankheitsspezifische Risiken	▪ Verlust der Hüftbeugung, Einsteifung des Gelenkes ▪ Probleme beim Sitzen, Anziehen etc. ▪ Prothesenlockerung durch Fehlbelastung
Verlust der **aktiven Hüftbeugung** (mit, manchmal auch ohne Schmerzen, oft auch bei passiv freier Beweglichkeit)	▪ Abriss des Ursprungs des M. rectus femoris (👁 12.9), Abriss des Trochanter minor ▪ Tendinose der Hüftbeugemuskeln ▪ Selten: Psoas-Abszess	▪ Sehnenriss ▪ Abriss des Trochanter major ▪ Tendinose ▪ Psoas-Abszess	▪ Zunahme der Bewegungseinschränkung durch schmerzhafte Fehlhaltung ▪ Verminderung der Hüftbeugung bzw. der Hüftstreckung	▪ Bei Hüftbeugekontraktur funktionelle Beinverkürzung ▪ Bei Verlust der Hüftbeugung s. o.
Schmerzen und Parästhesien im Oberschenkel bei der **Hüftstreckung** (oder bei längerem Liegen mit gestreckter Hüfte)	▪ Überdehnung des kontrakten M. iliopsoas ▪ Einklemmung des N. cutaneus femoris im Leistenband ▪ Reizung des M. iliopsoas durch Zementwülste am Pfannenrand.	▪ Meralgia paraesthetica nocturna (69) ▪ Peritendinitis der Psoassehne	▪ Zunahme der Schmerzen (evtl. auch der Nervenschädigung) häufig nachts	▪ Bleibender Kompressionsschaden des Nervs
Zunehmende Einschränkung der **Hüftstreckung**	▪ Verkürzte Hüftbeugemuskulatur ▪ Periartikuläre Verkalkungen ▪ Psoas-Abszess	▪ Kontraktur des M. iliopsoas ▪ Periartikuläre Verkalkungen	▪ Zunahme der Bewegungseinschränkung durch Schmerzen und Fehlhaltung	▪ Hüftbeugekontraktur: funktionelle Beinverkürzung
Zunehmende Einschränkung der **passiven Hüftabduktion** mit bzw. ohne Schmerz	▪ Verkürzte Adduktoren-Muskulatur ▪ Periartikuläre Verkalkungen ▪ Psoas-Abszess	▪ Wie neben beschrieben	▪ Schmerzbedingte Adduktionskontraktur ▪ Sturzgefahr	▪ Frühe Prothesenlockerung durch Fehlbelastung

T 12.2 Fortsetzung

Befund	Ursachen	Diagnosen	Risiken	Komplikationen
Verlust der **aktiven Hüftabduktion** (mit oder ohne Schmerzen)	■ Tendinose oder Insuffizienz der Hüftabduktoren ■ Abriss des Trochanter major (72) ■ Muskelhernie oder Riss der Abduktoren (70, 72) ■ Periartikuläre Verkalkungen	■ Wie neben beschrieben	■ Je nach Ursache Duchenne-Hinken, Adduktionskontraktur ■ Sturzgefahr ■ Luxationsgefahr bei Hüft-TEP	■ Frühe Prothesenlockerung durch Fehlbelastung ■ evtl. Gangunfähigkeit ■ Immobilisation
Lähmung einzelner Muskeln am operierten Bein, Taubheitsgefühle	■ Nervenschädigung intraoperativ oder durch Lagerung, Hämatom etc. nach Luxationen	■ Parese des N. ischiadicus, N. femoralis oder N. peroneus	■ Bleibende Lähmung mit Gangunsicherheit oder -unfähigkeit, Sturz	■ Frühe Prothesenlockerung durch Fehlbelastung ■ evtl. Immobilisation
Schmerzen im Verlauf einzelner Muskeln, verstärkt bei Widerstand, Druckschmerz	■ Plötzliche Aktivierung jahrelang inaktiver Muskeln (typisch: M. tensor fasciae latae)	■ Tendinose ■ Myogelose	■ Muskelkater, schmerzhafte Tendinosen	■ Sehr selten Muskelschwellung, Kompartmentsyndrom
Plötzliche schmerzhafte Bewegungseinschränkung, **Beinverkürzung, Verlust der Gehfähigkeit**	■ Falsches Bewegungsmuster ■ Sturz ■ Steil oder rotiert implantierte Pfanne ■ Trochanterabriss ■ Materialermüdung	■ Luxation der Endoprothese ■ Bruch oder Auslockern der Osteosynthese	■ Erneute Operation ■ Bei der Luxation einer Hüft-TEP weitere Luxationen	■ Schädigung von Nerven oder Blutgefäßen
Schmerzen bei Belastung ohne äußeren Anlass	■ Fehlendes Einwachsen der TEP ■ Nicht ganz passgerechte Prothesenform	■ Frühlockerung ■ Stressfraktur (51)	■ Zunehmende Lockerung, Fraktur, ggf. erneute Operation	■ Dislokation der Fragmente
Akute Schmerzen bei Belastung, oft nach Sturz, Stolpern etc.	■ Instabile Osteosynthese ■ Dünne Kortikalis bei Wechseloperation ■ Osteoporose	■ Fissur, Fraktur ■ Schaftsprengung im Femur ■ Abriss von Trochanter major oder minor	■ Wie oben, ggf. erneute Operation ■ Bei Femurfrakturen evtl. Nervenverletzungen	■ Einsinken des Prothesenschaftes ■ Verbiegung des Osteosynthesematerials, Pseudarthrose

---

> Bei entstehenden periartikulären Verkalkungen dürfen keine intensiven aktiven Therapien, keine Massagen und keine zu intensive Mobilisation durchgeführt werden.

Hüftluxation

Zwar ist die frühzeitige und schnelle Verbesserung der Beweglichkeit der Hüfte das vorrangige Ziel nach Implantation eine Hüft-TEP, jedoch ist auch die Gefahr einer Luxation der Endoprothese erhöht – unter anderem, weil bei der Operation unterschiedliche Anteile der Muskeln und der Gelenkkapsel durchtrennt werden. Die Kraft der (teilweise) durchtrennten oder atrophischen Muskulatur reicht anfangs nicht aus, um den künstlichen Hüftkopf fest zu zentrieren.

Bei Erstimplantation liegt die Gefahr einer Luxation zwischen 2 und 5 %, wobei in einzelnen Studien auch Extremwerte von 0,3 % bzw. 15 % angegeben werden (26, 27, 45, 47, 58, 59, 64). Voroperationen an der Hüfte erhöhen die Luxationsneigung um ein Vielfaches (25). Auch bei Revisionsoperationen, wenn die Pfanne oder die ganze Endoprothese gewechselt wird, ist die Luxationsgefahr deutlich erhöht und liegt bei 5–20 % (27, 53, 58, 64). Besondere Aufmerksamkeit ist also den Patienten mit Voroperationen oder Rezidiveingriffen zu widmen. 60–79 % der Hüft-TEP luxieren innerhalb der ersten 4–6 Wochen (64).

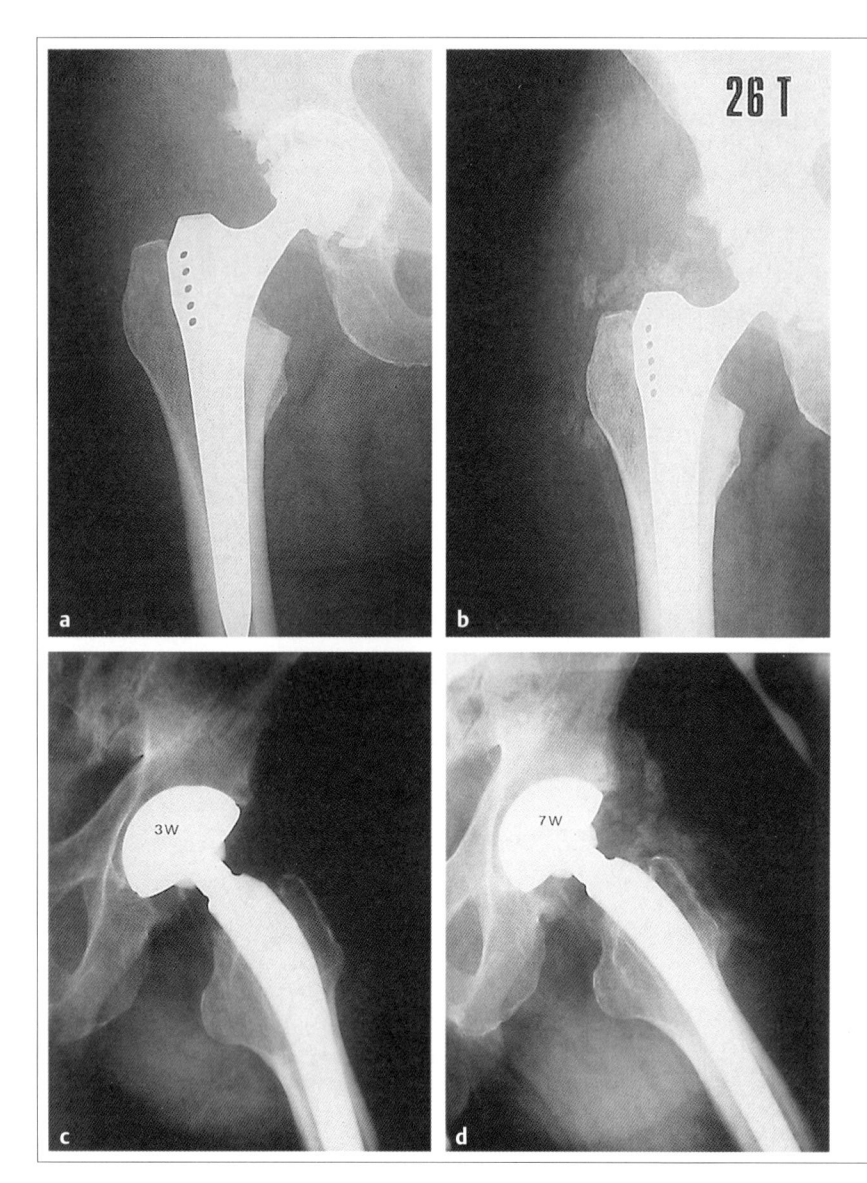

◉ **12.10a–d** Implantation von Hüft-Totalendoprothesen.
a Röntgenbild des Hüftgelenkes einer 61-jährigen Frau, bei der 3 Wochen zuvor eine zementfreie Hüft-TEP implantiert worden war. Im Hüftgelenk bestanden keine Beschwerden, die Beugung/Streckung war mit 70-0-0° eingeschränkt.
b 26 Tage später waren auf dem Röntgenbild periartikuläre Verkalkungen zu erkennen, die Beugung hatte sich trotz intensiver Therapie nur auf 80-0-0° gebessert, die Abduktion hatte sich von anfangs 25 auf 5° verschlechtert. Die alkalische Phosphatase war normal.
c 76-jähriger Patient, 3 Wochen nach Implantation einer Hüft-TEP wegen Koxarthrose. Die Beugung/Streckung der linken Hüfte betrug zu diesem Zeitpunkt 60-5-0°. Die alkalische Phosphatase war auf 361 U/l erhöht (oberer Grenzwert: 170 U/l).
d Bei fehlenden Schmerzen verschlechterte sich 4 Wochen später die Beugung/Streckung trotz täglicher Therapie auf 30-10-0°, auch die Abduktion nahm von 15 auf 5° ab.

Multifaktorielle Ursachen bei der Hüft-TEP-Luxation

Auch bei Patienten, bei denen die Hüftmuskulatur schwach, insuffizient oder vernarbt ist, ist eine erhöhte Luxationsgefahr vorhanden. Die Luxationsneigung ist auch deutlich höher, wenn die Pfanne zu steil – mit einem Winkel von deutlich mehr als 45–55° zur Linie der Sitzbeinhöcker – eingebaut wird. Allerdings ist eine zu steil implantierte Pfanne nie allein für eine Luxation verantwortlich (27, 58). Eine extreme Anteversion der Pfanne führt zur anterioren Luxation, eine Stellung in Retroversion zur dorsalen Luxation (64). Neben einer Fehlstellung der implantierten Pfanne begünstigen weiterhin eine verstärkte Rotation des Prothesenschaftes, ein kleiner Hüftkopfdurchmesser von höchstens 26–28 mm, Verkalkungen in Pfannennähe, das Anstoßen der Trochanteren am Beckenrand und ein Abriss des Trochanter major ebenfalls eine Luxation (25, 81). Aber auch ein höheres Lebensalter (> 70 Jahre) lässt die Luxationsgefahr steigen (27). Fast nie führt nur eine einzige Ursache zur Luxation, vielmehr handelt es sich um ein multifaktorielles Geschehen (58) (**T 12.3**).

Hüft-TEP-Luxation bei Impingement

Flach implantierte Pfannen reduzieren zwar das Luxationsrisiko, erhöhen aber die Gefahr des Anstoßens des Trochanter major am Pfannenrand (64). Schon relativ geringe Änderungen des Pfanneninlays können signifikante Einflüsse auf die Gelenkstabilität haben. Je größer das Bewegungsausmaß des Hüftgelenkes ist, umso geringer ist der Widerstand gegen eine Luxa-

T 12.3 Faktoren, die eine Luxation einer Hüft-TEP fördern können (nach Sanchez-Sotelo [64])

Patientenmerkmal	Operationstechnik	Implantat-Design
Weibliches Geschlecht	Dorsolateraler Zugang	Kopfgröße (?)
Höheres Alter	Falsche Orientierung der Implantate	Verhältnis von Prothesenkopf zum Hals (?)
Habitus (?)	Falsche Lokalisation der Implantate	Verhältnis von Prothesenkopf zur Pfanne (?)
Primäre Diagnose (Hüftfraktur!)	Geringe Spannung der Weichteile	Nicht erhöhter Pfannenrand
Vorangegangene Hüftoperation	Fehlender Kapselverschluss	
Neuromuskuläre Dysfunktion	Ablösung oder Dislokation des Trochanter major	
Fehlende Kompliance	Keine Refixation der Rotatoren- und Abduktorenmuskulatur	
Alkohol-/Drogenabhängigkeit		

tion. Pfannen mit einem erhöhten Rand schützen nicht immer vor dem Herausspringen des Prothesenkopfes. Mitunter kann gerade der hohe Rand zu einer Aushebelung des Kopfes bei Kontakt des Prothesenhalses mit der Pfanne führen (**materialbedingtes Impingement**). Dies ist besonders bei kleinen Prothesenköpfen regelmäßig der Fall (58). Größere Prothesenköpfe werden von den Operateuren häufig gemieden, weil sie zu verstärktem Abrieb führen können. Ob die großen Prothesenköpfe vor einer Luxation schützen, wird divergent diskutiert (58, 64). Das Verhältnis von Kopfgröße und Prothesenhals bzw. Pfanne spielt aber sicherlich eine Rolle beim Luxationsrisiko.

Folgende meist komplexe Bewegungen können zu einem knöchernen Kontakt (**knöchernes Impingement**) führen und begünstigen eine Luxation (58):

- Adduktion mit Innenrotation (Kontakt von Trochanter minor mit dem Os pubis),
- Extension mit Außenrotation (Kontakt von Trochanter major mit Tuberositas ischii),
- Flexion mit Innenrotation (Kontakt von Trochanter major mit Spina iliaca anterior inferior).

Hüft-TEP-Luxation und operativer Zugang

Je nach operativer Schnittführung wird eine Luxation durch unterschiedliche Bewegungen ausgelöst. Der dorsolaterale Operationszugang soll in 3,1–7,5 % der anterolaterale Zugang in 1,2–3,2 % der Fälle zu Luxationen führen (27, 45, 64). Aber auch ein deutliches Überwiegen der Luxationen nach anterolateralem Zugang wurde beschrieben (18). Weniger als $1/10$ der Luxationen ereignen sich nach ventral, die meisten luxieren nach dorsal (27). Eine eingeschränkte postoperative Beugung der Hüfte sollte Anlass zur Vorsicht sein, weil der Trochanter major oder ein Teil der Prothese am vorderen Pfannenrand anschlagen könnte. In diesem Fall würde die Prothese nach dorsal heraus gehebelt werden. Andererseits kann eine vergrößerte postoperative Beugefähigkeit ebenfalls gefährlich sein, hier sind sogar noch Monate nach der Operation Luxationen möglich (17).

Beim **dorsolateralen Operationszugang** werden die hintere Gelenkkapsel eröffnet und die Rotatorenmuskeln der Hüfte (Mm. piriformis, gemelli, obturatorius und quadratus femoris) abgetrennt. Diese werden anschließend wieder angenäht und dürfen in der frühen Rehabilitation nicht zu intensiv aktiviert werden, um ein Abreißen zu vermeiden. Beim dorsalen Zugang kann die Form der Prothese, nämlich ein steiler Prothesenhals (Schenkelhalswinkel = 142°, anstelle des üblichen 135°-Winkels) die Luxationsgefahr erhöhen (27). Besonders luxationsgefährdet ist ein dorsaler Zugang im Rahmen einer Wechseloperation, aber auch bei einer Endoprothese mit großem Schenkelhalswinkel und großem Pfannenwinkel.

Beim **anterolateralen Zugang** wird zwischen M. tensor fasciae latae und den Mm. gluteus medius und minimus eingegangen, wobei der M. gluteus medius meist eingekerbt oder auch ganz abgelöst wird. Manchmal muss auch der Trochanter major durchtrennt werden (**T 12.4**).

T 12.4 Operativer Zugang bei Implantation einer Hüftendoprothese und Luxationsgefahr

	Dorsolateraler Zugang	Anterolateraler Zugang
Beugung über 90°	×	×
Adduktion	×	×
Innenrotation	×	
Außenrotation		×

×: Bewegungen des Hüftgelenkes, die bei einem dorsolateralen oder anterolateralen Operationsschnitt innerhalb der ersten 6 Wochen vermieden werden sollten

Weichteilspannung und Hüft-TEP-Luxation

Wenn auch die Anzahl der Voroperationen das Risiko einer Hüft-TEP-Luxation deutlich erhöht, so ist bisher noch nicht der direkte Nachweis gelungen, dass eine verminderte Weichteilspannung zu einer erhöhten Luxationsrate führt. Dies liegt u.a. an der Schwierigkeit, die Weichteilspannung zu messen. Bei Patienten mit einer postoperativen Beinverkürzung wurde jedenfalls kein erhöhtes Luxationsrisiko gefunden (64). Dennoch ist es notwendig, die Kapsel und die operativ abgelösten Muskeln – besonders die Außenrotatoren – wieder sorgsam anzunähen. Eine Dislokation des Trochanter major von 1 cm und mehr erhöht die Luxationsrate von 2,8 auf 17,6 %, wenn es operativ nicht gelingt, den Trochanter zu refixieren (64).

Die Muskulatur erholt sich postoperativ relativ schnell: 3 und auch 12 Monate nach Implantation einer Hüft-TEP war kein Unterschied mehr in der Kraft der Abduktorenmuskeln bei lateralem oder dorsalem Zugang zu erkennen (18).

Luxationsfördernde Bewegungen

Während in der frühen postoperativen Phase vorwiegend Drehbewegungen im Bett eine Luxation provozieren (25, 45), sind in der Anschlussheilbehandlung Alltagssituationen luxationsfördernd. Extensions- oder Rotationsbewegungen bei flektierter Hüfte lösen die Luxationen häufig aus (25). Gerade das Aufstehen von einem Stuhl und das Hinsetzen sind gefährlich (25). Aber auch das An-/Ausziehen der Schuhe oder Strümpfe im Sitzen, zu tiefes Sitzen oder eine Rotation im Stehen führten zu Luxationen (67).

Im Mittel luxieren Endoprothesen entweder recht früh, also in den ersten 2 Wochen nach der Operation, oder nach 4–6 Wochen, wobei in einzelnen Fällen auch sehr späte Erstluxationen nach mehr als 2 Monaten festzustellen waren (67). Stürze (25) oder extreme gymnastische Übungen können Luxationen auch nach einem Jahr hervorrufen. In seltenen Fällen können Prothesen erstmals 5 Jahre nach der Operation luxieren (17).

Da $1/3$–$2/3$ der nach einer Luxation reponierten oder operativ revidierten Patienten weitere Hüftluxationen aufweisen (27, 31, 64, 81), ist die **Prophylaxe** der Luxation oberstes Ziel. Daher müssen die Mobilisierung und die Therapie unter Beachtung der therapeutischen Grundsätze erfolgen. Luxiert eine Hüft-TEP während der Rehabilitation, sollte eine Reposition nur versucht werden, wenn optimale Bedingungen (Röntgenbildwandler, Vorrichtungen zur Lagerung und zur dosierten Extension, Analgesie und Überwachung bei eventuellen anschließender Herz-Kreislauf-Reaktion) vorhanden sind. Muss bei einer solchen Reposition sehr viel Kraft aufgewendet werden, ist die Gefahr von Schädigungen des Pfanneninlays, Nervenschäden und Einklemmungen von Weichteilgewebe relativ hoch. Daher ist es in den meisten Fällen sinnvoll, die luxierten Patienten auf der Vakuummatratze wieder zum Operateur zurückzuschicken, falls der Transport nicht zu lange dauert.

Eine anschließende Ruhigstellung in einem Knüppelgips für 2 Wochen reduziert die Gefahr von Rezidivluxationen deutlich (67). Bei einer Gipshosenruhigstellung für 6 Wochen und anschließender Orthesenbehandlung können sogar in 90 % der Fälle Rezidivluxationen verhindert werden (25). Eine anschließende Versorgung mit einer **luxationshemmenden Orthese** ist auf jeden Fall für mindestens 3 Monate anzuraten. Bei starker Innen- oder Außenrotationstendenz wird ein Kunststoffstab als Derotationsstab an dem Beckenkorb befestigt, der mit einem Fußteil verbunden ist und die Rotation sicher verhindert.

Hilfsmittelversorgung in der Ergotherapie

Folgende Hilfsmittel sind, je nach Behinderung oder Gefährdung, für den Alltag und für die Durchführung der Therapien nach Hüftoperationen sinnvoll:
- Toilettensitzerhöhung oder einseitige -erniedrigung für mindestens 6 Wochen postoperativ,
- Schuh- und Strumpfanziehhilfen,
- Greifzange („helfende Hand") zur Vermeidung einer starken Hüftbelastung beim Bücken (52),
- Arthrodesensitzkissen oder erhöhte Stühle,
- Versorgung mit Gehhilfen (Achselstützwagen, Rollator, Gehstützen usw.) je nach Belastbarkeit und Gangunsicherheit,
- Hüftabduktionsbandage bei latenter Luxationsneigung (beispielsweise bei schon erfolgter Luxation direkt nach der Operation); diese Bandagen haben zwar keine vollständig stabilisierende Funktion, erinnern aber den Patienten an eine Reduktion des Bewegungsausmaßes,
- Antiluxationsorthese: Diese Rumpfplastikorthese ist über ein bewegliches Hüftgelenkscharnier mit einer Oberschenkelhülse verbunden. Sie lässt nur eine Bewegungsrichtung (Beugung und Streckung) zu. Damit ist eine frühe Mobilisierung aus der Liegendposition möglich. Die Orthese kann mit einem Derotationsstab zur Vermeidung einer Rotationsrichtung aufgerüstet werden. Bei korpulenten Patienten oder extremer Luxationsgefahr ist es sinnvoll, die Oberschenkelhülsen beidseitig anzubringen (⊙ **12.11**).

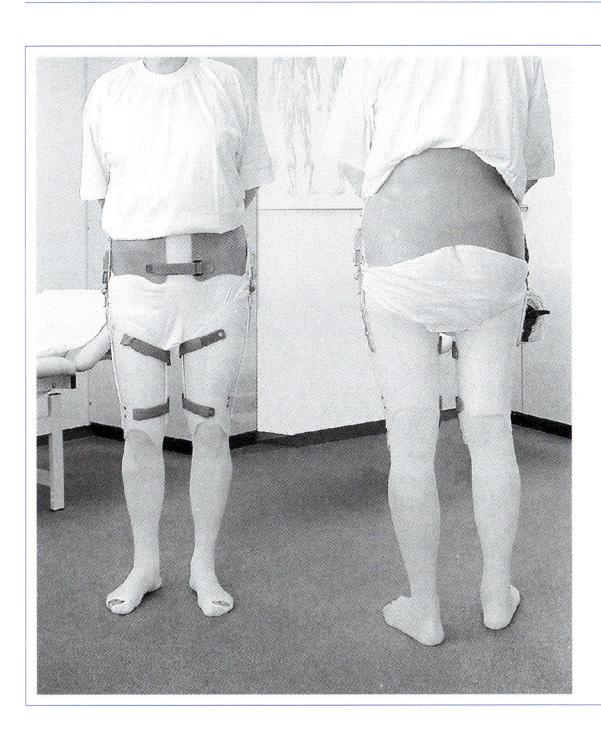

👁 **12.11** Plastikorthese mit Beckenkorb zur Vermeidung der Luxation einer Hüft-TEP. Über ein Scharnier sind beidseitig Oberschenkelhülsen mit dem Beckenteil verbunden. Damit wird sowohl die Beugefähigkeit auf maximal 90° eingeschränkt wie auch eine Adduktion sicher verhindert. Diese Orthese wird auch bei der aktiven Therapie getragen.

Ausdauertraining bei Patienten nach Hüftoperationen

Ein gezieltes Ausdauertraining ist auch bei Patienten, die ein Bein nicht oder nur teilweise belasten dürfen, im Wasser möglich (s. Kap. 10).

Ergometertraining bei Patienten nach Hüftoperationen

Beim **Bettfahrrad** (s. **T** 8.1) gibt es mechanische und elektronische Ausführungen, die gegen das Bettende gestellt werden.

Zwei Voraussetzungen müssen gegeben sein:
- Die Belastung des Hüftgelenkes ist beim Fahrrad fahren im Liegen höher als beim gleichen Training im Sitzen, da bei dem Anheben des gestreckten Beines eine Kompressionskraft von 300% des Körpergewichtes auf die Hüfte einwirkt. Der Operierte soll sein Bein schon aktiv anheben dürfen und Vollbelastung muss erlaubt sein.
- Die Einstellung des Bettfahrrades muss in der Achse des Beines erfolgen, so dass nur geführte Bewegungen mit kleinem Bewegungsumfang (nicht mehr als 70° Hüftbeugung) durchgeführt werden.
- Die Verwendung eines Bettfahrrades bei Patienten mit einer **Hüft-TEP** ist **nicht sinnvoll**, weil es hier zu einer Luxation kommen kann, wenn die Patienten bei gebeugter Hüfte den Oberkörper aufrichten.

Sobald der Patient aufstehen darf und auf einem Sessel- oder Fahrradergometer sitzen kann, ist – unter Berücksichtigung des Bewegungsradius und der Wundverhältnisse – das Fahrradfahren im Sitzen vorzuziehen.

Auf dem **Fahrrad- oder Sesselergometer** ist im Sitzen ein frühes postoperatives Training möglich, wenn:
- die benötigte Beweglichkeit erreicht ist; evtl. kann mit verkürzter Kurbel trainiert werden,
- das Auf- und Absteigen vom Ergometer gefahrlos erfolgen kann (Achtung: Bei Patienten mit einer Hüft-TEP dabei keine Rotation oder Adduktion des Beines!),
- die Belastbarkeit des Beines ausreichend hoch ist (also schon ab einer Teilbelastung von 20% des Körpergewichtes möglich).

Eine Umdrehungszahl von etwa 60 U/min sollte eingehalten werden. Große Vorsicht ist geboten beim Auf- und Absteigen vom Ergometer (Kompressionskräfte bis zu 280% des Körpergewichtes).

Auf einem **Handkurbelergometer** kann die Ausdauer intensiv trainiert werden, auch wenn die Beine noch nicht belastet werden dürfen.

Das Training auf einem **Ruderergometer** ist anfangs **nicht sinnvoll**, weil durch die Oberkörper- und Beinbewegung eine zu starke Hüftbeugung eintreten kann und das Auf- bzw. Absteigen zu unsicher ist.

Kräftigung der Beinmuskulatur nach Hüftoperationen

Ein Krafttraining der Muskulatur der nicht operierten Extremitäten ist sehr zu empfehlen, um beispielsweise den Cross-over-Effekt zu erreichen (s. Kap. 6). Wird dabei das operierte Bein sicher gelagert, kann ein Maximalkrafttraining der gesunden Körperabschnitte erfolgen. Aber auch das operierte Bein kann schon bei geringer Teilbelastung mit Übungen gegen die Schwerkraft, mit Hilfsmitteln wie Therabänder, Gewichtsmanschetten und Hanteln, Aquatraining oder dosierter Belastung an Kraftmaschinen gezielt gekräftigt werden (s. a. **T 6.7** u. **T 10.9**).

Aquatherapie nach Hüftoperationen

Im Wasser ist ein gezieltes Krafttraining einzelner Muskeln oder Muskelgruppen möglich, auch wenn der Patient das operierte Bein nur gering belasten darf (s. Kap. 10).

Kraftübungen bei geringer Teilbelastung

Übungsbeispiele bei 10–20 % des Körpergewichtes = 30–60 % Kompressionskraft (nach Bergmann [9])

Rückenlage auf der Behandlungsbank

- Isometrisches Anspannen wechselnder Muskelgruppen, die Fußspitzen nach oben ziehen, die Knie auf die Unterlage drücken, das Gesäß anspannen.
- Eine Rolle aus festem Schaumstoff liegt unter den Kniegelenken, die Beine befinden sich in leichter Abduktionsstellung, die Fersen liegen auf der Unterlage und werden auch bei der Übung nicht angehoben. Nun die Knie im Wechsel auf die Rolle herunterdrücken. Ziel: Kräftigung des M. gluteus maximus.

■ *Assistierte Übungen mit Unterstützung des Therapeuten*

- Achsengerechtes Beugen und Strecken des Hüft- und Kniegelenkes bis maximal 90°. Es kann zur Dorsalextension des Fußes ein leichter Führungswiderstand am Fußrücken gegeben werden. Das andere Bein sollte gestreckt liegen bleiben und mit angespannt werden.
- Beugen des Beines im Hüftgelenk und Halten in der gebeugten Stellung, der Therapeut vermindert seine Unterstützung.
- Abduzieren des Beines (jedoch nicht endgradig!) und Adduzieren bis zur Nullstellung. Das andere Bein in abduzierter Stellung lagern, um eine mitlaufende Bewegung des Beckens zu verhindern.
- Abduktion des Beines in der Schlingenaufhängung, auch gegen leichten, gelenknahen Widerstand durch den Therapeuten.
- Stabilisierung des Hüftgelenkes: Der Therapeut umfasst den Oberschenkel des Patienten im proximalen Bereich möglichst gelenknah. Nun spannt der Patient die Muskulatur des Oberschenkels an, der Therapeut gibt Widerstände in die verschiedenen Richtungen, es darf jedoch keine Bewegung entstehen. Ist der Patient in der Lage, durch isometrische Muskelanspannung sein Hüftgelenk zu stabilisieren, kann auch ein geringer kaudaler Zug eingesetzt werden (keine Traktion!), um zusätzliche Impulse zur Muskelkräftigung zu setzen. Der Patient lernt, sein Gelenk zu kontrollieren (auch im Schlingentisch möglich).
- Stabilisierung des Hüftgelenkes: Das operierte Bein hängt in der Schlinge und wird durch Muskelanspannung in leichter Abduktion fixiert, das andere Bein gegen den Widerstand des Therapeuten abduziert.

Sitzen auf der Behandlungsbank

Die Füße haben Bodenkontakt, die Beugung im Hüftgelenk beträgt weniger als 90° (evtl. Verwendung eines Arthrodesenkissens):
- im Wechsel die Beine im Kniegelenk strecken und den Oberschenkelmuskel anspannen,
- operiertes Bein gestreckt halten und den Fuß aktiv im Sprunggelenk beugen und strecken,
- Verlagerung des Körpers im Wechsel auf die rechte und linke Beckenhälfte; hierdurch lernt der Patient, auch seine operierte Seite im Sitzen zu belasten,
- Stabilisierung des Oberkörpers durch manuelle Widerstände an verschiedenen Stellen im Bereich der Schultern.

Stand

Der beidbeinige Stand ist relativ wenig belastend *(60–80 % Kompressionskraft = 20–25 % der Teilbelastung)*. Zur Sicherheit soll das nichtoperierte Bein etwas mehr belastet werden als das operierte:
- Der Patient steht an einer Sprossenwand mit dem gesunden Bein auf einer kleinen Erhöhung und mit dem operierten Bein auf einem kleinen Rollbrett, das er vor und zurück bewegt. Besonders die Extension der Hüfte kann so verbessert werden (👁 12.12).
- Der Patient steht auf dem gesunden Bein und hebt das operierte auf die unterste Stufe der Sprossenwand. Ziel: Kräftigung der Mm. iliopsoas und rectus femoris.

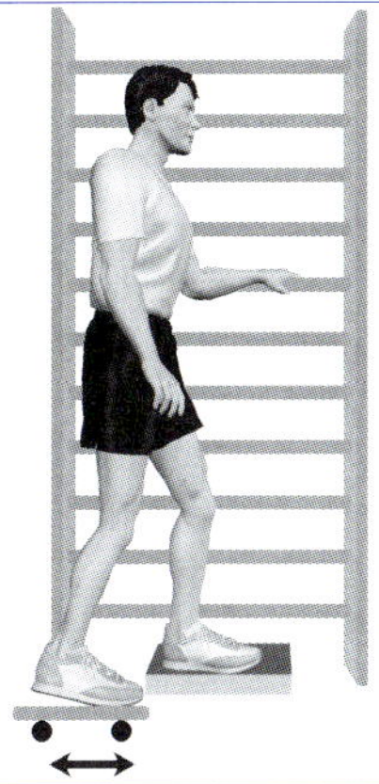

Abb. 12.12 Verbesserung der Hüftextension der operierten Hüfte.

Kraftübungen bei Teilbelastung von 50 % des Körpergewichtes (150 % messbare Kompressionskraft)

Rückenlage auf der Behandlungsbank

- *Assistierte Übungen mit Unterstützung des Therapeuten*
- Flexion und Extension, Abduktion und Adduktion des Beines gegen gut dosierte Widerstände,
- Flexion im Hüftgelenk nur bis maximal 90°,
- Übungen gegen einen kräftigen Widerstand mit dem nichtoperierten Bein, beispielsweise PNF-Beinmuster; bei der Abduktion des nichtoperierten Beines kommt es automatisch zur Mitanspannung der kontralateralen Muskulatur,
- Abduktion des Beines in der Schlingenaufhängung,
- Dorsalextension beider Füße gegen kräftigen Widerstand durch den Therapeuten; es entsteht auch eine mäßige Anspannung der Oberschenkelmuskulatur.

Sitzen auf der Behandlungsbank

Es können ähnliche Übungen wie bereits zuvor beschrieben ausgeführt werden, der Therapeut setzt jedoch Widerstände.

Stand

- wie auf Seite 254, mit intensiver Belastung des operierten Beines,
- Stand auf beiden Füßen mit gleichmäßiger Gewichtsverteilung (oder auch auf einer weichen Matte oder auf einem Balancepad), die Kniegelenke sind leicht gebeugt; der Therapeut setzt Widerstände am Becken, so dass der Patient entsprechend gegen spannen muss, um das Gleichgewicht nicht zu verlieren; Ziel: Kräftigung von Gluteal-, Ober- und Unterschenkelmuskulatur,
- Aufstehen aus dem Sitz mit leicht abduzierten Beinen unter Zuhilfenahme der Arme (z. B. an der Sprossenwand, Stuhllehne); Ziel: Kräftigung des M. quadriceps; durch diese Übung soll der Patient auch das korrekte Aufstehen aus dem Sitzen lernen.

Kraftübungen bei Patienten mit Vollbelastung

Rückenlage auf der Behandlungsbank

Es können alle oben beschriebenen Übungen durchgeführt werden, der Therapeut setzt stärkere, immer der Kraft des Patienten angepasste Widerstände.

Sitzen

Aufstehen aus dem Sitz in die halbe Kniebeuge. Der Oberkörper ist dabei soweit aufgerichtet, dass die Hüftgelenke weniger als 90° gebeugt sind. Diese Stellung sollte etwa 10 s gehalten werden. Ziel: Kräftigung des M. quadriceps.

Stand

Der methodische Aufbau sollte vom unterstützten zum freien Gehen führen: Gehbarren → Sprossenwand → glatte Wand → Unterarmgehstützen → freier Stand.
- Zehenstand; Ziel: Kräftigen der Wadenmuskulatur,
- operiertes Bein in der Hüfte beugen und anheben, ohne dass das Becken absinkt (12.13b),
- anschließend das nichtoperierte Bein heben; Ziel: Kräftigung der Glutealmuskulatur,
- Abduktion des operierten, dann des gesunden Beines bei Beckengradstand; Intensivierung durch ein Theraband, das um das Bein geschlungen wird, bei Kniegelenkbeschwerden proximal, sonst distal (12.13a),
- Stand vor der Stufe, Auf- und Absteigen als Vorübung zum Treppensteigen (12.13c),
- im Stehen das nichtoperierte Bein geringfügig anheben, ohne im Hüft- oder Kniegelenk zu beugen; Bewegung erfolgt nur aus einer Beckenbewegung; Ziel: Kräftigung der Beckenmuskulatur; Intensität kann durch eine am Fußgelenk angebrachte Gewichtsmanschette wesentlich gesteigert werden (12.13d); dabei darf keine Adduktion der operierten Hüfte entstehen!

Weitere Übungsbeispiele sind im Abschnitt Koordinationstraining bei Patienten nach Hüftoperationen zu finden (S. 257).

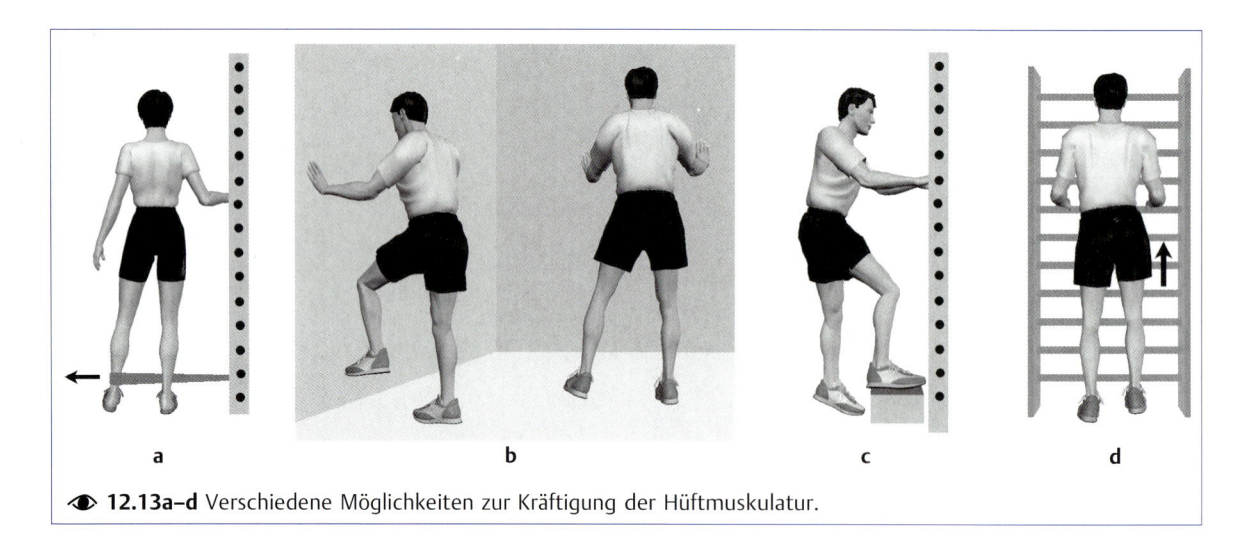

12.13a–d Verschiedene Möglichkeiten zur Kräftigung der Hüftmuskulatur.

Kraftübungen an Kraftmaschinen

Die Übungsbehandlung von TEP-Patienten an Kraftmaschinen darf nur unter bestimmten Voraussetzungen durchgeführt werden:
- Die Patienten müssen gefahrlos auf die Kraftmaschinen auf- und absteigen können.
- Große Gewichte sollen nicht verwendet werden, da durch die gleichzeitige Anspannung der Agonisten und der Antagonisten am Hüftgelenk hohe Kompressionskräfte auftreten können (35).
- Luxationsgefährdende Übungen müssen vermieden werden.
- Atrophische oder operativ abgelöste Muskeln dürfen nicht oder nur sehr dosiert trainiert werden, um Überlastungen zu vermeiden.
- Bei einigen Geräten sollten die Gewichtskräfte möglichst am kurzen (Bein-)Hebel angreifen, weil damit die Belastung der Hüfte besser berechenbar ist.

Besonders günstige Kraftmaschinen sind:
- Streckung der Beine gegen Widerstand (Leg Press) (s. **6.13**): Hier kann durch die Verwendung von Kraftmessplatten oder auch mit einer einfachen Waage die tatsächliche Auftrittskraft genau festgelegt werden. Dabei darf die Rückenlehne nicht hoch gestellt werden, da sonst der Winkel zwischen Oberkörper und Oberschenkel zu klein werden könnte (Luxationsgefahr!).
- Streckung der Hüfte gegen Widerstand („Glutaeusmaschine"): Die Übung muss in einer ungefährlichen Position, also am besten im Stand erfolgen. Eine Überstreckung der Hüfte ist zu vermeiden.
- Abduktion des Beines gegen Widerstand („Hüftabduktionsapparat"): Die Krafteinleitung sollte am kurzen Hebel (Oberschenkel) und im Stehen erfolgen. Abduktionsgeräte, bei denen im Sitzen trainiert wird, sind wegen eines möglichen Impingements bei gleichzeitiger Hüftflexion nicht geeignet.
- Seilzugapparate: Komplexere Bewegungsabläufe können damit im Liegen, Sitzen und Stehen trainiert werden.
- Isokinetische Kniebeuge-/Streckmaschinen: Hier kann die Quadrizeps- und ischiokrurale Muskulatur dynamisch und gezielt beübt werden. Ein Maximalkrafttest ist jedoch wegen der hohen Muskelkräfte auf die Hüfte nur bei Vollbelastung erlaubt.

Die weiteren Möglichkeiten sind im Kapitel 6 aufgeführt.

Verbesserung der Flexibilität nach Hüftoperationen

Die Dehnung sollte nach Hüftoperationen wegen der möglichen Scherkräfte (s. **9.4**) sehr vorsichtig erfolgen.
Rückenlage auf der Behandlungsbank:
- Mit leicht angestellten Beinen das Becken nach vorn und nach hinten kippen. Eine Lordosierung und Kyphosierung der LWS ist die Folge, aber auch eine Hüftgelenkbewegung. Ziel: Verbesserung der Hüftflexion. Nachteil: Mobilisierung der LWS.
- Hüftflexion bis maximal 90° mit einem gestreckten oder leicht gebeugten Kniegelenk. Ziel: Dehnung der Beinrückseite (ischiokrurale Muskulatur). Zusätzliche Dehnung des M. iliopsoas durch Extension des anderen Beines und aktives Anspannen durch den Patienten. Der Patient kann diese Übung auch selbst durchführen. Zur Verringerung der muskulären Kompressionskräfte auf die Hüfte

12.14a u. b Vorsichtige Dehnung der Hüftbeugung (**a**) und der Hüftstreckung (**b**).

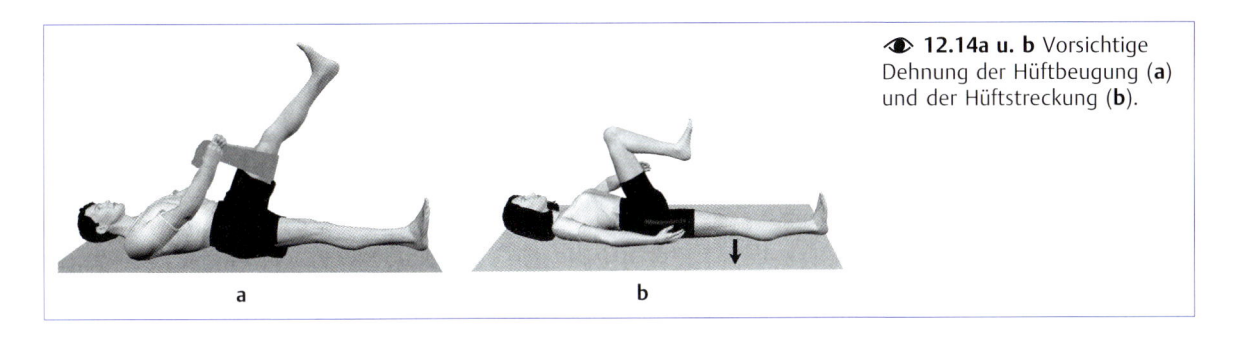

wird das Bein mit einem Handtuch unterstützt (**12.14a**).
- Dehnung der Hüftflexoren (M. iliopsoas) durch Drücken des operierten Beines in Extension nach unten auf die Unterlage (**12.14b**).
- Abduktion des Beines mit Unterstützung durch den Therapeuten und zusätzlicher Quermassage der Adduktoren (auch in der Schlingenaufhängung möglich).

Folgende Dehnübungen nur bei **Vollbelastung des Hüftgelenkes**:
- Dehnung des M. gastrocnemius im Stand (s. **9.19**),
- Dehnung der Beinrückseite: ein Bein mit der Ferse auf eine Stufe setzen, Bein im Kniegelenk strecken, Fußspitze hochziehen. Hüftbeugung weniger als 90°! (**12.15**),
- Dehnung der Adduktoren (s. **9.16a u. b**).

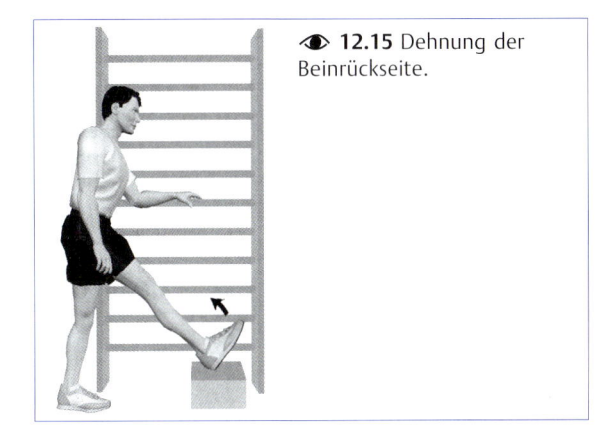

12.15 Dehnung der Beinrückseite.

Übungsbeispiele für das Koordinationstraining bei Patienten nach Hüftoperationen

Koordinationsübungen bei Teilbelastung

Auch bei Teilbelastung eines Beines können Koordinationsübungen durchgeführt werden. Auf einer Leg Press kann die erlaubte Gewichtsbelastung eingestellt werden. Zwischen Fuß und Auftrittsplatte werden nun verschiedene Gegenstände wie Weichmatte, Therapiekreisel, Ball etc. positioniert. Der Patient muss versuchen, das Bein auf diesen Gegenständen zu stabilisieren (s. **6.13**). Übungen im Gehbarren (auch mit Schaukelbrett o. a. Geräten) sind ebenfalls möglich.

Koordinationsübungen auf dem Trampolin (nur bei Vollbelastung)

Stand frei oder mit Festhalten an einer Sprossenwand:
- lockeres Gehen mit Betonung der Abrollbewegung des Fußes,
- Gehen mit verstärktem Anheben der Oberschenkel, Verlängerung der Standbeinphase,
- Stand mit leicht gespreizten Beinen, Knie sind gebeugt; sanftes Federn auf dem Trampolin; anschließend Gewichtsverlagerung von einem Bein auf das andere; Gewichtsverlagerung kann mit einem Federn verbunden werden, wobei hier unterschiedliche Rhythmen ausgeführt werden können, z. B. 1 x auf dem operierten Bein, 2 x auf dem nichtoperierten Bein oder umgekehrt,
- Stand in Schrittstellung, Knie gebeugt; sanftes Federn auf dem Trampolin, anschließend im Wechsel Gewichtsverlagerung auf das hintere und vordere Bein,
- Einbeinstand; Federn auf dem Trampolin oder einbeinige leichte Kniebeugen,
- Einbeinstand; mit dem anderen Bein kleine Kreise beschreiben, dazu das gesamte Bein gut anspannen.

Übungen auf dem Schaukelbrett

Das Schaukelbrett befindet sich im Gehbarren (auf die richtige Höheneinstellung ist zu achten) oder vor der Sprossenwand. Im letzteren Fall kann der Patient sowohl frontal als auch seitlich vor der Wand stehen. An der Sprossenwand kann sich der Patient auf dem Schaukelbrett weniger festhalten als im Gehbarren. Daher ist es günstig, zunächst im Gehbarren zu beginnen und später an der Sprossenwand fortzufahren:

- Beine parallel, leicht gespreizt und in den Kniegelenken etwas gebeugt; Gewichtsverlagerung von einem Bein auf das andere, so dass das Brett hin und her schaukelt (👁 **12.16a u. b**); Therapeut kann mit auf dem Brett stehen, um der Bewegung des Patienten einen Widerstand entgegenzusetzen; Ziel: Verbesserung der Koordination und Kräftigung der Oberschenkel- und Gesäßmuskulatur,
- Schrittstellung auf dem Schaukelbrett; beim Hochkommen des Brettes vorderes Bein beugen, hinteres strecken,
- Stand auf dem Brett, Beine leicht gespreizt; beim Senken des Brettes das Gewicht so stark auf das jeweilige Bein verlagern, dass das andere angehoben werden kann.

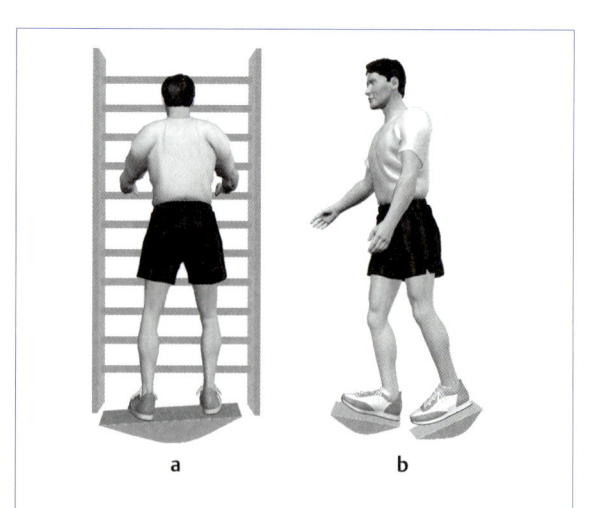

👁 **12.16a u. b** Auf einem großen Schaukelbrett kann die Koordination trainiert werden (**a**). Mit kleinen Schaukelbrettern (**b**) können beide Füße unabhängig voneinander bewegt werden. Auch das Gehen auf dicken, weichen Schaumstoffkissen oder auf einer Weichbodenmatte verbessert die Koordination der Patienten.

Übungen zur Gangschule

Ältere Menschen nach einer Schenkelhalsfraktur, polytraumatisierte Verletzte jeden Alters, Patienten mit langdauernder Entlastung eines Beines müssen – mitunter mühsam – das Gehen wieder erlernen. Wenn auch der Gangvorgang durch vielfältige Vorübungen im Liegen oder im Stand trainiert werden kann, so erfordert das erfolgreiche Wiedererlernen des flüssigen Gehens ein ganz spezifisches, wiederholtes Gangtraining. Das Motto lautet: „Wer Gehen lernen will, muss gehen!"

Bei Teilbelastung sollen die Patienten lernen, die Gehstützen richtig und rechtzeitig einzusetzen (s. Kap. 3).

Bei Vollbelastung ist – mit Ausnahme von sehr sicheren Patienten, deren Gang nahezu einwandfrei ist – zu Beginn das Gehen mit Unterarmgehstützen sinnvoll. Sobald das Gangbild flüssig wirkt, dürfen dann die Stützen weg gelassen werden. Die Patienten werden aufgefordert, beim Gehen auf verschiedene Dinge wie die Fußabrollung, die Schrittlänge, eine enge oder breite Schrittführung, das Aufsetzen der Gehstöcke und die Kopfhaltung zu achten. Durch Veränderungen der Wiederholungszahl der einzelnen Übungen, der Dauer einer Übung, Verkleinern oder Verändern der Unterstützungsfläche, Ausführung mit oder ohne Gehstützen, Ändern der Bodenbeschaffenheit (glatte Bodenfläche, Matte, verschiedene Teppichfliesen, übereinander gelegte Matten, Weichbodenmatte, Balancepad) kann der Schwierigkeitsgrad gesteigert werden. Ziele sind Rhythmus-, Gang- und Gleichgewichtsschulung sowie die Verbesserung der Motorik und Muskelkraft. Das Erlernen von gelenkschonenden und „erlaubten" Bewegungen und die Erhöhung der Gangsicherheit zur Vermeidung von Stürzen dienen der Sicherheit im täglichen Leben. Auch das Erlernen eines gelenkschonenden Hinkens unter Vermeidung von Wirbelsäulenbeschwerden oder das Gangtraining mit einem hüftentlastenden Apparat (s. 👁 **12.6**) können durchgeführt werden. Die Verwendung eines Laufbandes, bei Teilbelastung unter Aufhängung in einem Gurt, ist ein weiterer Schritt zur Verbesserung der Gangmotorik.

Atrophie und Insuffizienz der Glutealmuskulatur

Beim Duchenne-Hinken verbessern gezielte Kräftigungsübungen der Glutealmuskulatur das Gangbild.

Verkürzung der Hüftflexoren

Das Gangbild bei einer Verkürzung der Hüftflexoren zeigt folgende Charakteristiken:
- Die Extension des operierten Beines ruft ein Ziehen in der Leiste hervor.
- Das Kniegelenk ist zum Ende der Standbeinphase leicht gebeugt.
- Die Abrollbewegung des Fußes fehlt, die Ferse wird zu schnell abgehoben oder kaum aufgesetzt.
- Der Patient beugt sich beim Gehen leicht nach vorn, in der Taille ist am Ende der Standbeinphase ein Abknicken zu erkennen.

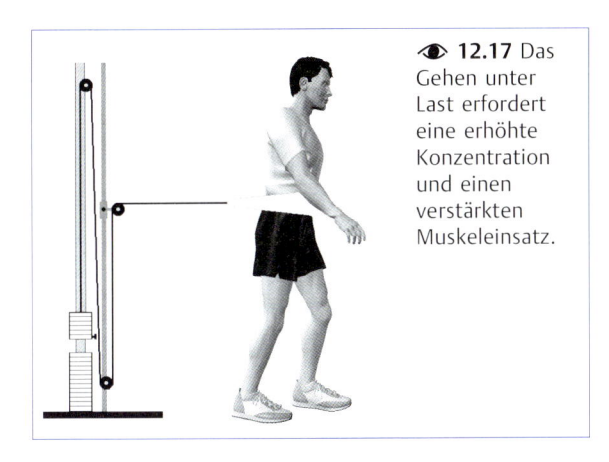

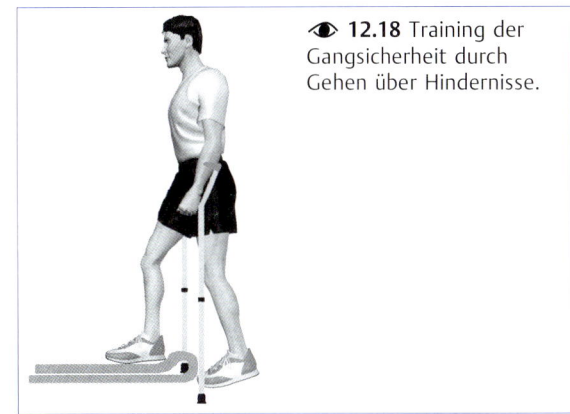

👁 **12.17** Das Gehen unter Last erfordert eine erhöhte Konzentration und einen verstärkten Muskeleinsatz.

👁 **12.18** Training der Gangsicherheit durch Gehen über Hindernisse.

- Durch eine vermehrte Hüftrotation wird versucht, die Hüftextension zu vermeiden. Die gesunde Seite des Beckens wird weiter nach vorn geschoben.

Der Patient muss in der Gangschulung lernen, gleichmäßige Schritte zu machen. Korrekturhilfen sind die Betonung der Abrollbewegung und ein verstärktes Aufsetzen der Ferse. Der Therapeut setzt gezielt manuelle Widerstände, die dem Patienten die Schulter- und Beckenbewegungen verdeutlichen. Das Einsetzen eines Metronoms oder Markierungshilfen auf dem Boden können dabei helfen. Eine häufige Dehnung der Hüftflexoren (s. 👁 **12.14a u. b**) ist erforderlich. Gegen die Rotation können Widerstände am Becken auch durch eine Schlinge, die mit dem Zugapparat verbunden ist, eingesetzt werden (👁 **12.17**).

Gezielte Aufgaben zur Gangschule

- Gehen auf Zehenspitzen, Gehen auf den Fersen,
- Gehen mit großen oder ganz kleinen Schritten,
- Storchengang,
- Schleichen: möglichst leise gehen und Füße gut abrollen,
- Ausfallschritte: einen großen Schritt nach vorn machen, Knie beugen, nachfedern, wieder aufrichten und den nächsten Schritt vorbereiten,
- rückwärts gehen,
- seitwärts gehen: Vorsicht! Adduktion nur bis zur Nullstellung!
- Schrittkombinationen: z. B. 4 große Schritte, 2 kleine Schritte, 4 Schritte vorwärts, 2 Schritte rückwärts.

Weiterführende Übungen, auch gut als Parcours zu verwenden:
- Gehen über übereinander gelegte Gymnastikmatten,
- Gehen über eine Gymnastikmatte unter der verschiedene Gegenstände liegen,
- Gehen über unterschiedliche Arten von Teppichbodenfliesen,
- Übersteigen von Bänken, Steppern, einer Kastentreppe oder Stäben bzw. Seilen, die in bestimmten Abständen auf dem Boden liegen oder auch schräg gespannt sind,
- Slalom um verschiedene Gegenstände, z. B. Keulen, Flaschen, Bälle, Hocker usw.,
- „Keulenwald": 10–15 Keulen werden im Pulk aufgestellt,
- Gehen über zwei dicht nebeneinander gestellte Langbänke (Verbreiterung der Fläche),
- Gehen über eine Reihe Markierungskegel, die zwischen die Beine genommen werden müssen.

Gehen über eine doppelt gelegte Matte

Wird eine Gymnastikmatte doppelt gelegt, entsteht eine Erhöhung, die als Hindernis genutzt werden kann. Vorübungen zum Treppensteigen lassen sich hier sehr gut ausführen. Es kann mit oder ohne Gehstützen geübt werden je nach Voraussetzungen der Teilnehmer. Bei unsicheren Teilnehmern oder Patienten mit einer Peroneuslähmung ist große Vorsicht geboten.

- Stand an der flachen Seite der Matte, Schritt auf die Matte und wieder zurück auf den Boden,
- Schritte mehrfach mit einem Bein/mit beiden Beinen im Wechsel,
- Übersteigen der gewölbten Seite der Matte (👁 **12.18**),
- Stand auf dem operierten Bein, das andere Bein mehrmals über die Wölbung der Matte heben; so wird eine längere Belastungsphase des operierten Beines erreicht.

Übungsanregungen für die Gruppe

An einer Gruppentherapie dürfen Patienten mit voller Belastung teilnehmen, welche die Unterarmgehstützen oder Handstöcke nur noch zur Sicherheit benutzen. Die Prothese darf nicht luxationsgefährdet sein.

Übungen im Stand (mit oder ohne Gehstützen)

- Stand auf beiden Füßen, Beine leicht gespreizt, Gewichtsverlagerung auf das operierte/nicht operierte Bein; Ziel: Spüren der Gewichtsbelastung unter dem jeweiligen Fuß; Fehler: Lateralflexion des Oberkörpers,
- leichte Kniebeuge, Beine hüftbreit geöffnet; diese Stellung kann bis zu 10–15 s gehalten werden,
- Ausfallschritt nach vorn, wobei das Knie- und Hüftgelenk nicht zu stark gebeugt werden; Ferse des hinteren Beines hat keinen Bodenkontakt; halten dieser Stellung über 10–15 s, danach Belastung des ganzen Fußes,
- wie zuvor, jedoch wird nun die Ferse des hinteren Beines auf den Boden gedrückt, das vordere Bein etwas geringer belastet; Ziel: Dehnung der Wadenmuskeln,
- schnelles Vor- und Zurücksetzen eines Beines ohne Gewichtsbelastung; dadurch wird das Standbein voll belastet und Gluteal- und Oberschenkelmuskeln angespannt,
- Imitieren von Skifahren: Unterarmgehstützen dienen als Skistöcke, Gewichtsverlagerung auf das rechte Bein oder Federbewegungen in den Beinen, die Gehstützen können auch einmal unter die Arme geklemmt werden (stabiler Stand ohne Abstützen) usw.,
- Stand auf einem Bein unter Zuhilfenahme der Unterarmgehstützen; anderes Bein entweder ganz anheben oder nur mit der Zehenspitze etwas aufsetzen.

Weitere Übungen sind im Abschnitt Kraftübungen bei Patienten mit Vollbelastung enthalten.

Übungen im Stand ohne Gehstützen

- Ausgangsstellung: Stand mit hüftbreiter Beinstellung oder Schrittstellung; dabei Armbewegungen wie Kreisen, Pendeln, Abduzieren und Adduzieren, Boxbewegungen, Schulterkreisen, Arme vor und hinter dem Körper, über dem Kopf in die Hände klatschen usw.
- Partner- oder Gruppenübung im Kreis: Zuwerfen von verschiedenen Gegenständen oder Bällen. Fangen und Werfen hat immer Gewichtsverlagerungen zur Folge und schult das Reaktionsvermögen.

Stepp-Aerobic für Hüftpatienten

Die Patienten sollten die Übungen auf der Steppstufe (**Stepper**) evtl. zunächst mit Festhalten an der Sprossenwand oder Wand üben. Handelt es sich um ältere Patienten, sollte das Musiktempo 100 BPM (Grundschläge in der Minute) nicht überschreiten.

Möglichst viele Stepper werden in der Halle oder im Gymnastikraum verteilt:
- Teilnehmer gehen um die Stepper herum, jeder sucht sich seinen eigenen Weg,
- Übungsphasen am Stepper wechseln sich mit Gehphasen ab; bei unsicheren Teilnehmern können einige Stepper an der Sprossenwand oder an der Wand platziert werden, damit die Möglichkeit besteht, sich festzuhalten; Training ist auch mit Unterarmgehstützen durchführbar,
- Stand vor dem Stepper, im Rhythmus der Musik jeweils nur einen Fuß mehrmals hinauf- und heruntersetzen; Variation: Fuß mit der ganzen Fußfläche aufsetzen oder nur mit der Ferse,
- Stand vor dem Stepper, im Wechsel den linken und den rechten Fuß hochsetzen,
- „Taktklopfen": ein Fuß steht auf dem Stepper, Heben und Senken der Fußspitze,
- „Lift": ein Fuß wird auf den Stepper aufgesetzt, mehrmaliges Auf- und Absteigen hintereinander, ohne den Fuß vom Stepper zu lösen,
- mit beiden Füßen nacheinander hochsteigen, rückwärts wieder herunter,
- „Übersteigen": mit beiden Füßen hochsteigen, nach vorn herunter, um den Stepper gehen, von der gleichen Seite wieder hochsteigen,
- „Übersteigen mit Umkehr": mit beiden Füßen hochsteigen, nach vorn herunter, auf der Stelle herumdrehen und sofort wieder hochsteigen,
- seitlicher Stand zum Stepper, hochsteigen, zur gleichen/zur anderen Seite wieder herunter, nach jedem Übersteigen den Stepper wechseln.

Spielformen mit **Gymnastikreifen** (verschiedenfarbige Gymnastikreifen liegen verteilt in der Halle auf dem Boden):
- Alle Patienten gehen durcheinander und müssen auf ein bestimmtes Kommando einen Reifen aufsuchen. Kommandos können Farben sein oder Zuordnungen wie z. B. „Wasser" (blauer Reifen), „Wiese" (grüner Reifen) usw.
- Atomspiel: Beim Rufen einer bestimmten Zahl müssen sich entsprechend viele Patienten in einem Reifen treffen. Weiterführung: Kombination von Zahlen und Zuordnungen.

Gehen ohne Gehstützen

Partnerübungen:
- Hintereinander gehen, wobei 2 Stäbe oder Gehstützen als Verbindung dienen und neben dem Körper gehalten und mitgeschwungen werden,
- wie zuvor, nur geht ein Partner rückwärts, beide schauen sich an,
- wie zuvor, beide stehen mit dem Rücken gegeneinander,
- Stützen oder Stäbe werden parallel frontal vor dem Körper (oder hinter dem Rücken) gehalten, Partner gehen Schulter an Schulter (👁 **12.19**),
- partnerweise durch den Raum gehen, auf Kommando des Therapeuten schließen sich immer 2 Paare zusammen und gehen zu viert weiter; nach einiger Zeit trennen sich die Paare wieder.

Spielformen zur Verbesserung der Koordination und Reaktionsfähigkeit können am „Zauberkreis" erfolgen: Patienten stehen in Kreisform und halten ein **dickes Tau**:
- im Kreis vorwärts oder rückwärts gehen, nur eine Hand am Tau, der andere Arm schwingt locker mit oder führt Bewegungen aus, wie z. B. kreisen, ab- und adduzieren,
- Gehen im Kreis, das Tau wird von allen gleichzeitig hochgehoben, Abduktion des Armes,
- beide Hände fassen das Seil, es werden verschiedene Schritte gemacht, vor und zurück, seitwärts usw.,

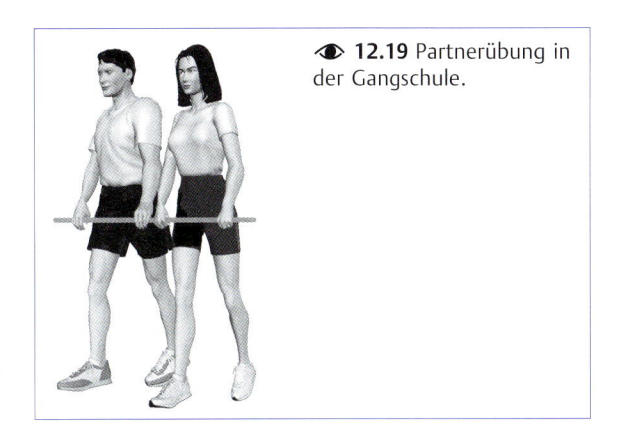

👁 **12.19** Partnerübung in der Gangschule.

- Spielform: Ein großer Reifen hängt am Tau, rutscht durch eine Hoch-Tief-Bewegung immer weiter.

Übungen mit dem **Schwungtuch** (Vorsicht bei den Umkehrbewegungen, Innenrotation im Hüftgelenk beim Standbein vermeiden):
- mit einer Hand am Tuch festhalten und vorwärts, rückwärts mit Richtungswechseln gehen,
- Tuch hochschwingen oder kleine Wellenbewegungen erzeugen,
- Schwingen des Tuches in Verbindung mit einem Schritt vor und zurück,
- Einsetzen von verschiedenartigen Bällen (Größe und Gewicht wirken sich auf das Rollverhalten aus),
- ein Eimer als „Tor" befindet sich auf dem Schwungtuch, in den ein Ball befördert werden muss.

Korrektur von Achsabweichungen und Fehlstellungen der Beine

Bei Wachstumsstörungen, bei einigen Knochenkrankheiten (Rachitis, Morbus Blount etc.), im Laufe von degenerativen Prozessen, vor allem aber nach Frakturen, Bandverletzungen und Operationen können Fehlstellungen der Beine auftreten. Nach der Diagnose der Ursache dieser Fehlstellungen wird ein Therapieschema eingeleitet, womit die Abweichung korrigiert oder zumindest kompensiert werden kann. Dazu zählen im konservativen Bereich – neben den Orthesen, der Korsettanpassung oder Einlagenversorgung – vor allem die Dehnung, der Muskelaufbau und die Gangschulung.

Rotationsfehlstellungen

Im Laufe der ersten Lebensjahre nimmt der Antetorsionswinkel des Schenkelhalses ab, wodurch es zu einer zunehmenden Außenrotation des Fußes kommt. Beim Erwachsenen sind der Antetorsionswinkel des Schenkelhalses und die Rotationsachsen von Femur und Tibia individuell sehr unterschiedlich. Dennoch resultiert daraus bei fast allen Menschen ein harmonisches Gangbild. Bei gestrecktem Bein bilden Femur, Tibia und Fuß – abgesehen von einer geringen Rotationsbeweglichkeit des Kniegelenkes – eine Achse, die überwiegend nur in der Hüfte rotiert werden kann.

Beim normalen Gang rotiert das Kniegelenk von 5° Innen- nach 7° Außenrotation (49). Ähnliche Werte konnten auch für die Fußrichtung beim Gehen gefunden werden, wobei hier allerdings die individuelle Schwankungsbreite von 1° bis hin zu 10–12° reichte (12). Dabei waren die Rotationsstellungen fast immer symmetrisch (👁 **12.20**).

Nach Frakturen oder Implantation von Endoprothesen ändert sich gelegentlich die Rotationsachse des Beines. Klinisch lässt sich das Ausmaß einer Unterschenkelrotation durch den Winkel zwischen Metatarsale II und der Tuberositas tibiae bei herabhängendem Bein bestimmen. Die Torsion zwischen Tibiakopf und dem Knöchel beträgt im Mittel etwa 30° (39). Bei unklaren Fällen ist eine CT-Untersuchung beider Beine sinnvoll.

Die konservative Therapie von Rotationsfehlstellungen ist schwierig: Nur durch die Änderung der Rotationsrichtung (Dehnung, Muskelaufbau) im Hüftgelenk kann versucht werden, Fehlstellungen – auch des Knie- und Sprunggelenkes – zu kompensieren.

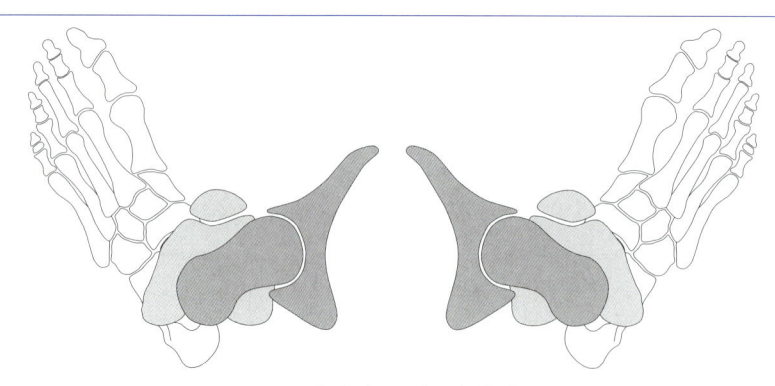

12.20 Der Antetorsionswinkel des Schenkelhalses (schwarz), Stellung des Kniegelenkes (grau) und die Fußlängsachse nach CT-Aufnahmen eines unbeweglich liegenden Menschen. Eine Veränderung einer Rotationsachse (beispielsweise des Schenkelhalses) hätte zwangsläufig Veränderungen der anderen Gelenkstellungen und damit eine veränderte Belastung der Gelenke beim Gehen zur Folge. Dadurch könnten beispielsweise Beschwerden in den Sprunggelenken und Füßen auftreten.

Varus- und Valgusfehlstellungen

Seitabweichungen des Knie- oder Sprunggelenkes führen auf Dauer zu Beschwerden, Bandinstabilitäten und einseitigem Verschleiß der Gelenkkompartimente. Eine gezielte Therapie (Stabilisierung, Einlagenversorgung etc.) ist frühzeitig notwendig (12.21).

Funktionelle Beinverkürzungen

Kontrakturen in den Beingelenken führen zu funktionellen Verkürzungen der betroffenen Extremität. Hier ist meist ein intensives Dehntraining erfolgreich (12.22a u. b).

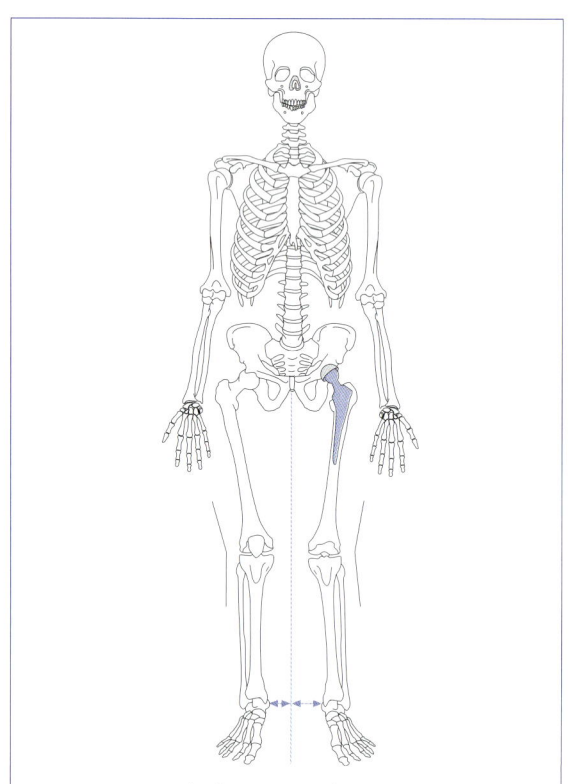

12.21 Gerade bei Frauen kann die Implantation einer Hüft-TEP zu einer Änderung des Schenkelhalswinkels führen, woraus eine Änderung der Beinachse mit einer vermehrten Valgusstellung im Knie resultiert.

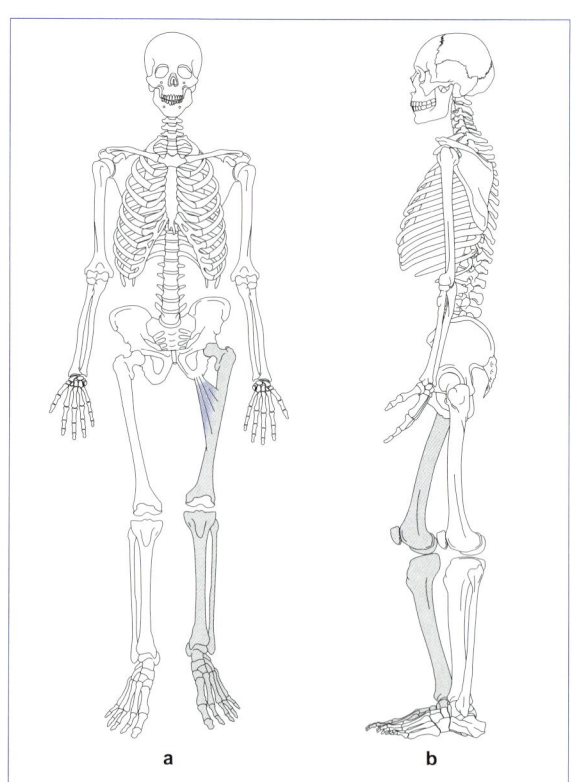

12.22a u. b Die Kontraktur der Adduktorenmuskulatur (**a**) oder des M. iliopsoas (**b**) führt zu einer funktionellen Verkürzung des betroffenen Beines.

Literatur

1. Abitbol, J.J., D. Gendron, C.A. Laurin, M.A. Beaulieu (1990): Gluteal nerve damage following total hip arthroplasty. A prospective analysis. J Arthroplasty 5: 319–322
2. Adolphson, P., K. von Sivers, N. Dalen, U. Jonsson, M. Dahlborn (1993): Bone and muscle mass after hip arthroplasty. A quantitative computed tomography study in 20 arthrosis cases. Acta Orthop Scand 64: 181–184
3. Ahnfelt, L., P. Herberts, H. Malchau, G.B. Andersson (1990): Prognosis of total hip replacement. A Swedish multicenter study of 4,664 revisions. Acta Orthop Scand 238: 1–26
4. Albrecht, S., R. Le Blond, V. Köhler, R. Cordis, C. Gill, H. Kleihus, S. Schlüter, W. Noack (1997): Kryotherapie als Analgesietechnik in der direkten, postoperativen Behandlung nach elektivem Gelenkeinsatz. Z Orthop 135: 45–51
5. Babisch, J., V. Dürer, D. Domke (1995): Probleme der Gelenkendoprothetik im hohen Lebensalter. Orthop Praxis 5: 312–317
6. Bergmann, G., F. Graichen, A. Rohlmann (1993): Hip joint loading during walking and running, measured in two patients. J Biomech 26: 969–990
7. Bergmann, G., F. Graichen, A. Rohlmann (1995): Is staircase walking a risk for the fixation of hip implants? J Biomech 28: 535–553
8. Bergmann, G., H. Kniggendorf, F. Graichen, A. Rohlmann (1995): Influence of shoes and heel strike on the loading of the hip joint. J Biomech 28: 817–827
9. Bergmann, G., A. Rohlmann, F. Graichen (1989): In vivo Messung der Hüftgelenksbelastung. 1. Teil: Krankengymnastik. Z Orthop 127: 672–679
10. Bergstrom, G., A. Aniansson, A. Bjelle, G. Grimby, B. Lundgren-Lindquist, A. Svanborg (1985): Functional consequences of joint impairment at age 79. Scand J Rehabil Med 17: 183–190
11. Berkhoff, M., N.M. Meenen, A. Katzer, K.H. Jungbluth (1996): Femurschaftfrakturen bei liegender Hüftendoprothese – Plattenosteosynthese als therapeutisches Konzept. In: Langendorff, H.U., L. Wolf: Der Unfall im Alter. Merck Biomaterial, Darmstadt
12. Brinckmann, P. (1981): Die Richtung der Fußlängsachse beim Gehen. Z Orthop 119: 445–448
13. Brinckmann, P., W. Frobin, G. Leivseth (2000): Orthopädische Biomechanik. Thieme, Stuttgart
14. Brown, B.S., M.H. Huo (2001): Conversion total hip replacement. Curr Opin Orthop 12: 57–59
15. Bullough, P.G. (1992): Orthopedic pathology. Gower Medical Publishing, New York
16. Carls, J., D. Kohn, L. Kirsch, G. Carls (1998): Ein in-vitro Modell zur Erzeugung von Femurfrakturen und zur Untersuchung der Primärstabilität von Cerclagen. Z Orthop 136: 126–131
17. Coventry, M.B. (1985): Late dislocations in patients with Charnley total hip arthroplasty. J Bone Joint Surg 67-A: 833–841
18. Downing, N., D.I. Clark, J.W. Hutchinson, K. Colclough, P.W. Howard (2001): Hip abductor strength foolowing total hip arthroplasty. Acta Orthop Scand 72: 215–220
19. Dubs, L., N. Gschwend, U. Munzinger (1983): Sport after total hip arthroplasty. Arch Orthop Trauma Surg 101: 161–169
20. Endler, F. (1980): Einführung in die Biomechanik und Biotechnik des Bewegungsapparates. In: Witt, A.N., H. Rettig, K.F. Schlegel, M. Hackenbroch, W. Hupfauer: Orthopädie in Praxis und Klinik. Thieme, Stuttgart
21. Espehaug, B., L.I. Havelin, L.B. Engesaeter, N. Langeland, S.E. Vollset (1997): Patient-related risk factors for early revision of total hip replacements. A population register-based case-control study of 674 revised hips. Acta Orthop Scand 68: 207–215
22. Eyb, R., K. Zweymüller (1985): Periartikuläre Ossifikationen nach Implantation zementfreier Hüfttotalendoprothesen vom Typ Zweymüller-Endler. Z Orthop 123: 975–980
23. Frisch, R., W. Schmehl, J. Polster (1985): Erfahrungen mit der zementfreien Hüftgelenks-Endoprothese vom Typ Judet. Z Orthop 123: 285–289
24. Gabel, M., J. Weiler, H.-W. Springorum (1999): Der Abrieb bei der Gleitpaarung Metall/Polyethylen. Orthop Praxis 35: 22–26
25. Giurea, A., H. Zehetgruber, P. Funovics, S. Grampp, L. Karamat, F. Gottsauner-Wolf (2001): Risikofaktoren einer zementfreien Hüfttotalendoprothese – eine statistische Ananlyse. Z Orthop 139: 194–199
26. Gregg, P., B. Reeves (2000): National total hip replacement outcome study. www.rcseng.ac.uk. Royal College of Surgeons of England 2000, London
27. Grossmann, P., W. Braun, W. Becker (1994): Luxationen nach Hüft-TEP-Implantation. Z Orthop 132
28. Güth, V. (1994): Präoperative Funktionsuntersuchung an Patienten mit Skelettfehlern im Bereich der Hüftgelenke. Dtsch Z Sportmed 45 Sonderheft: 46–48
29. Hasart, O., J. Hanebeck, K. Labs, C. Perka (2002): Periprothetische knöcherne Veränderungen 2, 4, und 6 Jahre nach Implantation zementfrei verankerter Zweymüller-Schäfte – eine Querschnittsstudie. Z Orthop 140: 323–327
30. Hassenpflug, J., V. Müller, P. Hippe (1991): Das Beschwerdebild bei periartikulären Verknöcherungen nach Implantation zementfreier Hüftvollprothesen. Orthop Praxis 4: 221
31. Hedlundh, U., L. Sanzen, H. Fredin (1997): The prognosis and treatment of dislocated total hip arthroplasties with a 22 mm head. J Bone Joint Surg Br 79: 374–378
32. Heimel, H., J. Grifka (1996): Radfahren und Treppensteigen als Lockerungsrisiken für die Hüftendoprothese. Orthop Praxis 32: 686–690
33. Heisel, C., M. Clarius, U. Schneider, S.J. Breusch (2001): Thromboembolische Komplikationen bei der Verwendung von Knochenzement in der Hüftendoprothetik – Pathogenese und Prophylaxe. Z Orthop 139: 221–228
34. Hintermann, B. (1997): Skilanglauf. In: Engelhardt, M., B. Hintermann, B. Segesser: GOTS-Manual Sporttraumatologie. Huber, Bern
35. Hodge, W.A., R.S. Fijan, K.L. Carlson, R.G. Burgess, W.H. Harris, R.W. Mann (1986): Contact pressures in the human hip joint measured in vivo. Proc Natl Acad Sci U S A 83: 2879–2883
36. Hörterer, H., K. Flock, H. Engl (1991): Hüftendoprothetik und Bergsteigen. In: Bernett, P., D. Jeschke: Sport und Medizin – Pro und Contra. Zuckschwerdt, München: 225–227
37. Hörterer, H., J. Kaltenbach (1996): Alpiner Skilauf für den älteren Menschen. Sportorthop Sporttrauma 12
38. Hörterer, H., E.O. Münch, N. Vollmann (1997): Senioren: Sport und Endoprothese. In: Engelhardt, M., B. Hintermann, B. Segesser: GOTS-Manual Sporttraumatologie. Huber, Bern
39. Jakob, R.P., M. Haertel, E. Stüssi (1980): Tibial torsion calculated by computerised tomography and compared to other methods of measruement. J Bone Joint Surg 62-B: 238–242
40. Jarvinen, M., A. Natri, S. Laurila, P. Kannus (1994): Mechanismus of anterior cruciate ligament ruptures in skiing. Knee Surg Sports Traumatol Arthrosc (Germany) 2: 224–228
41. Jerosch, J., J. Heisel (1996): Endoprothesenschule. Deutscher Ärzte-Verlag, Köln

42. Jerosch, J., J. Meisel, S. Fuchs (1997): Postoperative Entlastung und Sportfähigkeit nach endoprothetischem Hüftgelenkersatz. Krankengymnastik 49: 1135–1146
43. Jones, C. P., S. S. Kelley (2001): Cementless fixation of the femoral stem. Curr Opin Orthop 12: 52–56
44. Knahr, K., J. Kruluger, U. Pluschnig (1999): Periphere Nervenläsionen nach Hüft-Totalendoprothese. Z Orthop 137: 140–144
45. Kohn, D., O. Rühmann, C. J. Wirth (1997): Die Verrenkung der Hüfttotalendoprothese unter besonderer Beachtung verschiedener Zugangswege. Z Orthop 135: 40–44
46. Korovessis, P., G. Piperos, A. Michael, A. Baikousis, M. Stamatakis (1997): Changes in bone mineral density around a stable uncemented total hip arthroplasty. Int Orthop (SICOT) 21: 30–34
47. Krotenberg, R., T. Stitik, M. V. Johnston (1995): Incidence of dislocation following hip arthroplasty for patients in the rehabilitation setting. Am J Phys Med Rehabil 74: 444–447
48. Krüger, A., B. Berli, C. Lampert, C. Kränzlin, E. Morscher (1998): Vergleichende periprothetische Knochendichtemessungen am proximalen Femurschaft mittels Dual Energy X-ray-Absorptiometry (DEXA) mit experimenteller „Press fit-Gleitschaftprothese". Z Orthop 136: 115–125
49. Laughman, R. K., L. J. Askew, R. R. Bleimeyer, E. Y. Chao (1984): Objective clinical evaluation of function gait analysis. Phys Ther 64: 1839–1845
50. Lauritzen, J. B., K. Hindso (1997): Prevention of hip fractures with hip protectors. Int Orthop 5: 125–130
51. Lotke, P. A., R. Y. Wong, M. L. Ecker (1986): Stress fractures as a cause of chronic pain follwoing revision total hip arthroplasty. Clin Orthop Rel Res 206: 147–150
52. Luepongsak, N., D. E. Krebs, E. Olsson, P. O. Riley, R. W. Mann (1997): Hip stress during lifting with bent and straight knees. Scand J Rehabil Med 29: 57–64
53. Lutten, C., H. Lorenz, W. Thomas (1990): Metal spongiosa endoprostheses for surgical revision of the hip joint. Z Orthop Ihre Grenzgeb 128: 153–159
54. Malchau, H., P. Herberts (1996): Prognosis of total hip replacement. In: The National Hip Arthroplasty Register. 2nd ed.: 1–12. Roger Salomonsson and Salomongruppen, Göteborg
55. Malchau, H., P. Herberts, Y. X. Wang, J. Karrholm, B. Romanus (1996): Long-term clinical and radiological results of the Lord total hip prosthesis. A prospective study. J Bone Joint Surg Br 78: 884–891
56. Menge, M., B. Maaz, B. Lisiak (1985): Komplikationen nach Implantation des zementfreien Titanschaftes nach Zweymüller. Z Orthop 123: 648–649
57. Mittelmeier, W., E. Steinhauser, M. Schmitt, A. Eichbichler (2000): Kunststoffe in der Endoprothetik. Med Orth Tech 120: 23–27
58. Noble, P. C. (2001): Biomechanics of dislocation after total hip replacement. Curr Opin Orthop 12: 79–84
59. Nollen, A. J. G., F. Q. M. P. van Douveren (1993): Ectopic ossification in hip arthroplasty. Acta Orthop Scand 64: 185–187
60. Oldenburg, M., R. T. Müller (1997): The frequency, prognosis and significance of nerve injuries in total hip arthroplasty. Int Orthop (SICOT) 21: 1–3
61. Perrenoud, A., R. Kissling, B. Hilfiker, A. Schreiber (1991): Physical therapy aspects of treatment following total hip prosthesis. Schweiz Rundsch Med Prax 80: 1024–1029
62. Rohlmann, A., U. Mossner, G. Bergmann, G. Hees, R. Kolbel (1987): Effects of stem design and material properties on stresses in hip endoprostheses. J Biomed Eng 9: 77–83
63. Rutherford, O. M., D. A. Jones, J. M. Round (1990): Longlasting unilateral muscle wasting and weakness following injury and immobilisation. Scand J Rehabil Med 22: 33–37
64. Sanchez-Sotelo, J., D. J. Berry (2001): Epidemiology of instability after total hip replacement. Orthop Clin North Am 4: 543–552
65. Savvidis, E., F. Löer, B. Barden (1990): Untersuchungen zum Festigkeitsverhalten pertrochanterer Frakturen nach Anwendung verschiedener Osteosynthesetechniken unter besonderer Berücksichtigung der Torsionsbelastung am proximalen Femur. Z Orthop 128: 661–667
66. Schönle, C. (2001): Pedalkräfte und Gelenkbelastung auf dem Fahrradergometer. Orthop Praxis 11: 710–721
67. Schönle, C. (2002): Komplikationen und Riskmanagement in der intensiven stationären Rehabilitation von AHB-Patienten. Orthop Praxis 11: 710–721
68. Schroder, H. M., P. W. Kristensen, M. B. Petersen, P. T. Nielsen (1998): Patient survival after total knee arthroplasty. 5-year data in 926 patients. Acta Orthop Scand 69: 35–38
69. Schrott, E., S. Späth, P. Holzhauser (1983): Bei Koxarthrose auch an die Meralgia paraesthetica denken! Z Orthop 121: 703–705
70. Schuh, A., G. Zeiler (2002): Die Ruptur-Sehne des Gluteus medius in der Hüftendoprothetik. Z Orthop 140: 93
71. Sherrington, C., S. R. Lord (1997): Home exercise to improve strength and walking velocity after hip fracture: a randomized controlled trial. Arch Phys Med Rehabil 78: 208–212
72. Siegrist, H. (1994): Die schmerzhafte Hüfte nach Totalendoprothesenoperation. Akt Rheumatol 19: 112–119
73. Struckmann, R. (1982): Permanent load on a hip prosthesis in sports. MMW Munch Med Wschr 124: 663–664
74. van der Linde, M. J., A. J. Tonino (1997): Nerve injury after hip arthroplasty. 5/600 cases after uncemented hip replacement, anterolateral approach versus direct lateral approach. Acta Orthop Scand 68: 521–523
75. Völker, K. (1996): Herz-Kreislauf-Belastung bei Endoprothesenträgern. In: Jerosch, J., J. Heisel: Endoprothesenschule. Deutscher Ärzte-Verlag, Köln: 132–137
76. von Strempel, A., W. Menke, C. J. Wirth (1992): Sportliche Aktivitäten von Patienten mit zementfrei implantiertem Hüftgelenkersatz. Praktische Sport-Traumatologie und Sportmedizin 2: 58–64
77. Widhalm, R., G. Hofer, J. Krugluger, L. Bartalsky (1990): Is there greater danger of sports injury or osteoporosis caused by inactivity in patients with hip prosthesis? Sequelae for long-term stability of prosthesis anchorage. Z Orthop Ihre Grenzgeb 128: 139–143
78. Willmann, G. (2000): Biokeramik in der Orthopädie – was haben wir aus 25 Jahren gelernt? Med Orth Tech 120: 10–16
79. Wirtz, C., F. U. Niethard (1997): Ursachen, Diagnostik und Therapie der aseptischen Hüftendoprothesenlockerung – eine Standortbestimmung. Z Orthop 135: 270–280
80. Wirtz, D. C., E. Schopphoff, K. D. Heller (2000): Kunststoffe in der Endoprothetik. Med Orth Tech 120: 2–9
81. Yuan, L. J., C. H. Shih (1999): Dislocation after total hip arthroplasty. Arch Orthop Traum Surg 119: 263–266
82. Yücel, M. (1988): Das Prothesenspitzen-Sockelphänomen als Ursache der Endoprothesenlockerung. Orthop Praxis 4: 259–261
83. Zilkens, K. W. (1990): Diagnostik bei aseptischen Lockerungen von Hüftendoprothesen. In: Enke Copythek. Enke, Stuttgart.

13 Subtrochantäre Femurfrakturen und Femurschaftfrakturen

Bei jungen Menschen sind Femurfrakturen immer die Folge von beträchtlichen Gewalteinwirkungen. Zwar ist bei diesen Verletzungen die Rate der offenen Frakturen seltener, aber es können begleitende Verletzungen von Muskeln oder Nerven auftreten.

Bei der Operation sollten möglichst der Tractus iliotibialis, der M. vastus lateralis und die Fascia latea geschont werden, denn sie üben eine Zugwirkung auf die Fraktur aus und erhöhen damit die Stabilität einer Osteosynthese (1). Je nach Anzahl der Fragmente und Verlauf der Frakturlinien kann eine operative Verplattung oder eine Nagelung sinnvoll sein. Einfache Frakturen sollten anatomisch exakt reponiert und gut stabilisiert, komplizierte Brüche dagegen nur in die richtige Richtung ausgerichtet und überbrückt werden. Auch diese Frakturen werden in A, B und C klassifiziert (s. ● 4.3).

Für **subtrochantäre Frakturen** stehen verschiedene Implantate wie Winkelplatten, dynamische Kondylenschrauben mit Überbrückungsplatte, der ungebohrte Femurnagel (UFN) und der proximale Femurnagel (PNF) zur Verfügung.

Der PNF-Nagel ist vor allem für instabile Frakturen und schlechte Knochensubstanz empfehlenswert. Eine Verplattung wird eher seltener durchgeführt und vorwiegend bei Trümmerfrakturen als Überbrückungsplatte angewendet.

Bei schweren Weichteilverletzungen wird ein Fixateur externe angelegt oder ein minimal vorgebohrter Nagel gefordert.

Die Stabilisierung mit einem Fixateur externe ist meistens nur eine Zwischenlösung. Außerdem ist der Platz zum Einbringen der Schanz-Schrauben recht limitiert, nur posterolateral besteht eine Möglichkeit, den Fixateur zu befestigen. Dabei soll versucht werden, die Schrauben entlang des intermuskulären Septums im Knochen zu platzieren, damit der M. vastus lateralis möglichst wenig in seiner Funktion gestört wird (1).

Femurschaftfrakturen sind die Domäne für gebohrte oder ungebohrte Nägel (1) (s. ● 4.6). Einfache Frakturen des mittleren Drittels (Typ A und B) werden vorzugsweise mit dem Universal- oder dem Hohlnagel nach Aufbohren des Markraumes fixiert, während C-Frakturen und Frakturen des proximalen oder distalen Drittels mit dem soliden Femurnagel oder Hohlnagel stabilisiert werden. Der solide Femurnagel wird entweder verriegelt oder unverriegelt implantiert, der ungebohrte Nagel wird dagegen proximal und distal immer verriegelt.

Nachbehandlung

Die technischen Aspekte der Osteosynthesen wie der Durchmesser des Nagels, die Art der Verriegelung, das Ausmaß des Knochenkontaktes der Fragmente und die Schwere des Weichteilschadens beeinflussen die Rehabilitation. Ein Nagel mit 12 mm Durchmesser ist im Allgemeinen stark genug, um eine Vollbelastung zu erlauben, wenn die Knochenenden guten Kontakt haben. Verplattungen dagegen machen eine Nicht- oder Teilbelastung von 8–12 Wochen notwendig. Die Lagerung einer frisch operierten Femurschaftfraktur sollte in gestreckter Stellung, oder aber in 90°-90°-Stellung erfolgen. Das Knie wird auf einer Motorschiene zwischen 30–60° mobilisiert. Die Physiotherapie beginnt spätestens am 2. postoperativen Tag. Der Operateur legt auch hier den individuellen Verlauf der Belastung fest, bei intramedullärer Nagelung ist eine Teilbelastung von mindestens 10–15 kg in den meisten Fällen möglich (1). Damit können schon Anspannungsübungen der Beinmuskeln in Rückenlage mit aufgesetztem Fuß (s. ● 6.19) durchgeführt werden. Es folgen aktive Übungen mit Kniestreckung und -beugung gegen die Schwerkraft, später gegen den Widerstand im Sitzen auf einem Stuhl (Achtung: Die Sitzfläche muss zur Vermeidung von Scherkräften den gesamten Oberschenkel gut unterstützen.). Wenn keine Hüftbeugekontraktur besteht, kann ab der 2. Woche auch vorsichtig versucht werden, die Kniebeugung und -streckung in Bauchlage zu trainieren (s. ● 6.20). Die Unterschenkelmuskulatur sollte in allen Positionen ebenfalls intensiv trainiert werden.

Übungen in der offenen Kette sind auch für die Hüftmuskeln sinnvoll, wobei der Widerstand deutlich oberhalb der Femurfraktur am Oberschenkel angreifen muss. Dies ist gerade bei Mehrfragmentbrüchen nicht immer möglich.

Das Anheben des ganzen Beines mit gestrecktem Knie ist anfangs zu vermeiden, da der lange Beinhebel zu Scherkräften auf die Fraktur führt. Besser ist es, den Fuß im Liegen oder Sitzen auf den Boden aufzustellen (s. ◉ 6.19, K 20) und dann den Widerstand für die Ab- bzw. Adduktion am hüftnahen Oberschenkel, deutlich proximal der Fraktur, zu geben. Bei instabilen Frakturen muss auf eventuelle Dislokationen der Zugkräfte durch die Muskulatur (z. B. M. adductor magnus) geachtet werden (s. ◉ 4.10).

Gegebenfalls ist ein langer Oberschenkelbrace, der ähnlich wie beim längsovalen Oberschenkelschaft auch den Trochanter major umfassen und distal bis über die Kondylen reichen sollte, als zusätzliche äußere Stabilisierung sinnvoll. Bei distalen Femurfrakturen kann auch der Unterschenkel unter Verwendung von polyzentrischen Kniescharnieren mit eingeschlossen werden. Dieser Brace verhindert, beispielsweise bei der Übungsbehandlung im Sitzen angelegt, eventuelle Scherkräfte. Bei Verplattungen wird ein derartiger Brace routinemäßig angewendet (2).

Bei einer Teilbelastung von mindestens 20 kp kann mit dosierten Kräftigungsübungen begonnen werden (s. T 6.7). Das isokinetische Training der Kniebeugung und -streckung erfolgt schmerzadaptiert. Wenn die Beugung von Hüft- und Kniegelenk ausreichend ist, kann auf dem Fahrradergometer mit geringer Wattzahl trainiert werden (s. ◉ 8.3).

Aquatraining ist auch bei völliger Entlastung des Beines sofort nach der Wundheilung möglich (s. T 10.9).

Ein gezieltes, intensives Beweglichkeitstraining für die Hüfte und für die Knie- und Sprunggelenke wird unter Vermeidung von Scher- oder Rotationskräften auf die Fraktur in das Therapieprogramm integriert (s. T 9.4 und T 9.7). Die Mobilisierung der Patella ist früh erlaubt.

Literatur

Höntzsch, D. (2000): Femur shaft (incl. subtrochanteric). In: Rüedi, T. P., W. M. Murphy: AO Principles of fracture management. Thieme, Stuttgart

Russel, T. A., A. K. Palmieri (1996): Fractures of the lower extremity. In: Brotzman, S. B.: Handbook of orthopaedic rehabilitation. Mosby, St. Louis: 147.

14 Kniegelenk

Biomechanik des Kniegelenkes

Die Bewegung des Kniegelenkes setzt sich aus komplizierten Roll-Gleit- und Gleit-Kipp-Bewegungen zusammen, verbunden mit Rotationskomponenten. Die individuellen Variationen der Femurkondylen, des Tibiakopfes und die vielfältigen Formen der Patella sowie des dazugehörigen Kniescheibengleitlagers führen zu individuell sehr unterschiedlichen Bewegungsmustern (1, 35).

Das Kniegelenk kann aus biomechanischer Sicht unterteilt werden in die 2 Abschnitte:

- Patellagleitlager (Kontaktfläche: Femurkondylen-Kniescheibe),
- Femorotibialgelenk (Kontaktfläche: Femurkondylen-Tibiakopf).

Diese Zweiteilung findet sich auch in der Funktion des Femurkondylus wieder. Der vordere Abschnitt des Femurkondylus ist für das Gleiten der Kniescheibe, der hintere Abschnitt für das Rollen und Gleiten auf dem Schienbein konstruiert. Bei biomechanischen Berechnungen müssen die unterschiedlichen Drehpunkte des Femorotibialgelenkes und des Patellagleitlagers beachtet werden.

Vorderer Abschnitt der Oberschenkelrolle (Patellagleitlager)

Die Patella ist das größte Sesambein des Körpers und hat die Funktion einer Umlenkrolle. Am oberen Pol setzen die Mm. rectus femoris und intermedius, an den Seiten die Mm. vastus medialis und vastus lateralis an. Der M. quadriceps übt seine Zugwirkung über die Kniescheibe auf den Unterschenkel aus. Die Kniescheibe gleitet dabei auf der Einkerbung der Femurrolle bis hin zur Fossa intercondylaris. Die Patella legt bei maximaler Beugung einen Weg zurück, der doppelt so lang ist wie sie an Höhe selbst misst. Die weiträumigen Taschen der Gelenkschleimhaut oberhalb und neben der Patella ermöglichen diese Beweglichkeit.

Belastung des Patellagleitlagers

Beim Gehen, Stehen und in Hockstellung wird die Patella durch den Zug des M. quadriceps unterschiedlich stark gegen die Oberschenkelrolle gedrückt. Die Kompressionsbelastung des patellofemoralen Gelenkes resultiert aus der muskulären Anspannung und der Zugrichtung des M. quadriceps während der Kniebeugung. Im Stehen bei 0° Kniebeugung ist die Anspannung des M. quadriceps gleich Null (👁 **14.1**).

Gehen (Kniebeugung bei 9°) belastet das **Kniescheibengleitlager** mit dem 0,5fachen des Körpergewichtes, treppauf und treppab steigen (Kniebeugung 60°) entspricht dem 3,3fachen Körpergewicht. Tiefe Kniebeugen (Kniebeugung 130°) belasten das Gleitlager mit dem 7,8fachen des Körpergewichtes (61) (**T 14.1**).

Bei Hockstellung mit 90° Knieflexion ist es außerdem wichtig, ob der Oberkörper aufrecht gehalten, oder nach vorn gebeugt wird. Im ersten Fall entspricht die Kompressionsbelastung der Kniescheibe bei einem 70 kg schweren Menschen dem 7,8fachen, im 2. Fall nur dem 2,9–3,9fachen des Körpergewichtes. Die Vorbeugung des Oberkörpers in Hockstellung bringt den Schwerpunkt nach vorn, was den Hebelarm des Femurs reduziert (61).

Bei dynamischen Belastungen können sehr hohe Kräfte im Patellagleitlager auftreten. So wurden beim Ski fahren Spitzenwerte von 3000 kp (3 t) berechnet, die allerdings weniger als 1 ms wirksam sind. Beim Gewichtheben, einem relativ langsamen Vorgang, wurden immerhin noch 600 kp gemessen, die wesentlich länger auf das Patellagleitlager einwirken (27).

Anspannungsübungen bei gestrecktem Kniegelenk, selbst mit Gewichten, führen zwar zu einer starken Aktivität des M. quadriceps, bedeuten aber keine Kompressionsbelastung für das Retropatellargelenk.

Beim Laufen kann eine Reduktion der retropatellaren Kräfte erreicht werden (36): Eine selbst gewählte Laufgeschwindigkeit beim **rückwärts Rennen** aktiviert den M. quadriceps über eine längere Zeit als beim vorwärts Rennen. Dadurch werden die Kraft des M. quadriceps und auch die kardiopulmonale Ausdauer im Vergleich zum vorwärts Rennen erhöht. Gleichzeitig ist die **Belastung auf das Patellagleitlager um die Hälfte geringer**. Daher ist das Rückwärtslaufen für Patienten mit Problemen des Patellagleitlagers sehr empfehlenswert.

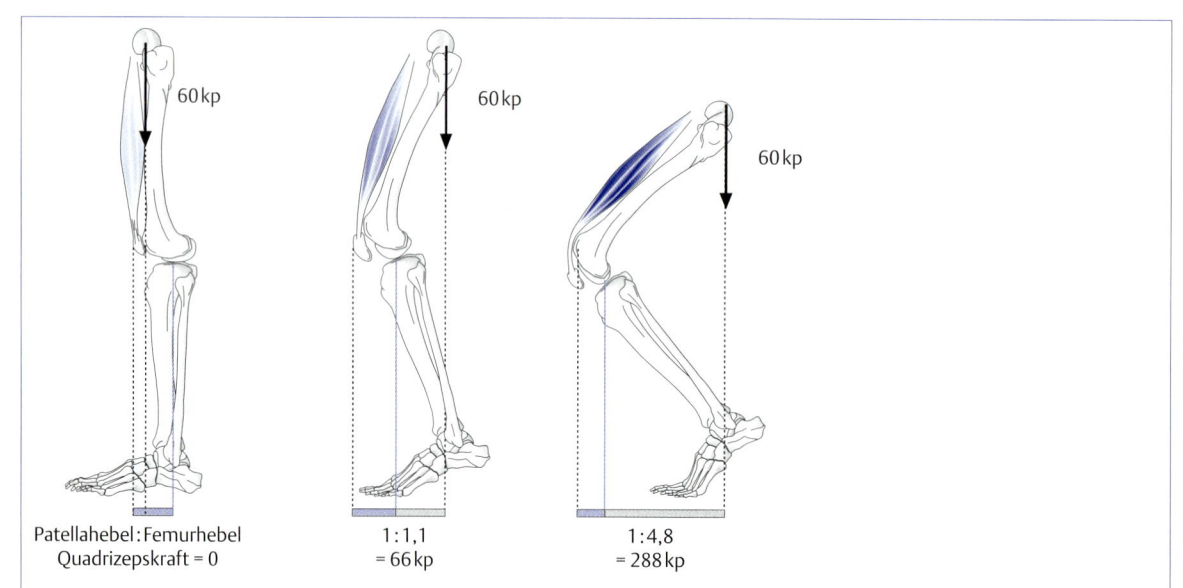

Patellahebel:Femurhebel		
Quadrizepskraft = 0	1:1,1 = 66 kp	1:4,8 = 288 kp

14.1 Im Stand mit gestreckten Beinen wird das Patellagleitlager nicht belastet, weil der Femurhebel kleiner als Null ist, der Hüftkopf also vor der Drehachse des Kniegelenkes steht. Deshalb ist keine Zugkraft des M. quadriceps nötig. Bei Beugung des Beines nimmt der – zur Schwerkraft wirksame – Femurhebel (grauer Balken) zu, dies muss der M. quadriceps durch seine Zugkraft kompensieren. Der Patellahebel (blauer Balken) bleibt annähernd gleich lang. Daher wird bei zunehmender Hockstellung das Verhältnis des Patellahebels zum Femurhebel immer ungünstiger und somit die Zugkraft des M. quadriceps immer größer. Die Hebel werden exakt berechnet, wenn der Drehpunkt des Patellagleitlagers sowie der Drehpunkt des Femurs auf der Tibiagelenkfläche, der während der Beugung nach dorsal wandert, beachtet werden (s. **14.9**).

14.1 Kompressionskräfte auf das Patellagleitlager und auf das Femorotibialgelenk bei verschiedenen Tätigkeiten (78, 102). Die Kräfte sind aus den individuellen anatomischen Verhältnissen und einer gemessenen Widerstandskraft berechnet und können daher einer gewissen Varianz unterliegen

Tätigkeit	Kniebeugewinkel [°]	Kompressionskraft [x-fache des Körpergewichtes]	
		Patellagleitlager	Femorotibialgelenk
Heben des gestreckten Beines	0	0,5	
Gehen	10	0,5	3,0–3,5
Treppauf und treppab steigen	60	3,3	3,8
Isokinetik, langsame Geschwin-digkeit (30°/s bzw. 60°/s)	70	5,1–9,0	9,0
Isometrische Anspannung	75	2,6	
Isokinetik, hohe Geschwindigkeit (180°/s)	80	4,9–5,5	5,5
Isometrische Anspannung	90	6,5	
Hockstellung	120	7,6	
Aufstehen vom Stuhl	120	3,6	3–7
Aufstehen aus Hockstellung	140	6,0	5,0
Hinhocken	140	7,6	5,6
Springen		20,0	

Kontaktfläche des retropatellaren Gleitlagers

Bei Knorpeldefekten des retropatellaren Gleitlagers ist es möglich, einen günstigen Bewegungswinkel anzugeben, in dem ein Muskelaufbautraining gefahrlos erfolgen kann. Umgekehrt kann beim Auftreten von Schmerzen in einem bestimmten Winkel auf die Lage des Defektes im Patellagleitlager geschlossen werden.

Die Kontaktfläche der Patellarückseite ist abhängig von (**14.2**):

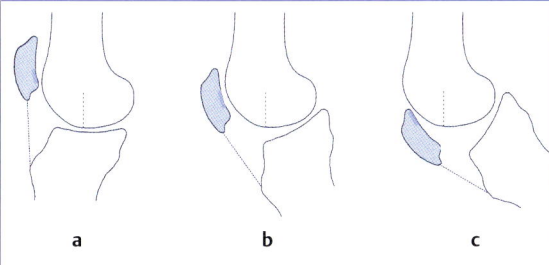

14.2a–c Die Patella wandert bei der Beugung des Kniegelenkes auf der Femurrolle. In Streckstellung des Kniegelenkes kommt nur die kaudale Patellarückfläche mit dem Femur in Kontakt (**a**, blaue Linie). Bei zunehmender Beugung werden der mittlere Bereich (**b**) und zuletzt der obere Anteil der Patellarückfläche (**c**) komprimiert. Die gestrichelte Linie im Femurkondylus zeigt die Grenze zwischen dem Patellagleitlager und dem Femur und der Tibiagelenkfläche an (nach Kapandji [77]).

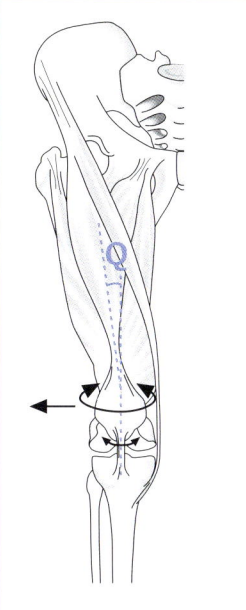

14.3 Der Winkel zwischen der Patellasehne und der Summation der Zugrichtung des M. quadriceps (gestrichelte Linien) wird Q-Winkel genannt. Ein größerer Q-Winkel führt zu einer lateralen Kraft auf die Patella, welche zu einer verstärkten lateralen Kompression des Patellagleitlagers führt. Zusätzlich sind 3 Pfeile eingezeichnet, welche die Richtung der Veränderung der Patella durch Verlagerung, Rotation und Kippung bei zu- oder abnehmendem Q-Winkel zeigen (nach Mizuno [95]).

- der Beugestellung,
- individuellen Variationen und Formen der Gleitrinne und der Patella,
- der Rotation der Tibia,
- Valgus- oder Varusposition des Kniegelenkes,
- Struktur und Zustand des Knorpels.

Ein zunehmender Q-Winkel (etwa bei einem zunehmendem X-Bein) (**14.3**) führt zu einer Verschiebung des Patellagleitweges nach lateral und zu einem verstärkten lateralen Druck auf die Patellagleitfläche. Gleichzeitig kippt die Patella nach medial und zusätzlich rotiert sie auch noch um einige Grad nach medial (95) (**T 14.2**).

Zudem können Innen- oder Außenrotationsstellungen des Unterschenkels zur Verkippung oder Verdrehung der Patella führen, so dass auch die Unterschenkelrotation in der Rehabilitation beachtet werden soll.

Kontaktfläche der Patella bei Kniebeugung

Bei kompletter Streckung liegt die Patella meist komplett oberhalb der Trochlea des Femurs auf dem supratrochlearen Fettpolster (61). In dieser Streckstellung hat, abhängig von der Bandführung und den knöchernen Variationen der Kniescheibe, entweder kein Teil oder nur die laterale, kaudale Facette der Patella Kontakt mit der Gleitfläche der Femurrolle. Bei Beugung gleitet die Patella ab 10° von lateral in die Femurtrochlea (daher liegt die erste Kontaktfläche

T 14.2 Reaktion der Patella und der Tibia bei verstärkter Valgus- oder Varusstellung – und damit verändertem Q-Winkel – in verschiedenen Beugestellungen des Kniegelenkes. Es sind jeweils die größten Veränderungen beim entsprechenden Kniewinkel angegeben. In Klammern ist der Bewegungssektor (Kniebeugung) beschrieben, bei dem die Veränderungen signifikant nachzuweisen waren (95)

	Valgusstellung des Kniegelenkes	Varusstellung des Kniegelenkes
Reaktion der Patella		
Seitliche Verlagerung	Nach lateral um 6,5 mm bei 50° Kniebeugung. (Bewegungssektor 20–60°)	0
Kippung der Patella	Nach medial um 3–5° (Bewegungssektor 20–80°)	Nach lateral um 2–4° (Bewegungssektor 20° und 50–80°)
Rotation der Patella	Mediale Rotation um 6° bei 20° Kniebeugung (Bewegungssektor 20–50°)	0
Reaktion der Tibia		
X- oder O-Beinstellung	Keine zusätzliche Änderung der Beinachse	+5° bei 90° Kniebeugung. (Bewegungssektor 40–90°)
Rotation der Tibia	Keine Änderung	Außenrotation 2–4° (Bewegungssektor 30–60°)

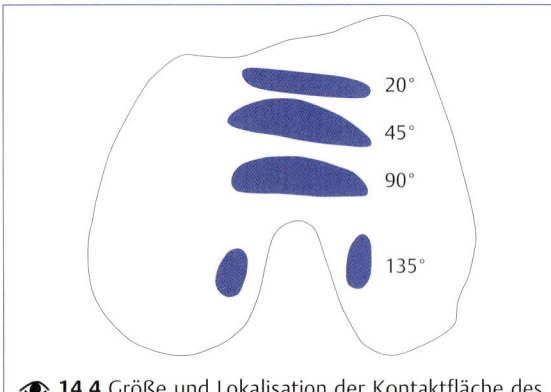

14.4 Größe und Lokalisation der Kontaktfläche des femoropatellaren Gelenkes bei verschiedenen Beugewinkeln. (nach Seedhorn aus Brinckmann [14]).

auch auf der Lateralseite der Patella) und gleitet auf der Trochlea nun mehr medial bis etwa 90° (14.4). Dabei wird die Mitte und zuletzt der obere Anteil der Patellarückfläche belastet (14.5). Bei weiterer Beugung kommt die mediale Patellafacette im Kreuzbandtunnel in Kontakt, so dass die Patella wieder etwas nach lateral wandert. Diese laterale-mediale-laterale Bewegung entspricht einem lateral offenen „C" (61). Bei 120° tritt neben der größeren medialen Kontaktfläche auch eine kleinere laterale auf. Kleinere Bereiche des mittleren und oberen Drittels geraten bei der Beugung des Kniegelenkes sogar mehrfach unter Belastung (55). Die Kontaktfläche der Patella vergrößert sich mit zunehmender Beugung des Kniegelenkes, und zwar von 0–60° besonders deutlich. Dies entspricht der Zunahme des Patelladruckes bei Alltagsbewegungen (Gehen, Treppen steigen) und soll für die bessere Verteilung des Druckes sorgen. Zusätzlich kommt ab 80° die Quadrizepssehne mit der Trochlea in Kontakt.

Die Druckwerte des Patellagleitlagers können bei einer Zugspannung des M. quadriceps von 500 N bis zu 3,5 N/mm² und bei 1000 N bis zu 4,7 N/mm² betragen. Dass dieser Wert sich nicht verdoppelt, liegt an den plastischen Eigenschaften des Knorpels, der bei höherem Druck eine größere Kontaktfläche bietet (55). Allerdings treten die maximalen Druckwerte bei jedem Knie individuell bei unterschiedlichen Beugestellungen auf; bei einem Knie waren sie bei 120°

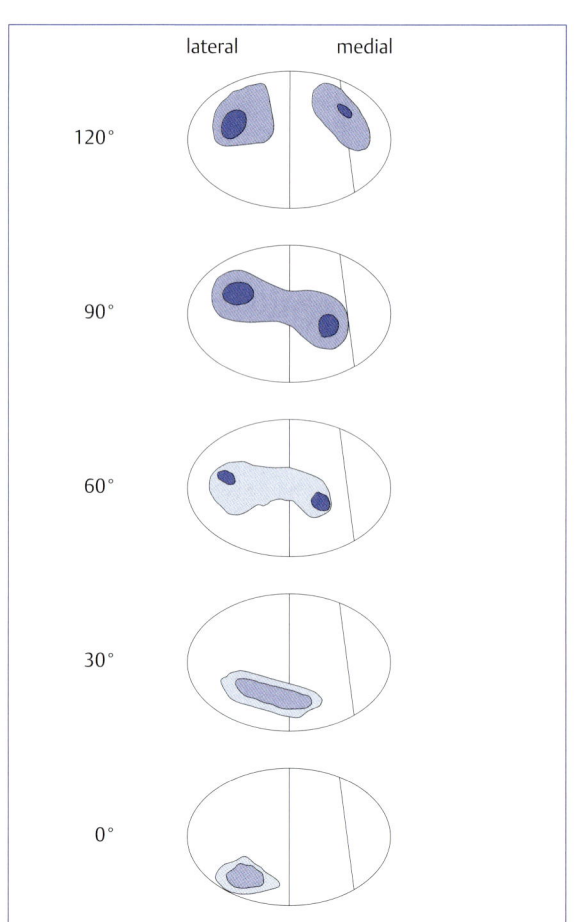

14.5 Druckverteilung auf der Rückfläche der Patella bei konstantem Zug des M. quadriceps von 1000 N und zunehmender Beugung des Kniegelenkes. Hellblaue Zone = 2,5 N/mm², mittelblaue Zone = 2,5–3,5 N/mm², tiefblaue Zone = 3,5 N/mm² (nach Hille [55]). Die Längsstriche sollen die Unterteilung in medial/lateral sowie den medialen Randbezirk verdeutlichen. Ähnliche Druckverteilungen hat auch Hungerford beschrieben (61).

Beugestellung, bei anderen schon zwischen 0 und 30° zu messen (55). Es können also keine festen Richtlinien angegeben werden.

> Es ist allgemein festzustellen, dass die maximale isometrische Anspannung des M. quadriceps bei 0–10° nicht zu einem retropatellaren Druck führt.

Krankheitsbilder des Patellagleitlagers

Knorpelschäden des Patellagleitlagers

Wegen der zunehmenden Kompressionsbelastung des Patellagleitlagers bei Kniebeugung ist bei **retropatellaren Schäden** eine Übungsbehandlung in tiefer Hockstellung nicht günstig. Auch auf der Leg Press, auf dem Fahrrad oder auf anderen Kraftmaschinen sollten Übungen in starker Beugestellung des Kniegelenkes nicht durchgeführt werden. Liegen die **retropatellaren Knorpelschäden** allerdings an der **kaudalen Patellagleitfläche**, so könnten **Übungen** mit (leichten) Gewichten **in starker Kniebeugung erlaubt** werden

(s. ◉ **14.2**). Hier sind Übungen in der offenen Kette sehr empfehlenswert, da der Bewegungssektor und die Gewichtsbelastung genau bestimmt werden können (s. Kap. 3).

Patellafrakturen

Patellafrakturen entstehen meistens durch ein direktes Anpralltrauma. Knöcherne Ausrisse der Sehnen werden durch indirekte Kräfte verursacht. Die Erhaltung der aktiven Kniestreckung schließt eine Patellafraktur nicht aus, weil die „Hilfsstrecker" (z. B. M. tensor fasciae latae) des Kniegelenkes noch intakt sein können.

Von Bedeutung ist bei der Therapie, ob es sich um eine Längsfraktur (bei unverschobenem Bruch reicht häufig eine konservative Therapie aus) oder um eine Querfraktur (hier entsteht durch den Zug der Quadrizepssehne fast immer eine zunehmende Dislokation der Fragmente) handelt (101). Patellafrakturen können konservativ behandelt werden (6 Wochen Immobilisation im Gips bei 10° Kniebeugung), wenn der Streckapparat intakt ist (37). Anschließend ist natürlich eine intensive Rehabilitation zum Muskelaufbau und zur Rückgewinnung der Kniebeweglichkeit erforderlich.

Die meisten Patellafrakturen müssen operiert werden. Die Nachbehandlung ist dann aber besonders vorsichtig durchzuführen: Bei jungen Menschen kann die Kraft der Quadrizepssehne bis zu 6000 N betragen (das entspricht dem bis zu 7fachen des Körpergewichtes). Eine Osteosynthese muss daher sehr stabil sein. Osteochondrale Fragmente können mit biologisch abbaubaren Nägeln befestigt werden.

Die Patellafrakturen werden nach AO-Kriterien folgendermaßen klassifiziert (101):

- **Typ A**: extraartikulär, der Streckmechanismus ist gerissen (Abriss des oberen oder unteren Patellapols). Therapie: operative Verschraubung (oder transossäre Naht) der Fragmente. Bei Frakturen des unteren Patellapoles ist die *Sicherung* einer Verschraubung oder einer transossären Naht mit einer *Cerclage*, von der Patella bis zur Tuberositas tibiae reichend, erforderlich (s. ◉ **14.7**).
- **Typ B**: teilweise artikulär, der Streckmechanismus ist intakt (z. B. bei Längsfrakturen). Therapie: bei nicht verschobenen Frakturen konservativ, Operation nur bei Verschiebung der Fragmente. Bei einfacher Fraktur: Verschraubung plus Cerclage, bei multifragmentären Brüchen Zirkumferenz-Cerclage plus Zuggurtung.
- **Typ C**: komplett artikulär, Streckmechanismus gerissen. Therapie: Operation mit K-Drähten und *Zuggurtungsdraht*. Bei 3 Fragmenten Verschraubung oder K-Draht mit Zuggurtung. Bei 4 oder mehr Fragmenten: K-Drähte, Schrauben plus Zuggurtung (◉ **14.6**). Im schlimmsten Fall Patellektomie.

Prinzip der Zuggurtung

Durch eine Zuggurtung werden Zugkräfte in Kompressionskräfte umgewandelt. Dies ist bei der Patella mit 2 K-Drähten und einer ringförmigen oder 8förmigen Drahtcerclage möglich. Die ringförmige Cerclage weist einen größeren Widerstand gegen Rotationskräfte auf, aber der Draht kann leichter verrutschen oder in die Retinakula einschneiden, wodurch er seine Spannung verliert und damit die Zuggurtung unbrauchbar wird. Daher wird häufiger die 8förmige Cerclage verwendet. Das Zuggurtungsprinzip kann auch mit Schrauben oder transossären Nähten kombiniert werden.

Es werden 3 Cerclagetypen an der Patella unterschieden, die auch in der Rehabilitation unterschiedlich behandelt werden müssen:

- **8förmige Cerclage** der Patella, die in Verbindung mit 2 parallelen Drähten oder Schrauben zu einer Kompression der Fragmente bei Zug des Kniestreckers führt (◉ **14.6a u. b**),
- **ringförmige Cerclage** der Patella, die bei hohen Zugkräften mitunter dislozieren und damit insuffizient werden kann,
- **Cerclage** zwischen unterem Patellapol und der Tuberositas tibiae bei Abrissen der Patellaspitze oder Rissen des Lig. patellae (◉ **14.7**). Diese Cerclage hat nur den Zweck einer **temporären Entlastung**, hier führt ein starker Zug zum Riss der Cerclage.

Komplikationen

Spitze Enden von **gerissenen Cerclagen** oder von wandernden K-Drähten sollten entfernt werden, bevor sie die Haut perforieren und Infektionen hervorrufen können.

Eine **posttraumatische Arthrose** kann sich bei schweren Knorpeltraumen, aber auch beim Anwachsen der Patellasehne in falscher Position (Folge: Rotation oder Kippung der Patella) oder bei Fehlstellung der Patellafragmente entwickeln.

Weitere Informationen über die Klassifikationen, Operationsmethoden und Komplikationen sind bei den Richtlinien der Deutschen Gesellschaft für Unfallchirurgie zu erhalten (www.uni-duesseldorf.de/WWW/AWMF/).

Nachbehandlung

Die postoperative Nachbehandlung wird mit einer Motorschiene (CPM) durchgeführt. Bei operierten Patienten mit einer 8förmigen, meist auch mit einer ringförmigen **Zuggurtung der Patella** ist die Kniebeugung sehr wichtig, um die anterioren Traktionskräfte in retropatellare Kompressionskräfte, welche für die Knochenheilung wichtig sind, umzuwandeln (101). Im Allgemeinen ist nach den ersten 5 Tagen, bei

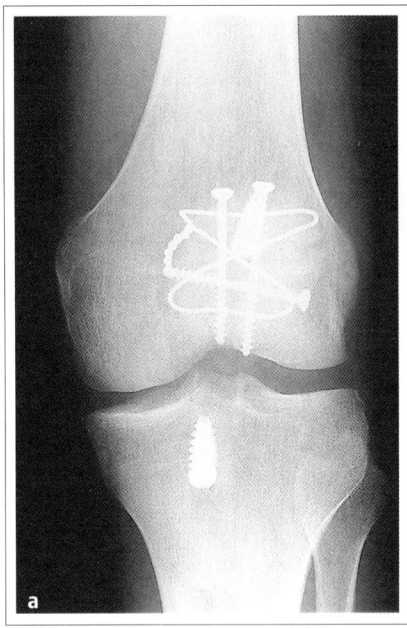

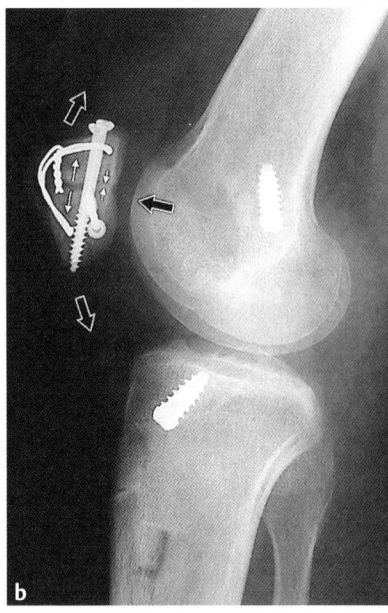

14.6a u. b Prinzip der Zuggurtung einer Patellaquerfraktur. Die Zugkräfte der Sehnen (große Pfeile) führen zu einem vermehrten Druck auf das Patellagleitlager, durch die Zuggurtung werden die Distraktionskräfte der Fragmente in Kompressionskräfte (kleine Pfeile) umgewandelt.
Fall: 19jähriger Fußballspieler, bei dem 5 Wochen zuvor eine arthroskopische Kreuzbandplastik mit dem Lig. patella erfolgte. Beim Sprung von 2 Treppenstufen brach die Patella beim Aufkommen mit dem operierten Bein.

denen wegen der Wundheilung eine Beugung über 40° vermieden werden sollte, die aktiv assistierte Kniebeugung bis 90° erlaubt, sofern keine Wundprobleme vorliegen.

Spätestens am 2. Tag beginnt der Patient mit der Mobilisierung und mit isometrischen Übungen, zunächst möglichst in Streckstellung des Kniegelenkes. Bei der Streckstellung gerät zwar der kaudale Patellaabschnitt unter Kompression, aber die Kompressionskräfte sind selbst bei maximaler Muskelanspannung geringer als bei zunehmender Kniebeugung.

Ein vorsichtiges isokinetisches Training richtet sich nach der Belastbarkeit, es ist wegen der Möglichkeit der sofortigen Gewichtsentlastung bei eventuellen Schmerzen zu favorisieren. Die Glutealmuskeln und die ischiokruralen Muskeln dürfen intensiv trainiert werden, wobei die offene Kette (Widerstand am distalen Oberschenkel) für eine intensive Belastung der am Hüftgelenk ansetzenden Oberschenkelmuskeln günstig ist. Achtung: Der M. quadriceps darf dabei anfangs nur gering angespannt werden, evtl. sollte dies durch eine EMG-Kontrolle geprüft werden.

Liegt der **Abriss des Strecksehnenapparates** am unteren oder oberen Patellapol vor (s. 14.7), sollten die Spannungsübungen unterlassen werden bzw. erst nach etwa 4 Wochen nur sehr vorsichtig und dosiert erfolgen (T 14.3).

Da auch bei passiver Bewegung des Kniegelenkes Zugspannungen auftreten, muss auf eine eventuelle Bewegungslimitierung durch den Operateur geachtet werden (14.7 und T 9.5, T 9.7).

Eine Teilbelastung von 15 kp bis zum halben Körpergewicht für 6 Wochen ist je nach Frakturtyp ratsam. Starke Druck- und Zugkräfte auf die Patella (s. T 14.1) sind zu meiden, um die Osteosynthese nicht zu gefährden. Das Rehabilitationsprogramm ist auch nach 6 Wochen nicht beendet. Bis zur 12. Woche sind Übungen in der geschlossenen Kette, Fahrradergometertraining, Muskelaufbau- und Koordinationstraining sowie mobilisierende Physiotherapie notwendig (s. T 9.7).

Wegen der meist bestehenden retropatellaren Knorpelschäden ist eine Patellamobilisation nur sehr

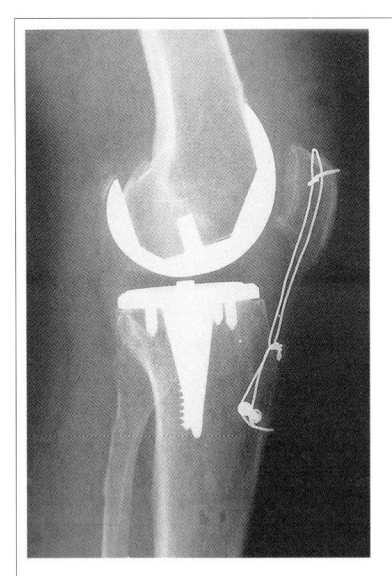

Abb. 14.7 Die abgerissene Patellasehne wurde genäht und gegen Zugkräfte durch eine Cerclage, die mit der Tuberositas tibiae verbunden ist, gesichert. Hier dürfen in der Rehabilitation keine großen Zugkräfte einwirken, sonst würde die Cerclage reißen.

T 14.3 Erlaubtes physiotherapeutisches Training bei Patellafrakturen Typ A–C nach AO (122). Die Richtlinien sind bei jedem Patienten entsprechend der individuellen Frakturform, der Osteosyntheseart und der Heilungstendenz anzupassen

	Typ A	Typ B	Typ C
Isometrische Spannungsübungen M. quadriceps	Ab 5. Woche	Ab 1. Woche	Ab 1. Woche
Aktive Kniestreckung gegen Widerstand	Ab 6. Woche	Ab 3. Woche	Ab 3. Woche
Aktive Kniebeugung gegen Widerstand *	Ab 1. Woche	Ab 1. Woche	Ab 1. Woche
Intensivere passive Kniebeugung (Flexibilität)	Ab 5. Woche	Ab 3. Woche	Ab 2. Woche
Aktive Hüftbeugung, -Streckung, -Abduktion, -Adduktion gegen Widerstand **	Ab 1. Woche	Ab 1. Woche	Ab 1. Woche
Aquatraining	Wundheilung	Wundheilung	Wundheilung
Elektrostimulation M. quadriceps	Ab 4. Woche	Ab 1. Woche	Ab 1. Woche
Dosiertes Fahrradergometerfahren (hoher Sattel)	Ab 5. Woche	Ab 3. Woche	Ab 2. Woche
Geschlossene Kette (Kniebeuge, Einbeinstand)	Ab 7. Woche	Ab 5. Woche	Ab 5. Woche
Gipstutor, falls nötig	Bis 3. Woche	Bis 4. Woche	0
Knieorthese	4.–7. Woche	5.–7. Woche	1.–7. Woche

* Achtung, bei endgradiger Kniebeugung kommt der M. quadriceps unter Spannung
** offene Kette, jedoch mit unterstützendem Halten des Unterschenkels durch den Therapeuten

dosiert möglich. Bei eingeschränkter Beugung muss die Physiotherapie intensiviert wird. Bessert sich dadurch die Bewegung über Monate nicht, ist eine arthroskopische Arthrolyse anzuraten, um vor allem die Narben im oberen Rezessus zu entfernen.

Ein Gips ist bei einer stabilen Zuggurtung nicht notwendig, aber der Patient sollte beim Gehen einen Kniebrace bzw. eine Knieorthese möglichst in Kniestreckung tragen, bis der M. quadriceps seine Kontrolle zurückgewinnt. Bei konservativer Therapie von Typ-B-Frakturen sollte ein Gips – ebenfalls möglichst in Streckung des Kniegelenkes, um einen Kompressionsdruck auf das Patellagleitlager zu minimieren – für 3 Wochen getragen werden, wobei eine schmerzadaptierte Teilbelastung erlaubt ist (122). Die Metallentfernung kann etwa nach einem Jahr vorgenommen werden. Eine Patella-Tuberositas-Cerclage soll aber schon nach 3 Monaten entfernt werden, wenn die Kniebeugung bis dahin nicht 90° erreicht hat oder wenn sie Schmerzen bereitet (Materialbruch).

Patellaluxation und laterale Patellaarthrose

Viele konservative Möglichkeiten zur Prävention einer erneuten Patellaluxation, die meistens nach lateral luxiert, gibt es nicht. Auch bei der lateralen Patellaarthrose besteht keine Aussicht auf Heilung. Dennoch sollte versucht werden, den medialen Anteil des M. quadriceps (M. vastus medialis) zu stärken, um den Patellagleitweg positiv zu beeinflussen. Zudem muss ein eventuell bestehendes X-Bein (s. T 14.2) durch eine mediale Schuherhöhung, einen Kniebrace oder eventuell durch eine operative Umstellung kompensiert werden. Ein Tapeverband oder eine Bandage mit Patellaführung (z. B. Donjoy-Bandage mit Klebestreifen für Patella) sind zusätzliche Möglichkeiten zur vorübergehenden dosierten Korrektur des Patellagleitweges. Da es recht schwierig ist, den M. vastus medialis isoliert anzuspannen und zu trainieren, ist ein EMG-Biofeedback-Training und eine gezielte Elektrostimulation dieses Muskels anzuraten. Ein Teil der Fasern des M. vastus medialis entspringt vom M. adduktor magnus, daher ist es wichtig, auch diesen Muskel bei der Rehabilitation von patellofemoralen Schäden zu stärken (16).

Die Übungen sollten in Innenrotation des Unterschenkels erfolgen, weil dadurch die Patella nach medial gezogen wird. Die Innenrotation kann am besten auf dem Fahrradergometer kontrolliert werden.

Die meisten Patellaluxationen ereignen sich in annähernder Streckstellung des Kniegelenkes, daher ist die kaudale/laterale Patellagleitfläche durch den Knorpelabrieb geschädigt. Sinnvoll ist also meist eine Therapie in einem Bewegungssektor mit stärkerer Beugung des Kniegelenkes. Bei akuter Patellaluxation darf etwa ab der 3. Woche mit Übungen in der offenen Kette (auch mit isokinetischen Übungen bei 120°/s) begonnen werden. Später sind koordinative und stabilisierende Übungen in der geschlossenen Kette möglich. Aquatraining sollte nur unter Aufsicht erfolgen, damit die Beinstellung bzw. valgisierenden Kräfte auf das Kniegelenk kontrolliert werden können.

Retropatellare Knorpelschäden

Die Lokalisation und Ausdehnung des Knorpelschadens sollte so genau wie möglich dokumentiert werden, damit in der Rehabilitation gezielt im defektfreien Sektor geübt werden kann. Dies ist anhand gezielter Übungsformen möglich (**T 14.4**).

Bei retropatellaren Schäden sollte eine starke Kompression auf das Kniescheibengleitlager vermieden werden. Eine Übungsbehandlung in tiefer Hockstellung ist daher nicht günstig. Auch auf der Leg Press, auf dem Fahrrad oder auf anderen Kraftmaschinen sollten Übungen in starker Beugestellung des Kniegelenkes nicht durchgeführt werden. Liegen die retropatellaren Knorpelschäden allerdings an der kaudalen Patellagleitfläche, so könnten – wie schon zuvor erwähnt – Übungen mit (leichten) Gewichten in starker Kniebeugung erlaubt werden (s. **14.2**), am besten in der offenen Kette (s. Kap. 3).

Patellagleitlager und offene Kette

Bei zunehmender **Kniebeuge** aus dem Stand steigt der Kompressionsdruck auf das Patellagleitlager. *Umgekehrt* ist es bei Übungen der **offenen Kette**, wenn das Knie – in sitzender Stellung – gegen Widerstand gestreckt werden soll. Hier ist bei 90° die muskuläre Anspannung gering und nimmt erst bei Streckung zu (**14.8**). Wird ein 39 kg schweres Gewicht am Unterschenkel in dieser Weise angehoben, dann beträgt bei 40° Kniebeugung der Druck auf das Patellagleitlager 398 kp/cm², das ist 8,39-mal mehr bei gleichem Beugewinkel als bei der Kniebeugung aus dem Stand (61). Andere Studien zeigten geringere Druckbelastungen (139).

Bei Übungen in der **offenen Kette** ist zu beachten, dass wie zuvor beschrieben:
- die Kontaktfläche des Patellagleitlagers mit zunehmender Streckung abnimmt,
- die Kompressionsbelastung bei kleiner werdender Fläche zunimmt (61).

Dadurch gerät das Patellagleitlager in annähernder Streckstellung des Kniegelenkes in eine große Druckbelastung. Das ist für ein Patellagleitlager abnorm, da eine derartige Belastung im Alltag nicht auftritt.

T 14.4 Sportliche Aktivitäten zur Stärkung der Beinmuskeln bei Schäden des Patellagleitlagers

Günstige Übungen	Schädigende Übungen
Rad fahren mit hohem Sattel, hohen Umdrehungszahlen, geringer Beinbelastung	Starker Pedaltritt mit hohem Krafteinsatz, langsame Umdrehungszahl
Lockeres Laufen auf der Ebene	Schnelle Antritt- und Stoppbewegungen
Wandern mit 2 (Teleskop-)Stöcken	Bergauf- und Bergabläufe
Kraftmaschinen: Intensiver Einsatz der ischiokruralen Muskeln	Kraftübungen mit großem Einsatz des M. quadriceps im schmerzhaften Sektor
Übungen aus dem Gehen, Stehen, Sitzen, Liegen	Übungen in Hockstellung oder im Knien
Spannungsübungen in Streckstellung des Beines	Spannungsübungen in Beugestellung des Beines
Aquatherapien	Sprint- und Sprungübungen

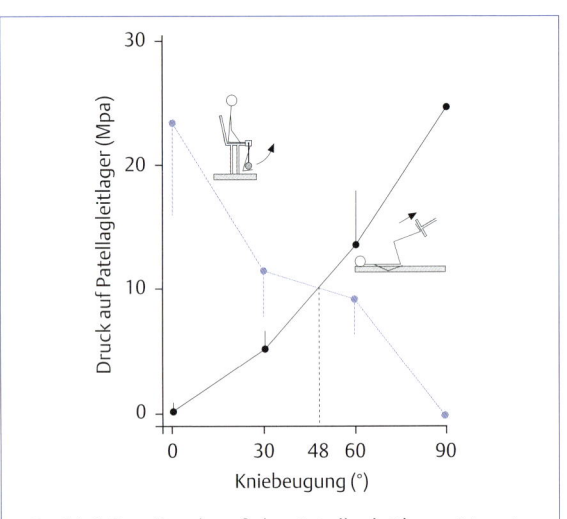

14.8 Der Druck auf das Patellagleitlager ist unterschiedlich, je nachdem, ob eine offene (blaue Punkte, Kniestreckapparat) oder geschlossene Bewegungskette (schwarze Punkte, Beinpresse) gewählt wird (nach Steinkamp [139]).

Das Femorotibialgelenk

Biomechanik des Femorotibialgelenkes

Das Femorotibialgelenk entspricht der Kontaktfläche des Tibiaplateaus und dem hinteren Abschnitt der Femurrolle. Es funktioniert nur näherungsweise wie ein Scharniergelenk. Die Bewegungsabläufe entsprechen eher einem mehrachsigen Gelenk, was unter anderem bedingt ist durch (77, 97, 124):
- die Spiralform des (medialen und lateralen) Femurkondylus, die eine Roll-Gleit-Bewegung des Kniegelenkes verursacht,

- die leichten Unterschiede im Krümmungsradius des medialen und lateralen Femurkondylus,
- die unterschiedliche Tibiagelenkfläche, welche nach oben medial konkav und lateral konvex ist,
- das komplizierte Zusammenspiel der Kniegelenkbänder,
- die Variationen der Beinachsen.

Das Roll-Gleit-Prinzip in diesem Gelenk ermöglicht es den beiden Femurkondylen, zunächst auf der Tibiagelenkfläche nach hinten zu rollen, und dann – nun fixiert durch die Bänder – zu gleiten. Dadurch ist eine komplette Beugung des Kniegelenkes von 0 auf 170° möglich. Das reine Rollen ist am **lateralen Femurkondylus** bis etwa 20–40° festzustellen. Dieser Bewegungssektor entspricht dem normalen Gehen. Bei weiterer Kniebeugung wird die Rollbewegung immer mehr durch das „Durchdrehen" der Femurrolle, also durch das Gleiten ersetzt (77). Die Kreuzbänder gewährleisten durch ihren Zug, dass die Rollbewegung des Femurkondylus bei zunehmender Beugung in eine Gleitbewegung übergeht. Der **mediale Femurkondylus** verhält sich spiegelbildlich, hier gleitet der Femurkondylus zwischen 0 und 70° und mit zunehmender Beugung nimmt das Gleiten ab (124) (◉ 14.9). Die Form der Tibiagelenkfläche und der Femurkondylen, die Form der Menisken und die Beinachsen sind bei jedem Menschen etwas unterschiedlich. Auch die Insertion der Bänder variiert entsprechend den Variationen der Knochenformen. Der Unterschenkel rotiert beispielsweise bei der Beugung des Kniegelenkes mit einer individuellen Schwankungsbreite, die zwischen 0 und 40° liegt (124). Entsprechend der individuellen Variation ist auch die Verteilung der Knorpeldicke im Kniegelenk recht unterschiedlich (116).

Wird das Kniegelenk aus der Streckung zunehmend gebeugt, dann treten folgende Mitbewegungen der Tibia auf, die von Mensch zu Mensch jedoch stark variieren (56, 124, 126):

- Ab etwa 20° Beugung beginnt eine zunehmende Innenrotation der Tibia, durchschnittlich bis zu 16° (individuelle Unterschiede von 0° bis maximal 38°), ab etwa 80° Beugung ist diese Innenrotation wieder rückläufig.
- Die Achse für **Rotationsbewegungen** zwischen Femur und Tibia verläuft nicht durch die Eminentia interkondylaris, sondern durch das **mediale Kompartiment**.
- Bei fehlendem vorderem Kreuzband wandert diese Drehachse für die Rotationsbewegung in das **laterale Kompartiment**.
- Durch das Rückwärtsrollen des Femurkondylus entsteht bei der Kniebeugung eine zunehmende Rückverlagerung des Femurkondylus gegenüber der Tibia. Anders ausgedrückt: Die Tibia wird nach ventral verschoben, und zwar um eine Strecke zwischen 35 und 54 mm (s. ◉ 14.9).
- Der obere Bandansatz des Innenbandes liegt im Mittelpunkt der Drehachse.
- Bei den meisten Kniegelenken tritt schon bei geringer Beugung, mitunter aber auch erst nach 40° Beugung eine zunehmende O-Beinstellung auf, und zwar umso mehr, je größer die Tibia-Innenrotation war.
- Bei der Beugung/Streckung findet **kein** wesentliches **Zurückrollen des Femurs** statt.

Ein dreidimensionales Denken ist in der Analyse der Kniegelenkfunktion wichtig (44). Die sogenannte Schlussrotation (leichte Außenrotation) der Tibia bei endgradiger Streckung des Kniegelenkes ist durch den Verlauf und das Spannungsverhalten des vorderen Kreuzbandes bedingt. In leichter Außenrotation werden die Kreuzbänder beim gestreckten Bein parallel zur Bewegungsrichtung gestellt; in dieser Position sind sie in der Lage, die größten Spannungen zu übernehmen (124). Allerdings sollte bedacht werden, dass gerade bei zunehmender Kniebeugung der Zug des vorderen Kreuzbandes die Femurkondylen in der Rollbewegung auf dem Tibiakopf nach dorsal stoppt und zum Gleiten zwingt (92). Dies kann nur durch eine erhöhte Spannung des Kreuzbandes möglich sein. Beim Kreuzbandschaden sollte daher das Knie auch bei Beugung nicht zu stark belastet werden.

Bei arthrotisch veränderten oder instabilen Kniegelenken sind jedoch grundsätzlich andere Bewegungs-

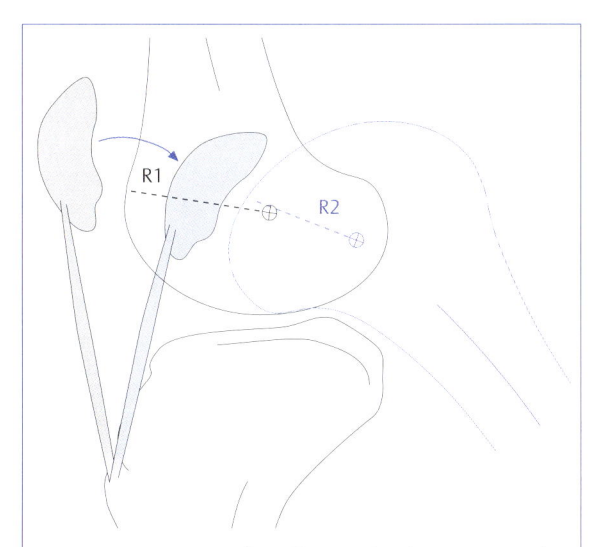

◉ **14.9** Die Femurrolle rollt zunächst bei Beugung des Kniegelenkes nach hinten, im hinteren Drittel der Tibiagelenkfläche gleitet der Femur auf der Tibia. Der Zug der Patellasehne ändert sich dabei in einem Winkel von 35°: In gestreckter Stellung zieht die Patellasehne den Tibiakopf nach vorn (vordere Schublade), bei zunehmender Beugung immer mehr nach hinten. Auch der Radius des Patellagleitlagers ändert sich bei Beugung (R1 > R2) (nach Kapandji [77]).

abläufe mit teilweise ruckartigen Kontaktflächenverlagerungen – entsprechend den Knorpelschäden – und eigene, vom charakteristischen Kurvenverlauf abweichende Rotationsbewegungen (125) zu erwarten.

Die Kompressionskraft zwischen Tibia und Femur wird einerseits durch das Körpergewicht, andererseits durch die Zugkraft der Muskeln bestimmt. So kann bei der einbeinigen Hocke die Kompressionskraft durch Anspannung des M. quadriceps auf das Mehrfache des Körpergewichtes ansteigen (s. ● 14.1 u. T 14.1).

> Bei Schäden im Knorpelbereich von Femur oder Tibia, bei Meniskusläsionen oder bei Tibiakopffrakturen sind tiefe Hockstellungen, Beinstreck- oder Beugeübungen mit starkem Gewicht (und damit erhöhtem Muskelzug) nicht sinnvoll.

Seitenbänder

Die Seitenbänder werden bei Streckung des Kniegelenkes angespannt und bei Beugung ab etwa 30° entspannt. Sie stabilisieren das Kniegelenk in Streckstellung. Durch eine X- oder O-Beinstellung kann ein Seitenband überlastet werden.

Die Stabilität des Kniegelenkes wird bei dynamischer Belastung vor allem durch die Muskulatur gewährleistet. Sie stellt sozusagen die aktiven Bänder des Kniegelenkes dar. Das laterale Seitenband wird durch den M. tensor fasciae latae, der in den Tractus iliotibialis übergeht und am Tuberculum gerdii am Schienbeinkopf ansetzt, unterstützt. Das mediale Seitenband erhält Hilfe durch die Muskeln des Pes anserinus (Mm. sartorius, gracilis, semitendinosus). Das hintere Kreuzband wird durch den M. quadriceps, das vordere durch die ischiokrurale Muskulatur geschützt. Auch Faserzüge (Retinaculae) im Bereich der Kniescheibe und kleine Muskeln (M. popliteus) stabilisieren das Kniegelenk.

Behandlung von Seitenbandrissen

Die Therapie der Rupturen der Knieseitenbänder richtet sich nach dem Ausmaß der Instabilität und den begleitenden Verletzungen (Meniski, Kreuzbänder). Komplexe Verletzungen sollten operiert werden. Einfache Teilrupturen mit leichter oder mäßiger Instabilität werden mit einer Knieorthese geschützt (Bewegungsausmaß 90-15-0°) und mit frühem Beweglichkeitstraining behandelt. Eine Teilbelastung mit Gehstützen ist für 2–3 Wochen anzuraten. Isometrische Anspannungsübungen, Elektrostimulation, Kryotherapie, Übungen im Bewegungsbad mit fixierter Schiene, intensives Training des gesunden Beines und des Oberkörpers sind zur Verhinderung einer starken Muskelatrophie unentbehrlich. Die Beweglichkeit der Hüfte (geführte Bewegungen an Kraftmaschinen in der offenen Kette mit Widerstand am Oberschenkel) und des Sprunggelenkes soll intensiv durch aktive Übungen trainiert werden. Nach 3 Wochen dürfen geführte Übungen für das Kniegelenk auch schon ohne Orthese erfolgen, die Vollbelastung (mit Orthese) wird zunehmend erlaubt. Radfahren und vorsichtiges Gewichtstraining (mit Orthese) werden bis zur 6. Woche gesteigert. Danach sind Laufübungen auf gerader Strecke bzw. auf dem Laufband (zunächst mit Orthese) möglich.

Komplette Seitenbandrisse können ebenfalls für 2–3 Wochen, allerdings in einer fixierten Knieorthese ruhig gestellt werden, Innenbandrisse am besten in einer Beugung von 45° (16). Danach wird die Beweglichkeit in der Schiene auf 90-0-0° freigegeben. Eine Teilbelastung und das Tragen der Knieorthese bis zu **3 Monaten** kann nötig sein (16). Während dieser Zeit muss beim Aquatraining (s. T 10.9) eine Knieschiene getragen und das Muskelaufbautraining (s. T 6.7) sehr intensiv durchgeführt werden.

Beim lateralen Seitenbandschaden soll wegen der langsameren Heilungstendenz die Knieorthese sogar noch länger getragen werden. Varus- bzw. Valgusstress muss bei der Übungsbehandlung vermieden werden.

Komplexe Knieinstabilitäten, bei denen beispielsweise das Innenband und das vordere Kreuzband gerissen sind, können sowohl konservativ wie operativ behandelt werden. Dabei sind die Ergebnisse besser und die Komplikationsrate geringer, wenn das Innenband für 6 Wochen im Gips ruhig gestellt und anschließend das vordere Kreuzband operativ rekonstruiert wird (115).

Vor Beginn der sportlichen Aktivität sollte die Heilung vollendet und die kniestabilisierende Muskulatur wieder aufgebaut sein.

Verletzungen und Schäden der Kreuzbänder

Das vordere Kreuzband entspringt an der Tibia ganz vorn und zieht nach hinten, oben und außen zu seinem Ansatz am lateralen Femurkondylus. Es ist kein rundes, sondern vielmehr ein fächerförmiges und verdrehtes Band, das in 3 Hauptbündel unterteilt werden kann: Das vordere Bündel mit den längsten Fasern, ein mittleres und ein hinteres Bündel, welches bei Teilrupturen mitunter intakt bleibt. Am hinteren Kreuzband lassen sich sogar 4 Bündel unterscheiden (● 14.10).

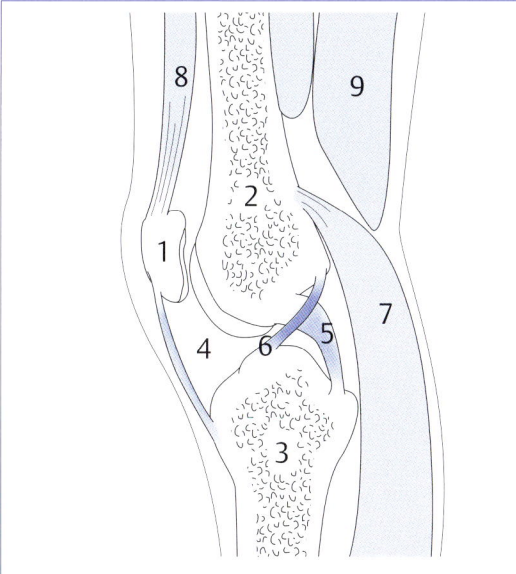

◉ **14.10** Aus einem NMR-Bild abgezeichnete anatomische Strukturen aus der Mitte des Kniegelenkes, in Höhe der Fossa intercondylaris.
1 Patella
2 Femur
3 Tibia
4 Lig. patellae
5 hinteres Kreuzband
6 vorderes Kreuzband (mittleres Bündel)
7 M. gastrocnemius
8 M. quadriceps
9 ischiokrurale Muskulatur

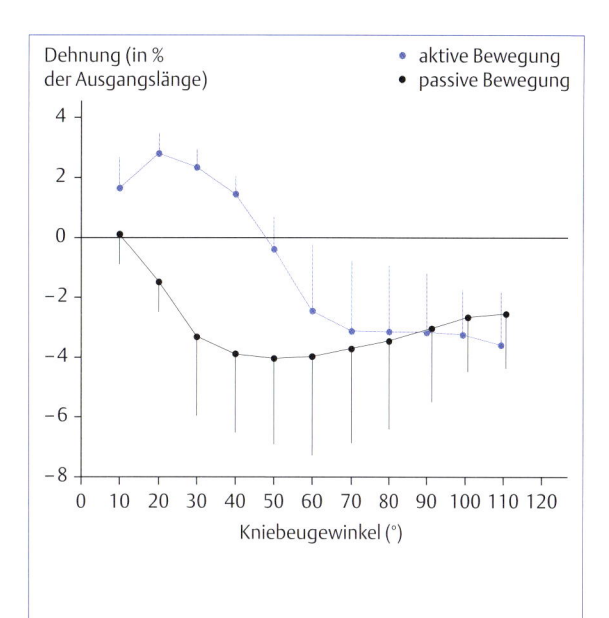

◉ **14.11** Mittelwerte (und Standardabweichung) der Spannungsänderung bei aktiver und passiver Kniebewegung bei 10 Personen, denen Spannungsmessgeräte in das vordere Bündel des vorderen Kreuzbandes implantiert worden waren. Die negativen Werte zeigen eine Entspannung, die positiven eine Anspannung im Vergleich zur Ausgangslänge an (nach Beynnon [9]). Die passive Kniebewegung (ab 10° Beugung) führt zu keiner verstärkten Anspannung des vorderen Kreuzbandes.

Biomechanik des vorderen Kreuzbandes

Verhalten des Kreuzbandes bei passiven Bewegungen

Passive Bewegungen üben deutlich weniger Spannungen auf das vordere Kreuzband aus als Bewegungen, bei denen der M. quadriceps aktiv ist (◉ **14.11**). Allerdings werden auch bei passiver, vollständiger Kniestreckung – etwa zwischen **10 und 0° Kniebeugung** – alle Fasern des vorderen Kreuzbandes angespannt, während vom hinteren Kreuzband nur die dorsalen Bündel unter Spannung geraten. Die so genannte Schlussrotation, also eine endgradige Außenrotationsbewegung des Unterschenkels bei Kniestreckung, wird durch das vordere Kreuzband hervorgerufen. Dabei tritt eine leichte Längenänderung des vorderen Kreuzbandes auf (106).

Bei zunehmender Beugung wird das vordere Kreuzband immer weiter entspannt. Bei **90° Kniebeugung** sind beim vorderen Kreuzband nur noch die vorderen Bündel unter Spannung. Allerdings darf nicht vergessen werden, dass das vordere Kreuzband bei zunehmender Beugung die Rollbewegung des Femurs nach hinten durch Spannung einzelner Bündel stoppt, so dass ein Femurgleiten auftritt.

Bei **extremer Flexion** entspannt sich das vordere Kreuzband vollständig und lässt den tibiofemoralen Gelenkspalt nach vorn klaffen. Das hintere Kreuzband wird zunehmend angespannt und stellt sich vertikal auf, während sich die Stellung des vorderen Kreuzbandes nur wenig ändert.

Nicht vergessen werden darf, dass bei der Kniebeugung die Tibia in einem individuell sehr unterschiedlichen Ausmaß rotiert (124), und zwar fast immer nach innen (10, 56). Die **Innenrotation des Unterschenkels spannt das vordere** und entspannt das hintere Kreuzband (1, 10). Gleichzeitig **steigt** aber **auch die Stabilität des Kniegelenkes bei Innenrotation**, was nicht allein durch das Kreuzband, sondern durch andere stabilisierende Strukturen (hintere Kapsel, Menisken) bedingt sein dürfte (1). Diese Stabilität schützt gegen eine vordere Schublade (1).

Die **Außenrotation** des Unterschenkels spannt das hintere und **entspannt das vordere Kreuzband**. Vor allem beim rechtwinklig gebeugten Knie wird das vordere Kreuzband bei einer Außenrotation von 15–20° entspannt. Nach Kreuzbandoperationen ist es daher günstig, die Übungen in Außenrotation des Unterschenkels durchzuführen.

Verhalten des vorderen Kreuzbandes bei aktiven Kniebewegungen

Trotz individuell recht unterschiedlicher Variationen bei der Belastung des Kreuzbandes (35) besteht allgemeiner Konsens, dass das vordere Kreuzband durch die Anspannung des M. quadriceps unter folgenden Bedingungen angespannt bzw. entlastet werden kann (9, 10, 78, 102):

- Bei geringem Beugewinkel (**10 bis 20° Kniebeugung**) führt eine **aktive Kniestreckung** mit Gewicht zu einem deutlichen **Spannungsanstieg des vorderen Kreuzbandes**. Dies ist durch die Zugrichtung des Lig. patellae bedingt, die in Streckstellung nach vorn gerichtet ist und somit eine vordere Schublade auslöst (s. ⊙ **14.9**).
- Auch bei **isometrischer** Anspannung des M. quadriceps ist bei **15 und 30° Kniebeugung** ein vermehrter Kreuzbandstress nachzuweisen.
- Aus einer **60 oder 90° Beugestellung** ist dagegen **keine Spannung** des vorderen Kreuzbandes mehr zu messen, wenn das Knie aktiv gestreckt wird. Auch isometrische Quadrizepskontraktionen bewirken bei 60 oder 90° Kniebeugung keine Spannung am Kreuzband.
- Beim **Rad fahren** war ebenfalls nur im Bereich von **20–50° Kniebeugung eine Zugspannung** am Kreuzband festzustellen (35).

Ruptur des vorderen Kreuzbandes

Die Ruptur des vorderen Kreuzbandes gehört zu den typischen Sportverletzungen (138). Besondere Risikosportarten sind unter anderem Football und das Skifahren (66). Weiterhin zählen hierzu die Spielsportarten Fußball, Handball, Tennis und Basketball und aus der Leichtathletik der Hochsprung (129).

Leider weist ein gerissenes Kreuzband keine – oder, wenn es genäht wird, nur eine sehr langsame – Heilungstendenz auf. Dies liegt an der schlechten Durchblutung des Areals und an mechanischen Faktoren. Auch heilt – zumindest im Tierversuch – das Zellgewebe des vorderen Kreuzbandes langsamer als Gewebe des Innenbandes und der Patellasehne (99, 137).

Ein Riss oder eine Dehnung des vorderen Kreuzbandes hat eine Änderung der Gelenkmechanik zur Folge. Messbar ist dann eine größere Ventralverschiebung des Tibiakopfes bei Bewegungen. Die Betroffenen klagen über ein Instabilitätsgefühl oder ein plötzliches Einknicken (Giving-Way-Ereignisse).

Konservative Therapie von Kreuzbandrupturen

Die konservative Therapie hat durchaus ihre Berechtigung. So haben Menschen, bei denen die Kreuzbänder seit Geburt fehlen, keine Beschwerden und Probleme (7).

Über 80% der – nach einer vorderen Kreuzbandruptur – konservativ behandelten Patienten sind auch nach 8 Jahren noch annähernd symptomfrei und können **ihr Alltagsleben** unvermindert fortführen. Muskeldefizite lagen nicht oder nur geringfügig vor (75).

Wegen der guten konservativen Ergebnisse wird bei etwa ⅓ der Patienten mit Kreuzbandriss eine konservative Behandlung – alternativ zur operativen – vorgeschlagen (69). 5% der Kreuzbandrisse heilen spontan (111). Gerade bei älteren Menschen ist die konservative Therapie richtig (74).

Gleichwohl ist die konservative Behandlung einer Kreuzbandruptur nicht uneingeschränkt positiv zu sehen: Obwohl 97% der jungen Sportler nach konservativer Kreuzbandtherapie mit der Kniefunktion im **täglichen Leben zufrieden** waren, lag die Zufriedenheit während der **Sportausübung** nur bei 49%. Die schlechteren Ergebnisse waren mit weiteren Verletzungen, anschließend erforderlichen Arthroskopien und messbaren Kraftdefiziten nach einem länger zurückliegenden Verletzungszeitpunkt verbunden (13). Außerdem erleiden nach einer konservativen Behandlung von Kreuzbandverletzungen 20–50% der Patienten in den ersten 5 Jahren nach dem Unfall sekundäre Innenmeniskusläsionen (129). Zwei Jahre nach einer konservativ behandelten Kreuzbandverletzung weisen 26% der Patienten mindestens drittgradige Knorpelschäden auf, nach 6 Jahren waren es bereits 83% (29). Diese Verschleißerscheinungen sind besonders stark nach zusätzlicher Meniskusentfernung und Instabilität des Kniegelenkes (65, 129). Daran ändert auch ein intensives Rehabilitationsprogramm nichts (129).

Etwa ⅕ der konservativ behandelten Patienten benötigen wegen subjektiver Instabilität eine spätere Kreuzbandersatzoperation.

> Mindestens ¾ aller konservativ behandelten Kreuzbandläsionen entwickeln nach 8 Jahren eine Gonarthrose.

Eine Instabilität des Kniegelenkes ist – egal, ob zuvor eine konservative oder eine operative Behandlung erfolgt war – mit einer Atrophie des M. quadriceps von durchschnittlich 10% und der ischiokruralen Muskulatur von 4% vergesellschaftet (39).

Operative Versorgung einer Kreuzbandruptur

Die operative Wiederherstellung des vorderen Kreuzbandes ist auch deshalb sinnvoll, da im Kreuzband Nervenrezeptoren gefunden wurden, denen propriozeptive Eigenschaften zugesprochen werden (50, 153). Über Spannungsänderungen des Kreuzbandes und Reflexkreisläufe sind Schutzmechanismen denkbar, die eine allzu starke Muskelkontraktion und damit vermehrte Spannung des vorderen Kreuzbandes hemmen könnten. Andererseits ist die Sensorik für den Gelenkstellungssinn bei einer Kreuzbandruptur, zumindest bis zu einer Beugung von 45°, nicht gestört (41). So besteht auch die Meinung, dass die Veränderungen im Innervationsmuster der Oberschenkelmuskulatur nach Kreuzbandrupturen nicht durch ein propriozeptives Defizit, sondern durch einen sekundär erworbenen Kompensationsmechanismus bedingt sind (59).

Das Kreuzband kann rein arthroskopisch, arthroskopisch assistiert oder halboffen operiert werden.

Als **dringende Operationsindikationen** werden allgemein anerkannt:
- komplexe Knieverletzungen mit Knieluxation oder Ruptur mehrerer Bänder (Unhappy Triad),
- zusätzlicher zu versorgender Meniskusschaden,
- proximaler Abriss des vorderen Kreuzbandes mit der Chance auf eine Reinsertion (ca. 5% der Fälle),
- laterale Kapselbandverletzungen,
- hoher Aktivitätslevel bei jungen Patienten.

Eine Operation ist leider auch kein ausreichender Schutz gegen eine spätere Arthrose (25) (s. ⊙ **14.23**). Schon die posttraumatischen Entzündungsprozesse scheinen ursächlich für die Entstehung einer späteren Arthrose verantwortlich zu sein. Außerdem klagen nach Kreuzbandersatzoperationen einige Patienten weiterhin über Schmerzen, Schwellung oder Knieinstabilität (34).

Operative Frühversorgung eines Kreuzbandrisses

Die direkte Naht einer frischen Kreuzbandruptur ist eine Methode, womit im günstigen Fall die komplette Funktion des Kreuzbandes wieder hergestellt werden kann. Die Operation findet im Allgemeinen in der ersten Woche nach dem Riss statt, nachdem das Kniegelenk abgeschwollen und die Schmerzen gelindert sind. Minimalinvasive Operationstechniken verringern den operativen Stress für das Kniegelenk. Für den Operationserfolg ist die Lokalisation der Ruptur (Bandende, evtl. mit knöchernem Ausriss, Bandmitte) und die Art der Zerreißung (Elongation, Teilruptur, Auffaserung etc.) von Bedeutung. An die Naht eines Kreuzbandrisses müssen sich sehr vorsichtige Nachbehandlungskonzepte anschließen, um die Bandheilung nicht zu gefährden. Dabei ist von Bedeutung, dass die Blutgefäßversorgung des Kreuzbandes nur durch die Blutgefäße im synovialen Überzug gewährleistet wird (135).

Wird eine frische Kreuzbandruptur kurz nach der Verletzung – beispielsweise unter Verwendung von Knochenankern zur Stabilisierung der Naht – genäht, dann sind die subjektiven und objektiven Ergebnisse auch nach 7 Jahren bei 35% der Patienten sehr gut und bei insgesamt 65% noch immerhin gut bis sehr gut (53). Dies ist ein ermutigendes Ergebnis und stellt den Wert der frühen Kreuzbandoperation wieder mehr in den Vordergrund. Außerdem hat die sofortige Rekonstruktion eines gerissenen Kreuzbandes gegenüber einem Transplantat Vorteile: Die Durchblutung des distalen Bandstumpfes bleibt bei proximalen Ausrissen vorhanden, die Umstrukturierung eines Sehnentransplantates in ein Band ist nicht nötig und die neurosensorischen Elemente des Kreuzbandes bleiben zumindest teilweise erhalten.

Ist das Kreuzband nur teilweise oder manchmal auch ganz gerissen, ohne dass der synoviale Überzug zerstört ist, dann soll sogar eine passagere Entlastung des Kreuzbandes durch Anlage einer Knieorthese mit Bewegungssperre ausreichen, um eine Heilung zu erreichen (135).

Spätversorgung einer Kreuzbandruptur durch ein Transplantat

In den letzten Jahren ist die Frühversorgung eines Kreuzbandrisses wegen der Gefahr der bindegewebigen Verklebung (**Arthrofibrose**) zurückgedrängt worden. Derartige Verklebungen führen zu einer mehr oder weniger starken Bewegungseinschränkung des Kniegelenkes, die nur sehr schwer zu therapieren ist und auch nach 10 Jahren noch bestehen kann (18, 20). Solche Arthrofibrosen waren auch in den früheren Jahren der Kniechirurgie eine nicht seltene und gefürchtete Komplikation (12% der Komplikationen), welche weitere Eingriffe wie Narkosemobilisationen und erneute Operationen nach sich zog. Die Gefahr der postoperativen Arthrofibrose ist vor allem in den ersten 3–6 Wochen nach einer Kreuzbandruptur deutlich erhöht (21, 115, 131).

Bei der Spätversorgung eines Kreuzbandrisses, die frühestens 3 Wochen nach der Verletzung erfolgen sollte, müssen alle posttraumatischen und reparativen Prozesse abgeschlossen und das Knie nahezu frei beweglich sein (Beugung/Streckung: 120-0-0°). Das Ergebnis der Operation (Bandstabilität, Bewegungsumfang des Kniegelenkes) ist nicht vom Zeitpunkt der Operation abhängig (62). Die zu einem späteren Zeitpunkt operierten Patienten haben sogar bessere Kraftwerte der Quadrizepsmuskulatur als die innerhalb 1–3 Wochen nach dem Trauma Operierten (130). Daher sollte vor einer Operation die volle Beweglichkeit des Kniegelenkes wieder erreicht und die Schwellung oder die entzündlichen Veränderungen vollkommen abgeklungen sein. Andernfalls ist die Gefahr einer Arthrofibrose erhöht.

Nach 3 Wochen sind die gerissenen Kreuzbandstümpfe jedoch schon so verändert, dass keine Primärnaht des gerissenen Bandes mehr durchgeführt werden kann. Es müssen daher Transplantate aus Sehnen eingebaut werden. Allerdings ist der operative Ersatz eines Kreuzbandes durch ein Transplantat schwierig, weil die ungleiche Faserlänge, der exakte Ansatzpunkt und möglichst auch die Torquierung und Dicke des

Bandes wieder hergestellt werden müssten. Modellrechnungen eines intakten Kreuzbandes zeigen die komplizierte Struktur des Bandes, dessen einzelne Bündel bei verschiedenen Kniebeugewinkeln verschiedene Spannungszustände aufweisen (57).

Den vollen Funktionsumfang des vorderen Kreuzbandes operativ wiederherzustellen ist zurzeit noch nicht möglich. Das dreidimensionale Kreuzband durch ein parallelfasriges Transplantat zu ersetzen, kann also nur ein Kompromiss sein. Damit wird aber auch eine **Aussage über das postoperative Spannungsverhalten des transplantierten Kreuzbandes schwierig**, weil viele der unter physiologischen Bedingungen gemessenen Werte nach operativem Kreuzbandersatz nicht – oder nur in anderer Form – zutreffen.

Eine Reihe von weiteren Faktoren beeinflussen das Operationsergebnis: So sollte das Transplantat möglichst keinen Kontakt zu den knöchernen Strukturen des Kreuzbandtunnels bekommen (40) und so eingebaut werden, dass es bei kompletter Kniebewegung zwar straff bleibt, aber keine übermäßige Spannung eintritt (isometrische Implantation). Neben der richtigen Einstellung der Bandspannung sind auch die adäquate Fixierung des Transplantates, die exakte Positionierung, das Vermeiden einer Einengung im Kreuzbandtunnel und die richtige Rehabilitation für den Erfolg einer Bandplastik verantwortlich (145).

Wird die Operation regelrecht durchgeführt, sind annähernd 90 % der Kniegelenke 3–5 Jahre nach einer operativen Rekonstruktion des vorderen Kreuzbandes unverändert stabil (29, 72). Dies gilt auch für arthroskopische Eingriffe (26). Andere Autoren sprechen von einer „großen Variabilität" bezüglich der Stabilität bei den Langzeitergebnissen. Die operierten Kreuzbänder sind zwar im Allgemeinen stabiler als vor der Operation, aber meist instabiler als das nicht operierte Kreuzband der Gegenseite (46).

Häufig bleibt auch der Bewegungsumfang als Spätzustand nach Kapsel-Band-Rekonstruktionen reduziert. Das bleibende Streckdefizit ist eine der hauptsächlichen Funktionsminderungen, die nach einer Kreuzbandoperation auftreten (8). Bei 10 % der Patienten sind noch 1,5–4 Jahre nach der Operation des vorderen Kreuzbandes ein deutliches Streckdefizit von 15° und eine Verminderung der Beugung von 30° festzustellen. Dadurch werden zwar die Kraftwerte der Muskulatur und das Ausmaß der vorderen Schublade nicht beeinflusst, das Streckdefizit wirkt sich aber negativ auf die Kniefunktion aus (81). Aus diesem Grunde wird von einigen Operateuren die frühe Streckung des operierten Kniegelenkes forciert (120).

Als **Transplantatmaterial** werden häufig das mittlere Drittel des Lig. patellae, seltener die Semitendinosussehne, die Grazilissehne, ein Quadrizepssehnenstreifen, die Fascia lata oder andere Sehnentransplatate bzw. Kombinationen verwendet (8, 29, 38, 69, 104, 132). Kunststoffbänder finden wegen möglicher Gelenkreizungen und der Materialermüdung nur noch selten Anwendung (45) (T 14.5).

T 14.5 Reißfestigkeit verschiedener Bänder, Sehnen, Transplantate und der Fixationsmöglichkeiten, mit denen ein Kreuzbandtransplantat fixiert wird (14, 58, 103, 121)

	Belastbarkeit bis zur Rutpur
Vorderes Kreuzband (junge Menschen)	1716–3000 N
Vorderes Kreuzband (Menschen über 60 Jahre)	Maximal 642 N
Vorderes Kreuzband (Menschen von 100 Jahren) (14)	Maximal 500 N
Patellasehnentransplantat	1693–3600 N
Semitendinosussehne	1216 N
Semitendinosussehne 4fach (6)	2000 N
Grazilissehne	838 N
Tractus iliotibialis	769 N
Fixation: Nahtmaterial (6)	415 N
Fixation: Endobutton (58)	572 ± 104,5 N
Fixation: Spongiosaschraube (58)	506,9 ±104,7 N
Fixation: Interferenzschrauben (58) oder verschiedene Modelle (121)	637,2 ± 329,4 N 423–703 N

Operative Kreuzbandersatztechniken

Bei den **Bone-Tendon-Bone-Techniken** wird ein Sehnenstück, das mit einem Knochenstück an jedem Ende entnommen wird, transplantiert. Meist wird das *mittlere Drittel der Patellasehne* verwendet, welches mit einem knöchernen Stück aus der Kniescheibe und der Tuberositas tibiae entnommen wird. Der Bohrdurchmesser beträgt meist 9–10 mm, das mittlere Patellasehnendrittel wird entsprechend breit gewählt. Diese Techniken haben den Nachteil eines Knochendefektes an den Sehnenansätzen, dafür haben sie eine kürzere Einwachszeit (Einwachsen in 6–10 Wochen) und eine hohe Langzeitstabilität.

Der exakte Einbau des Kreuzbandes ist nicht einfach. Werden die Punkte, an denen das Kreuzbandtransplantat fixiert wird, nicht exakt gewählt, dann kann sich bei Bewegung des Kniegelenkes eine vermehrte Spannung oder Schlaffheit des Transplantates einstellen (156). Durch den Einsatz von speziellen Zielgeräten und des „Isometers" können sehr genau die Positionierung und die optimale Länge des Implantates bestimmt werden. Liegt der *femorale Ansatz* des Kreuzbandtransplantates zu weit vorn, steht das vordere Kreuzbandtransplantat bei Bewegungen sehr unter Spannung, woraus eine Streck- und Beugehemmung resultiert. Optimal ist der Einbau des Transplantates am Femur am hinteren Ende der „Blumensaat-Linie" (156). Der *Ansatz des Kreuzbandes an der Tibia* soll dagegen möglichst weit ventral liegen. Andererseits führt ein zu weit ventral gelegener Bohrkanal in der Tibia zu einer ständigen Quetschung des Transplantates (Impingement) (111). Wenn es nicht gelingt, das Transplantat exakt isometrisch zu positionieren, ist eine spätere Lockerung möglich.

Bei den **Tendon-to-Bone-Techniken** wird das *Patellasehnentransplantat* mit nur einem Knochenblock aus der Tuberositas entnommen (mit einer Knochenhohlstanze). Der Knochenblock wird im Femur fixiert, das knochenfreie Ende des Transplantates in einem Bohrkanal in der Tibia verknotet und mit einem kleineren Knochenbolzen oder einer Schraube ebenfalls fixiert. Dadurch ist ein rascheres Einheilen der Sehne zu erwarten (111).

Besonders beliebt ist auch die **Semitendinosusplastik** (2fach, 3fach, 4fach, in letzter Zeit sogar 8fach gefaltet). Allerdings ist das Einwachsen der Sehne im Knochenkanal erst nach ca. 6 Monaten histologisch abgeschlossen. Der Umbau der Sehne in ein Band beginnt frühestens nach 3 Monaten und ist etwa im zweiten postoperativen Jahr vollständig erfolgt (73).

Die Nachteile dieser Technik sind die Probleme bei der Fixation des Sehnenbündels im Bohrkanal, die teilweise schlechtere Festigkeit des Transplantates und die schlechteren Langzeitergebnisse. Außerdem wird bei der Semitendinosusplastik die Kraft der ischiokruralen Muskulatur, welche einen protektiven Effekt auf das vordere Kreuzband ausübt, geschwächt. Sie ist noch nach einem Jahr postoperativ um 23 % gemindert (19).

Umbau- und Heilungsvorgänge im Kreuzbandtransplantat

Ein frei transplantiertes Sehnenstück ist schlagartig von der ehemaligen Blutzufuhr abgeschnitten. Allerdings werden die Sehnenzellen nicht nekrotisch, weil das Transplantat im Kniegelenk von Gelenkflüssigkeit umspült wird. Dies reicht aus, um die Ernährung der Sehnenzellen zu gewährleisten. Etwa 4-6 Wochen nach der Transplantation beginnt der strukturelle Umbau des Sehnentransplantates in ein Band. Bis dahin bleibt das Transplantat relativ reißfest.

Es werden 4 Phasen unterschieden:
1. **Avaskuläre Phase**: Es erfolgt keine histologische Änderung der Sehnenstruktur.
2. **Revitalisierung**: Langsam wächst Gelenkschleimhaut über das Transplantat, womit auch Blutgefäße in die ehemalige Sehne einsprossen. Das ursprüngliche Sehnengewebe wird Schritt für Schritt durch gefäßreiches Granulationsgewebe ersetzt. Das Transplantat verliert zunehmend an Reißfestigkeit. Etwa 3-4 Monate nach der Transplantation liegt die Festigkeit bei nur 15-41 % eines gesunden vorderen Kreuzbandes, also etwa zwischen 293 und 801 N (121).
3. **Kollagensynthese**: In der 3. Phase wird ungerichtetes Bindegewebe aufgebaut. Nach 6-8 Monaten liegt die Reißfestigkeit zwischen 293 und 1036 N.
4. **Remodeling**: Erst in der 4. Phase richten sich die Bindegewebezellen entsprechend dem Spannungsverlauf aus; ab dieser Zeit beginnt das Transplantat, sich dem ehemaligen vorderen Kreuzband im Aussehen und in der Funktion anzugleichen.

Aber auch noch nach einem Jahr ist diese Phase nicht ganz beendet, die Reißfestigkeit des Transplantates liegt manchmal nur bei 11-52 % der Festigkeit des vorderen Kreuzbandes. Jedenfalls bestehen große Variationen hinsichtlich des Heilungsverlaufes (121).

Das Hauptproblem der Nachbehandlung ist also die Dauer des biologischen Umbaus der transplantierten Sehnenfasern in ein stabiles Band. Während dieser Zeit ist das Kreuzband bzw. das Transplantat mechanisch geschwächt und vermindert belastbar (145). Die Durchblutung eines operierten Kreuzbandes, welche hauptsächlich über den synovialen Überzug erfolgt (135), muss erst wieder vollständig gewährleistet sein, bevor das Band in vollem Umfang belastbar ist. Sonst wäre eine Elongation, also ein „Ausleiern" des Bandes bei Belastung möglich.

Selbst eine nur mäßige Elongation des Transplantates hätte für die Stabilität des operierten Kniegelenkes negative Auswirkungen, weil:
- die Nervenrezeptoren im Kreuzbandtransplantat ihre schützende Steuerungsfunktion nur dann ausüben können, wenn die Spannung des Bandes adäquat ist,
- auch eine mäßige Instabilität auf lange Sicht mechanische Schäden des Gelenkes fördert.

> Bei der Implantation eines Kreuzbandtransplantates tritt eine vulnerable und gefährliche Phase etwa 2-4 Monate nach der Implantation ein, in der sich das ehemalige Sehnengewebe zu einem Band umstrukturiert.

Faktoren, die zu einem Versagen einer operativen Kreuzbandplastik führen können sind in der 👁 **14.12** aufgezeigt.

Heilungsvorgänge und Stabilität der Kreuzbandfixation

■ *Naht*

Einige Fixationsmethoden verwenden Nahtmaterial (z.B. Endobutton), welches verknotet wird. Die Bruchgrenze eines 4fachen Semitendinosustransplantates liegt zwar bei 2000 N, aber eine Ruptur des zur Fixation verwendeten Nahtmaterials tritt bei 415 N auf (s. **T 14.5**), so dass hier die Schwachstelle gesucht werden muss. Das Fadenmaterial hat im Mittel nur

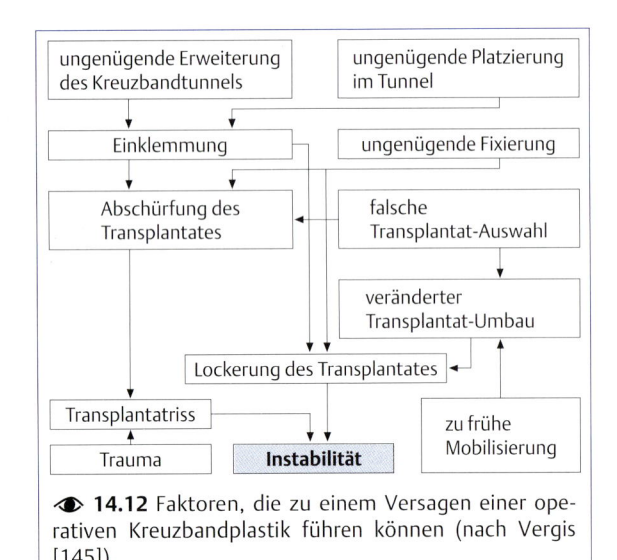

14.12 Faktoren, die zu einem Versagen einer operativen Kreuzbandplastik führen können (nach Vergis [145]).

eine Festigkeit von etwa 10 % im Vergleich zu dem verwendeten Transplantat (Patella- oder Semitendinosussehne). Zyklische Belastungen von 100 N ergaben bereits eine leichte Elongation des Nahtmaterials. Der Zeitraum der ossären Integration wird mit 3–26 Wochen angegeben (6).

■ *Schrauben*
Untersuchungen zur Festigkeit der Verankerungsmöglichkeiten des Kreuzbandtransplantates mit verschiedenen Schrauben ergaben deutliche Unterschiede, wobei auch das Alter des Patienten und seine Knochenfestigkeit eine Rolle spielen (58). Die unmittelbare postoperative Stabilität hängt von der Art und Stärke des Transplantates sowie seiner Verankerung ab. Die endgültige Stabilität ergibt sich aus dem Transplantatumbau sowie der ossären Integration, die 12–15 Wochen dauert (155).

> In den ersten 4–6 Wochen nach einer Kreuzbandersatzoperation ist nicht die transplantierte Sehne, sondern die mechanische Verankerung in die Tibia bzw. in den Femur das schwächste Glied in der Kette (121) (● 14.13).

Funktionelle Nachbehandlung von operativ versorgten Rupturen des vorderen Kreuzbandes

Viele Faktoren können das Ergebnis eines operativen Kreuzbandersatzes beeinflussen, vor allem auch die anschließende Nachbehandlung. Hauptziel der Rehabilitation nach dieser Operation ist die Kontrolle der auf das Kreuzband einwirkenden Kräfte und die Sicherung der Heilungsphase (34). Bedenkt man aber die lange Einheilungsphase, scheint eine postoperative Rehabilitation nach Kreuzbandersatzoperationen sinnlos. Gerade in der labilen Umbauphase des Transplantates, also im 3.–12. Monat, sind die meisten Patienten längst ins Alltags- bzw. Berufsleben und zur sportlichen Tätigkeit zurückgekehrt. So zeigte eine Studie von 31 am Kreuzband operierten Patienten, dass eine

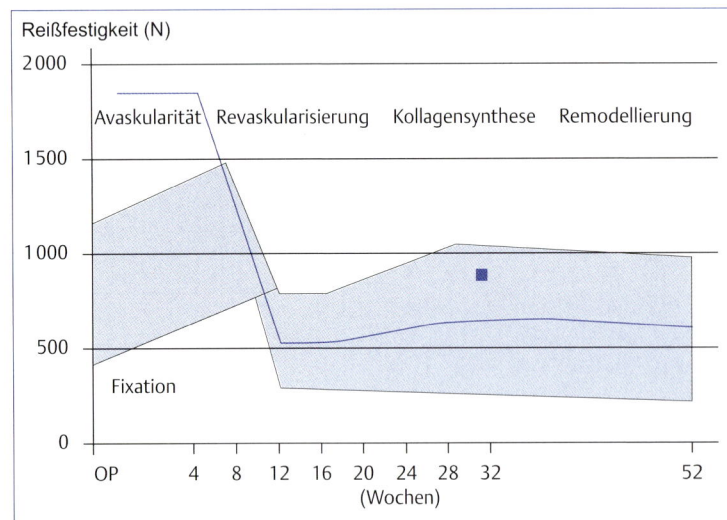

14.13 Postoperative Änderung der Reißfestigkeit von Kreuzbandtransplantaten (blaue Linie = Median) im Verlauf von Wochen. Nach 4–6 Wochen nimmt die Reißfestigkeit des Transplantates deutlich ab, weil eine Umstrukturierung des Sehnengewebes beginnt, die auch nach einem Jahr noch nicht abgeschlossen ist (121). Der blaue Bereich ab etwa der 8. Woche zeigt die Bandbreite der **Reißfestigkeit des Transplantates** im Tierexperiment. Der blaue Bereich in den ersten 6 Wochen dokumentiert die Schwankungsbreite der Reißfestigkeit der **Verankerung** des Transplantates im Knochen (nach Honl [58]). Die Festigkeit der Fixation ist vom verwendeten Material und vor allem vom Alter des Patienten abhängig. Das blaue Quadrat stellt die Transplantatfestigkeit eines menschlichen Präparates dar (nach Rupp [121]).

Rehabilitation unter Aufsicht nicht effektiver war als ein alleiniges Heimtraining (5).

Dennoch bedeutet eine qualifizierte postoperative Rehabilitation eine größere Sicherheit für den Patienten, weil:

- das Muskeldefizit schnell wieder aufgebaut werden kann und dann in der längerdauernden Umbauphase des Kreuzbandes eine muskuläre Sicherheit gegeben ist,
- eine Bewegungseinschränkung, die unter anderem zu Minderversorgung von Knorpelarealen führen könnte, therapiert werden kann,
- ein Auslockern der Fixierschrauben/Knochenstücke vermieden wird,
- durch koordinatives und neuromuskuläres Training das Zusammenspiel der Beinmuskeln und das Gehen verbessert werden können (Kokontraktion der ischiokruralen Muskulatur),
- durch Vermeidung einer Instabilität eventuell eine Arthrose verhindert werden kann (76).

Eine allgemein gültige Richtlinie zur Rehabilitation von operativ oder konservativ versorgten Kreuzbandrupturen muss schon allein wegen den vielfältigen Operationstechniken fehlschlagen. Sehr **differenzierte Behandlungskonzepte** sind erforderlich, die folgende Faktoren berücksichtigen sollten:

- durchgeführte Operationstechnik (z. B. Naht und Art des Transplantates),
- Begleitverletzungen des Kniegelenkes,
- eventuelle degenerative Vorschäden des Kniegelenkes,
- Motivation und Zielvorstellung des Patienten,
- körperliche Fitness und den muskulären Zustand des Patienten.

Zu beachten sind in der Rehabilitation auf jeden Fall die Vorgaben des Operateurs. Aber auch das individuelle klinische Erscheinungsbild, der Heilungsverlauf und die beruflichen und sportlichen Ziele des Patienten müssen einbezogen werden.

Bei Knieverletzungen einschließlich der Kreuzbandverletzungen, waren bis vor kurzem 4- bis 6-wöchige Immobilisationszeiten im Rund- oder Scharniergips die Standardtherapie (10, 84, 87). Inzwischen haben sich „frühfunktionelle", „beschleunigte" oder sogar „aggressive" Behandlungskonzepte durchgesetzt, die alle eine rasche Belastungssteigerung beinhalten und durchaus bessere Erfolge verzeichnen können (113, 128, 130, 131, 132). Eine schnelle Mobilisation und Vollbelastung der Patienten minimiert die negativen Folgen einer Immobilisation wie Ernährungsstörungen des Gelenkknorpels, Atrophie und Innervationsstörungen der Muskulatur, Schrumpfungen der Gelenkkapsel und Störung des venösen Abflusses. In weiteren Studien wurde nachgewiesen, dass Bewegung und wohldosierter Stress von wesentlicher Bedeutung für den Heilungsprozess sind (131).

Die Frage bleibt natürlich bestehen, was ein „wohldosierter Stress" sein soll (33). Immerhin bedeutet ein überdosierter Stress einen Schaden für das heilende Kreuzband, was bestenfalls eine gewisse Verlängerung und Ausdünnung (46), im schlechtesten Fall einen erneuten Riss zur Folge hat. K. D. Shelbourne begründet sein „aggressives" Rehabilitationskonzept mit dem Argument, dass das Patellatransplantat nach Implantation nicht nekrotisch wird, also die Heilungsphase des Transplantates Nebensache sei (130). Wenn also die Stärke des Transplantates nicht die primäre Frage sei, wann der Patient zur sportlichen Aktivität zurückkehren dürfe, dann – so folgert er – müsse die freie Gelenkbeweglichkeit als Behandlungsziel in den Vordergrund rücken.

Für eine **beschleunigte und aktive Rehabilitation** von Patienten mit einem Kreuzbandtransplantat sprechen heute:

- Implantation von stärkeren Transplantaten,
- bessere Fixation der Implantate,
- bessere Positionierung des Transplantates: gleichmäßiger Spannungsverlauf in allen Gelenkwinkeln, Vermeiden von Scheuerstellen im Kreuzbandtunnel,
- interdisziplinäre Nachbehandlungskonzepte.

Allerdings zeigen auch Shelbournes moderne und „schnelle" Rehabilitationsprogramme **Widersprüche**: So wird nach einem frischen Kreuzbandriss erst einmal das verletzte Gelenk für 1–2 Wochen immobilisiert, um die Schwellung zu verringern. Später wird dann mit einem Muskelaufbautraining begonnen. Wird die Kreuzbandoperation dann einige Wochen später durchgeführt, muss der Patient anschließend erneut 2 Wochen konsequent im Bett liegen (131) oder darf zumindest nur Aktivität zum Essen oder zum Gehen ins Badezimmer entwickeln (16). Folglich kommt es zu einer insgesamt 3- bis 4-wöchigen Immobilisierung mit allen schädlichen Folgen für den ganzen Körper. Auch bei der anschließenden schnellen Rehabilitation (130) bleibt die Diskussion weiter bestehen, durch welche Tätigkeiten oder physiotherapeutische Behandlungen das Implantat „physiologisch" belastet und damit in der **Heilung gefördert – oder** durch **Überlastung (Dehnung) zerstört** wird.

Das unveränderte Ziel der Rehabilitation ist die Sicherung der ungestörten Kreuzbandheilung. Gerade auch bei Semitendinosusplastiken ist die Heilungstendenz verlangsamt, so dass hier nur sehr vorsichtige Belastungskonzepte erlaubt sind.

Behandlungskonzepte nach Kreuzbandoperationen

Bei der Rehabilitation steht nicht der Ablauf bestimmter Behandlungsschemas im Vordergrund, sondern der strukturierte Abbau von Funktionsdefiziten. Dabei ist das individuelle Krankheitsbild des Patienten entscheidend. Viele Therapiemethoden und -kombinationen können dabei angewendet werden.

Von großer Bedeutung ist die Verringerung der Schwellneigung, was durch eine kontinuierliche Kühlung (stabilisierende Schiene mit integrierten Eispackungen) erreicht werden kann, selbst wenn der positive Effekt wissenschaftlich bestritten wird (24). Auch die frühe Therapie auf der passiven Motorschiene ist empfehlenswert.

Die **Behandlungsziele** sollten sein:
- Wund- und Bandheilung sichern,
- Schmerzlinderung,
- Schwellung auf ein Minimum reduzieren,
- volle Extension von Hüfte und Knie erreichen, um das Gangbild zu optimieren,
- Verhinderung einer starken Muskelatrophie,
- Training der allgemeinen Ausdauer,
- kontrolliertes Gehen erlernen,
- Wiedergewinnung der vollen Beweglichkeit.

> Ein optimales Rehabilitationsprogramm sollte die normale Beweglichkeit, einen schnellen Muskelaufbau und die neuromuskuläre Stabilisierung des betroffenen Beines gewährleisten, ohne dass ein Schaden für das heilende Kreuzband eintritt.

■ *Offene oder geschlossene Kette*

Bei Patienten nach Kreuzbandtransplantation ist es strittig, ob die Trainingsform einer offenen oder geschlossenen Kette günstiger ist. Rein physikalisch betrachtet sind der Muskelzug des M. quadriceps und damit die Zugkraft auf das vordere Kreuzband gleich, unabhängig davon, ob es sich um eine offene oder geschlossene Bewegungskette handelt. Weiterhin können jeweils andere Strukturen des Kniegelenkes zur Stabilität beitragen oder in die Belastung mit einbezogen werden (s. Kap. 3 u. ◉ 14.8).

Aktive Streckübungen in der **offenen Kette** lösten im Kniewinkel von 10 und 40° eine stärkere vordere Schublade aus im Vergleich zur geschlossenen Kette (88, 154). Nur wenige Autoren halten die aktive Streckung in der offenen Kette für relativ ungefährlich (33), inzwischen besteht allgemeiner Konsens, dass aktive Streckübungen in der offenen Kette **zwischen 60 und 0°** nicht durchgeführt werden sollten (63). Übungen in der offenen Kette können außerdem zu einem Schmerzsyndrom im Bereich der Patella oder der Patellasehne führen (s. Kap. 2). Der *große Vorteil* der offenen Kette ist die gezielte Steuerung der Krafteinwirkungen in einem bestimmten Bewegungssektor.

Bei einer Schädigung des **hinteren Kreuzbandes** sind die Verhältnisse umgekehrt: Kraftübungen in der offenen Kette bewirken ab 75° bis zur vollen Beugung eine Zugwirkung auf das hintere Kreuzband (63).

In der **geschlossenen Kette** schützt die gleichzeitige Anspannung der ischiokruralen Muskulatur das vordere Kreuzband, weil diese Muskeln der vorderen Schublade des Schienbeinkopfes kontinuierlich entgegenwirken (9, 10, 78). Deshalb soll sogar das Hocken keine Belastung für das Kreuzband darstellen (109, 114). Die ischiokruralen Muskeln können also die Zugkraft des M. quadriceps auf das Kreuzband neutralisieren. So können beim Vorbeugen des Oberkörpers in Hockstellung die ischiokruralen Muskeln aktiviert werden (s. ◉ 6.6b). Aber auch hier sollte man sich nicht in Sicherheit wiegen: Diese Schutzwirkung ist in Streckstellung des Kniegelenkes wegen des schlechten Hebelarmes der ischiokruralen Muskeln nicht vorhanden (10). So ist beispielsweise beim Radfahren (geschlossene Kette) festzustellen, dass in der Streckphase Zugspannungen am Kreuzband auftreten, die höher sind (35), als beim Auslösen der vorderen Schublade mit 10 oder 15 kp (◉ 14.14). Erst bei zunehmender Beugung wirkt die Kontraktion der ischiokruralen Muskeln einer vorderen Schublade entgegen; allerdings ist dann sowieso die Scherkraft des M. quadriceps geringer.

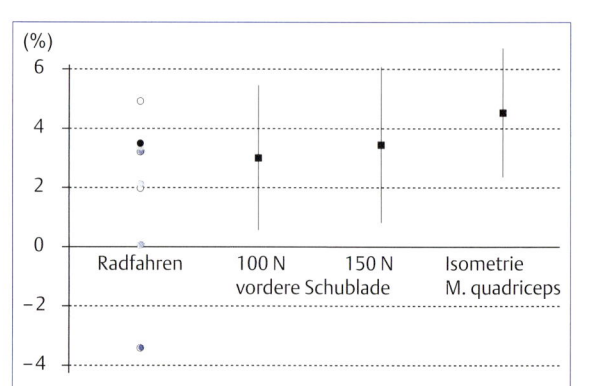

◉ **14.14** Zugspannung auf das anteriomediale Bündel des intakten vorderen Kreuzbandes bei 8 Patienten mit implantiertem Spannungsmesser. Die Zugspannung ist in Prozent zur normalen Ausgangslänge des Bandes angegeben. Beim **Radfahren** als Beispiel für die geschlossene Kette (maximale Einzelwerte = verschiedene Punkte) treten **große individuelle Unterschiede** auf. Vor allem in der Streckphase des Kniegelenkes sind Zugspannungen am Kreuzband einzelner Patienten zu messen, die zum Teil immerhin so groß sind wie die Mittelwerte der vorderen Schublade mit 10 bzw. 15 kp (Viereck, Standardabweichung eingezeichnet). Bei einem Probanden wurde allerdings auch gar keine Zugspannung beim Rad fahren gemessen (maximaler Wert: –3,4 %). Die Werte bei der isometrischen Anspannung des M. quadriceps in 15° Knieflexion sind ebenfalls eingezeichnet (nach Beynnon [10] und Fleming [35]).

Weitere Untersuchungen zeigen, dass das Knie bei Belastung in der geschlossenen Kette – selbst bei annähernder Streckstellung – **durch die Menisken** und andere Strukturen **stabilisiert** wird. Ein weiterer Vorteil der geschlossenen Kette ist die geringere Patellabelastung im Vergleich zu Übungen in der offenen Kette zwischen 90 und 60° Beugung.

Insgesamt ein wichtiges therapeutisches Ziel ist der Kraftzuwachs von ischiokruraler und Quadrizepsmuskulatur, die im optimalen Fall noch kräftiger sein sollten, als auf der nichtoperierten Seite.

Neurophysiologische Funktionsstörungen nach Kreuzbandoperation

Postoperativ bestehen häufig Störungen der Muskelinnervation, die durch Schmerzen, Entzündung, Schwellung, Erguss (30), mangelnde zentrale Aktivierung (Motivation, Angst) und Blutsperrzeiten über 1 Stunde bedingt sein können.

Durch einen Kniegelenkerguss wird nicht nur die Heilung des Transplantates gestört, sondern auch die Kraftentfaltung des M. quadriceps gehemmt. Daher sollten physikalische Maßnahmen (Kryotherapie, Lymphdrainage, Hochlagerung, Motorschiene etc.) den Rehabilitationsprozess ständig begleiten (30). Zusätzlich führt der Verlust der Spannungssensoren im defekten oder transplantierten Kreuzband zum Verlust des H-Reflexes, der das Kreuzband vor einer übermäßigen Anspannung des M. quadriceps schützen könnte (153). Überlastungen durch eine forcierte Übungsbehandlung sind also eher möglich. Es wäre daher zweckmäßig, die Übungsbehandlung durch ein Kontroll-EMG der Oberschenkelmuskeln zu steuern.

Belastung des operierten Beines nach Kreuzbandoperation

Beim Gehen mit Vollbelastung ist die Zugbelastung des vorderen Kreuzbandes relativ hoch, besonders wenn das Kniegelenk aus 30° Beugung gestreckt wird (34). Es werden dabei immerhin so hohe Zugspannungen erreicht wie bei einer vorderen Schublade bei 90° (T 14.6). Eine Entlastung mit zwei Gehstützen schützt das vordere Kreuzband.

Eine vordere Schublade während der Heilungsphase muss zum Schutz des Transplantates unbedingt vermieden werden (83).

Die Zugspannung des vorderen Kreuzbandes in 15° Knieflexion hängt direkt von der Aktivität des M. quadriceps ab (10). Dabei können Scherkräfte von dem 0,2fachen des Körpergewichtes auf die Tibia auftreten, die als vordere Schublade wirken (78).

Eine simultane Kokontraktion der ischiokruralen Muskulatur scheint in diesem Kniewinkel die Belastung des vorderen Kreuzbandes **nicht** zu verringern.

T 14.6 Dehnung des vorderen Kreuzbandes (%) bei verschiedenen Übungen (10, 34)	
Körperliche Aktivität	**Maximale Dehnung**
Isometrische Anspannung M. quadriceps bei 15°	4,4
Aktive Streckung im Sitzen mit 45 N Gewichtsschuh	3,8
Lachmann-Test (150 N vordere Schublade bei 30° Beugung)	3,7
Knien	3,6
Aktive Streckung im Sitzen ohne Gewichtsschuh	2,8
Simultane Anspannung des M. quadriceps und der ischiokruralen Muskeln bei 15° Beugung	2,8
Isometrische Anspannung des M. quadriceps bei 30° (30 Nm Kraft)	2,7
Treppen steigen	2,7
Vollbelastung bei 20° Kniebeugung	2,1
Vordere Schublade (150 N Zug bei 90° Kniebeugung)	1,8
Fahrradergometer fahren	1,7
Isometrische Anspannung der ischiokruralen Muskeln bei 15° Beugung	0,6
Simultane Anspannung des M. quadriceps und der ischiokruralen Muskeln bei 30° Beugung	0,4
Passive Beugung-Streckung des Kniegelenkes	0,1
Isometrische Anspannung des M. quadriceps bei 60° (30 Nm Kraft)	0
Isometrische Anspannung des M. quadriceps bei 90° (30 Nm Kraft)	0
Simultane Anspannung des M. quadriceps und der ischiokruralen Muskeln bei 60 und 90° Beugung	0
Isometrische Anspannung der ischiokruralen Muskeln bei 30, 60 und 90° Beugung	0

Dennoch dürfen bei einigen Behandlungskonzepten die Patienten nach Kreuzbandoperationen schon nach 1–2 Wochen – schmerzadaptiert – voll belasten (131, 143), denn:

- Bei Belastung des Kniegelenkes mit 90 kp steigt die Stabilität des Kniegelenkes gegen Drehkräfte deutlich an, was möglicherweise durch die erhöhte Reibung der verschiedenen Kniestrukturen (Menisken, Knorpel, hintere Kapsel etc.) bedingt ist (1, 133). Das Kniegelenk **verriegelt** somit bei Belastung durch das Körpergewicht.
- Der Femurhebel ist bei annähernd gestrecktem Kniegelenk (Stehen, langsames Gehen) klein und somit die Anspannung des M. quadriceps gering.
- Außerdem wird beim Gehen das Zusammenspiel der Beinmuskeln trainiert, der venöse Rückfluss gefördert und die drohende Muskelatrophie verringert.
- Die kinästhetischen und vestibulären Systeme werden anforderungsgerecht beansprucht.
- Die von Rezeptoren reich versorgten Fußsohlen werden adäquat belastet.

Gang- und Standübungen sind auch empfehlenswert, um die Koordination und Propriozeption zu trainieren. Treppauf oder treppab steigen sollte wegen der starken Belastung (s. 14.6) jedoch einige Wochen mit Hilfe des Geländers durchgeführt werden.

Allerdings gelten die bereits angeführten Richtlinien nur für Patellasehnentransplantate. Bei einer **Semitendinosusplastik** darf die Belastung erst ab der 6. Woche mit 50 % des Körpergewichtes erfolgen, die sich zunehmend bis zur Vollbelastung in der 8. Woche steigert.

Nach *3facher* Semitendinosustransplantation wird das Knie die ersten 3 postoperativen Tage bei 10° Beugung in einem Brace fixiert. Mit isometrischen Anspannungsübungen wird begonnen. Vom 4. bis zum 14. Tag wird die Beweglichkeit in der Schiene auf 90-0-0° gesteigert. 3–6 Wochen nach der Operation wird die Beweglichkeit auf 120° freigegeben und eine Teilbelastung erlaubt. Am Ende der 6. Woche ist Vollbelastung gegeben und die Schiene wird entfernt. Nach 3–6 Monaten wird mit Fahrrad fahren, Schwimmen und Jogging begonnen, die Rückkehr zur vollen sportlichen Aktivität geschieht nach 9–12 Monaten (157).

Die große Vorsicht in der Rehabilitation ist gerechtfertigt: Repetitive zyklische Belastungen können zu einer Elongation des Transplantates führen, die zu 97 % durch einen Längenzuwachs im Bereich des Fixationsmaterials (Nähte) bedingt ist.

Außerdem ist bei der Fixierung des Transplantates, welches durch einen Bohrkanal im Femur bzw. in der Tibia gezogen wird, eine Erweiterung dieses Tunnels im Laufe der Zeit festzustellen. Möglicherweise ist dabei die Fixierung der Transplantatenden verantwortlich: Je weiter sie vom knöchernen Ursprung des Bandes entfernt fixiert sind (also nicht im Knie, sondern an der äußeren Kortikalis), umso größer ist die Tunnelerweiterung. Aber auch instabile Fixationen führen zur Reibung und Knochenverlusten im Tunnel. Schließlich könnten dafür auch entzündliche Veränderungen oder Durchblutungsstörungen verantwortlich sein. Welche pathologischen Folgen diese Tunnelerweiterung haben könnte, ist unklar.

Vermieden werden müssen auf jeden Fall für mindestens 6 Monate starke Belastungen wie Gewichte heben oder Aufsprungübungen, denn dabei entsteht eine starke Zugspannung auf das vordere Kreuzband.

Bei der Ruptur des **hinteren Kreuzbandes** ist eine operative Therapie nicht erfolgreicher als eine konservative. Bei einer Operation muss das Kniegelenk zur Sicherung der Heilung ruhig gestellt werden, oder das hintere Kreuzband durch Implantation einer PDS-Kordel vor Zugkräften geschützt werden (111). Aber auch Transplantate aus der Achillessehne sind möglich (64). In der Übungsbehandlung sind Übungen in Kniebeugung besonders gefährlich, die maximale Bandspannung tritt bei etwa 100° Beugung auf (64). Ein sicherer Bereich der passiven Übungsbehandlung liegt hier zwischen 0–60° Beugung. Eine Anspannung der ischiokruralen Muskeln ist anfangs zu vermeiden, da dadurch der Stress auf das hintere Kreuzband steigt. Meist wird nach der Operation ein Gips oder eine Schiene in Streckstellung des Kniegelenkes (wodurch die Wirkung der ischiokruralen Muskeln minimiert ist) für eine Woche komplett und in den weiteren 4–6 Wochen zur zeitweisen vorsichtigen passiven Mobilisierung aus der Schiene angelegt. Der M. quadriceps wird intensiv auftrainiert (64).

Passiv erlaubte Bewegungen nach Operation des vorderen Kreuzbandes

Passive Flexion und Extension haben keine schädigende Wirkung auf das Kreuzband, zumindest ab 10° Beugung. Wird das Knie von 10 auf 0° passiv gestreckt, kann hingegen eine mäßige Zugspannung am Kreuzband auftreten (34), da alle Anteile des vorderen Kreuzbandes bei Streckung angespannt werden. Daher wäre eine endgradige Streckung anfangs nicht unbedingt zu forcieren (s. a. 9.5 u. 9.9).

Da ein implantiertes Kreuzbandtransplantat jedoch rund ist und den fächerförmigen Verlauf nur ungenügend imitieren kann, darf die Streckung des Kniegelenkes in einigen Fällen schon frühzeitig erfolgen. Insbesondere wenn der Operateur ausdrücklich erwähnt, dass das Transplantat „isometrisch" – also in allen Winkelstellungen des Kniegelenkes spannungsfrei – eingebaut ist, steht einer frühen Streckung des Kniegelenkes nichts im Wege. So scheint ein negativer Effekt auf die Stabilität nicht einzutreten, wenn sofort postoperativ in Hyperextension passiv geübt wird

(10 min: Handtuch unter der Ferse) (120, 130). Damit kann ein später schwer therapierbares Streckdefizit vermieden werden. Weiterhin kann eine sofortige postoperative volle Streckung der Entwicklung eines „Zyklopumors" (fibrotische Verdickung um das Transplantat) entgegenwirken (138). In der frühen postoperativen Phase soll eine Motorschiene jede Stunde für 10 min verwendet werden, wobei unter der Ferse ein kleines Kissen liegen sollte, damit das Knie auf jeden Fall in die volle Streckung kommt (16).

Schlussfolgerung. Das Bewegungsausmaß soll entsprechend den von den Operateuren gegebenen Empfehlungen erfolgen. Die passiven Bewegungen dürfen endgradig nicht stark schmerzen. Bei Patellasehnentransplantaten sollte am Ende der 4. Woche auf jeden Fall eine Beugung von 120°, in der 6. Woche die volle Beweglichkeit erreicht sein (16).

Bei einer Semitendinosusplastik darf die Beweglichkeit nur sehr viel vorsichtiger und langsamer erreicht werden. Passive Mobilisierungen des Kniegelenkes werden in der 1.–3. Woche nur im Sektor von 70–10° durchgeführt und ab der 4. Woche von 90–0° langsam bis zur vollen Beweglichkeit (120° Beugung) in der 8. Woche gesteigert (16).

Dorsale Oberschenkelschienen und spezielle Knieorthesen nach Kreuzbandplastik

Trotz schneller Rehabilitation werden Bewegungslimitierungen des operierten Kniegelenkes mittels Gips oder einer dorsalen Oberschenkelschiene in Streckstellung zumindest für 2–3 Wochen nach der Operation empfohlen (16, 143). Je nach Behandlungskonzept dürfen die Schienen nur kurzfristig (nur für die Therapie) oder auch für längere Zeit (im häuslichen Bereich) abgenommen werden. Anschließend werden fast immer bewegliche Schienen zur anfänglichen Bewegungslimitierung verordnet. Gerade bei der Semidinosusplastik wird damit eine schädliche Streckung durch Blockierung der Schiene auf 30° verhindert. Eine derartige bewegliche Schiene soll bis zu 8 Wochen getragen werden. Dabei wird ab der 3. Woche schrittweise die Streckung um 5° pro Woche freigegeben. Die darin zumindest teilweise erhaltene Kniebeweglichkeit verhindert eine – in einem Gips mit Sicherheit eintretende – Muskelatrophie (47). Außerdem dient eine Schiene – mehr oder weniger – auch zum Schutz des Kreuzbandes vor Scherkräften, wenn sie richtig konstruiert ist (151). Diese Schienen werden bis zur Rückkehr ins alltägliche Leben bzw. in die sportliche Aktivität getragen (16). Jedoch verhindert eine Knieorthese eine vordere Schublade nur bei geringen Kräften von weniger als 10 kp (11).

Viele der bei Kreuzbandrupturen eingesetzten **Knieorthesen** haben folgende **Nachteile** (44):
- je nach Fabrikat Druckstellen am Femurkondylus oder an der ventralen Tibia,
- Einschnürungen in der Kniekehle mit der Komplikation einer Beinvenenthrombose,
- deutliches Auswandern der Gelenkachse bei Bewegungen, gleich ob ein- oder mehrgelenkachsig,
- Abheben der Orthesenanteile bei maximaler Flexion,
- Verrutschen der Schiene nach unten oder Anlegen der Schienen zu weit distal,
- zu kurze Schienen und damit zu geringe Hebelwirkung,
- zu elastisches Material, das durch Kräfte verbogen werden kann; damit besteht kein Gegenhalt gegen eine vordere Schublade,
- umständliches Anlegen der Schiene,
- kein Schutz gegen Rotationskräfte.

Sitzt die Knieorthese zu tief, so wird die Gefahr der Verschiebung des Tibiakopfes nach vorn sogar noch verstärkt (44).

Bei der Herstellung einer Knieorthese muss daher darauf geachtet werden, dass diese Nachteile vermieden werden. Unter anderem soll die Tibiakante gut ausgearbeitet sein, um bei der Anlage der Schiene Rotationsfehler zu vermeiden. Die Kolbenform des Tibiakopfes sollte möglichst exakt nachgebaut werden, um die Gefahr des Verrutschens zu verringern. Das Orthesenmaterial muss großflächiger der Haut anliegen, als es bei den meisten Orthesen der Fall ist, um die Stabilität zu gewährleisten und die Rutschfestigkeit zu erhöhen. Die Funktionsweise einer derartigen Orthese setzt voraus, dass sie möglichst genau nach individuellem Abguss des Beines gefertigt wird. Um die Rollgleitbewegung des Kniegelenkes mit dem asymmetrischen Drehzentrum optimal nachzuahmen, ist eine Konstruktion mit einem medial einachsigen Gelenk und einem lateral polyzentrischen Gelenk zielgerecht (151). Diese Orthesenkonstruktion entspricht dem spannungsärmsten Drehachsenverlauf. Andere Orthesen, die vorwiegend aus Stoff mit integrierten seitlichen Metall- oder Kunststoffgelenken bestehen, sind nicht wirklich stabil, geben dem Patienten aber ein Gefühl der Sicherheit und sind preiswert (138). Sie dürften für ältere Patienten ausreichen.

Erlaubte aktive Bewegungen

Bei isometrischer Streckung des Kniegelenkes (**M. quadriceps**) wird die **höchste**, bei isometrischer Beugung (**ischiokrurale Muskeln**) die **geringste Spannung** auf das vordere Kreuzband ausgeübt (s. **14.6**). Zwischen diesen beiden Werten liegt die Zugspannung, die bei gleichzeitiger Anspannung beider Muskeln (**Kokontraktion**) auftritt. Allerdings ist auch hier bei 15 und 30° Kniebeugung noch eine leichte Zugspannung festzustellen, erst ab 30° ist bei gleichzeitiger Kokontraktion beider Muskelgruppen keine Spannung mehr vorhanden. Dies unterstützt die Theorie, dass in

Streckung die ischiokrurale Muskulatur nicht effektiv vor einer vorderen Schublade schützen kann (153).

Eine Anspannung des M. gastrocnemius erhöht die Zugspannung auf das vordere Kreuzband vor allem zwischen 5 und 15° Kniebeugung. Ab 30° ist diese schädliche Wirkung des M. gastrocnemius nicht mehr festzustellen. Beim Ergometer fahren sollte daher der Fuß mit der Mitte auf dem Pedal stehen, um eine Aktivierung des M. gastrocnemius zu vermeiden.

Die Belastung des vorderen Kreuzbandes beim **Treppen steigen** ist sehr variabel, im Mittel liegt sie über der Belastung durch die vordere Schublade.

Varus- oder Valguskräfte hatten keinen Einfluss auf die Zugspannung, aber die Innenrotation erhöhte die Belastung des vorderen Kreuzbandes (34).

> Aktive Anspannungen des M. quadriceps bei Kniebeugewinkeln von 60° und größer beschädigen das vordere Kreuzband ganz sicher nicht, weil in diesem Bereich keine vordere Schublade mehr ausgelöst wird.

Die **aktive Kniebeugung** sollte zur Kräftigung der ischiokruralen Muskeln intensiv geübt werden. Allerdings sind auch hier Gefahren vorhanden.

Erstaunlicherweise waren bei der aktiven Kniebeugung zwischen 0 und 40° die Zerrkräfte am vorderen Kreuzband höher als bei der aktiven Kniestreckung (10). Vielleicht liegt dies an der schon besprochenen Tendenz des Unterschenkels, besonders in diesem Winkelbereich nach innen zu rotieren. **Isometrische Kontraktionen** der ischiokruralen Muskeln zeigten jedoch in allen Winkelbereichen **keinerlei schädigenden Einfluss** auf das vordere Kreuzband (10) (👁 **14.15**).

> Das Training der ischiokruralen Muskeln ist ein wichtiger Teil der Therapie bei Verletzungen des vorderen Kreuzbandes. Isometrische Anspannungen dieser Muskeln sind in allen Winkelbereichen unschädlich. Die dynamische Kniebeugung gegen Widerstand ist aber zwischen 0 und 40° Knieflexion mit Vorsicht anzuwenden.

Übungsbeispiele nach Operation des vorderen Kreuzbandes

Für das vordere Kreuzband sind folgende Übungen **unschädlich** (10, 34):
- passive Bewegungen des Kniegelenkes zwischen 90 und 10° Kniebeugung,
- isometrische Anspannungen der ischiokruralen Muskeln in allen Kniewinkeln,
- isometrische Anspannungen des M. quadriceps zwischen 60 und 90°,
- simultane Kontraktion von M. quadriceps und ischiokruraler Muskulatur zwischen 30 und 90°,
- aktive Beuge-Streck-Übungen ohne Gewicht zwischen 35 und 90°,
- aktive Beuge-Streck-Übungen mit Gewicht zwischen 45 und 90°,
- gehen mit Ent- oder Teilbelastung,
- Fahrrad fahren mit Fußmitte auf Pedal, um Aktivität des M. gastrocnemius zwischen 0 und 30° zu verringern,
- Übungen in Außenrotation der Tibia.

Radfahren

Fahrradfahren ist etwas weniger belastend, die Zugspannung ist hier *nicht* abhängig von der Wattzahl oder der Umdrehungszahl auf dem Ergometer (34). Allerdings sind hier große Varianzen bezüglich der Kreuzbandbelastung möglich (s. 👁 **14.14**).

Der Therapeut bleibt im sicheren Bereich, wenn er die Sattelhöhe niedriger als den allgemeinen Richtlinien gemäß wählt. Dadurch wird die volle Streckung des Kniegelenkes, die zur Zugspannung auf das vordere Kreuzband führt (35), vermieden. Der Trainingseffekt auf den M. quadriceps bleibt hoch. Dabei darf aber keine Überlastung der Patella und der Patellasehne auftreten. Die genaue Einstellung der Sattelhöhe ist im Kapitel 8 beschrieben. Der Fuß sollte zur Deaktivierung des M. gastrocnemius mit der Mitte auf das Pedal gesetzt werden.

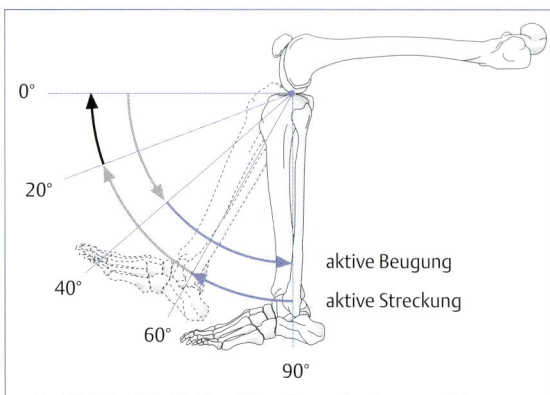

👁 **Abb. 14.15 Aktive Streckung** in der geschlossenen Kette: Der erlaubte Bewegungssektor, in dem auch bei maximaler Kontraktion des M. quadriceps keine Zugspannung des vorderen Kreuzbandes auftritt, ist blau (90–60°). Zwischen 60 und 20° besteht eine gewisse Gefahrenzone (grau), zwischen 20 und 0° führen aktive Quadrizepsanspannungen mit Sicherheit zur vorderen Schublade (schwarz). **Aktive Beugung:** Hier ist eine maximale Anspannung der ischiokruralen Muskulatur über einen größeren Bewegungssektor erlaubt, weil durch diese Muskeln der Schienbeinkopf nach hinten gezogen wird. Allerdings ist bei dynamischen Bewegungen im Bewegungssektor 0–40° Vorsicht geboten.

Aquatraining

Gerade zu Beginn der Rehabilitation ist das Aquatraining bei Patienten mit Kreuzbandoperationen sehr empfehlenswert: Die Leistungsfähigkeit der Muskulatur wird in gleicher Weise wie beim Trockentraining erhöht, bei allerdings geringeren Beschwerden und geringerer Schwellneigung des Kniegelenkes (143). Die Koordination und Gehfähigkeit werden trainiert, Bewegungsketten und komplexe Übungen (Sport- oder Alltagsbewegungen) können bei Entlastung der Eigenschwere gefahrlos geübt werden (s. T 10.7). Die maximalen Kraftwerte sind beim Aquatraining etwas geringer (31), was jedoch gerade zu Beginn der Rehabilitation sinnvoll ist. Allerdings muss die Wundheilung vollständig abgeschlossen sein.

Durch die Verwendung von entsprechenden Hilfsmitteln (Widerstandsmanschetten, Paddles usw.) und die Dosierung der Bewegungsgeschwindigkeit im Wasser kann vor allem die ischiokrurale Muskulatur gezielt geübt werden. Alle Hüft- und Beinmuskeln, vor allem auch die zweigelenkigen Kniemuskeln (M. gastrocnemius, M. quadriceps etc.) können intensiv trainiert werden, wobei das Knie in der **gefahrlosen 60°-Stellung** gehalten werden kann. Eine **wasserfeste Schiene** soll anfangs die 60°-Stellung fixieren, wenn die Gefahr besteht, dass der Patient das Bein unwillkürlich schnell streckt.

Beispiele für ein rehabilitatives Trainingsprogamm nach Kreuzbandersatz: Aktuelle Richtlinien über die Nachbehandlung von Kreuzbandoperationen sind im Internet, beispielsweise unter www.acsm.org (American College of Sports Medicine) zu erhalten. Allerdings zeigen sich selbst bei etablierten Richtlinien deutliche Unterschiede in der Nachbehandlung (T 14.7).

Wie schon in den vorangegangenen Kapiteln beschrieben, ist bei der Rehabilitation von Patienten nach Kreuzbandoperationen auf vielfältige Faktoren Rücksicht zu nehmen. Feste Behandlungsschemata können daher nur als Richtlinie dienen. Mindestens jede Woche müssen für den einzelnen Patienten neue Behandlungsziele erarbeitet werden, die teilweise von den Richtlinien deutlich abweichen können.

T 14.7 Zwei verschiedene Rehabilitationskonzepte nach Implantation einer Patellasehnenplastik als vorderes Kreuzband. Die Punkte und Kreise zeigen den Beginn bzw. die Dauer der entsprechenden Maßnahme an. Das „aggressive" Konzept (heller Kreis) unterscheidet sich u. a. durch die kürzere Immobilisierung auf einer Oberschenkelschiene und in der früheren Rückkehr zu sportlichen Aktivitäten. Allerdings ist die Belastung des Transplantates bei dem eher „konservativen" Konzept abgestufter und dosierter, womit eine sichere Einheilung des Transplantates wahrscheinlicher wird 16, 131

	Wochen					Monate			
	1–2	3–4	5–6	7–8	9–12	4	5	6	7–12
Ruhigstellung									
Dorsale Oberschenkelschiene in 0° (bei Übungen abzunehmen)	○●	●							
Bewegliche Knieschiene für Arbeit/Sport		○	○●	○●	○●	○●	○●	○●	○●
Bewegungsausmaß									
Passive Kniestreckung	○●	○●	○●	●	●				
Motorschiene	○								
Passive Kniebeugung	○	○	○						
Passive Kniebeugung bis 90°	●								
Passive Kniebeugung bis 120°		●							
Passive Kniebeugung voll (125–140°)			●			●			
Auftreten						○			
Schmerzadaptiert mit Stützen	○								
Vollbelastung ohne Stützen		○							
50 % Körpergewicht	●								
75–100 % Körpergewicht		●							
Stützen ablegen		●							
Bei Meniskusverletzung Gehstützen bis:	●	●	●						

14.7 Fortsetzung

	Wochen					Monate			
	1–2	3–4	5–6	7–8	9–12	4	5	6	7–12
Muskelkräftigung									
Spannungsübungen M. quadriceps 0°	○●	○●	●						
Krafttraining ischiokrurale Muskeln	●	●	●	●	●	●	●	●	●
Zehenstand		○	○	○	○	○	○	○	○
Minikniebeugen		○●	○●	○●	○●	○●	○	○	○
Progressive Übungen: geschlossene Kette		○●	○●	○●	○●	○●	○●	○●	○●
Aktive Quadrizeps-Übungen 90–30°	○	○	○	○	○				
Kniestreckung gegen proximalen Widerstand 90–60°	●	●							
Dito 90–40°				●	●	●			
Dito bis volle Streckung						●	●	●	●
Ausdauertraining									
Fahrradergometer geringer Widerstand	●	●							
Fahrradergometer hoher Widerstand			●	●	●	●	●	●	●
Fahrrad fahren		○	○	○	○●	○●	○●	○●	○●
Laufband (vor-/rückwärts)		●	●	●	●	●			
Schwimmen		○	○	○	○	○	○	○	○
Stepptrainer		○	○●	○●	○●	○●	○●	○●	○●
Laufen (wenn Kraftwerte mindestens 70%)			○	○	○●	○●	○●	○●	○●
Sportspezifisches Training									
Seitliche Gleitbewegungen			○	○	○	○	○	○	
Komplexe Bewegungen			○	○	○	○	○	○	
Seilspringen			○	○	○	○●	○●	○●	○●

○ Shelbourne und Nitz
● Rehabilitationskonzept Campbell Clinic (USA)

Komplikationen nach Kreuzbandoperationen

Arthrofibrose

Der Verlust der Beweglichkeit des operierten Kniegelenkes, der fast immer durch eine starke Narbenbildung (Arthrofibrose) verursacht wird, ist nach Kreuzbandoperationen leider sehr häufig. Eine Kniebeugung von weniger als 125° oder ein Streckdefizit von 10° und mehr weisen auf eine Arthrofibrose hin. Gerade deswegen ist es so wichtig, so früh wie möglich die passive Kniestreckung zu üben, um die Narbenformation im Kreuzbandtunnel zu verhindern. Die Patellamobilisierung sollte möglichst sofort zur Vermeidung von Vernarbungen der Patellasehne durchgeführt werden.

Eine Gelenk- und Weichteilschwellung muss ebenfalls intensiv und konsequent bekämpft werden. Besteht der Verdacht auf eine Bewegungseinschränkung, so muss eine intensive und fast „aggressive" Physiotherapie erfolgen. Dabei müssen Maßnahmen wie eine Quengelschiene und Nachtschienen eingeschlossen werden, um möglichst lange eine Kraft auf die Kontraktur einwirken zu lassen. Falls nach einigen Monaten keine gute Beweglichkeit erreicht wird, ist die Narkosemobilisation oder die arthroskopische Lösung (115) der Verwachsungen anzuraten.

Gelegentlich tritt nach einer Kreuzbandoperation ein „Zyklops-Syndrom" auf. Dabei handelt es sich um eine fibrovaskuläre Knotenbildung im Transplantat, die bei Bewegung mit der interkondylären Notch in Kontakt kommt und somit zu einem Streckdefizit führt. Ein typisches Symptom ist der zunehmende Verlust der Streckung bis zu 20°, häufig verbunden mit Schmerzen und mit einem Knacken bei endgradiger Streckung. Beschwerden sind vor allem beim Rennen, Laufen oder Liegen auf dem Rücken vorhanden (146).

Komplikationen der Patella

Patellofemorales Schmerzsyndrom

Relativ viele Patienten klagen nach einer Kreuzbandersatzplastik über Beschwerden im Lig. patellae. Immerhin ist die verbliebene, um ein Drittel reduzierte Patellasehne erst 1,5 Jahre nach der Transplantatentnahme im NMR wieder unauffällig (22). Das patellofemorale Schmerzsyndrom kann auch verursacht werden durch eine Beugekontraktur, eine lange Immobilisationsphase, eine Schwäche des M. quadriceps oder durch zu intensive Übungen in der offenen Kette. Dehnungsübungen, Eistherapie, Reduktion und Modifikation des Übungsprogrammes, Iontophorese, reizlindernde Medikamente u. a. Therapien müssen frühzeitig begonnen werden, um eine Chronifizierung dieser Beschwerden zu verhindern.

Patellafrakturen

Bei der Rehabilitation nach Kreuzbandverletzungen mit einer Bone-to-Bone-Ligamentum-patellae-Plastik können auch noch 7–9 Wochen, manchmal auch 3–5 Jahre nach der Operation **Patella-Ausrissfrakturen** entstehen (s. 👁 **14.6**), wenn die Entnahmestelle des Transplantates überlastet wird (17, 29). Daher sind besonders die Patellaspitze und -sehne nach einer Transplantatentnahme zu schonen: Ein Sprungkraft-, Gewichts- oder Schnellkrafttraining sollte lange vermieden werden. Auch die Übungen in der offenen Kette müssen bei Schmerzen reduziert werden.

Maximalkraftteste unter Schonung des vorderen Kreuzbandes

Zur Quantifizierung der Rehabilitationserfolge und zur Trainingssteuerung sind auch bei Patienten mit Kreuzbandoperationen Maximalkraftteste wertvoll. Wenngleich isokinetische Kraftmessungen bei Patienten, die ein halbes Jahr zuvor wegen eines Kreuzbandrisses operiert worden waren, keine negativen Effekte auf die Bandstabilität zeigten (89), ist bei Messungen in einem kürzeren Zeitabstand zur Operation Vorsicht angebracht.

Schon bald nach einer Operation dürfen isometrische oder **isokinetische Kraftmessungen** durchgeführt werden, wenn folgenden Vorgaben eingehalten werden (s. a. Kap. 3 u. Kap. 6):

- Krafttest bei einer 90°-Beugung, isometrisch,
- isokinetischer Maximalkrafttest der ischiokruralen Muskeln, das Bein muss dabei passiv gestreckt werden,
- isokinetischer Maximalkrafttest des M. quadriceps nur zwischen 60–90° Kniebeugung.

Voraussetzung für die Kraftteste sind die Vollbelastung, ein Bewegungsausmaß des Kniegelenkes von mindestens 90-10-0°, kein Erguss, keine Schmerzen, keine weiteren Bandverletzungen, keine Frakturen, kein starker Knorpelschaden, keine entzündlichen oder rheumatischen Veränderungen etc.

Für die Scherkraft auf das vordere Kreuzband ist von Bedeutung, ob die äußere Widerstandskraft (Manschette oder Polster des Kraftgerätes) am Unterschenkel distal oder proximal einwirkt. Eine Widerstandskraft von 30 N am distalen Unterschenkel führt bei aktiver Streckung des Kniegelenkes aus 20° Kniebeugung zu einer Zugkraft von 202 N auf das vordere Kreuzband (121). Liegt bei aktiver Streckung des Kniegelenkes der Widerstand proximal, dann ist die Scherkraft nach vorn, also auf das vordere Kreuzband wirkend, deutlich geringer.

Ein proximaler Widerstand führt bei Beugung des Kniegelenkes gegen Widerstand jedoch zu erhöhten Scherkräften nach hinten, was bei Verletzungen des **hinteren Kreuzbandes** von Bedeutung ist (102) (👁 **14.16**).

Bei Übungen an einem Kniestreck-/Beugeapparat, wie beispielsweise einer isokinetischen Maschine ist zu bedenken, dass die Antagonisten (ischiokrurale Muskeln) während der Streckung kaum oder gar nicht mit angespannt werden (107).

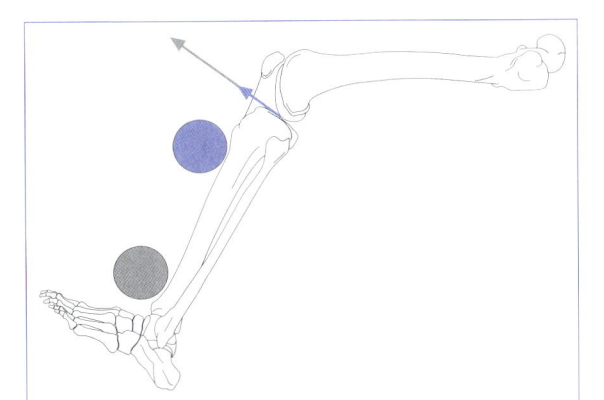

👁 **14.16** Bei Streckung des Kniegelenkes gegen **distalen** Widerstand tritt eine hohe Scherbelastung des vorderen Kreuzbandes auf (grauer Pfeil), bei **proximaler** Krafteinleitung ist die Scherkraft (blauer Pfeil) um die Hälfte geringer (nach Nisell [102] und Otis [108]).

Meniskusverletzungen

Die Entfernung eines Meniskus hat eine schädliche Wirkung auf das Knie: Instabilitäten, Gelenkschwellungen und Schmerzen werden nach der Entfernung des kompletten Meniskus angegeben. 14 Jahre nach einer Meniskektomie haben 89 % der Patienten eine Arthrose (71). Um diese Nachteile zu vermeiden, wird heute *arthroskopisch nur ein Teil* des Meniskus, nämlich das zerstörte oder gerissene Meniskusgewebe entfernt. Diese Operationen werden häufig ambulant durchgeführt, die meisten Patienten dürfen nach wenigen Tagen voll belasten. Allerdings klagt ein Teil der Patienten wochenlang über Beschwerden, Knieschwellungen und /oder Bewegungseinschränkungen. Die abgeschnittenen oder abgefrästen Meniskusreste sind zunächst kantig und passen sich erst im Lauf von Wochen der neuen Situation an. Die Rehabilitation sollte daher sehr dosiert mit einer Teilentlastung von mindestens einer Woche, evtl. auch Hochlagerung, Kühlung und kontrollierter Bewegungstherapie erfolgen. Der Beginn der sportlichen Aktivität sollte mit vorsichtigem Laufen auf ebener Strecke frühestens nicht vor 2 Monaten erlaubt werden. Fahrrad fahren und Aquatraining sind schon nach 2 Wochen möglich.

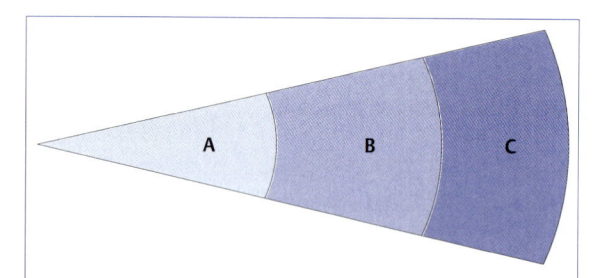

Meniskusrisse können heute relativ gut *arthroskopisch genäht* werden, es stehen dafür eine Reihe von resorbierbaren Ankern, Pfeilen oder Nähten zur Verfügung (112). Bedauerlich ist, dass das Meniskusgewebe nicht in der gewünschten Zeit und Weise heilt.

Ein junger Mensch mit einem frischen traumatischen Meniskusschaden in der vaskularisierten Zone des mittleren oder lateralen Meniskusbezirkes wird am ehesten von einer Meniskusnaht profitieren. Dagegen braucht sich ein 50-jähriger Mann mit einem chronischen Meniskusschaden keine große Hoffnung auf eine Heilung durch Naht zu machen.

Bei der Naht müssen die anatomischen Besonderheiten des Innen-/Außenmeniskus, der Faserverlauf der Kollagenfibrillen und die Durchblutung berücksichtigt werden (👁 **14.17**). Zwar heilt ein lateraler Riss in der gut durchbluteten kapselnahen Zone besser, aber es kann in diesem Fall andererseits zu wenig Meniskusrand übrig sein, um eine feste Naht zu erreichen. Wahrscheinlich hat bei der Heilung eine zusätzliche Fibrinklebung größeren Erfolg als eine alleinige Naht (90).

Die Nahtrichtung kann von außen nach innen, von innen nach außen oder komplett innen erfolgen. Eine Schleifennaht hat die besten Chancen auf Heilung. Jedoch ist diese Technik gerade im Hinterhorn wegen der Gefahr der Nerven- oder Blutgefäßschädigung nicht immer möglich; die Komplikationsrate liegt hier immerhin zwischen 0 und 47 % (👁 **14.18a-c**).

Wahrscheinlich heilen einige, möglicherweise sogar viele genähte Meniski nur teilweise. Daher ist es empfehlenswert, nicht resorbierbares Nahtmaterial zu verwenden. Die Patienten haben auch bei inkompletter Heilung meist keine Symptome.

Ein Meniskusriss kann aber auch durch Anker, Schrauben, Haken, Klammern oder Stifte fixiert wer-

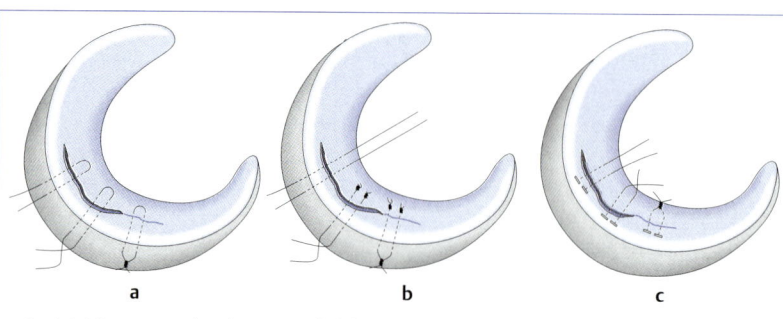

👁 **14.17** Meniskus schematisch im Querschnitt. Während die äußere Region (C) gut vaskularisiert ist, wird die mittlere (B) schlechter und die innere Meniskusregion (A) kaum durchblutet. Entsprechend schlecht ist auch die Heilungstendenz der inneren Anteile des Meniskus.

👁 **14.18a-c** Verschiedene Möglichkeiten der Meniskusnaht (nach Majors [90]): Naht von außen mit einer Fadenschleife, die entweder horizontal (**a**), oder vertikal (nicht dargestellt) liegen kann. Halbe Schleife, das jeweilige Fadenende wird an der Innenseite verknotet und dient als Anker (**b**). Kleine T-Anker werden von innen eingebracht und innen verknotet (**c**).

den. Einige dieser Materialien werden in den Meniskus hinein „geschossen". Damit ist eine Meniskusreparatur einfacher geworden. Der Nachteil bei vielen dieser Techniken liegt darin, dass der Meniskus zwar fixiert wird, aber die Fixierung nicht unter Zugspannung gebracht werden kann. Auch können die rigiden implantierten Materialien zu Knorpelschäden führen, wenn der Meniskus sehr dünn bzw. degenerativ aufgeweicht ist. Bisher ist die Schleifentechnik jedoch all diesen Verfahren überlegen, sowohl was den Widerstand gegen hohe wie auch wiederholte Belastungen in der Heilungsphase betrifft (90).

Bei Patienten nach einer Meniskusnaht war nach 5 Jahren keine Arthrose festzustellen, nach knapp 9 Jahren wiesen nur 21 % dieser Patienten eine beginnende Arthrose auf. Der Langzeiterfolg einer Meniskusoperation hängt unter anderem von der Stabilität des Kniegelenkes ab. Die Meniskusnaht scheint zurzeit das beste Verfahren zu sein, einer degenerativen Veränderung des Kniegelenkes vorzubeugen, wenn auch bei etwa 11 % der Patienten der Meniskus später erneut rupturiert (65).

Rehabilitation von Patienten mit Meniskusnaht

Einige Studien zeigten, dass eine Vollbelastung und eine schnelle Rehabilitation die Heilung nicht beeinträchtigen. Allerdings gelten diese Untersuchungen nur für eine spezielle Nahttechnik (Naht durch Schleifen), bei anderen Verfahren konnte dies nicht bestätigt werden (90).

Die Heilungstendenz bei Meniskusnähten und damit die Vorgehensweise bei der Rehabilitation sind abhängig von den Faktoren:
- Alter des Patienten,
- Lokalisation des Meniskusrisses,
- Alter des Meniskusrisses (akut/chronisch),
- Art der Nahttechnik.

Die Nachbehandlung sollte – entgegen der Meinung anderer Autoren (4) – im Hinblick auf die langsame Heilung des Gewebes eher vorsichtig und dosiert erfolgen (s. T 9.7). Jede vollständige Beugung oder Streckung führt zu einer Bewegung der Menisken auf dem Tibiaplateau (s. T 9.5). Bei Beugung unter Belastung, also in Hockstellung wirken erhebliche Zugkräfte auf den refixierten Meniskus ein. Daher ist während der Heilung, also mindestens 6 Wochen, eine Limitierung der Beugung sicherzustellen (Orthese auf 60-0-0° limitiert). Eine Teilbelastung während dieser Zeit ist empfehlenswert (112).

Knorpeltransplantationen

Bei starken Knorpelschäden kann der freiliegende Knochen mit einem spitzen Instrument angestochen werden (Mikrofrakturierung). Dieses Verfahren ist günstiger als die bekannte Pridie-Bohrung, weil durch die Bohrung Hitzeschäden im Knochen auftreten. Einige Wochen später wächst aus diesen Knochenkanälen ein faserartiges Knorpelgewebe, das den Knorpeldefekt langsam ausfüllt. Es handelt sich bei diesem Gewebe aber nicht um hyalinen Knorpel, sondern um den mechanisch weniger haltbaren Faserknorpel (112).

Knorpeldefekte mit einem Durchmesser, der größer als 2–4 mm ist, heilen selten spontan aus. Bei größeren, umschriebenen Knorpeldefekten am Knie kann operativ versucht werden, den Defekt durch die Transplantation körpereigener Knorpelzellen zu beheben. Dies ist im Allgemeinen aber nur bei kleineren Defekten, jüngeren Menschen und nicht arthrotisch verändertem Gelenk erfolgreich. Mehrere Methoden zur Knorpelregeneration, wie die Übernähung des Defektes mit Periostlappen (unter dem sich neuer Knorpel bildet), aber auch mit Perichondrium und anderen Geweben wurden beschrieben (105). Zwei weitere Methoden haben sich bisher im klinischen Alltag etabliert:

1. Die Entnahme von kleinen Knochen-Knorpel-Zylindern, die aus den nicht belasteten Anteilen des Kniegelenkes (Femurrolle in der Kniekehle, Kreuzbandtunnel) ausgestanzt und dann am Ort des Knorpelschadens wieder einpflanzt werden. Der Vorteil besteht in der regelmäßig guten Einheilung dieser Transplantate. Nachteilig im Hinblick auf die Entwicklung einer späteren Arthrose wirken sich aber die zusätzlichen Knorpeldefekte an der Entnahmestelle aus.

2. Aus einer unbelasteten Zone des Kniegelenkes wird ein kleines Stück Knorpel entnommen. Die Knorpelzellen werden über einige Wochen im Labor gezüchtet und um ein Vielfaches vermehrt. Die so gewonnene Knorpelzellsuspension wird nach einigen Wochen in das Knie an den Defekt eingegeben und der Defekt mit Periost vernäht, damit die Zellen am Ort verbleiben und nicht wegfließen. Der große Vorteil besteht in der Vervielfachung der Knorpelzellzahl. Der Nachteil ist darin zu sehen, dass der durch die Knorpelzellen gebildete Zellver-

bund häufig nicht mit dem Untergrund verwächst. Auch ist nicht immer gesichert, dass diese gezüchteten Zellen hyalinen Gelenkknorpel bilden.

Bei beiden Methoden muss besonderer Wert auf eine konsequente und gezielte Rehabilitation gelegt werden, da die Knorpelheilung über viele Monate verläuft. Selbst wenn der Knorpel gut anheilt, sind noch 1–4 Jahre nach der Transplantation die Ecken gut sichtbar (105). Ein zu starker und zu früher Druck auf die neu gebildeten Knorpelareale kann zur Abscherung oder Zerreißung der Knorpelregenerate führen. Eine lange Zeit muss das Knie daher teilentlastet und die Beweglichkeit zu Beginn mitunter eingeschränkt werden. Muskelatrophien, Knochensubstanzverlust, Kontrakturen und Verlust der kardiopulmonalen Leistungsfähigkeit können die Folge sein. Die Erfolge dieser modernen operativen Knorpeltransplantationstechniken sollen allerdings nicht besser als die bisherigen operativen Verfahren (Shaving, Mikrofrakturierung) (42) sein.

Das Ziel in der **Nachbehandlung** ist die schnelle Bekämpfung einer Schwellung durch annähernd kontinuierliche Kryotherapie (Schmelzwassermanschette) und durch Hochlagerung. Eine Ruhigstellung im Gips sollte – wenn heutzutage überhaupt noch unumgänglich – nur mit beweglichen Scharnieren erfolgen. Auf der Bewegungsschiene wird das operierte Knie vielfach täglich passiv bewegt. Die kontinuierliche passive Bewegungstherapie auf der **Motorschiene** ist die **Schlüsseltherapie** für einen guten Heilungserfolg bei allen Arten der Knorpeltransplantation (105). Falls die Schwellung zu stark und die Spannung der Hautwunde zu groß ist, sollte in den ersten 3 Tagen nur eine Beugung bis 40° zugelassen werden. Sobald der Reizzustand des Kniegelenkes eine weitere Beugung zulässt, werden die Motorschiene und die passiven Übungen auf größere Beugewinkel erhöht. Auch hier sind Orthesen mit Einschränkung der Beweglichkeit empfehlenswert (112).

Das Muskelaufbautraining beginnt mit dosierten isometrischen Übungen und kann mit isotonischen, später auch isokinetischen Anspannungen fortgesetzt werden. Da die langsamen Typ-I-Fasern am schnellsten atrophieren, ist vor allem ein Muskelausdauertraining (Kontraktion zwischen 20–50% der MVC, hohe Wiederholungszahlen bis zur Ermüdung) sinnvoll, womit auch die Belastung des Knorpels relativ niedrig bleibt.

Die Kompressionsbelastung auf das Kniegelenk unter Aussparung des geschädigten Gelenkknorpels, der an unterschiedlichen Stellen des Kniegelenkes lokalisiert sein kann, wird dabei gesteuert durch:

- Einschränkung der Beugung/Streckung des Kniegelenkes,
- Innen-/Außenrotation des Knies,
- Dosierung der Gewichte und des äußeren Widerstandes,
- Kombination von aktiven und passiven Bewegungen,
- Anwendungen der offenen oder geschlossenen Kette,
- Vermeidung von Varus- oder Valgusstress, etwa durch Anziehen einer Orthese.

Die Möglichkeiten der Entlastung des Knorpeltransplantates hängen von der Größe und Lokalisation des Defektes ab. Dabei muss zunächst festgestellt werden, ob der Defekt im patellofemoralen oder im femurotibialen Gelenkbereich liegt. Die weiteren Entlastungsmöglichkeiten der einzelnen Kniaereale beim aktiven Training wurden bereits erläutert.

Ein kardiopulmonales Ausdauertraining ist je nach Defektlokalisation durch Rudern, Fahrrad fahren, Stepp-, Walking- oder Handkurbelergometer möglich.

Kniegelenknahe Frakturen

Femurfrakturen mit Kniegelenkbeteiligung

Die Einteilung der kniegelenknahen Femurfrakturen ist in der 👁 **4.4** beschrieben. Eine Operation ist meist unumgänglich, um die exakte anatomische Rekonstruktion der Gelenkflächen, die Korrektur von Achsfehlstellungen, die Stabilisation der Fragmente und die frühfunktionelle Behandlung zu gewährleisten. Fast immer ist eine offene Reposition und Fixierung der Fragmente erforderlich, nur bei wenigen B-Frakturen können die Schrauben auch arthroskopisch eingebracht werden. Die Operationswunde muss spannungsfrei genäht oder andernfalls mit Hauttransplantaten bedeckt werden.

Als Osteosynthesematerial kommen 95°-Winkelplatten, dynamische Kondylenschraube, Kondylenstützplatte, retrograde Nagelung und andere Materialien zur Anwendung.

Schraubenfixierung

Verschiedene große und kleine Schrauben, die solide oder hohl sein können, stehen zur Verfügung. Nur für Frakturen Typ B sind Schrauben allein ausreichend, bei den anderen Frakturen sind zusätzliche Platten zu implantieren.

Kondylenplatte, dynamische Kondylenschraube

Für extraartikuläre und einfache intraartikuläre Frakturen Typ A und B ist die 95°-Winkelplatte oder die Platte mit dynamischer Kondylenschraube (DCS) geeignet. Damit können die frakturierten Kondylen gut gefasst werden. Andererseits besteht hier ein höheres Risiko für eine Varusdeformität, vor allem, wenn die Klinge oder die dynamische Kondylenschraube zu weit nach posterior gerichtet ist.

Kondylenstützplatte

Diese Platte ist das bevorzugte Implantat bei komplexen distalen Femurfrakturen (Typ C3), bei denen zusätzliche Frakturlinien in der frontalen Ebene verlaufen. Damit kann auch die laterale Seite des Femurs gut abgestützt werden. Allerdings besteht keine Winkelstabilität zwischen Schrauben und Platten, so dass es zu einer Varusfehlstellung kommen kann, wenn an der Medialseite des Femurs kein knöcherner Stützpfeiler vorhanden ist. Um dieses Problem zu lösen, ist mitunter auch eine zusätzliche mediale Platte notwendig.

Retrograde Nagelung

Diese Methode ist geeignet für extraartikuläre und manchmal auch für einfache intraartikuläre Femurfrakturen. Dabei wird der Knochenkanal im Kniegelenk direkt vor dem oberen Ansatz des vorderen Kreuzbandes eröffnet und der leicht gebogene Nagel eingebracht. Der Nagel wird proximal und distal verriegelt. Sein großer Vorteil gegenüber den Platten ist die hohe Stabilität gegen Biegekräfte und axiale Kräfte, so dass ein zusätzliches Anlagern von Knochenspänen nicht erforderlich ist. Allerdings ist mit dem Nagel die korrekte Fixierung von intraartikulären Fragmenten schwierig. Ganz selten können beim Einbringen des Nagels auch einmal Frakturen entstehen.

Bei klinischen Studien schien zunächst bei dieser Methode die Gefahr einer Infektion des Kniegelenkes sehr hoch zu sein, insbesondere wenn offene Frakturen vorlagen. Dies hatte sich aber nicht bestätigt (148).

Es ist jedoch möglich, dass intraartikuläre Verkalkungen auftreten.

Fixateur externe

Für das temporäre Fixieren von polytraumatisierten Patienten, offenen Frakturen oder Frakturen mit großem Weichteilschaden ist der Fixateur externe empfehlenswert. Meist ist zusätzlich eine minimale Osteosynthese der Gelenkfragmente mit Schrauben erforderlich.

Tibiakopffrakturen

Diese, bei jungen Menschen oft durch ein Hochenergietrauma verursachten Verletzungen, sind häufig mit schweren Weichteil- und Hautverletzungen (Hautablederungen, Nerven- und Gefäßschäden, Kompartmentsyndrom) vergesellschaftet. Die Hälfte dieser Frakturen sind offene Verletzungen. Neben den Frakturen können die Bänder, Menisken, Sehnen und die Gelenkkapsel, die zur Kniestabilität beitragen, verletzt sein. Mitunter muss vor einer operativen Rekonstruktion erst ein Fixateur externe angelegt werden, bis die Weichteilsituation gebessert ist. Bei alten Menschen mit osteoporotischen Knochen reicht schon ein Sturz auf die Knie aus, um einen Trümmerbruch hervorzurufen.

Die AO-Klassifikation unterscheidet extraartikuläre Frakturen (Typ A) (s. ◉ 3.9), teilweise artikuläre (unikondyläre) Gelenkfrakturen (Typ B) und komplett artikuläre (bikondyläre) Gelenkfrakturen (Typ C). Einfache A1- und A2-Frakturen können konservativ im Gips, in einer Orthese oder in der Extension behandelt werden (149).

Nachbehandlung nach kniegelenknahen Frakturen

Postoperativ wird das Bein für 5 Tage hochgelagert oder auf einer Motorschiene zwischen 20–60° (bei Weichteilproblemen auch nur bis 40°) bewegt. Alternativ kann das Knie in einer Schiene ruhig gestellt und ab dem 3. Tag assistiert bewegt werden. Normalerweise wird nach 7–10 Tagen eine Beugung von 90° erreicht sein. Wenn die Fraktur mit einer Osteosynthese stabil versorgt werden konnte, darf neben der Behandlung auf der Motorschiene schon am 2. Tag mit isometrischen Übungen und vorsichtigem Muskelaufbau (s. T 6.7) begonnen werden. Bei Schwellung oder Spannung muss die Bewegungstherapie unterbrochen werden (149). Nach 4 Wochen sollte eine Beugung von 120° erreicht sein.

Bei der Nachbehandlung von Tibiakopffrakturen ist von Bedeutung, ob eine **Impressionsfraktur der tibialen Gelenkfläche**, eine **Varus- bzw. Valgusinstabilität** und/oder eventuelle **Bandverletzungen** eingetreten sind.

Bei stabilen Tibiakopffrakturen mit kleiner Impressionszone wird Bodenkontakt für 6 Wochen und anschließend eine Teilbelastung bis zur 12. Woche erlaubt. Bei größerer Trümmerzone ist eine entsprechend längere Entlastung einzuhalten. Patienten mit B- oder C-Frakturen sollten ebenfalls bis zur 6.–8. Woche nur mit Bodenkontakt (oder höchstens 10–15 kp) teilbelasten. Je nach Röntgenbefund kann anschließend mit 50% des Körpergewichtes bis zur 8.–12. Woche (einfache Frakturen) oder bis zur 12.–16.

Woche (Trümmerfrakturen) aufbelastet werden. Patienten mit verzögerter Knochenheilung müssen länger entlasten. Komplizierte Tibiakopffrakturen sind mitunter erst nach 12–18 Monaten so stabil, dass eine alltägliche Belastung erlaubt werden kann (149).

Flexibilitäts- und Muskelaufbautraining bei kniegelenknahen Frakturen

Ein Flexibilitätstraining bei diesen Frakturen soll sehr dosiert und vorsichtig geschehen, denn die Zugkräfte der betroffenen Weichteile (Gelenkkapsel, Bänder, Sehnen) können zur Dislokation der Fragmente beitragen (T 14.8 u. T 9.5). Bei größeren Impressionsfrakturen und/oder Valgus- oder Varusinstabilität ist ein Kniebrace bzw. eine Knieorthese zur Stabilisierung empfehlenswert.

Tibiafrakturen mit Bandverletzungen müssen im Bewegungsausmaß limitiert werden, um die Bandheilung zu gewährleisten. Dies ist mit einem Kniebrace mit festgelegtem Bewegungssektor möglich.

Bei einer Knieorthese, die Varus- oder Valgusscherkräfte minimieren soll, muss der Schaft der Orthese jedoch lang genug sein, um Hebelwirkungen auf die Fraktur am Schaftende zu vermeiden. Die exakte Einstellung der Knieachse und die Verwendung der geeigneten Kniescharniere sind hier besonders wichtig, um Scher- und Schubkräfte auf das Knie bei Beugung zu verhindern. Eine falsch eingestellte Orthese kann mehr schaden als nützen.

Muskelkräftigende Übungen in der offenen Kette in Bauchlage oder im Sitzen mit kompletter Auflage des Femurs dürfen durchgeführt werden, wenn die Kniefunktion nicht gestört ist. Die weiteren Kräftigungsübungen für die Hüftmuskeln (s. Kap. 13) können mit angelegter Knieorthese erfolgen. Bei röntgenologischer Kallusbildung darf, wenn eine zunehmende Teilbelastung von mindestens 50% des Körpergewichtes erlaubt wird, mit Übungen der geschlossenen Kette begonnen werden.

Aquatraining kann nach der Wundheilung erfolgen. Auf dem Fahrradergometer kann mit genau dosierter, geringer Belastung ab der 2.–3. Woche trainiert werden. Dabei müssen jedoch auch die Knorpelschäden berücksichtigt und Bandinstabilitäten durch das Tragen einer Knieorthese stabilisiert werden.

Schmerzen und Knieschwellungen erschweren den Rehabilitationsverlauf und sind gleichzeitig ein Warnzeichen für eine Reizung durch zu intensive Therapie, für eine verzögerte Heilung, weitere Knorpeldefekte durch freie Gelenkkörper oder Fragmentstufen, Arthrofibrose, Infektion u. a. Eine regelmäßige kontinuierliche Kühlung ist gerade in den ersten Wochen hilfreich.

T 14.8 Fehlstellung der Fragmente bei einer distalen Femurfraktur im Hinblick auf die Höhe der Frakturlinie und den damit verbundenen Einfluss der Muskulatur (s. ◉ 4.10). Der deformierende Einfluss der Muskulatur ist auch in der Rehabilitation bei instabilen Osteosynthesen zu beachten

Fraktur-lokalisation	Dislokation der Fragmente bei Muskelzug	Resultierende Femurachse
Distal vom Ursprung des M. gastrocnemius	Dorsalkippung des distalen Fragmentes bei Kniestreckung	Genu recurvatum
Proximal vom M. abductor magnus	Varusstellung und Retrokurvation des distalen Fragmentes	Genu recurvatum, Varusstellung

Aktive Therapie bei Kniegelenkarthrose

Es ist immer wieder erstaunlich, wie wechselhaft die Beschwerden auch bei einer starken Kniegelenkarthrose sein können. Mitunter sind lange beschwerdefreie Intervalle trotz ausgeprägtem Knorpelschaden zu sehen. Eingedenk der Tatsache, dass der Betroffene doch irgendwann einmal eine Knieendoprothese benötigt, sollte man dem sportlich ambitionierten Patienten zu einer Fortführung der sportlichen Aktivität raten. Die positiven Effekte eines regelmäßigen körperlichen Trainings sind bei weitem wertvoller, als das Hinauszögern der Prothesenimplantation um vielleicht ein oder zwei Jahre. Eine Beratung über gelenkschonende Sporttechniken ist dabei wertvoll. Die Belastungssteuerung soll nicht nur den kardiopulmonalen Bereich, sondern auch die Belastungsintensität des Kniegelenkes in Betracht ziehen.

Aber auch ein gezieltes physiotherapeutisches und rehabilitatives Training ist hilfreich (s. Kap. 6 u. 10): Bei Patienten mit einer Arthrose des Kniegelenkes konnte in einem 4-monatigen Trainingsprogramm, Trainingsfrequenz 3-mal pro Woche, die Kraft und Ausdauer um jeweils 35% und die Schnelligkeit um 50% verbessert werden. Diese Verbesserungen waren mit einer **Verringerung** der Schwierigkeiten im Alltag (-30%), der Pflegebedürftigkeit (-10%) und **der Schmerzen** (-40%) verbunden (32). Selbst stärkere Beugekontrakturen von bis zu 30° bessern sich innerhalb eines Jahres fast vollständig (93). Ähnliche positive Ergebnisse hinsichtlich der Schmerzreduktion und einer verbesserten Kniestabilität durch ein Krafttraining werden auch von anderen Autoren berichtet (60).

Je nach dem vom Verschleiß betroffenem Abschnitt des Kniegelenkes kann ein spezielles Spektrum an Trainingsübungen gewählt werden. Bei einem X- oder O-Bein können die Sportschuhe mit einer leichten Außen- oder Innenranderhöhung zur Kompensation der Achsfehlstellung ausgeglichen werden (T 14.9).

Als besonders günstige Behandlungsform sei auf die Aquatherapien hingewiesen, welche die Ausdauer, Kraftausdauer und Koordination in vielfältiger Weise trainieren (s. T 10.8). Ist das Wasser nicht zu kalt, dann sind unter Entlastung der Eigenschwere des Körpers stundenlang intensive Trainingssequenzen schmerzfrei durchführbar (s. Kap. 10). Aber auch viele andere, gelenkentlastende Sportarten (Radfahren, Rudern, Paddeln usw.) können empfohlen werden.

Weitere Trainingsmöglichkeiten sind in der T 14.4 angegeben, wobei Rudern bei der Arthrose des Femorotibialgelenkes unbegrenzt erlaubt, dagegen Laufen auf unebenem Boden wegen Instabilität im Kniegelenk vermieden werden sollte. Auch die Bergaufläufe sind bei intaktem Patellagleitlager für das Knie weniger belastend als die Bergabläufe.

T 14.9 Hilfsmittel, Einlagen und Schuhzurichtung bei Kniegelenkarthrose

Diagnose	Orthopädische Verordnung
Kniegelenkarthrose allgemein	(Luftgepolsterte) Pufferabsätze
Medial betonte Kniegelenkarthrose bzw. O-Bein	Schuhaußenranderhöhung von 3–7 mm, Redressierende, valgisierende Knieorthese
Lateral betonte Kniegelenkarthrose bzw. X-Bein	Schuhinnenranderhöhung von 3–7 mm, Redressierende, varisierende Knieorthese
Retropatellararthrose	Flaches Schuhwerk
Patellagleitweg zu weit lateral oder medial	Kniebandage mit Patellaführung; Tape-Verband
Kniearthrose mit Instabilität	Stabilisierende Knieschiene (Brace); Tape

Aktive Therapie nach Knieendoprothesen

Bei den Knieendoprothesen (im Folgenden Knie-TEP genannt) gelten prinzipiell die gleichen Voraussetzungen wie bei den Hüftendoprothesen, besonders im Hinblick auf die Vor- und Nachteile bei der zementierten und zementfreien Fixierung (s. Kap. 12). Bei den Knieprothesen lockern die unzementierten Prothesen allerdings deutlich stärker aus als die zementierten Implantate (23). Auch hier ist die Lockerungsrate bei jüngeren Menschen mit Knie-TEP deutlich höher als bei implantierten Patienten über 65 Jahre, wenngleich auch diese Unterschiede nicht so groß sind wie bei den Hüftendoprothesen (23). Günstig ist auf jeden Fall die Fixierung des tibialen Plateaus mit Zement (68). Übergewicht führt nicht unbedingt zu einer früheren Lockerung einer Knie-TEP, aber zu doppelt so vielen patellofemoralen Symptomen (136).

Die Implantation einer Knie-TEP ist im Vergleich zur Hüftendoprothese schwieriger, weil:

- im Femorotibialgelenk beim Einbau die Rotationsachse, der Kipp- oder Neigungswinkel und die Einbauhöhe bedacht werden müssen,
- die Spannung der Kniebänder recht genau wiederhergestellt werden muss,
- der Patellagleitweg ebenfalls möglichst exakt imitiert werden sollte.

Implantationen, die nicht achsgerecht (also im Valgus oder Varus) ausgeführt wurden, wirken sich stärker auf eine frühere Lockerungs- oder Verschleißrate des Materials aus (91). Vor allem im Bereich der Prothesenspitze scheinen Zugspannungen aufzutreten, die zu Brüchen in der Knochenzementstruktur führen können (70). Dabei ist es oft schwierig, bei den durch degenerative Veränderungen, Instabilitäten und Rotationsvarianten veränderten Kniegelenken eine achsgerechte Implantation der Endoprothese zu erreichen (91).

Ein längerer Prothesenschaft wirkt sich auf die Stabilität und Lebensdauer positiv aus; er zerstört jedoch mehr Knochengewebe, was bei einer Wechseloperation ungünstig ist.

Die Führung der Patella stellt das Hauptproblem der Knieendoprothetik dar (◉ 14.19a u. b). Auch hier sind die Achs- und Rotationsverhältnisse des Kniegelenkes, die Zugrichtung des M. quadriceps und sogar die Länge des Lig. patellae für korrekte Gleitwege – oder aber für Verkippungen oder Lateralisierung der Kniescheibe verantwortlich (49, 85). Etwa 30–40 % aller Komplikationen betreffen das Patellagleitlager (91). Patellafrakturen, Subluxationen oder Implantatlockerungen können auftreten (141). Die Probleme sind bei der Implantation eines Rückflächenersatzes der Patella nicht geringer (68). Daher wird bei einer gleichzeitig vorhandenen Retropatellararthrose mitunter versucht, durch eine Denervierung oder Knorpelglättung einen Rückflächenersatz zu umgehen.

Die Mortalität nach Implantation einer Knie-TEP ist beim Einbau von zementierten Endoprothesen (Mor-

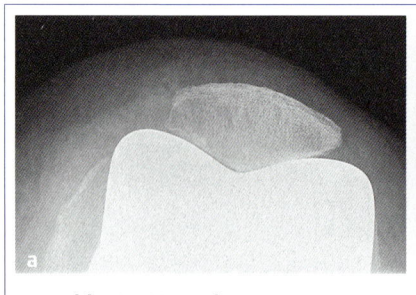

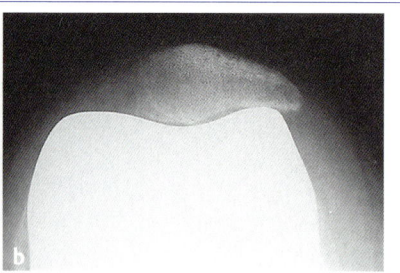

Abb. 14.19a u. b Knie-TEP.
a Implantierte Knie-TEP einer 79-jährigen Patientin, Tangentialaufnahme des Kniegelenkes. Die Kniescheibe läuft optimal in dem neuen Gleitlager des femoralen Anteils der Prothese.

b Lateralisation der Kniescheibe nach Knie-TEP bei einer 65-jährigen Patientin. Es bestehen noch 4 Wochen nach der Operation Schmerzen an der Außenseite des Kniegelenkes und ein deutlicher lokaler Druckschmerz am lateralen Patellarand.

talität 0,21 %) deutlich höher als bei unzementierten (0,0 %), hauptsächlich bedingt durch Lungenembolien und Herzinfarkte. Beim gleichzeitigen Einbau einer Knie-TEP auf beiden Seiten steigt diese Sterblichkeitsrate sogar auf das Doppelte an (0,49 %) (110).

Unikondyläre Knie-TEP

Bei dieser Prothesenform wird nur entweder die Innen- oder die Außenseite eines Kniegelenkes durch ein Implantat ersetzt. Dies ist sinnvoll, wenn beispielsweise bei einem O- oder X-Bein nur ein Teil des Kniegelenkes vom Verschleiß betroffen ist. Da die Kreuzbänder nicht entfernt werden müssen, ist die Kniestabilität besser. Eine schnelle Arthroseentwicklung des „gesunden", gegenüberliegenden Kniekompartments ist nicht zu erwarten (119). Lockern diese Prothesen einmal aus, so können sie einfacher durch bikondyläre Knie-TEP ersetzt werden (86).

Die unikondyläre Teilprothese hat im Vergleich zu einer Knietotalendoprothese mehrere Vorteile:
- Der größere Bewegungsumfang macht die Patienten mobiler.
- Es geht weniger Knochensubstanz bei der Implantation verloren.
- Ein minimalinvasiver operativer Zugang macht die Operation schonender, der Strecksehnenapparat wird meist nicht beeinträchtigt (86).
- Die Patienten können im Durchschnitt 2 Tage früher das Krankenhaus verlassen (118).
- Die Kreuzbänder und damit die Stabilität werden erhalten.

Auch in der Haltbarkeit bestehen bei großen Patientenkollektiven nur geringe Unterschiede: Nach 10 Jahren waren 12 % der Totalendoprothesen und 16 % der unikondylären Prothesen gelockert (118). Nach 12 Jahren müssen allerdings 47 % der unikondylären Prothesen gewechselt werden. Aber auch von einer Halt-

barkeit von über 15 Jahren wird berichtet (119). Häufig löst sich der tibiale Teil der Prothese, wahrscheinlich durch die Abriebpartikel des Polyethylens hervorgerufen (119). Auch Infektionen, die Lockerung des femoralen Anteils, ein patellofemoraler Schmerz und die Progression der Arthrose auf der anderen Knieseite führen zu einem Prothesenwechsel. Weiterentwicklungen und Verfeinerungen der Operationstechnik lassen jedoch auf deutlich längere Haltezeiten hoffen (86).

Die **Rehabilitation** von Patienten mit unikondylären Knie-TEP gestaltet sich langwieriger, die Kniegelenke sind meist viel länger gerötet, geschwollen und schmerzhaft, weil der nichtoperierte Teil des Kniegelenkes häufig mit einer Reizung reagiert. Kältetherapien reduzieren die Schwellungsneigung nach Implantation einer Knie-TEP (51). Bei minimalinvasivem Zugang erholen sich die Patienten allerdings 2-mal schneller als bei der herkömmlichen Operationsmethode und 3-mal schneller als bei einer Knie-TEP (86). Bei Revisionseingriffen kann die Operationsnarbe des minimalinvasiven Zugangs Probleme bereiten, weil dann ein neuer, anders verlaufender Schnitt an den empfindlichen Weichteilen des Kniegelenkes nötig wird. Das kann die Kniefunktion beeinträchtigen (86).

Bikondyläre Knie-TEP ohne Achse (ungekoppelte Prothesen)

Die beiden, in den Ober- bzw. Unterschenkelknochen implantierten Prothesenanteile haben – ebenso wie die unikondylären Endoprothesen – keine feste Verbindung untereinander, sie werden lediglich durch die noch erhaltenen Bänder des Kniegelenkes aufeinandergehalten. Diese Prothesenart gleicht verschiedene Kräfte auf das Kniegelenk aus und führt zu einer besseren postoperativen Beweglichkeit als die gekoppelte Prothese, sie setzt aber einen intakten und festen lateralen Bandapparat und eine exakte Operationstechnik voraus. Meist wird je nach Prothesenform versucht, eines oder beide Kreuzbänder zu erhalten. Mit speziellen Polyethylen-Inlays zwischen tibialer und femoraler Prothese, welche die Meniskusfunktion imitieren, wird die Gleitfähigkeit optimiert und die Kontaktfläche vergrößert.

Die Entwicklung einer geeigneten Prothesenform ist allerdings schwierig. Eine einfache femorale Prothesenform mit einem konstanten Radius führt entweder (bei großem Radius) zu einer verminderten Beugefähigkeit oder (bei kleinem Radius) zu einer Verminderung der Kontaktfläche bei Streckung und damit zu einer Instabilität (141). Daher ist es sinnvoll, die Prothesenform der komplizierten spiralförmigen Geometrie der Femurkondylen anzupassen. Ein weiterer Vorteil dabei ist, dass möglichst wenig des femoralen Knochenanteils entfernt werden muss. Den daraus folgenden komplexen Bewegungsformen der Knieprothese – vorwiegend den Roll-, Gleit- und Rotationsbewegungen - muss durch die Konstruktion der Prothese wie auch der speziellen Kunststoff-Inlays Rechnung getragen werden. Derartige Konstruktionen (Mobile Bearing) ermöglichen eine Rollbewegung zwischen Inlay und Femurteil und eine Gleitbewegung zwischen Inlay und Tibia-Basisplatte. Auch Konstruktionen aus mehreren Schalen sind möglich. Allerdings stellt sich die Frage, ob durch die zusätzlichen Inlaybewegungen ein vermehrter Abrieb entsteht. Knieprothesen mit AP-Gleiten können zu einer vermehrten AP-Lockerung, zur Dislokation oder zum Bruch des Meniskus-Inlays führen (23). Die Oberfläche des Polyethylen-Inlays sollte außerdem asymmetrisch sein, da medial ganz andere Bewegungen auftreten als lateral (126). Die bisher auf dem Markt befindlichen, beweglichen Knie-TEP lassen, je nach Prothesenmodell, meist weniger Freiheitsgrade zu (👁 **14.20a-d**). Gleitschienen, Rinnen und mechanische Stopper sollen verhindern, dass die beweglichen Polyethylen-Inlays dislozieren (141).

Das Ausbalancieren der richtigen Bandspannung sowohl in Streckung wie auch Beugung des Kniegelenkes ist eine wichtige Aufgabe des Operateurs (43). Ist die Bänderführung in Beugestellung zu fest oder viel zu locker, kann eine frühe Prothesenlockerung auftreten. Varus- und Valgusfehlstellungen werden intraoperativ nach vorhergehender Planung der Verhältnisse ausgeglichen, wobei mitunter ein Ablösen von Band-, Sehnen- und Knorpelstrukturen medial (beim O-Bein) oder lateral (beim X-Bein) zusätzlich erforderlich wird. Die abgelösten Strukturen werden dann in achsgerechter neuer Position angeschraubt oder vernäht (150). Bei der **Rehabilitation** muss auf die Heilung dieser operativ versetzten Strukturen Rücksicht genommen werden. Gerade bei Varus- oder Valgusfehlstellungen ist daher auch eine schützende Knieorthese empfehlenswert.

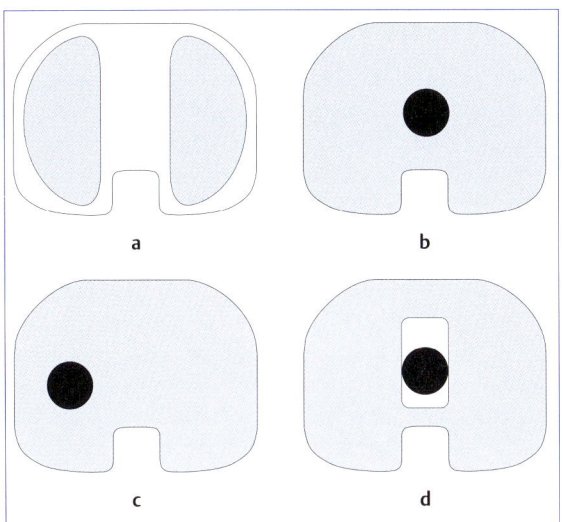

👁 **14.20a-d** Schematisch dargestellter Tibiaanteil von verschiedenen Arten ungekoppelter Knieendoprothesen, klassifiziert nach der Anzahl der Freiheitsgrade und Lagertechnik (nach D'Lima [23]).
a Das Meniskuslager erlaubt ein Anterior-Posterior- (AP-)Gleiten.
b Das Rotationsknie mit zentraler Achse (schwarz) ermöglicht eine Rotation, aber kein AP-Gleiten.
c Die mediale Rotationsachse erlaubt eine Rotation um die mediale Achse, aber kein AP-Gleiten.
d Das mobile Lager der Rotationsachse erlaubt eine Rotation und ein AP-Gleiten.

Die gute Beugefähigkeit der ungekoppelten Prothesen ist vorteilhaft, allerdings kann dies auch zu Beschwerden bei maximaler Beugung führen, weil die femuropatellare Gleitfläche verringert oder Weichteilgewebe im vorderen Kniebereich (Gelenkschleimhaut, Fettkörper) eingeklemmt wird.

Vorteile der **Erhaltung des hinteren Kreuzbandes** (15):
- normale Kinematik des Kniegelenkes und damit bessere Funktion beispielsweise beim Treppen steigen.

Nachteile der Erhaltung des hinteren Kreuzbandes:
- ausgeprägtes Zurückrollen des Femurs auf der Tibia bei zu starker Spannung des hinteren Kreuzbandes,
- ursprüngliche Gelenkbewegung muss beim Einbau möglichst exakt reproduziert werden,
- Schwierigkeiten beim Balancieren der lateralen Bänder größer,
- stärkere Beugekontrakturen schwieriger zu korrigieren.

Bei einer Knie-TEP mit **Entfernung des hinteren Kreuzbandes** ist meist eine hintere Stabilisierung eingebaut. Damit es nicht zu einer Dislokation der Endoprothese kommt, soll bei diesen Prothesentypen eine Kräftigung der ischiokruralen Muskeln in sitzender Position vermieden werden.

Instabilität bei ungekoppelten Knie-TEP

Einige Patienten klagen in der Rehabilitation über Beschwerden an der Innen- oder Außenseite des Kniegelenkes. Häufig ist dies ein Zeichen für eine leichte Instabilität, für eine vermehrte Belastung des Bandes durch Straffung bzw. Achsumstellung oder für eine Sehnenüberlastung. Erfahrungsgemäß bessern sich im Laufe der Zeit die Beschwerden durch eine Anpassung der Weichteilstrukturen an die Belastung. Leichte Instabilitäten sind nicht behandlungsbedürftig, da sie kaum Beschwerden bereiten. Ein etwas lockeres Kniegelenk nach Prothesenimplantation ist immer günstiger als ein zu festes Knie (43).

Die Schmerzen können aber auch Zeichen einer stärkeren Instabilität sein. Die Patienten geben dann ein mehr oder weniger starkes Instabilitätsgefühl oder andere, häufig unspezifische Symptome an. Beschwerden wie das „Knie gibt nach" oder „hält mich nicht", aber auch diffuse oder im Bandbereich lokalisierte Schmerzen erhärten den Verdacht. Die diffusen Schmerzen können von einer begleitenden Synovitis oder von muskulären Überlastungsbeschwerden herrühren (43). Patienten mit posteriorer Instabilität klagen häufig über Schmerzen im vorderen Kniebereich.

Um die Instabilitäten klinisch zu testen, müssen die Varus- und Valgusposition sowie die vordere und hintere Schublade geprüft werden, und zwar in Beugung und Streckung. Zur Prüfung der Instabilität in Beugestellung lässt man am besten das Bein am Ende der Liege herunterhängen. Gerade die Instabilität in Beugestellung tritt häufiger auf als bisher angenommen (48).

Röntgenologisch sind die AP-Aufnahme im Stand und eine seitlich Aufnahme in maximaler Beugung zweckmäßig. Eventuell müssen auch Stressaufnahmen durchgeführt werden. Bei unklaren Kniegelenkergüssen ist ausnahmsweise eine Punktion anzuraten, allerdings nur unter strengen sterilen Bedingungen. Dabei kann zwischen einer septischen Lockerung, einem Gichtanfall o. a. Erkrankungen differenziert werden. Bei Instabilitäten des Kniegelenkes ist häufig ein Hämarthros vorhanden, weil die wiederholten Zerrungen zu Traumen der Gelenkschleimhaut führen (43).

Vor allem das **mediale** Seitenband ist für die Stabilität der Knieprothese wichtig. Wenn es überdehnt, geschwächt oder aus anderen Gründen untauglich ist, tritt bei jedem Schritt eine zunehmende Valgusstellung des operierten Kniegelenkes ein. Diese Fehlstellung kann postoperativ früh (nach einer Verletzung des Bandes, etwa bei operativer Revision einer Valgusfehlstellung) oder auch viel später (bei zunehmender Schwächung des medialen Bandapparates) in Erscheinung treten (43). Eine Insuffizienz des **lateralen** Bandes wird meist durch den Tractus iliotibialis kompensiert, eine Varusfehlstellung ist jedoch auch hier möglich. Sind beide Bänder locker, kann ein Genu recurvatum die Folge sein.

Ist die hintere Kapsel und/oder das hintere Kreuzband nicht stabil, dann sollte eine Knieprothese mit einer dorsalen Stabilisierung implantiert werden. Dies ist auch sinnvoll, wenn der Streckapparat durch eine Lähmung, Atrophie des M. quadriceps oder durch eine Patellektomie geschwächt ist. Ansonsten besteht die Gefahr, dass der Tibiakopf nach dorsal luxiert.

Eine Luxation des Tibiakopfes nach ventral tritt ein bei fehlendem vorderen Kreuzband oder bei Einriss der Hinterkante des Kunststoff-Inlays. Ein Materialfehler, Riss oder Bruch der Prothesenteile ist allerdings nur in seltenen Fällen die Ursache einer Instabilität.

Die Behandlung von Instabilitäten kann konservativ erfolgen: Nach Reposition einer Luxation wird das Kniegelenk im Gips ruhig gestellt, anschließend erfolgt ein intensiver Muskelaufbau (43). Bleibt die Instabilität bestehen, kann eine Knieorthese angelegt werden, die auf Dauer getragen werden sollte. Dies wird allerdings von den wenigsten Patienten akzeptiert. Eine operative Revision einer Instabilität kann durch ein entsprechendes Lösen oder Raffen der Weichteile erfolgen, um den Kapsel-Band-Apparat in Beugung und Streckung auszubalancieren. Nicht selten müssen aber Teile der Prothese gewechselt werden (117). Immerhin ist die Instabilität in 20–40 % der Fälle die Ursache einer erneuten Knieoperation nach der Prothesenimplantation (43).

Bikondyläre Knie-TEP mit Achsen (gekoppelte Prothesen)

Bei schlechter Bandführung, großen Achsabweichungen oder größeren Knochendefekten wird eine Knieprothese mit Achse implantiert. Der Vorteil einer Prothesenachse liegt in der seitlichen Stabilität und damit der Vermeidung einer eventuellen Gangunsicherheit bei instabilen Kniegelenken. Allerdings wirken sich Rotationskräfte auf das Kniegelenk, die bei vielen Bewegungen auftreten können, ungünstig auf die Prothese aus. Diese Rotations- oder Scherkräfte können zu einer frühen Lockerung führen (43) (T 14.10). Ein Wechsel dieser Prothesen ist kompliziert und geht häufig mit einem großen Knochensubstanzverlust einher.

Prothetischer Patellaersatz bei Implantation einer Knie-TEP

Der **endoprothetische Ersatz** der **Kniescheibe** wird durchgeführt, wenn der Kniescheibenknorpel stark verbraucht ist. Nach Ersatz der Patellarückfläche unterscheidet sich die Kontaktfläche des retropatellaren Gleitlagers – je nach Prothesenmodell – deutlich von

14.10 Lockerungsraten und Probleme der einzelnen Knie-TEP-Arten (68, 119)

	unikondylärer Schlitten	ungekoppelte Knie-TEP	gekoppelte Knie-TEP
Durchschnittliche Lockerungsrate	Nach 5–15 Jahren	Nach 10 Jahren	Nach 14–20 Jahren
Infektionsrate	2–8 %	2–17 %	2–23 %
Patellaprobleme	< 10 %	5–20 %	8–40 %
Implantatbruch			< 2 %

dem normalen Verhalten der Patellagleitfläche. Die unterschiedlichen Gleitwege sind typisch für den jeweiligen Prothesentyp. Allen gemeinsam ist die schon bekannte Wanderung der Kontaktfläche von der kaudalen Patellarückfläche nach kranial, wenn das Knie aus der Streckung gebeugt wird. Nur ein Bruchteil der gesamten ersetzten Patellarückfläche tritt dabei tatsächlich mit dem Gleitlager in Kontakt. Die daraus resultierenden kleinen Kontaktflächen führen zu erhöhten retropatellaren Flächenpressungen, was langfristig einen erhöhten Polyethylenabrieb zur Folge haben kann (147). Es kann postoperativ aber auch zu einer Verkippung, Höhenversetzung oder einer leichten Rotation der Kniescheibe bei Beugung kommen. Eine Valgisierung der Knie-TEP bei der Implantation oder ein zu weit medialer Einbau des Tibiaplateaus bzw. der Femurkomponente bewirken eine Lateralisation der Patella (79). Axiale Fehlstellung und Rotationsfehlstellungen führen zu einer **Patellainstabilität**. Das kann einen verstärkten Verschleiß der Patellaersatzkompenente provozieren (79). Auch **Patellafrakturen, Luxationen, Implantatbrüche** und **synoviales Impingement** sind möglich. Verstärkter Polyethylenverschleiß ist auch bei Patellarückflächenersatz, bei dem der Kunststoff auf einer Metallplatte (Metal Backed) befestigt ist, zu erwarten (28).

Komplikationen und Schmerzen nach Implantation einer Knie-TEP

Bedingt durch die knöchernen Verhältnisse sind oberflächliche Wundheilungsstörungen am Kniegelenk häufiger als beispielsweise am Hüftgelenk. Regelmäßig treten nach Implantation einer Knie-TEP Schwellungen und Kniegelenkergüsse auf. Werden die Wundränder dabei unter Spannung gesetzt, entstehen Wundrandnekrosen (👁 **14.21**).

Die häufigste Ursache für eine Revisionsoperation nach Implantation einer Knieprothese sind Dysfunktionen im Streckapparat. Mechanischer Abrieb, Instabilität und periprothetische Frakturen sind weniger häufige Revisionsgründe (48).

Schon die Charakteristik von Schmerzen nach einer Knie-TEP kann auf die Ursache hinweisen (48):
- Bestehenbleiben oder Verschlimmerung von präoperativen Schmerzen, verbunden mit einem steifen Knie, weisen auf eine Ursache außerhalb des Kniegelenkes hin (**T 14.11**).
- Schmerzen seit der Implantation, verbunden mit Ruheschmerzen können auf eine Infektion hindeuten.
- Startbeschwerden oder Verschlimmerung bei Aktivität können auf eine Prothesenlockerung hinweisen.
- Schwierigkeiten, von einem Stuhl aufzustehen oder Treppen zu steigen bei guter Kniebeweglichkeit sind für eine Instabilität typisch.

Komplikationen der Patella nach Knie-TEP

Zu den häufigen Problemen nach Implantation einer Knie-TEP gehören die Beschwerden bei einer **Fehlfunktion des Patellagleitweges**, bedingt durch eine schlechte Anpassung der Patella an die Prothesengeometrie, durch eine Achsfehlstellung des Beines oder durch andere Ursachen. Vor allem eine Rotationsfehl-

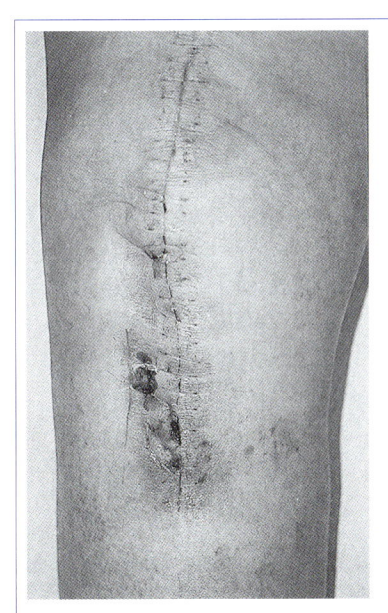

👁 **14.21** Patientin nach Implantation einer Knie-TEP. Nach ausgeprägter Knieschwellung trat ein Spannungsschaden der Haut auf, der sich zu einer Wundrandnekrose ausbildete. Sonographisch war keine subkutane Eiterbildung festzustellen. Nach abschwellenden Maßnahmen (Kühlung, Lymphdrainage, Hochlagerung) wurde mit einer dosierten Rehabilitation begonnen.

T 14.11 Ursachen für Schmerzen nach Implantation einer Knieendoprothese (48)

Ursachen im Kniegelenk	Ursachen außerhalb des Kniegelenkes
Aseptische Lockerung	Nervenkompression im Bereich der Wirbelsäule
Infektion	Arterielle Verschlusskrankheit
Instabilität • Flexionsinstabilität • Globale tibiofemorale Instabilität • Rotationsinstabilität	Thrombose
Falscher Patellagleitweg (79)	Reflexdystrophie
Impingement • Hängenbleiben der Patella • Peripatellare Fibrose • Dysfunktion der Poplitealsehne • Pseudomeniskus • Laterales Facettenimpingement der Patella • Osteophyten • Überhang der Prothese • Impingement der Fabella • Häufiges Hämarthros	Hüfterkrankungen • Arthritis • Bursitis • Tendinitis • Stressfraktur im Femur • Fraktur des Ramus pubis
Abriebpartikel • Metallverschleiß • Polyethylenverschleiß (28)	
Gicht oder Calciumpyrophosphat-Arthropathie	Psychische Krankheiten
Periprothetische Frakturen	Pseudoaneurysma der Kniearterie
Materialbruch der Prothese	Neurom, Ganglion
Prothesenspitzenschmerz	Pes anserinus (Bursitis)
Allergie gegen Metall (54)	

und Infektion ist relativ hoch. Eine Immobilisation für mindestens 6 Wochen ist anzuraten (2).

Patellafrakturen können nach Implantation einer Knie-TEP mit einer Häufigkeit von 0,1–8,3 % eintreten (2). Ursachen können sein:
- Minderdurchblutung des Knochens (Patellanekrose), besonders nach Teilentfernung des Hoffa-Fettkörpers, nach lateralem Release oder Verletzung der oberen Kniegefäße,
- Malalignement der Prothesenkomponenten im Sinne eines Ermüdungsbruches,
- ausgedehnte Knochenresektion oder zu großes zentrales Verankerungsloch bei Patellarückflächenersatz.

Eine nichtdislozierte Patellafraktur sollte möglichst konservativ behandelt werden (2) (s. a. S. 271).

Bei falschem Gleitweg ist ein früher retropatellarer Verschleiß möglich. Vor der Implantation einer Knie-TEP muss daher der Patellagleitweg genau geplant und der Q-Winkel bestimmt werden (**14.22**). Die Rotation oder Verkippung der Patella kann durch Bestimmung der Winkel in der Tangentialaufnahme erfolgen (79). Bei lateraler Patellafehlstellung muss ein Release der lateralen Retinaculae, evtl. auch eine Distalisierung des M. vastus medialis oder eine Versetzung der Tuberositas tibiae erfolgen (2).

Liegt ein pathologischer Patellagleitweg (meist eine Lateralisation) vor, gelingt es mitunter, durch ein intensives **Training des M. vastus medialis** (s. a. **6.14**)

stellung von Femur und Tibia führt zu Beschwerden: Bei einer vermehrten Innenrotation der Tibia von 1–4° traten eine Lateralverschiebung oder Kippung der Patella auf, bei 3–8° eine Patellasubluxation, bei 7–17° eine **Patelladislokation** – oder andere starke Patellarsymptome, die ein Prothesenwechsel nötig machten (48). Harmloser sind die gelegentlichen Beschwerden am **Ansatz** des Lig. patellae oder des M. quadriceps nach Implantation einer Knie-TEP.

Patellasehnenrupturen treten selten nach Stürzen, zu forscher postoperativer Therapie, Veränderungen der Sehne durch Voroperationen oder nach operativer Versetzung der Tuberositas tibiae auf. Patellasehnenrupturen heilen schlecht, die Gefahr der Reruptur

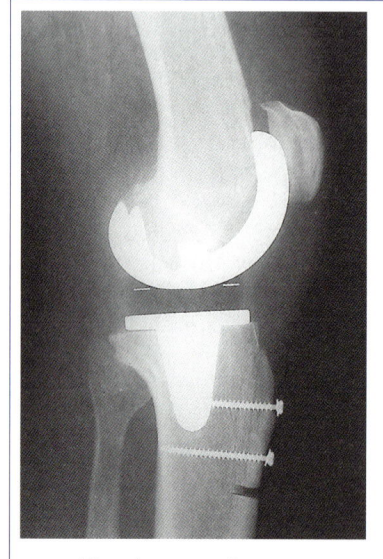

Abb. 14.22 Bei dieser Knie-TEP wurde der Ansatz der Patella nach medial versetzt, um einen optimalen Patellagleitweg auf der Prothese zu ermöglichen. Folge für die Rehabilitation: Eine aktive Streckung ist für mindestens 6 Wochen nicht erlaubt.

die Lateralisationstendenz zu bessern. Unter Umständen ist eine operative Kapselraffung medial, eine Muskelversetzung oder Versetzung der Tuberostias tibiae nicht zu vermeiden.

Impingementsyndrome bei Knie-TEP

Impingementsyndrome des Weichteilgewebes nach Knieprothesenoperationen sind selten, können aber auf verschiedene Weise in Erscheinung treten (67). Die Patella kann am oberen Rand der femoralen Prothese hängenbleiben, was bei 30–40° Beugung einen plötzlichen Schmerz hervorruft. Bei dem sogenannten Clunk-Syndrom besteht oberhalb des proximalen Patellapoles eine Weichteilverdickung, die bei Beugung in den Kreuzbandtunnel gelangt und sich dort bei Streckung verfängt. Eine operative Behandlung ist fast immer erforderlich (2). Dorsalseitig kann die Sehne des M. popliteus am dorsalen Prothesenrand oder an dorsalen Osteophyten reiben (48).

Abriebpartikel und Metal Backed Patella nach Knie-TEP

Zur Fixierung auf dem Knochen bzw. auf dem Zement wird das Polyethylen-Inlay oft auf ein Metallplateau montiert. Dieses Prinzip wird sowohl bei der tibialen Komponente wie auch beim Patellarückflächenersatz (sog. Metal Backed Patella) angewendet und hat den Vorteil eines problemlosen Austausches des Kunststoffteiles bei einer eventuellen Wechseloperation. Allerdings tritt dabei durch das unterschiedliche Elastizitätsverhalten der Metallplatte ein größerer Abrieb des Polyethylens ein, der vor allem an den Rändern des Kunststoffinlays zu finden ist (28).

Abriebpartikel entstehen auch sonst relativ häufig und können eine Reizung und Synovitis auslösen. Besteht dieser Reizzustand länger, kann eine progressive tibiofemorale Instabilität oder eine Osteolyse auftreten. Vor allem die Polyethylen-Abriebpartikel wandern in die Knochen-Implantat-Grenze und treiben hier die Prothesenlockerung voran. Da der Abrieb bei Kippbewegungen verstärkt ist, muss bei der Implantation einer ungekoppelten Knie-TEP darauf geachtet werden, dass eine adäquate Bandstabilität hergestellt wird (152).

Femurfrakturen nach Knie-TEP

Die Rate der suprakondylären Frakturen nach Implantation einer Knie-TEP liegt bei 0,3–2,4 % (94, 140). Betroffen sind vor allem Frauen mit Osteopenie, aber auch Patienten mit rheumatoider Poliarthritis (Corti-

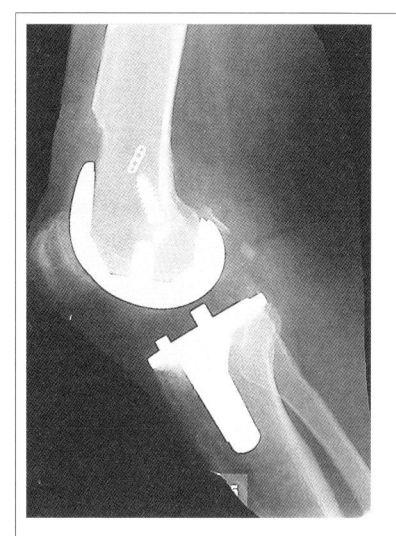

Abb. 14.23 Wegen Gonarthrose nach Kreuzbandplastik erfolgte bei einer 48-jährigen Patientin die Implantation einer Knie-TEP. Bei der Implantation wurde die ventrale Kortikalis eingekerbt. Die Rehabilitation darf wegen der Frakturgefahr nur dosiert unter Vermeidung von Scher- und starken Kompressionskräften erfolgen.

sonmedikation), neurologischen Störungen, Knie-TEP-Wechsel oder mit starkem Übergewicht. Doch auch beim primären Einbau können frakturgefährdete Bezirke entstehen: Bei ¼ der Patienten, bei denen während der Implantation des Femurteiles die ventrale Kortikalis zu stark abgesägt worden war (👁 **14.23**), traten innerhalb von 3 Monaten Frakturen ein. Oft reicht schon eine geringe Krafteinwirkung (z. B. Aufstehen aus dem Sitzen) zum Auslösen einer Fraktur aus. Auch im Zuge der Narkosemobilisierung können postoperativ frühe Femurfrakturen auftreten (52, 140). Der Zeitraum bis zum Auftreten der Fraktur kann von sofort (intraoperativ) bis hin zu 15 Jahren postoperativ betragen (140).

Die Behandlung dieser Frakturen ist sehr schwierig. Durch eine stabile Winkelplattenosteosynthese kann im Allgemeinen ein recht zufrieden stellendes funktionelles Ergebnis erzielt werden (52). Möglich ist auch die Erneuerung des femoralen Prothesenanteils, an dem ein Stiel befestigt ist, der als Marknagel dient. Eine konservative Therapie ist ebenfalls möglich. Die Ruhigstellung in der Traktion für 4–5 Wochen und anschließend noch eine Gipsruhigstellung für 8–9 Wochen ist bei komplizierten Brüchen oder inoperablen Patienten anzuraten (94). Wird eine Osteosynthese durchgeführt (Verplattung, evtl. Fixateur externe o. a.), ist eine monatelange Teilentlastung notwendig.

Rehabilitation nach Implantation einer Knie-TEP

In vielen Fällen scheint es zweckmäßig, den stationären Aufenthalt nach Operationen zu verkürzen, ohne dass für den Patienten Nachteile entstehen (100). So ist bei einseitig oder beidseitig implantierten Knie-TEP die Erfolgsrate einer verkürzten postoperativen Therapie sehr gut, über 96 % dieser Patienten können nach 10–12 Tagen – mit oder ohne zusätzliche Hilfe – *nach Hause* entlassen werden (12). Auch in der Nachbehandlung scheint es deutlich kostengünstiger, den Patienten zu Hause zu rehabilitieren (96).

Wird jedoch gar keine postoperative Rehabilitation durchgeführt, ist das Ergebnis nicht selten schlecht. *Alle* Patienten nach einer Knieoperation, die ohne Rehabilitation nach Hause entlassen wurden, mussten in den nächsten Jahren *nachoperiert* werden. Auch ein alleiniges Hausaufgabenprogramm reduzierte die Beschwerden in den nachfolgenden 5 Jahren nur gering, während eine *intensive Rehabilitation* mit isokinetischem Training deutlich *bessere Langzeitergebnisse* zeigte. Immerhin war bei 61 % der Patienten eine Beschwerdefreiheit zu verbuchen (142).

Trotz der kostengünstigen Variante der häuslichen Rehabilitation bleibt es fraglich, wie zu Hause eventuell bestehende Muskelkontrakturen, Atrophien oder die Ausdauer trainiert werden können. Nach Implantation einer Knie-TEP tritt ein Kraftverlust vor allem des M. quadriceps auf, der nach einem Jahr noch bei 20 % liegt (3). Zu Hause fehlen aber alle apparativen Möglichkeiten (von der Elektrotherapie bis zum Zugapparat) und spezielle Therapien wie Aquatraining sind nicht möglich.

Das Hauptziel und gleichzeitig die schwierigste Aufgabe in der Rehabilitation einer Knie-TEP ist die Wiederherstellung einer akzeptablen Gelenkbeweglichkeit. Zwar sind manche Autoren der Meinung, dass stärkere Beugekontrakturen von bis zu 30° operativ nicht ausgeglichen werden müssen, denn sie bessern sich innerhalb eines Jahres fast vollständig (93). Dagegen zeigen andere Untersuchungen, dass nur eine gezielte und intensive Rehabilitation nach endoprothetischem Ersatz der Kniegelenke eine deutliche *Verbesserung der Gelenkbeweglichkeit* zur Folge hat (93, 134, 144). Nach Implantation von 71 Knie-TEP besserte sich das durchschnittliche Streckdefizit von präoperativ 10,9 auf 9,7° postoperativ, bei der Entlassung aus dem Krankenhaus war es auf 5,5° abgesunken. Drei Monate später betrug es im Mittel 4,5°, änderte sich dann aber in den folgenden 2 Jahren nicht mehr. Da sich aber schon ein geringes Streckdefizit auf die Belastung des Kniegelenkes ungünstig auswirkt, ist die volle Streckung ein wichtiges Therapieziel.

Auch in Amerika werden daher trotz aller Sparmaßnahmen 40 % der Patienten nach Knie- oder Hüftimplantationen in die stationäre Rehabilitation geschickt. Hier werden ein höheres Alter, die sozialen Umgebungsbedingungen (allein lebend), weitere Nebenerkrankungen und das Schmerzempfinden berücksichtigt (98).

Rehabilitationsziele nach Implantation einer Knie-TEP

Gerade bei älteren Patienten ist eine orthopädische Rehabilitation über durchschnittlich **5 Wochen** erforderlich, um die Selbstständigkeit zu erhöhen und damit eine Entlassung in die gewohnte häusliche Umgebung zu ermöglichen (82). Vor allem Kontrakturen der Kniegelenke müssen therapiert werden: Für die Schwungphase des Ganges werden 67° Beugefähigkeit des Kniegelenkes benötigt, für das Treppaufsteigen 83°, für das Treppabsteigen 90° und für das Aufstehen vom Stuhl 93° (127). Die physiotherapeutischen Bemühungen sollten eine Beugefähigkeit von wenigstens 75°, besser aber über 90° zum Ziel haben. Die frühe Verwendung einer kontinuierlichen passiven Bewegungstherapie auf der Motorschiene verbessert dabei die endgültige Kniebeweglichkeit (127).

Therapeutische Ziele der Rehabilitation bei Knie-TEP sind (15):
- schnelle Mobilisierung aus der Bettruhe,
- Sicherung der Wundheilung,
- Erreichen eines Bewegungssektors von 90-0-0°,
- schnelle Wiederlangung der Quadrizepskontrolle und -kraft,
- Sicherheit beim Gehen.

Postoperativ sollte schon früh mit aktiven Bewegungen, isometrischen Übungen, Fußbewegungen als Venenpumpe, Aufstehen mit einer immobilisierenden Knieschiene (bis zum 3. Tag) und mit Übungen für den Rumpf und die Hüfte begonnen werden. Die passive Bewegungstherapie mit der Motorschiene darf nur langsam (1 Zyklus pro Minute) und direkt postoperativ nur bis 40° Beugung erfolgen. Quadrizepsanspannungen und ein dosierter Muskelaufbau für das ganze Bein folgen. Übungen auf dem Bettfahrrad oder Sesselergometer können in den nächsten Tagen angeschlossen werden. Ein Aquatraining ist bald nach der Wundheilung anzustreben.

Die Kniestreckung soll früh und gezielt trainiert werden durch passive Dehnungen, regelmäßige Eigendehnung des Patienten (s. **T** 9.7), Fahrradergometertraining mit hohem Sattel und Rückwärts gehen. Auch eine dosierte Quengelung mit Gewichten (angebracht am Knöchel bei Bauchlage, s. a. 9.20), direkter Druck auf das gestreckte Knie durch den Patienten oder eine dynamische Knieschiene können eingesetzt werden.

Eine Patellamobilisierung ist hilfreich, wobei direkt postoperativ große Vorsicht walten muss, damit die medialen Strukturen, die evtl. angenäht wurden, nicht abreißen. Eine unerwünschte Patellalateralisation mit Beschwerden wäre die Folge (79).

Eine Kniegelenkschwellung ist oft das Zeichen einer Überlastung bei intensiver aktiver Therapie. Die Punktion einer Knieschwellung ist nach Implantation einer Knie-TEP nicht oder nur unter sterilen Bedingungen erlaubt, ansonsten ist die Gefahr einer Infektion sehr hoch.

Kältetherapien reduzieren die Schwellungsneigung nach Implantation einer Knie-TEP (51).

Eine Teilbelastung ist mitunter unumgänglich bei einer unzementierten Knie-TEP, vor allem aber bei osteoporotischem Knochen, Anlagerungen von Knochenspänen, zusätzlichen Osteotomien oder Sehnenoperationen. Hier sollen die Angaben des Operators eingehalten werden. Bei einer Versetzung bzw. Ablösung der Tuberositas tibiae oder der Quadrizepssehne darf beispielsweise die aktive Kniestreckung erst nach der Heilung durchgeführt werden, die im Allgemeinen 4–8 Wochen dauert (15).

Wenn die volle Belastung erreicht ist, kann mit Übungen in der geschlossenen Kette begonnen werden. Kniebeugen mit dem Rücken an der Wand, Steigen auf Stufen mit Unterstützung, das Fahrradergometerfahren und Krafttraining der ischiokruralen Muskulatur dürfen intensiviert werden (15) (s. a. T 6.7).

Sport nach Implantation einer Knie-TEP

Folgende Sportarten sind nach der Implantation einer Knie-TEP möglich: Fahrradergometerfahren, Tanzen, Golf, Skilanglauf, Schwimmen, Walking, Kegeln, Fechten, Rudern, Tischtennis. Mit etwas Vorsicht können auch das Radfahren im Freien, das Kanufahren, Alpinski, Tennis und Aerobic empfohlen werden (15). Das Treppensteigen und Jogging führen zu einem vermehrten Polyethylenverschleiß des Patellarückflächenersatzes (28).

Allgemeine Hinweise zur Rehabilitation nach Knieoperationen

Wundheilung und Reizerscheinungen nach Knieoperationen

Die **Hautverhältnisse** sind bei Knieoperationen besonders zu beachten. Die Hautwunde liegt meist direkt über dem Knochen (Tibiakopf, Patella). Zusätzlich ist bei einem operierten Kniegelenk im Allgemeinen eine deutliche Schwellung vorhanden. Beide Umstände haben einen negativen Einfluss auf die Hautspannung und Wundheilung. Wundrandnekrosen sind gelegentlich die Folge derartiger Spannungsverhältnisse, wobei zunächst die Wunde mit Schorf bedeckt ist. Dieser Schorf lässt sich jedoch auch nach 2 Wochen noch nicht ablösen. Etwa nach 3–4 Wochen gelingt es, ohne größere Blutung einen Teil des Schorfes zu entfernen. Dann zeigen sich darunter ausgestanzte, teilweise tiefe Nekrosen, die langsam granulieren (s. 14.21).

Um die Haut zu schonen, ist gerade in den ersten postoperativen Tagen **eine Beugung von mehr als 40° nicht empfehlenswert**. Auch die Motorschiene sollte in den ersten 3 Tagen nur bis 40° eingestellt sein (15). Danach kann schrittweise um 5–10° gesteigert werden.

Bei einer **Kniegelenkschwellung** rücken folgende physikalische Therapien in den Vordergrund:
- Hochlagerung möglichst häufig (im Liegen: Braun-Schiene, im Sitzen: Bein auf anderen Stuhl legen),
- annähernd ständige Kühlung zwischen 5–14 °C (je nach Wundverhältnissen mit Eispackung, Eisluftkryotherapie, Kältemanschette etc.),
- Lymphdrainage (cave: Wundverhältnisse),
- Motorschiene mit etwa 50 % des maximalen Bewegungsausschlages zur Kniedrainage,
- passive Bewegungstherapie,
- nach erfolgter Wundheilung Aquatherapie.

Diese Behandlungen werden in das Therapiekonzept einbezogen. Eine Kryomanschette kann auch während des Gehens und während der Therapien getragen werden.

Therapie bei Kniekontrakturen nach Knieoperationen

Eine 90°-Kniebeugung ist das Minimum an Beweglichkeit, um die alltäglichen Tätigkeiten durchzuführen. Eine Kniebeugung von mindestens 105° ist notwendig, um sich problemlos von einem *niedrigen* Sitz (Auto) erheben zu können.

Postoperative **Kontrakturen in Streckstellung** treten meist nach zu langer Ruhigstellung eines Kniegelenkes in Extension (Gips, Patellasehnenruptur, artikuläre Frakturen, Wundheilungsstörungen) auf. Aber auch Verklebungen oder Narbenbildung der Haut, der Subkutis (etwa nach Verbrennungen) oder der Weichteile können eine Gelenksteife verursachen. Die Kontraktur beginnt meist mit einer Verklebung des Recessus suprapatellaris, der Fossa intercondylaris und der Seitenbandtaschen. Hierauf folgt eine Fibrosierung der Retinacula und Ligg. femoropatellaria, anschließend eine Atrophie und Vernarbung der Mm. rectus femoris und vastus intermedius (80).

Die Verwendung einer **Motorschiene** bedeutet großen Nutzen und verkürzt die Zeitspanne, bis eine Kniebeugung von 90° erreicht wird. Allerdings können durch eine zu frühe und zu intensive Verwendung der Motorschiene Komplikationen auftreten: Der transkutane Sauerstoffgehalt sank signifikant ab, wenn das Knie nach Implantation einer Knie-TEP mehr als 40° gebeugt wurde. Daher sollte die Mobilisierung auf einer Motorschiene **in den ersten 3 Tagen auf 40° limitiert sein** und die Bewegungsfrequenz bei 1 Zyklus pro Minute liegen. In den folgenden Tagen kann das Bewegungsausmaß um 5–10° gesteigert werden. Andere Kliniken vermeiden in den ersten Tagen die Verwendung einer Motorschiene (15).

Nach 1–2 Wochen darf mit einem vorsichtigen Ausdauer- und Mobilisierungstraining auf dem Sesselergometer gestartet werden, das bis zur Erreichung der vollen Leistungsfähigkeit im Alltag fortgeführt werden sollte. Wenn eine Beugung von mehr als 90° erreicht ist, kann auf einem **Fahrradergometer** (zunächst mit verkürzter Kurbel) weiter trainiert werden.

Die Kniebewegung soll später auch in Eigenverantwortung durch den Patienten täglich vielfach trainiert werden (15), Übungen zum Autostretching sind im Kapitel 9 angegeben.

Häufig besteht auch schon vor der Operation eine schmerzbedingte **Kontraktur in Beugestellung**, die zu einer Kapselschrumpfung geführt hat. Aber auch Weichteilverletzungen oder Vernarbungen der Kniekehle, vor allem aber die **postoperative Lagerung** in Kniebeugung führen zu dieser Kontraktur (80). Die konsequente physiotherapeutische Nachbehandlung dieser Kontrakturen ist mindestens ebenso wichtig wie die Operation (80). Ein *Streckdefizit von bis zu 20°* soll sich postoperativ durch eine intensive Physiotherapie korrigieren lassen, daher ist intraoperativ eine weitere Knochenresektion zur Erreichung der vollen Streckung nicht unbedingt zwingend, sofern die dorsale Kapsel oder dorsale Osteophyten gelöst wurden (15).

Über die therapeutischen Möglichkeiten bei einer Kniebeugekontraktur gibt T 14.12 und T 9.7 Auskunft.

Zeigt die Kontraktur in Streckstellung keine Besserungs- oder sogar eine Verschlechterungstendenz ist eine **dosierte Narkosemobilisation** (Achtung: Verletzungen des Kniegelenkes bis hin zu Rissen der Quadrizepssehne sind möglich!) oder eine arthroskopische Lösung von Verwachsungen angebracht. Unter Umständen ist auch eine Ablösung und Verlängerung der Kniestrecksehnen anzuraten.

Die **operative Therapie** ist bei Versagen aller konservativen Methoden zu überlegen. Bei Beugekontrakturen von 15° wären beispielsweise eine Kapsellösung, Teilablösung des hinteren Kreuzbandes und die Entfernung von Osteophyten zielgerecht. Liegt die Kontraktur zwischen 15 und 30°, muss eventuell das hintere Kreuzband entfernt werden. Manchmal ist neben der Kapsellösung auch die Ablösung der Gastroknemiusursprünge unvermeidlich (80).

Übungen zur Kräftigung der Beinmuskulatur nach Knieoperationen

Der Muskelschwund nach Knieschäden ist stark (s. Kap. 6). Nach 6 Wochen Gipsruhigstellung eines Beines sank die Maximalkraft auf der operierten Seite auf 31,4 % ab, wobei das gesunde Bein den Kraftwerten bei der gesunden Probandengruppe entsprach. Auch die elektrische Aktivität und die Maximalamplitude nahmen jeweils um 79,1 % ab (123).

Daher muss schon frühzeitig *bei Teilbelastung* mit isometrischen Übungen, Elektrotherapie und koordinativem Innervationstraining begonnen werden (T 6.7 und Kap. 7). Am 2. postoperativen Tag können schon aktives Fersenschleifen (s. 6.19) und aktive

T 14.12 Therapeutische Möglichkeiten bei einer Beuge- oder Streckkontraktur des Kniegelenkes (s. Kap. 9, vor allem T 9.3)

	Kontraktur in Streckstellung	Kontraktur in Beugestellung
Periduralkatheter	Bei starken Schmerzzuständen	Bei starken Schmerzzuständen
Schmerzmittel	Bei Schmerzzuständen	Evtl. bei Schmerzzuständen
Lagerungsschiene	Nicht sinnvoll	In gestreckter Lagerung
Motorschiene	4-mal täglich für 90 min	4-mal täglich für 90 min
Wärme und Massage	M. quadriceps	Ischiokrurale Muskeln
Physiotherapie	Mehrfach täglich	Mehrfach täglich
Manualtherapie	Patellamobilisierung	Traktion und Translation
Aquatraining	Nach Wundheilung	Nach Wundheilung
Autostretching (s. Kap. 9)	Hängenlassen des operierten und zusätzlichen Druck des überkreuzten gesunden Beines oder das Aufsetzen des Fußes auf den Boden und Vorschieben des Oberschenkels	Hochlagerung und Streckung des Kniegelenkes im Sitzen, zusätzlicher Druck (Sandsack etc.) (s. a. 9.20a)
Fahrradergometer	Zunehmend tiefer Sattel	Zunehmend hoher Sattel mit Pedalclips

Hüftab- und -adduktion erfolgen (s. ◉ **6.17**). Der M. vastus medialis kann durch ein Biofeedbacktraining trainiert werden, um eine Innervationsschwäche zu überwinden.

Bei gesunden Probanden war die elektrische Aktivität der 3 Muskelköpfe (Mm. vastus lateralis, medialis und intermedius) zu je ⅓ gleich und änderte sich nicht bei verschiedenen Winkelstellungen (123). Postoperativ atrophiert vor allem der M. vastus medialis früh, so dass hier ein gezieltes Trainingsprogramm einsetzen muss. Für die speziellen Übungen zum Muskelaufbau sei auf das Kapitel 6 hingewiesen. Je nach Schädigung oder operativer Technik darf das Bein in bestimmten Gelenkpositionen trainiert werden.

Literatur

1. Ahmed, A.M., D.L. Burke, N.A. Duncan, K.H. Chan (1992): Ligament tension pattern in the flexed knee in combined anterior translation and axial rotation. J Orthop Res 10: 854–866
2. Aldinger, G. (1997): Vorgehensweise bei defizitärem Extensionsmechanismus. In: Jerosch, J.: Knie-TEP Revisionseingriffe. Thieme, Stuttgart
3. Anchuela, J., L. Gomez-Pellico, M. Ferrer-Blanco, M. Slocker, R. Rodriguez (2001): Muscular function and bone mass after knee arthroplasty. Int Orthop (SICOT) 25: 253–256
4. Barber, P.A., A.D. Click (1997): Meniscus repair rehabilitation with concurrent anterior cruciate reconstruction. Arthroscopy 13: 433–437
5. Beard, D.J., C.A. Dodd (1998): Home or supervised rehabilitation following cruciate ligament reconstruction: a randomized controlled trial. J Orthop Sports Phys Ther 27: 124–143
6. Becker, R., M. Schröder, C. Stärke, M. Röpke, W. Nebelung (2000): Mechanische Eigenschaften von Fadenmaterialien zur Verankerung von Kreuzbandtransplantaten. Unfallchirurg 103: 375–379
7. Benedetto, K.P. (1987): Die kongenitale Kreuzbandaplasie. Unfallchirurg 90: 190–193
8. Bertoia, J.T., E.P. Urovitz, R.R. Richards, A.E. Gross (1985): Anterior cruciate reconstruction using MacIntosh lateral-substitution over – the-top repair. J Bone Joint Surg 67-A: 1183–1188
9. Beynnon, B., J.G. Howe, M.H. Pope, R.J. Johnson, B.C. Fleming (1992): The measurement of anterior cruciate ligament strain in vivo. Int Orthop 16: 1–12
10. Beynnon, B.D., B.C. Fleming, R.J. Johnson, C.E. Nichols, P.A. Renstrom, M.H. Pope (1995): Anterior cruciate ligament strain behavior during rehabilitation exercises in vivo. Am J Sports Med 23: 24–34
11. Beynnon, B.D., M.H. Pope, C.M. Wertheimer, R.J. Johnson, B.C. Fleming, C.E. Nichols, J.G. Howe (1992): The effect of functional knee-braces on strain on the anterior cruciate ligament in vivo. J Bone Joint Surg Am 74: 1298–1312
12. Bohannon, R.W., J. Cooper (1993): Total knee arthroplasty: evaluation of an acute care rehabilitation program. Arch Phys Med Rehabil 74: 1091–1094
13. Bonamo, J.J., C. Fay, T. Firestone (1990): The conservative treatment of the anterior cruciate deficient knee. Am J Sports Med 18: 618–623
14. Brinckmann, P., W. Frobin, G. Leivseth (2000): Orthopädische Biomechanik. Thieme, Stuttgart
15. Brotzmann, S.B., H.U. Cameron, M. Boolos (1996): Rehabilitation after total joint arthroplasty. In: Brotzman, S.B.: Handbook of orthopaedic rehabilitation. Mosby-Year Book. Mosby, St. Louis: 193
16. Brotzmann, S.B., P. Head (1996): The knee. In: Brotzman, S.B.: Handbook of orthopaedic rehabilitation. Mosby-Year Book. Mosby, St. Louis: 317
17. Brownstein, B., S. Bronner (1997): Patella fractures associated with accelerated ACL rehabilitation in patients with autogenous patella tendon reconstructions. JOSPT 26: 168–172
18. Burgkart, R., I. Schittich, J. Träger, P.M. Karpf, E. Hipp (1995): Sportschäden: Generalisierte Arthrofibrose des Kniegelenkes – 10 Jahre danach. Sportorthop Sporttrauma 11: 39–41
19. Coombs, R., T. Cochrane (2001): Knee flexor strength following anterior cruciate ligament reconstruction with the semitendinosus and gracilis tendons. Int J Sports Med 22: 618–622
20. Cosgarea, A.J., K.E. De Haven, J.E. Lovelock (1994): The surgical treatment of arthrofibrosis of the knee. Am J Sports Med 22: 184–191
21. Cosgarea, A.J., W.J. Sebastianelli, K.E. De Haven (1995): Prevention of arthrofibrosis after anterior cruciate ligament reconstruction using the central third patellar tendon autograft. Am J Sports Med 23: 87–92
22. Coupens, S.D., C.K. Yates, C. Sheldon, C. Ward (1992): Magnetic resonance imaging evaluation of the patellar tendon after use of its central one-third for anterior cruciate ligament reconstruction. Am J Sports Med 20: 332–335
23. DLima, D.D., C.W. Colwell (2001): Rotating versus fixed bearings: what should we use in the young patient? Curr Opin Orthop 12: 26–32
24. Daniel, D.M., M.L. Stone, D.L. Arendt (1994): The effect of cold therapy on pain, swelling, and range of motion after anterior cruciate ligament reconstructive surgery. Arthroscopy 10: 530–533
25. Daniel, D.M., M.L. Stone, B.E. Dobson, D.C. Fithian, D.J. Rossman, K.R. Kaufman (1994): Fate of the ACL-injured patient. A prospective outcome study. Am J Sports Med 22: 632–644
26. Deehan, D.J., L.J. Salmon, V.J. Webb, A. Davies, L.A. Pniczewski (2000): Endoscopic reconstruction of the anterior curciate ligament with an ipsilateral patellar tendon autograft. J Bone Joint Surg (Brit) 82-B: 984–991
27. Deigentesch, N., S. Deigentesch (1985): Dynamische retropatellare Kräfte. Z Orthop 123: 710–711
28. Effenberger, H. (1997): Probleme mit metal-bakced Patella. In: Jerosch, J.: Knie-TEP Revisionseingriffe. Thieme, Stuttgart
29. Eichhorn, J. (1998): Strategische Überlegungen bei der Versorgung einer vorderen Kreuzbandruptur. Dtsch Z Sportmed 49 Sonderheft 1: 226–227
30. Fahrer, H., C.W. Hess, H.U. Rentsch (1988): Kniegelenkerguß und Quadriceps-Innervation: Ein Handikap für die muskuläre Rehabilitation? Akt Rheumatol 13: 85–90
31. Fisher, N.M., D.R. Pendergast, G.E. Gresham, E. Calkins (1991): Muscle rehabilitation: its effect on muscular and functional performance of patients with knee osteoarthritis. Arch Phys Med Rehabil 72: 367–374
32. Fisher, N.M., D.R. Pendergast, G.E. Gresham, E. Calkins (1991): Muscle rehabilitation: its effect on muscular and functional performance of patients with knee osteoarthritis. Arch Phys Med Rehabil 72: 367–374
33. Fitzgerald, G.K. (1997): Open versus closed kinetic chain exercise: issues in rehabilitation after anterior cruciate ligament reconstructive surgery. Phys Ther 77: 1747–1754

34. Fleming, B.C., B.D. Beynnon, P. Renstrom, R.J. Johnson, G.D. Peura, C.E. Nichols (2000): In vivo measurement of anterior cruciate ligament strein. Sportorthop Sporttrauma 16: 133–142
35. Fleming, B.C., B.D. Beynnon, P.A. Renstrom, G.D. Peura, C.E. Nichols, R.J. Johnson (1998): The strain behavior of the anterior cruciate ligament during bicylcling. Am J Sports Med 26: 109–118
36. Flynn, T.W., R.W. Soutas-Little (1995): Patellofemoral joint compressive forces in forward and backward running. JOSPT 21: 277–282
37. Fourati, M.K., H. Essaddam, H. Ben Hassine, F. Braham, M. Darghouth (1987): The longterm results of the treatment of patellar fractures. French J Orthop Surg 3: 196–199
38. Fried, J.A., J.A. Bergfeld, G. Weiker, J.T. Andrish (1985): Anterior cruciate reconstruction using the Jones-Ellison procedure. J Bone Joint Surg 67-A: 1029–1033
39. Gerber, C., H. Hoppeler, H. Claasen, G. Robotti, R. Zehnder, R.P. Jakob (1985): The lower-extremity musculature in chronic symptomatic instability of the anterior cruciate ligament. J Bone Joint Surg 67-A: 1035–1043
40. Good, L., M. Odensten, J. Gillquist (1991): Intercondylar notch measurements with special reference to anterior cruciate ligament surgery. Clin Orthop 263: 185–189
41. Good, L., H. Roos, D.J. Gottlieb, P.A. Renstrom, B.D. Beynnon (1999): Joint position sense is not changed after acute disruption of the anterior cruciate ligament. Acta Orthop Scand 70: 194–198
42. Grana, W.A. (2000): Healing of articular cartilage. Am J Knee Surg 13: 29–32
43. Griffin, W.L. (2001): Prosthetic knee instability: prevention and treatment. Curr Opin Orthop 12: 37–44
44. Grifka, J., H. Jutka (1994): Grundsätzliche Probleme der Versorgung mit funktionellen Knieorthesen. Z Orthop 132: 207–213
45. Grood, E.S., F.R. Noyes (1976): Cruciate ligament prosthesis: strength, creep, and fatigue properties. J Bone Joint Surg Am 58: 1083–1088
46. Grood, E.S., K.A. Walz-Hasselfeld, J.P. Holden, F.R. Noyes, M.S. Levy, D.L. Butler, D.W. Jackson, D.J. Drez (1992): The correlation between anterior-posterior translation and cross-sectional area of anterior cruciate ligament reconstructions. J Orthop Res 10: 878–885
47. Haggmark, T., E. Eriksson (1979): Cylinder or mobile cast brace after knee ligament surgery. A clinical analysis and morphologic and enzymatic studies of changes in the quadriceps muscle. Am J Sports Med 7: 48–56
48. Hanssen, A.D. (2001): Evaluation of painful knee arthroplasty. Curr Opin Orthop 12: 45–49
49. Hassenpflug, J., C. Holland, R. Heupel, J. Koebke (1985): Patellaveränderungen bei Langzeitbeobachtungen der Kniegelenksendoprothese nach Blauth. Z Orthop 122: 185–197
50. Haus, J., Z. Halata, J. Refior (1992): Propiozeption im vorderen Kreuzband des menschlichen Kniegelenkes – morphologische Grundlagen. Z Orthop 130: 484–494
51. Hecht, P.J., S. Bachmann, R.E. Booth jr., R.H. Rothman (1983): Effects of thermal therapy on rehabilitation after total knee arthroplasty. A prospective randomized study. Clin Orthop 178: 198–201
52. Heisel, J. (1988): Intra- und postoperative Frakturen bei alloarthroplastischem Kniegelenksersatz. Akt Traumatol 18: 76–83
53. Helgers, B., H. Bartsch, W. Müller (1998): Nachuntersuchungsergebnisse 7 Jahre nach Akutversorgung der proximalen vorderen Kreuzbandruptur mittels Knochenankern. Orthop Praxis 34: 708–709
54. Hierholzer, S., G. Hierholzer (1991): Osteosynthese und Metallallergie. In: Hierholzer, G., S. Weller: Traumatologie aktuell. Thieme, Stuttgart
55. Hille, E.K.P., Schulitz, C. Henrichs, T. Schneider (1985): Pressure and contact-surface measurements within the femoropatellar joint and their variations following lateral release. Arch Orthop Trauma Surg 104: 275–282
56. Hirokawa, S., M. Solomonow, Y. Lu, Z. Lou, R. D Ambrosia (1992): Anterior-posterior and rotational displacement of the tibia elicted by quadriceps contraction. Am J Sports Med 20: 299–306
57. Hirokawa, S., R. Tsurono (1997): Hyper-elastic model analysis of anterior cruciate ligament. Med Eng Phys 19: 637–651
58. Honl, M., V. Müller, M. Morlock, O. Dierk, A. Betthäuser, G. Müller, E. Hille, E. Schneider (1998): Altersabhängigkeit der Fixationsfestigkeit der ACL-Plastik. Dtsch Z Sportmed 49 Sonderheft 1: 233–237
59. Hopf, T., M. Gleitz, T. Hess, U. Mielke, B. Müller (1995): Propriozeptives Defizit nach Kreuzbandschädigung – afferente Störung oder kompensatorischer Mechanismus? Z Orthop 133: 347–351
60. Horstmann, T., F. Mayer, H.C. Heitkamp, H.H. Dickhuth (1998): Biokinetische Messungen bei Arthrosepatienten. Dtsch Z Sportmed 49 Sonderheft 1: 187–191
61. Hungerford, D.S., M. Barry (1979): Biomechanics of the patellofemoral joint. Clin Orthop Rel Res 144: 9–15
62. Hunter, R.E., J. Mastrangelo, J.R. Freeman, M.L. Purnell, R.H. Jones (1996): The impact of surgical timing on postoperative motion and stability following anterior cruciate ligament reconstruction. Arthroscopy 12: 667–674
63. Irrgang, J.J., G.K. Fitzgerald (2000): Rehabilitation of the multiple-ligament-injured knee. Clinics in Sports Medicine 19: 545–571
64. Irrgang, J.J. Fitzgerald, G.K. (2000): Rehabilitation of the multiple-ligament-injured knee. Clin Sports Med 19: 545–571
65. Jäger, A., M. Starker, J. Herresthal (2000): Kann die Meniskusrefixation die frühzeitige Arthroseentwicklung im Kniegelenk verhindern? Zentralbl Chir 125: 532–535
66. Jarvinen, M., A. Natri, S. Laurila, P. Kannus (1994): Mechanismus of anterior cruciate ligament ruptures in skiing. Knee Surg Sports Traumatol Arthrosc (Germany) 2: 224–228
67. Jerosch, J. (1997): Arthroskopische Diagnostik- und Therapiemöglichkeiten bei Weichteilproblemen nach Knieendoprothesenimplantation. In: Jerosch, J.: Knie-TEP Revisionseingriffe. Thieme, Stuttgart
68. Jerosch, J. (1997): Knieprothesentypen und ihre Indikation. In: Jerosch, J.: Knie-TEP Revisionseingriffe. Thieme, Stuttgart
69. Jerosch, J., H. Drescher, M. Schröder, B. Lewejohann (1994): Aktuelle Konzepte bei der Behandlung der vorderen Kreuzbandruptur – Ergebnisse einer bundesweiten Befragung. Dtsch Z Sportmed 45: 48–59
70. Jerosch, J., J. Heisel (1996): Endoprothesenschule. Deutscher Ärzte-Verlag, Köln
71. Jorgensen, U., S. Sonne-Holm, F. Lauridsen, A. Rosenklint (1987): Long-term follow-up of meniscectomy in athletes. J Bone Joint Surg 69-B: 80–83
72. Jorn, L.P., T. Friden, L. Ryd, A. Lindstrand (1997): Persistent stability 3 years after reconstruction of the anterior cruciate ligament. Acta Orthop Scand 68: 427–429
73. Jozsa, L., B.J. Balint, A. Reffy (1987): Regeneration of human tendons after homologous tendon-graft transplantation. A morphological study of 25 cases. Arch Orthop Trauma Surg 106: 268–273
74. Kannus, P., M. Jarvinen (1990): Nonoperative treatment of acute knee ligament injuries. A review with special reference to indications and methods. Sports Med 9: 244–260
75. Kannus, P., M. Järvinen, R. Johnson, P. Renström, M. Pope, B. Beynnon, C. Nichols, M. Kaplan (1992): Function of the quadriceps and harmstrings muscles in knees with chronic partial deficiency of the anterior cruciate ligament. Am J Sports Med 20: 162–168
76. Kannus, P., M. Jarvinen, L. Jozsa (1988): Thigh muscle atrophy and postoperative osteoarthrosis after knee ligament tears. Acta Chir Hung 29: 151–161

77. Kapandji, I.A. (1985): Funktionelle Anatomie der Gelenke. Bd. 2. In: Otte, P., K.F. Schlegel: Bücherei des Orthopäden. Enke, Stuttgart
78. Kaufman, K.R., K. An, W.J. Litchy, B.F. Morrey, E.Y.S. Chaos (1991): Dynamic joint forces during knee isokinetic exercise. Am J Sports Med 19: 305–317
79. Kienapfel, H., C. Sprey, A. Wilke, M. Lengsfeld, P. Griss (1997): Diagnostische und therapeutische Vorgehensweise beim Patellamalalignment. In: Jerosch, J.: Knie-TEP Revisionseingriffe. Thieme, Stuttgart
80. Kienapfel, H., C. Sprey, T. Wirth, V. Pavone, P. Griss (1997): Management bei Flexions- und Extensionskontrakturen. In: Jerosch, J.: Knie-TEP Revisionseingriffe. Thieme, Stuttgart
81. Klinger, D., B. Rosemeyer (1990): Bewegungseinschränkung nach Kapselband-Operation am Kniegelenk, unter Berücksichtigung der Bandstabilität und der muskulären Situation bei isokinetischer Belastung. Sportverl Sportschad 4: 163–168
82. Knak, J., C. Pavlovits, H.-R. Casser (1999): Aufbau einer integrativen orthopädisch-geriatrischen Frührehabiliation. Orthop Praxis 35. 46–54
83. Kohn, D., C.J. Wirth (1989): Grundsätze zur Nachbehandlung nach autoplastischer Kreuzbandrekonstruktion. Sportverl Sportschad 3: 67–73
84. Kunz, M. (1990): Das Muskelaufbautraining nach Knieverletzungen in der frühen Phase der Rehabilitation. Krankengymnastik 42: 761–765
85. Kutschera, H.P., W. Lack, M. Buchelt, L. Preyer (1998): Die Patellaposition nach Knieendoprothese. Z Orthop 136: 162–165
86. Lavernia, C.J., W.V. Burke, A. Sadun (2001): Limited exposure unicondylar arthroplasty: Hype or hope? Curr Opin Orthop 12: 13–17
87. Lipscomb, A.B., A.F. Anderson (1986): Tears of anterior cruciate ligament in adolescents. J Bone Joint Surg 68-A: 19–28
88. Lutz, G.E., R.A. Palmitier, E.Y.S. Chao (1993): Comparison of tibiofemoral joint forces during open-kinetic-chain. J Bone Joint Surg 75-A: 732–739
89. Maitland, M.E., R. Lowe, S. Stewart, T. Fung, G.D. Bell (1993): Does Cybex testing increase knee laxity after anterior cruciate ligament reconstructions? Am J Sports Med 21: 690–695
90. Majors, R.A. (2002): Meniscal repairs: proven techniques and current trends. Curr Opin Orthop 13: 30–36
91. Malzer, U., P. Schuler (1998): Die Komponentenausrichtung beim Oberflächenersatz des Kniegelenkes. Orthop Praxis 34: 141–148
92. McLeod, W.D., T.A. Blackburn (1980): Biomechanics of knee rehabilitation with cycling. Am J Sports Med 8: 175–180
93. McPherson, E.J., F.D. Cushner, C.F. Schiff, R.J. Friedman (1994): Natural history of uncorrected flexion contractures following total knee arthroplasty. J Arthroplasty 9: 499–502
94. Merkel, K.D., E.W. Johnson (1986): Supracondylar fracture of the femur after total knee arthroplasty. J Bone Joint Surg 68-A: 29–43
95. Mizuno, Y., M. Kumagai, S. Mattessich, J.J. Elias, N. Ramrattan, A.J. Cosgarea, E.Y.S. Chao (2001): Q-angle influences tibiofemoral and patellofemoral kinematics. J Orthop Res 19: 834–840
96. Moller, G., I. Goldie, E. Jonsson (1992): Hospital care versus home care for rehabilitation after hip replacement. Int J Technol Assess Health Care 8: 93–101
97. Müller, W. (1987): Normale und pathologische Mechanik. In: Witt, A.N., H. Rettig, K.F. Schlegel: Orthopädie in Praxis und Klinik. Bd. VII. Spezielle Orthopädie. Thieme, Stuttgart
98. Munin, M.C., C.K. Kwoh, N. Glynn, L. Crossett, H.E. Rubash (1995): Predicting discharge outcome after elective hip and knee arthroplasty. Am J Phys Med Rehabil 74: 294–301
99. Nagineni, C.N., D. Amiel, M.H. Green, M. Berchuk, W.H. Akeson (1992): Characterization of the intrinsic properties of the anterior cruciate and medial collateral ligament cells: an in vitro cell culture study. J Orthop Res 10: 465–475
100. Narayan, A., S. Kumar, M.P. Singh, L.K. Sharma (1993): Early discharge after operation. Br J Surg 80: 1587–1589
101. Nerlich, M., B. Weigel (2000): Patella. In: Rüedi, T.P., W.M. Murphy: AO Principles of fracture management. Thieme, Stuttgart
102. Nisell, R., M.O. Ericson, G. Nemeth, J. Ekholm (1989): Tibiofemoral joint forces during isokinetic knee extension. Am J Sports Med 17: 49–54
103. Noyes, F.R. (1976): The strength of the anterior cruciate ligament in humans and Rhesus monkeys. J Bone Joint Surg Am 58: 1074–1082
104. Noyes, F.R., S.D. Barber, R.E. Mangine (1990): Bone-patellar ligament-bone and fascia lata allografts for reconstruction of the anterior cruciate ligament. J Bone Joint Surg Am 72: 1125–1136
105. O'Driscoll, S.W. (1998): Current concepts review: the healing and regeneration of articular cartilage. J Bone Joint Surg Am 80: 1795–1812
106. Odenstein, M., J. Gillquist (1985): Functional anatomy of the anterior cruciate ligament and a rationale for reconstruction. J Bone Joint Surg 67-A: 257–262
107. Osternig, L.R., J. Hamill, D.M. Corcos, J. Lander (1984): Electromyographic patterns accompanying isokinetic exercise under varying speed and sequencing conditions. Am J Phys Med 63: 289–297
108. Otis, J., J.D. Gould (1986): The effect of external load on torque production by knee extensors. J Bone Joint Surg 68-A: 65–70
109. Palmitier, R.A., K.A. An, G.S. Steven, E.Y.S. Chao (1991): Kinetic chain exercise in knee rehabilitation. Sports Med 11: 402–413
110. Parvizi, J., T.A. Sullivan, R.T. Trousdale, D.G. Lewallen (2001): Thirty-day mortality after total knee arthroplasty. J Bone Joint Surg 83-A: 1157–1161
111. Pässler, H.H. (1999): Neue Entwicklungen in der Kniegelenkschirurgie (I). Versicherungsmedizin 51: 152–156
112. Pässler, H.H. (2000): Neue Entwicklungen in der Kniegelenkschirurgie (II). Versicherungsmedizin 52: 13–18
113. Passler, H.H., K.D. Shelbourne (1993): Biological, biomechanical and clinical concepts of after-care following knee ligament surgery. Orthopäde 22: 421–435
114. Peppard, A., K. Dehaven, M. Bush (1989): Anterior tibial displacement during quadriceps exercise with and without the johnson anti-shear accessory. Athletic Training 24: 117–121
115. Petersen, W., H. Laprell (1999): Combined injuries of the medial collateral ligament and the anterior cruciate ligament. Arch Orthop Trauma Surg 119: 258–262
116. Putz, R., M. Müller-Gerbl, E. Schulte (1987): Verteilung der Knorpeldicke und der Mineralisation im Kniegelenk. In: M.S.f.e. Orthopädie: Der alloplastische Ersatz des Kniegelenkes. Thieme, Stuttgart
117. Reichel, H. (1997): Instabilität nach Knieendoprothese – Möglichkeiten der schrittwisen Prothesenkopplung. In: Jerosch, J.: Knie-TEP Revisionseingriffe. Thieme, Stuttgart
118. Robertsson, O., L. Borgquist, K. Knutson, S. Lewold, L. Lidgren (1999): Use of unicompartmental instead of tricompartmental prostheses for unicompartmental arthrosis in the knee is a cost-effective alternative. 15,437 primary tricompartmental prostheses were compared with 10,624 primary medial or lateral unicompartmental prostheses. Acta Orthop Scand 70: 170–175

119. Robinson, B. J., A. J. Price, D. M. Murray, P. McLardy-Smith (2003): Indications and results of unicompartmental arthroplasty. Curr Opin Orthop 14: 41–44
120. Rubinstein, R. A., K. D. Shelbourne, C. D. van Meter, J. R. McCaroll, A. C. Rettig, R. L. Gloyeske (1995): Effect on knee stability if full hyperextension is restored immediately after autogenous bone-patellar tendon-bone anterior cruciate ligament reconstruction. Am J Sports Med 23: 365–368
121. Rupp, S., R. Seil, B. Müller, D. Kohn (1998): Biomechanische Grundlagen der Rehabilitation nach VKB-Ersatzplastik. Dtsch Z Sportmed 49 Sonderheft 1: 221–225
122. Russel, T. A., A. K. Palmieri (1996): Fractures of the lower extremity. In: Brotzman, S. B.: Handbook of orthopaedic rehabilitation. Mosby-Year Book. Mosby, St. Louis: 147
123. Scharf, H. P., Diesch, M. Degenhart, W. Puhl (1992): Das Atrophiemuster der Oberschenkelstreckmuskulatur nach Sportverletzungen und seine Konsequenzen für die Rehabilitation. Dtsch Z Sportmed 43: 61–68
124. Schlepckow, P. (1989): Experimentelle Untersuchungen zur Kinematik des stabilen und instabilen menschlichen Kniegelenkes. Z Orthop 127: 711–715
125. Schlepkow, P. (1990): Dreidimensionale Kinematik des Kniegelenkes. Z Orthop 128: 426–428
126. Schroeder-Borsch, H. (2001): Gelenkmechanik und das Design moderner Knieprothesen – Zeit zum Umdenken! Z Orthop 139: 3–7
127. Schurman, D. J., J. N. Parker, D. Ornstein (1985): Total condylar knee replacement. J Bone Joint Surg 67-A: 1006–1014
128. Segesser, B., P. Michel, R. Ackermann, P. Jenoure (1993): Die Rehabilitation nach Kreuzbandplastik mit dem mittleren Drittel des Ligamentum patellae beim Sportler. Sportverl Sportschad 7: 18–21
129. Seitz, H., I. Schlenz, E. Müller, V. Vecsei (1996): Anterior instability of the knee despite an intensive rehabilitation program. Clin Orthop (United States) 328: 159–164
130. Shelbourne, K. D., D. A. Foulk (1995): Timing of surgery in acute anterior cruciate ligament tears on the return of quadriceps muscle strength after reconstruction using an autogenous tendon graft. Am J Sports Med 23: 686–689
131. Shelbourne, K. D., T. E. Klootwyk, M. S. DeCarlo (1992): Update on accelerated rehabilitation after anterior cruciate ligament reconstruction. JOSPT 15: 303–308
132. Shelbourne, K. D., P. Nitz (1990): Accelerated rehabilitation after anterior cruciate ligament reconstruction. Am J Sports Med 18: 292–299
133. Shoemaker, S. C., K. L. Markolf (1986): The role of the meniscus in the anterior-posterior stability of the loaded anterior cruciate-deficient knee. J Bone Joint Surg 68-A: 71–79
134. Shoji, H., S. Yoshino, M. Komagamine (1987): Improved range of motion with the Y/S total knee arthroplasty system. Clin Orthop 218: 150–163
135. Simank, H. G., J. Graf, U. Schneider, B. Fromm, F. U. Niethard (1995): Die Darstellung der Blutgefäßversorgung des menschlichen Kreuzbandes mit der Plastinationsmethode. Z Orthop 133: 39–42
136. Spicer, D. D. M., D. L. Pomeroy, W. E. Badenhausen, L. A. Schaper, J. I. Curry, K. E. Suthers, M. W. Smith (2001): Body mass index as a predictor of outcome in total knee replacement. Int Orthop 25: 246–249
137. Spindler, K. P., A. K. Imro, C. E. Mayes, J. M. Davidson (1996): Patellar tendon and anterior cruciate ligament have different mitogenic responses to platelet-derived growth factor and transforming growth factor beta. J Orthop Res (United States) 14: 542–546
138. Steinbrück, K. (1997): Rehabilitation des Kniegelenkes nach Kreuzband-Operationen. Orthop Technik 9: 2–6
139. Steinkamp, L. A., M. F. Dillingham, M. D. Markel, J. A. Hill, K. R. Kaufman (1993): Biomechanical considerations in patellofemoral joint rehabilitation. Am J Sports Med 21: 438–444
140. Sterling, R. S. (2003): Supracondylar femur fractures after total knee arthroplasty. Curr Opin Orthop 11: 24–40
141. Stiehl, J. B. (2001): Knee kinematics and mobile bearings: new design considerations. Curr Opin Orthop 12: 18–25
142. Timm, K. E. (1988): Postsurgical knee rehabilitation. A five year study of four methods and 5,381 patients. Am J Sports Med 16: 463–468
143. Tovin, B. J., S. L. Wolf, B. H. Greenfield, J. Crouse, B. A. Woodfin (1994): Comparison of the effects of exercise in water and on land on the rehabilitation of patients with intra-articular anterior cruciate ligament reconstructions. Phys Ther 74: 710–719
144. Ullmann, M. A., M. H. Ulmann, H. J. Freutel (1998): Stellenwert der Anschlußheilbehandlung (AHB) in der Tertiärprophylaxe bei endoprothetischem Ersatz des Knielenkes – eine kritische Überprüfung der AHB-Ergebnisse bei 45 Patienten. Orthop Praxis 34: 28–32
145. Vergis, A., J. Gillquist (1995): Graft failure in intra-articular anterior cruciate ligament reconstructions: a review of the literature. Arthroscopy (United States) 11: 312–321
146. Veselko, M., A. Rotter, M. Tonin (2000): Cyclops syndrome occuring after partial rupture of the anterior cruciate ligament not treated by surgical reconstruction. Arthroscopy 16: 328–331
147. von Spreckelsen, L., H. J. Hahne, J. Hassenpflug (1998): Patellofemorale Kontaktzonen bei Knieendoprothesen. Z Orthop 136: 560–565
148. Walcher, F., J. Frank, I. Marzil (2000): Retrograde nailing of distal femoral fracture – clear and potential indications. Eur J Trauma 4: 155–168
149. Watson, J. T. (2000): Tibia: proximal. In: Rüedi, T. P., W. M. Murphy: AO Principles of fracture management. Thieme, Stuttgart
150. Wehrli, U. (1997): Diagnostische und therapeutische Vorgehensweise beim Patellamalalignment. In: Jerosch, J.: Behandlung kontrakter Fehlstellungen in der Revisionsarthroplastik. Thieme, Stuttgart
151. Wetz, H. H., H. A. C. Jacob (2001): Die Bedeutung des dreidimensionalen Bewegungsablaufs des Femurtibialgelenks für die Ausrichtung von Knieführungsorthesen. Orthopäde 30: 196–207
152. Wirtz, D. C., E. Schopphoff, K. D. Heller (2000): Kunststoffe in der Endoprothetik. Med Orthop Tech 120: 2–9
153. Wißmeyer, T., T. Kutter, P. J. Hülser (1999): Der H-Reflex – eine neue Möglichkeit der Kontrolle von Funktionsparametern in der Behandlung von Bandverletzungen. Beispiel: Vorderes Kreuzband. In: Zichner, L., M. Engelhardt, J. Freiwald: Neuromuskuläre Dysbalancen. Novartis Pharma Verlag, Nürnberg
154. Yack, H. J., C. E. Collins, T. J. Whieldon (1993): Comparison of closed and open kinetic chain exercise in the anterior cruciate ligament-deficient knee. Am J Sports Med 21: 49–54
155. Zacharias, I., M. L. Hull, S. M. Howell (2000): Static and fatigue strength of a fixation device transducer for measuring anterior cruciate ligament graft tension. J Biomechanical Engineering 122: 600–610
156. Zavras, T. D., A. Race, A. M. J. Bull, A. A. Amis (2001): A comparative study of isometric points for anterior cruciate ligament graft attachment. Knee Surg Sports Traumatol Arthroscopy 9: 28–33
157. Zysk, S. P., A. Krüger, A. Baur, A. Veihelmann, H. J. Refior (2000): Tripled semitendinosus anterior cruciate ligament reconstruction with Endobutton fixation. Acta Orthop Scand 71: 381–386.

15 Frakturen und Bandverletzungen von Unterschenkel und Fuß

Tibiaschaftfrakturen

Ein Drittel des Tibiaknochens ist direkt von Haut bedeckt. Damit ist das Risiko einer offenen Fraktur am Unterschenkel schon bei einfachen Traumen (z. B. Pressschlag beim Fußball) erhöht. Nicht selten komplizieren zusätzliche Weichteilverletzungen wie Kompartmentsyndrome oder Blutgefäßschäden die Frakturen. Die Frakturen werden in einfache Brüche (Typ A), Keilfrakturen und komplexe Frakturen eingeteilt (20).

Konservative Therapie

Einige Tibiafrakturen, die nur gering verschoben sind, können **konservativ mit Immobilisation** in einem Gips oder einer langen fixierten Schiene behandelt werden. Die Stellung der Fragmente muss radiologisch mehrfach kontrolliert werden. Es kann früh mit einer Teilbelastung begonnen werden, beispielsweise in einem Sarmiento-Belastungsgips. Ein Gips oder später auch ein Brace muss getragen werden, bis die knöcherne Überbrückung erscheint (20). Wenn ein Spalt zwischen den Frakturenden von 5 mm oder mehr besteht, kann sich die Heilungsphase auf 8–12 Monate ausdehnen (10). Das Ausmaß des Weichteilschadens, oberflächliche oder tiefe Infektionen, der Verlust von Knochensubstanz oder systemische Krankheiten wie Alkoholismus, Diabetes mellitus u. a. beeinflussen die Heilungstendenz negativ. Auch offene Frakturen heilen deutlich langsamer.

Bei der konservativen Behandlung sollte sobald wie möglich mit aktiven Bewegungsübungen für das Kniegelenk begonnen werden. Dies ist spätestens nach 3 Wochen anzuraten, falls es zu diesem Zeitpunkt möglich ist, den bis dahin getragenen langen Gips auf einen Unterschenkelgips zu reduzieren (10). Schon in der ersten Woche sind tägliche isometrische Spannungsübungen für die Beinmuskulatur, die EMG-getriggerte Muskelstimulation und Hüftbewegungen sinnvoll. Bei der Therapie ist immer auf ein eventuell einsetzendes Kompartmentsyndrom zu achten. Ab der 3. Woche sind Übungen mit Gewichtsmanschetten, mit Theraband und in der geschlossenen Kette (Intensität je nach Teilbelastung) möglich (s. **T 6.7**). Ab dem 2. Monat kann ein intensiveres Krafttraining erfolgen.

Operative Therapie

Die meisten Tibiafrakturen müssen operiert werden.

Plattenfixation

Verschobene instabile Frakturen des proximalen oder distalen Tibiadrittels – egal ob sie das Gelenk betreffen oder nicht – stellen die beste Indikation für eine Verplattung dar. Die Verplattung soll allerdings nicht durchgeführt werden bei schweren Weichteilschäden.

Der Trend geht dahin, längere Platten zu benutzen und nicht jedes Plattenloch im Frakturbereich mit einer Schraube zu besetzen. Allerdings muss auf jeder Seite die Platte mit mindestens 3 Schrauben, die jeweils beide Seiten der Kortikalis fassen, fixiert werden.

■ *Komplikationen bei der Plattenfixation*
Die größte Gefahr bei der Verplattung der Tibia sind Wundheilungsstörungen der Haut.

■ *Postoperative Behandlung bei der Plattenfixation*
Der Fuß muss in Neutralnullstellung für 5–7 Tage gelagert werden, bis die aktive Dorsalextension wiedererlangt ist. Postoperativ soll der Therapeut den Patienten sofort zu aktiven Knie- und Knöchelbewegungen ermuntern. Sobald die Schwellung rückläufig ist, darf der Patient mit 10–15 kp auftreten (20). Der Unterschenkel kann durch einen kurzen Gips oder eine Schiene geschützt werden. Die aktiven Übungen unter Einschluss der Elektrostimulation, des Aqua- und Ergometertrainings sind je nach Belastbarkeit zu dosieren. Scherkräfte auf den Frakturspalt wirken sich sehr ungünstig aus. Nach 4–6 Wochen wird die Belastbarkeit gesteigert. Entsprechend den klinischen und radiologischen Zeichen, kann die Vollbelastung 10–12 Wochen postoperativ freigegeben werden. Röntgenkontrollen werden nach 6 und nach 12 Wochen durchgeführt. Kallusbildung bei einer *Überbrückungsplatte* ist ein gutes Zeichen der Konsolidierung, wogegen bei einer einfachen Fraktur der Kallus nach einer *Verplattung* nicht auftreten sollte, weil er eine drohende Pseudarthrose anzeigt (20).

Nagelung

Die Nagelung ist angezeigt für geschlossene Frakturen im Bereich der Schaftmitte, aber auch für offene Frakturen mit guter Weichteildeckung (20). Bei geschlossenen Frakturen können gebohrte Nägel verwendet werden, da sie stärker sind und die Fragmente gut stabilisieren. Dünnere ungebohrte Nägel werden bei offenen Brüchen oder Weichteilverletzungen implantiert. Vor allem die dünnen, aber auch die gebohrten dicken Nägel sollten unbedingt verriegelt werden, falls sie nicht schon durch ihren Durchmesser die Knochenröhre fest stabilisieren. Je nach Art der Fraktur und des Nagels kann die Verriegelung später dynamisiert werden, um die Fraktur unter Kompression zu bringen.

■ Nachbehandlung bei Nagelung

Das Bein wird einige Tage hoch gelagert, um die Schwellung zu reduzieren. Schon bald soll der Patient mit Knie- und Sprunggelenkbewegungen beginnen. Dabei sollen nicht nur die Dorsalextension/Plantarflexion im Sprunggelenk aktiv geübt werden, sondern auch die Eversion und Inversion. Bei stabilen Frakturen ist eine frühe Belastung erlaubt, so wie es der Patient verträgt. Nach 1–2 Wochen kann mit Übungen zur Kräftigung der Quadrizepsmuskulatur begonnen werden. Bei axial stabilen Frakturen ist eine sofortige Teilbelastung von 20–25 kp erlaubt, die Vollbelastung sollte innerhalb von 8–10 Wochen erreicht werden (20). Damit sind Übungen der offenen und zum Teil auch der geschlossenen Kette, sowie Aqua- und Ergometertraining möglich. Wenn sich nach 10 Wochen noch kein Kallus zeigt und der Patient über Schmerzen klagt, muss der Nagel entweder dynamisiert oder sogar ausgewechselt werden.

■ Komplikationen nach Nagelung

Etwa 30 % der Patienten klagen über Knieschmerzen, was meist mit der Einschlagstelle des Nagels zusammenhängt, wobei oft die Patellasehne gereizt ist. Ein Bruch der Verriegelungsschrauben ist nicht selten, besonders bei dünneren Nägeln oder offenen Frakturen, bei denen die Heilung länger dauert. Dagegen sind die geringe Infektionsgefahr und die allgemein gute Knochenheilung bei der Nagelung positiv herauszustellen (20).

Fixateur externe

Der Fixateur externe wird bei schweren offenen Frakturen, auch bei Traumata mit stärkeren Knochendefekten und Weichteilschäden oder bei Polytraumata angewendet. Es gibt verschiedene Arten von Fixateuren, die sich in der Anlage der Pin- oder Schrauben-;Fixierung – und damit in der Stabilität gegen Kompressions- oder Rotationskräfte – unterscheiden. In den meisten Fällen dient der Fixateur als temporäre Stabilisierung, dem weitere operative Stabilisierungsmaßnahmen folgen (20). Aber auch die komplette Frakturheilung kann mit dem Fixateur externe erreicht werden, allerdings müssen hier Zeiten von 4–7 Monaten einkalkuliert werden. Dann ist aber die Gefahr einer Pin- oder Schraubeninfektion mit 36 % relativ hoch (14).

Die Pin-Stäbe oder die Schanz-Schrauben werden in so genannte sichere Zonen der Tibia eingebracht, wo keine Sehnen, Nerven, Blutgefäße oder Muskeln verlaufen. Bei einigen Fixateuren werden die Schrauben quer durch die Tibia und den Unterschenkel gebohrt (z.B. Ilizarov-Fixateur). Durch eine Verstrebung der Schrauben oder Pins mit verschiedenen Querstangen oder Ringen – und durch die richtige Positionierung der Schanz-Schrauben – kann eine dreidimensionale Stabilisierung der Fraktur erreicht werden. Eine zu starre Fixation kann allerdings die Frakturheilung wegen der fehlenden Kompression bei Belastung verzögern.

■ Nachbehandlung von mit einem Fixateur externe behandelten Tibiaschaftfrakturen

Die Nachbehandlung variiert hinsichtlich der Belastungsvorgaben beträchtlich. Eine Teilbelastung von 10–15 kp sollte ein Fixateur externe jedoch aushalten. Sobald Kallus sichtbar wird und keine klinischen Zeichen einer Instabilität vorhanden sind, wird die volle Belastbarkeit erlaubt (20). Die Schraubeneintritte in die Haut müssen regelmäßig gesäubert, antiseptisch behandelt und steril abgedeckt werden.

Nach Entfernung des Fixateurs ist es sinnvoll, den Unterschenkel in einer Schiene oder einem Brace zu schützen. Dient der Fixateur nur als temporäre Stabilisierung, sollte innerhalb von 14 Tagen die Nagelung erfolgen, weil danach die Gefahr der Knocheninfektion beträchtlich steigt. Jedes Zeichen einer Eiterung an den Schanz-Schrauben sollte deren Entfernung und eventuell den Wechsel auf eine Platte oder einen Nagel zur Folge haben, falls dies noch ohne Gefahr der fortschreitenden Osteomyelitis möglich ist (20). Wie zuvor besprochen, sind Bewegungsübungen der angrenzenden Gelenke, ein Muskelaufbautraining, ein dosiertes Fahrradfahren etc. frühzeitig zu starten.

Vor allem auf die Beweglichkeit der Fußgelenke muss ein besonderes Augenmerk geworfen werden. Als Spitzfußprophylaxe sind täglich 2–3 Stunden Dehnungstraining der ischiokruralen und der Wadenmuskeln angebracht. Eigendehnungen der Dorsalextension des Fußes mit Handtuch oder Theraband, Übungen auf dem Schrägbrett, ein im Vorfußbereich erhöhter Schuh und andere passive Stretchingmanöver sind dazu geeignet (10) (s. a. T 9.6 u. 9.7).

Nachts ist eine Nachtlagerungsschiene oder Gurtzügelung in Neutral-0-Stellung des Fußes als Spitzfußprophylaxe dringend anzuraten. Ein Kissen unter der Ferse beugt einer Kniekontraktur im Liegen vor, wenn die Scherkräfte für die Fraktur tolerierbar sind.

Dynamische Schienen mit Federrückstellkräften – oder auch nur ein elastisches Band von der Fußspitze bis zum Unterschenkel reichend – sind ebenfalls zur Therapie oder Prophylaxe der Kontrakturen geeignet.

Das Vorwärts- und Rückwärtslaufen auf dem Laufband trainiert die Fußmuskeln, eine erhöhte Steigung forciert die Dorsalextension (10). Eine Kräftigung der Fußhebermuskeln kann durch Rad fahren mit Pedalbügeln, auf dem Nordic-Skilanglauftrainingsgerät oder auch auf dem Ruderergometer mit verstärkter Zugphase erreicht werden. Dabei muss darauf geachtet werden, dass die verletzten Muskeln und Weichteile kein Kompartmentsyndrom entwickeln.

Ein Aquatraining ist wegen der Schanz-Schrauben leider nicht möglich.

■ Komplikationen während einer Fixateur-externe-Behandlung

Eiterung und Lockerung der Schrauben sind die häufigsten Komplikationen. Die Entfernung des Fixateurs und ggf. die antibiotische Behandlung sind die Folge (20).

Frakturen der distalen Tibia

Das Behandlungsergebnis hängt von der Qualität der Rekonstruktion des Sprunggelenkes und von der Erholung des Weichteilgewebes ab (15). Komplexere Frakturen erfordern immer ein operatives Vorgehen. Die Wahl des Implantates wird durch die Weichteilverhältnisse und durch die Erfahrung des Operateurs beeinflusst.

Bei kritischen Weichteilverhältnissen ist es ratsam, mehrere operative Schritte vorzunehmen. Zunächst kann die Fraktur mit einem Fixateur externe, einem halbkreisförmigen Fixateur oder K-Drähten bzw. Schrauben temporär plus Fixateur stabilisiert werden, wobei – wenn möglich – die Fibula rekonstruiert und verplattet werden sollte, um zumindest einen stabilen Stützpfeiler zu bilden. Einfache Brüche können innerhalb von 6–8 Stunden, offene Brüche nach Wundreinigung einen Tag später, alle anderen Frakturen am günstigsten jedoch erst nach 7–10 Tagen, nachdem der Knöchel abgeschwollen und die Operation in Ruhe geplant worden ist, operiert werden.

Nachbehandlung

Postoperativ wird eine Unterschenkelschiene mit 90° Fußstellung zum Unterschenkel angelegt, um einen Spitzfuß zu vermeiden. Das Bein wird hoch gelagert, die Physiotherapie beginnt am Tag, nachdem die Drainagen entfernt wurden. Nach 5–7 Tagen wird das Gehen an Unterarmgehstützen mit einer Teilbelastung von 10–15 kp erlaubt, je nach operativer Fixation. Ein abnehmbarer entlastender Gehapparat (bzw. Allgöwer-Entlastungsschiene) wird nach Rückgang der Schwellung, etwa nach 2–3 Wochen, für insgesamt 2–3 Monate angelegt. Die Vollbelastung wird in Abhängigkeit vom Röntgenbild und den klinischen Zeichen nach 8–12 Wochen begonnen. Eventuell kann sich die Knochenheilung auf 4–5 Monate verlängern, vor allem, wenn Knochenspäne angelagert werden müssen (15).

Komplikationen

Die meisten Komplikationen (10–35 %) entstehen aus Weichteilproblemen (Wunddehiszenz, Hautnekrose mit Infektionen). Dies kann schlimmstenfalls zu tiefen Infektionen führen, die sogar eine Arthrodese oder Amputation zur Folge haben können (15). Aber auch Implantatlockerungen bei zu früher Belastung, Pseudarthrosen, Fehlstellungen, Gelenkinkongruenzen mit späterer Arthrose können auftreten.

Allgemeine Hinweise zur aktiven Rehabilitation von Tibiafrakturen

Gelegentlich heilt der Knochen nicht, trotz optimaler Operation und Nachbehandlung. Dann ist eine Dynamisierung von verriegelten Nägeln, ein operativer Verfahrenswechsel, eine Infektsanierung oder eine Anlagerung von Knochenspänen notwendig. Derartige Therapien dauern manchmal länger als ein halbes Jahr. Wird zeitweise die Rehabilitation vernachlässigt, dann bleiben schnell ein Spitzfuß, ein Streckdefizit im Knie, deutliche Muskelatrophien und schwere Degenerationserscheinungen des Knorpels und gelenknahen Knochens zurück.

Gerade zur Spitzfußprophylaxe muss vor allem nachts eine Unterschenkelschiene oder sogar ein Gips in Neutralstellung des Fußes angewendet werden. Der Patient muss außerdem angeleitet werden, eine regelmäßige Dehnung des Sprunggelenkes mit einem Theraband selbstständig durchzuführen.

Das Muskelaufbautraining zur Verminderung einer ausgeprägten Muskelatrophie ist schon bei geringer Belastbarkeit möglich durch (s. T 6.7):

- ein intensives Training der Oberschenkelmuskulatur in der offenen Kette,
- Elektrostimulation (s. Kap. 7) und isometrische Anspannung der Unterschenkelmuskulatur,
- Muskeltraining der Fußbinnen- und Zehenmuskulatur.

Frakturen des oberen Sprunggelenkes

Das Sprunggelenk wird entweder durch ein direktes Trauma oder viel häufiger durch indirekte Rotations- bzw. Translationseinwirkungen und axiale Kräfte geschädigt. Dadurch entsteht meistens eine Subluxation oder eine Dislokation des Talus. Stabile unverschobene Sprunggelenkfrakturen können konservativ behandelt werden. Die beste Therapie bei den instabilen oder verschobenen Frakturen ist eine operative Reposition und Stabilisierung (5).

Die Stabilität des oberen Sprunggelenkes wird gebildet durch:
- die 3 Knochen Tibia, Fibula und Talus,
- die Bänder zwischen Fibula und Tibia (vordere und hintere Syndesmose, kranial davon durch die Membrana interossea),
- die 3 Bänder des Außenknöchels (Ligg. talofibulare anterius, calcaneofibulare und talofibulare posterius),
- die Bänder des Innenknöchels (oberflächliche und tiefe Schicht).

Bestimmte Krafteinwirkungen auf das Sprunggelenk führen zu typischen Verletzungsmustern, bei denen sowohl die Knochen wie auch die Bänder nach einem immer wiederkehrenden Muster verletzt werden. Dies ist eine wichtige Grundregel, weil gerade die Verletzung der Bänder auf Röntgenaufnahmen nicht diagnostiziert werden kann.

Diagnostik von Sprunggelenkfrakturen

Sinnvoll ist neben der klinischen Untersuchung die Röntgendiagnostik im AP-Strahl, im AP-Strahl mit 20° Innenrotation (Beurteilung der Syndesmose) und die seitliche Aufnahme. Die Sprunggelenkfrakturen werden unterteilt in (5):
- **Typ A** (Fraktur unterhalb der Syndesmose),
- **Typ B** (Fraktur in Höhe der Syndesmose),
- **Typ C** (Fraktur oberhalb der Syndesmose).

Operative Therapie von Sprunggelenkfrakturen

Lediglich die isolierten Fibulafrakturen Typ A und B können konservativ behandelt werden, wenn an der Medialseite keine Bandruptur oder Sprunggelenkfraktur vorliegt. Neben den knöchernen Verletzungen am Außen- oder Innenknöchel muss ein besonderes Augenmerk auf die bandartige Verbindung zwischen Tibia und Fibula gelegt werden. Je höher die Frakturlinie an der Fibula, umso größer ist die Schädigung der Syndesmosen, und umso instabiler ist die Knöchelgabel, so dass eine offene Reposition und operative Fixierung notwendig wird. Schon eine seitliche Versetzung des Talus in der Knöchelgabel um 1 mm reduziert die Kontaktfläche des Knöchels um 42 % (2). Bei nicht exakter Wiederherstellung wäre damit eine frühe Arthrose oder sogar eine Talusnekrose vorprogrammiert.

Sprunggelenkfraktur unterhalb der Syndesmose (Typ A)

Wenn der Fuß in Supinationsstellung umknickt und zusätzlich eine Adduktionskraft auf den Fuß einwirkt, tritt eine starke Zugwirkung auf den Außenknöchel auf. Daraus resultiert eine fibulare Bandruptur oder eine quere Abrissfraktur des Außenknöchels, bei weiter einwirkender Kraft kann der Talus eine Abscherfraktur des Innenknöchels bewirken.

Eine Außenknöchelfraktur kann mit einer Platte oder einer Zuggurtung stabilisiert werden. Die fibularen Bänder können genäht werden, was aber nur bei bleibender Instabilität notwendig ist. Die Gelenkfläche soll inspiziert werden und die Medialseite und der mediale Knöchel überprüft und – wenn frakturiert – operativ stabilisiert werden.

Sprunggelenkfraktur in Höhe der Syndesmose (Typ B)

Diese Verletzung tritt meist bei axialer Belastung des supinierten Fußes auf. Entsprechend der schrägen Gelenkachse des Talus führt die Inversion des Fußes zu einer Außenrotation des Talus. Die Fibula erleidet dabei eine Schrägfraktur, zusätzlich entsteht meist eine Verletzung der hinteren Syndesmose oder eine Fraktur der hinteren Tibiakante (Volkmann-Dreieck). Zuletzt reißen die Bänder am Innenknöchel oder der Innenknöchel frakturiert quer.

Der Außenknöchel wird mit Schrauben und einer Platte fixiert. Innenknöchelfrakturen und ein Volkmann-Dreieck müssen ebenfalls operativ verschraubt bzw. fixiert werden.

Sprunggelenkfraktur oberhalb der Syndesmose (Typ C)

Eine 3. Verletzungsart tritt auf, wenn der Fuß proniert ist und die medialen Strukturen unter Spannung sind. Wirkt in diesem Fall eine außenrotierende Kraft ein, reißen die Innenbänder – oder eine Abrissfraktur des Innenknöchels stellt sich ein. Dadurch wird der Talus instabil und rotiert nach außen, wodurch die Fibula abgeschert wird. Dabei reißen die vordere Syndesmose und die Membrana interossea. Zuletzt wird die hintere Syndesmose rupturiert und die Fibula bricht oberhalb der Syndesmosenregion.

Die Fibulafraktur muss akkurat stabilisiert werden, ihre Wiederherstellung ist der Schlüssel zur weiteren Stabilisierung. Ein Volkmann-Dreieck sollte operativ refixiert werden, wenn es mehr als 25 % der Gelenkfläche betrifft, oder wenn der Talus subluxiert. Auf der Medialseite des Sprunggelenkes muss eine Innenknöchelfraktur überprüft und fixiert werden. Anschließend muss die Stabilität der Syndesmose geprüft werden, um zu erkennen, ob eine Stellschraube und/oder Naht der Syndesmose notwendig ist.

Komplikationen nach operativer Therapie von Sprunggelenkfrakturen

Sprunggelenkfrakturen können innerhalb weniger Stunden dramatisch anschwellen. Dann sollte eine Operation um 4–6 Tage verzögert werden (5). Eine spätere Sprunggelenkarthrose ist wahrscheinlich, wenn es nicht gelingt, die Anatomie der Knöchelgabel einschließlich der exakten Länge und Rotation der Fibula exakt wiederherzustellen.

Postoperative Therapie bei Sprunggelenkfrakturen

Der operierte Unterschenkel wird auf einer dorsalen Unterschenkelschiene ruhig gestellt. Die frühe Übung der Zehenbewegung ist sinnvoll. Nach 1–2 Tagen darf die passive oder unterstützte Bewegung des Knöchels erfolgen, wenn die Wundverhältnisse dies zulassen. Der Operateur entscheidet, ob die freie Beweglichkeit des Sprunggelenkes erlaubt ist oder wie lange eine Schiene oder ein Gips getragen werden muss (5). Aber auch die Erfolge mit einer funktionellen Ruhigstellung in einem Arthrodesenstiefel sind bei Sprunggelenkfrakturen Typ B und C sehr gut (1). Der große Vorteil dieser Methode ist die Möglichkeit, den Schuh zur Übungsbehandlung abnehmen zu können. Wenn eine Syndesmosenschraube verwendet wurde, sollte eine Belastung des Beines für 6–8 Wochen vermieden werden, weil sie sonst brechen könnte (1, 5).

■ Aktive Therapie nach Osteosynthese einer bimalleolären oder trimalleolären Fraktur des Sprunggelenkes

Nach der Heilung einer Fraktur ist das vorrangige Ziel das Erreichen einer guten Beweglichkeit, vor allem auch die ausreichende Dorsalextension des Fußes, damit Treppen steigen und Bergauf gehen möglich werden (9). Für Sportler und Tänzer muss auch die Plantarflexion wieder optimal erreicht werden.

Die Bewegungen des Fußes bzw. der Zehen kontrollieren 32 Muskeln, davon 13 extrinsische und 19 intrinsische. Die Balance zwischen diesen Muskeln ist nicht nur für sportliche Leistungen, sondern auch zur Verletzungsprophylaxe sinnvoll. Beispielsweise führt ein Überwiegen der Muskeln, welche die Inversion bewirken, zu einem erhöhten Risiko für Umknicktraumen und Zerrungen im Knöchelbereich (9).

Der Therapieplan für die ersten 6 Wochen ist davon abhängig, ob:
- die Osteosynthese stabil ist,
- die Mitarbeit des Patienten gewährleistet ist (2).

Nachbehandlung bei einer stabilen Osteosynthese des Sprunggelenkes eines verständigen Patienten (2):
- dorsale Schiene in Neutral-0-Stellung und Hochlagerung des Fußes für 2–3 Tage,
- nach Abschwellung Steigbügelgips,
- völlige Entlastung mit zwei Gehstützen.

Nach 2–3 Wochen: Wenn die Wundheilung unauffällig, die Osteosynthese stabil und die Mitarbeit des Patienten gut sind, dann kann ein abnehmbarer Gips angelegt und Bodenkontakt bis 6 Wochen – bei sehr stabiler Osteosynthese auch die Teilbelastung mit zwei Unterarmgehstützen ab der 4. Woche – erlaubt werden. Vorsichtige Plantarflexion, Dorsalextension, Anheben des Beines, Kräftigung des M. quadriceps und der ischiokruralen Muskulatur dürfen aktiv geübt werden. Vorsichtige Eigendehnungen mit dem Handtuch werden begonnen (s. T 6.7, T 9.6 u. T 9.7). Intensives Aquajogging ohne Schiene ist erlaubt.

Ab der 6. Woche: Ein abnehmbarer Gehgips wird für weitere 2 Wochen angelegt und die Belastung soweit erlaubt, wie es vom Patienten toleriert wird. Bei einer Syndesmosenschraube sollte vor zunehmender Belastung Rücksprache mit dem Operateur über den Zeitpunkt der Entfernung der Schraube erfolgen. Bei schweren Knorpelschäden ist eine längere Entlastung anzuraten.

Der Gips soll 4- bis 5-mal am Tag abgenommen werden und folgendes Therapieprogramm sich anschließen:
- isometrische Kräftigungsübungen der Dorsal-/Plantar-/Inversion-/Eversionsbewegung,
- Kräftigungsübungen mit dem Theraband mit steigender Intensität (s. 👁 6.14),
- Kräftigungsübungen in der geschlossenen Kette wie Treppensteigen, Kniebeugen an der Wand, Leg Press u. a. (s. 👁 6.6),
- intensives Fahrrad fahren,
- Koordinationsübungen auf dem Therapiekreisel, Schaukelbrett, Trampolin usw. (s. 👁 6.16),
- Stretching-Übungen der Plantarflexion, Peroneus- und Achillessehnendehnung (s. 👁 9.19 u. 🆃 9.6).

Anschließend ist das Tragen einer Sprunggelenkorthese sinnvoll. Mit dem Patienten wird das häusliche Übungsprogramm eingeübt.

Nachbehandlung einer instabilen Osteosynthese eines unverständigen Patienten (2): Die Behandlung gleicht in vielen Bereichen den zuvor angegebenen Richtlinien, allerdings wird in der 2. Woche nach der Operation ein gut gepolsterter Unterschenkelgips angelegt, der für 6–7 Wochen ohne Belastung getragen werden sollte. In dieser Zeit müssen Bewegungsübungen für Knie und Hüfte sowie isometrische Kräftigungsübungen für die Beinmuskulatur durchgeführt werden.

Kalkaneusfrakturen

Fersenbeinfrakturen entstehen durch Hochgeschwindigkeitstraumen (Sturz aus großer Höhe). Zur genauen Diagnostik sind CT-Bilder erforderlich. Bei der operativen Rekonstruktion sind die mögliche Gelenkbeteiligung der Fraktur und die mediale Wandstruktur der Ferse hinsichtlich der Länge, Höhe, Breite und Varus-/Valgus-Fehlstellung zu beachten. Starke Bänder fixieren das Sustentaculum tali, so dass es bei Frakturen häufig in normaler Position zu finden ist. Daher ist das Sustentaculum tali der Schlüssel zur Reposition und zur stabilen inneren Fixation verschobener intraartikulärer Fersenbeinfrakturen (4). Wenn verschobene Fersenbeinfrakturen nicht reponiert werden, tritt eine entscheidende Veränderung in der Traglinie des Unterschenkels auf.

Der operativen Stabilisierung mit Schrauben oder einer Platte gehen die genau Analyse der Frakturlinien und die Reposition der Fragmente voraus.

Nachbehandlung

Die Wundheilung ist der entscheidende Faktor. Das Bein muss in den ersten 5–7 Tagen hoch gelagert werden. Eine abnehmbare Plastikschiene mit 90° Fußstellung ist sinnvoll. Bei guten Wundverhältnissen kann nach 1–2 Tagen mit der vorsichtigen Gelenkmobilisierung begonnen werden. Die weitere Behandlung erfolgt bei völliger Entlastung des Beines (mit oder ohne Gips). Nach 4–6 Wochen kann in Abhängigkeit vom klinischen und radiologischen Befund die Belastung begonnen werden (4).

Von besonderer Bedeutung für die Verminderung der Muskelatrophie ist ein gezieltes Muskeltraining. Bei intaktem oberen Sprunggelenk kann im Allgemeinen bald mit einem intensiven Training der Fuß- und Zehenhebermuskeln (Dorsalextension, Inversion, Eversion des Fußes) begonnen werden. Der Muskelzug des M. gastrocnemius darf dagegen nur dosiert angespannt werden, um das Operationsergebnis nicht zu gefährden. Dennoch kann zumindest der proximale Anteil dieses Muskels durch Kniebeugung und Streckung in der offenen Kette dosiert trainiert werden.

Schuhzurichtung

Eine Weichbettung der Ferse ist bei Kalkaneusfrakturen häufig sinnvoll. Ein Rückfußentlastungsschuh mit freier Ferse ist nur dann angebracht, wenn die Ferse keinen Bodenkontakt haben darf. Beim Gehen mit diesem Schuh wird aber die Achillessehne angespannt, so dass eine Zugwirkung auf die Fraktur auftreten kann.

Komplikationen

Die häufigsten Probleme bei Fersenbeinfrakturen sind Wundnekrosen und nachfolgende Infektionen. Außerdem ist es mitunter schwierig, alle Fragmente exakt zu reponieren, so dass Pseudarthrosen auftreten können. Bei schweren Knorpelschäden ist eine Arthrose im unteren Sprunggelenk zu erwarten.

Talusfrakturen

Talusfrakturen sind nicht häufig, aber oft mit ungünstigen Folgeerscheinungen behaftet, wenn sie als Vertikal- oder Talushalsfrakturen auftreten. Entweder tritt ein Pseudarthrose oder eine Talusnekrose auf (4). Die klassische Talusnekrose zeigt sich innerhalb des 1. Jahres, im Durchschnitt 3–4 Monate nach einem Trauma.

Bei der operativen Therapie muss versucht werden, die Fragmente mit Schrauben fest zu fixieren, ohne die Durchblutung des Talus weiter zu zerstören. Die Nachbehandlung besteht zunächst in einer Schiene und in frühen Bewegungen, falls das Sprunggelenk stabil ist. Andernfalls wird ein Unterschenkelgips für 6–12 Wochen angelegt (4). Wie früh belastet werden darf, hängt von der Stabilität und Heilungstendenz der Fraktur ab.

Abscherungen eines Knorpel-/Knochenstückes am Talus sind jedoch – gerade bei Umknickverletzungen – nicht selten, werden aber häufig übersehen. Je nach Verletzungsart können Kompressionsfrakturen, Teilabscherung, Abscherung oder Dislokation eines osteochondralen Fragmentes vorliegen (11).

Die Behandlung erfolgt nach dem Stadium der Läsion. Für die Kompressionsfrakturen oder die Teilabscherung ist eine konservative Therapie mit 6 Wochen Unterschenkelgips ausreichend. Abscherungen und Dislokationen sollten operativ refixiert werden.

Bei der Immobilisation im Gips können Elektroden für die Elektrostimulation der Muskulatur auf die Haut angebracht werden, um ein isometrisches Muskeltraining zu beginnen. Leider führt jede Muskelanspannung des Fußes zu einer Kompressionsbelastung auf den Talus, so dass das Training der Fußmuskulatur nur sehr dosiert erfolgen darf. Nach der Immobilisation sollten Übungen auf der Motorschiene, analgesierende Ströme, Ultraschall, Muskelaufbau- und Flexibilitätstraining angewendet werden.

Bandverletzungen des oberen Sprunggelenkes

Das obere Sprunggelenk ist in Vereinfachung ein Scharniergelenk, das stabilisiert wird:
- durch die knöcherne Gabel,
- durch einen passiven Bandapparat,
- dynamisch durch die Sehnen.

Wie schon zuvor beschrieben, besteht der laterale Bandkomplex des oberen Sprunggelenkes (OSG) aus dem Lig. talofibulare anterius (LTA), dem Lig. calcaneofibulare (LCF) und dem Lig. talofibulare posterius (LTP). Weil die meisten Bandverletzungen des OSG in Plantarflexion erfolgen, ist das LTA am häufigsten geschädigt. Bei stärkeren Umknicktraumen im Supinationssinn ist auch das LCF, in schweren Fällen zusätzlich das LTF betroffen. Bei fibularer Bandverletzung tritt eine Instabilität des Talus auf, die sich in der Frontalebene als Varuskippung, in der Sagittalebene als Schubladeneffekt und in der Transversalebene als abnorme Innenrotation darstellt. Die Bandspannung am Innen- und Außenknöchel ändert sich bei Plantarflexion und Dorsalextension des Fußes. Es wäre daher bei der Ruhigstellung sinnvoll, auch diese Bewegungen einzuschränken (3).

Bei der klinischen Untersuchung lässt sich durch die Prüfung der Schublade im OSG ein Schaden des LTA feststellen, durch Testung der seitlichen Aufklappbarkeit eine Schädigung des LCF. Dies kann auch röntgenologisch durch gehaltene Aufnahmen dokumentiert werden, wobei hier viele Fehlermöglichkeiten in der Diagnostik bestehen.

Grundsätzlich ist nach einem Supinationstrauma bei jeder erstmalig aufgetretenen Schwellung am Außenknöchel von einer Ruptur mindestens eines der 3 Bänder auszugehen, wenn Frakturen oder andere Verletzungen (Peroneussehnenluxation u.a.) ausgeschlossen wurden.

Ein *so genannter* Kapselriss, der bei Sportlern häufig nach einem Umknicktrauma festgestellt wird, kann bei intaktem Sprunggelenk ohne Bandruptur nicht eintreten, da die Kapsel viel elastischer ist als ein festes Band. Es handelt sich also bei der Erstverletzung immer um eine Bandruptur. Besteht allerdings nach einer länger zurückliegenden Verletzung eine narbige Verwachsung von Band und Kapsel, insbesondere wenn ein oder mehrere Außenknöchelbänder nicht in der ursprünglichen Form fest verheilt sind, dann reißt die Kapselnarbe oft schon bei geringerer äußerer Krafteinwirkung. Die Folge kann ein zunehmend instabiles OSG sein, bei dem schon bei geringen Anlässen (Gehen auf unebenem Boden) wiederkehrende Verletzungen auftreten. Daher ist es besonders wichtig, ein primär gerissenes Band so zu therapieren, dass eine feste und anatomische Bandheilung eintritt.

Therapie

In vielen Studien konnte gezeigt werden, dass eine frühfunktionelle Behandlung mit einer nur teilweisen oder unvollständigen Ruhigstellung des Sprunggelenkes mittels Bandage oder Tapeverband genauso gute – oder teilweise bessere – Ergebnisse zeigte wie eine Ruhigstellung im Gipsverband (6). Die Schwellneigung, der Schmerz, die objektive und subjektive Instabilität waren in beiden Behandlungsgruppen gleich. Die Patientenzufriedenheit und die Rückkehr zur sportlichen Aktivität waren sogar bei der frühfunktionellen Therapie besser.

Auch in anderen Untersuchungen zeigten verschiedene Sprunggelenkorthesen, ein Stabilitätsschuh und ein Tapeverband unter kontrollierten Supinationsbewegungen eine deutliche Reduzierung des Supinationswinkels. Am besten schränkte die Aircast-Schiene die Supinationsbewegung ein. Allerdings war hierbei (wie auch bei der Caligamed-Schiene) eine hohe Muskelaktivität des M. peroneus longus festzustellen (12). Dies könnte dafür sprechen, dass vor allem eine *höhere Muskelaktivität* und *nicht die mechanische Stabilität* für das gute Ergebnis verantwortlich ist. Die mechanische Stabilität ist bei einigen Orthesen (Aircast etc.) *unzureichend*, wenn nicht gleichzeitig ein Schuh getragen wird, der über die Reibung mit der Orthese eine gewisse Sicherheit gegen das Umknicken gewährleistet.

In einer weiteren Studie ergab die Verwendung einer Aircast-Schiene bis zur 6. Woche (bei Teilbelastung in der 1. Woche) geringfügig bessere Behandlungsergebnisse als bei einer Gipsruhigstellung für 3 Wochen oder als bei der Kombination von Zinkleimverband und anschließendem Tapeverband (17). Allerdings weisen die Autoren darauf hin, dass die Ergebnisse nur in den ersten 6 Monaten geprüft wurden und auch nach der frühfunktionellen Therapie mit der Aircast-Schiene **erneute Rupturen** bei unbedeutenden Traumen auftreten. Es zeigte sich eine deutliche mechanische Lockerungsrate nach primär funktioneller Behandlung mit der Aircast-Schiene (19). Trotz der positiven Studien (7) gewährleisten einige Sprunggelenkorthesen also keine wirkliche mechanische Stabilität (s. a. T 15.1). Eine Bandheilung ist in anatomisch exakter Länge durch eine **frühfunktionelle Behandlung** nicht möglich, da eine komplette Ruhigstellung der Bandnarbe nicht gewährleistet ist. Folglich ist am Sprunggelenk, genau wie am Knie, damit zu rechnen, dass die Bandnarbe bei inkompletter Immobilisation elongiert ist und dass damit eine gewisse Bandinsuffizienz zurückbleibt. Allerdings stört dies beim Sprunggelenk bei normaler Belastung weniger, da die Knöchelgabel schon per se eine hohe Stabilität gewährleistet und ein erneutes Umknicktrauma nur eintritt, wenn auch die Muskulatur versagt. Dennoch sind erneute Umknickverletzungen möglich, diese haben dann im Allgemeinen meist geringere äußere Kräfte (unebener Boden, Bordsteinkante) als Ursache im Vergleich zum ersten, schweren Umknicktrauma. Viele Sportler berichten über immer **wiederkehrende** Umknicktraumen des OSG, und bei einigen Sportarten (Basketball, Volleyball, Handball) ist eine Sprunggelenkarthrose die Quittung für die Bandinsuffizienz. Die chronische fibulare Instabilität gilt als präarthrotischer Faktor (8).

Deshalb ist zumindest beim ersten Umknicktrauma die Ruhigstellung in einem Gips oder einer Schiene – wie bei den Bandverletzungen der anderen Gelenke auch – anzustreben. Die Therapie mit einem Unterschenkelgips in betonter Pronations-Eversions-Stellung brachte in einer randomisierten Studie gleichartige Ergebnisse wie bei operativ behandelten Patienten. Gleich gute Ergebnisse zeigte eine **stabile Plastikorthese** mit hohen Stabilisierungskriterien (MHH-Schiene) (22).

Beim **Adimed-Stiefel** bestehen Gefahrenmomente beim Ein- und Aussteigen. Dabei sind unkontrollierte Plantarbewegungen möglich, welche zur Schädigung der Bandnarbe führen können. Für die Nachtzeit ist eine zusätzliche Stabilisierung notwendig (3). Manche Orthesen sind zu kurz, andere zu ungenau in der Passform, um eine stabilisierende Wirkung zu entfalten.

In den *ersten Tagen* ist für die Abschwellung – sowohl nach einer operativen Bandnaht wie bei einer konservativen Therapie – eine dorsale Unterschenkelschiene sinnvoll. Sobald die Schwellung rückläufig ist kann ein Gehgips, Gehstiefel oder eine Winkelschiene angelegt werden, der/die in den ersten 2 Wochen möglichst gar nicht entfernt wird. Hat der Patient Einsicht und zeigt er gute Mitarbeit, darf er zur Körperpflege die Fixierung kurz abnehmen, dabei soll der Fuß dann ständig in 0°-Position mit leichter Eversion gehalten werden.

Eine falsche Bewegung, die wegen der rupturierten Nervenfasern oft auch gar nicht schmerzt, führt zu einem Auseinanderziehen der frischen Narbenstrukturen. Daher sollte man den Fuß in der Zeit der Pflege mit einem Tapestreifen in 0°-Stellung mit leichter Eversion sichern.

Gleichzeitig steht in den ersten Tagen die Bekämpfung der Schwellung und Schmerzen im Vordergrund. Hochlagerung, eventuell Kompression durch eine Bandage und regelmäßige Kühlung (zunächst jede Stunde etwa 20 min) reduzieren die Schwellung, welche die Heilung verzögern könnte (2).

Eine Entlastung mit zwei Gehstützen (und medikamentöse Thromboseprophylaxe für diese Zeit) ist anzuraten, bis ein schmerzloses Auftreten möglich ist.

Die stabile Fixierung wird, je nach Schwere der Ruptur, für insgesamt 3–6 Wochen getragen. Danach erfolgt die weitere Stabilisierung mit einer sicher wirkenden Bandage, welche die Dorsalextension/Plantarflexion zulässt, aber die Supination ausschließt. Eine vorsichtige Supinationsbewegung sollte frühestens nach 2 Monaten erlaubt werden.

Aktive Übungen bei der Außenbandruptur des oberen Sprunggelenkes

Die aktiven Übungen sollten vor allem die Peronealmuskeln und die Fußheber trainieren, da diese der Inversion und Plantarflexion entgegen wirken.

In den ersten 2 Wochen (die Schiene oder der Gips wird bei den Übungen getragen):
- isometrische Kräftigung in 0°-Position des OSG gegen ein Objekt oder gegen manuellen Widerstand,
- aktive Dorsalextension, Eversion des Fußes um wenige Grad,
- intensives Zehenheben und Senken, auch gegen Widerstand (Theraband),
- Kräftigung der gesamten Beinmuskulatur in der offenen Kette.

Nach 2 Wochen:
- Fahrrad fahren mit Schiene, Orthese oder Gips ist früh auf einem Ergometer möglich,
- Dorsalextension, Eversion als exzentrische und konzentrische Widerstandsübungen mit dem Theraband (s. ◉ **6.21**, K 30),
- intensives Aquatraining mit Schiene oder Tapeverband: Aquajogging, Beinheben (evtl. mit Flossen, um die Peronealmuskeln zu trainieren).

Nach 4 Wochen zusätzlich:
- dosierte Plantarflexion/Dorsalextension unter therapeutischer Führung, ohne vordere Schublade, Adduktion oder Inversion des Fußes,
- Zehenstand, Stufen steigen, Balance-Board, Schaukelbrett etc. (s. ◉ **6.21**, K 28–29),
- Übungen in der geschlossenen Kette auf Kraftmaschinen mit geführter Bewegung (Leg Press u. a.).

Nach 6 Wochen:
- Balancieren auf einem Bein, Mini-Trampolin,
- isokinetisches Training der Eversion, Plantarflexion/Dorsalextension,
- Seil springen (zunächst nur beidbeinig),
- Seitsprünge (zunächst beidbeinig),
- Laufen auf ebenem Grund.

Natürlich darf man, wie bei den Verletzungen der anderen Körperabschnitte, nicht das Training des anderen Beines und des ganzen Körpers vergessen.

Wenn die volle muskuläre Kontrolle erreicht wurde und keine Schmerzen oder Schwellung im OSG mehr auftreten, kann mit der vollen körperlichen Belastung begonnen werden.

Bei rezidivierenden Umknicktraumen, die nach schlecht verheilten Bandrupturen häufig sind, ist es zwar ebenfalls sinnvoll, das geschwollene OSG in einer Winkelschiene ruhig zu stellen, erfahrungsgemäß wird aber die schon vorher ausgeleierte Narbenplatte wieder in der unzureichenden Stabilität verheilen. Daher rückt bei diesen Schäden die Prophylaxe mehr in den Vordergrund. Die Therapie kann sich hier auf die frühfunktionelle Behandlung konzentrieren. Als Prophylaxe vor einem weiteren Umknicktrauma bewährten sich hohe Schuhe, Tapeverbände oder das intensive Muskeltraining der Peroneusgruppe (17).

Bandagen, stabilisierende Verbände und Sprunggelenkorthesen

Ein prophylaktischer Tapeverband, kombiniert mit einem hohen Sportschuh, reduziert bei instabilen Sprunggelenken die Gefahr eines erneuten Umknicktraumas. Allerdings lässt die stützende Wirkung des Tapeverbandes bald nach, nicht selten sogar schon wenige Minuten nach Beginn der körperlichen Aktivität (**T 15.1**). Die Verbindung einer Sprunggelenksorthese mit dem Schuh gewährleistet große Sicherheit gegen das Umknicken (s. ◉ **15.1**).

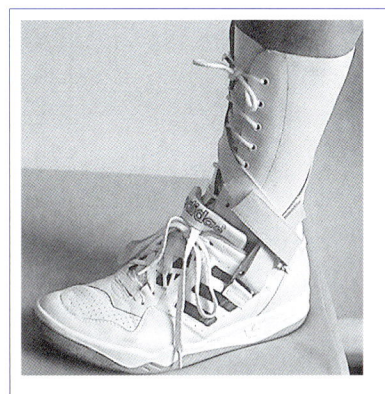

◉ **15.1** Eine prophylaktische Bandage für die Sportausübung, welche das Umknicken im Supinationssinn verhindert, aber alle anderen Bewegungen des Sprunggelenkes (Dorsalextension, Plantarflexion, Pronation) freilässt. Zwei Außenzügel, welche den Verlauf der Ligg. talofibulare anterius und calcaneofibulare imitieren, verbinden den Schuh mit einer Knöchelmanschette (13). Die Zügel umschließen diese Manschette spiralförmig wie ein guter Tapeverband. Damit wird der Schuh – und somit der Fuß – vor dem Umknicken geschützt.

T 15.1 Therapiemittel bei der frischen Erstverletzung der Außenbänder des OSG

	Frühe Therapie, primäre Ruptur	Folgetherapie, primäre Ruptur	Verletzungsprophylaxe stabiles OSG	Verletzungsprophylaxe instabiles OSG
Gipsschiene	+	0	0	0
Therapieschuh	++	+	0	0
Winkelschiene aus Plastik (MHH, Caliga u. a.)	++	+	0	0
Hochschaftiger Schuh	0	+**	+	+
Schnürbandage (Mikros u. a.)	0	+	++	++
Tapeverband	0	0	+	(+)
Aircast (und ähnliche)	0	0	+*	(+)*
Elastische Bandagen	0	0	0	0

Die stabilisierende Wirkung ist mit ++ = sehr gut, + = gut, (+) = mäßig, 0 = wirkungslos angegeben.
Zusätzlich ist die Wirkung der Hilfsmittel zur Prophylaxe bei ausgeheilten und unverletzten Sprunggelenken dargestellt.
Bezeichnungen:
  * nur in Verbindung mit einem hochschaftigen Schuh wirksam
 ** in Kombination mit einer Orthese optimal

Achillessehne

Achillessehnenruptur

Die operative Behandlung einer frischen Achillessehnenruptur ist günstig, weil Rerupturen nur bei 2% der Patienten auftreten. Nach konservativer Therapie liegt das Risiko einer erneuten Ruptur dagegen bei 30% (21). Allerdings ist auch die operative Komplikationsrate mit 11% relativ hoch.

Postoperativ sollte zunächst eine Gipsschiene für 8–10 Tage angelegt, anschließend ein stabiler Schuh (Seitenwandverstärkung) getragen werden, bei dem die Absatzerhöhung von 2 cm nach 4 und nach 6 Wochen sukzessive um je 1 cm reduziert wird. Der Patient trägt den Schuh Tag und Nacht für 6 Wochen, anschließend weitere 2 Wochen nur tagsüber.

Mit isometrischen Anspannungsübungen für die Muskeln kann sofort, nach 3 Wochen auch mit einem Fahrradergometertraining begonnen werden. Ab der 4. Woche kann mit dosiertem Krafttraining, ab der 6. Woche mit Übungen auf der Leg Press gestartet werden. Das Lauftraining darf ab der 10. Woche stattfinden. Eine Fersenerhöhung von 1 cm sollte für ½ Jahr verbindlich sein (21).

Die konservative Behandlung der frischen Achillessehnenruptur erfolgt in einem gleichartigen Spezialschuh, ausgestattet mit 3 cm Absatzerhöhung. Die weitere Nachbehandlung ist wie bei der Operation. Wichtig ist die sonographische Kontrolle des Heilungsverlaufes (18). Es zeigen sich in Hinblick auf die Heilungstendenz, die Komplikationsrate, die Kraftmessungen und subjektiven Beschwerden keine Unterschiede zwischen den operierten und konservativ behandelten Patienten (21).

Gerade in den ersten 3 Monaten sollte die Belastung der Achillessehne vorsichtig erfolgen, da sich eine Reruptur in mehr als 70% der Fälle in diesem Zeitraum ereignet (18). Bei der konservativen Behandlung ist neben der erhöhten Gefahr der Reruptur auch die Rate an unzureichend geheilten Sehnenrissen hoch (16).

Chronische Achillessehnenbeschwerden

Bei der Diagnostik chronischer Achillessehnenbeschwerden wird geprüft, ob nur das Sehnengleitgewebe, die Sehne selbst oder beide Strukturen betroffen sind. Eine Peritendinitis kann von einer Tendinitis durch folgenden Test geprüft werden: Bei der Dorsalextension/Plantarflexion des Fußes wandert der Schmerz bei Schädigung der *Sehne* auf und ab, bei Schädigung des *Sehnengleitgewebes* bleibt er an einer Stelle (2).

Die Ursachen der Reizung der Achillessehnen oder des Gleitgewebes sind vielfältig. Welcher Einfluss wirklich schädigend ist, bleibt aber letztlich doch insgesamt unklar. Unter anderem werden folgende negative Einflüsse diskutiert:
- Überbelastung: plötzliche Steigerung der Trainingsintensität, ungewohnte Sprung- und Spurtbelastungen, Bergauflaufen, exzentrisches Training der Wadenmuskulatur,

- statische Fehlstellungen: Beinverkürzung, verminderte Beweglichkeit des unteren Sprunggelenkes, Verkürzung des M. gastrocnemius,
- dynamische Fehlstellungen: Überpronation des Fußes beim Laufen,
- äußere Einwirkungen: harter Boden oder Tartanbelag, starre Schuhsohle bei Spikes (großer Hebelarm auf die Achillessehne),
- Veränderungen des Gewebes bei Gicht, Rheuma und anderen Krankheiten.

Therapie der Tendinitis

Änderung des Trainingsprogrammes:
- Stopp der körperlichen Belastung wie Berglaufen, Stepptraining, Spurt, Sprünge, Intervalltraining,
- deutliche Reduktion des Trainingsprogrammes – oder Trainingspause,
- Wechsel vom harten auf weichen Untergrund,
- Wechsel auf Sportarten wie Schwimmen, Aquajogging, Fahrrad fahren,
- intensives Stretchingprogramm für die Beine,
- Laufbandanalyse und Korrektur des Laufstils,
- Gewichtsabnahme bei Übergewicht (Achtung: Anstieg der Harnsäure).

Therapie:
- Iontophorese mit polarer, antiphlogistischer Salbe, am besten mehrmals täglich,
- Okklusivverbände mit antiphlogistischer Salbe, mehrmals täglich und nachts,
- eventuell Antiphlogistika oral,
- Eistherapie nach oder auch schon vor der Übungsbehandlung,
- Mikrowelle,
- eventuell Stäbchenmassage,
- **keine Steroidinjektionen!**
- **keine Röntgenbestrahlung!**

- Physiotherapie mit Dehnung der Fußgelenke, des Sprung- und des Kniegelenkes, Kräftigung der Fuß- und Unterschenkelmuskeln (vor allem M. plantaris und M. tibialis posterior) und Therapie von funktionellen Störungen (Blockierungen der Sakral-Fuge, Fibula, Wirbelsäule),
- Nachtschiene in Dorsalextension des Fußes,
- eventuell harnsäuresenkende Diät bei Gicht.

Therapie einer schweren Tendinitis der Achillessehne

- Ruhigstellung in einer Schiene, einem Gips oder Therapieschuh für 2–6 Wochen; die Ruhigstellung wird beendet, wenn die Sehne nicht mehr druckschmerzhaft ist,
- kompletter Trainingsstopp,
- Antiphlogistika,
- nach Beendigung der Ruhigstellung Therapieprogramm wie zuvor,
- beim Bestehen bleiben der Beschwerden evtl. Operation.

Schuhzurichtung bei Achillessehnenbeschwerden

- Absatzerhöhung von 1–2 cm,
- Schuh mit fest umfassender Fersenkappe zur guten Führung des Rückfußes,
- Einlagenkeil oder Orthese zur Korrektur der Kontaktpronation,
- breiter Absatz zur Vermeidung der Pronationsbewegung,
- flexible Schuhsohle im Mittel- und vor allem Vorfußbereich,
- eventuelle lokale Ausweitung der Fersenkappe bei Druckstellen am Ansatz der Sehne.

Erkrankungen und Verletzungen des Mittel- und Vorfußes

Bei den verschiedenen Verletzungen und Operationen des Mittel- und Vorfußes ist je nach Schädigung der Struktur eine Teilentlastung oder eine Einschränkung des Muskelzuges (z. B. bei der Abrissfraktur des M. peroneus brevis an der Basis des 5. Metatarsale) notwendig. Eine Teilentlastung kann ohne Gehstützen recht gut durch einen Vorfußentlastungsschuh realisiert werden.

In der frühen postoperativen Phase sind auch Hochlagerung, Kühlung und Ruhigstellung sinnvoll. Im weiteren Verlauf ist das Tragen von Kompressionsstrümpfen sinnvoll, um ein Ödem und damit die Behinderung der Blutzirkulation zu vermeiden (11). Die frühe vorsichtige Mobilisation durch passive Bewegungen und die Continuos Passive Motion auf der Motorschiene wird so bald wie möglich ergänzt durch aktive Bewegungen des Fußes. Wechselbäder können die Durchblutung fördern. Ein Aquatraining sollte baldmöglichst nach der Wundheilung erfolgen.

Die aktive Rehabilitation richtet sich nach den vorgegebenen Einschränkungen: Isometrische Anspannungen der Fußmuskeln, Greifübungen der Zehen, Elektrostimulation der Fuß- und Unterschenkelmuskulatur und ein intensives Training der Oberschenkelmuskeln in der offenen Kette sind Kräftigungsübungen, die schon bei Teilbelastung beginnen können.

Eine Kooperation mit dem orthopädischen Schuhmacher kann – je nach betroffener Fußregion – die

Heilung erleichtern und sichern. Bei Schäden im Großzehengrundgelenk können eine Versteifung der Vorfußsohle mit Abrollhilfe, bei Wundheilungsstörungen ein gut gepolsterter Schuh, bei Fersensporn oder Verletzungen der Fußsohle eine Einlage mit Weichbettung u. v. a. sehr hilfreich sein. Ein Vorfußentlastungsschuh (z. B. Heilbronner-Abrollschuh) ist zur Entlastung der Zehen sinnvoll: Bei voll belastetem Gehen wird eine 70 %ige Druckentlastung des Mittel- und Vorfußes erreicht. Indikationen: Zehenfrakturen oder Operationen, Weichteileingriffe des Vorfußes.

Einlagenversorgung bei Erkrankungen des Unterschenkels und Fußes

Die Aufgabe von Einlagen in Schuhen sind das Betten, Stützen und Korrigieren von Fußfehlformen oder Verletzungsfolgen.

Dafür stehen zur Verfügung die Einlagenelemente:
- Pelotte, Stufe,
- Aussparung,
- Backen und Laschen,
- Versteifung,
- Rolle,
- Defektausgleich (Zehenausgleich).

Mit Hilfe dieser Elemente können Gelenke ruhig gestellt oder zumindest in dem Bewegungsausmaß eingeschränkt, Teile des Fußes entlastet, das Quer- oder Längsgewölbe wieder hergestellt und Fehlstellung so kompensiert werden, dass eine Teilnahme an der aktiven Rehabilitation möglich ist.

Literatur

1. Biewener, A., S. Rammelt, F.-M. Teistler, R. Grass, H. Zwipp (2002): Funktionell ausgerichtete Nachbehandlung von Osteosynthesen des oberen Sprunggelenkes mit dem flexiblen Arthrodesenstiefel (Variostabil). Z Orthop 140: 334–338
2. Brotzmann, S. B., J. Brasel (1996): Foot and ankle rehabilitation. In: Brotzman, S. B.: Handbook of orthopaedic rehabilitation. Mosby-Year Book. Mosby, St. Louis: 193
3. Bruns, J. (1990): Die orthetische Stabilisierung des oberen Sprunggelenkes bei fibularer Bandruptur. Verbandtechnik 4: 9–13
4. Eastwood, D. M. (2000): Foot (calcaneus/talus/metatarsus): decision making. In: Rüedi, T. P., W. M. Murphy: AO Principles of fracture management. Thieme, Stuttgart
5. Hahn, D. M., C. L. Colton (2000): Malleolar fractures. In: Rüedi, T. P., W. M. Murphy: AO Principles of fracture management. Thieme, Stuttgart
6. Kerkhoffs, G. M. M. J., B. H. Rowe, W. J. J. Assendelft, K. D. Kelly, P. A. A. Struijs, C. N. van Dijk (2001): Immobilisation for acute ankle sprain. Arch Orthop Trauma Surg 121: 462–471
7. Klein, J., D. Rixen, T. Albring, T. Tiling (1991): Funktionelle versus Gipsbehandlung bei der frischen Außenbandruptur des oberen Sprunggelenkes. Unfallchirurg 94: 99–104
8. Klein, J., C. Schreckenberger, K. Röddecker, T. Tiling (1988): Operative oder konservative Behandlung der frischen Außenbandruptur am oberen Sprunggelenk. Unfallchirurg 91: 154–160
9. Konradsen, L., P. F. A. H. Renström (2001): Rehabilitation after ankle ligament injury. In: Puddu, G., A. Giombini, A. Selvanetti: Rehabilitation of sports inuries. Springer, Heidelberg
10. Russel, T. A., A. K. Palmieri (1996): Fractures of the lower extremity. In: Brotzman, S. B.: Handbook of orthopaedic rehabilitation. Mosby-Year Book. Mosby, St. Louis: 147
11. Scala, A. (2001): Rehabilitation of the foot following sports-related injuries and surgical treatment. In: Puddu, G., A. Giombini, A. Selvanetti: Rehabilitation of sports inuries. Springer, Heidelberg
12. Scheuffelen, C., A. Gollhofer, H. Lohrer (1993): Neuartige funktionelle Untersuchungen zum Stabilisierungsverhalten von Sprunggelenksorthesen. Sportverl Sportschad 7: 30–36
13. Schönle, C. (1991): Anmeldung einer Sprunggelenksorthese zum Patent. Patentamt München
14. Schroder, H. A., H. Christoffersen, T. Sorensen, S. Lindenquist (1986): Fractures of the shaft of the tibia treated with Hoffmann external fixation. Arch Orthop Trauma Surg 105: 28–30
15. Sommer, C., T. P. Rüedi (2000): Tibia: distal (pilon). In: Rüedi, T. P., W. M. Murphy: AO Principles of fracture management. Thieme, Stuttgart
16. Steinbrück, K. (1999): Achillessehnenruptur – operative Behandlung. In: Braun, A.: Praktische Orthopädie: Fuß, Erkrankungen und Verletzungen. Steinkopff, Darmstadt
17. Steininger, K., R. Eisele, R. E. Wodick (1987): Instabile Sprunggelenke im Sport (Untersuchung über Wertigkeit prophylaktischer Möglichkeiten zur Vermeidung des Supintionstraumas). In: H. Rieckert: Sportmedizin – Kursbestimmung. Springer, Heidelberg
18. Thermann, H. (1999): Achillessehnenruptur: Konservativ-funktionelle Behandlung. In: Braun, A.: Praktische Orthopädie: Fuß, Erkrankungen und Verletzungen. Steinkopff, Darmstadt
19. Wetz, B., R. Steffen, H. Reamy, R. P. Jakob (1987): Spätergebnisse nach konservativer Therapie fibulotalarer Bandläsionen mit Aircast-Schiene. Schweiz Zeitschr Sportmed 3: 115–118
20. White, R., G. M. Babikian (2000): Tibia: shaft. In: Rüedi, T. P., W. M. Murphy: AO Principles of fracture management. Thieme, Stuttgart
21. Zwipp, H., H. Thermann, N. Südkamp, H. Tscherne, H. Milbradt, P. Reimer, P. Heintz (1990): Ein innovatives Konzept zur primärfunktionellen Behandlung der Achillessehnenruptur. Sportverl Sportschad 4: 29–35
22. Zwipp, H., H. Tscherne, R. Hoffmann, H. Thermann (1988): Riß der Knöchelbänder: Operative oder konservative Behandlung. Dtsch Ärztebl 85: 2897–2902.

16 Organisation und Durchführung der Rehabilitation

Die individuelle Belastbarkeit begrenzt bei den Patienten den optimalen Trainingsreiz. Daher müssen die Belastbarkeit des Bewegungssystems (s. Kap. 3), das postoperative Leistungsniveau und die individuellen Risikofaktoren zu Beginn der Rehabilitation exakt diagnostiziert werden. Auch der Verlauf der Rehabilitation muss ärztlich überwacht werden, denn Komplikationen in der Rehabilitationsphase sind nicht selten.

Es muss betont werden, wie wichtig es ist, beim rehabilitativen Training Regenerationsphasen mit einzuplanen (3). Deshalb muss auch individuell auf die Tagesform des Patienten eingegangen werden (s. Kap. 3).

> Das Ziel einer effektiven Rehabilitation ist die schnellstmögliche Wiederherstellung der Funktions- und Leistungsfähigkeit eines Patienten, verbunden mit dem größtmöglichen Maß an Sicherheit.

Bewährt hat sich in der Rehabilitation ein **Behandlungsplan**, der:

- die Intensität nach der **individuellen Belastbarkeit** und der **Tagesform** des Patienten steuert,
- dem Patienten ermöglicht, in bestimmten Trainingsbereichen unter Aufsicht die erlernten Übungen als **Eigentraining** durchzuführen,
- eine **Kombination** von physikalischen Anwendungen wie Kühlung oder Wärmetherapie, Elektrotherapie u. a. mit den aktiven Anwendungen ermöglicht,
- zwischen den aktiven Anwendungen **Regenerationsphasen** in Ruheposition von mindestens einer Stunde einhält, evtl. kombiniert mit Hochlagerung der Beine zum Lymphabfluss, gezielten passiven Entspannungstherapien oder mit einer kontinuierlichen passiven Bewegung auf der Motorschiene,
- alle körperlichen und psychischen **Stressfaktoren reduziert**.

Die Zeitdauer einer Behandlungseinheit variiert je nach Belastbarkeit des Patienten. Sportler können ein einstündiges Trainingsprogramm problemlos durchlaufen, während bei älteren Menschen kürzere Therapieeinheiten von 10–20 min erfolgreicher sind (9). Diese kurzen Einheiten, mehrmals am Tag durchgeführt, machen mehrere Nahziele und Regenerationsphasen möglich.

Folgende konservative Behandlungen können dabei kombiniert werden:

1. **Kausale Therapieformen**, die vom anatomischen und physiologischen Standpunkt gezielte Wirkung entfalten (Krankengymnastik mit Dehnung, Bahnung; Kräftigung, Koordinationsschulung, gezielte Injektionen, Stromanwendungen zum Muskelaufbau bzw. zur Nervenregeneration, Extension, manuelle Therapie, etc.),
2. **Adjuvante Therapien**, die zur Unterstützung gleichzeitig oder in kurzem zeitlichen Abstand zu den kausalen Therapien angewendet werden können (Kälte-, Wärmeanwendungen, lokale Massagen, Bestrahlungen, analgetische Ströme und Iontophorese, Stabilisierung durch Ruhigstellung im Korsett, analgetische Medikamente, Quaddelungen etc.),
3. **Allgemeine Therapien**, die zu einer „Umstimmung des Stoffwechsels" führen (Bäder verschiedenster Art, Wasseranwendungen, Ganzkörpermassagen, Frühsport, allgemeine Gymnastik, Diät etc.).

Die konservativen Therapien werden als Kombinationen gleichzeitig, in kurzem zeitlichem Abstand oder mit längerer Pause angewendet. Die Wahl der Kombination richtet sich nach den aktuellen Erfordernissen. Das Geheimnis des Erfolges liegt in der richtigen Zusammensetzung der individuellen Therapiekombination (13). Die **Therapiekombination** scheint in der Tat das Behandlungsergebnis im Vergleich zur Spontanheilungsrate merkbar zu verbessern (1).

Die Möglichkeit zur gleichzeitigen Anwendung von Therapien sollte dabei durch eine räumliche Nähe der Therapiebereiche gewährleistet sein. Schmerzlinderung mit Kryo- oder Stromtherapie und sofort danach anschließender krankengymnastischer Behandlung, Extension im Schlingentisch mit simultaner Mikrowellentherapie und parenteraler Medikation, isometrische Übungsbehandlung im stabilisierenden Korsett, Phonophorese mit Lokalanästhetika und anschließende Dehnung – dies ist nur ein Teil der anwendbaren Kombinationsmöglichkeiten.

Das Rehateam

Das Rehateam besteht aus kompetenten Physio- und Ergotherapeuten, Masseuren, Pflegekräften, Ärzten, Orthopädiemechanikern, orthopädischen Schuhmachern, Psychologen und Sozialarbeitern. Das Rehateam gewährleistet neben einer effektiven Therapie auch die größtmögliche Sicherheit des Patienten.

Der Arzt steuert durch die Beurteilung der Heilungstendenz, durch Einschätzung der individuellen Belastbarkeit eines Patienten und durch Abklärung eventueller Komplikationen den Rehabilitationsverlauf. Dabei wird der Rehabilitationsplan in gemeinsamer Kooperation der Ärzte, Therapeuten und Pflegekräfte mindestens 2-mal pro Woche aufs Neue reguliert, wobei aktuelle Symptome, die klinischen Befunde und die weiteren medizinische Untersuchungsergebnisse berücksichtigt werden. Die Patientengespräche oder Visiten bilden die allgemeine Basis, von der – je nach Heilungstendenz und aktuellem Leistungsniveau – der weitere Rehabilitationsverlauf abhängt.

Zusätzlich werden wöchentliche **Fortbildungsveranstaltungen** und Patientendemonstrationen für das *komplette* Team durchgeführt. Dabei werden u. a. Kenntnisse vermittelt über:

- Ursachen, Verlauf und Therapie von Erkrankungen oder Verletzungen,
- spezielle Operationsverfahren,
- die biomechanischen Besonderheiten spezieller Osteosynthesen und Therapieverfahren,
- die Diagnostik und Therapie möglicher Komplikationen,
- neue Methoden der Physiotherapie, Ergotherapie und der physikalischen Medizin,
- Themen der Pflege, Hygiene und Wundversorgung,
- soziale und psychologische Faktoren bei der Genesung von Patienten.

Diese hausinternen Fortbildungen sind die Grundlage einer effektiven Qualitätssicherung. Wenn Therapeuten und Pflegekräfte Einblick in Operationsverfahren gewinnen, können sie eventuelle Komplikationen schneller erkennen und spezifisch darauf reagieren. Ärztliche Fehlverordnungen werden vermieden, wenn die Handgriffe der Therapeuten dem gesamten Team demonstriert werden und darüber diskutiert wird.

Wenn es nicht möglich ist, eine hauseigene Orthopädiewerkstatt im Rehazentrum zu etablieren, dann sollten *mehrere* orthopädietechnische Fremdfirmen zur vertrauensvollen und intensiven Kooperation gewonnen werden. Die **Firmenvielfalt** hat deutlich Vorteile:

- Das Spezialwissen in den einzelnen Bereichen (Prothetik, Rollstuhlversorgung, Korsettanpassung usw.) erhöht sich durch die größere Zahl an kompetenten Fachleuten.
- Jede Firma ist bemüht, den Auftrag schnell und mit hoher Qualität auszuführen.
- Die Gefahr einer finanziellen Verstrickung einzelner Mitarbeiter aus dem Rehateam mit der Firma und damit die Gefahr von möglichen Fehlverordnungen werden verringert.

Vor- und Nachteile der ambulanten, teilstationären oder stationären Rehabilitation

Schon im Akutkrankenhaus sollten Arzt, Therapeut und Sozialarbeiter eine ambulante, teilstationäre oder stationäre Rehabilitation veranlassen, in der ein Patient das notwendige Behandlungskonzept möglichst in stressfreier Behandlungsatmosphäre fortführen kann.

Patienten, bei denen eine Operation geplant ist, sollten 3–4 Wochen vor der Operation ein dosiertes therapeutisches Übungsprogramm durchlaufen. Dadurch tritt eine Belastungsadaptation bestimmter Muskeln ein, so dass die Rehabilitation nach der Operation mit größerer Intensität begonnen werden kann.

Bei älteren Patienten, die sich einige Wochen **vor** einer Operation durch gezielte physiotherapeutische Behandlung „fit gemacht" haben, waren erstaunlich schnelle Rehabilitationserfolge zu verzeichnen: Patienten, die schon vor der Implantation einer Hüftendoprothese ausführlich über die Vorgehensweise bei der Operation und die Prinzipien der Nachbehandlung aufgeklärt wurden, benötigten nach der Operation weniger Schmerzmittel, waren früher mobil und konnten 2 Tage früher entlassen werden (5).

Im Folgenden werden einige Aspekte der verschiedenen Rehabilitationsformen dargestellt.

Ambulante Rehabilitation

Die intensive ambulante Rehabilitation unterscheidet sich von normaler physiotherapeutischer Behandlung dadurch, dass der Patient an einem Tag nicht nur 1–3 Termine, sondern ein ganzes Therapiebündel verabreicht bekommt. Ein deutlicher Vorteil der ambulanten Therapie ist die kompakte Therapiedauer von 4 bis ca. 6 Stunden pro Anwendungstag (14) und die Wohnortnähe. Die Nähe zum Hausarzt oder Orthopäden gewährleistet eine gute Betreuung. Die Konzeption zur ambulanten Reha bei muskuloskeletalen Erkrankungen (AMR) verfolgt einen ganzheitlichen Anspruch, der mindestens den gleichen Versorgungsstandard bieten soll, wie stationäre Einrichtungen (14).

Ein großer Vorteil liegt auch darin, dass nur ein Teil des Tages für die Rehabilitation verbraucht wird, so dass für Haushalt, Arbeitserprobung und Familie genügend Zeit übrig bleibt. Damit ist die berufliche und familiäre Integration gewährleistet. Selbstständige haben die Möglichkeit, einen kleinen Teil der Büroarbeit abends zu erledigen.

Genau hier liegen jedoch auch die Nachteile: Hausfrauen fühlen sich oft überfordert („Wenn ich nach Hause komme, muss ich noch den ganzen Haushalt machen!") (2). Verhaltensregeln (Diät) können zu Hause schlechter eingehalten werden und die häusliche Umgebung ist auf eventuelle Behinderungen nicht ausreichend eingerichtet (zu tiefe Stühle, keine Toilettensitzerhöhung, enge Treppen usw.). Eine pflegerische oder ärztliche Betreuung ist abends und nachts nicht gewährleistet.

Manche Patienten müssen lange Anfahrtszeiten in Kauf nehmen, wenn sie mit öffentlichen Verkehrsmitteln unterwegs sind oder mit dem (teuren) Taxi fahren. Einige Patienten klagen, dass sie beispielsweise umsteigen oder von dem Bus oder der Bahn längere Wege zu Fuß zurücklegen müssen. Auch sind die Fahrpläne der Verkehrsmittel nicht immer günstig. So berichtete eine ländlich wohnende Patientin, sie müsse um 5.00 Uhr morgens aufstehen, um rechtzeitig eine Therapie um 8.00 Uhr im 30 km entfernten Ort zu erhalten. Auch der Transport von Sportkleidung und Bademantel wird von gehbehinderten Patienten als schwierig empfunden. Ambulante Patienten leiden *stärker* unter der täglichen Anreise als stationäre Patienten unter der Entfernung von zu Hause (15). Gehbehinderte Patienten erreichen das Therapiezentrum mitunter nur unter Schwierigkeiten.

Da die ambulanten Therapien in sehr gedrängter Form verabreicht und die notwendigen Regenerationszeiten und Ruhepausen kaum eingehalten werden können, sind Stress, Überlastungsreaktionen oder Fehlbelastungen möglich. Ambulante Patienten finden nicht genug Ruhe und Abstand (15).

Ambulante Patienten geben einen etwas geringeren Leerlauf zwischen den Therapien an. Sie leiden weniger unter der Trennung von der Familie. Allerdings stört sowohl die Trennung von der Familie wie auch der ungenügende Abstand von der familiären Belastung in etwa gleicher Häufigkeit (15).

Teilstationäre Rehabilitation

Bei der teilstationären Rehabilitation werden die Vorteile der ambulanten Rehabilitation mit einer Unterbringung des Patienten während des Tagesablaufes in der Klinik verbunden (16.1). Der Patient durchläuft die gleichen Therapieschemata wie bei der stationären Behandlung, kann jedoch zu Hause schlafen.

Die teilstationäre Behandlung hat gegenüber der stationären oder ambulanten Therapie einige Vorteile: Eltern mit Kindern oder Angehörige von pflegebedürftigen Personen können die häusliche Betreuung weiterführen. Das Trainingsprogramm kann gezielter und wirkungsvoller als ein ambulantes Programm gestaltet werden, da die notwendigen Ruhepausen integriert werden können. Damit ist ein wissenschaftlich gesicherter Trainingseffekt möglich. Alltagsverrichtungen für die Nahrungsaufnahme am Mittag (Einkaufen, Kochen) fallen weg.

Nachteilig sind jedoch auch hier die Anfahrtswege, die nicht behindertengerechte Gestaltung der Wohnung und die fehlende medizinische Betreuung abends und nachts.

16.1 Positive und negative Aspekte der einzelnen Rehabilitationsformen.

Vor- und Nachteile verschiedener Rehabilitationsformen	Ambulante Rehabilitation	Teilstationäre Rehabilitation	Stationäre Rehabilitation
Sicherheit			
Kontinuierliche ärztliche Überwachung	(+)	(+)	+
Kontinuierliche pflegerische Betreuung, Wundkontrollen	–	(+)	+
Kontinuierliche behindertengerechte Umgebung	–	(+)	+
Kontinuierliche Patienten-Sicherheit (regelmäßige Thromboseprophylaxe etc.)	–	(+)	+
Sofortige Diagnostik bei Notfällen (EKG, Röntgen, Labor etc.)	–	(+)	+
Therapieeffektivität			
Zeitspanne für Therapien/Tag	(+)	+	+
Therapieintensität	+	+	+
Therapiequalität	+	+	+
Dokumentation des Behandlungserfolges	+	+	+
Gezielte Trainingssteuerung	(+)	+	+
Regenerationszeiten	–	+	+
Nächtliche Therapie (Kühlung, Lagerung, Motorschiene)	–	–	+
Umfeld			
Integration in familiäres und soziales Umfeld	+	(+)	–
Soziale Isolation an Sonn- und Feiertagen	+	+	–
Stress bei An-/Abfahrt	–	–	+
Stress bei Bewältigung des Alltags/Haushaltes	–	(+)	+
Weitere Unterschiede			
Vorträge, Schulungsmaßnahmen	(+)	+	+
Gesundheitsorientierte Ernährung	–	(+)	+
Informationsaustausch zwischen Physiotherapeuten, Ärzten, Pflege	–	+	+
Kostenreduktion	+	(+)	–

– = fehlende Möglichkeit bzw. negative Wirkung; (+) = teilweise möglich bzw. mäßige Wirkung; + = gute Möglichkeit, positive Wirkung (2, 3, 7, 9, 10, 12, 15)

Stationäre Rehabilitation

Ein integratives Konzept aus den Bereichen der Physiotherapie, Ergotherapie, Psychologie, Orthopädietechnik, Pflege- und ärztlichem Dienst gewährleistet eine optimale Behandlung in einer Rehabilitationseinrichtung. Nur dann haben beispielsweise auch ältere Menschen die Chance, ihre Selbstständigkeit zu erhalten (9).

Gerade ältere Menschen neigen zu Stürzen, selbst wenn sie nicht behindert sind. Dafür sind unter anderem Synkopen bei neurologischen bzw. kardiovaskulären Krankheiten, Gangunsicherheit, Anämie, Visusminderung und Dehydratation verantwortlich (4).

Umgebungsgebundene Risikofaktoren für Stürze und Schenkelhalsfrakturen älterer Menschen sind (11):

- Stolperfallen im Haushalt (z. B. Teppiche, Bettvorleger, elektrische Kabel, Spielzeug),
- hohe, gefährliche Stufen,
- glatte Böden, insbesondere im Badezimmer,
- schlechte Lichtverhältnisse im Haus,
- Treppen ohne sicheres Geländer,
- Bordsteinkanten,
- Glatteis.

Um eine ausreichende Gang- und Standsicherheit bei älteren Patienten nach Implantation einer Knieendoprothese zu erreichen und um damit die postoperative Sturzgefahr zu verringern, ist meist eine längere stationäre Nachbehandlung notwendig (8). Bauliche

Sicherungsmaßnahmen verringern die Sturzgefahr (Handgriffe im Sanitärbereich, Geländer auf den Fluren, rutschfester Boden ohne Stufen usw.). In der Rehabilitationsklinik ist die Umgebung behindertengerecht, so dass Gefahren wie Stürze, Hüftluxation etc. verringert werden (10).

Ein zusätzlicher Vorteil im Vergleich zur teilstationären Rehabilitation ist die Unterstützung durch das ständig präsente Therapeutenteam (Schwester, Arzt, Psychologe, Therapeut). Die ärztliche Betreuung (z. B. Medikamente, Thrombosespritzen) und therapeutischen Hilfen (Wärmeanwendungen, Kryotherapie, Motorschiene, Lagerung etc.) sind somit auch abends und nachts gewährleistet.

Dies ist hervorzuheben, da ein intensives Rehabilitationskonzept mit Gefahren verbunden sein kann, insbesondere wenn ältere Patienten behandelt werden (s. Kap. 2 u. 3).

Gegenüber der ambulanten Nachbehandlung nach Operationen hat die stationäre Rehabilitation den Vorteil, dass der Krankheitsverlauf kontinuierlich überwacht und eine Veränderung des Befundes schnell erkannt werden kann. Durch die ständige Kooperation der Patienten mit dem Pflegepersonal, den Ärzten und Therapeuten ist gewährleistet, dass schon in Verdachtsfällen einer Komplikation eine schnelle Abklärung erfolgen kann. Behandlungsfehler als Folge von Koordinationsdefiziten zwischen stationärer Therapie und anschließender ambulanter Weiterbehandlung, die u. a. dadurch entstehen, dass der Patient häufig den nachbehandelnden Arzt wechselt (7), können somit vermieden werden.

Zudem ist die frühe Rehaphase häufig noch geprägt durch starke Einschränkungen im Alltagsleben. Daher sind eine pflegerische Hilfe beim An- und Ausziehen, eine ergotherapeutische Versorgung mit Hilfsmitteln, die behindertengerechte Ausstattung der Umgebung und die medikamentöse Therapie (Antithrombosespritzen) notwendig. Diese erste Zeit erfolgt am günstigsten unter ständiger ärztlicher und therapeutischer Kontrolle. Werden alle Sicherheitsmaßnahmen in einer Rehabilitationsklinik durchgeführt, dann sinkt die Luxationsrate bei Hüftendoprothesen unter die Rate in den Akutkrankenhäusern (12). Auch bei doppelseitig implantierten Patienten lag die Luxationsrate in der Rehabilitationsklinik deutlich niedriger (10).

Weitere Vorteile der stationären Rehabilitation liegen in der Möglichkeit, die Trainingsintensität entsprechend den biologischen Leistungsschwankungen und der Tagesform gezielt zu steuern. Stresseffekte durch Haushalt und Alltag fallen weg. Auch sehr ehrgeizige und hektische Patienten sind gezwungen, die notwendigen Regenerationsphasen einzulegen. Schulungsprogramme mit Vorträgen, Diskussionsrunden und psychologischen Seminaren können dem Patienten den Weg zur Verhaltensänderung (Nikotinentwöhnung, Gewichtsreduktion etc.) und den Umgang mit einem Handicap erleichtern. So finden bei der stationären Rehabilitation 30-mal häufiger Patientenseminare statt (ambulant werden 2,1 %, stationär 52,5 % der Patienten in Seminaren unterrichtet) und 4-mal soviel pflegerische Maßnahmen (2,1 % ambulant versus 13,3 % stationär) (15). Eine gesundheitsorientierte Kost kann einen Diabetes mellitus, eine Adipositas, eine Gicht (6) usw. günstig beeinflussen.

Literatur

1. Coxhead, C. E., H. Inskip, T. W. Meade, W. R. North, J. D. Troup (1981): Multicentre trial of physiotherapy in the management of sciatic symptoms. Lancet 1: 1065–1068
2. Danner, H. (1998): Ambulante/teilstationäre Rehabilitation – Konzept und erste Erfahrungen. Extracta Orthopaedica 4: 11–14
3. Fry, R. W., A. R. Morton, D. Keast (1992): Periodisation and the prevention of overtraining. Can J Sport Sci 17: 241–248
4. Füsgen, I. (1995): Der ältere Patient. Urban Schwarzenberg, München
5. Gammon, J., C. W. Mulholland (1996): Effect of preparatory information prior to elective total hip replacement on post-operative physical coping outcomes. Int J Nurs Stud 33: 589–604
6. Gutenbrunner, C. (1998): Verliert die Balneologie den Anschluß an die wissenschaftliche Medizin? Heilbad und Kurort 50: 216–222
7. Hansis, M. L. (2001): Koordinationsdefizite als Ursache vorgeworfener Behandlungsfehler. Dtsch Ärztebl 98-B: 1758–1762
8. Heisel, J. (1988): Intra- und postoperative Frakturen bei alloarthroplastischem Kniegelenksersatz. Akt Traumatol 18: 76–83
9. Knak, J., C. Pavlovits, H.-R. Casser (1999): Aufbau einer integrativen orthopädisch-geriatrischen Frührehabilitation. Orthop Praxis 35: 46–54
10. Krotenberg, R., T. Stitik, M. V. Johnston (1995): Incidence of dislocation following hip arthroplasty for patients in the rehabilitation setting. Am J Phys Med Rehabil 74: 444–447
11. Runge, M., E. Schacht (1999): Proximale Femurfrakturen im Alter: Pathogenese, Folgen, Interventionen. Rehabilitation 38
12. Schönle, C., E. Weinz, B. Müller (2002): Komplikationen und Riskmanagement in der intensiven stationären Rehabilitation von AHB-Patienten. Orthop Praxis 38: 217–233
13. Senn, E. (1986): Was bringen die neuen krankengymnastischen Techniken? Akt Rheumatol 11: 175–179
14. Stüeken, R. (2002): Ambulante Rehabilitation bei muskuloskeletalen Erkrankungen. Zeitschrift des Medizinischen Dienstes der Krankenversicherung Nordrhein 1: 4–9
15. Wolf, N., I. von Törne, H. Weber-Falkensammer (1999): Evaluation der ambulanten orthopädisch-traumatologischen Rehabilitation der Ersatzkassen. Ein Vergleich mit der stationären Rehabilitation. Rehabilitation 28: 44–51.

Sachverzeichnis

A

Abduktorenkräftigung 130
Achillessehne
– Beschwerden, chronische 320 f
– Ruptur 320
– Tendinitis 321
– Überbelastung 320
Achillodynie 33
Adduktionsvermeidung bei Hüfttotalendoprothese 237
Adduktoreneigendehnung 184
Adduktorenkräftigung 131
Adimed-Stiefel 318
Aircast-Schiene 318, 320
Akupunktur 6
Algodystrophie s. Schmerzsyndrom, regionales, komplexes
Allgöwer
– Gehapparat 313
Amputation
– Bewegungsübungen im Wasser 201
– Risikoeinschätzung 15 f
Anaerobe Schwelle s. Schwelle, anaerobe
Angina pectoris 16 f
– im Bewegungsbad 19
Angiogenese, Knochenheilung 72
Anspannungs-Dehnungs-Zyklus 179
Antagonistenkontraktion 179
Antiluxationsorthese nach Hüfttotalendoprothesen-Implantation 253 f
Antiluxationsschulung bei Hüfttotalendoprothese 236 f
Anti-Sturz-Training, koordinatives 41
Antithrombosestrümpfe 25
AO-Frakturklassifikation 76 f
Apparat, hüftentlastender 243 f
Aquabicycling 202
Aquajogging 199, 201 f
– Bewegungsmuster 203
– Definition 201
– Körperhaltung 203 f
– in sitzender Position 204
– Technik 202
Aquarobic 201
Aquatherapie s. Wassertherapie
Arbeit, statische, Blutdruck 21
Arbeiten am langen Hebel 65 f
– Ausschlusskriterien 66
Armbewegungen im Wasser, Handhaltung 205 f
Armmuskulatur, Kräftigung 133
Armplexusschädigung, lagerungsbedingte 38
Arthritis
– CPM-Einsatz 176
– Gelenkmobilisation 177
– Ruhigstellung 176
Arthrofibrose
– nach Kreuzbandoperation 167, 290
– Therapie 172
Arthrogryposis multiplex 163
Arthrolyse 177
Arthrose 163, 227
– Dehnübungen 189
– retropatellare, posttraumatische 271

– Wassertherapie, aktive 213
Atemfrequenz, Ausdauertrainingssteuerung, 47
Atemnot, Ursache 18
Atmung im Wasser 200
Auftreten nach Kreuzband-Patellarsehnenplastik 289
Auftrieb
– dynamischer, im Wasser 198
– statischer, im Wasser 195 f
– – Krafttraining 198
– – als Rückführungskraft 197
– – bei Teilentlastung 198
Auftriebskörper 196 f, 201
– im Wasser, Krafttraining 207
– am Wasserstab 206
Ausdauer, dynamische 65
Ausdauerbelastung
– dynamische, Blutdruck 21
– Kompartmentsyndrom 35
Ausdauerfähigkeit, aerobe, Trainingsauswirkung 149
Ausdauerschwimmen 204
Ausdauertraining 149 ff
– Auswirkung 149
– Belastungsintensität, optimale 50
– Definition 149
– Elektrostimulation 146 f
– nach Hüftoperation 253
– nach Kreuzband-Patellarsehnenplastik 290
– Steuerung 149
– – Atemfrequenz 47
– – Herzfrequenz 48
– im Wasser 201
– – Intensitätssteuerung 201
Außenknöchelfraktur 314
Azetabulum s. auch Hüftpfanne
Azetabulumfraktur 226 f
– AO-Klassifikation 226
– Dehnübungen 187
– Nachbehandlung 227
– Thromboseprophylaxe 24
– Übungen 134
– Zugang 227

B

Bäder, antiseptische 26
Baker-Zyste 163
Ballspiel
– bei Hüfttotalendoprothese 240
– im Wasser 208, 218 f
Bandage, Patellarführung 273
Band, immobilisationsbedingte Gewebeveränderung 100
Bandkontraktur 166
Bandruptur, fibulare 314
Bandscheibenvorfall, akuter, Aquatherapie 200
Beanspruchungsformen, motorische, Hollmann-Definition 4
Bechterew, Morbus, Kontrakturentstehung 168
Becken, Bandverletzung 226
Beckenfraktur 225 f
– Thromboseprophylaxe 24

Becken-Hüft-Operation, Komplikation 246 ff
Beckenring 225
– Funktion 225
– hinterer, Instabilität 226
– Stabilität 225
Beckenringfraktur 225 f
– Instabilitätsgrade 225
– Nachbehandlung 226
Beckenschaufel, hintere, Fraktur 226
Beckentiefstand nach Hüftoperation 247, 262
Beckenvenenthrombose bei Azetabulumfraktur 226
Behandlungsintensität 4
Behinderung, bleibende, Krafttrainingseffekt 107
Beinabduktion
– aktive, Einschränkung nach Hüfttotalendoprothesen-Implantation 249
– nach Hüftoperation 257
– passive, Einschränkung nach Hüfttotalendoprothesen-Implantation 248
– Übungsbehandlung bei Hüfttotalendoprothese 245
Beinachsabweichung 261 f
Beinfehlstellung, Achillessehnenüberbelastung 321
Beinlängenänderung 33
Beinmuskelkräftigung
– nach Hüftoperation 254 ff
– nach Knieoperation 306
– bei Patellagleitlagerschaden 273 f
– bei Sprunggelenk-Außenbandruptur 319
Beinmuskellähmung nach Hüfttotalendoprothesen-Implantation 249
Beinnerven, Druckschädigung 38 f
Beinödeme, beidseitige 17
Beinrotationsfehlstellung, Korrektur 261 f
Beinrückseitendehnung nach Hüftoperation 257
Beinschwellung nach Hüfttotalendoprothesen-Implantation 248
Beinsegment, Hebelarm 62
Beinumfang nach Bewegungsbad 195
Beinvenenthrombose
– Nachweis 24
– tiefe, bei Azetabulumfraktur 226
Beinverkürzung
– funktionelle 262
– nach Hüfttotalendoprothesen-Implantation 249
Belastbarkeit
– im Alter 7 f
– individuelle 13, 45
– kardiale
– – Richtlinien 19
– – Wassertherapie, aktive 199
– kardiopulmonale 4
– kardiovaskuläre 14 f
– – beim älteren Menschen 17
– orthopädisch-traumatologische 4, 83
– – Dokumentation 59 f

Sachverzeichnis

Belastbarkeit, orthopädisch-
traumatologische
– – Fraktur 86
– – Steuerung 57, 60 ff
– postoperative, individuelle 13
– sportliche, bei Hüfttotalendoprothese 239
Belastung
– alltägliche 19
– Definition 57
– kardiale, Bewegungsbad 19 f
– körperliche
– – Blutdruck 21
– – relative, subjektive Beurteilung 46
– muskuläre, Laborparameter 57
Belastungs-EKG 18, 50
Belastungsempfinden, subjektives 45 f
Belastungsintensität, optimale 50
– ältere Menschen 50
Belastungssteuerung, therapeutische 64 f
Belastungsuntersuchung 19
– Abbruchkriterien 19
Belastungsvorgabe des Operateurs 64
Bergablaufen, Laufband 150
Bergauflaufen, Laufband 150
Bettfahrrad 152
– nach Hüftoperation 253
Beweglichkeitseinschränkung, schmerzbedingte 165
Bewegung
– luxationsfördernde, bei Hüfttotalendoprothese 252
– im Wasser, Wärmebilanz 194
Bewegungsausmaß nach Kreuzband-Patellasehnenplastik 289
Bewegungsbad
– Belastung, kardiale 19 f
– Wassertemperatur 194 f
– Wassertiefe 200
Bewegungsbeschleunigung 124
Bewegungseinschränkung 161
– Anamnese 170
– Diagnostik 170 ff
– – Vorgehen 172
– Gelenkbeweglichkeitsprüfung 170 f
– plötzliche, nach Hüfttotalendo-
prothesen-Implantation 249
– Therapie 171 ff
Bewegungstherapie s. auch Übungen
– bei Bewegungseinschränkung 173
– passive, bei Muskelatrophie 97
Biegekräfte
– Fraktur 84 f
– Skelettsystem 57
Bindegewebskontraktur 166
Biofeedback 147
Bisphosphonate 99
Bizepssehnenriss beim älteren Menschen 117
Bizepstraining 119 f
Blutdruck
– Knöchel-Arm-Index 15
– körperliche Belastung 21
– systolischer 20
Blutdruckmessung 51
Bluthochdruck
– Krafttraining 22 f
– Sportarten 22 f
– Trainingshinweise 23
Blutverlust 13
Blutvolumen, kardiales, im Wasser 199
Blutzuckerwert, postoperativ erhöhter 14
Bone-Tendon-Bone-Technik, Kreuzbandersatz 280 f
Brace 91, 266, 296, 311
BSG (Blutkörperchensenkungs-
geschwindigkeit) 26, 90
Bursitis 37

C

Calcitonin 99
Catecholaminausschüttung, verminderte 11
Cerclage s. Zuggurtung
Chondropathia patellae, Fahrradergometer fahren 153
Circle-Training 215
CK (Phosphokreatinkinase) 31, 57
Computertomographie, Muskelquerschnittsmessung 53
Continuous passive Motion s. a. Motorschiene 99, 176
Contract-Release-Dehnung 179
CPM (Continuous passive Motion) 99, 176
Creatinkinase 31, 57
Cross-over-Effekt 97, 113 f
Cross-over-Training 124
CRP (C-Reaktives Protein) 26, 90
CRPS s. Schmerzsyndrom, regionales, komplexes

D

Dehntechnik 179 f
Dehnung s. auch Eigendehnung
– ballistische 179
– dynamische 179
– federnde 179
– kombinierte 179
– statische 179 f
– durch Traktion 186
Dehnungsbehandlung 173 ff
– Gewichte 174 f
– nach Hüftoperation 256 f
– Kälteeffekt 173 f
– Kurzzeiteffekte 178 f
– Langzeiteffekte 179
– Sehnenbelastbarkeit 168
– Übungsprogramm, aktives 178
– Wärmeeffekt 174
Dehnungskraft 180
Dehnungslagerung, Hilfsmittel 174 f
Dehnungsrichtung 180 ff
DHS s. dynamische Hüftschraube
Diaphysenfraktur s. diaphysäre Fraktur
Drehmoment 64
Dreieckstrom 142, 146
Dreirad fahren 152
Druck, hydrostatischer, im Wasser 195
– Kreislaufwirkung 199
Druckanstieg
– intraabdomineller 22
– intrathorakaler 22
Druckkräfte
– Fraktur 84
– Skelettsystem 57
Druckschmerz nach Hüftoperation 247
Duchenne-Hinken 258
Dupuytren, Morbus 162
Durchblutungsstörung, arterielle
– Fontaine-Einteilung 15
– periphere 15 f
– – Anamnese 15
– reizstrombedingte 141

E

Eigendehnung (s. auch Dehnung) 78 ff
– Ausgangsposition 182 f
– Durchführungsrichtlinien 180 f
– Kontraindikation 178
– Übungen 183
Einlagenversorgung 322
EKG (Elektrokardiographie) 18
Elektrostimulation 106, 113, 118 f, 139 ff
– Ausdauertraining 146 f
– Gelenkmobilisation 146 f
– bei Inaktivitätsosteoporose 99
– Indikation 141 ff
– Intensitäts-Zeit-Kurve 139
– Koordinationsschulung 147
– bei Muskelatrophie 97
– Muskellängenänderung 146
– bei nerval bedingter Muskelatrophie 115
– physiologische Gesetze 139 f
– schmerzlindernde Wirkung 141, 147
– Stromstärke 118
– nach Talusfraktur 317
– Zielsetzung 145 f
Ellenbogengelenk, Beweglichkeitseinschränkung 161
Endokarditis 17
Endoprothese, Bewegungsübungen im Wasser 201
β-Endorphin 6
Entzündungsparameter 26
Entzündungsmediatoren, Weichteilheilung 74
Entzündungsphase, Knochenheilung 72
Entzündungsreaktion, Muskelkater 31
Entzündungssubstanzen 5
Enzyme, Herzinfarkt-Frühdiagnostik 19
Epicondylitis humeri
– radialis 33
– ulnaris 33
Epidermolysis bullosa, Bewegungseinschränkung 162 ff
Ermüdung, allgemeine 110
Exponentialstrom 142, 146
Extensionsbehandlung, dosierte 175 f
Extremität, Krafttrainingswirkung 107
Extremitätenamputation
– Bewegungsübungen im Wasser 201
Extremitätenumfangsmessung 53 f

F

Fahrradergometer, elektronisches 152
Fahrradergometer fahren 151 ff
– aktive Muskeln 151
– Gelenkbelastung 152 f
– Hüftgelenkbelastung 155
– Kniegelenkbelastung 153 ff
– nach kniegelenknaher Fraktur 296
– Knochenbelastung 152 f
– Kompressionskraft, tibiofemorale 154
– nach Kreuzbandoperation 154
– Pedalkräfte 152 f
– Sprunggelenkbelastung 153
– Tibiabelastung 153
– Trainingseffekt 151
Fahrradergometer-Training nach Hüftoperation 253
Fahrradfahren nach Hüftoperation 253
Fangspiele im Wasser 220
Fazilitation, neuromuskuläre, propriozeptive (PNF) 179
Femoropatellargelenk 267 ff
– Kontaktfläche 268 ff
– – bei Kniebeugung 269 f
Femorotibialgelenk 267, 274 ff
– Biomechanik 274 ff
– Kompressionskräfte 268
– Roll-Gleit-Prinzip 275
Femur
– Kräfte-Pentagon 59 f
– proximales
– – Berstungsfraktur bei Marknagelung 81
– – Endoprothese
– – – distale Krafteinleitung 231
– – – Knochenstrukturveränderung 231
– – – Komplikation bei Implantation 238

Sachverzeichnis **331**

Femur
– – – proximale Krafteinleitung 231
– – – Vollkontaktschaft 232
– – – Wechsel 234
Femurfraktur
– Dehnübungen 187
– Fehlstellung, muskelzugbedingte 86
– bei Knieendoprothese 303
– kniegelenknahe 294 f
– – Fragmentfehlstellung 296
– – Osteosynthese 294 f
– pertrochantäre 227 f
– – Marknagelung 81
– – Nachbehandlung 228
– – Operationsmethoden 228
– proximale 227 f
– – AO-Klassifikation 227
– – Sterblichkeit 25
– – Thromboseprophylaxe 25
– Typ A s. Schenkelhalsfraktur
– Typ B s. Femurfraktur, pertrochantäre
– Typ C 229
– subtrochantäre 265 f
– – Dehnübungen 187
– – Übungen 134
– – Wassertherapie, aktive 214
– suprakondyläre, bei Knieendoprothese 303
Femurhalsfraktur s. Schenkelhalsfraktur
Femurhebel 267 f
Femurkondylus, lateraler, Muskelansatztendinose 34
Femurnagel 265
– proximaler 228, 265
– retrograder, bei kniegelenknaher Fraktur 295
– ungebohrter 79, 265
Femurrolle, Biomechanik 275
Femurschaftfissur bei Endoprothesenimplantation 238
Femurschaftfraktur 265 f
– Dehnübungen 187
– Lagerung 265
– Übungen 134
– Wassertherapie, aktive 214
Femurschaftsprengung bei Endoprothesenimplantation 238
Fersenbein s. Kalkaneus
Feuchttherapie 26 f
Fibulafraktur
– isolierte 314
– oberhalb der Syndesmose 315
Fibulaschrägfraktur 314
Finger, schnellender 162, 168
Fingergelenkversteifung 161 f
Fixateur externe 82
– Femurfraktur, kniegelenknahe 295
– Komplikation 313
– bei subtrochantärer Femurfraktur 265
– bei Tibiaschaftfraktur 312
– – Nachbehandlung 312 f
Fixationskallus 73
Flexibilitätstraining 179 f
– nach kniegelenknaher Fraktur 296
– nach Hüftoperation 256 f
Fontaine-Einteilung, bei arterieller Durchblutungsstörung 15
Fossa intercondylaris, Enge 162
Fraktur 41
– AO-Klassifikation 76 f
– Behandlung
– – konservative 72, 74
– – Methodenvergleich 74
– – operative 72, 74
– Belastbarkeit
– – orthopädisch-traumatologische 86
– – Prüfung 58
– diaphysäre 77
– – Nagelung 81

– – Osteosynthese 82
– – – Symptome 88
– – Zuggurtung 81
– – Durchblutungsstörung 88 f
– Fragmentkontakt, mangelnder 89 f
– Fragmentzahl 78
– gelenknahe 77
– – Heilungsstörung 90
– heilende
– – Belastbarkeit 83 ff
– – Biegekräfte 84 f
– – Kompressionskräfte 84
– – Krafteinwirkung 83 ff
– – Muskelkräfte 86
– – Rotationskräfte 85
– – Scherkräfte 84 f
– – Zugkräfte 86
– Infektion 90
– Instabilität 89
– intraartikuläre 73
– intraoperative, bei Hüftendoprothesen-Implantation 237
– Klassifikation 76 ff
– kniegelenknahe 294 ff
– – Flexibilitätstraining 296
– – Muskelaufbautraining 296
– – Nachbehandlung 295
– offene 27
– – Wundverschmutzung 75
– Prophylaxe 41
– Schmerzsyndrom, regionales, komplexes 29
– Stabilität 86 f
– Thromboseprophylaxe 24 f
Frakturform, AO-Klassifikation 76 f
Frakturhämatom 71
Fremddehnung (s. auch Dehnung) 173
Fremdkörper 27
– intraartikulärer 163
Frisbeescheibe 207
Fußerkrankung, Einlagenversorgung 322
Fußhebertraining bei Sprunggelenk-Außenbandruptur 319
Fußsupinationstrauma 317

G

Gammanagel 83, 228
Ganglion 37, 162
Gangschule
– nach Hüftoperation 258 ff
– Partnerübung 261
– Übungen für die Gruppe 260 f
Gangschulung im Wasser 200
Gehen
– freies, bei Hüfttotalendoprothese 244
– über Hindernisse 259
– bei Hüfttotalendoprothese 243 ff
Gehgips 315
Gehfähigkeitsverlust nach Hüfttotalendoprothesen-Implantation 249
Gehschulung mit Gehstützen 67 f
Gehstrecke 15
Gehstützen 67
– Gehschulung 67 f
– Nervenschädigung 38 ff
Gehzeit 15
Gelenk
– mehrachsiges, femorotibiales 274
– Muskelkräfte, Berechnung 61 f
Gelenkbelastung 61 f, 267 f
– Fahrradergometer fahren 152 f, 155 f
– Rudern 158
Gelenkbeweglichkeit
– Einflussfaktoren 161
– individuelle 161
– krankhaft verminderte 161 ff
– Prüfung 170

Gelenkbewegungseinschränkung, mechanische 169
Gelenkendstellung, Krafttraining 123
Gelenkentzündung s. Arthritis
Gelenkerguss 76, 163
– Therapie 172
Gelenkflächen-Impressionsfraktur 76
Gelenkfraktur 75 f
– AO-Klassifikation 77
– Osteosynthese 82 f
– – Symptome 88
– – Verletzungsmechanismus 82
Gelenkinfektion
– bakterielle, Diagnostik 172
– Kontrakturentstehung 167 f
Gelenkkapsel
– Aufbau 166
– Rezessusverklebung 163
Gelenkkapselinfektion 167
Gelenkkapselkontraktur 161, 166
– fibröse 163
– immobilisationsbedingte 166 f
Gelenkkapselreizung 167
Gelenkkapselriss 167
Gelenkkapselveränderung, imobilisationsbedingte 101, 166 f
Gelenkknorpelaufrauhung, immobilisationsbedingte 100
Gelenkkompression 76
Gelenkkontraktur s. auch Kontraktur
– mechanische, Therapie 173
– proliferative
– – Gelenkmobilisation 177
– – Therapie 173
Gelenkkörper, freier 163
Gelenkmobilisation 177
– in Narkose 177
Gelenkoperation, Schmerz 7
Gelenkreizung 76
– operationsbedingte 167
Gelenkschädigung, krafttrainingsbedingte 122
Gelenkuntersuchung 170 f
Gelenkverletzung 6
– heilende, Belastbarkeit 83 ff
Gelenkwinkel beim Krafttraining 119 f
Gewichte 125
Gips 72 f, 90, 94 f, 176, 276, 287, 300, 311, 315 f
Gleichstrom 142
Gleitlager, retropatellares
– Druckverteilung 270
– Knorpeldefekt 268 f
– Kontaktfläche 268 ff
Glutealmuskelatrophie 258
Gonarthrose s. Kniegelenkarthrose

H

Hämatom 26
Handhaltung bei Armbewegungen im Wasser 205 f
Handkurbelergometer 158
– Training nach Hüftoperation 253
Handnerven, Druckschädigung 38 f
Hantel 125
Hautempfindlichkeit, gesteigerte 29
Hautkontraktur 169
Hautnarbenspannung, Therapie 172
Hautnekrose 301, 305, 313
Hebel
– kurzer 65 f
– langer 65 f
Heben bei Hüfttotalendoprothese 245
Heparin 24
– niedermolekulares 24
Herz, Leistungssteigerung 21

Herzfrequenz 20
– Ausdauertrainingssteuerung 48, 149
– Messung 51
– Übertrainingssyndrom 12
– im Wasser 199
Herzfunktion, Reizstromeinfluss 140
Herzinfarkt 17 ff
– EKG 18
– Enzyme 19
– Frühdiagnostik 19
Herzinsuffizienz 16
– anaerobe Schwelle 49
– kardiopulmonale Leistungsfähigkeit 49
Herzkrankheit
– Diagnostik 17
– koronare 16
– Warnzeichen 18
Herzkranzgefäß
– Verengung 16
– Verschluss 16
Herz-Kreislauf-Erkrankung, Krafttraining 21
Herzrhythmusstörung 17
– im Bewegungsbad 19
Herztod, plötzlicher 16
Hollmann-Definition, Grundbeanspruchungsformen, motorische 4
Hüftabduktion
– aktive nach Hüfttotalendoprothesen-Implantation 249
– passive nach Hüfttotalendoprothesen-Implantation 248
Hüftabduktorenmuskeln
– Kraftentwicklung 65
– Übungsbehandlung bei Hüfttotalendoprothese 245
Hüftadduktorenkontraktur 262
Hüftbeugekontraktur, Kniegelenkübungen 265
Hüftbeugung
– aktive nach Hüfttotalendoprothesen-Implantation 248
– passive nach Hüfttotalendoprothesen-Implantation 248
Hüfte
– Kompressionskraft, Fahrradergometer fahren 155
– Krafttrainingswirkung 107
Hüftendoprothese s. auch Hüfttotalendoprothese
– Abrieb 234
– Fahrradergometer fahren 155 f
– Femur-Kräfte-Pentagon 59 f
– Implantation, Fraktur, intraoperative 237
– Knochenstrukturänderung 231
– Krafteinleitung
– – distale 231
– – proximale 231
– Kraftmessung, telemetrische 63
– Lockerung 234 f
– – Ursache 234 f
– Muskelüberlastung 32
– Übungen 134
– Vollkontaktschaft 232
– Wechsel 234
– zementfreie 232 f
– zementierte 233
– – Knochengewebereaktion 233
Hüftendoprothesenformen 231 f
Hüftflexoren
– Dehnungsbehandlung nach Hüftoperation 257
– Verkürzung, Gangbild 258 f
Hüftgelenk
– Beweglichkeitseinschränkung 162
– biomechanische Verhältnisse 62
– Dehnungsrichtungen 181

– Kraftentwicklung, gelenkpositionsabhängige 122
– Muskelkräfteberechnung 61 f
– Muskelkräftemessung 62 f
Hüftgelenkbelastung, Fahrradergometer fahren 155 f
Hüftgelenkbeweglichkeit, Prüfung nach Hüftoperation 246
Hüftgelenkkontraktur nach Hüftoperation 247 f
Hüftkopffraktur 229
Hüftkopf-Gleitschraube 228
Hüftkopfnekrose 227 f
Hüftluxation bei Hüfttotalendoprothese 249 ff
– Ursache 250
Hüftmuskeln, Überlastung 32
Hüftoperation
– Ausdauertraining 253
– Beinmuskulaturkräftigung 254 ff
– Flexibilitätsverbesserung 256 f
– Gangschule 258 ff
– Komplikation 246 ff
– Kontrolluntersuchung 246
– Koordinationstraining 257 ff
– nachfolgende Endoprothesenimplantation 233 f
– Rehabilitationshinweise 242 f
Hüftpfanne s. auch Azetabulum
Hüftpfannenaufbauplastik 238
Hüftpfannenprothese, Wechsel 234
Hüftpolster 241 f
Hüftprotektor 241 f
Hüftrotation, Eigendehnungsübung 187
Hüftschraube, dynamische 83, 87, 228
Hüftstreckung
– Einschränkung nach Hüfttotalendoprothesen-Implantation 248
– schmerzhafte, nach Hüfttotalendoprothesen-Implantation 248
Hüft-TEP s. Hüfttotalendoprothese
Hüfttotalendoprothese (s. auch Hüftendoprothese) 231 ff
– Adduktionsvermeidung 237
– Antiluxationsschulung 236 f
– Ausdauertraining 253
– Belastbarkeit
– – Festlegung 59, 63, 236
– – sportliche 239
– Belastung
– – schmerzhafte 249
– – bei Übungsbehandlung 245 f
– Belastungsrichtlinien 235 f
– Bewegung, luxationsfördernde 252
– Dehnübungen 187
– Drehkräfte 243
– Ergotherapie 252 f
– Flexibilitätsverbesserung 256 f
– Fraktur, intraoperative 237
– Gehen 243 ff
– bei Hüftdysplasie 236
– Impingement 250 f
– – knöchernes 251
– – materialbedingtes 251
– Implantation
– – Heilungsphase 242
– – Mobilisation 242
– – operativer Zugang 251
– – Stabilisierungsphase 243
– – bei vorangegangener Hüftoperation 233 f
– Knochenabbau bei Teilbelastung 231
– – Verhinderung 236
– Komplikation
– – intraoperative 237 f
– – postoperative 238 f
– Kompressionskräfte 63, 243
– Koordinationstraining 257 ff

– – bei Teilbelastung 257
– – bei Vollbelastung 257 ff
– Kräfte 63, 243
– Kraftübungen
– – Teilbelastung 254 f
– – Vollbelastung 255 f
– Lendenwirbelsäulen-Schmerzen 247
– Liegen 237
– Lockerung 234 f
– Luxation 234, 236, 249
– – Abhängigkeit vom operativen Zugang 251
– – fördernde Faktoren 251
– – bei Impingement 250 f
– – Ursache 250
– Rehabilitation 235 ff
– Rotationsfehlstellung 245
– Rudern 158
– Scherkräfte 243
– Sitzen 237
– Sport 239 ff
– – Kontraindikation 242
– – Richtlinien 241 f
– teilzementierte 233
– Überlastungsreaktion 243
– Verankerungstechnik 232 f
– Vermeidung starker Hüftbeugung 237
– Vollbelastung 244
– Wassertherapie, aktive 214
– Weichteilspannung 252
– zementfreie 232 f
– zementierte 233
Hyperämie, reaktive 174
Hypertonie, Belastungsintensität, optimale 50
Hypertrophietraining 56

I

Iliosakralfugenruptur 226
Immobilisation
– Bandgewebeschädigung 100
– Kapselgewebeschädigung 101
– Knochenentkalkung 98 f
– Knorpelveränderung 99 f
– Kontrakturprophylaxe 176 f
– Muskelkontraktur 164 f
– Muskelschwund 94 ff
– Sauerstoffaufnahmereduktion 101
– Sehnengewebeschädigung 100
Impingement 36 f, 162
– bei Hüfttotalendoprothese 250 f
– bei Knieendoprothese 303
Implantat 27
Inaktivitätsosteoporose 98 f
– irreversible 99
– Phasen 98 f
– Prophylaxe 99
– Rückbildung 99
– Therapie 99
Infektion 90, 163 f, 248, 312
– schleichende 26
– tiefe, Wundheilungsstörung 27
Infektpseudarthrose 90
– Therapie 91
Innenknöchelfraktur 314 f
Instabilität, sakroiliakale 226

J

Jogging
– Bewegungstechnik 156
– Hüftgelenkbelastung 63
– Muskelüberlastung 34

K

Kalkaneusfraktur 316
– Schuhzurichtung 316
Kalkaneuspseudarthrose 316
Kallus 71 f
– harter 72
– weicher 72
Kälteeffekt bei
   Dehnungsbehandlung 173 f
Kapselgewebeveränderung,
   immobilisationsbedingte 100
Karpaltunnel,
   Nervus-medianus-Druckschädigung
   39 f
Karpaltunneloperation, Schmerzsyndrom,
   regionales, komplexes 29
Karpaltunnelsyndrom 39 f
Keilfraktur, Osteosynthese 82
Kernspintomographie,
   Muskelquerschnittsmessung 53
Kette, funktionelle 65
Kette
– offene 66, 119, 274, 284, 296
– geschlossene 66, 119, 274, 284
Knie, Krafttrainingswirkung 107
Kniearthrose, Bewegungsablauf 275
Kniebandverletzung, Wassertherapie,
   aktive 200
Kniebeugung
– Eigendehnungsübungen 186
– nach Endoprothesenimplantation 126,
   304
– Kraftmaschine 126
– nach Kreuzbandplastik 287 f
– Patellabewegung 269
– Patellakontaktfläche 269 f
– Tibiamitbewegungen 275
– Verhalten des vorderen
   Kreuzbandes 277 f
Kniebrace 273
Knieendoprothese 297 ff
– Abriebpartikel 303
– Anterior-Posterior-Gleiten 299
– bikondyläre
– – ohne Achse 298 ff
– – mit Achse 298
– – gekoppelte 298
– – ungekoppelte 298 ff
– Dehnübungen 188
– Erhaltung des hinteren
   Kreuzbandes 299
– Kunststoff-Inlay 299
– Lockerungsrate, typabhängige 301
– Patellaführung 297 f
– Rehabilitationsdauer 298
– Revisionsoperation 301
– Übungen 134
– ungekoppelte
– – Instabilität 300
– – Tibiaanteil 299
– unikondyläre 298
– unzementierte 297
– Wassertherapie, aktive 215
– zementierte 297
– Letalität 297 f
Knieendoprothesenimplantation
– frakturgefährdete Bezirke 303
– Rehabilitation 304 f
Kniegelenk 267 ff
– Arthrolyse 177
– Beweglichkeitseinschränkung 161 f
– Bewegungskomponenten 267
– Dehnungsrichtungen 180 f
– Kontrastmitteldarstellung 166
– Muskelkräfte 64
– Seitabweichung 262
– Seitenband
– – Biomechanik 276

– – laterales, Insuffizienz bei
   ungekoppelter Prothese 300
– – mediales, Insuffizienz bei
   ungekoppelter Prothese 300
– Seitenbandriss 276
– – Dehnübungen 188
– – Übungen 134
– – Wassertherapie, aktive 215
– Streckdefizit 33
– nach Kreuzbandoperation 280
– Valgusstellung
– – Patellareaktion 269
– – Tibiareaktion 269
– Varusstellung
– – Patellareaktion 269
– – Tibiareaktion 269
Kniegelenkachsenänderung 33
Kniegelenkarthrose
– Dehnübungen 189
– Endoprothesenimplantation 296 ff
– lateral betonte 297
– medial betonte 297
– orthopädische Verordnungen 297
– nach Ruptur des vorderen
   Kreuzbandes 278 f
– Therapie, aktive 296 f
– Übungen 135
Kniegelenkbelastung,
   Fahrradergometer fahren 153 ff
Kniegelenkbeweglichkeit
– nach Endoprothesenimplantation 304
– nach Hüftoperation 246
Kniegelenkfraktur, Wassertherapie,
   aktive 200
Kniegelenkinstabilität 276
– bei Arthrose 297
– Bewegungsablauf 275
– mediale 33
– bei ungekoppelter Endoprothese 300
Kniegelenkkapselkontraktur,
   immobilisationsbedingte 166 f
Kniegelenkkontraktur
– in Beugestellung 306
– – Extensionsbehandlung 176
– – Therapie 306
– postoperative, Therapie 305 f
– in Streckstellung 305 f
– – Therapie 306
Kniegelenkschwellung
– nach Knieoperation 305
– Therapie 305
Kniegelenkstreckung
– Eigendehnungsübungen 186
– endgradige 275
– nach Endoprothesenimplantation
   304
– nach Kreuzbandplastik 287 f
Kniegelenk-Totalendoprothese
   s. Knieendoprothese
Kniegelenkwinkel, Kraftwerte,
   isometrische 127
Knieoperation
– Beinmuskelkräftigung 306
– Rehabilitationshinweise 305 f
– Wundheilung 305
Knieorthese 196, 273, 296, 299 f
– nach Kreuzbandplastik 287
Kniescheibe s. Patella
Knieschwellung nach kniegelenknaher
   Fraktur 296
Kniestreckung nach
   Kreuzbandoperation 291
Kniestreckgerät 119
Kniestreckübung mit zu hohem
   Gewicht 33
Knie-TEP s. Knieendoprothese
Knietotalendoprothese
   s. Knieendoprothese
Knöchel-Arm-Index des Blutdrucks 15

Knochenbelastung,
   Fahrradergometer fahren 152 f
Knochenbildung, enchondrale 71
Knochenentkalkung 98
Knochenentzündung 27
Knochenfragmentkompression 73
– dynamische 78
Knochenheilung 71 ff
– biologische 72 f
– direkte 73
– gelenknahe, Störung 90
– Störung 88 ff
– – Therapie 90 f
– – Ursache 90
Knocheninseln 71
Knochen-Knorpel-Zylinder-
   Transplantation 293
Knochenmineralverlust 98
Knochenzement 233
Knorpelbildung, Knochenheilung 72
Knorpeloberflächendefekt 75
– mikrotraumatischer 75
Knorpelschaden, retropatellarer
   270 f
Knorpeltransplantation 293 f
Knorpelulzeration,
   immobilisationsbedingte 100
Knorpelveränderung,
   immobilisationsbedingte 99 f
Knorpelverletzung
– Gelenkerguss 167
– Reparaturvorgänge 75 f
Knorpelzellenzüchtung 293 f
Köchelgabelinstabilität 314
Kocher-Langenbeck-Zugang 227
Kollagenose, Bewegungseinschränkung
   162
Kompartmentsyndrom 34 f, 75, 88
– Diagnostik 35
– Nervenkompressionsschaden 38
– Therapie 35
Komplikation, kardiovaskuläre 14 ff
Kompression
– dynamische, Knochenfragmente 78
– pneumatische, intermittierende 25
Kompressionskraft
– Fraktur, heilende 84
– auf die Hüfte, Fahrradergometer
   fahren 155
– tibiofemorale, Fahrradergometer
   fahren 154
Kompressionsstrümpfe 16
Kondylenplatte, Femurfraktur,
   kniegelenknahe 295
Kondylenstützplatte, Femurfraktur,
   kniegelenknahe 295
Kontaktheilung, Knochen 73
Kontraktion, isometrische 105 f, 114
Kontraktur 161 ff
– Behandlung nach Sehnenoperation
   169
– Diagnostik, Vorgehen 172
– Entwicklungszeitraum 162
– mechanisch bedingte 169
– – Diagnostik 171
– myopathiebedingte 165
– Operation 177
– Pathogenese 162 f
– proliferatives Stadium 171 f
– spastische 165
– Therapie 171 ff
– Therapieplan 172
Kontrakturprophylaxe 176 f
– bei Fixateur-externe, Tibia 312 f
Koordination
– intramuskuläre 108
– Training 5
Koordinationsfähigkeit, verminderte, im
   Alter 8

Sachverzeichnis

Koordinationsstörung,
  Reizstromwirkung 147
Koordinationstraining
– Elektrostimulation 147
– nach Hüftoperation 257 ff
Koronare Herzkrankheit 16
Körperabschnittsgewicht 61
Körperposition beim Krafttraining 119 f
Korrekturschiene 175 f
Koxarthrose
– Dehnübungen 189
– Übungen 135
Kraft, Definition 124
Kraftanstrengung
– maximale, Blutdruck 22
– subjektive Einschätzung 56
Kraftapparat 126 ff
– mit Drehachse 127
– isokinetischer 128
Kraftausdauer 110
– lokale 110
– Training 113
– – der kranken Extremität 124
Kraftausdauermethode 56
Kraftdiagnostik, neurologische 54
Kräfte im Wasser 195 ff
Krafteinleitung
– gelenkferne 65 f
– gelenknahe 65 f
Krafteinwirkung auf einen
  Skelettabschnitt, Abschätzung 65
Kräfte-Pentagon 59 f
Kraftgerät, elastisches 125 f
Kraftmessung
– apparative 54
– dynamische 53 f
– isokinetische 53 ff
– klinische Anwendung 55 ff
– Reproduzierbarkeit 54 f
– statische 53 f
Kraftrichtung, Gelenkbelastung 64
Krafttraining s. auch Training
– Auftrieb, statischer, im Wasser 198
– Belastungsdosierung 124
– Cross-over-Effekt 97, 113 f
– dynamisches 105 f
– exzentrisches 31, 106, 111, 113
– Gegenanzeige 123
– Gelenkendstellung 123
– Gelenkwinkel 119 f
– bei Herz-Kreislauf-Erkrankung 21
– mit Hilfsmittel 125
– nach Hüftoperation 254 ff
– Inaktivitätsosteoporose, Prophylaxe 99
– Intensität 111 f
– isokinetisches 106, 128
– – Nachteile 128
– – Vorteile 128
– isometrisches 105 f, 125
– konzentrisches 106, 111, 113
– Körperposition 119 f
– an Kraftmaschinen 256
– praktische Hinweise 124 ff
– mit Teilbelastung 254 f
– Transfer-Effekt 108 f
– der unverletzten Seite 112 f
– der verletzten Seite 112 f
– mit Vollbelastung 255 f
– im Wasser 205 ff
– – mit Kleingeräten 206 f
– Wirkung 107
– im Alter 115 f
– – auf den Muskel 108 f
Kraftvektoränderung,
  trainingsbedingte 107
Kraftzunahme durch
  Elektrostimulation 145 f
Kreislauf, Auswirkung aktiver
  Wassertherapie 199 f

Kreuzband
– hinteres
– – Erhaltung bei Knie-TEP-
    Implantation 299
– – Ruptur 284
– – – Nachbehandlung 286
– vorderes 276 f
– – fehlendes 275
– – Operation
– – – Dehnübungen 190
– – – Wassertherapie, aktive 213
– – – Übungen 133
– – Patellarsehnenplastik 280 f
– – – Rehabilitationskonzept 289 f
– – Ruptur 278 f
– – – Frühversorgung 279
– – – konservative Therapie 278
– – – Nachbehandlung 282 ff
– – – – Einflussfaktoren 283
– – – Nachbehandlungskonzept 283
– – – Operationsergebnis 280
– – – Operationsindikation 279
– – – operative Versorgung 278 f
– – – Rehabilitation, beschleunigte 283
– – – Spätversorgung 279 ff
– – – Training
– – – – in der geschlossenen Kette 284
– – – – in der offenen Kette 284
– – – Transplantatmaterial 280
– – – Transplantatmaterialumbau 281
– – Scherkräfte beim Fahrradergometer
    fahren 154 f
– – Verhalten
– – – bei aktiver Bewegung 278
– – – bei passiver Bewegung 277
Kreuzbandersatz 279 ff
– Bone-Tendon-Bone-Technik 280 f
– Heilungsvorgang 281
– Maximalkrafttest 291
– Nahtmaterial 281
– Rehabilitationskonzept 289 f
– Schraubenverankerung 282
– Semitendinosusplastik 281
– Technik 280 f
– Tendon-to-Bone-Technik 281
– Transplantatmaterial 279 ff
– Transplantatreißfestigkeit 282
– Transplantatversagen 282
Kreuzbandfixation, Heilungsvorgang 281
Kreuzbandoperation
– Arthrofibrose 167
– Behandlungskonzept 284
– Belastung des operierten Beines 285 f
– Bewegungen, erlaubte 286 ff
– Fahrradergometer fahren 154
– Komplikation 290 f
– Maximalkrafttest 291
– Training
– – in der geschlossenen Kette 284
– – in der offenen Kette 284
Kunststoff-Inlay, Knieendoprothese 299
Kurzseilgurt, Wassertherapie, aktive
  204 f

L

Laborparameter 19, 31, 36, 52, 57, 90
Lagerung, Auftrieb im Wasser 196 f
Lähmung, Kontrakturprophylaxe 176 f
Laktatschwelle 50
Laktatwert 20, 47
– Bestimmung 51
– bei Bewegung im Wasser 199
– Leistungssport 51
Laufband 150 f
Laufen
– bei Hüfttotalendoprothese 239
– Muskelüberlastung 34
Lauftraining 150 f

Leistungsfähigkeit
– kardiopulmonale 49
– metabolische 49
– objektiv gemessene 46
Leistungsknick 17
Leistungssport
– Laborparameter 57
– Laktatwert 51
– Übertrainingssyndrom 11
Lendenwirbelsäule, Schmerzen
  nach Hüftoperation 247
Liegeergometer, elektronisches 152
Liegen
– bei Hüfttotalendoprothese 237
– schmerzhaftes, bei
  Hüfttotalendoprothese 248
Ligamentum
– calcaneofibulare 317
– patellae, Beschwerden nach
  Kreuzband-Patellarsehnenplastik 291
– talofibulare
– – anterius 317
– – posterius 317
Loge de Guyon,
  Nervus-ulnaris-Kompression 40
Luftnot 17
– im Bewegungsbad 19
Lungenembolie 24
Lungenkapazität, verminderte,
  im Alter 7
Luxation
– Hüftendoprothese 234, 249 f
– Patella 273

M

Magen-Darm-Trakt, Komplikationen 41
Marknagel 81 f, 228, 295, 312
– Belastbarkeit 81
– Instabilität 81 f
– Stabilität 79
– Vorbohrung 87
Materialbruch 27, 83 f, 312
Maximal Voluntary Contraction
  s. Maximalkraft
Maximalkraft 52, 56, 109
– Messungenauigkeit, Faktoren 55
– Training 112
– Trainingsformen 109
Maximalkrafttest, Durchführung 55 f
Mechanorezeptoren 7
Medial-Shelf-Syndrom 37
Meniskusentfernung 292
Meniskusläsion, Wassertherapie,
  aktive 200
Meniskusnaht 292 f
– Rehabilitation 293
Meniskusoperation
– Dehnübungen 188
– Übungen 134
– Wassertherapie, aktive 215
Meniskusriss 292
Meniskusverletzung 292 f
Meralgia paraesthetica nocturna 40
Metal Backed Patella
  bei Knieendoprothese 303
Metallprothesenkopf, Protrusion 234
Mittelfrequenzstrom 144 f
– Amplitudenmodulation 145
– physikalische Bedingungen 145
– schmerzlindernde Wirkung 147
Mittelfußverletzung 321
Mobilisierung, frühe 25, 83, 229, 242, 304
Motorische Einheiten, intramuskuläre
  Rekrutierung 108
Motorschiene 83, 169, 176, 229, 242,
  295, 289, 304 ff
– nach Knorpeltransplantation 294
– nach Patellafraktur 271

Sachverzeichnis

Musculus
- biceps femoris, schmerzhafter 34
- gastrocnemius, Fahrradergometer fahren 151
- gluteus
- – medius
- – – Eigendehnungsübungen 186
- – – Kräftigung 130
- – minimus
- – – Eigendehnungsübungen 186
- – – Kräftigung 130
- iliopsoas
- – Drehmomente 61
- – Eigendehnung 185
- – Kontraktur 262
- popliteus, Ansatztendinose 34
- quadriceps 267 f
- – Kontraktur 171
- – – Therapie 172
- – Kräftigung 129 f
- – Spannung 267 f
- – Training, Körperposition 121
- rectus femoris, Eigendehnung 183
- soleus, Fahrradergometer fahren 151
- tensor fasciae latae, Kräftigung 130
- vastus
- – lateralis, Fahrradergometer fahren 151
- – medialis
- – – Elektrostimulation 146
- – – Fahrradergometer fahren 151
Muskel
- denervierter, Elektrostimulation 146
- Krafttrainingswirkung 108 f
- Regenerationsfähigkeit 31
- zweigelenkiger, Kontraktur 171
Muskelansatzbeschwerden 32 ff
- Lokalisation 34
- Therapie 34
Muskelatrophie 93 ff
- Fasertypen 95 f
- immobilisationsbedingte 115
- nerval bedingte 115
- – Elektrostimulation 146
- symmetrische 97
Muskelaufbautraining 105 ff
- Elektrostimulation 118 f
- Gelenkschädigung 122
- Gelenkwinkel 119 f
- nach kniegelenknaher Fraktur 296
- Körperposition 119 f
- Limitierungen 123
- Muskelschädigung 121
- bei Osteoporose 117
- Steuerung 52 ff
- Trainingsumfang 112
- Wirkungsoptimum 121
Muskeldehnungsbereich 164
Muskelelastizität 164
Muskelermüdung, lokale 110
Muskelfasertypen 96
- Atrophie 95
Muskelfaszienspaltung 35
Muskelfunktion
- nach Hüftoperation 246
- Messmethoden 52 ff
Muskelgewebe, Funktionszustand 111
Muskelhypertrophie 114
- Handicap-Ausgleich 108
Muskelkater 31, 57
- beim älteren Menschen 117
- Regeneration 31
- Therapie 57
Muskelkontraktion
- Auslösung 141
- dynamische 105 f
- isometrische 105 f
Muskelkontraktur s. auch Kontraktur

- immobilisationsbedingte 164 f
- Widerstandskraft 105
Muskelkoordination, Reizstromeinfluss 141
Muskelkraft
- im Alter 115 ff
- – Trainingswirkung 115 ff
- Einschätzung 52
- Einwirkung auf das Skelettsystem 58
- isometrische, Elektrostimulationswirkung 118
Muskelkräfte
- Fraktur, heilende 86
- Berechnung, Hüftgelenk 61 f
- Messung
- – apparative 54
- – Hüftgelenk 62 f
- Wirkung, Kniegelenk 64
Muskelkräftigung nach Kreuzband-Patellarsehnenplastik 290
Muskelkrämpfe 34
- beim älteren Menschen 117
Muskellängenänderung durch Elektrostimulation 146
Muskelmassenverlust bei Immobilisation 95
Muskelödem 34
Muskelposition, verkürzte, Immobilisation 95
Muskelquerschnittsmessung 53
Muskelriss 36
- beim älteren Menschen 117
Muskelschädigung, krafttrainingsbedingte 121
Muskelschmerzen 57
- beim älteren Menschen 117
- nach Hüfttotalendoprothesen-Implantation 249
Muskelschwäche 97
Muskelschwund 94, 114, 306
- bei Immobilisation 94 ff
- bei Minderbeanspruchung 94
- Therapie 97
- bei Trainingspause 93 f, 114
Muskelspannungsübungen bei Inaktivitätsosteoporose 99
Muskelstimulation, elektrische s. Elektrostimulation
Muskeltraining
- Cross-over-Effekt 97, 113 f, 124
- nach Kalkaneusfraktur 316
Muskelüberlastung 31 f
- in der Rehabilitation 31 f
Muskelumfangsmessung 52, 54
Muskelverhärtung 6
Muskelverkalkung
- Diagnostik 172
- Gelenkbeweglichkeitseinschränkung 161 f
- periartikuläre 36, 161 f
Muskelverkürzung 164 f
- Diagnostik 171
- Geschwindigkeit 105
- immobilisationsbedingte 100
Muskelverspannung 6
Muskulatur
- Arbeitssektor 164
- – verringerter 164
- ischiokrurale
- – Dehnungsbehandlung nach Hüftoperation 256 f
- – Eigendehnung 182, 184
- – Fahrradergometer fahren 151
- – Kräftigung 131 f
- Umbau durch Elektrostimulation 145
MVC (Maximal Voluntary Contraction) s. Maximalkraft
Myokardinfarkt s. Herzinfarkt
Myokardischämie, stumme 16

Myokarditis 17
Myopathie
- Bewegungseinschränkung 163
- Kontraktur 165

N

Nagelung 79 ff
- retrograde, Femurfraktur 295
- Tibiaschaftfraktur 312
Narbe, Bewegungseinschränkung 162
Narbenbildung 169 f
Narbenverhältnisse nach Hüftoperation 246
Nebenwirkung
- operative 13
- postoperative 13 f
Nervenbeweglichkeit 165
Nervenfunktion nach Hüftoperation 246
Nervenkompressionsschaden, belastungsbedingter 38, 40
Nervenschädigung
- druckbedingte 38
- lagerungsbedingte 38
Nervenstammverletzung, Schmerzsyndrom, regionales, komplexes 28
Nervenüberdehnung 38
Nervenverkürzung, kontrakturbedingte 165
Nervus
- cutaneus femoris lateralis, Kompressionsschädigung 40
- femoralis, Kompressionsschädigung 38 f
- ischiadicus
- – Druckschädigung 38 f
- – Schädigung bei Azetabulumfraktur 226
- medianus, Druckschädigung 38 f
- peroneus profundus, Kompressionsschädigung 40
- radialis, Kompressionsschädigung 38, 40
- sympathicus, Blockade, medikamentöse 30
- tibialis, Kompressionsschädigung 40
- ulnaris, Druckschädigung 38 ff
Neurinom 163
Neuromuskuläre Funktion 53
Neutralisationsplatte, Stabilität 80
Neutral-Null-Methode 170
Niederfrequenzstrom 141 ff
Notfall, kardiologischer 14

O

O-Beinstellung 269, 276, 299
- Knieseitenbandüberlastung 276
Oberschenkelamputation, Krafttrainingswirkung 107
Oberschenkelbrace 266
Oberschenkelhalsfraktur s. Schenkelhalsfraktur
Oberschenkelmuskulatur, Krafttraining, Ausgangsstellung 120
Oberschenkelschiene, dorsale 287
Operation, arthroskopische, Schmerz 7
Opioide, endogene 6
Orthese 91, 252, 276, 287, 296, 318 f
Orthopädie
- konservative 3
- rehabilitative 3
Osteomyelitis 27, 163, 312
Osteoporose 82
- beim älteren Menschen, Immobilisationsrisiko 98
- Muskelaufbautraining 117
- Wassertherapie, aktive 118, 200

Osteosynthese 78 ff
- AO-Prinzipien 78
- Belastbarkeit, aktuelle 87
- biologische 73
- Knochenheilung 72 f
- – biologische 72 f
- – direkte 73
- Knochenheilungstendenz 87
- Stabilität 79
- – absolute 78
- – primäre 86 f

P

Parese 163
- schmerzbedingte 29
Patellarthrose, laterale 273 f
Patella-Ausrissfraktur nach Kreuzband-Patellarsehnenplastik 291
Patellabewegung bei Kniebeugung 269
Patella-Cerclage 80, 271 f
Patelladislokation nach Knie-TEP-Implantation 302
Patellaersatz, prothetischer 300 f
Patellafraktur 271
- AO-Klassifikation 271
- Dehnübungen 188
- bei Knieendoprothese 301 f
- Komplikation 271
- nach Kreuzbandoperation 291
- Nachbehandlung 271 ff
- physiotherapeutisches Training 273
- Übungen 134
- Wassertherapie, aktive 214
- Zuggurtung 80 f, 271 f
Patellaführung bei Knieendoprothese 297 f
Patellagleitlager 267 f
- Belastung 267 f
- Druck, bewegungsabhängiger 274
- Druckwerte 270
- Knorpeldefekt 268, 270 f
- Kompressionskräfte 268
- Kontaktfläche 268 ff
- – bei Kniebeugung 269 f
- Schaden, Beinmuskelstärkung 273 f
Patellagleitweg, Fehlfunktion nach Knie-TEP-Implantation 301
Patellahebel 268
Patellainstabilität nach Knie-TEP-Implantation 301
Patellakippung
- nach lateral 269
- nach medial 269
Patellaluxation 273 f
- Dehnübungen 188
- bei Knieendoprothese 301
- Übungen 134
- – in offener Kette 273 f
- Wassertherapie, aktive 214
Patellamobilisierung nach Knieendoprothesenimplantation 304
Patellarotation, mediale 269
Patellarsehnenabriss 271 f
Patellarsehnenplastik, vorderes Kreuzband 280 f
- Rehabilitationskonzept 289 f
Patellarsehnenruptur nach Knie-TEP-Implantation 302
Patellarsehnentransplantat 280, 286
Patellarückflächenersatz 300 f
Patellaspitzensyndrom 33 f
Patella-Tuberositas-Cerclage 271 ff
Patellaverklebung, Therapie 172
Patellaverlagerung, seitliche 269
Perimyokarditis 17
Perometer 195
Peronealmuskeltraining bei Sprunggelenk-Außenbandruptur 319
Pes-anserinus-Syndrom 33
Phosphatase, alkalische 36, 247
Phosphokreatinkinase 31, 57
Physiotherapie, Belastungsvorgabe des Operateurs 64
Plattenosteosynthese 78, 80
- Knochenheilung 73
- Stabilität 80
Plattenspanner 78
Plica-synovialis-Syndrom 37
PNF (propriozeptive neuromuskuläre Fazilitation) 179
Polyarthritis, Kontrakturentstehung 168
Polyethylen-Abriebpartikel bei Knieendoprothese 303
Polytrauma, Thromboseprophylaxe 24
Pooling, venöses, Reduktion 25
Pressatmung, Blutdruck 22
Propriozeption 7
Protein, C-Reaktives 26, 90
Proteoglykane 75
Prothesenwechsel 234
Pseudarthrose 27, 227, 311
- atrophe 88 f
- avaskuläre 88 f
- hypertrophe 88 ff
- Klassifikation 88 f
- Therapie 90 f
Pulsmessung 50

Q

Quengelschiene 175 f
Querfraktur, Osteosynthese 82
Querschnittslähmung, Immobilisationsrisiko 98
Q-Winkel 269

R

Radfahren
- bei Hüfttotalendoprothese 240
- nach Kreuzbandoperation 284, 288
- im tiefen Wasser 202
Ramus-thenaris-Kompression 40
Ratschow-Lagerungsprobe 15
Rechtsherzbelastung im Wasser 199
Refraktur 27
Rehabilitation
- älterer Menschen 8
- ambulante 325 f
- – Nachteile 325 f
- – Vorteile 325 f
- Behandlung, konservative 323
- Effektivität 3 ff, 45
- Organisation 323 ff
- stationäre
- – älterer Menschen 326
- – Nachteile 326
- – Vorteile 326 f
- teilstationäre 325 f
- – Nachteile 326
- – Vorteile 325 f
- Therapiekombination 323
- Wirkung 3
- Ziel 3 f
Rehabilitationsplan 323 f
Rehabilitationsziel 323
Rehateam 324
Reiten bei Hüfttotalendoprothese 240
Reizelektrode 140
Reizkallusbildung, verstärkte, radiologische Zeichen 247
Reizstrom
- Anwendungsregeln 140 f
- kontinuierlich fließender 141 f
- Rechteckimpulsserien 142
- schmerzlindernde Wirkung 147
Reizstrombehandlung, Indikation 141 ff
Reizstromstärke 140
Remodeling, Knochenheilung 73
Retropatellararthrose 297
- Dehnübungen 189
- Übungen 135
Retropatellargelenk, Belastung beim Fahrradergometer fahren 153
Rheumatische Krankheit 163
- Diagnostik 172
- Kontrakturentstehung 167
Rotationsfehlstellung nach Hüfttotalendoprothesen-Implantation 245
Rotationskräfte
- Fraktur, heilende 85
- Skelettsystem 58
Rotatorenmanschettenverkalkung 168
- beim älteren Menschen 117
Rückenschmerzen, chronische, aktive Wassertherapie 200
Rückfußentlastungsschuh 316
Ruderergometer 157 f
Rudern
- Gelenkbelastung 158
- bei Hüfttotalendoprothese 158, 240
Ruheangina 16
Ruhe-EKG 18
Ruheschmerz 28
Rumpfmuskulatur, Kräftigung 133
Rumpfplastikorthese 253 f
Rumpfschmerzen, Lagerung im Wasser 197

S

Sakrumfraktur 226
Sarmientogips 311, 313
Sauerstoffaufnahme 20
- maximale 49
- Reduktion bei Imobilisation 101
- Walking 157
Sauerstoffschuld 47
Schanz'sche Schraube 82, 313
Schaukelbrett, Koordinationstraining bei Hüfttotalendoprothese 258
Schenkelhals, Antetorsionswinkel 261 f
Schenkelhalsfraktur 228 f
- Dehnübungen 187
- mediale 229
- Nachbehandlung 229
- Risikofaktoren 326
- Schienung
- – äußere 83
- – innere 83
- Stabilisierung 228
- Übungen 134
- Wassertherapie, aktive 214
Scherkräfte
- Fraktur, heilende 84 f
- Skelettsystem 58
Schiene 91, 94, 169, 173, 200, 276, 287, 289, 313 f
Schiene, pneumatische 25
Schleimbeutelreizung 162
Schleimhautfaltenverklebung, Beweglichkeitseinschränkung 161
Schmerz 5 ff
- Beweglichkeitseinschränkung 165
- böser 46
- chronischer, vegetative Beeinflussung 28
- guter 46
- nach Knie-TEP-Implantation 301 f
- – Ursache 302
- beim Liegen nach Hüftoperation 248
- Sympathikuseinfluss 28
Schmerzempfinden im Alter 7
Schmerzlinderung 6
Schmerzmedikamente 6, 41
- Dosierung 41

Schmerzstillung, reizstrombedingte 141, 147
Schmerzsyndrom
– patellofemorales, nach Kreuzbandoperation 291
– regionales komplexes 28 ff
– – Bewegungseinschränkung 163, 170
– – Diagnose 29, 172
– – Ergotherapie 30
– – Physiotherapie 30
– – Röntgenbefund 29
– – Symptome 28 f
– – Therapie 29 f
– – medikamentöse 30
Schmetterlingsfraktur, Osteosynthese 82
Schnellkraft 109
– Training 109, 113
Schraubenosteosynthese 78, 84
– Femurfraktur, kniegelenknahe 294
– Stabilität 79
– Talusfraktur 317
Schuhzurichtung
– bei Achillessehnenbeschwerden 321
– bei Kalkaneusfraktur 316
Schulter, Krafttrainingswirkung 107
Schulterenge 36
Schultergelenk
– Beweglichkeitseinschränkung 161
– Kapselkontraktur, immobilisationsbedingte 166
Schwäche im Alter 7
Schweißneigung 28
Schwelle, anaerobe 48 ff
– Bestimmung 48, 50
– Definition 49
– individuelle 47 f, 51
Schwellstrom 142 ff
– Amplitude 142
– Einzelimpulsdauer 143
– Einzelimpulsfrequenz 143
– Muskelüberlastung 143
Schwerelosigkeit im Wasser 196
Schwerkraftwirkung 60 f
Schwimmbrett 208
Schwimmen
– bei Hüfttotalendoprothese 240
– gegen Widerstand 204
Sehne, immobilisationsbedingte Gewebsschädigung 100
Sehnenbelastbarkeit 168
Sehnenelastizität 168
Sehnenkontraktur
 (s. auch Kontraktur) 168 ff
Sehnenoperation, Kontrakturbehandlung 169
Sehnenriss 36 f
– nach Sehnennaht 37
Sehnenscheidenentzündung 37, 162
Sehnenüberbelastung 36 f
– chronische 168
Sehnenveränderung, degenerative 36 f
Sehnenverklebung 162
Semimembranosussehne, Ansatztendinose 34
Semitendinosusplastik, Kreuzbandersatz 281
– Belastung 286
Sensibilitätsstörung, Schmerzsyndrom, regionales, komplexes 28
Sensomotorik, Training 5
Serom 26
Serumwerte, herzspezifische 19
Sesselergometer-Training 152
– nach Hüftoperation 253
Sitzen bei Hüfttotalendoprothese 237
Skelettabschnitt, Abschätzung der Krafteinwirkung 65
Skelettsystem
– Belastbarkeit 58

– Biegekräfte 57
– Druckkräfte 57
– Rotationskräfte 58
– Scherkräfte 58
Skifahren bei Hüfttotalendoprothese 240
Skilanglauf bei Hüfttotalendoprothese 241
Skilanglaufsimulator 158
Sklerodermie
– Bewegungseinschränkung 162
– Kontrakturentstehung 168
Spannungs-Dehnungs-Diagramm, Sehne 168
Spannungsübungen, isometrische 125
Spastik, zerebrale 163
Spiele im Wasser 217 ff
– Partnerübungen 218
Spiralfraktur, Osteosynthese 82
Spiroergometrie 48 ff
Spitzfußprophylaxe bei Tibia-Fixateur-externe 312
Spongiosaeinlagerung bei Hüftendoprotheseimplantation 238
Sport bei Hüfttotalendoprothese 239 ff
– Kontraindikation 242
– Richtlinien 241 f
Sportarten, Bluthochdruck 22 f
Sportgehen, Bewegungstechnik 156
Sportrehabilitation, Elektrostimulation 146
Sprunggelenk
– oberes
– – Bandkomplex, lateraler 317
– – Bandruptur, fibulare 319
– – Bandverletzung 317 ff
– – – fibulare 317, 319
– – Dehnungsrichtungen 180
– – – negative Wirkung 182
– – Fraktur 314 ff
– – – operative Therapie 314 ff
– – – Übungen 134
– – Krafttrainingswirkung 107
– – Schubladen-Prüfung 317
– – Stabilität 314, 317
– – Seitabweichung 262
Sprunggelenkarthrose, posttraumatische 315
Sprunggelenkbandage 319 f
Sprunggelenkbelastung, Fahrradergometer fahren 153
Sprunggelenkfraktur
– Dehnübungen 189
– Diagnostik 314 f
– Nachbehandlung 315 f
– oberhalb der Syndesmose 315
– operative Therapie 314 ff
– in Syndesmosenhöhe 314
– unterhalb der Syndesmose 314
Sprunggelenkorthese 318 ff
Sprunggelenkverband, stabilisierender 319 f
Stabilisierung, muskeltrainingsbedingte 108
Steinmann-Nagel 82
Stellschraube 315
Stepper 158
Stoffwechselentgleisung, operationsbedingte 13 f
Stretching s. Eigendehnung
Sturz 41
– Prophylaxe 41
– Risikofaktoren 326
Sudeck, Morbus s. Schmerzsyndrom, regionales, komplexes
Sulcus-ulnaris-Syndrom 40
Sustentaculum tali 316
Sympathikus 28
Sympathikusblockade 30

Symphysenruptur 225 f
Syndesmose 314 f

T

Talusfraktur 317
Talushalsfraktur 317
Talusverletzung 314
Tapeverband
– Patellaführung 273
– Sprunggelenk 318
Tauchbradykardie 199
Teilbelastung
– Knochenentkalkung 98
– Muskelatrophie 94
– Ruderergometer 157
Teilentlastung 67
– Auftrieb, statischer, im Wasser 198
– nach Hüftprothesenwechsel 234
Tendinitis, Achillessehne 321
Tendinose 32 ff, 162, 168
– Lokalisation 34
– Therapie 34
Tendon-to-Bone-Technik, Kreuzbandersatz 281
Tendovaginitis 37
Thermobandagenkühlung, maschinelle 174
Thomas-Splint 243 f
Thrombose 23 ff
– genetische Prädisposition 23
– nach Hüfttotalendoprothesen-Implantation 247
– regional erhöhtes Risiko 24
– Risikofaktoren 23 f
Thromboseprophylaxe 24 f
– bei Fraktur 24 f
– mechanische 25
– medikamentöse 24
Tibiaaußenrotation 269
Tibiabelastung, Fahrradergometer fahren 153
Tibiafraktur
– distale 313
– Rehabilitationshinweise 313 f
Tibiainnenrotation 275
Tibiakopffraktur 295
– AO-Klassifikation 295
– Dehnübungen 189
– Nachbehandlung 295
– Übungen 134
– Wassertherapie, aktive 214
Tibialis-anterior-Syndrom 33
Tibianagel 312
– ungebohrt 79
– Verriegelungsschraubenbruch 312
Tibiaplateau, Kontaktfläche 274
Tibiaschaftfraktur 311 ff
– Dehnübungen 189
– Fixateur externe 312
– – Nachbehandlung 312 f
– konservative Therapie 311
– Nagelung 312
– Plattenfixation 311
– Übungen 134
Tibiaschlussrotation 275
Tibiofemoralgelenk, Belastung beim Fahrradergometer fahren 154
Tractus iliotibialis, Eigendehnungsübungen 186
Training s. auch Krafttraining, Ausdauertraining
– Eingewöhnungsphase 45
– sportspezifisches, nach Kreuzband-Patellarsehnenplastik 290
Trainingsherzfrequenz, optimale 50
Trainingsintensität 111 f
Trainingsmethoden im Wasser 200 ff
Trainingspause, Muskelschwund 93 f, 114

Trainingsprogramm, Belastbarkeit, individuelle 45
Trainingsreiz
- adäquater 112
- überschwelliger 31
Trainingsschaden, muskulärer, im Alter 117
Trainingssteuerung 45 ff
- Atemfrequenz 47
- Herzfrequenz 48
Trainingstherapie
- rehabilitative, Definition 3 f
- schmerzfreie 46
Traktion, Dehnungswirkung 186
Traktionskräfte, Skelettsystem 58
Trampolin, Koordinationstraining bei Hüfttotalendoprothese 257
Trefferball im Wasser 219
Treppen steigen nach Kreuzbandplastik 288
Trochanter
- major
- - Abriss 238
- - hochstehender 238
- minor, Abriss 238
Trophische Störung, Schmerzsyndrom, regionales, komplexes 29
Trümmerfraktur, Osteosynthese 82
Tumor, gelenknaher 163

U

Überbrückungsplatte 80
Überkopfbewegung 37
Überlastung, chronische 11
Überlastungsreaktion, muskuläre 30 ff
- CK-Wert 57
- Steuerung 57
Überlastungssyndrom 11 f
- bei Nebenerkrankung 13
- postoperatives 13 f
Übertrainingssyndrom 11 ff
- Beschwerden, subjektive 12
- parasympathisches 11
- sympathisches 11
- Symptome 12
- Vermeidung 13
Übungen
- aktive 25
- in geschlossener Kette 66 f, 284
- für die Gruppe 260 f
- in offener Kette 66 f, 273 f, 284
Übungsbehandlung, physiotherapeutische 25
Ulkus, chronisches 26
Ultraschall-Dickenmessung 53
Umknicktrauma 317 f
- Prophylaxe 319
- rezidivierendes 319
Unterarmgehstützen 67
- bei Hüfttotalendoprothese 243
Unterschenkelerkrankung, Einlagenversorgung 322
Unterschenkelfraktur, Kräfte-Pentagon 60
Unterschenkelmuskulatur, Kräftigung 132
Unterschenkelschiene 313

V

Vagotonus 11
Valgusfehlstellung 262
Varusfehlstellung 262
Vena-cava-Filter 25
Verband, feuchter 26
Verbrennungskontraktur, Behandlung 173
Verkalkung, periartikuläre 36, 229
- Bewegungseinschränkung 163
- nach Hüfttotalendoprothesen-Implantation 247, 250
Vernarbung, hypertrophe 172
Verriegelungsschraube 81, 312
Verwirrtheitszustand, postoperativer 14
Virchow-Trias 23
Vollbelastung bei Hüfttotalendoprothese 244
Volkmann-Dreieck 315
Vorderhornerkrankung 97
Vorfußentlastungsschuh 321 f
Vorfußverletzung 321

W

Wadenmuskulatur, Eigendehnung 185
Walking
- Bewegungstechnik 156
- Geschwindigkeit 157
- Sauerstoffaufnahme 157
- im Wasser 201 f
Walking-Apparat 151, 158
Wandern bei Hüfttotalendoprothese 239
Wärmeanwendung, Kontraindikation 174
Wärmebilanz 193 f
- bei Bewegung im Wasser 194
Wärmeeffekt bei Dehnungsbehandlung 174
Wärmehaushalt 193 f
Wärmeproduktion 194
Wärmeregulation 193
Wärmetransport 194
Wärmeverlust 194
Wasserballspiel 220
Wasserhanteln 207
Wasserkorbball 220
Wasserstab 206
Wassertherapie 118, 150
- aktive 193
- - Belastbarkeit, kadiale 199
- - Geräte 201
- - Kräfte 195 ff
- - Kreislaufveränderungen 199 f
- - nach Kreuzbandplastik 289
- - mit Kurzseilgurt 204 f
- - Organisationsformen 215 ff
- - thermische Effekte 193 ff
- - im tiefen Wasser 201
- - Trainingsmethoden 200 ff
- - Übungen 206 ff
- - - Liste 209 ff
- - Wassertemperatur 194 f
- Beginn 26
- bei Dehnungsbehandlung 175
- nach Hüftoperation 254
- bei Kniegelenkarthrose 297
Wasservolleyball 220
Wasserwiderstand 198 f
Waterrunning 201
Wechselstrom 142
Weichteilheilung 74 f
- inflammatorische Phase 74
- proliferative Phase 74
- reparative Phase 74 f
Weichteilspannung nach Hüfttotalendoprothesen-Implantation 252
Weichteilverletzung
- Behandlung 75
- Diagnose 75
Widerstandsbeiwert 198
Widerstandskörper 201
Wirbelsäule
- Krafttrainingswirkung 107
- Verletzung, Thromboseprophylaxe 24
Wunde, Diagnostik 26
Wundheilung 74 f
- inflammatorische Phase 74
- nach Kalkaneusfraktur 316
- Knieoperation 305
- proliferative Phase 74 f
- reparative Phase 74 f
Wundheilungsstörung 26 f
- oberflächliche 26 f
- bei tiefer Infektion 27
Wundschmerz 6
Wundsekretion, verlängerte 26

X

X-Beinstellung 33, 269, 299
- Knieseitenbandüberlastung 276
- Maßnahmen 273
- orthopädische Verordnung 297

Z

Zauberkreis 261
Zielwerfen im Wasser 220
Zugang
- iliofemoraler 227
- ilioinguinaler 227
Zugapparat 126 f
Zug-Gleit-Sehne 37
Zuggurtung 80 f, 238
- dynamische 80
- Prinzip 271 f
- Stabilität 80
- statische 80
Zuggurtungsplatte, Stabilität 80
Zugkräfte, Fraktur, heilende 86

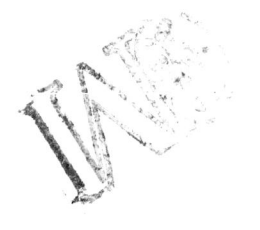